Isabel Grimm-Stadelmann

Untersuchungen zur Iatromagie in der byzantinischen Zeit

Byzantinisches Archiv – Series Medica

Herausgegeben von
Albrecht Berger und Isabel Grimm-Stadelmann

Band 1

Isabel Grimm-Stadelmann

Untersuchungen zur Iatromagie in der byzantinischen Zeit

Zur Tradierung gräkoägyptischer
und spätantiker iatromagischer Motive

DE GRUYTER

ISBN 978-3-11-061292-9
e-ISBN (PDF) 978-3-11-061904-1
e-ISBN (EPUB) 978-3-11-061831-0

Library of Congress Control Number: 2019939558

Bibliografische Information der Deutschen Nationalbibliothek
Die Deutsche Nationalbibliothek verzeichnet diese Publikation in der Deutschen Nationalbibliografie; detaillierte bibliografische Daten sind im Internet über http://dnb.dnb.de abrufbar.

Druck und Bindung: CPI books GmbH, Leck

www.degruyter.com

Für Alfred

Vorwort

> Ich dachte über mein Amt, das mir die Gottheit gegeben hatte, nach. Es kann nicht recht sein, daß man dasjenige, was andere getan und gefunden haben, in mehrere Bücher zusammenträgt, dasselbe sich sehr gut in das Gedächtnis prägt und es dann in der gleichen Gestalt immer ausübt – es kann nicht recht sein. Man muß die Gebote der Naturdinge lernen, was sie verlangen und was sie verweigern, man muß in der steten Anschauung der kleinsten Sachen erkennen, wie sie sind, und ihnen zu Willen sein. Dann wird man das Wachsen und Entstehen erleichtern. Es wissen auch die großen Bücher, welche ich auf meinen Tisch und auf mein jetziges Schreibgerüste lege und in denen ich lese, nicht viel. Wer erkennt es genau, ob die Arcana und die Sympathien und die Zeitverbindungen die Hilfe bringen, die in ihnen liegt? Und ist es nicht klar abzumerken, daß Gott in die großen Zusammensetzungen der Stoffe unser Heil gelegt hat, weil wir es nicht finden würden, wenn wir die Zusammensetzungen noch nicht kennten? Es liegt gewiß irgendwo sehr nahe bei uns. Womit würde sich denn der Hirsch heilen, und der Hund, und die Schlange des Waldes, wenn die Arznei, die ihnen hilft, in meinem Schragen stünde, weil sie ja nie zu ihm kommen? Es wird ein Ding in dem kühlenden fließenden Wasser sein, es wird eins in der wehenden Luft sein, und es werden Zustimmungen zu unserem Körper aus der Eintracht aller Dinge jede Stunde, jede Minute in unser Wesen zittern und es erhalten. – Ich will sehr eifrig in den Büchern lesen und das lernen, was sie enthalten – und ich will hinter dem Hirsche, hinter dem Hunde hergehen und zusehen, wie sie es machen, daß sie genesen. Die Kräuter der Berge kenne ich; jetzt will ich auch die anderen Dinge ansehen und will die Krankheiten betrachten, was sie sprechen, was sie zu uns sagen und was sie heischen. – So dachte ich, und so hatte ich vor.[1]

Diese Reflexion über die Ausübung des Arztberufes, die Adalbert Stifter (1805–1868) seinem Urgroßvater – der ein »weitberühmter Doktor und Heilkünstler gewesen, sonst auch ein gar eulenspiegeliger Herr«[2] – zuschreibt, wirkt durchaus ›byzantinisch‹: waren es doch vornehmlich die byzantinischen Ärzte und Verfasser medizinischer Texte, welche stets den Brückenschlag aus überliefertem (theoretischen) Wissen, praktischer Erfahrung und zuweilen auch volksmedizinischen und iatromagischen Traditionen nicht nur suchten, sondern in vielen Fällen die Verbindung dieser unterschiedlichen Facetten der Heilkunst real umzusetzen und in ihren Schriften überzeugend darzulegen verstanden. Eine wichtige Rolle innerhalb des byzantinischen Medizinverständnisses spielte zudem die Vorstellung von naturimmanenten Sympathien und Antipathien, welche es zu erfassen und zu Heilzwecken zu nutzen galt, sei es ergänzend oder aber auch alternativ zu herkömmlichen Therapieansätzen – eine Vorstellung, die seit jeher das medizinische Denken nicht nur der Byzantiner bewegte.

Alternativheilkunde, Esoterikmedizin und deren unterschiedliche Spielarten sind seit längerer Zeit wieder *en vogue* – als eigenständiges medizinisches Konzept

---

1 Stifter 1841, 658 f.; ein Teil des Zitates (»Wer erkennt es genau [...] heischen«) auch bei Rothschuh 1978, 35.
2 Stifter 1841, 464.

https://doi.org/10.1515/9783110619041-201

ebenso wie als Gegenentwurf zu einer zunehmend als beängstigend und unzureichend empfundenen Schulmedizin.[3] Die Möglichkeit, in Eigeninitiative auf Heilungsprozesse einwirken zu können, eventuell Selbstheilungskräfte des Körpers zu aktivieren oder auch nur die Hoffnung auf Heilung aufrecht zu erhalten, spornt viele Patienten, gerade in wenig aussichtsreichen Diagnosesituationen, zur Suche nach alternativen Heilkonzepten an.[4] Die aktuelle Entwicklung im Bereich der Alternativheilkunde, insbesondere vor dem Hintergrund einer kontinuierlichen Evaluation der patientenorientierten Heilkunde[5], hat mein Interesse auf die Frage nach möglichen historischen Parallelerscheinungen bzw. -entwicklungen oder eventuell sogar einer entsprechenden Traditionsbildung gelenkt. Ausgangspunkt und Grundlage meiner kulturhistorisch-motivgeschichtlichen Untersuchung ist das byzantinische Zeitalter und das innerhalb dieses Zeitraums überlieferte Quellenmaterial. Aufgrund der großen Menge an untersuchungsrelevanten Quellen, darunter eine Vielzahl bislang noch gänzlich unedierter oder aber den Kriterien moderner Editionstechnik zufolge unzulänglich edierter Texte, war es erforderlich, die zugrunde gelegte Textbasis auf eine charakteristische und, soweit möglich, repräsentativ-signifikante Auswahl zu reduzieren. Die zitierten Textbeispiele stammen aus den jeweils gültigen Editionen bzw. sind dem *Thesaurus Linguae Graecae* entnommen. Soweit Übersetzungen der zitierten Textquellen vorliegen, wurden diese übernommen und, sofern notwendig, präzisiert; andernfalls werden eigene Übersetzungen verwendet.

Alternativheilkunde bedeutete in Antike, Spätantike und Mittelalter nahezu stets Iatromagie – das heißt, traditionell basierte Anwendungen (Amulette sowie verbale und gestische Rituale), die entweder alternativ oder komplementär zu den herkömmlichen, humoralpathologisch-diätetischen Heilmethoden eingesetzt werden konnten. Die Untersuchung konzentriert sich auf die Analyse iatromagischer Motive und deren Rezeption im byzantinischen Zeitalter, deren Wurzeln sich zumindest teilweise bis zur altägyptischen Heilkunde, zurückverfolgen lassen, ohne dabei jedoch eine ägyptologische Primärquellenanalyse zu leisten. Unmittelbare Quellenbasis der by-

---

3 Vgl. R. Jütte, s.v. *Alternativmedizin*, EM 2005, 42–49.

4 Zu Pro und Contra des gezielten Einsatzes einer additiven Placebo-Therapie, insbesondere in der Akutschmerztherapie, vgl. R. Haaga – A. Schnabel, Placeboeffekte in der Akutschmerztherapie, https://www.thieme-connect.com/products/ejournals/html/10.1055/s-0043-121684 (Letzter Zugriff: 24.09.2019). Die am Klinikum Hamburg-Eppendorf erarbeiteten diesbezüglichen Leitlinien wurden im Rahmen eines Seminars im Sommersemester 2018 diskutiert; ich danke Frau Felek Aytan, die zeitweise als Mitarbeiterin an der onkologischen Station dieser Klinik in entsprechende Projekte eingebunden war, für ihre interessanten Erfahrungsberichte.

5 Zur aktuellen Reform des »Genfer Gelöbnisses« unter Einbezug der Patientenautonomie vgl. den Beitrag »Weltärztebund verabschiedet neues ärztliches Gelöbnis«, in: aerzteblatt.de vom 20.10.2017: https://www.aerzteblatt.de/nachrichten/83022/Weltaerztebund-verabschiedet-neues-aerztliches-Geloebnis (Letzter Zugriff: 24.11.2017) sowie https://www.deutsche-apotheker-zeitung.de/news/artikel/2017/11/03/aerzte-reformieren-ihren-eid/chapter:all (Letzter Zugriff: 24.11.2017).

zantinischen Rezeption solcher Motive waren gräkoägyptisch-synkretistische Strömungen und Traditionen, welche insbesondere im spätantiken Alexandreia in Form von einschlägigen Wissenssammlungen niedergelegt wurden, um auf diese Weise nachfolgenden Generationen als Materialbasis zu dienen.

Vorliegende Publikation stellt die überarbeitete und um inzwischen neu publiziertes Material ergänzte Fassung meiner Habilitationsschrift dar, die im Wintersemester 2016/17 von der Medizinischen Fakultät der Ludwig-Maximilians-Universität München angenommen wurde; das Habilitationskolloquium fand am 11. Januar 2017 statt. Die Publikation besteht aus zwei Teilen, deren erster den kulturgeschichtlichen Rahmen für die byzantinische Rezeption gräkoägyptischer iatromagischer Motive thematisiert, zentriert um die grundlegenden spätantiken Quellenkompilationen, die den byzantinischen Autoren zur Verfügung standen. Teil zwei hingegen zeigt anhand von Textbeispielen Überlieferungswege und Rezeptionsstrukturen diverser iatromagischer Motive sowie deren Kontinuität bzw. Transformation innerhalb der medizinisch-therapeutischen Gebrauchsliteratur des byzantinischen Zeitalters. Eine Schlüsselfigur innerhalb dieser Rezeptionsgeschichte ist der byzantinische Arzt Alexandros von Tralleis, der in Alexandreia studiert hatte und anschließend als Arzt in Rom praktizierte. In seinem in vielerlei Hinsicht medizinhistorisch interessantem Alterswerk verband er eine umfassende Quellenkenntnis mit scharfer Beobachtungsgabe, kritischer Reflexion und Erfahrungswerten aus seiner eigenen Berufspraxis.

Dankesworte

An erster Stelle möchte ich Albrecht Berger (München) meinen Dank für die Möglichkeit zur Publikation meiner Habilitationsschrift als erstem Band der neu begründeten *Series Medica* in der Reihe *Byzantinisches Archiv* aussprechen. Den Mitarbeitern des de Gruyter-Verlages, Katrin Hofman, Florian Ruppenstein und Mirko Vonderstein gilt mein Dank für die hilfreiche Begleitung und Unterstützung bei der Erstellung des Druckmanuskriptes ebenso wie meinen Münchner Kollegen Ioan G. Alexandru und Tobias Thum für ihre fortwährende Unterstützung bei diversen Layoutfragen und der Indexerstellung.

Für ihre stete Gesprächsbereitschaft und zahlreiche wertvolle Anregungen, Hinweise und Korrekturen während der Druckvorbereitung danke ich Albrecht Berger, Friederike Berger (Leipzig), Klaus-Dietrich Fischer (Mainz), Friedhelm Hoffmann (München), Joachim F. Quack (Heidelberg), Peter Schreiner (Köln/München), Danilo Valentino (Hamburg/Würzburg) und Ilias Valiakos (Larissa) sowie sämtlichen Teilnehmerinnen und Teilnehmern des im Juli 2017 in München abgehaltenen Workshops »Medical Traditions in and around Byzantium«. Ihr Interesse an meiner Forschungsarbeit sowie die zahlreichen inspirierenden Diskussionen verhalfen mir stets zu einer kritischen Evaluation meiner Ergebnisse aus unterschiedlichen Perspektiven. Weiterhin danke ich den Organisatorinnen und Organisatoren zahlreicher nationaler und internationaler Tagungen und Workshops in Bern, Budapest, Fulda, Hamburg, Kloster Banz, Köln, Mainz, München, Stuttgart, Wien und Wolfenbüttel für die Möglichkeit, meine Forschungsergebnisse vorzustellen und im Kollegenkreis ausführlich diskutieren zu können.

Zu großem Dank verpflichtet bin ich außerdem dem ›Verein zur Förderung von Wissenschaft und Forschung e.V. an der Medizinischen Fakultät der Ludwig-Maximilians-Universität München‹ und seinem Vorsitzenden Udo Löhrs (München), für die finanzielle Unterstützung meines Forschungsprojektes.

Den Mitgliedern des im Rahmen meines Habilitationsverfahrens konstituierten Fachmentorats, Wolfgang Locher (München), Georg Marckmann (München) und Andreas Nerlich (München), schulde ich Dank für ihre freundliche Unterstützung meines Habilitationsprojekts sowie eine Vielzahl an wertvollen Ratschlägen, und ebenso den beiden externen Gutachtern, Oswald Panagl (Salzburg) und Paul Unschuld (Berlin), für ihr großes Engagement und Interesse an meiner Forschung sowie für zahlreiche weiterführende Anregungen und Hinweise.

Ferner bedanke ich mich bei den Mitarbeitern der Bayerischen Staatsbibliothek München, der zentralen Universitätsbibliothek der Ludwig-Maximilians-Universität München, der Bibliothek des *Historicums* sowie der Fachbibliotheken der einzelnen Universitätsinstitute für ihre Hilfsbereitschaft und die Gewährleistung bester Forschungsmöglichkeiten.

https://doi.org/10.1515/9783110619041-202

Außerdem möchte ich all denjenigen Kolleginnen und Kollegen danken, deren wertvolle Ratschläge und Denkanstöße, Diskussionsbeiträge, kontroverse Meinungen und Gesprächsnotizen sich in vielerlei Hinsicht als inspirierend, wertvoll und hilfreich erwiesen haben, da sie Unebenheiten glätten und geistige ›Zirkelschlüsse‹ vermeiden halfen: Béla Adamik (Budapest), Robert Alessi (Paris), Klaus Alpers (Hamburg), Dominique Barcat (Fribourg), Irene Calà (Paris/Berlin), Florian Ebeling (München), Jost Gippert (Frankfurt), Alessia Guardasole (Paris), Jacques Jouanna (Paris), Erich Lamberz (München), Stavros Lazaris (Paris), Anne Löhnert (München), Caroline Macé (Göttingen), Peter Arnold Mumm (München), Christof Paulus (München/Regensburg), Gerd Plewig (München), Emanuele Rovati (Zürich), Walther Sallaberger (München), Hourig Sourouzian (Kairo), Rainer Stadelmann† (Kairo), Alain Touwaide (Los Angeles), Martina Ullmann (München), Daniela Urbanová (Brünn), Robert Volk (München) und Ioannis Zelepos (München).

Die Mitglieder des Doktorandenkolloquiums am Institut für Ethik, Geschichte und Theorie der Medizin der Ludwig-Maximilians-Universität München, haben mir die Möglichkeit eröffnet, im Rahmen wissenschaftlicher Kolloquien meine Forschungsergebnisse vorzustellen und sie damit immer wieder erneut zu hinterfragen und einer kritischen Evaluation zu unterziehen. Ich möchte an dieser Stelle das große Engagement und die Begeisterung der Studierenden für die Thematik der iatromagischen Komplementärtherapeutik in diversen Lehrveranstaltungen der vergangenen Semester hervorheben; allen Studierenden und Seminarteilnehmerinnen und -teilnehmern sei deshalb für ihre anhaltende Diskussionsbereitschaft sowie für ihre vielfältigen interessanten Gedanken und Beiträge gedankt, die mir häufig zu einem neuen und ganz unvermuteten Perspektiven verholfen haben.

Last not least möchte ich meinem lieben Ehemann, Alfred Grimm, von ganzem Herzen danken, dass er mein Projekt von Anfang an kontinuierlich begleitet und in jeder Hinsicht unterstützt hat. Ihm verdanke ich nicht nur zahlreiche wertvolle wissenschaftliche Ratschläge und Hinweise, sondern er hat sich auch dankenswerterweise der mühevollen Aufgabe des mehrfachen Korrekturlesens unterzogen sowie die komplette Endredaktion des Index übernommen, weshalb ihm diese Publikation gewidmet sei.

Inhalt

1 Einleitung: Textauswahl, Fragestellungen, Methodik und Zielsetzung

In Hinblick auf die Einbeziehung alternativer, iatromagisch-volksheilkundlicher Therapieansätze und traditionsverankerter Amulette bei bestimmten Krankheitsbildern bzw. Symptomatiken nehmen die *Therapeutika* (*Θεραπευτικά*) des byzantinischen Arztes Alexander von Tralleis (ca. 525– ca. 605 n.Chr.; vgl. Kap. 3.2) eine Ausnahmestellung ein. In bislang einzigartiger Weise werden hier Motive[1] aus Iatromagie und Amulettwesen mit rationalmedizinischen Überlieferungen und individuell empirischen Beobachtungen verknüpft und, je nach Bedarf, als Substitut oder Ergänzung der herkömmlichen Behandlungsvorschläge empfohlen. Dieses Phänomen, insbesondere der in Anzahl und Auswahl singuläre Bestand an ›Iatromagica‹ bei Alexander sowie deren Integration in sein Gesamtwerk, hat in der modernen Forschungsliteratur immer wieder Erwähnung gefunden, insbesondere unter Betonung eben dieser Einzigartigkeit sowie einer dadurch gekennzeichneten Neuausrichtung der bisherigen Einschätzung des Arzt-Patienten-Verhältnisses.[2]

Zuletzt beschäftigte sich Alessia Guardasole vor diesem Hintergrund intensiv mit Alexanders Medizinverständnis, seinem Arztbild sowie der Substanz der von ihm erwähnten ›Iatromagica‹, indem sie die Ingredienzien seiner *materia iatromagica* in vier Kategorien einteilte und dementsprechend ihre Verteilung und Kombination innerhalb der von Alexander aufgelisteten Amulette und Rezepturen analysierte.[3] Außerdem hob sie die Sonderstellung der sog. Epilepsie (vgl. Kap. 4.10) innerhalb dieses iatromagischen Kontextes hervor, wobei sie betonte, dass einzig bei dieser nicht nur

---

1 Vgl. W. Brandes, Das Gold der Menia. Ein Beispiel transkulturellen Wissenstransfers, in: W. Brandes et. al. (Hrsg.), Millennium 2/2005. Jahrbuch zu Kultur und Geschichte des ersten Jahrtausends n.Chr. (Berlin/New York 2005) 175 Anm. 1 zur Fragwürdigkeit des Begriffs ›Motiv‹. Im Rahmen meiner Analyse verwende ich den Begriff ›Motiv‹ im Sinne eines prägenden Elements, das je nach individueller Fokussierung variiert werden kann, vergleichbar etwa einem literarischen Sujet bzw. dem Thema eines Kunst- oder Musikwerkes; vgl. dazu die Korrespondenz mit Oswald Panagl, Salzburg, am 09.04.2019: »In der Musik(wissenschaft) ist der Ausdruck einerseits von der Ausdehnung her dem Thema untergeordnet, andererseits kann es im Falle von Erinnerungs- oder Leitmotiv auch die Signatur und Konstante eines Werks bezeichnen.«; vgl. dazu O. Panagl, Reden über die Musik: Sprachliche Deutung und verbale Analyse als hermeneutisches Problem, in: O. Panagl – R. Wodak (Hrsg.), Text und Kontext. Theoriemodelle und methodische Verfahren im transdisziplinären Vergleich (Würzburg 2004) 243–265; Id., Terminologische Überlegungen zum Gattungsbegriff, in: J. Brügge u.a. (Hrsg.), Musikgeschichte als Verstehensgeschichte. Fs für Gernot Gruber (Tutzing 2004) 491–503 und W.U. Dressler – W. Mayerthaler – O. Panagl – W.U. Wurzel (Hrsg), Leitmotifs in Natural Morphology [Studies in Language Comparison Series 10] Amsterdam 1987.

2 Vgl. Nutton 1984, 1–14; Vikan 1984, 65–86; Garzya 1997, 337–363 mit Betonung der psychologischen Komponente; Vakaloudi 2000, 182–210; Vakaloudi 2003, 172–200; Guardasole 2004, 81–99.

3 Guardasole 2004, 81–99, bes. 94–97.

https://doi.org/10.1515/9783110619041-001

diverse Spielarten iatromagischer (Alternativ-)Therapien vorgeschlagen werden, sondern zudem auch unterschiedliche Diagnose- und Prognosemethoden iatromagischer Prägung Erwähnung finden.[4] Eine motiv- und rezeptionsgeschichtliche Analyse dieser Amulette und Rezepturen existiert bisher allerdings noch nicht; der derzeitige diesbezügliche Forschungsstand geht nicht über die Zusammenstellung der in den *Therapeutika* enthaltenen Referenzen hinaus.[5]

Der Versuch der Rückführung einzelner Motive bzw. Motivkombinationen auf einen möglicherweise ägyptischen Hintergrund sowie insbesondere dessen gräkoägyptisch-koptische Rezeption ist Gegenstand der vorliegenden Untersuchung. Zentrum und Ausgangspunkt meiner motiv- und rezeptionsgeschichtlichen Analyse bilden die entsprechenden Textpassagen aus Alexanders *Therapeutika*, welche vor dem Hintergrund der einschlägigen ägyptischen, gräkoägyptisch-koptischen, aber auch spätantiken Überlieferungen in einen kulturenübergreifenden geistesgeschichtlichen Rahmen gestellt werden. Medizinhistorisch wie rezeptionsgeschichtlich ist hierbei von besonderem Interesse, inwiefern bestimmte Motive bzw. Motivkomplexe unter welchem geistesgeschichtlichen Einfluss symbiotische Verbindungen eingehen und wie sie sich vor dem Hintergrund einer zunehmenden Rationalisierung der Medizin sowie unter Einwirkung einer wachsenden individuellen Empirik einzelner Arztpersönlichkeiten weiterentwickeln bzw. zu epochenspezifischen Tradierungs- und Rezeptionsformen finden. Angesichts einer solchen Genese, häufig auch verbunden mit veränderten Zuordnungen bzw. Umformungen einzelner Motive, erweisen sich heilkundlich-praktische und in erster Linie anwendungsorientierte Wissenssammlungen wie die spätbyzantinischen *Iatrosophien* als sehr aussagekräftig, da sie nicht nur auf einen äußerst breiten rezeptionsgeschichtlichen Fundus zurückgreifen können, sondern zudem in ihnen eine jahrhundertelange Motivtradition ihren zumindest vorläufigen Abschluss findet.

Ausgangspunkt vorliegender Untersuchung stellt die byzantinische medizinische Gebrauchsliteratur (vgl. Kap. 3.1) dar, wobei die relevanten Texte systematisch auf iatromagische Reminiszenzen hin untersucht wurden. An zentraler Stelle stehen hierbei die einschlägigen Kapitel aus den Werken Alexanders von Tralleis (vgl. Kap. 3.2), insbesondere aus seiner Schrift über die Fieber und den *Therapeutika*, die mit ihrer reichhaltigen Überlieferung iatromagischen Materials einen singulären Stellenwert innerhalb der byzantinischen medizinischen Literatur einnehmen. Auch im Œuvre des byzantinischen Universalgelehrten Michael Psellos (1017/1018– ca. 1078

4 Guardasole 2004, 98.

5 Guardasole 2004, 90–93. Im Rahmen einer Ausstellung im Istanbuler Pera Museum (10. Februar – 26. April 2015) hat deren Kuratorin Brigitte Pitarakis erstmals etliche Textpassagen aus Alexanders von Tralleis *Therapeutika* mit entsprechenden Objekten in Relation gesetzt und anhand dieser Dokumentation kulturhistorische Zusammenhänge hergestellt: B. Pitarakis, Light, Water and Wondrous Creatures. Supernatural Forces of Healing, in: Pitarakis 2015, 44–63, bes. 54 und 57.

n.Chr.) lassen sich zahlreiche Reminiszenzen an iatromagische Überlieferungen feststellen, indem er sich insbesondere auf die spätantike, unter dem Namen *Kyraniden*[6] bekannte Kompilation sympathetischer Rezepturen und Amulette bezieht – die während der gesamten byzantinischen Zeit eifrig gelesen und rezipiert wurde –, wobei vor allem die 1. *Kyranis* relevantes Material für die vorliegende Analyse enthält (vgl. Kap. 2.4.6 und – *suo loco* in den Textanalysen – Kap. 4).

Ein höchst interessantes Nebeneinander an ›herkömmlichen‹ Medikationen und iatromagischen Therapiekonzepten bieten ferner auch die bereits erwähnten spätbyzantinischen Rezeptsammlungen, *Iatrosophia* genannt (vgl. Kap. 3.3), welche sich bis weit in die postbyzantinische Zeit erhalten haben und sogar bis in die Mitte des 20. Jhs. in ärztlichen Notizen noch rezipiert wurden.[7] Auch diese *Iatrosophia* basieren wiederum auf älteren Quellen, die nach den jeweiligen Bedarfsmomenten exzerpiert, redigiert und zu einem Kompendium zusammengefügt wurden; häufig begegnen hier mehrere Therapievorschläge zu einer Symptomatik bzw. einem Krankheitsbild. Derartige therapeutische Auswahlmöglichkeiten, die sowohl dem Arzt wie auch dem Patienten eine individuelle Entscheidungsmöglichkeit an die Hand geben, begegnen bereits in den Kompendien der frühbyzantinischen Zeit; in Hinblick auf das gleichzeitige Nebeneinander von regulären und alternativen Therapieansätzen besitzen wiederum die *Therapeutika* Alexanders von Tralleis Vorbildcharakter.[8] In Zusammenhang mit den inhomogenen und vielschichtigen Überlieferungswegen und -formen der *Iatrosophia* erschien es sinnvoll, auch die grundlegenden Rezeptsammlungen der byzantinischen Zeit auf entsprechendes Material hin durchzusehen, insbesondere die umfassende Textsammlung, welche Theophanes ›Nonnos‹ Chrysobalantes (10. Jh. n.Chr.) sehr wahrscheinlich auf Geheiß des byzantinischen Kaisers Konstantinos VII. Porphyrogennetos (905–959, reg. 913–959 n.Chr.) kompiliert hatte.[9]

6 I. Toral Niehoff, s.v. *Kyraniden*, in: Antike Medizin, 549 f. mit ausführlicher Bibliographie; D.M. Bain, s.v. *Koiraniden*, in: RAC 21, 224–232 sowie die grundlegende Studie von Klaus Alpers: K. Alpers, Untersuchungen zum griechischen Physiologus und den Kyraniden, in: H. Reinitzer (Hrsg.), All Geschöpf ist Zung' und Mund. Beiträge aus dem Grenzbereich von Naturkunde und Theologie. Vestigia Bibliae. Jahrbuch des deutschen Bibel-Archivs Hamburg 6 (1984) 13–87, bes. 17–23.

7 P.A. Clark, A Cretan Healer's Handbook in the Byzantine Tradition. Text, Translation and Commentary. Ashgate 2011; I. Grimm-Stadelmann, Byzantinische Arztgelehrte (Iatrosophisten) in postbyzantinischer Zeit, Revue des Études Sud-Est Européennes 57, 1–4 (2019) 273–299, bes. 287 Anm. 71 mit Bibliographie.

8 Vgl. Garzya 2006, 18: »Né mancava, come *extrema ratio*, il ricorso a rimedî magici (persino nel rigoroso Alessandro di Tralle) e a formule astrologiche (documentate ampiamente nel monumentale *Catalogus codicum astrologorum graecorum*).«

9 J.A.M. Sonderkamp, Theophanes Nonnus – Medicine in the Circle of Constantine Porphyrogenitus, in: Symposium on Byzantine Medicine, DOP 38 (1983) 29–41; J.A.M. Sonderkamp, Untersuchungen zur Überlieferung der Schriften des Theophanes Chrysobalantes (sog. Theophanes Nonnos) [Poikila Byzantina 7] Bonn 1987. Diese Textsammlung ist als eine der Hauptquellen für die ξενωνικὰ βιβλία

Ausgehend von den iatromagischen Heilkonzepten der byzantinischen Überlieferung wird untersucht, inwiefern vergleichbare Motive in entsprechenden gräkoägyptischen bzw. spätantik-koptischen Texten »of ritual power«[10], feststellbar und als mögliche Basis für die iatromagische Rezeption in den byzantinischen Quellen nachweisbar sind. Vorliegende Untersuchung verfolgt aber keineswegs das Ziel einer ägyptologischen Primärquellenanalyse, sondern konzentriert sich als kulturhistorisch-motivgeschichtliche Analyse auf die byzantinische Quellenbasis und die in der byzantinischen medizinischen Gebrauchsliteratur in Erscheinung tretenden Motive und Motivketten, die weniger linguistisch-philologisch, als vielmehr thematisch und inhaltlich mit ägyptischen Motiven in Zusammenhang gebracht werden können. Entsprechende Textvergleiche müssen demnach textimmanente Überlieferungsstrukturen und Tendenzen spätantik-byzantinischer Kompilationstechnik ebenso berücksichtigen wie die jeweils epochenspezifisch-synkretistische Adaption und Aktualisierung des vorhandenen Quellenmaterials. Zudem muss, als ein nicht unwesentlicher Faktor, der Einfluss zeitgenössischer therapeutischer Modeerscheinungen auf die Ausprägung der jeweiligen byzantinischen Textredaktionen in Betracht gezogen werden, worauf Vivian Nutton explizit hinweist:

> [...] it is worth examining some of the reasons for the rejection or adoption of certain therapies. This is far from easy, for there were fashions in therapy just as much as there were fashions in hairstyles [...].[11]

Eine solche, zwar durchgängig belegte, doch epochenspezifisch variable und von zahlreichen diversen Faktoren abhängige Rezeption iatromagischer bzw. alternativtherapeutischer Rezepturen und Traditionen während des gesamten byzantinischen Zeitalters bedingt demnach die Klassifikation der zur Analyse herangezogenen Texte ihrem iatromagischen Gehalt entsprechend in primäre und sekundäre Überlieferungsträger. Gleichermaßen für antike wie auch für byzantinische Therapievorschläge gilt Vivian Nuttons Darstellung der Problematik einer klaren Abgrenzung zwischen Magie und Medizin:

> My point here is that historians of ancient therapeutics have tended to accept the Hippocratic/Galenic division between magic and medical therapy, and have assumed that that division was relatively stable; on the contrary, I suggest it was very unstable, and was not one that can easily be explained on grounds of social class, or of medical literacy. An investigation into this aspect of ancient therapeutics is much needed. It would have to concern itself, among other

der byzantinischen Krankenhausinstitutionen von besonderem Interesse für die Gebrauchsliteratur in professionell-institutionellem Umfeld; vgl. Bennett 2017, insb. 35 f., 51–53, 67–69.

10 Zu Definition und Terminologie: Meyer – Smith 1994, 4 f. und ausführlich Kap. 2.7.1.

11 Nutton 1991, 17.

things, with the acquisition of therapeutic knowledge and, above all, with the accessiblity of therapeutic agents.[12]

Konstanten und Veränderungen innerhalb des bei Vivian Nutton erwähnten therapeutischen Wissens, unterschiedliche heilkundliche Fokussierungen und insbesondere die wechselnde Zugänglichkeit therapeutisch relevanter Wirkstoffe, also der erforderlichen *materia medica* im weitesten Sinne, gewähren Einblicke in die jeweils zugrundeliegende Quellensituation sowie in mögliche überlieferungsgeschichtliche Strukturen. Als wichtige Bezugsquelle nicht nur iatromagischen Heilwissens verweist Vivian Nutton auf die meist mündlich tradierten Rezepturen und Heilanwendungen der Volksheilkunde. Nicht nur etliche namhafte Vertreter der antiken ›rational-professionellen‹ Medizin (z.B. Galen, Celsus oder auch Scribonius Largus) haben darauf zurückgegriffen[13], sondern auch immer wieder die byzantinischen Ärzte, so beispielsweise Alexander von Tralleis oder auch Symeon Seth (2. Hälfte 11. Jh.), die jeweils individuelle, vielleicht auch auf Reisen (vgl. Kap. 3.2.1) gemachte Erfahrungen, insbesondere auf dem Gebiet der *materia medica*, in ihre medizinischen Kompendien integriert haben.[14] Zudem vermutet Vivian Nutton ein starkes Stadt-Land-Gefälle innerhalb der therapeutischen Ausprägung, wofür er Marcellus »Empiricus« von Bordeaux (Wende 4./5. Jh. n.Chr.) als Quelle zitiert:

It is no coincidence that the closest parallels to the much derided Roman medicine of Cato and Pliny come from the late-fourth-century physician and writer Marcellus Empiricus of Bordeaux. Marcellus was an academic, living in an urban centre that, at the time, was producing poets and other litterateurs in fair numbers; but outside, the organisation of Roman Gaul was collapsing, with the countryside withdrawing even more to itself. His drugbook combined the learned Mediterranean tradition of Scribonius with more local remedies, more local herbs and, in particular, the peasant chants and charms, the domestic materia medica of rural Gaul. It is unlikely that his more academic remedies found similar favour or employment among the peasantry.[15]

12 Nutton 1991, 19.

13 Nutton 1991, 19.

14 Symeon Seth, Syntagma de alimentorum facultatibus, ed. B. Langkavel, Leipzig 1868. Eine Neuedition dieses Werkes unter Berücksichtigung der gesamten Quellendiversität ist derzeit in Vorbereitung, vgl. https://www.orient-mediterranee.com/spip.php?article217&lang=fr (Letzter Zugriff: 11.03.2019). Wie Marie Cronier im Verlauf ihres Vortrages (»Syméon Seth et son traité sur les aliments«) während der Tagung »Filosofia e Medicina Bizantina da Oriente a Occidente. La Custodia di Venezia« am 28.02.2019 erläuterte, handelt es sich bei Symeon Seths Schrift über die Qualitäten der Nahrungsmittel strenggenommen nicht um ein medizinisches Werk, sondern vielmehr um ein diätetisches Kompendium ohne vorrangig therapeutische Intention.

15 Nutton 1991, 20. Zu Marcellus vgl. K.-D. Fischer, s.v. *Marcellus Empiricus*, in: Antike Medizin, 591 f. mit ausführlicher Bibliographie; Ewers 2009.

Vor dem Hintergrund derartiger Betrachtungen ist Vivian Nutton zufolge ein Verständnis der antiken Medizin nur im Kontext sämtlicher sie konstituierender Faktoren möglich[16], eine Ansicht, die gleichermaßen auch für die byzantinische Medizin gilt, da sie in bestimmten Situationen ebenfalls auf alternative Heilkonzepte aus den Bereichen der Iatromagie, Iatroastrologie und heilkundlicher Volksüberlieferungen zurückgreift. Zu deren Verflechtung mit der sog. rationalen oder auch professionellen Therapeutik, ihren zugrundeliegenden Intentionen, ihrer Quellensituation und ihren etwaigen, zumindest teilweise rekonstruierbaren Überlieferungsstrukturen möchte die vorliegende Untersuchung einen Beitrag leisten.

Als Richtlinien der Quellenanalyse dienen die nachfolgend skizzierten Fragestellungen, wobei ihre jeweilige Gewichtung textspezifisch variieren kann. An erster Stelle ist das jeweils textimmanente Medizinverständnis und dessen mögliche Auswirkungen auf die Gestaltung bzw. Interpretation des individuellen Arzt-Patienten-Verhältnisses zu untersuchen. Lässt sich die jeweilige Intensität des Auftretens iatromagisch basierter Heilkonzepte als Indikator für Modifizierungen im Medizinverständnis deuten, insbesondere einhergehend mit Veränderungen im Arzt-Patienten-Verhältnis? Inwieweit spielt hier die medizinethische Komponente eine Rolle?

Gerade Alexander von Tralleis rechtfertigt die Empfehlung iatromagischer Alternativen stets mit der ärztlichen Sorgfaltspflicht[17], indem er betont, dass es unbedingte Aufgabe eines verantwortungsbewussten Arztes sei, sämtliche zur Verfügung stehenden therapeutischen Möglichkeiten zum Wohl des Patienten zum Einsatz zu bringen. Das Patientenwohl steht auch bei Aetios von Amida (1. Hälfte 6. Jh.) im Vordergrund, wenn er darauf besteht, in seinem medizinischen Kompendium ausschließlich bewährte Rezepturen und Therapievorschläge – sowohl herkömmliche wie auch gelegentlich iatromagische – zu überliefern, um dem Leser eben das Wissen zu vermitteln, das erfolgreich gegen Betrüger und Scharlatane schützen könne.[18] Darüber hinaus zentriert sich Alexander von Tralleis medizinethisches Konzept um den Wahrheitsbegriff (ἀλήθεια), dem er unbedingten Vorzug gibt und zum wesentlichen Bestandteil seiner gelegentlichen Kritik an Galens therapeutischen Ansätzen macht:[19] im Zweifelsfalle entscheidet er sich unter Berufung auf eben diese ἀλήθεια gegen Galens Empfehlung und für die eigene Praxiserfahrung. Ferner berücksichtigt Alexan-

16 Nutton 1991, 20.

17 AlexTrall., De febr. 7 (I, 436 f. Pu.); AlexTrall., Ther. I, 15 (I, 571–573 Pu.; Guardasole 2006, 676): καὶ δεῖ πανταχόθεν βοηθεῖν τὸν ἐπιστήμονα καὶ φυσικοῖς χρώμενον ἐπιστημονικῷ λόγῳ καὶ μεθόδῳ τεχνικῇ καὶ τὸ λεγόμενον πάντα κινεῖν τὰ καλῶς σπεύδοντα μακρᾶς νόσου καὶ μοχθηρᾶς ἀπαλλάξαι τὸν κάμνοντα.; AlexTrall., Ther. VII, 9 (II, 318 f. Pu.).; Brunet IV, 35; Guardasole 2004, 94–97.

18 AetAmid. V, 1 (II, 6,15–23 Ol.); V, 23 (II, 15,12–17 Ol.); V, 78 (II, 55,23–56, 2 Ol.).

19 AlexTrall., De febr. 1 (I, 300 f. Pu.); AlexTrall., Ther. V, 4 (II, 154 f. Pu.); AetAmid. I, 166 (I, 76,13–23 Ol.). Ausführlich hierzu Guardasole 2004b, 219–234 und Kap. 3.1.2.

der von Tralleis bei seiner Empfehlung iatromagischer Alternativ- oder Komplementärheilmittel explizit einen dementsprechenden Patientenwunsch;[20] seine diesbezügliche Stellungnahme bleibt singulär innerhalb der byzantinischen medizinischen Gebrauchsliteratur. Das durchaus nicht immer optimale Verhältnis zwischen Ärzten und ihren Patienten reflektiert Aetios von Amida, indem er darauf hinweist, dass gerade reiche Patienten oftmals unter unangemessenen Therapien mehr zu leiden hätten als arme, da geldgierige und verantwortungslose Ärzte die Behandlung in Erwartung höheren Gewinns verantwortungslos hinauszögerten und so mehr Schaden als Nutzen anrichteten.[21] Solche Verhaltensweisen führten bei den Patienten oftmals zu Misstrauen gegenüber der Ärzteschaft und der durch sie vertretenen Heilkunde, was eine verstärkte Hinwendung zu alternativen Heilkonzepten nach sich zog – vergleichbar der modernen Skepsis gegenüber der Schulmedizin und, damit verbunden, der Suche nach entsprechenden Alternativen.

Hinzukommt die in byzantinischen Ärztekreisen zunehmend kritischer werdende Rezeption der Schriften der medizinischen Autoritäten Galen und Hippokrates: insbesondere Galens therapeutische Ansätze finden vermehrt praxisorientierte und aus klinischer Erfahrung heraus entwickelte Modifikationen.[22] Führte ein solch kritischer Umgang mit medizinischen Überlieferungen aber auch zu einer wissenschaftlich-rationalen Neubewertung iatromagischer Traditionen, im Sinne einer möglichen psychologisch motivierten Ergänzungstherapeutik? So berichtet Alexander von Tralleis von Unverträglichkeitsreaktionen einiger Patienten auf herkömmliche Therapieanwendungen, die ihn dazu veranlasst haben, die auf Galen basierenden Heilkonzepte neu zu überdenken und Alternativen zu finden.[23] Iatromagische

20 AlexTrall., De febr. 7 (I, 436 f. Pu.); AlexTrall., Ther. I, 15 (I, 556–559 Pu.; Guardasole 2006, 662 f.); Brunet II, 197. Vgl. außerdem eine ähnliche Aussage bei Scribon. Larg., Comp. 16, 76 und 152: Machold 2010, 66.

21 AetAmid. III, 175 (I, 346,26–347,28 Ol.); AlexTrall., Ther. VIII, 2 (II, 374 f. Pu.); Brunet IV, 79. Die geldgierigen und verantwortungslosen Ärzte sind ein beliebter Topos der Medizinkritik, so vornehmlich in der Satire *Fahrt des Mazaris* in die Unterwelt« (Διάλογος νεκρικὸς ἐπιδήμια Μαζάρι ἐν Ἅδου ἢ πεῦσις νεκυῶν ἔνιων περὶ τινῶν τῶν ἐς τὰ βασιλεία συναναστρεφομένων, 1414/15), wo sich allgemeine Kritik an der zeitgenössischen Medizin mit spezieller Polemik gegen einzelne Ärzte abwechselt: G. Schmalzbauer, s.v. *Mazaris*, in: Antike Medizin, 596 f. und K.-H. Leven, s.v. *Medizinkritik*, in: Antike Medizin, 600 f. und Mazaris, xii mit Anm. 8 und 4,17–34, 66,7–8, 76,5 (βροτολοιγός), 10,34–12,3 (ἔνοι τῶν ἰατρῶν μήτε γράμματα εἰδότες Ἑλληνικὰ μήτε τὰ Γαληνοῦ μήτε μὴν Ἱπποκράτους νοοῦντες, ἀπεριμερίμνως ἰατρείας ποιοῦσι [...]), 22,14, 38,22–24 (μιαιφόνοι βροτολοιγοί). Ärzte werden hier gerne als βροτολοιγοί bezeichnet (textintern insgesamt 5 Belege), was so viel wie »zertifizierte Killer« (Mazaris xii) bedeutet.

22 Zu den unterschiedlichen Spielarten der Galenrezeption vgl. P. Bouras-Vallianatos – B. Zipser (Hrsg.), Brill's Companion to the Reception of Galen, Brill's Companions to Classical Reception 17, Leiden 2019.

23 AlexTrall., Ther. XII (II, 578 f. Pu.): Ἐπειδή τινες οὔτε διαίτῃ προσκαρτερεῖν δυνάμενοι οὔτε φαρμακείαν ἀνέχεσθαι φυσικοῖς τε καὶ περίαπτοις ἀναγκάζουσιν ἡμᾶς ἐπὶ ποδάγρας κεχρῆσθαι, ὥτε

Therapievorschläge stehen bei Alexander von Tralleis stets im Kontext mit einer herkömmlichen Therapie, quasi als mögliche Ergänzung, und dürfen ihm zufolge nur angewandt werden, wenn die normalerweise übliche Methode versagt oder sich als unzuträglich erweist.

Vor dem Hintergrund eines sich solchermaßen weiterentwickelnden Medizinverständnisses stellt sich zudem die Frage, ob die in der byzantinischen medizinischen Gebrauchsliteratur gelegentlich zu beobachtende Verknüpfung rationalmedizinischer und iatromagischer Therapieansätze den Beginn einer Entwicklung alternativer, stärker psychotherapeutisch[24] orientierter Heilkonzepte markieren könnte? In Zusammenhang mit dieser Fragestellung ist zu prüfen, ob Alexanders diesbezüglicher Ansatz tatsächlich eine singuläre Stellung innerhalb der byzantinischen medizinischen Gebrauchsliteratur einnimmt, oder ob vergleichbare Denkansätze in anderen Texten vorhanden sind. Zu berücksichtigen ist hier außerdem die Frage, in welchen Kategorien der medizinischen Gebrauchsliteratur Reminiszenzen an iatromagische bzw. alternativtherapeutische Konzepte hauptsächlich auftreten und ob sich hieraus eine Systematik ableiten lässt. Insbesondere bei Alexander von Tralleis ist davon auszugehen, dass sein Blickwinkel auf die iatromagischen Traditionen nichts mit dem häufig unterstellten Aberglauben zu tun hat; ob damit tatsächlich auch eine gravierende Wende im byzantinischen Medizinverständnis im Sinne Antonio Garzyas eingeleitet wird,[25] bleibt erst noch zu untersuchen.

Sämtliche zur Untersuchung herangezogene Texte lassen die Tendenz erkennen, iatromagische Alternativ- oder Ergänzungstherapien mit ganz bestimmten Krankheitsbildern oder Symptomen zu verbinden; der jeweils erforderliche bzw. für notwendig erachtete Bedarf an zusätzlichem iatromagischem (Heil-)Potential kreiert somit eine nosologisch relevante Komponente, deren nähere Betrachtung für die Rezeptionsstruktur von Interesse sein könnte. Die Analyse des solchermaßen nosologisch bedingten Verteilungsmusters für iatromagische Behandlungsformen und deren quelleninhärenter Frequenz erlaubt motiv- und rezeptionsgeschichtlich relevante

---

τὸν ἄριστον ἰατρὸν πανταχόθεν εὔπορον εἶναι καὶ πολυτόπως βοηθεῖν ἅπασι τοῖς κάμνουσι, ἦλθον εἰς τοῦτο.; Brunet IV, 260.

24 Vgl. Garzya 1997, 357; Willer 2015, 281 und 290 mit Anm. 65 und Verweis auf H.H. Figge, Heilerpersönlichkeit und Heilungsbereitschaft der Hilfesuchenden, in: W. Schiefenhövel – J. Schuler – R. Pöschl (Hrsg.), Traditionelle Heilkundige – Ärztliche Persönlichkeiten im Vergleich der Kulturen und medizinischen Systeme. Beiträge und Nachträge zur 6. internationalen Fachkonferenz Ethnomedizin in Erlangen, 30.9.–3.10.1982, Curare Sonderband 5/1986 (Braunschweig 1986) 387–398, wo die Verbindung zwischen Iatromagie und Psychotherapie explizit betont wird.

25 Garzya 1997, 357: »Il ne s'agit pas d'une médecine populaire pour des gens ingénus et illettrés, mais d'un pis-aller: on compte sur l'effet psychologique de certaines mesures, et sur l'idée sous-jacente de l'unité des phénomènes vitaux.«

Rückschlüsse auf eine entsprechende Traditionsbildung bzw. auf die Kontinuität bestimmter Rezeptionsmuster und deren eventueller Abhängigkeit von extratextuellen Faktoren.

Zur Feststellung und Beurteilung solcher Tendenzen, aber auch der jeweils textimmanent variierenden therapeutischen Wertschätzung von ›Iatromagica‹ erweist sich die Analyse der verwendeten Terminologie von Bedeutung, zumal lexikographische Fokussierungen nicht ausschließlich linguistisch begründet sein müssen, sondern in hohem Maße interpretativen Charakter als bewusste Entscheidung für bzw. gegen eine bestimmte Terminologie und den ihr impliziten geistesgeschichtlichen Hintergrund besitzen können (vgl. Kap. 2.7). So werden Amulette und iatromagische Heilanwendungen in den byzantinischen medizinischen Texten häufig als φυσικά bezeichnet, worin die vielfältigen Möglichkeiten zur Aktivierung der sympathischen und antipathischen (Natur-)Kräfte der jeweiligen *materia medica* ebenso wie deren immanente, ›natürliche‹ Wirkweise innerhalb diverser therapeutischer Konzepte terminologisch verankert sind. Die Entscheidung für eine bestimmte Terminologie beinhaltet demnach zugleich die bewusste geistesgeschichtliche Positionierung des Entscheidungsträgers im Rahmen einer konkret nachvollziehbaren Traditions- bzw. Rezeptionsstruktur.

Um die Rezeptionsgeschichte der iatromagischen Motive in den byzantinischen medizinischen Texten sowie Spuren einer möglichen Traditionsbildung nachvollziehen zu können, ist es notwendig, ihre jeweilige Quellensituation und Kompilationstechnik zu untersuchen. Dabei stellt sich die Frage nach der inhärenten Quellenhierarchie der Kompilation: inwieweit basieren die iatromagischen Motive auf entsprechenden Angaben der Primarquellen und in welcher Dimension wird zusätzliches, sekundäres Quellenmaterial dafür herangezogen? Lassen sich sämtliche Referenzen überlieferungsgeschichtlich nachvollziehen oder enthalten die Texte Überlieferungslücken sowie rezeptionsbedingte Fehl- oder Uminterpretationen der aus den Quellen extrahierten Aussagen? Welche Rolle spielen indirekte Überlieferung und »oral tradition«[26], und wie ist hier die Gewichtung? Lassen sich aufgrund der intratextualen Angaben Zeugen einer indirekten iatromagischen Überlieferung erschließen bzw. auszugsweise rekonstruieren? Werden iatromagische ›Fachquellen‹ explizit hervorgehoben oder innerhalb der Kompilation gesondert gekennzeichnet?

26 Vgl. Rothschuh 1978, 33: »Daneben spielt die unbefragt von Generation zu Generation übernommene Tradition eine erhebliche Rolle für die Beibehaltung magischer Bräuche und Meinungen. Das haben die Volkskundeforscher im letzten Jahrhundert gerade für die Volksmedizin immer wieder bestätigt. Sie zeigen allerdings auch, wie die Elemente der Überlieferung, die sich in die Volksmedizin mischen, sehr verschiedenen Bereichen zugehören, u.a. dem heidnischen Kultus, dem religiösen Brauchtum und schließlich dem abgesunkenen medizinischen Lehrgut der Vergangenheit. Die schriftliche Überlieferung tritt dabei gegenüber der mündlichen Tradition sehr zurück.«

Die Auseinandersetzung mit all diesen Fragen kann nicht nur wichtige Hinweise auf eine eventuelle iatromagische Traditionsbildung liefern, sondern ermöglicht zudem aussagekräftige Einblicke in das spezifische gesellschaftliche und politische Umfeld, in dem solche Traditionen entweder bereits verankert waren oder aufgrund besonderer Anlässe wiederaufleben konnten. Konkrete Anlässe für eine Rückbesinnung auf iatromagische Alternativen können neben anderen Faktoren auch in Naturkatastrophen oder epidemologisch bedingten Ausnahmesituationen, wie beispielsweise der ›Justinianischen Pest‹[27] im 6. nachchristlichen Jh., begründet liegen. Individuelle wie kollektive Krisen, während derer das rationalmedizinische Fachwissen an seine Grenzen zu stoßen scheint, ziehen des Öfteren eine vermehrte intellektuelle Hinwendung zu bislang als überholt geltenden Wissensformen, Praktiken sowie Ritualen nach sich, wobei gerade deren archaischer Charakter die jeweils angestrebte emotionale Sicherheit verleiht, quasi als Vehikel und Stimulans einer wiedererwachenden psychischen Zuversicht. Der byzantinische Umgang mit diesem archaischen Wissen und dessen Einbindung in die aktuelle, christlich geprägte Lebenssituation erforderte gerade auf dem Gebiet der Heilkunde äußerste Sensibilität sowie ein akribisches Referenzsystem, um nicht in den Ruf ›schwarzmagischer‹ Praktiken zu geraten. Gerade vor diesem Hintergrund ist wiederum die verwendete Terminologie von besonderer Relevanz, indem pagan orientierte Begriffe und Formulierungen bewusst vermieden werden, während der Bereich der Naturheilkunde und Ethnopharmakologie, verbunden mit einer entsprechenden Empirik (διὰ [πολλῆς] πείρας), betont wird. Unbestimmte Referenzen auf nicht weiter nachvollziehbare Quellen (z.B. τίνες λέγουσιν oder dergl.) werden nunmehr gerne, so zumindest bei Alexander von Tralleis, als »vertrauenswürdige Freunde« (φίλοι ἀληθινοί) bezeichnet, in merklicher Abhängigkeit zu dem zuvor angesprochenen ἀλήθεια-Begriff[28] als medizinethisches Konzept und Argument für die Inbetrachtnahme iatromagischer Therapieansätze.

In Form eines kulturhistorischen Überblicks schildert der erste Teil der Untersuchung die Entwicklung sowie die diversen epochenspezifischen Facetten und Ausprägungen des Iatromagiebegriffes in Abhängigkeit vom jeweiligen geistesgeschichtlichen Hintergrund und Umfeld. Der anschließende zweite Teil konzentriert sich, ausgehend von den entsprechenden Passagen in Alexanders von Tralleis *Therapeutika*, auf die byzantinische Rezeption iatromagischer Motive.

Die Analyse der entsprechenden Textpassagen folgt dabei dem methodischen Prinzip des historisch-textkritisch orientierten Quellenvergleichs unter besonderer Berücksichtigung motiv- und rezeptionsgeschichtlicher Momente; die strukturelle Abfolge der Analysen orientiert sich stets an den einzelnen Krankheitsbildern bzw.

---

27 K.-H. Leven, s.v. *Pest, ›Justinianische‹*, in: Antike Medizin, 689–691; M. Meier, »Hinzu kam auch noch die Pest ...«. Die sogenannte Justinianische Pest und ihre Folgen, in: M. Meier (Hrsg.), Pest. Die Geschichte eines Menschheitstraumas (Stuttgart 2005) 86–107.

28 Vgl. Guardasole 2004b, 219–234 und Kap. 3.1.2.

Symptombeschreibungen. Die Entscheidung für diese methodische Vorgehensweise wurde in Hinblick auf die chronologisch, sprachlich und kulturell bedingte Inhomogenität des zur Analyse herangezogenen Quellenmaterials und die damit verbundenen interpretatorischen Schwierigkeiten getroffen. Richtlinien der Einzelanalysen sind die oben erwähnten Fragestellungen, wobei deren jeweilige Gewichtung textimplizit variieren kann, da manche Thematik für bestimmte Textpassagen von besonderer Relevanz ist, wohingegen eine andere eher in den Hintergrund tritt.

Den Hauptteil der Untersuchung beschließt die Diskussion der in den Einzelanalysen ermittelten Ergebnisse, in deren Zentrum quellenkritische, terminologische und rezeptionsgeschichtliche Erörterungen sowie die Frage nach der Möglichkeit einer nosologischen Motivation iatromagisch basierter Heilkonzepte stehen. Zudem wird die Annahme einer eventuellen Abhängigkeit der byzantinischen Rezeption iatromagischer Motive von empirischen, medizinethischen und psychologischen Faktoren vor dem Hintergrund einer individuellen Auffassung des Arzt-Patienten-Verhältnisses im Rahmen der byzantinischen medizinischen Gebrauchsliteratur diskutiert. Durch die Konfrontation der Analyse- und Diskussionsergebnisse mit den eingangs formulierten Fragestellungen wird gezeigt werden, ob und inwieweit die Existenz einer iatromagischen Traditionsbildung im Sinne eines alternativen Heilkonzepts als kulturhistorisches Phänomen im byzantinischen Zeitalter anzunehmen ist.

Das Ziel der Untersuchung besteht einerseits in ihrem rezeptions- und motivgeschichtlichen Beitrag zu Quellensituation und Kompilationstechnik byzantinischer medizinischer Gebrauchstexte, andererseits in der medizinhistorischen Erörterung des Stellenwertes iatromagischer Heilkonzepte im byzantinischen Zeitalter.

2 Kulturgeschichtlich-medizinhistorischer Rahmen

Die kulturgeschichtliche Betrachtung des Iatromagiebegriffes konzentriert sich zunächst auf Ursprung und Entwicklung iatromagischer Motive sowie deren Verflechtung mit traditionellen Formen der Heilkunde, deren rituell-religiöse Basis, ihren mythologischen Hintergrund sowie ihrer Veränderung bzw. Adaption in Auseinandersetzung mit der Rationalisierung der Medizin und einer dementsprechenden geistesgeschichtlichen Entwicklung. Die entscheidende Weichenstellung im antiken medizinischen Denken begegnet bereits innerhalb der frühesten Schriften des *Corpus Hippocraticum* (5. Jh. v.Chr. – 2. Jh. n.Chr.) mit ihrem Postulat einer wissenschaftlichen Ausrichtung der Heilkunde unter Verzicht auf das bislang eng mit ihr verbundene religiös-theurgische Element (vgl. Kap. 2.6.1). An der nachfolgenden Rezeption dieser veränderten Medizinauffassung lässt sich jedoch beobachten, dass die ursprünglich in den Komplex der Heilkunde integrierten iatromagischen Motive keinesfalls verschwinden, sondern sich entweder in den Bereich der Volksheilkunde verlagern, oder sich innerhalb der christlichen Wunderheilungen mit ihren Reliquien-kulten verselbständigen, oder aber auch mit der wissenschaftlich orientierten Medizin synkretistische Verbindungen eingehen. Die nachfolgende Erörterung sowie die Textanalysen des zweiten Teils der Untersuchung (vgl. Kap. 4) werden diese Fokusverlagerung in ihren vielfältigen Erscheinungsformen dokumentieren.

Rezeptionsgeschichtlich besetzt auch auf dem Gebiet der Heilkunde und Iatromagie die byzantinische Antikenrezeption eine herausragende Position, indem sie entscheidende Fokussierungen vornimmt und motivische Symbiosen gestaltet, die dann wiederum bemerkenswerte Veränderungen innerhalb des medizinischen Denkens bewirken (vgl. Kap. 3.1). Byzantinische Kompilationen des antiken medizinischen Schrifttums basieren zwar zweifelsohne auf dem *Corpus Hippocraticum* und dessen Bearbeitung, Kommentierung, Ergänzung und Erweiterung vornehmlich durch Galen (129/30–199/201/215 n.Chr.)[1], doch lassen viele dieser Texte zugleich auch eine deutlich praktische Ausrichtung und gerade im Bereich der Therapeutik sehr individuelle Abwägungen der einzelnen Überlieferungen erkennen. Der rezeptive Charakter wird um empirische Werte ergänzt, die auf äußerst sorgfältiger Diagnose und scharfer Beobachtung der Konstitution des einzelnen Patienten beruhen und in manchen Fällen sogar experimentell basiert sein können. Die jeweilige Auswahl und Redaktion der Quellenexzerpte und deren Aneinanderreihung zu einem kompilatorischen Gefüge beruht auf individuellem Denken und praxisorientierten Schwerpunktsetzungen. Diese rezeptiv-kompilatorische Vorgehensweise der byzan-

1 Vgl. Temkin 1973, 51–94; O. Temkin, ›On Second Thought‹ and Other Essays in the History of Medicine and Science (Baltimore/London 2002) 165–179 (Kap. 9: »Galenicals and Galenism in the History of Medicine«) sowie P. Bouras-Vallianatos, Galen in Byzantine medical Literature, in: Brill's Companion to the Reception of Galen 2019, 86–110.

https://doi.org/10.1515/9783110619041-002

tinischen Ärzte veranschaulicht ein medizinisches Denken, das sich in der Gestaltung des Arzt-Patienten-Verhältnisses wie auch in der berufsinternen Interpretation des ärztlichen Aufgabenbereiches und dessen ethischer Verpflichtung widerspiegelt. Praktische Empirie in Verbindung mit individueller konstitutionsbasierter Diagnostik führen sodann zur Hinterfragung der überlieferten Behandlungsmethoden und Therapieansätze sowie – in unmittelbarer Verbindung damit – zu moderaten Kritikäußerungen an den illustren Vorgängern, wobei die eigenen Ansätze und Vorschläge stets als Ergänzungen und nur in den seltensten Fällen tatsächlich als Korrektiv geäußert werden.

Die beschriebene Entwicklung sowie ein zunehmendes ärztliches Verantwortungsbewusstsein dem Patienten und dessen Wünschen und Befindlichkeiten gegenüber, andererseits aber auch die parallel zur wissenschaftlich-rationalen Schulmedizin florierende Volksheilkunde bis hin zur Scharlatanerie[2] bewirkten, dass neben den sanktionierten medizinischen Überlieferungen auch iatromagisches Wissen, Dämonologien und sympathiebasierte Heilmittel in Betracht gezogen wurden, denn es wurde als Pflicht eines verantwortungsvollen Arztes verstanden, jedes denkbare Heilmittel in Erwägung zu ziehen, das dem Patienten Linderung verschaffen kann.[3] Vor dem Hintergrund eines solchen Postulats ist der psychologische Faktor von Wunderheilmitteln ebenso zu berücksichtigen wie die stimulierende Placebo-Wirkung mancher iatromagisch basierter Rezeptmischungen. Die wissenschaftliche Rezeption[4] iatromagischer Anwendungen und Rezepte durch die byzantinischen Ärzte, in erster Linie durch Alexander von Tralleis, basiert nicht ausschließlich auf diesbezüglichen Erwähnungen bei Galen, sondern bezieht weiteres Quellenmaterial mit ein, das sehr wahrscheinlich im gräkorömischen Ägypten seine Grundlagen haben dürfte (vgl. Kap. 2.4).

Ägypten war zu dieser Epoche ein Schmelztiegel unterschiedlichster kultureller und geistesgeschichtlicher Strömungen, die unter anderem auch innerhalb der Heilkunde ihren Niederschlag fanden. Motivgeschichtliche Veränderungen, Symbiosen, synkretistische Tendenzen und deren Ausbreitung und Rezeption sind hier am deutlichsten zu beobachten, wobei auffällt, dass die Grundzüge der einzelnen Moti-

---

2 Beispielhafte Erörterung dieser Thematik durch Boudon 2003, 109–131. Zur Abgrenzung zwischen rationaler Medizin und der großen ›Grauzone‹ an Wunderheilern, Scharlatanen, Quacksalbern etc. vgl. Collard – Samama 2004, 7 f. sowie 9–32 mit ausführlicher Terminologie (S. 10–12 und 30–32) und diversen Unterscheidungskriterien, z.B. (berufliche) Erfahrung (S. 20–23), ethische Prinzipien wie Verantwortung gegenüber dem Patienten (S. 23–25) und therapeutische Maßnahmen (S. 17–20).

3 AlexTrall., De febr. 7 (I, 436 f. Pu.); AlexTrall., Ther. I, 15 (I, 571–573 Pu.; Guardasole 2006, 676): καὶ δεῖ πανταχόθεν βοηθεῖν τὸν ἐπιστήμονα καὶ φυσικοῖς χρώμενον ἐπιστημονικῷ λόγῳ καὶ μεθόδῳ τεχνικῇ καὶ τὸ λεγόμενον πάντα κινεῖν τὰ καλῶς σπεύδοντα μακρᾶς νόσου καὶ μοχθηρᾶς ἀπαλλάξαι τὸν κάμνοντα.; AlexTrall., Ther. VII, 9 (II, 318 f. Pu.); Brunet IV, 35.

4 Vgl. AlexTrall., Ther. I, 15 (I, 571 Pu.; Guardasole 2006, 676): ὅσα δ' ἡμεῖς ἐξεθέμεθα, κατὰ μέθοδος εἴρηται.; Brunet II, 208.

ve meist nahezu unverändert erhalten bleiben, wogegen sich ihre jeweilige Präsentationsform hingegen stets epochenimmanent verändert.

Das Christentum stellt einen entscheidenden Einschnitt im spätantiken Denken dar, der sich in bedeutenden Auswirkungen auf die Rezeption iatromagischer Motive (vgl. Kap. 2.5) manifestiert. Die Integration christlicher Themen in die bestehenden Überlieferungen erweitert deren Anwendungsbereich um vielfältige Präsentationsformen; zudem bewirkt sie auch – zumindest bis zu einem gewissen Maße – deren gesellschaftliche Akzeptanz, wie insbesondere an dem Beispiel medizinischer Exorzismen deutlich wird, die sich trotz vehementer Ablehnung bis in die frühe Neuzeit gehalten haben. Der wissenschaftliche Ansatz innerhalb der byzantinischen Medizin zusammen mit den vielfältigen Einflüssen christlicher Prägung bedingt gleichzeitig einen bemerkenswerten Wandel innerhalb der iatromagischen Terminologie (vgl. Kap. 2.7), wenn vormalige Schutzamulette (φυλακτήρια) nun uminterpretiert werden zu Naturheilmitteln, die man umhängen kann (φυσικὰ περίαπτα), oder rituelle (Heil-)Gesänge (ἐπῳδαί) als (exorzistisches) Gebet (προσευχή) Verwendung finden. Unter christlichem Einfluss kristallisieren sich Präferenzen auf dem Gebiet der *voces magicae* ebenso heraus wie die Umformung der bereits in gräkoägyptisch-koptischer Zeit gebräuchlichen *historiola* mythologischer Prägung in biblische Präzedenzfälle als heilungsfördernde und rituell wirksame Musterbeispiele. Die byzantinische Rezeption antiker Motive iatromagischen Denkens zeigt jedenfalls, dass sowohl die bisherige Einschätzung byzantinischer Medizin als statische Kompilation antiker Medizin ohne Individualität, quasi als »medical refrigerators of antiquity«[5], wie auch die Interpretation byzantinisch rezipierter ›Iatromagica‹ als störender ›Hokuspokus‹[6] entschieden zu revidieren ist.

5 Nutton, 1984, 2: »Oribasius, Aetius, Alexander, Paul are the medical refrigerators of antiquity: we are concerned with their contents, not their mechanics or their design. Yet this is our fault, not theirs.« Diese Ansicht existierte allerdings bereits im 18. Jh. in Medizinerkreisen: vgl. E. Milwards, Trallianus reviviscens, or An Account of Alexander Trallian, One of the Greek Writers that Flourished after Galenus, Shewing that these Authors are far from Deserving the Imputation of Mere Compilers. London 1734; ein weiteres Beispiel ist Francis Adams (1796–1861), der seit 1819 im schottischen Banchory als Arzt praktizierte und das Werk des byzantinischen Arztes Paulos von Aigina ins Englische übersetzte, mit der Begründung, es als Leitfaden und Richtlinie für sein eigenes Praktizieren zu verwenden: F. Adams, The Seven Books of Paulus Aegineta Translated from the Greek with a Commentary, I–III. London 1844–1847. Vgl. dazu auch P. Bouras-Vallianatos, Reading Galen in Byzantium. The fate of *Therapeutics to Glaucon*, in: P. Bouras-Vallianatos – S. Xenophontos (Hrsg.), Greek Medical Literature and its Readers. From Hippocrates to Islam and Byzantium (London/New York 2018) 180–229, bes. 180/212, Anm. 2 und 3.

6 So z.B. Garrison 1929, 124 über Alexander von Tralleis: »[...] but his other prescriptions are often disfigured by the obtrusion of the usual Byzantine charms.« Bereits die Bezeichnung »usual Byzantine charms« ist hier irreführend, denn, wie der Verlauf dieser Untersuchung (vgl. insbesondere die Textanalysen in Kap. 4) zeigen wird, sind die von Alexander empfohlenen Wundermittel weder byzantinisch noch »usual.«

2.1 Aktueller Forschungsstand

Die Fülle der bisherigen wissenschaftlichen Literatur[7] zur Thematik der Magie in der Antike und ihrem Nachleben unter veränderten Vorzeichen im Mittelalter, zeigt, dass es sich hierbei nach wie vor um ein zentrales Thema von transdisziplinär-kulturhistorischem Interesse handelt. Gerade die kulturen- und epochenübergreifende Interdisziplinarität des magischen Denkens, Handelns und der damit verbundenen schriftlich wie mündlich überlieferten Traditionen bietet einer großen Anzahl unterschiedlichster Forschungszweige historischer und philologischer Ausrichtung ein breites Betätigungsfeld. Der anfangs rein ethnographische Charakter des Wortes μαγεία, abgeleitet von dem Volksstamm der *Magi*[8], erfuhr bereits recht bald einen gravierenden Bedeutungswandel dahingehend, dass μαγεία jegliche Abweichung von der jeweils gültigen religiösen Norm bezeichnete.[9] Dies bedeutet allerdings nicht, dass Magie zwangsläufig immer als Konflikt zur Religion empfunden wurde, sondern sie konnte sehr häufig auch einen Teilbereich dieser besetzen, so beispielsweise innerhalb von religiös fundierten Praktiken und Ritualen, die in erster Linie der Übelabwehr und Heilung dienten.[10]

In seiner grundlegenden Definition von ›Magie‹ unterscheidet Alain Moreau[11] drei Komponenten, die sich auf die Bereiche der Astrologie, Religion und Theurgie sowie – im Zusammenhang mit vorliegender Untersuchung von besonderem Interesse – der Medizin erstrecken. Gerade letztere, als Heilkunde in übergeordneter Bedeutung, führt deutlich vor Augen, dass nicht nur die Grenzen zwischen diesen drei Bereichen fließend sind, sondern dass sich gerade innerhalb der Medizin Astrologie und Religion in Hinblick auf heilkundliche Aspekte und Ziele verschränken können. Ein zentrales Konzept in diesem Zusammenhang ist das der Sympathiewir-

7 Ausführliche Bibliographie bis 1999: P. Brillet – A. Moreau, Bibliographie générale, in: La magie IV; historischer Überblick unter Berücksichtigung von Bedeutungswandel, Ausprägungen und Terminologie: Graf 2000, 41–60. Speziell zu den unterschiedlichen Ausformungen von Magie im byzantinischen Zeitalter vgl. die von Maguire herausgegebene Aufsatzsammlung anlässlich eines Kolloquiums zur byzantinischen Magie in Dumbarton Oaks, im Februar 1993: H. Maguire (Hrsg.), Byzantine Magic, Washington D.C. 1995 (repr. 2008), jeweils mit themenbezogener Spezialbibliographie. Zu magischen Texten und deren Überlieferung vgl. M. de Haro Sanchez (Hrsg.), Écrire la magie dans l'antiquité. Actes du colloque international (Liège, 13–15 octobre 2011) [Collection Papyrologica Leodiensia 5] Liège 2015, mit ausführlicher Bibliographie, und I. Csepregi – Ch. Burnett (Hrsg.), Ritual Healing. Magic, Ritual and Medical Therapy from Antiquity until the Early Modern Period [Micrologus' Library 48] Florenz 2012.

8 Vgl. Plinius, NH 30, 2–5.

9 Vgl. Graf 2000, 41–60; Graf 2002, 93–104; Machold 2010, 31–49.

10 Janowitz 2001, 4 und 98, unter Hinweis auf die besondere Bedeutung gerade der ersten drei nachchristlichen Jahrhunderte für die Entwicklung und Ausformung unterschiedlicher, magiebeinhaltender Rituale.

11 Moreau 2000, 32–34.

kung (συμπαθεία), worunter einerseits die Analogie zwischen dem unter dem Einfluss diverser Gestirne und Planeten befindlichen Makrokosmos mit dem menschlichen Körper als Mikrokosmos erfasst wird, andererseits aber auch farbliche, formale oder nomenklatorische Parallelen zwischen einzelnen Krankheitssymptomen, Körperteilen bzw. Organen und Naturphänomenen tierischer, pflanzlicher oder mineralischer Provenienz, welche aufgrund ihrer Analogiewirkung für entsprechende Medizinalbereitungen und Rezeptvorschriften genutzt werden. Insbesondere die Iatroastrologie, als Verbindung zwischen Medizin und Astrologie mit vornehmlich (ergänzungs-)therapeutischer Ausrichtung, kann auf eine lange Tradition zurückblicken, wie Vivian Nuttons entsprechender Überblick veranschaulicht:

> The reverse transition, from neglect to approval, can be seen if we look at another type of therapy, astrological medicine. True, the Hippocratic Corpus shows a fair acquaintance with astronomy and with what Galen termed ›meteorological medicine‹, but save perhaps for the theory of critical days, there is nothing that involves mathematical and astrological calculations[12]. As a medical speciality, Pliny ascribes its first popularity to Crinas of Marseilles, active in Rome around 40 A.D., but its most celebrated practitioners were Egyptians – in an aside even Galen praises their skill in this speciality[13]. But its appearance in surviving medical writings is extremely limited before the Byzantine period. [...] Yet the magical papyri include horoscopes and such calculations, and non-medical sources reveal medical horoscopists in fair numbers. In the strong Christian attacks in the forth century on pagan superstition, a charge of dabbling in astrology was occasionally brought against a physician. In what way medical astrology progressed from a dubious speciality favoured by non-Greeks and heretics to its role as one of the central features of mediaeval learned medicine, and a role butressed by the authorities of Galenic antiquity, still seems to me to be unclear.[14]

Im Rahmen vorliegender Quellenuntersuchung ist vornehmlich der von Galen postulierte ägyptische Ursprung der Iatroastrologie und dessen mögliche byzantinische Adaption bzw. Interpretation von Interesse, insbesondere vor dem Hintergrund

12 Vgl. Nutton 1991, 18 Anm. 22: J.H. Phillips, The Hippocratic physician and ›Ἀστρονομίη‹, in: F. Lasserre – P. Mudry, Formes de pensée dans la collection Hippocratique (Genf 1983) 427–434. Generell zur Thematik der Iatromathematik vgl. A. Touwaide, s.v. *Iatromathematics*, in: DNP 6 (2005) 690–692; M. Papathanassiou, Iatromathematica (Medical Astrology) in Late Antiquity and the Byzantine Period, Medicina nei Secoli, Arte e Scienza 11/2 (1999) 357–376 und E. Rovati, Die »Iatromathematika« des Hermes Trismegistos: Einleitung, Text, Übersetzung, Technai: An International Journal for Ancient Science and Technology 9 (2018) 9–132 (zit. als: Rovati 2018).

13 Vgl. Nutton 1991, 18 Anm. 23: Plinius, NH 29, 5,10; Galen, Comm. on Airs, waters and places, 88 f. (ed. Wasserstein); IX, 911 (ed. Kühn).

14 Nutton 1991, 18. Vgl. zudem dort den Hinweis in Anm. 26 auf die 1990 in Cambridge vorgelegte Disseration von Tamsyn Barton, »which deals with medical astrology at length«, welche mir leider bislang nicht zugänglich war; vgl. Rovati 2018, 12 f.; Papathanassiou 1999, 359 f. mit Hinweis auf unterschiedliche Ansätze zur christlichen Legitimation der Astrologie im byzantinischen Zeitalter, insbesondere im Bereich der Heilkunde: Papathanassiou 1999, 359–363.

eines Vergleiches der Motivik der Melothesie[15] mit den altägyptischen ›Gliedervergottungs‹-Sprüchen‹ (vgl. hierzu ausführlich Kap. 2.3, 2.4 u. 4.1). Als entscheidend für die zunehmende Integration astrologischer Berechnungen und sympathiebasierter Analogien zwischen Gestirnwelt und menschlichem Körper in zahlreiche heilkundliche Therapieansätze, welche dann wiederum das Fundament der gelehrten, im gesamten Mittelalter weit verbreiteten Iatroastrologie bilden sollten, darf demnach in hohem Maße die Iatromagie mit ihrer Konzentration auf naturimmanente Sympathien und Antipathien gelten.

Nicht nur im Bereich astrologischer Konstellationen und Berechnungen spielten magische Vorstellungen eine bedeutende Rolle, sondern ebenso, und dies in ganz besonderem Maße, auf dem Gebiet der Religion, Theurgie und Philosophie, wo die – häufig ebenfalls von Sympathien und Antipathien geprägte – Verbindung zwischen göttlich-überirdischer und menschlich-irdischer Sphäre von zentraler Bedeutung ist. Als Aufgabe der Magie gilt hier der Versuch, einen Dialog zwischen diesen beiden Ebenen herzustellen; zentrales Medium einer derartigen Dialogsituation sind Gebet und Ritual. Der entscheidende Unterschied zwischen ›offiziellen‹ religiösen Zeremonien und magischen Handlungen besteht in dem arkanen Faktor letzterer, gekennzeichnet durch Geheimhaltung und Agieren im Verborgenen – an der Schnittstelle beider bewegen sich die Mysterienkulte mit ihrem Instrumentarium aus archaischen Riten und Initiationsbräuchen.[16] Ein weiterer bedeutsamer Unterschied zwischen den Bereichen Religion und Magie liegt in der Rolle des Gebets, welches sich im religiösen Kontext stets als Bitte an eine höhergestellte Macht darstellt, wobei der Bittsteller *per se* in untergeordneter, von Demut gekennzeichneter Position auftritt. Im magischen Kontext hingegen agiert der Ritualist im Bewusstsein seiner Macht über die angerufene überirdische Wesensform und bringt dies in vehementen Forderungen und häufig auch Drohungen, die mitunter sogar gegen Götter gerichtet sein können,[17] zum Ausdruck.

Bei sämtlichen magisch-rituellen Aktionen kommt der Aufzeichnung der verwendeten Formeln große Bedeutung zu: ihre schriftliche, manchmal auch graphische Fixierung, insbesondere noch in Kombination mit der Niederlegung des Schriftstückes an einem magischen Ort (z.B. im Inneren eines Grabes oder Mumi

15 Zur Geschichte der Melothesie bis zur Renaissance vgl. die umfassende Darstellung von W. Hübner, La Mélothésie zodiacale à la Renaissance, in: Dasen – Spieser 2014, 301–330, mit ausführlicher Bibliographie; ferner Rovati 2018, 19–25 mit Unterscheidung zwischen planetarischer und zodiakaler Melothesie, und Papathanassiou 1999, 365–368.

16 Vgl. die umfassende Übersicht über sämtliche antiken Mysterienkulte und deren (inszenatorische) Ausprägungen, Gemeinsamkeiten und Unterschiede von J.N. Bremmer, Initiation into the Mysteries of the Ancient World [Münchner Vorlesungen zu Antiken Welten 1] Berlin/Boston 2014.

17 Vgl. Fischer-Elfert 2005, 40 f. und 133.

ensarges), beinhaltet eine dauerhafte Speicherung der Stimme des Rezitators[18] und sorgt somit für eine kontinuierliche Wiederholung der entsprechenden Formel oder Beschwörung, quasi als virtuelles, ewig wirksames Tondokument.[19] Die Wurzeln hierfür finden sich bereits in der sukzessiven Anreicherung von Ritualen mittels diverser Schriftdokumente, so insbesondere im ägyptischen Kontext, wenn beschriebene Denkmäler (Amulette, *statues guérisseuses* oder auch die sog. Horusstelen gegen gefährliche Tiere und Fieber; vgl. Kap. 2.3) eine zunehmend entscheidende Rolle im kultischen Ritual zu spielen beginnen.[20] In diesem Zusammenhang stellt sich zunächst die Frage nach möglichen Traditionslinien bzw. Parallelen zwischen ägyptischen und griechisch-römischen Ritualen, wobei Fritz Graf die Ambivalenz einer solchen Fragestellung betont:

> Il n'est pas facile de décider si ces amulettes égyptiennes inspiraient les Grecs ou si, plutôt, il s'agissait d'un développement indépendant et parallèle au sein d'une culture qui, inévitablement, s'est rendu compte des pouvoirs de l'écriture.[21]

Ganz im Gegensatz zur kategorischen Ablehnung jeglicher Form von Magie und ritueller Praktiken durch das *Corpus Hippocraticum*, welches solche Therapieformen als unwissenschaftlich und abergläubisch brandmarkt[22], erweist sich Plinius' des

---

18 Graf 2000, 46: »l'enregistrement d'une voix humaine«. Auch die Qualität der Stimme des Rezitators ist bei magischen Ritualen von entscheidender Bedeutung, wie Bremmer überzeugend darlegt: J.N. Bremmer, La confrontation entre l'apôtre Pierre et Simon le Magisien, in: La Magie I, 219–213, bes. 221.

19 Graf 2000, 46; Grimm – Grimm-Stadelmann 2010, 48 mit Textbeispielen.

20 Vgl. Graf 2000, 52 f.; Leitz 2002, 56–58; Grimm – Grimm-Stadelmann 2010, 49. Zur Verwendung von *Apotropaica* (Figurinen, Talismane) innerhalb der mesopotamischen Heilkunde vgl. Reiner 1987, 31: »An apotropaic figure, against a disease most likely to be identified as epilepsy, personifies the individuals's protective spirits [...] As in other descriptions of talismans in such magic texts of the Hermetic tradition, the materials to be used for the amulet are carefully specified and are so chosen as to maximize the beneficent influence of celestial bodies«; zu heilkräftigen Statuen im gräkorömischen Bereich vgl. M.E. Gorrini, Healing Statues in the Greek and Roman World, in: Ritual Healing, 107–130. De Haro Sanchez 2010, 145 weist darauf hin, dass die iatromagischen Rituale der gräkoägyptischen Papyri – soweit bislang bekannt – keine Parallelen zu den Textformeln der altägyptischen ›Horusstelen‹ und der *statues guérisseuses* aufweisen, jedoch sind vergleichbare Wasserrituale nachweisbar: Fischer-Elfert 2005, 168 (Lekanomantie). Zu einem ähnlichen, spätbyzantinischen Wasserritual (ὁρμόπονον) vgl. Cod. Par. gr. 2316, Kap. 38: Oikonomou-Agorastu 1982, 41 und 118 (Komm.), wobei der mehrmalige Hinweis auf unbedingte Geheimhaltung der beschriebenen Aktion (ὅταν κοιμηθοῦν οἱ πάντες/μὴ εἰδότος τινός) auffällig ist: mag eine Tabuverordnung eventuell Ursache für die mangelnden Textparallelen in den gräkoägyptischen Papyri sein?

21 Graf 2000, 52 f.

22 Beispielhaft hierfür ist die hippokratische Schrift *Von der Heiligen Krankheit* (*Περὶ ἱερῆς νόσου*), Littré VI, 352–396 und Grensemann 1986 (kritische Edition mit dt. Übers. und Komm.). Vgl. Graf 2000, 53 mit Verweis auf Carrick 2001, 12, wo eine mit der im *Corpus Hippocraticum* vergleichbare Ablehnung iatromagischer Praktiken bei Sophokles zitiert wird: »Hence, by the fifth century one is

Älteren (23/24–79 n.Chr.) Negativurteil über die Magie[23] als durchaus ambivalent, da seine Ausführungen zur Medizin iatromagische Therapieansätze miteinschließen, insbesondere wenn sie auf altrömischer Volksheilkunde basieren.[24] Gerade bei Plinius zeigt sich jedoch, dass mittlerweile deutlich zwischen Magie im Sinne von ›schwarzer Magie‹, also Schadenszauber jeglicher Couleur, und Heilmagie, worunter sympathiebasierte Rezepturen ebenso wie heilkräftige Amulette und volksmedizinische Überlieferungen verstanden wurden, differenziert wurde, was in der Folge zunehmend für die Entwicklung und den Stellenwert der Iatromagie von Bedeutung werden sollte. Zu Plinius' Zeit herrschte demnach bereits ein äußerst komplexes Magieverständnis, gekennzeichnet von Synkretismus, Theurgie sowie diversen Ausprägungen von Wahrsagerei, das häufig, wie zahlreiche Dokumente und Aufzeichnungen zeitgenössischer Gerichtsverhandlungen belegen, gesellschaftlicher Willkür und politischem Kalkül diente. Prozesse wie der des Apuleius (123– nach 170) zeigen, dass gerade Philosophen häufig Opfer derartiger Denunziationen wurden, was allerdings wohl weniger an ihrem Philosophentum, als vielmehr an ihrer einflussreichen gesellschaftlichen Stellung lag.[25]

Der hauptsächliche Schnittpunkt zwischen Medizin und Magie[26] liegt im Bereich der *materia medica*, deren sympathiebasierte Wirkweisen im Zentrum iatromagi-

---

hardly surprised to find the playwright Sophocles asserting that, ›It is not a learned physician who sings incantations over pains which should be cured by cutting‹«, allerdings ohne Stellenangabe bei Sophokles, sondern nur unter Verweis auf L. Edelstein, The Distinctive Hellenism of Greek Medicine, in: O. Temkin – L.C. Temkin (Hrsg.), Ancient Medicine: Selected Papers of Ludwig Edelstein (Baltimore 1967) 376; vgl. auch Kap. 2.6.1.

23 So beispielsweise Plinius, NH 30, 1, 2, 6–7 (ed. König, 29/30, 116, 122, 126–128), wo die Magie als Betrug und Täuschung verurteilt wird.

24 Graf 2000, 53 mit Literaturhinweisen in Anm. 38: G. Lanata, Medicina magica e religione popolare in Grecia fino all età di Ippocrate, Rom 1967; G.E.R. Lloyd, Magic, Reason and Experience. Studies in the Origin and Development of Greek Science. Cambridge 1979; G.E.R. Lloyd, Science, Folklore and Ideology. Studies in the Life Sciences in Ancient Greece. Cambridge 1983; vgl. Kap. 2.6.

25 Graf 2000, 53 f. und 59; Zu Apuleius' Prozess vgl. F. Graf, Magic in the Ancient World (Cambridge, MA 1997) 78–88 und Dickie 2001, 147; speziell zu seiner Verteidigungsrede vgl. U. Riemer, Apuleius, De magia. Zur Historizität der Rede, Historia. Zeitschrift für Alte Geschichte 55/2 (2006) 178–190. Derartige Anklagen aus politischem Kalkül waren auch in Byzanz gang und gäbe, wie zahlreiche Beispiele zeigen: Spier 1993, 50 mit Anm. 145 (Bibliographie und weitere Beispiele) erwähnt in diesem Zusammenhang Aussagen etlicher byzantinischer Historiker, welche von »Zauberbüchern« oder auch »Salomonischen Büchern« sprechen, die primär der Dämonenbeschwörung dienten und sich stets in Händen politisch ambitionierter Personen befunden haben sollen, welche diese für ihre persönliche Karriere verwenden wollten, doch zumeist ertappt und ihrer Bestrafung zugeführt wurden. Vgl. R. Greenfield, Sorcery Accusation as a Political Weapon at the Byzantine Court in the Twelfth and Thirteenth Centuries, in: Seventeenth Annual Byzantine Studies Conference, November 8–10, 1991, Abstracts of Papers 17 (1991) 26.

26 Zusammenfassung des diesbezüglichen Forschungsstandes bis 2010 bei Machold 2010, 11–13 sowie 31–49. Zum Themenkomplex Magie und Medizin vgl. ferner J. Beckman, Pathologie, thérapeutique et prophylaxie des maladies attribuées aux sortilèges, in: Actes du colloque sur la méde-

scher Therapieanwendungen stehen, doch spielen auch rituelle Beschwörungen (Exorzismen) und Amulette eine wesentliche Rolle.[27] Was die Anwendung der *materia medica* betrifft, so ist die Verflechtung hier am deutlichsten, denn bis auf die teilweise höchst merkwürdigen Ingredienzien der sog. Dreckapotheke (ekelerregende Mischungen, Fäkalien)[28] lassen sich Arzneimittel nur höchst selten eindeutig einem rein iatromagischen Umfeld zuordnen, da ihr Charakter erst durch das jeweilige Rezept bzw. die Mischung mit anderen Ingredienzien endgültig festgelegt wird. Rein rationalmedizinische *materia medica* kann demnach genauso Anteil an primär iatromagisch ausgerichteten Rezepturen haben wie umgekehrt, nämlich dass Ingredienzien vornehmlich iatromagischer Prägung Eingang in ›normale‹, d.h. schulmedizinische Rezepturen finden, wie die ausführlichen Kapitel bei Galen über die medizinische Verwendung von Körperausscheidungen (primär Kot und Urin) eindeutig belegen.[29] Gerade im therapeutischen Kontext zeigt sich bei zahlreichen heilkundlichen Konzepten, dass die Grenzen zwischen Medizin, Magie und Iatromagie häufig nicht eindeutig fassbar, sondern ganz im Gegenteil äußerst variabel sind und die jeweilige Betrachtungsweise solcher Praktiken stets dem individuellen Standpunkt verpflichtet ist.[30] Aus diesem Grunde ist es auch erforderlich, iatromagische Er-

---

cine populaire (Brüssel 1975) 57–74; C. Deetjen, Witchcraft and Medicine, BHM 2 (1934) 164–175; P. Delauney, La médecine populaire; ses origines magiques, religieuses, dogmatiques et empiriques, extrait de Médecine internationale. S.l. 1930; L. Edelstein, Greek Medicine in its Relation to Religion and Magic, in: O. Temkin – C.L. Temkin (Hrsg.), Ancient Medicine: Selected Papers of Ludwig Edelstein (Baltimore 1967) 205–246 (1. Ed. BHM 5 [1937] 201–246); J. Filliozat, Magie et Médecine. Paris 1943; W.H.R. River, Medicine, Magic and Religion. New York/Londres 1924; Rothschuh 1978.

27 Vgl. Froschauer – Römer 2007, 1: »Für die Menschen der Antike bestand weder zwischen Magie und Religion noch zwischen Magie und Naturwissenschaft ein gravierender Unterschied. Der Arzt, der eine Rezeptur verschrieb, konnte wohl auch gleichzeitig ein Amulett anfertigen. Es war das Wissen, sei es um die richtige Mischung von Ingredienzien eines Rezeptes, sei es um die richtigen Zauberwörter, das einen Heiler ausmachte.«

28 Bei der ›Dreckapotheke‹ handelt es sich um ein äußerst kompliziertes und vielschichtiges Kapitel antiker Pharmazeutik, dessen Interpretation keinesfalls eindeutig und nach wie vor umstritten ist: vgl. Geller 2005, 7 unter Bezugnahme auf F. Köcher, in: R.M. Boehmer et al. (Hrsg.), Uruk: die Gräber (Mainz 1995) 204 f.; Haas 2003/II, 567; Rothschuh 1978, 30; Quack 2003, 9 f.; Fischer-Elfert 2005, 30.

29 Galen, simpl. med. XX, 18–29 (XII, 290–309 Kühn); zum Stellenwert der Iatromagie bei Galen vgl. Jouanna 2011, 47–77. Zur griechischen Rezeption der ägyptischen ›Dreckapotheke‹ vgl. Ritner 2007, 220: »What is novel in Alexandria is the clear receptivity of Greek medicine to *local Egyptian* ›Dreckapotheke‹«, mit direktem Bezug auf den bei Galen als Bestandteil einiger Rezepturen erwähnten Krokodilskot: Ritner 2007, 220, Anm. 57.

30 Vgl. Nutton 1991, 18: »Most problematic of all, however, and least studied by historians of medicine, is the employment (or, alternatively, the rejection) of what might be termed magical therapies; problematic, because one man's magic might turn out to be another man's medicine.« Nutton zitiert anschließend als Beispiel die bereits bei den antiken Autoren rege Diskussion um die therapeutischen Qualitäten von Gladiatorenblut als Heilmittel bei ›Epilepsie‹: Nutton 1991, 18 f.; ausführlich zu dieser Thematik vgl. Moog 2002, 153–182.

scheinungsformen als soziale Phänomene in Abhängigkeit von der jeweiligen Betrachterperspektive zu beurteilen:

> Obwohl die Iatromagie von Individuen ausgeübt wird, fußt sie doch auf Vorstellungen, die zum kollektiven Erfahrungsschatz einer Gesellschaft zählen. In diesem Sinn ist die Iatromagie ein soziales Phänomen, dessen Wahrnehmung und Beurteilung von der Perspektive des Betrachters abhängt. Man kann zwischen einer Betrachtung aus intra-, inter- und extratextueller Perspektive unterscheiden: Während die intratextuelle Perspektive das Selbstverständnis eines Autors beschreibt, untersucht die intertextuelle Perspektive die gegenseitige, zeitgenössische Wahrnehmung; die extratextuelle Perspektive dient der historischen Analyse.[31]

Vivian Nuttons überblicksartige Zusammenstellung der vielfältigen Interaktionen zwischen rationalmedizinischer und iatromagischer Therapeutik vom 5. Jh. v.Chr. bis zum 6. Jh. n.Chr. zeigt eine große Variationsbreite unterschiedlicher therapeutischer Konzepte und deren Verflechtungen, auf deren Grundlage die hippokratisch-galenisch postulierte strikte Trennung zwischen Medizin und Iatromagie jedenfalls innerhalb des untersuchten Zeitraums aufgrund der Komplexität des Tatbestandes auszuschließen sei:

> The fluidity of the boundary between medical and magical therapy is equally well demonstrated if one looks at the use of amulets and incantations; they are absent from the Hippocratic Corpus; but are strongly recommended by Cato in the second century B.C. Celsus rejects them, but Pliny includes them, although at the same time uttering dire imprecations against foreign wizards and magicians; Scribonius and Galen rationalise the use of amulets in an attempt to explain their alleged efficacy; Xenocrates, Pamphilus and the writers of the so-called magical papyri make great use of them; Marcellus of Bordeaux in the forth century shows no hesitation in including chants and charms alongside the more academic remedies he has derived from Scribonius and Pliny[32]. In the 6th century, Alexander reports several amulets and chants, and, in a significant phrase, would have liked to have been able to reveal more of what he knew of them, but dare not.[33] My point here is that historians of ancient therapeutics have tended to accept the Hippocratic/Galenic division between magic and medical therapy, and have assumed that that division was relatively stable; on the contrary, I suggest it was very unstable, and was not one that can easily be explained on grounds of social class, or of medical literacy.[34]

31 Machold 2010, 91. Die von Machold vorgenommene Definition basiert auf J. Braarvig, Magic. Reconsidering the Grand Dichotomy, in: D.R. Jordan – H. Montgomery – E. Thomassen (Hrsg.), The World of Ancient Magic. Papers from the First International Samson Eitrem Seminar at the Norwegian Institute at Athens, 4–8 May 1997 [Papers from the Norwegian Institute at Athens IV] (Bergen 1999) 21–54.
32 Vgl. Nutton 1991, 19, Anm. 29: P. Brown, The cult of the saints (London/Chicago 1981) 113–117.
33 AlexTrall., Ther. I, 15 (I, 573 Pu.; Guardasole 2006, 676); Brunet II, 207; Nutton 1991, 19 Anm. 30: »Cf. his contemporary Procopius of Gaza, who explicates the story of King Asa, who died because ›he sought not to the Lord, but to the physicians‹, PG 87, col. 1165, on the grounds that these physicians trusted in sorcery and amulets and thus their ministrations were irreligious.«
34 Nutton 1991, 19.

Vor dem Hintergrund dieser Schlussfolgerung Vivian Nuttons ließe sich Iatromagie demnach als wechselseitige Interaktion zwischen Magie und Medizin unter Berücksichtigung historischer Entwicklungen definieren.[35]

2.2 Iatromagie: Definition und kulturgeschichtlicher Überblick

In seiner nach wie vor grundlegenden Definition des Begriffs ›Iatromagie‹ grenzt Karl Eduard Rothschuh[36] diese von parallelen Vorstellungen des Aberglaubens bzw. der Zauberei insofern ab, als er die naturwissenschaftliche Ausrichtung der Iatromagie hervorhebt: als Verbindung aus archaisch-unreflektierten Traditionen mit logisch-wissenschaftlichen Erklärungsversuchen basiert ihr Weltbild auf der durch bestimmte Rituale steuerbaren Einwirkung unterschiedlicher Naturkräfte (vornehmlich Sympathien, Antipathien[37] und Analogieerscheinungen sowie endogene Vitalkräfte) auf den menschlichen Körper. Somit setzt sich Iatromagie aus zwei wesentlichen Komponenten zusammen: einer magischen, charakterisiert durch eine ritualgeprägte, spirituelle Wirkweise, sowie einer erfahrungsbasierten, nichtmagischen.[38] Letzterer Bestandteil gewinnt, analog zu einem entsprechenden Wissenszugewinn hinsichtlich der Naturgesetze und deren Auswirkungen auf materielle Interaktionen, wachsende Bedeutung bis hin zu einer Überlagerung des rein magisch-rituellen Elements.

Für medizinisch-therapeutische Anwendungen bedeutet dies konkret, dass nunmehr auch iatromagische Heilkuren und Medikationen nicht einfach mehr akzeptiert, sondern nach ihrem Erfahrungs- und Referenzgehalt hinterfragt und überprüft werden, wie dies beispielsweise durch Alexander von Tralleis in hohem Maße umgesetzt wird. Der bedeutende Unterschied zwischen iatromagischen und wissenschaftlich-rationalen Denkmustern liegt allerdings in deren vorwiegend emotional gesteuerter Ausrichtung, indem wissenschaftliche, von Beobachtung, Experiment und Beweis geprägte Analysemethoden durch die affektive, irrationale Betrachtung

35 Machold 2010, 35 zufolge wäre entsprechend der Vorgehensweise innerhalb der europäischen Kulturgeschichte ein extratextuell basierter Definitionsansatz zu wählen, um zu einem besseren Verständnis der griechisch-römischen Heilkunde in all ihren Facetten und Ausprägungen zu finden, doch halte ich seine Ablehnung einer transkulturellen Definition des iatromagischen Beziehungsgefüges zumindest in Hinblick auf die byzantinische Medizin für verfehlt, da deren gebrauchsorientiert-kompilatorischer Charakter in hohem Maße auf inter- bzw. transkulturellem Quellen- und Erfahrungsaustausch basiert.

36 Die nachfolgenden Ausführungen folgen Rothschuh 1978, 7–12.

37 Iatromagische Anwendungen beruhen in der Regel auf Sympathiewirkung; Antipathien sind in der Überlieferung eher selten belegt und wenn, dann nur in besonderem Kontext, worauf dann eigens hingewiesen wird: Rothschuh 1978, 31.

38 Rothschuh 1978, 9–11.

sympathetischer Relationen ersetzt werden.[39] Gelangen solche Denkmuster in konkreten Krankheitssituationen zur Anwendung, so ergibt sich daraus, dass Phänomene wie Anfallsleiden, Demenzerkrankungen, Lähmung, Unfruchtbarkeit und Auszehrung, also Krankheitsbilder, die mit erschreckenden oder verstörenden Symptomen einhergehen, ohne dass klar ersichtliche Ursachen feststellbar wären, als unheimlich und damit irrational eingestuft wurden, weshalb in solchen Fällen vornehmlich iatromagisch basierte Therapien zur Anwendung kommen – und dies belegt auch die breite Palette an überlieferten iatromagischen φυσικά im Kontext solcher Krankheitserscheinungen. Die Krankheitssymptome selbst werden hierbei in einen übergeordneten, sympathetischen Zusammenhang mit Natur und Übernatur gesetzt, wobei auf eine Art »innere Verwandtschaft«, erwiesen durch farbliche, formale und wirkungsspezifische Analogien, rekurriert wird.[40] Iatromagische Therapieansätze sind demnach, Karl Eduard Rothschuh zufolge, »primär unsystematisch und unrationalisiert im Ansatz«, erst »sekundär versucht man, sie rational zu begründen.«[41]

Iatromagische Anwendungen folgen im Großen und Ganzen[42] zwei Prinzipien, dem Singularitäts- und dem Simileprinzip, welche sich wiederum in diversen Kategorien bzw. Abstufungen manifestieren.[43] Dem Simileprinzip zugeordnet werden demnach sämtliche therapeutische Methoden, deren *materia medica* auf einer farblichen, morphologischen oder dynamisch-ergoanalytischen Ähnlichkeit zwischen Krankheitssymptomen bzw. einzelnen Körperteilen beruht. In diesen Bereich gehört auch die rituelle Aneignung animalischer Similekräfte mittels Verzehr bestimmter Organe ebendieser Tiere[44], sowie die symbolisch-rituelle Vernichtung bzw. Übertra-

39 Rothschuh 1978, 12 betont in diesem Zusammenhang den Gegensatz zwischen Kausalnexus und sympathischem Konnex.

40 Rothschuh 1978, 12.

41 Rothschuh 1978, 12.

42 Rothschuh 1978, 17: »Selbstverständlich gibt es (wie in der wissenschaftlichen Medizin so auch in der Volksmedizin) noch vielerlei weitere Quellen der Heilmittelempfehlung, z.B. empirische Beobachtungen, humoralpathologische Gedanken, die Fremdkörperidee, das *Contraria-contrariis*-Prinzip, Motive des Abwehrzaubers im Sinne dämonologischen Denkens usw. Für manche altüberlieferten Heilpraktiken fehlt es aber bis heute an einem verständlichen Motiv, die Kombinationen und Traditionen sind zu heterogen und zu vielfältig.«

43 Rothschuh 1978, 13–32 mit Tabelle zu den iatromagischen Erscheinungsformen, geordnet nach den Motivationen ihrer Anwendung; darauf basierend auch Machold 2010, 50–90; vgl. C. Auf der Horst, s.v. *Heilzauber II*, EM 2005, 555–561.

44 So soll beispielsweise der Verzehr des Gehirns schwindelfreier Tiere, wie Eichhörnchen oder Gemse, Schwindelgefühle heilen: Rothschuh 1978, 14.

gung von Krankheiten[45]. Die nachfolgende Tabelle[46] fasst die Unterteilung der Similemagie zusammen:

Terminus	Definition	Beispiel
Organhomodynamie oder Isodynamie[47]	Gleichartigkeit zwischen erkranktem und heilkräftigem Organ	Fuchslunge gegen Lungenleiden
Morphoanalogie[48]	Formähnlichkeit	leberähnlich geformte Blätter des Leberblümchens (*Hepatica*) gegen Leberleiden
Chromoanalogie[49]	Farbähnlichkeit	gelbe Pflanzen(säfte) gegen Gelbsucht
Dynamoanalogie[50]	Aneignung von Similekräften	Gehirn schwindelfreier Tiere gegen Schwindelgefühl

45 Auf dieser Anschauung beruht beispielsweise die allgemein bekannte Vorstellung vom ›Sündenbock‹: durch rituelle Übertragung der Krankheit auf ein (beliebiges) Tier wird der Patient seiner Krankheit ledig: Rothschuh 1978, 15; ausführlich zur *transplantatio morbi*: Rothschuh 1978, 21.

46 Erstellt (Verf.) nach Rothschuh 1978, 14 f. Eine ausführliche Tabelle zu den Erscheinungsweisen magischer Medizin, geordnet nach den Motivationen ihrer Anwendung, findet sich bei Rothschuh 1978, 18–32.

47 Terminologische Variante nach Machold 2010, 50: »isodynamische [...] Heilpraktiken gehen von Sympathetik zwischen Mensch und Umwelt aus und bewirken Heilung durch Identität«, indem z.B. animalische Atmungsorgane gegen Atmungsbeschwerden verordnet werden (Scribon. Larg., Comp. 76). Die Heilfunktion lässt sich durch typisch iatromagische Zubereitungsvorschriften noch verstärken; so bewirkt z.B. magisches Verbrennen sowohl Reinigung wie auch Bündelung der heilkräftigen Energie, wodurch »die isodynamische Heilwirkung der animalischen Atmungsorgane nicht nur aktiviert, sondern auch intensiviert« wird (Machold 2010, 51). Zum altägyptischen Ritual der magischen Vernichtung von Feinden mittels stellvertretender Verbrennung von Feindbildnissen vgl. A. Grimm, Feind-Bilder und Bilderverbrennung. Ein Brandopfer zur rituellen Feindvernichtung in einer Festdarstellung der »Chapelle Rouge«, Varia Aegyptiaca 4 (1988) 207–213.

48 Ebenso Machold 2010, 55 f. Die formale Ähnlichkeit impliziert eine energetische Beziehung, wobei extratextuelle und intratextuelle Definition divergieren: extratextuell handelt es sich um ein klar »iatromagisches Therapiekonzept«, intratextuell hingegen, im Rahmen des zeitspezifischen humoralpathologischen Denkens, um ein »erprobtes Heilprinzip im Sinne der Humoralpathologie« (Machold 2010, 56).

49 Ebenso Machold 2010, 56 f. Die Kombination der farblichen Übereinstimmung in Verbindung mit einer exakten pharmazeutischen Zubereitungsvorschrift bewirkt die Rationalisierung eines ursprünglich iatromagischen Heilkonzepts: Machold 2010, 58.

50 Ebenso Machold 2010, 58.

Ergonanalogie[51]	Handlungsähnlichkeit	*Transplantatio morbi* durch symbolische Handlungen (Verbrennen, Vergraben, Wegschwemmen der Krankheit); Austreiben der Krankheit als einem Fremdkörper[52]; ›Sündenbock‹: rituelle Krankheitsübertragung; ›Schwundschema‹ in magischen Texten: Krankheit soll analog zur Abnahme der Buchstaben schwinden.[53]

Singularitätsmagie[54] hingegen basiert auf der Einmaligkeit natürlicher Erscheinungsformen (Aussehen, Geruch, überraschende Wirkung etc.), deren Trägern, als *materia medica* eingesetzt, besondere Heilkräfte zugesprochen wurden.[55] In den singularitätsmagischen Kontext gehören auch sämtliche unheimliche Phänomene, die sich quasi an der Grenze zum Übersinnlichen bewegen, wie insbesondere nachtaktive Lebewesen (Eule, Fledermaus, Maulwurf, Kröte, Wolf/Werwolf)[56]. Auch der überaus weite Bereich der zu Heilzwecken nutzbaren Vitalkräfte[57], der sich von

51 Ebenso Machold 2010, 58–63 mit Hinweis auf die Diskrepanz zwischen extra- und intratextuellem Befund, weshalb in diesem Falle eine Kombination aus empirischer und iatromagischer Therapie häufig nachweisbar ist. Außerdem ist das ergoanaloge Konzept nicht auf therapeutische Maßnahmen festgelegt, sondern kann auch bereits zu Symptombeschreibung und Diagnosezwecken eingesetzt werden; vgl. Scribon. Larg., Comp., Kap. 186. Ergoanaloge *materia medica* beschränkt sich nicht auf animalische Substanzen, sondern kann auch Pflanzen inkludieren.

52 Rothschuh 1978, 21.

53 Vgl. C.A. Faraone, Vanishing Acts on Ancient Greek Amulets: From Oral Performance to Visual Design [Bulletin of the Institute of Classical Studies, supplement 115] London 2012; zum ›Schwundschema‹ vgl. ferner Willer 2011, 58.

54 Einteilung in fünf Kategorien (nach Rothschuh) bei Machold 2010, 63–90 mit zahlreichen Textbeispielen.

55 Rothschuh 1978, 13–16. Insbesondere die Eigenschaften diverser Metalle sind hier von Bedeutung; so soll angeblich Kupfer die Fähigkeit besitzen, iatromagische Energien zu bündeln, Eisen hingegen, jeglichen Zauber zu brechen: Machold 2010, 63 mit Anm. 257. Auch ungewöhnliche Eigenschaften wie die Bioelektrizität des Zitterrochens gehören in diesen Bereich der Singularitätsmagie: Machold 2010, 66 f. mit Verweis auf Scribon. Larg., Comp., Kap. 99.

56 Vgl. Machold 2010, 68 f. Die unheimliche Ausstrahlung intensiviert meist nur das Rezept, dominiert es hingegen nicht. Zu dem Phänomen der Lykanthropie vgl. die umfassende Monographie von N. Metzger, Wolfsmenschen und nächtliche Heimsuchungen. Zur kulturhistorischen Verortung vormoderner Konzepte von Lykanthropie und Ephialtes. Remscheid 2011.

57 Machold 2010, 69–79 unter Aufzählung der verschiedenen Spielarten solcher Vitalkräfte: animalische Fortpflanzungsorgane, Blut, Muttermilch, aber auch zur Nutzung materialimmanenter und astrologisch bedingter Vitalkräfte. Innerhalb dieser Kategorie besteht zudem noch die Möglichkeit eines passiven Handlungszaubers (Machold 2010, 76), wobei die Heilung durch Unterlassung bewirkt werden soll, so z.B. bei Diätvorschriften oder Enthaltsamkeitsgeboten.

Analogien zu kultischen Opferhandlungen und -riten[58] (Blut und Körperteile ehemaliger Opfertiere wie dem schwarzen Hahn, weiterhin Rabe, Maus, Ratte sowie das Blut frisch getöteter Tiere und Menschen, ›Mumia‹, Schädelpulver[59], aber auch wundertätige Reliquien) bis hin zu den teilweise höchst seltsam anmutenden Ingredienzien der ›Dreckapotheke‹[60] erstreckt, muss dem Komplex der Singularitätsmagie zugerechnet werden. In diesem Zusammenhang spielt die Dämonologie und, damit verbunden, heilwirksame Exorzismen und Ritualvorschriften, eine bedeutende Rolle: häufig findet bei Medikamenten gerade ihre antidämonische Wirkung spezielle Erwähnung, prophylaktische Amulette und Talismane sollen ihren Träger sowohl gegen die Einwirkung von Krankheitsdämonen, wie auch gegen möglichst sämtliche andere dämonische Einwirkungen, z.B. den ›Bösen Blick‹, tunlichst immunisieren.[61]

Worte und Buchstaben (einzelne wie insbesondere die vielfältig belegten Kombinationen und Reihungen), (hieroglyphische) Zeichen, religiöse, astrologische, aber auch kultisch-rituelle Symbole sowie der gesamte Komplex der *voces magicae* und Wortmagie (Litaneien, Heilsprüche, rituelle Rezitationen) nehmen innerhalb der Singularitätsmagie einen prominenten Platz ein, wie Karl Eduard Rothschuh unter Berufung auf Agrippa von Nettesheim (1486–1535) konstatiert:

> [...] das Wort ist nach Agrippa [...] das Bild Gottes, Bild des Verstandes, der Seele, ›durch welche sie in natürlicher Weise auf die natürlichen Dinge wirkt, da die Natur das Werk des Wortes ist‹[62].

Iatromagische Heilverfahren schwinden

> mit der Annahme des naturwissenschaftlich-kausalen Denkens. Daneben gibt es magisches Denken im Gefolge bestimmter philosophischer Weltsichten, etwa des Neuplatonismus, der

---

58 Rothschuh 1978, 28 listet sämtliche Spielarten später Erscheinungsformen kultischer Opfer, wobei es stets um die »Verbindung des Vitalzaubers mit dem Kultisch-Religiösen« geht, die besondere Heilkräfte garantieren soll; vgl. Machold 2010, 80–82, der diese Kategorie der Singularitätsmagie als »abstrakten Mystizismus« bezeichnet. Hier spielt beispielsweise auch Asche eine besondere Rolle, indem durch den Akt des Verbrennens eine Reinigung bzw. Konzentration der essentiellen Vitalkräfte erreicht werden kann.

59 Zum Bukranion in iatromagischem Kontext, als Apotropaikon gegen diverse Krankheitsdämonen, vgl. Pradel 1907, 358.

60 Zur ›Dreckapotheke‹ vgl. Kap. 2.1. Zum exorzistischen Aspekt von Exkrementen vgl. Haas 2003/II, 567: »Kot neutralisiert oder bricht die Kraft des Zaubers. Darüber hinaus könnte die Verwendung von Kot und anderen übelriechenden Materien auch dazu dienen, die Krankheitsverursacher zu verscheuchen«, und ebenso Machold 2010, 83, indem er, allerdings ohne Haas zu erwähnen, die Eigenschaft der Exkremente als »iatromagisches Medium« und Apotropaikum, aber nicht als Heilmittel *per se* betont. Zur Bezeichnung »Kot« als Deckname für »Weihrauch« in einem Rezept des ägyptischen Pap. Hearst (Pap. Hearst 7, 4–6) vgl. Quack 2003, 9 f.

61 Rothschuh 1978, 31.

62 Agrippa II, cap. 60, zit. nach Rothschuh 1978, 30. Zur iatromagischen Terminologie vgl. Kap. 2.7.

> Naturmystik, sie begünstigten in der Renaissance das Wiederaufblühen magischer Heilpraktiken, besonders im 16. und 17. Jh.[63]

Die zitierte Aussage Karl Eduard Rothschuhs besitzt auch, wie der Verlauf dieser Untersuchung zeigen wird, für das byzantinische Zeitalter Gültigkeit, indem zwar, insbesondere seit Oreibasios, die Rationalisierung der Medizin und damit einhergehend, deren Befreiung von Aberglaube und Magie, postuliert wird, dennoch aber in bestimmten Situationen auf iatromagische Traditionen zurückgegriffen wird. Ob es sich bei den byzantinischen Reminiszenzen ebenfalls um »magisches Denken im Gefolge bestimmter philosophischer Weltsichten«[64] handelt, oder ob sie darüber hinaus bestimmte, ganz konkret fassbare Veränderungen innerhalb des Medizinverständnisses und des Arzt-Patienten-Verhältnisses im Sinne einer stärkeren Einbeziehung psychologisch geprägter Denkmuster illustrieren, wird sich im Verlauf der Untersuchung erweisen.

2.3 Ägyptische Heilkunde als Symbiose aus Medizin und Magie

Medizinisches Wissen und ›Magie‹ in Form von Ritualen religiös-kultischer Prägung waren in den altorientalischen Kulturen eng miteinander verflochten und prägten solchermaßen den Heilkundebegriff dieser Epoche, quasi als Interaktion von praktisch-medizinischer und rituell-psychologischer Therapeutik.[65] Ein erster Überblick

---

63 Rothschuh 1978, 32.

64 Rothschuh 1978, 32.

65 Für den altorientalischen Bereich: Reiner 1987, 27–36; Haas 2003/I, 3, 6–10, 67–70; Haussperger 2012, 14–22, 28 f. N.P. Heeßel, Medizinische Texte aus dem Alten Mesopotamien, in: A. Imhausen – T. Pommerening (Hrsg.), Translating Writings of Early Scholars in the Ancient Near East, Egypt, Greece and Rome. Methodological Aspects with Examples [Beiträge zur Altertumskunde 344] (Berlin/Boston 2016) 17–74, bes. 17, Anm. 1–5, mit ausführlicher Bibliographie, und die zahlreichen Einzelpublikationen zum Themenkreis der altorientalischen Medizin im Rahmen des Topoi-Clusters unter Leitung von Markham J. Geller: https://www.topoi.org/person/geller-markham-j/. Zur altägyptischen Heilkunde vgl. Westendorf 1992 und Westendorf 1999; Leitz 2002, 49–51, 70; Quack 2003, 3–15; Fischer-Elfert 2005, 9–13; Fischer-Elfert 2007, 43 mit terminologischer Klärung: »Eine auch in der modernen Fachliteratur immer noch anzutreffende Dichotomisierung in ›Medizin‹ versus ›Magie‹ ist nicht statthaft, zumal der Begriff ›Magie‹ durch seine insbesondere christlich-theologische Rezeption und Interpretation ideologisch diskriminiert ist [...]. Was wir heute unter altägyptischer Magie verstehen, entspricht zu einem Gutteil auch damaliger psychotherapeutischer Praxis.«; Raven 2012, 94; Radestock 2015, 13. Zum Fortleben der ägyptischen Medizin sowie den vielfältigen Wechselbeziehungen zwischen ägyptischen und griechischen Traditionen im Bereich der Heilkunde vgl. Westendorf 1999/I, 536–546 und Ritner 2007, 211–221, bes. S. 211, mit dem Hinweis auf zahlreiche Parallelen zwischen ägyptischen und griechischen Rezeptionsmodalitäten, sowie S. 212 unter Bezugnahme auf den Pap. Vindob. 6257 als Spiegel eines lebhaften Wissenstransfers zwischen ägyptischen Ärzten und ihren nichtägyptischen Kollegen im 3./2. Jh. v.Chr., vgl. ferner S. 221: »[...] professional Greeks and Egyptians did interact in Ptolemaic Egypt [...]. Rather, it is the climate of receptivity that characterizes Alexandrian intellectual society [...].

über die Themen der ägyptischen Heilkunde wird Clemens von Alexandreia (2. Jh. n.Chr.) verdankt[66], der im 6. Buch seiner *Stromata* eine umfassende Enzyklopädie der gesamten altägyptischen Weisheit in 42 Büchern erwähnt, worunter auch sechs Schriften medizinischen Inhalts firmieren sollen:

ClemAlex VI. 4, 37,3 (ed. Descourtieux, 134/Merino Rodríguez 2005, 122)

Δύο μὲν οὖν καὶ τεσσαράκοντα αἱ πάνυ ἀναγκαῖαι τῷ Ἑρμῇ γεγόνασι βίβλοι· ὧν τὰς μὲν τριάκοντα ἓξ τὴν πᾶσαν Αἰγυπτίων περιεχούσας φιλοσοφίαν οἱ προειρημένοι ἐκμανθάνουσι, τὰς δὲ λοιπὰς ἓξ οἱ παστοφόροι ἰατρικὰς οὔσας περί τε τῆς τοῦ σώματος κατασκευῆς καὶ περὶ νόσων καὶ περὶ ὀργάνων καὶ φαρμάκων καὶ περὶ ὀφθαλμιῶν καὶ τὸ τελευταῖον περὶ τῶν γυναικείων.

Es existieren also 42 dem Hermes zugeschriebene Bücher, die gänzlich notwendig sind: 36 davon enthalten die gesamte Philosophie der Ägypter, wie uns die vorher Genannten [sc. die Hierogrammaten; Anm. d. Verf.] belehrt haben, die restlichen 6 Bücher gehören zum Kompetenzbereich der Pastophoren und befassen sich mit der Medizin; sie handeln vom Aufbau des Körpers, von den Krankheiten, den Organen[67], den Medikamenten, den Augen und schließlich von gynäkologischen Belangen.
[Übers. d. Verf., basierend auf Descourtieux 1999, 135 und Merino Rodríguez 2005, 123]

[...] – like the inclusion of Egyptian disease theory, drugs, techniques and quantification within contemporary medical discussions – proves that a conversation between Egypt and Greece was possible for those who wished to pursue it.« Vgl. dazu auch I. Grimm-Stadelmann, Heilung im Kontext von Regeneration und Sympathielehre: Zur Rezeption ägyptischer Motive in der byzantinischen medizinischen Gebrauchsliteratur, in: M.-L. Monfort – M. Witt (Hrsg.), Quid est Modestia? Mélanges de Médecine Ancienne en l'Honneur de Klaus-Dietrich Fischer, Medicina nei Secoli (i. Druck) und A. Cameron, Poets and pagans in Byzantine Egypt, in: R.S. Bagnall (Hrsg.), Egypt in the Byzantine World, 300–700 (Cambridge 2007) 21–46 zur literarischen Manifestation der gräkoägyptischen Mischgesellschaft.

66 Westendorf 1999/I, 545 f. mit Anm. 23 und Verweis auf E.A.E. Reymond, A Medical Book from Crocodilopolis. P.Vindob. D.6257 (Wien 1978) 30 und Id., From an Ancient Egyptian Dentist's Handbook, P.Vindob. D.12287, in: Mélanges Adolphe Gutbub (Montpellier 1984) 183–199, bes. 198 mit Anm. 13, betont die besondere Bedeutung von Clemens von Alexandreia für die Fortsetzung des gräkoägyptischen Wissenstransfers in christlicher Zeit, wobei er Reymond folgt und den Transfer medizinischer und anderer fachwissenschaftlicher Schriften von Memphis nach Alexandreia als wesentliche Grundlage für die transkulturelle Diskussion und Interpretation dieser Texte ansieht.

67 Hier divergieren die beiden Übersetzungen entscheidend: Descourtieux 1999 bezieht καὶ περὶ ὀργάνων auf die Körperorgane (übers. »les organes«), dagegen übersetzt Merino Rodríguez 2005 »los instrumentos médicos« und bezieht die Passage somit auf die medizinischen Instrumente. Eine gesonderte Abhandlung über medizinische Instrumente ist aus pharaonischer Zeit bislang nicht bekannt; die Darstellung einer medizinischen Instrumentensammlung an der Tempelwand von Kom Ombo stammt aus gräkorömischer Zeit und kann für die pharaonische Epoche nicht als exemplarisch gelten. Zum ›Instrumentenschrank‹ von Kom Ombo vgl. Westendorf 1992, 192 mit Abb. 18; Westendorf 1999/I, 488; Nunn 1996, 163–165 mit Abb. 8.2; Quack 2003, 6 mit Bibliographie in Anm. 13 und dem Hinweis auf ein Ärztegrab mit Ausstattung in Saqqara; I. Grimm-Stadelmann, Schädel- und Hirnchirurgie bei den alten Ägyptern. Zur Internationalen Woche des Gehirns 2013, in: Münchner Ärztliche Anzeigen 6 (2013) 13.

Die bislang bekannten ägyptischen Quellen[68] bestätigen weitgehend die Überlieferung des Clemens von Alexandreia hinsichtlich der thematischen Vielfalt sowie der einzelnen Bereiche der altägyptischen Heilkunde. Auf die zahlreichen methodischen und interpretatorischen Schwierigkeiten, die mit einer modernen Annäherung an die altägyptische Heilkunde bzw. ägyptische Krankheitskonzepte verbunden sind, weist Joachim Friedrich Quack nachdrücklich hin, indem er den aktuellen Forschungsstand zu einzelnen heilkundlichen Bereichen, exogenen und endogenen Erkrankungen sowie deren Symptomen referiert[69] und ferner das »Verständnis der innerägyptischen Textorganisation« reflektiert[70]. In diesem Zusammenhang äußert er die vor dem Hintergrund moderner Editionstechnik und Textkritik berechtigte Kritik an der Methodik des lange Zeit als Standardpublikation der Quellen zur altägyptischen Medizin geltenden neunbändigen *Grundriß der Medizin der alten Ägypter*[71], indem er insbesondere den Verlust der originalen handschrifteninternen Textanordnung durch deren Zerlegung und nach damaligen modernen Kategorien vorgenommene Neuorganisation der ägyptischen Texte beanstandet.[72] Die Berücksichtigung der internen Strukturierung der ägyptischen medizinischen Handschriften in thematische Sequenzen ist Joachim Friedrich Quack zufolge jedoch von großer Wichtigkeit, da sie separate Überlieferungseinheiten anzeigt, wodurch wiederum die Annahme einer »diachrone[n] Entwicklung« auf dem Gebiet der ägyptischen Heilkunde zunehmend an Wahrscheinlichkeit gewinnt, auch und insbesondere vor dem Hintergrund der Erschließung neuer Textquellen.[73]

---

68 Eine ausführliche Übersicht über die einzelnen Quellen und ihre thematischen Schwerpunkte findet sich bei Westendorf 1999/I, 4–79, jeweils mit bibliographischen Hinweisen zu dem damals aktuellen Forschungs- und Publikationsstatus der Texte. Westendorfs Darstellung konnte mittlerweile durch neuere Forschungen auf dem Gebiet der ägyptischen Medizin wesentlich erweitert werden, insbesondere um zahlreiche demotische Quellen, worauf Quack 2003, 3–15, bes. 4 f. mit ergänzender Bibliographie in den Anm. 6–10, explizit hinweist; vgl. ferner die Zusammenfassung bei Fischer-Elfert 2007, 43–48.

69 Quack 2003, 6 f.; vgl. auch Leitz 2002, 50.

70 Quack 2003, 7 f.

71 H. v. Deines – H. Grapow – W. Westendorf, Grundriß der Medizin der alten Ägypter. Berlin 1954–1973; vgl. die tabellarische Übersicht über die Einzelbände bei Nunn 1996, 31 Abb. 2.2. Basierend auf dieser Publikationsreihe, jedoch mit zahlreichen bibliographischen Ergänzungen und laufender Aktualisierung, vgl. die Webseite von Marko Stuhr: http://www.medizinische-papyri.de/PapyrusEbers/html/index.html (Letzter Zugriff: 23.05.2016).

72 Quack 2003, 7: Die Erhaltung der »kulturelle[n] Eigenkonzeption« solcher Texte ist laut Quack essentiell für das Verständnis der »antiken Krankheitsvorstellungen in ihrem kulturellen Kontext«. Auch parallele Anordnungen in unterschiedlichen Quellen sind seiner Ansicht nach kein Zufall, sondern beinhalten wichtige Hinweise auf altägyptische Ordnungssysteme. Ähnliche Kritikpunkte, insbesondere hinsichtlich der dem ägyptischen Verständnis von Heilkunde zuwiderlaufenden Trennung zwischen ›medizinischen‹ und ›magischen‹ Textpassagen, finden sich bei Leitz 2002, 49–51 eingehend erörtert.

Eine weitere Schwierigkeit bei der Beschäftigung mit den ägyptischen Quellen zur Heilkunde, besteht darin, dass die Majorität der überlieferten Texte während der Epoche des Neuen Reiches (ca. 1550–1200 v.Chr.) kompiliert wurde, die zugrundeliegenden Quellen hingegen nicht mehr erhalten sind, so dass kaum verlässliche Aussagen über die angewandte Kompilationstechnik bzw. Redaktionstätigkeit möglich sind. Einzig im Falle des ›Wundenbuches‹ des Pap. Edwin Smith[74], das anhand sprachlicher Kriterien wohl auf eine Vorlage aus dem Alten Reich (ca. 2575–2135 v.Chr.) zurückgeht, lässt sich zwischen Ursprungs- und Redaktionsebene differenzieren.[75]

Die berühmteste und vielleicht umfassendste Handschrift zur ägyptischen Heilkunde, der heute in Leipzig aufbewahrte Pap. Ebers[76], beinhaltet medizintheoretische Passagen zu Aufbau und Struktur des menschlichen Körpers und seines Gefäßsystems sowie daraus resultierende Krankheitskonzepte ebenso wie praktisch-therapeutische Maßnahmen und Rezepte zur Behandlung unterschiedlichster Symptomatiken aus diversen Bereichen der Medizin (Internistik, Zahnheilkunde, Ophthalmologie, Parasitologie, Dermatologie, Gynäkologie), bis hin zu kleineren operativen Eingriffen bei Abszessen oder Tumoren.

Die therapeutische Einheit von Medizin und ›Magie‹, welche so charakteristisch für die altägyptische Heilkunde ist[77], kommt in den ägyptischen Überlieferungen deutlich zum Tragen, indem sämtliche Handschriften sowohl medizinischen wie auch (iatro)magischen Anteil besitzen[78], wobei letzterer in besonderem Maße in

73 Quack 2003, 7 f. Vgl. in diesem Zusammenhang die stetig anwachsende Zahl von medizinisch-(iatro)magischen Ostraka: Nunn, 1996, 41; Westendorf 1999/I, 59–65; M. Stuhr: http://medizinische-papyri.de/Start/html/medizinische_ostraka.html (Letzter Zugriff: 23.05.2016).

74 Nunn 1996, 25–30; Westendorf 1999/I, 16–21; Westendorf 1999/II, 711–748 (zusammenhängende Übers.); Fischer-Elfert 2007, 44; G.M. Sanchez – E.S. Meltzer, The Edwin Smith Papyrus. Updated Translation of the trauma treatise and modern medical commentaries. Atlanta 2012; Radestock 2015, 133 mit Bibl.; M. Stuhr: http://www.medizinische-papyri.de/PapyrusSmith/1280/index.html (Letzter Zugriff: 23.05.2016).

75 Quack 2003, 8.

76 Nunn 1996, 30–34; Westendorf 1999/I, 22–35; Westendorf 1999/II, 547–710 (zusammenhängende Übers.); H.-W. Fischer-Elfert (Hrsg.), Papyrus Ebers und die antike Heilkunde. Akten der Tagung vom 15.-16.3.2002 in der Albertina/UB der Universität Leipzig [Philippika 7] Wiesbaden 2005; Radestock 2015, 133 mit Bibl.; http://papyri.uni-leipzig.de/receive/UBLPapyri_schrift_00035080 (Letzter Zugriff: 23.05.2016); Fischer-Elfert 2007, 45 f.; M. Stuhr: http://www.medizinische-papyri.de/PapyrusEbers/html/index.html (Letzter Zugriff: 23.05.2016). Zu iatromagischer *materia medica* im Pap. Ebers vgl. Leitz 2002, 63–70.

77 Grundlegend hierzu: Fischer-Elfert 2005, 9–13.

78 Die in GdM I–IX vorgenommene Trennung zwischen angeblich rein medizinischen Passagen und sog. Zaubertexten, wobei letztere weitgehend aus der Edition ausgeklammert wurden, lässt sich nicht aufrechterhalten, vgl. Leitz 2002, 49: »Es ist methodisch nicht sehr glücklich, eine moderne Einteilung der Wissenschaftsgebiete in die Vergangenheit zu transponieren und dann getrennte

Zusammenhang mit endogenen Krankheitsbildern in Erscheinung tritt, da jene häufig dämonischem Einfluss zugeschrieben wurden, weshalb eine rituell-magische Begleittherapie sinnvoll erschien.[79] Als (iatro)magische Quellen lassen sich Beschwörungen, rituelle Sprüche und mythologische Präzedenzfälle ansprechen, die entweder in größere Komplexe, wie beispielsweise die medizinischen Papyri, integriert oder separiert als Stelen-, Statuen- oder Amulettinschriften auftreten können. Im Falle der medizinischen Papyri ist der jeweilige (iatro)magische Anteil variabel, wie Christian Leitz anhand von zwei Beispielen verdeutlicht:

> Tatsächlich [...] sind die Übergänge fließend, die medizinischen und magischen Abschnitte halten sich im Londoner medizinischen Papyrus in etwa die Waage [...], während der Magieanteil im Papyrus Leiden I 348, der hauptsächlich Sprüche gegen Kopf- und Bauchschmerzen enthält [...], so groß ist, daß er nicht mehr als medizinischer Text angesehen wird.[80]

Ebenfalls einen hohen Anteil an (iatro)magischen Textpassagen beinhaltet der Pap. London BM 10059, unter anderem auch im Kontext mit sog. fremdländischen Krankheiten, welche dermatologische Symptomatik aufweisen.[81]

Korpora beispielsweise von medizinischen, magischen, astronomischen und anderen Texten aufzustellen, die in der Antike selbst jedoch eine Einheit bilden konnten.«

79 Leitz 2002, 50 f.; zur medizinhistorischen Relevanz magischer Texte bzw. magischer Textbestandteile vgl. Quack 2002, 8–10 und die für die Analyse der Interaktion zwischen Medizin und Magie bahnbrechende Untersuchung von Fischer-Elfert zu Ätiologie, Diagnose und Therapie eines epileptischen Anfalles: Fischer-Elfert 2000, 117–129.

80 Leitz 2002, 49 und 51–55 mit drei Fallbeispielen, welche diverse Formen der Verschränkung von Magie und Medizin illustrieren. Noch einen Schritt weiter geht Quack 2003, 8, wenn er sich dafür ausspricht, dass fundierte Aussagen zur ägyptischen Heilkunde überhaupt nur unter Einbeziehung des relevanten (iatro)magischen Materials möglich sind. Zu möglichen pharaonischen Quellen einzelner, in Pap. London BM 10072 und Pap. Leiden I 383 inkludierter iatromagischer Ritualtexte vgl. Ritner 1995, 3350 f.: »Pharaonic precedents are easily found for spells in P. London and Leiden designed to heal eye disease (§ 76), cure female complaints (§§ 56–62), calm fever (§ 93) and expel bones caught in the throat (§§ 28 and 31). A late gynaecological treatise in Demotic also combines such incantations with practical drug therapy, and a standard amulet form was devised for similar purposes. Eye ointments were typically applied for both medicinal and ritual purposes, and their use appears in many Demotic and Greek spells (cf. P. London and Leiden §§ 77–78, and PGM V 97 and VII 335–47). Bites and stings inflicted by snakes, animals, and scorpions were primarily treated by magical remedies, and the incantations of P. London and Leiden (§§ 26–27 and 29–30) follow well-established patterns in which the patient is equated with the injured god Horus who was healed by Isis.«

81 Nunn 1996, 38 f.; Westendorf 1999/I, 38–41; Fischer-Elfert 2005, 24; 45 und 136 sowie Ritner 1995, 3351 f. mit Hinweis auf den bereits zu pharaonischer Zeit existenten Synkretismus auf dem Gebiet der Heilkunde und Iatromagie: »Given the syncretistic nature of magic in Egypt, as elsewhere, there is nothing unusual in the occurrence of either foreign elements or whole texts. A Cretan spell is included in an Egyptian medical manual from the Eighteenth Dynasty, and Semitic spells and gods are found throughout New Kingdom compilations. The preference for exotic languages

Der Magiebegriff (*hekaw*[82]) der ägyptischen Überlieferungen entspricht keineswegs der eingeschränkten, häufig negativ besetzten Wortbedeutung späterer Epochen, sondern beinhaltet im Gegenteil eine weit über rein prophylaktische oder heilkundliche Zwecke hinausgehende kosmische Bedeutung:

> Damit ist *hekaw* eine kreative Größe oder Macht, die von Anbeginn da war, die aber auch für das ununterbrochene Fortbestehen des Kosmos unverzichtbar bleibt. [...] *hekaw* ist diejenige Potenz *und* Macht, die zugleich sämtliche der sog. offiziellen Tempelrituale, aus welchen Anlässen auch immer performiert, überhaupt erst ermöglicht. [...] Die Potenz ist trotz ihres In-die-Welt-gekommen-Seins qua Schöpfungsakt nicht jedem noch jeder angeboren, sie muss mühsam erworben werden, was durch Ausbildung und Initiation geschieht. [...] sollten wir eher davon ausgehen, dass die *hekaw* Praktizierenden durchweg professionelle Priester waren, die im Bedarfsfalle ihre magische Qualifikation auch Privatleuten zur Verfügung stellen konnten. [...] Sicher werden wir hier differenzieren müssen. Möglicherweise waren nicht alle Chefritualisten in der Lage, Krankheiten mit Hilfe der entsprechenden Handbücher zu behandeln, oder gar dazu befugt, umgekehrt werden wir aber mit einem gehörigen religiösen, d.h. auch mythologischen Wissen bei den Heilern rechnen dürfen, wie ihre Diagnosen und Rezepte dies nicht selten deutlich zeigen.[83]

Altägyptisches Medizinverständnis besteht demzufolge in einer ausgewogenen Symbiose von Heilkunde, Religion und Magie als gleichberechtigten und gleichwertigen Teilen eines einheitlichen komplexen Systems mit dem Ziel der Erhaltung bzw. Wiederherstellung einer idealen, für Götter wie Menschen gleichermaßen bindenden Weltordnung (altägyptisch *Maat*: *mꜣꜥ.t*[84]). Dieses kosmische Gesetz – *Maat* – konstituiert als universale Konstante dén integralen Bestandteil altägyptischen Denkens schlechthin; jegliche Form von Disharmonie bzw. Grenzsituationen, so beispielsweise Kriege, Hungersnöte und insbesondere Krankheitsfälle und Seuchen, führen zu einer kollektiven oder individuellen Störung der *Maat*, zu einer aus den

---

may also have motivated the use of abracadabra ›*Zauberwörter*‹ throughout the Demotic and Greek papyri, though many instances are merely phonetic renderings of spoken Egyptian.«

82 Hannig 1995, 564 f.; vgl. auch M. Étienne, Héka: magie et envoûtement dans l'Égypte ancienne. Ausstellungskatalog Paris, Musée du Louvre, 21. sept. 2000 – 8. janv. 2001. Paris 2000; Fischer-Elfert 2007, 52; Grimm – Grimm-Stadelmann 2010, 37–39; Raven 2012, 19.

83 Fischer-Elfert 2005, 10 f.; Fischer-Elfert 2005, 17: »*hekaw* kann somit als ein prinzipiell zur Aufrechterhaltung des altägyptischen Kosmos mit allen darin Involvierten – Göttern, Königen wie Privatleuten – dienendes und den Menschen ausdrücklich zu diesem Zwecke in die Hand gegebenes ›Werkzeug‹ verstanden werden [...], das vornehmlich eine prophylaktische oder apotropäische [...] Funktion hat, daneben aber auch eine dezidiert reaktiv-kurative, nämlich ein eingetretenes Übel zu beseitigen.«; vgl. auch Raven 2012, 8, 12, 94.

84 Hannig 1995, 316 f. Zum *Maat*-Konzept und dessen Auswirkungen auf die religiös-philosophischen und gesellschaftlichen Strukturen Altägyptens vgl. die grundlegende Untersuchung von J. Assmann, Ma'at. Gerechtigkeit und Unsterblichkeit im Alten Ägypten. München 1990, insb. S. 17–28, 35–39 (mit tabellarischer Veranschaulichung der einzelnen Wirkkomplexe) sowie S. 201–236 zu *Maat* als politischem und gesellschaftlichem Konzept.

Fugen geratenen Weltordnung, deren Harmonie mit Hilfe sämtlicher verfügbarer Mittel aus den Bereichen Religion, Ritus und Kult, Magie sowie Heilkunde schnellstmöglich wiederhergestellt und stabilisiert werden muss. Krankheit wurde als besonders gravierende Störung der *Maat* empfunden, da sie individuell wie auch kollektiv auftreten und sogar aus dem (meist als feindlich empfundenen Ausland) eingeschleppt[85] werden kann. Hinzukommt, dass bestimmte Jahres- und Lebensabschnitte als sog. Schwellen- bzw. Krisenzeiten für besonders gefährdet galten, so z.B. Schwangerschaft, Geburt und Kindbett, aber auch die zu Jahresende regelmäßig wiederkehrende, durch die alljährliche Nilüberschwemmung bedingte Seuchengefahr.[86] Im Verlauf von derart individuellen wie kollektiven Krisenzeiten kommt die iatromagische Therapeutik der altägyptischen Medizin zum Einsatz, teilweise prophylaktisch, um bereits im Vorfeld mittels bestimmter Riten, Amulette und Rezitationen die Gesundheit und damit auch die Aufrechterhaltung der kosmischen Harmonie zu stärken und abzusichern, andernfalls aber auch gezielt im konkreten Krankheitsfall, als medizinisches Agieren, in Verbindung mit zielgerichteter magisch-ritueller Unterstützung.

Hans-Werner Fischer-Elferts oben zitierte Analyse des altägyptischen Magieverständnisses zeigt, dass speziell auf dem Gebiet der Heilkunde die Kenntnis über entsprechende (Heil-)Rituale unbedingt erforderlich war, d.h. ein altägyptischer Heilkundiger *per se* zwar nicht unbedingt ein Ritualist sein, jedoch über die notwendigen Rituale und iatromagischen Anwendungen Bescheid wissen musste.[87] Vor diesem Hintergrund ist Lynn Thorndikes innerhalb der Medizingeschichte nach wie vor zitierte Darstellung der altägyptischen Medizin als einem reinen Konglomerat von Magie, Ritual, Beschwörungen und diffusen Rezepturmischungen zu revidieren, da sie, ausgehend von einem modernen Medizinverständnis[88], die ägyptische Heilkunde als reinen ›Aberglauben‹ mehr oder weniger abqualifiziert bzw. deren Intention schlichtweg verkennt:

85 Im Zusammenhang mit ausländischen Krankheiten galt auch eine spezielle Form von Heilmagie für notwendig: zur Rezeption ausländischer Magie im Kontext der Bekämpfung nicht genuin ägyptisch-einheimischer Krankheiten vgl. Fischer-Elfert 2005, 24.

86 Vgl. Fischer-Elfert 2005, 25; Fischer-Elfert 2007, 49; Grimm – Grimm-Stadelmann 2010, 45.

87 Fischer-Elfert 2007, 52; vgl. auch J.A. Wilson, Medicine in Ancient Egypt, BHM 36 (1994) 114–123.

88 Zur Problematik der sog. retrospektiven Diagnose vgl. Radestock 2015, 17–48 mit einer kompetenten Gegenüberstellung der konträren Sichtweisen (insbesondere der von Leven und Grmek vertretenen) sowie, daran anschließend (S. 49–118), ihre fundierte Auseinandersetzung mit ebendieser Problematik im Umgang mit altägyptischen Texten und deren interpretatorischer Erschließung. Demnach ist jegliche unkritische Übertragung moderner Maßstäbe auf historisches Quellenmaterial als unzulässig abzulehnen, »eine retrospektiv diagnostizierende Übersetzung unter Nutzung moderner medizinischer Nomenklatur« sei hingegen als Bestandteil der textkritischen Methodik unter Vorbehalt akzeptabel: Radestock 2015, 113.

> Egyptian medicine was full of magic and ritual and its therapeusis consisted mainly of ›collections of incantations and weird random mixtures of roots and refuse‹. Already we find the recipe and the occult virtue conceptions, the elaborate polypharmacy and the accompanying hocuspocus which we shall meet in Pliny and the middle ages. The Egyptian doctors used herbs from other countries and preferred compound medicines containing a dozen ingredients to simple medicines. Already we find such magic logic as that the hair of a black calf will keep one from growing gray. Already the parts of animals are a favorite ingredient in medical compounds, especially those connected with the organs of generation, on which account they were presumably looked upon as life-giving, or those which were recommended mainly by their nastiness and were probably thought to expel the demons of disease by their disagreeable properties.[89]

Dessen ungeachtet beinhaltet Lynn Thorndikes Aussage bereits einen entscheidenden Hinweis auf den traditionsbildenden Charakter der ägyptischen Heilkunde sowie ihre komplexe und deutlich sympathiebasierte *materia medica*.[90]

Der Pap. Ebers unterscheidet drei Heilerpersönlichkeiten, die im Idealfall zusammenwirken konnten: den eigentlichen »Arzt« (*sinuw*), den »Sachmet-Priester« (*wab Sachmet*) als Ritualisten, welcher aufgrund seiner Kenntnis über den religiös-mythologischen Kontext die Entscheidung über die therapiebegleitenden Rituale zu fällen hatte, sowie den »Amulettmann« (*saw*) als Verantwortlichen für die Herstellung der entsprechenden Amulette und Durchführung der angewiesenen rituellen Beschwörungen.[91] Die Herstellung von diversen Amuletten und ähnlichem iatromagischen Zubehör wuchs sich bereits in altägyptischer Zeit zu einem florierenden Wirtschaftsunternehmen aus, wobei weniger der therapeutische Aspekt, sondern vielmehr der insbesondere im byzantinischen Zeitalter häufig beklagte[92] Kommerz im Vordergrund stand:

---

89 Thorndike 1923, 10 f. mit entsprechender Bibliographie in Anm. 6.

90 Vgl. Froschauer – Römer 2007, 2: »Die Kenntnisse von der Wirksamkeit bestimmter Kräuter waren hoch entwickelt. Daneben existierten ganz selbstverständlich Sammlungen von ›magischen‹ Sprüchen, durch die man schützende oder heilende Kräfte zu mobilisieren suchte. Solche Zaubersprüche wurden als geheimes Wissen meistens in den Tempeln aufbewahrt und tradiert. Nach der Eroberung durch Alexander den Großen im 4. Jh. v.Chr. mischten sich diese Traditionen mit neuem griechischem Gedankengut. Magier übernahmen nun auch jüdische und griechische Zauberwörter, aber nach ägyptischer Tradition blieb das Wissen um den richtigen Namen und das richtige Wort die Garantie für die Wirksamkeit des Zaubers.«

91 Pap. Ebers 854a (99,1 f.): »Anfang von dem Geheimwissen des Arztes: Die Kenntnis des Gehens des Herzens ist (zugleich) die Kenntnis des Herzens. Es sind Gefäße in ihm (dem Mann) zu jeder Körperstelle. Was diese (folgenden Körperstellen) betrifft, auf die irgendein Arzt, irgendein Sachmet-Priester, irgendein Zauberer {seine} beiden Hände, (genauer:) seine Finger, legt, (und zwar) auf den Kopf, auf den Hinterkopf, auf die Hände, auf die Stelle des Herzens (*jb*), auf die beiden Arme, auf die beiden Beine (*rd.wj*), so ist es des Herzens wegen, daß er untersucht/mißt.« (Übers.: Westendorf 1999/II, 691); Fischer-Elfert 2005, 11.

92 Vgl. Boudon 2003, 109–131, wo Galens Aussagen über Scharlatane und Quacksalber analysiert werden; ferner vgl. Aetios' Warnung vor Betrügern, welche wirkungslose Medikamente (insbeson-

> Heilung auf magischem Wege hat durchaus ihren Preis. Man kann Amulette in Gestalt von Beschwörungen und/oder Talismanen regelrecht in Auftrag geben [...] und dann käuflich erwerben. Überhaupt ist die altägyptische religiöse ›Industrie‹ nicht nur als theologisches und religionshistorisches Phänomen, sondern auch als ein riesiger ›Wirtschaftszweig‹ zu sehen [...].[93]

Die therapeutische Verantwortung trägt allerdings in erster Linie der Arzt (*sinuw*), weshalb ihm auch umfassende Kenntnisse abverlangt werden, sowohl hinsichtlich des rein heilkundlich-praktischen Aspekts (Wundmedizin, *materia medica*, therapeutisches Wirkspektrum), wie auch auf rituell-kultischer Ebene (Amulette, Rezitationen, *voces magicae*, Dämonologie, Sympathien und Antipathien und vieles andere mehr). Er besetzt aufgrund seines Wissens eine deutlich exponierte Schlüsselstellung als Mittler zwischen dem Patienten und dem Ritualisten (*wab*-Priester), mit dem er über die Auswahl der erfolgversprechendsten Rezitationen und deren gezielten Einsatz innerhalb des therapeutischen Ablaufes beratschlagt, sodann zwischen dem Patienten und dem Amulettmann (*saw*), mit welchem er die Herstellung und Applikation spezifisch auf den jeweiligen Patientenbefund abgestimmter Amulette zu erörtern hat. Letztendlich besitzt er aber gleichermaßen auch eine Mittlerfunktion zwischen der Götter- und der Menschenebene, indem er aufgrund seines Spezialwissens in der Lage ist, sich direkt mit der transzendenten Sphäre in Verbindung zu setzen und seitens der zuständigen Heilgötter Rat und therapeutischen Beistand zu erbitten. In diesem Sinne ist auch die autobiographische Inschrift auf der Statue des ägyptischen Arztes *Sescheschen* (München, ÄS 5361/7212, um 1870 v.Chr.) zu verstehen:

> Ich bin ein Verklärter, der mit seinen Zauberkräften ausgestattet ist. Ich bin initiiert beim Großen Gott. Ich habe alle wirksamen Riten erfahren, wodurch man verklärt wird. Ich kenne alle geheimen Mysterien.[94]

Eine wichtige Rolle für die Konstitution des medizinischen Denkens spielt das ägyptische Götter- bzw. Dämonologieverständnis. Die unterschiedlichen, in ihrem Auftreten und Wirken als sehr ambivalent beschriebenen Dämonen spielen in der ägyptischen Gedankenwelt eine besondere Rolle[95]: ikonographisch deutlich hervor-

dere Amulette und sonstige iatromagische Medikationen) zu überteuerten Preisen an ahnungslose Patienten verkaufen: Hunger 1978/II, 296.

93 Fischer-Elfert 2005, 27.

94 A. Grimm – H.W. Fischer-Elfert, Autobiographie und Apotheose. Die Statue des *Zš(š)n Z3-Ḥw.t-Ḥrw* im Staatlichen Museum Ägyptischer Kunst München, Zeitschrift für ägyptische Sprache und Altertumskunde 130 (2003) 60–80, bes. 71. Zur ägyptischen Ärzte-Prosopographie vgl. Fischer-Elfert 2007, 51.

95 Die nachfolgenden Ausführungen folgen Quack 2015, 101–118, wo die Thematik in all ihren Facetten umfassend behandelt ist.

gehoben und eindeutig der Götterebene[96] zugewiesen, wenn auch in hierarchisch untergeordneter Stellung[97], können sie sowohl mit einer stark aggressiven Komponente, als Unheils- oder ganz konkret als Krankheitsbringer auftreten, wie andererseits auch als eine Art universal-pantheistisches Hilfskommando, eine Elitetruppe, die zu einem bestimmten Zweck, während Krisensituationen, auf den Plan gerufen werden kann.[98] Neben Dämonen als übernatürlichen Krankheitsverursachern können jedoch auch Menschen mittels rituellem Schadenszauber Krankheiten und vielerlei körperliche Beeinträchtigungen hervorrufen und diese gezielt gegen ausgewählte Personen richten.[99] Die ägyptischen medizinischen Texte enthalten eine große Anzahl an unterschiedlichen Rezepturen, die vom Therapeuten gegen dämonen- bzw. götterverursachte Krankheiten zum Einsatz gebracht werden müssen, sog. *Göttermittel*, wobei die in solchen Rezepten erfolgte Auflistung der jeweils verantwortlichen Götter stets einer streng genealogischen Struktur folgt.[100] Das Wesen der einzelnen Krankheitsverursacher stellt zudem ein Unterscheidungskriterium innerhalb der medizinischen Texte dar, indem beispielsweise der Pap. Ebers auf Götter als Krankheitsverursacher fokussiert und dementsprechende Rezepte anbietet, Pap. Hearst hingegen auf Totengeister, die wiederum eine andere Kategorie innerhalb des ägyptischen Pantheons besetzen.[101] Hinsichtlich des ägyptischen, nosologisch und therapeutisch relevanten Pantheons bleibt also festzuhalten, dass die sachliche und hierarchische Unterscheidung zwischen Göttern, Dämonen, subalternen Totengeistern und Genien als dauerhaften Wegbegleitern, ähnlich der christlichen Vorstellung vom persönlichen Schutzengel, entscheidend für die Argumentationsstrategie des mit dem jeweiligen Patienten befassten Therapeuten und/oder Ritualisten ist, was die ägyptische Heilkunde als äußerst komplexe Interaktion zwischen Patienten, Therapeuten und Götterebene ausweist.[102]

Das Ineinandergreifen und Zusammenwirken eben dieser drei heilkundlichen Kompetenzbereiche konstituiert nicht nur die ägyptische Medizin insgesamt, sondern lässt auch bereits einen gesamtheitlichen, physisch wie psychisch orientierten Ansatz innerhalb des ägyptischen medizinischen Denkens erkennen:

> Was uns diese Ebers-Passage ganz klar sagt, ist die Untrennbarkeit der Kompetenzbereiche Medizin und Magie, beide zusammen lassen sich in Bezug auf das ägyptische Material und das

---

96 Zur Terminologie und dem altägyptischen Pantheon als Entsprechung der real-irdischen Sozialstruktur vgl. Quack 2015, 102 f. und 105–107.

97 Zumeist erscheinen sie in Wächterfunktion an rituell exponierten Plätzen, wie z.B. an Durchgängen, Toren, Pforten: Quack 2015, 101.

98 Quack 2015, 104 f.

99 Quack 2015, 107 f.

100 Quack 2015, 111 f.

101 Quack 2015, 112; allgemein zu ägyptischen Krankheitsdämonen und den von ihnen hervorgerufenen bzw. ihnen zugeschriebenen Symptomen vgl. Westendorf 1999/I, 360–394.

102 Vgl. Quack 2015, 116–118.

> dahinter stehende Klassifikationssystem am adäquatesten und unverfänglichsten durch ›Heilkunde‹ benennen. Heilung von Krankheiten und/oder Befreiung von Dämonen – wir würden grob unterteilen in Leiden physischer und psychischer Natur – kann entweder im Zusammenwirken dieser drei Instanzen geschehen oder kraft Therapie und/oder magischem Ritual durch eine einzige allein.[103]

Entscheidend ist also im heilkundlichen Zusammenwirken von Therapeutik auf der einen und (Iatro-)Magie auf der anderen Seite die psychologische Komponente:

> Because of the limited anatomical understanding and the rather ineffective drugs available in antiquity, the magical reassurance of the patient was probably the most efficacious part of the doctor's involvement! This psychological effect is often underestimated in modern medicine, even though experiments with placebos have demonstrated how essential the patient's own belief in recovery can be, if only because it significantly alleviates stress. This is were the invocations of the Egyptian witch doctors played a central part, and accordingly numerous medical papyri conclude every recipe with the words: *A method which has been found effective many times!*[104]

Nicht nur die stete Wiederholung der jeweiligen Rezitationen, sondern insbesondere deren Einbindung und tiefe Verwurzelung innerhalb religiöser Traditionen und archaisch anmutenden kultischen Praktiken bewirkt ihren ganz speziellen Reiz als psychologisch fundierte Stimulantia der Selbstheilungskräfte, als Hoffnungsträger individueller Prägung. Dieser gesamtheitlich-therapeutische Ansatz unter Einbeziehung psychologischer Kriterien, findet seine unmittelbare Fortsetzung in der antiken theurgischen Medizin[105], die vornehmlich in den Asklepiosheiligtümern (Kult und Heiligtümer sind ungefähr seit dem spätem 6. Jh. v.Chr. belegt) angesiedelt war. Während die psychologische Komponente zunehmend hinter der mit dem *Corpus Hippocraticum* einsetzenden Rationalisierung der Medizin (vgl. Kap. 2.6) zurücktrat, kam es im byzantinischen Zeitalter immer wieder zu ganz bewussten Rückgriffen auf eben diese gesamtheitliche Therapeutik, deren psychologisch fundiertes Heilkonzept in vielen Fällen positiv auf die Konstitution des jeweiligen Patienten einwirkte und damit nachweislich zum gewünschten Heilerfolg führte. Genau darin begründet sich wohl auch die Motivation der byzantinischen Ärzte, das Medium der Iatromagie in Form von Amuletten und gelegentlich auch Rezitationen (Exorzismen) als eine Art psychologisch motivierte Begleittherapie in ihre Schriften zu integrieren. Häufig war der ägyptische bzw. altorientalische Hintergrund für die Byzantiner gar nicht mehr nachvollziehbar und zumeist auch wenig relevant; entscheidend war der psychologische Faktor, der auf einer langen, meist überhaupt nicht mehr *en détail* zu überblickenden Überlieferungstradition beruhte, gelegentlich unter Beru-

---

103 Fischer-Elfert 2005, 12.
104 Raven 2012, 93 f.
105 Vgl. G. H. Renberg, Where Dreams May Come: Incubation Sanctuaries in the Greco-Roman World. 2 vols. [Religions in the Graeco-Roman world 184] Leiden/Boston, 2017.

fung auf archaische Referenzen (Hermes Trismegistos, Nechepso etc.). Erstaunliche (θαυμαστῶς) Erfahrungswerte bzw. Ergebnisse aus experimentellen Erprobungen[106] ebenso wie der geheimnisvoll-mystische Charakter der einzelnen Amulette und Rezitationen, der sich in unverständlichen Lauten und Inschriften oder ungewöhnlichen pharmakologischen Ingredienzien manifestierte, verstärkten zudem den psychologischen Effekt der iatromagischen Anwendungen. An erster Stelle stehen hierbei magisch-rituelle Lautkombinationen, die insofern beeindruckend wirken, da sich ihre Bedeutung nur mittels Spezialwissen erschließen lässt:

> Die in den Texten der gräko-ägyptischen Magie überall anzutreffenden *voces magicae* oder das scheinbare Abrakadabra [...], hinter denen sich aber recht häufig vokalisierte Gottes- und Dämonennamen u.a. verbergen [...], sind wohl ebenfalls schon in der Ramessidenzeit in Gebrauch gewesen [...].[107]

In diesen Bereich gehört auch die ›Dreckapotheke‹, die in vielerlei antiken Rezepturen einen durchaus prominenten Platz einnimmt. Bis heute ist nicht vollständig geklärt, was sich hinter den abstoßenden Ingredienzen mancher Rezepturen verbirgt: handelt es sich, wie Hans-Werner Fischer-Elfert vermutet, um Verschlüsselungen von Tabubezeichnungen:

> Hier fragt man sich, wie man Menschen dazu bringen kann, die bisweilen hochgradig ekligen Gebräue und Gemische zu sich zu nehmen, wenn man nicht bezüglich der Namen von so abstoßenden Ingredienzien wie Wieselgalle oder zerriebener Spitzmaus in Wein von Tabubezeichnungen ausgehen will, hinter denen sich tatsächlich Wohlschmeckendes verbirgt[108],

oder eben gerade nicht? Dienen ekelerregende Ingredienzien vielmehr der Abschreckung dämonischer Krankheitserreger:

> Kot neutralisiert oder bricht die Kraft des Zaubers. Darüberhinaus könnte die Verwendung von Kot und anderen übelriechenden Materien auch dazu dienen, die Krankheitsverursacher zu verscheuchen. Begriffe wie Kot und Harn sind in babyl.-assyr. heilkundlich-therapeutischen Texten auch Deck- oder Geheimnamen für Medizinaldrogen [...][109],

oder dienen sie vielmehr der Geheimhaltung heilkundlichen Spezialwissens, quasi zur Bewahrung eines ›Berufsgeheimnisses‹, wie Franz Köcher, basierend auf akkadischen Namenslisten, angenommen hat:

---

106 Im Unterschied zur logisch-wissenschaftlichen Methodik; vgl. hierzu Jouanna 2011, 61–67.

107 Fischer-Elfert 2005, 29; zu Struktur und Verwendungsmöglichkeiten der *voces magicae* vgl. Brashear 1995, 3380–3684 (3429–3438, 3576–3603).

108 Fischer-Elfert 2005, 30.

109 Haas 2003, II, 567. Zu vergleichbaren Decknamen im ägyptischen Bereich vgl. Quack 2003, 9 f. mit dem Beispiel der Bezeichnung »Kot« als Deckname für »Weihrauch« in einem Rezept des ägyptischen Pap. Hearst (Pap. Hearst 7, 4–6).

Franz Köcher convincingly established the fact that many unpleasant or even disgusting ingredients in Akkadian medical texts (or so-called ›Dreckapotheke‹) were actually secret names of plants, since recipes from Uruk provide double listing of ›Dreckapotheke‹ as ordinary names of plants often found in medical texts. One tablet of Uruanna, the scribal listing of plants from the school curriculum, gives both names of Dreckapotheke and the ordinary drug name that it represents.[110]

In diese Richtung weist auch eine Passage aus einem heute in Leiden aufbewahrten griechischen Papyrus, dessen Verso (um 300–350 n.Chr.) eine Sammlung iatromagischer Rezepte enthält. Besagte Textpassage überliefert eine angeblich auf entsprechenden Verschlüsselungen der Tempelschreiber beruhende Liste diverser Medizinalingredienzien:[111]

Gr. P. J 384 vs., col. XII–XIII (PGM II, 83–85)

Ἑρμηνεύματα ἐκ τῶν ἱερῶν μεθηρμηνευμένα, οἷς ἐχρῶντο οἱ ἱερογραμματεῖς. διὰ τὴν τῶν πολλῶν περιεργίαν τὰς βοτάνας καὶ τὰ ἄλ[λ]α, οἷς ἐχρῶντο, εἰς θεῶν εἴδωλα ἐπέγραψαν, ὅπως μὴ εὐλαβούμενοι περιεργάζωνται μηδὲν διὰ τὴν ἐξακολούθησιν τῆς ἁμαρτίας. ἡμεῖς δὲ τὰς λύσεις ἠγάγομεν ἐκ τῶν πολλῶν ἀντιγράφων καὶ κρυφίμων πάντων. ἔστι δέ· κεφαλὴ [ὄ]φεως· βδέλλα. ἀγαθὶς ὄ[φ]εως· κηρίτην λέγει. αἷμα ὄφ[ε]ως· αἱματίτης λίθος. ὀστοῦν ἴ[β]εως· ῥάμνος ἐστίν. αἷμα χοιρ[ο]γρύλλου· ἀληθῶς χοιρογρύλλου. δάκρυα κυ[ν]οκεφάλου· χυλὸς ἀννήθου. ἀφόδευμα κορκ[sic]οδείλου· Αἰθιοπικὴν [γ]ῆν. αἷμα κυνοκεφάλου· αἷμα καλαβώτου. λέοντος γόνος· ἀνθρώπου γόνος. αἷμα Ἡφαίστου· ἀρτεμισία. τρίχες κυνοκεφάλου· ἀννήθου σπέρμα. γόνος Ἑρμοῦ· ἄννηθον. αἷμα Ἄρεως· ἀνδράχνη. αἷμα ὀφθαλμοῦ· ἀκακαλλίδα. αἷμα ἀπ' ὤμου· ἄκανθις. ἀπ' ὀσφύος· ἀνθέμιον. χολὴ ἀνθρώπου· βύνεως χυλός. οὐρὰ χο[ί]ρου· σκορπίουρον. ὀστοῦν ἰατροῦ· ἀμμίτην λ[ίθ]ον. Ἑστίας αἷμα·

Deutungen, aus den Tempeln gegeben, wie sie die Tempelschreiber anwandten. Wegen der Zaubergier der Menge schrieben sie die Pflanzen und andere Gebrauchsmittel auf Götterbilder, damit sie ja nicht ohne die nötige Vorsicht Zauberei mit ihnen treiben könnte, wegen der damit verbundenen Irrtümer. Wir aber zogen die Lösungen aus den zahlreichen Kopien und Geheimschriften aller Art. So ist Schlangenkopf: Blutegel. Schlangenknäuel: bedeutet Wachsstein. Schlangenblut: Blutstein. Ibisknochen: ist Wegdorn. Blut vom Stachelschwein: wirklich vom Stachelschwein. Tränen des Hundskopfaffen: Saft vom Dill. Unrat des Krokodils: Äthiopische Erde. Blut vom Hundskopfaffen: Blut vom Gecko. Samen vom Löwen: Menschensamen. Blut des Hephaistos: Beifuß. Haare des Hundskopfaffen: Same vom Dill. Same des Hermes: Dill. Blut des Ares: Portulak. Blut vom Auge: Gauchheil. Blut von der Schulter: Eselsdistel. Von der Hüfte: Kamille. Menschengalle: Bynis-

110 Geller 2005, 7 unter Bezugnahme auf F. Köcher, in: R.M. Boehmer et al. (Hrsg.), Uruk: die Gräber (Mainz 1995) 204 f.

111 Zu Entsprechungen zwischen dieser Tradition und Angaben bei Dioskurides vgl. Quack 2002, 81 f. anhand des Beispiels τρίχες κυνοκεφάλου· ἀννήθου σπέρμα, das sich bei Diosk., mat. med. I, 91 rezipiert findet; zu ähnlichen Rezeptionsmustern in alchemistischen Überlieferungen vgl. Quack 2002, 88. Vgl. auch J.-M. Pelt, Drogues et plantes magiques. Paris 1971 (repr. 1983); I. Ventura, Medicina, magia e Dreckapotheke sull'uso delle sostanze animali nella letteratura farmaceutica tra XII e XV secolo, in: A. Paravicini Bagliani (Hrsg.), Terapie e guarigioni. Convegno internazionale, Ariano Irpino, 5–7 ottobre 2008. Centro europeo di studi normanni – Edizione nazionale ›La scuola medica salernitana‹ 6 (Firenze 2010) 363–393 und LiDonnici 2002, 359–377.

ἀνθέμιον. ἀετόν· ὁ σελεγβεί. αἷμα χηναλώπεκος· γάλα συκαμίνης. ἄρωμα Κρόνου· γάλα χοιριδίου. τρίχες λέοντος· βύνεως γλῶσσα. αἷμα Κρόνου· κεδρίας [...] γόνος Ἡλίου· ἐλλέβορος λευκός. γόνος Ἡρακλέους· εὔζωμον λέγει. ⟨αἷμα⟩ ἀπὸ Τιτᾶνος· θρίδαξ ἀγρία. αἷμα ἀπὸ κεφαλῆς· θέρμος. γόνος ταύρου· ᾠὸν κ[α]νθάρου. καρδία ἱέρακος· ἀρτεμισίας καρδία. γόνος Ἡφαίστου· κόνυζα⟨ν⟩ λέγει. γόνος Ἄμμωνος· κρινάνθεμον. γόνος Ἄρεως· τρίφυλλον. στῆρ ἀπὸ κεφαλῆς· τιθύμαλλον. ἀπὸ κοιλίας· χαμαίμηλον. ἀπὸ ποδός· χρυσόσπερμον.

saft. Schwanz vom Schwein: Skorpionsschwanz [sc. eine Pflanze; Anm. d. Übers.]. Knochen vom Arzt: Sandstein. Blut der Hestia: Kamille. Adler: Chelkbei. Blut von der Fuchsgans: Milch des Maulbeerbaums. Kronoswürze: Schweinchenmilch. Löwenhaare: Byniszunge. Kronosblut: [...] von der Zeder. Heliossamen: weiße Nießwurz. Heraklessamen: bedeutet wilde Rauke. ⟨Blut⟩ vom Titan: wilder Lattich. Blut vom Kopf: Lupine. Stiersame: Ei des Skarabäus. Habichtsherz: Herz vom Beifuß. Samen des Hephaistos: bedeutet Dürrwurz. Samen des Ammon: Hauslaub. Samen des Ares: Asphaltklee. Fett vom Kopf: Wolfsmilch, vom Unterleib: Kamille; vom Fuß: Löwenblatt.
[Übers.: PGM II, 83–85]

Die einleitende Textpassage nennt als Ursache für die Verschlüsselung bestimmter *materia medica* die überhandnehmende περιεργία der breiten Masse, der Einhalt geboten werden sollte. Περιεργία stellte Mitte des 4. Jhs. n.Chr. eine Art Sammelbegriff dar, worunter man sämtliche abergläubischen Praktiken und Magie im weitesten Sinne verstand.[112] Eine Verschlüsselung der erforderlichen Ingredienzien verhinderte (oder erschwerte dies zumindest) die Profanisierung bestimmter Wissensbereiche, die vormals von der Priesterschaft monopolisiert wurden, wie beispielsweise die Heilkunde und die mit ihr verbundene Kenntnis nicht nur über *materia medica* und Arzneibereitung, sondern ebenso auch über die damit verbundenen Rituale und Rezitationen. Den beabsichtigten Schutz vor Profanisierung unterstreicht die Aussage, man habe die erforderlichen Ingredienzien nicht nur verschlüsselt, sondern zudem auch noch auf Götterbilder geschrieben, was einen zusätzlichen Schutzfaktor vor unberechtigtem Zugriff gewährleisten solle. Der Kompilator der Liste rühmt sich, aufgrund intensiven Studiums sämtlicher kryptographischer Überlieferungen die Tempelcodes entschlüsselt zu haben, und publiziert eine Aufstellung diverser Synonyme, wobei auffällig ist, dass die Codierungen fast ausschließlich mit menschlichen und tierischen Körperflüssigkeiten, -teilen und -ausscheidungen arbeiten, oftmals unter Berufung auf gräkoägyptisch-synkretistische Gottheiten. Der kompilatorische Charakter dieser Zusammenstellung wird anhand der Mehrfachnennung mancher Arzneimittel und deren Zuordnung zu unterschiedlichen Codewörtern deutlich, wie z.B. die Kamille (ἀνθέμιον oder auch χαμαίμηλον), welche gleichermaßen als »Blut von der Hüfte« (αἷμα ἀπ' ὀσφύος), »Blut der Hestia« (Ἑστίας αἷμα) und »Fett vom Unterleib« (στῆρ [...] ἀπὸ κοιλίας) bezeichnet wird. In

112 Zur Beleglage und dem Bedeutungswandel von περιεργία vgl. LSJ 1373 (noch nicht in der Bedeutung »Aberglaube«) und Lampe, 1065 mit frühestem Beleg in der Bedeutung »Aberglaube« in der Kirchengeschichte des Eusebius von Caesarea (260/264–339/340? n.Chr.).

Hinblick auf Intention, Motivation und Kodierungstechnik bietet der Leidener Papyrus demnach äußerst aufschlussreiche Einblicke in Wesen und Funktion der ›Dreckapotheke‹, doch gehört eine quellenkritische und rezeptionsgeschichtliche Gesamtanalyse ihrer unterschiedlichen Überlieferungsformen und Ausprägungen nach wie vor zu den Desiderata.

Die ägyptischen Textquellen bieten gelegentlich mehr oder weniger deutliche Fokussierungen entweder auf den heilkundlich-therapeutischen oder den rituell-iatromagischen Kompetenzbereich, so beispielsweise in Form von Maßangaben bei Rezepten oder direkten Anreden innerhalb von Beschwörungen:

> Wenn wir denn überhaupt eine Trennlinie zwischen medizinischen und magischen Texten ziehen wollen, dann gelingt dies am ehesten sachlich in der minutiös quantifizierten Applikation von Drogen bei Ersteren bzw. in ausbleibender Quantifizierung bei Letzteren. Auch magische Texte verordnen nicht selten pflanzliche, animalische o.a. Ingredienzien und Konkokte, also die gleichen wie die medizinischen, nur überlassen sie es dem Praktikanten, wieviel er davon im Einzelfall verabreichen möchte. Letztere Texte nennen ihren Gegner, also den Dämon oder seine ganze Schar, auch individuell in der 2. Person Singular beim Namen, was der Heiler bei der Deskription von Krankheiten in den medizinischen Texten nicht tut: Er spricht *über sie* zum potentiell behandelnden Kollegen [...], *nicht zu der Krankheit selbst*. [...] Ihre [sc. »Kommunikation und Handlung«; Anm. d. Verf. nach Fischer-Elfert 2005, 14] wechselseitige Kompatibilität und die Kollokation in ein und derselben Handschrift ist damit nicht ausgeschlossen, ganz im Gegenteil. Medizinische Texte können im Einzelfall [...] direkt mit z.B. nachfolgenden Beschwörungen kombiniert werden; vgl. dazu wieder das praktische Interagieren der oben genannten drei Spezialisten im Papyrus Ebers.[113]

Das Überlappen der drei Kompetenzbereiche Medizin, Magie und Religion kommt am deutlichsten in der Grundbedeutung des ägyptischen Terminus für »Rezept«, *pachret* (*pẖr.t*)[114], zum Ausdruck, womit das rituelle Einkreisen des jeweilig zu bekämpfenden Übels bezeichnet wird:

> Was u.a. alle drei Felder, Medizin – Magie – Religion, miteinander eint, ist eine der zentralen Techniken altägyptischer Magie, die auch aus dem Mittelalter bestens bekannte ›Einkreisung‹ des Übels an einem qua Ritual sakralisierten Ort. Eine Reihe altägyptischer Rituale bedient sich dieses Umkreisens und damit der totalen Abschottung des Ortes der Handlung gegen die profane Außenwelt. Das tut auch der Heiler, wenn er seine ›Rezepte‹ appliziert, denn die Grundbedeutung des von uns durch ›Rezept‹ übertragenen ägyptischen Terminus (*pachret*) meint zunächst nichts anderes als ›bannendes und nach außen abtrennendes Einkreisen‹, in Bezug auf die Symptome der Krankheit sowie den krankheitsauslösenden Dämon.[115]

---

113 Fischer-Elfert 2005, 13 f.

114 Hannig 1995, 292; S. Schott, Bücher und Bibliotheken im Alten Ägypten. Verzeichnis der Buch- und Spruchtitel und der termini technici. Aus dem Nachlaß niedergeschrieben von E. Schott, mit einem Wortindex von A. Grimm (Wiesbaden 1990) 76 (132).

115 Fischer-Elfert 2005, 16; vgl. auch Fischer-Elfert 2007, 50 (Aufbau von Heiltexten); Hannig 1995, 291 zur Wortbedeutung.

Ägyptische Rezepte folgen zumeist ein und demselben, meist fünfteiligen Grundschema[116], woran die Interaktion von Therapeutik und Magie deutlich zutage tritt (Anm. d. Verf.: Beispieltext *kursiv*, in Anlehnung an ägyptische Vorbilder):

1. Beschwörung des für das jeweilige Krankheitsbild bzw. die aktuelle Symptomatik als zuständig empfundenen Gottes oder Dämons unter Nennung von dessen Namen:
   Ich beschwöre dich bei deinem Namen und deiner Kraft
2. Aufforderung zur Aktion: Nennung von Diagnose und Symptomatik in Kombination mit entsprechendem Heilungswunsch. Dieser Teil des Rezeptes stellt eine Art Hauptteil dar, indem die jeweilige Krankheit konkret beschrieben bzw. in ihrer aktuellen Symptomatik diagnostiziert wird. Der Rezitator kann zwischen zwei Möglichkeiten auswählen, je nach Qualität der in Teil 1) angerufenen transzendenten Macht:
   a. positiv: Schutz vor Krankheit und feindlichen Einflüssen (mehr oder weniger konkretisiert). Der Rezitator kann sich dafür einer allgemeinen Formel bedienen: *mögest du bewahren und behüten N.N.* oder sein Anliegen ganz konkret zum Ausdruck bringen: *Vertreibe von N.N. alle Dämonen und Götter und alle Mächte der Finsternis und alle bösen Blicke und Augenschließer und alle kalten Fieber und alle heißen Fieber und alle Schüttelfröste!*
   b. negativ: die angerufene transzendente Macht soll selbst keinen Schaden zufügen: *Nicht sollst du diese Krankheit gegen ihn hervorrufen.* Diese Formel kann ebenfalls konkretisiert und auf bestimmte Körperteile bezogen werden, so z.B. auf den Kopfbereich, die Ohren, Zähne etc.
3. Um der in Teil 1) und 2) formulierten Anrufung Nachdruck zu verleihen, bedient sich der Rezitator etlicher verstärkender Zusätze, wie z.B. magischer Formeln, Wiederholungen, Lautkombinationen, *voces magicae* etc.
4. Als 4. Teil folgt dann der konkrete Therapievorschlag mittels einer *man nehme…*-Rezeptur. Dieser Part des Rezepts beinhaltet außerdem die *materia medica*, also die benötigten Ingredienzien; gelegentlich finden sich auch Bemerkungen zu deren Mischungsverhältnis sowie zur Verabreichung des Medikaments (äußerlich oder oral, Häufigkeit, Zeitpunkt etc.).
5. Das Rezept schließt mit Rezitationsvermerken, die sich entweder auf konkrete Objekte, z.B. rundplastische Darstellungen unterschiedlicher Heilgottheiten, beziehen können: *Zu rezitieren über einer x-Statue aus Ton* (Material kann variieren), oder aufgrund mehrfacher Wiederholung (*x-mal zu rezitieren*) die unablässig andauernde Kontinuität der Beschwörung gewährleisten sollen.

Inhaltliche und strukturelle Abweichungen von diesem Grundschema eines ägyptischen Rezeptaufbaus sind bei demotischen Textquellen zu beobachten:

---

116 Vgl. dazu Westendorf 1999/I, 82–91.

> Die demotischen Zaubertexte beginnen nach der Nennung ihres Zweckes sogleich mit der manuellen Instruktion und erst nach Präparieren der Paraphernalia kann die eigentliche Rezitation beginnen. Das ist ein markanter Unterschied zu den vordemotischen Texten, die ja genau dies in umgekehrter Reihenfolge vorschreiben. Daneben können sie aber auch dreiteilig strukturiert sein [...]: Instruktion – Rezitation – Instruktion.[117]

Was die in den ägyptischen Texten erwähnten Krankheiten betrifft, so lässt sich feststellen, dass, wie generell innerhalb der antiken Heilkunde, primär Symptomschilderungen begegnen, jedoch keine ganzheitlichen Krankheitsbilder beschrieben werden. Demensprechend konzentriert sich auch die therapeutische Behandlung auf die Linderung bzw. »Heilung« von Symptomen, ohne aber in den meisten Fällen die Krankheitsursache zu kennen. Iatromagische Anwendungen wiederum konzentrieren sich in erster Linie auf schwer zuweisbare Symptome, die mit keinem offensichtlichen Krankheitsbild, wie es z.B. bei Verwundungen erkennbar ist, assoziiert werden können, so vornehmlich die unterschiedlichen Erscheinungsformen von Fieber, Leibschmerzen, Kopf- und Zahnschmerzen sowie diverse Erkältungskrankheiten (Schnupfen); hinzukommen ferner krisenzeitenbedingte Phänomene wie der gesamte, um Schwangerschaft und Geburt kreisende Komplex gynäkologischer Probleme sowie jahreszeitlich bedingte Seuchen und Epidemien.

Ägyptische (Heil-)Rituale basieren vielfach auf mythologisch fundierten Präzedenzfällen, indem die rituelle Aktion eine mythologische Episode ›nachspielt‹, wobei die am Ritual Beteiligten als Akteure die Rollen der mythischen Personen annehmen:

> *hekaw* manifestiert sich in Wort und Tat. Ein magisches Ritual zum Exorzismus eines Dämons etwa besteht aus rituell inszenierter Sprache nach genau vorgeschriebenem Wortlaut und begleitenden manuellen Riten, deren Schritte in den Texten auf das Rezitativ folgend der Reihe nach aufgelistet werden. [...] Die Rezitation situiert den Aktanten wie auch seinen Patienten in einer von der Alltagswelt und -zeit abgesonderten und in göttliche Sphäre und Zeit entrückten Welt. Beide Beteiligte, Magier wie Patient, schlüpfen dabei – wenn Letzterer auch nicht regelhaft, dann zumindest sehr häufig – selbst in die Rolle von Göttern. Eine geradezu klassische Konstellation identifiziert den Kranken mit dem kindlichen Horus, der vor den Nachstellungen durch seinen Onkel und Vatermörder Seth von seiner Mutter Isis versteckt werden muss. Damit ist Seth die Triebfeder für alles Übel, er ist für alles Kranke und Todbringende verantwortlich. Horus erscheint dann als das mythische Analogon und zugleich Antonym zu Seth; er ist in ein physisches oder psychisches Problem geraten, das von seiner zauberkräftigen Mutter Isis – dabei nicht selten von deren Schwester Nephthys unterstützt – kuriert werden kann. Und genau so, wie der – mythische – Patient Horus von seiner Mutter *in illo tempore* geheilt wurde, genau so kann nun auch qua Ritual der – irdische – Patient von seinen Leiden befreit werden [...]. In welchem Maße der Magier dabei als Isis agiert, ist nicht in allen Fällen klar. Bisweilen erklärt er sich zu Thot, dem göttlichen Schreiber, Mathematiker (Mondgott und Berechner der Mondphasen) wie Zauberer, dem auch die Komposition des einen oder anderen Spruches zugeschrieben wird [...]. Umgekehrt kann aber Horus auch – als Geheilter oder gar von seiner Mutter Unter-

117 Fischer-Elfert 2005, 29 f.

> wiesener – seinerseits als Heiler oder Magier in Aktion treten, eine Rolle, mit der sich dann der menschliche Zauberer identifiziert [...]. Die Vermutung liegt nahe, dass diese Fähigkeit auf der zuvor durch Heilung von einem Leiden erwirkten Immunisierung des Gottes basiert.[118]

Neben den klassischen Vertretern der Götterebene besetzen innerhalb der ägyptischen Heilkunde insbesondere auch die Totengeister, als Mittlerfiguren zwischen Götter- und Menschenebene, eine sehr wichtige und vielschichtige Position:

> Aber wie *hekaw* selbst, so haben auch die Totengeister einen potentiell ambivalenten Charakter. Es gibt ja auch freundlich gesonnene, deren Hilfe und Intervention man sich versichern kann, indem man nur ihren Namen als Schutzamulett in Form eines entsprechend beschrifteten Papyrusstreifens am Halse trägt [...]. Allerdings sind diese Schutzgeister oft nicht beliebige Verstorbene, sondern bedeutende historische Persönlichkeiten wie auch literarische Figuren.[119]

Gerade dieser Aspekt des ägyptischen Kultgeschehens bzw. iatromagischen Rituals erinnert nicht nur an diverse Formen der späteren Heiligenverehrung, sondern lässt sich auch mit einem Aspekt des byzantinischen Herrscherbildes vergleichen, nämlich der Überzeugung von einer besonderen, *qua Amt* bestehenden Heilkraft der jeweiligen Herrscherpersönlichkeit, die ihn selbst zudem gegen Krankheit immunisieren solle. Eben diese Herrscherqualität wurde durch des Kaisers eigene Erkran-

---

118 Fischer-Elfert 2005, 18 f.; zu Horus als dém Musterpatienten schlechthin vgl. Kákosy 1995, 3045; Ritner 1995, 3351; Raven 2012, 94 f. Vgl. außerdem D. Frankfurter, The Laments of Horus in Coptic: Myth, Folklore, and Syncretism in Late Antique Egypt, in: Antike Mythen, 229–247, der S. 234–236 die Frage stellt, ob die von ihm analysierten fünf koptischen Texte (6–8. Jh. n.Chr.) tatsächlich eine authentische Tradition widerspiegeln oder vielmehr als Manifestationen eines ideologischen Programmes anzusehen, und damit in Zusammenhang mit der jeweils zugrundeliegenden politischen Situation zu verstehen sind. Die koptischen Ritualisten kompilierten demnach traditionelle Motive und verarbeiteten diese nach individuellen Vorgaben und Schwerpunktsetzungen weiter. Diese Situation veranlasste Frankfurter, op.cit., 237 f. sodann zu der durchaus berechtigten Annahme, dass bei der Kompilation dieser Texte die mündliche Überlieferung (»oral« bzw. »domestic context«) sehr wahrscheinlich einen wesentlich höheren Stellenwert eingenommen haben dürfte als bislang vermutet: »[...] recording of such spells in Egyptian texts – that is, of priestly provenance – and Coptic manuals alike constituted not a prescriptive extension of official cult traditions but rather a descriptive collecting from folk traditions«, womöglich sogar als Ergänzung zu offiziellen kirchlichen Traditionen, in jedem Falle aber fest verankert im Alltagsleben und wohl eher nicht in einem ›offiziellen‹ Ritualkontext.

119 Fischer-Elfert 2005, 23 f. Vgl. in diesem Zusammenhang auch die *statues guérisseuses*: E. Jelínková-Reymond, Les inscriptions de la statue guérisseuse de Djed-ḥer-le-sauveur [IFAO, Bibliothèque d'étude 23] Kairo 1956; vgl. Leitz 2002, 56–58; Grimm – Grimm-Stadelmann 2010, 49; C. Price, On the function of ›healing‹ statues, in: Mummies 2016, 169–182. Solche positiven Totengeister können auch Ärzte sein, wie der bereits erwähnte Sescheschen, ebenso auch Kriegshelden und/oder Athleten, vgl. M.E. Gorrini, Healing Statues in the Greek and Roman World, in: Ritual Healing, 107–130.

kung[120] während der ›Justinianischen‹ Pest vehement in Frage gestellt, wodurch der Eindruck einer ›aus den Fugen geratenen Welt‹, einer durch die Seuche verursachten apokalyptischen Situation noch zusätzlich verstärkt wurde. Im Kontext mit dieser Auffassung von einer besonderen, heilkräftigen Qualität der Herrscherpersönlichkeit sind auch die zahlreichen, aus dem byzantinischen Zeitalter belegten Münzamulette zu verstehen: es handelt sich hierbei um mit dem Kaiserbild versehene Münzen, denen, als Amulett getragen, prophylaktische Funktion gegen Seuchen, vornehmlich gegen die Pest, zugeschrieben wurde.[121] Der Unterschied zwischen den altägyptischen *statues guérisseuses* und den byzantinischen Kaisermünzen besteht demnach nur in dem jeweiligen Platz, den sie innerhalb des Heilrituals einnehmen: während die *statues guérisseuses* als Mittler zwischen jenseitiger und diesseitiger Ebene fungieren und die Heilwirkung primär von den auf ihnen angebrachten Inschriften, die mittels eines Wasserrituals aktiviert werden, ausgeht, so funktioniert die Amulettwirkung der Kaisermünzen anhand von Analogie, indem die heilende Kraft der abgebildeten Person auf den jeweiligen Träger übertragen werden soll. Dieselbe Funktionsweise lässt sich auch für Reliquien oder generell Objekte, die sich im Kontakt mit einem Heiligen befunden haben, nachweisen.[122]

Orientalische Quellen, möglicherweise nicht alleine Textmaterial, sondern auch gegenständlicher Natur waren in der späten römischen Republik in einschlägigen Kreisen durchaus präsent, wie das Beispiel des gelehrten Pythagoräers Nigidus Figulus (um 58 v.Chr.) beweist.[123] Auch bei Lukian von Samosata (120–180 n.Chr.)

---

120 Prokop, Hist. II, 23 (ed. Haury I, 259). Interessant ist gerade vor diesem Hintergrund die Person des byzantinischen Kaisers Manuel I. Komnenos (1118–1180, reg. 1143–1180 n.Chr.), der sowohl von Eustathios von Thessalonike wie auch von den Historikern Niketas Choniates und Johannes Kinnamos als »Arzt auf dem Kaiserthron« beschrieben wurde, da er sich nicht nur theoretisch intensiv mit der Medizin auseinandergesetzt hatte, sondern diese auch aktiv praktizierte; vgl. J. Lascaratos – S. Marketos, A little-known emperor-physician: Manuel I Comnenus of Byzantium (1143–1180), Journal of Medical Biography 4 (1996) 187–190. Damit jedoch nicht genug, war er auch mit den *Iatromathematica* bestens vertraut und verteidigte die medizinische Nutzung astrologischer Sympathien vehement; vgl. Papathanassiou 1999, 360 mit dem entsprechenden Textzitat (CCAG VI, 112,22–31) in Anm. 14: τάς τε γὰρ δεδομένας ὑπὸ Θεοῦ δυνάμεις τοῖς ἄστροις <καὶ> τὰς κράσεις καὶ τὰς ποιότητας καὶ τὰ ἀπὸ τούτων προσημαίνει μόνα [...] οὐ τοίνυν ποιητικοί, ἄψυχα γὰρ τὰ τῶν ἀστέρων σώματα καὶ ἄλογα καὶ ἀναίσθητα [...] ἀλλὰ γινώσκων τὴν φύσιν τῶν ἀστέρων καὶ τὴν ἐξ αὐτῶν κρᾶσιν καὶ τὸν σχηματισμὸν τὸν δηλοῦντα σημειοῦται τά τε ὄντα τά τε ἐσόμενα. Die Aussage Kaiser Manuels klingt wie eine byzantinische Reminiszenz an das ägyptische Konzept von *hekaw* – auch wenn das ägyptische Original dieses Motivs einem Byzantiner des 12. Jh. selbstverständlich nicht mehr bekannt war.

121 Vgl. hierzu ausführlich Leven 2005, 53–63; außerdem F. Graf, An Oracle against Pestilence from a Western Anatolian Town, ZPE 92 (1992) 267–278; A. Ohl des Marais, Le chiffre 4, talisman contre la peste, Bull. Soc. philomat. vosgienne, Saint-Dié 62 (1937) 195–199.

122 Vgl. Vikan 1984, 66–69.

123 Vgl. Gordon – Marco Simón 2010, 2 f. und A. Della Casa, Nigidio Figulo. Rom 1962; D. Luzzi, Nigidio Figulo, astrologo e mago. Testimonianze e frammenti. Lecce 1983; E. Rawson, Intellectual

begegnen des Öfteren recht genaue Reminiszenzen an ägyptische Mysterien und magische Substanzen wie Ringe, Kreuzesnägel und dergleichen. So berichtet in den *Lügenfreunden*[124], die sich um das Krankenbett eines gewissen Eukrates versammelt haben, dieser Eukrates selbst von einem Ringamulett, gefertigt aus Kreuzesnägeln, das er von einem Araber erhalten habe und das angeblich sämtliche bösen Geister, Spukgestalten und Dämonen – die Assoziation zu den Kreuzesnägeln, die sehr häufig im heilmagischen Kontext eingesetzt wurden (vgl. Kap. 4.9), impliziert besonderen Schutz vor Krankheitsdämonen – vertreiben würde.[125] Eukrates berichtet dann weiter von einem gewissen Pankrates, den er einst in Ägypten (!) kennengelernt hatte, welcher ganze dreiundzwanzig Jahre mit dem Studium der geheimen Mysterien verbracht hatte und schließlich, als Eingeweihter, unter anderem die Macht besaß, auf dem Rücken von Krokodilen Gewässer zu überqueren.[126] Letzteres ist eine ganz offensichtliche Reminiszenz an die altägyptischen ›Horusstelen‹[127], wo der Horusknabe als Heiler stehend auf zwei Krokodilen abgebildet ist. Die Fortsetzung der Erzählung über Pankrates lässt in Lukians *Lügenfreunden* eine mögliche Quelle für Goethes *Zauberlehrling* vermuten[128], denn auch Pankrates besitzt die Fähigkeit, einen Türpfosten oder Besen derart zu verwandeln, dass er Dienstbotentätigkeiten, wie beispielsweise Wasser holen, verrichten konnte. Ganz ähnlich wie Goethes Zauberlehrling versucht sich auch Lukians Berichterstatter in Nachahmung des Magiers und scheitert dementsprechend in Unkenntnis eines Spruches, der den Zauber beenden könnte. Interessant hierbei ist, dass das Szenario in Ägypten angesiedelt ist

Life in the Late Roman Republic (London 1985) 90; 310–312. Zur Rezeption babylonischer Iatromagie vgl. M.-L. Thomesen, The Wisdom of the Chaldeans: mesopotamian magic as conceived by the Classical Authors, in: T. Fischer-Hansen (Hrsg.), East and West. Cultural Relations in the Ancient World [Acta Hyperborea: Danish Studies in Classical Archaeology 1] (Copenhagen 1998) 93–101.

124 Lukian, Φιλοψευδεὶς ἢ ἄπιστων. Die Lügenfreunde oder: Der Ungläubige. Eingeleitet, übers. und mit interpretierenden Essays vers. von M. Ebner, H. Gzella, H.-G. Nesselrath, E. Ribbat [Sapere. Scripta Antiquitatis Posterioris ad Ethicam Religionemque pertinentia/Schriften der späteren Antike zu ethischen und religiösen Fragen 3] Darmstadt ²2002, bes. 153–166 (Essay von H.-G. Nesselrath, Lukian und die Magie); vgl. Thorndike 1923, 280 f.

125 Lukian, Philops. 17, ed. Ebner et al., 82.

126 Lukian, Philops. 33–36, ed. Ebner et al., 100–104.

127 Zu den altägyptischen ›Horusstelen vgl. die umfassende Monographie von H. Sternberg-El-Hotabi, Untersuchungen zur Überlieferungsgeschichte der ›Horusstelen‹. Ein Beitrag zur Religionsgeschichte Ägyptens im 1. Jahrtausend v.Chr. I (Textband)–II (Materialsammlung). Wiesbaden 1999 mit Rez. von J.F. Quack, Orientalische Literaturzeitung 97 (2002) col. 713–729.

128 Vgl. K.L. Struve, Zwei Balladen von Goethe verglichen mit den griechischen Quellen, woraus sie geschöpft sind: eine Vorlesung (Leipzig 1826) 8–12. Lukian, Φιλοψευδεῖς ἢ ἄπιστων. Die Lügenfreunde oder: Der Ungläubige. Eingeleitet, übers. und mit interpretierenden Essays vers. von M. Ebner, H. Gzella, H.-G. Nesselrath, E. Ribbat [Sapere. Scripta Antiquitatis Posterioris ad Ethicam Religionemque pertinentia/Schriften der späteren Antike zu ethischen und religiösen Fragen 3] (Darmstadt ²2002) 54–56 und 100–104 (griech. Text mit Übers.) sowie 183–194 (Essay von E. Ribbat: ›Die ich rief, die Geister ...‹. Zur späten Wirkung einer Zaubergeschichte Lukians).

und die unsachgemäße Anwendung ägyptischer Magie durch Laien auf das Entschiedenste angeprangert wird – eine Tatsache, die in der nachfolgenden Rezeption (vgl. Kap. 4) mittels wiederholter Hinweise auf unbedingte Geheimhaltung und Schutz der iatromagischen Rituale vor Profanisierung stets betont werden wird.

2.4 Gräkoägyptische Heilkunde als motivgeschichtlicher Synkretismus

Die aus der griechisch-römischen Epoche Ägyptens[129] überlieferten Textquellen[130] lassen eine deutliche Schwerpunktverlagerung innerhalb der magischen Anwendungen und Rituale erkennen: zu beobachten ist die tendenzielle Konzentration des Textmaterials auf divinatorische und erotische Anliegen; konkret medizinisch basierte Rituale treten hinter den genannten beiden Bereichen deutlich zurück. Dass die mythologisch-iatromagische Tradition jedoch nach wie vor sehr lebendig war, belegen etliche, zumeist in demotischer Schrift abgefasste Papyri heilmagischen Inhalts, so z.B. ein heute in Leiden aufbewahrter demotischer Papyrus[131], welcher Anrufungen an den legendären Arzt Imhotep mit rituellen iatromagischen Rezitationen verbindet, worin ferner sich der Rezitator mit Horus, dem klassischen Patienten auf mythologischer Ebene (vgl. Kap. 2.3), identifiziert. Das Spektrum der bevor-

129 Ausführlich hierzu vgl. L. Kákosy, Probleme der Religion im römerzeitlichen Ägypten, in: ANRW II.18.5. (1995) 2894–3049, bes. Teil IV: Die Magie im römerzeitlichen Ägypten, S. 3023–3049.

130 Hauptquelle sind die gräkoägyptischen magischen Papyri, deren Bezeichnung als »Griechische Zauberpapyri« durch ihren ersten Herausgeber, Karl Preisendanz (PGM I und II), heute nicht mehr zutreffend ist, wie Ritner 1995, 3358–3371 überzeugend darlegen konnte: der damit implizierte Ausschluss der demotischen, koptischen und nubischen Überlieferungen ist anhand des überlieferten Textmaterials keineswegs haltbar, weshalb die Bezeichnung dieser Überlieferungen als »gräkoägyptische Papyri« mehr den Tatsachen entspricht. Besagte Papyri sind Zeugen einer kontinuierlich fortgesetzten, synkretistisch mit epochenspezifisch neu hinzutretenden Einflüssen durchmischten Tradition, welche seit pharaonischer Zeit besteht, und damit sind sie außerdem Zeugen einer interkulturellen Motivadaption und deren Anpassung an die jeweils aktuelle geistesgeschichtliche, soziale und politisch-gesellschaftliche Situation (vgl. hierzu auch Moreau 2000, 20). Zu den gräkoägyptischen Papyri vgl. ferner R. Gordon, Imagining Greek and Roman Magic, in: B. Ankarloo – S. Clark (Hrsg.), The Athlone History of Witchcraft and Magic in Europe II (1999) 159–276; Id., The Healing Event in Graeco-Roman Folk-medicine, in: P.H.J. van der Eijk – H.F.J. Horstmanshoff – P.H. Schrijvers (Hrsg.), Ancient Medicine in Its Socio-Cultural Context: papers read at the congress held at Leiden University, 13–15 April 1992, II (Amsterdam/Atlanta 1995) 363–376; Chr. Faraone – D. Obbink (Hrsg.), Magika Hiera: Ancient Greek Magic and Religion. Oxford 1991; M. Meyer – P. Mirecki (Hrsg.), Ancient Magic and Ritual Power. Leiden 1995; D.R. Jordan – H. Montgomery – E. Thomassen (Hrsg.), The World of Ancient Magic. Papers from the first International Samson Eitrem Seminar at the Norwegian Institute at Athens 4–8 May 1997. Bergen 1999.

131 PDM XII, 21–49, bes. 27–31 (zu Imhotep): GMP 1986, 152 f., ed. J.H. Johnson, OMRM 56 (1975) 35–37.

zugt iatromagisch zu behandelnden Symptome bzw. Krankheitsbilder entspricht nach wie vor dem klassisch ägyptischen, indem in erster Linie Kopfschmerzen, sämtliche Erscheinungsformen von Fieber sowie ›innere‹ Erkrankungen (Leibschmerzen, Gelenk- und Knochenbeschwerden wie Ischias und in späterer Zeit dann insbesondere Gicht), gynäkologische Probleme (Blutfluss, Mastitis) und gelegentlich auch diverse Augenleiden mit einer Kombination aus heilkundlich-therapeutischen und iatromagisch-rituellen Heilanwendungen versorgt werden;[132] äußerlich deutlich sichtbare Krankheitsphänomene wie beispielsweise Geschwüre, Abszesse oder jede Form von Verletzungen mit offensichtlich traumatischem Hintergrund wurden allerdings bereits in pharaonischer Zeit vorwiegend manuell-chirurgisch behandelt.

Im Gegensatz zur pharaonischen Zeit, wo die entsprechenden heilkundlichen Schriften primär dem therapeutisch aktiven Arzt oder Ritualisten als eine Art praktisches Handbuch bzw. Leitfaden zur Berufsausübung dienten, besitzen dieselben Schriften in hellenistisch-römischer Zeit als Dokument bereits Amulettcharakter *per se*: so erfreuen sich gerade in dieser Zeit iatromagische Papyri als heilkräftige Amulette, welche in zusammengerollter Form in speziellen Behältnissen am Körper getragen werden, äußerster Beliebtheit.[133] In eine andere Kategorie gehören die von Lászlo Kákosy ebenfalls erwähnten iatromagischen Gemmen[134] der hellenistisch-

132 Vgl. Ritner 1995, 3336 f. mit Hinweis auf Pap. BM 10588 (PGM II, 189–192/PGM LXI; GMP 1986, 286–292): § 4 (col. 4/2–7): Heilmittel bei einer (nicht näher spezifizierten) Verwundung am Kopf, § 5 (col. 4/8–16): Heilmittel für den Kopf (?) (beide demotisch und griechisch); Ritner 1995, 3339–3342: P. London and Leiden (= Pap. BM 10070 + Pap. Leiden I 383; GMP 1986, 195–251, PGM II, 131–133/PGM XIV): §§ 25–31 mit Beschwörungen gegen Hundebiss, Vergiftung, steckengebliebene Knochen im Hals, Skorpionsstich (demotisch und altkoptisch); §§ 48, 51, 53, 55, 59: *materia medica* (demotisch und griechisch); §§ 56–58, 60–62: gynäkologische Probleme (demotisch, griechisch, altkoptisch); §§ 63–65: Gicht (demotisch, griechisch, altkoptisch); § 66: schmerzende Füße; §§ 76 f.: Augenleiden (demotisch, altkoptisch, nubisch); § 93: Rezitation gegen Fieber (demotisch, altkoptisch).

133 Kákosy 1995, 3031: »Griechische magische Texte wollen vor Kopfweh, Fieber, Blutfluss, usw. Schutz gewähren. Diese Papyri haben meist Amulettcharakter, aber auch aus Stein verfertigte Gemmen wurden mit Vorliebe als Amulette gegen verschiedene Krankheiten benutzt. Es gab Stücke zur Förderung der Verdauung, gegen Magenbeschwerden, Augenkrankheiten, Ischias und andere Leiden.«

134 Michel 2004, 146–202; Grimm – Grimm-Stadelmann, 63–66; ferner Á.M. Nagy, Gemmae magicae selectae. Sept notes sur l'interpretation des gemmes magiques, in: A. Mastrocinque (Hrsg.), Atti dell' incontro di studio 'Gemme gnostiche e cultura ellenistica', Verona 22–23 ottobre 1999 (Bologna 2002) 153–179; Á.M. Nagy, Daktylios pharmakites. Magical Healing Gems and Rings in the Graeco-Roman World, in: Ritual Healing, 71–106; Id., Engeneering Ancient Amulets: Magical Gems of the Roman Imperial Period, in: J. Bremmer – D. Boschung (Hrsg.), The Materiality of Magic (Paderborn 2015) 205–240; V. Dasen, One God May Hide Another. Magical Gems in a Cross-Cultural Context, in: K. Endreffy – Á.M. Nagy – J. Spier (Hrsg.), Magical Gems in their Context. Proceedings of the International Workshop held at the Museum of Fine Arts, Budapest 16–18 February 2012 (Rom 2019) 47–58; P. Vitellozzi, Relations Between Magical Texts and Magical Gems. Recent Perspectives, in: S.

römischen Epoche, welche, anders als die Papyrusamulette, deren Wirksamkeit primär auf den niedergelegten Texten und nicht auf dem Beschreibstoff beruhte, aufgrund ihrer rituellen Einbindung eine Art Kompositamulette darstellen: hier mischen sich unterschiedliche Qualitäten bzw. Bedeutungsebenen, nämlich die des Trägermaterials in Kombination mit der jeweiligen Gravur (Bild und Text) zu einer besonders wirkmächtigen Einheit.

Ein zentrales Anliegen der Heilmagie stellte bereits im pharaonischen Ägypten der rituelle und tatsächliche Kampf gegen gefährliche, insbesondere giftige Tiere, wie z.B. Schlangen und Skorpione[135], dar. Schon in den Pyramidentexten finden sich zahlreiche Beschwörungen gegen Schlangen aller Art und verschiedenster Provenienzen[136]. Bei dieser Art von Bedrohung durch Schlangenbisse, Skorpionstiche und Ähnlichem handelt es sich um einen real existierenden und nicht zu unterschätzenden gesundheitlichen Gefahrenfaktor, wohingegen es sich bei dem ebenfalls rituell-magisch bekämpften »Wild der Wüste« (insbesondere Antilopen[137]) um eine primär mythologisch fundierte Projektion handelt, denn die Wüste galt als der Einfluss- und Wirkbereich des Seth, dés negativen und unheilbringenden Gottes schlechthin,[138] der seinen Bruder Osiris getötet hat und der eine ständige Bedrohung für seinen Neffen Horus darstellte, so dass dieser als Kind von seiner Mutter Isis ver-

Kiyanrad – C. Theis – L. Willer (Hrsg.), Bild und Schrift auf ›magischen‹ Artefakten (Berlin/Boston 2018) 181–254; zuletzt das aktuell laufende Forschungsprojekt zum Thema »Présence de l'Égypte dans la glyptique d'époque romaine impériale« von Dominique Barcat, Universität Fribourg.

135 Vgl. auch das Prädikat des bereits (Kap. 2.3) erwähnten Sescheschen als »Skorpionstichheiler«: A. Grimm – H.W. Fischer-Elfert, Autobiographie und Apotheose. Die Statue des *Zš(š)n Zꜣ-Ḥw.t-Ḥrw* im Staatlichen Museum Ägyptischer Kunst München, Zeitschrift für ägyptische Sprache und Altertumskunde 130 (2003) 60–80; vgl. M. Collier, The sting of the scorpion, in: Mummies 2016, 102–119.

136 So z.B. Pyr. 424, 429, 434 f. (ed. R.O. Faulkner, The Ancient Egyptian Pyramid Texts, transl. into English. Oxford 1969); Pap. Turin 54003, Spruch III (11.–12. Dyn., ca. 2000 v.Chr.); Übers.: Fischer-Elfert 2005, 54: »Spruch zur Abwehr eines Schlangengiftes«; weitere Beispiele bei Fischer-Elfert 2005, 54–65, 96 und bei Meyer–Smith 1994, 102, 128. Vgl. ferner S. Schott, Bücher und Bibliotheken im Alten Ägypten. Verzeichnis der Buch- und Spruchtitel und der termini technici. Aus dem Nachlaß niedergeschrieben von E. Schott, mit einem Wortindex von A. Grimm (Wiesbaden 1990) 211 (822)–212 (823l); Kákosy 1995, 3031; C. Leitz, Die Schlangennamen in den ägyptischen und griechischen Giftbüchern [Abhandlungen der Geistes- und Sozialwiss. Klasse, Akad. d. Wiss. und der Literatur 6] Mainz 1997; I. Maaßen, Schlangen- und Skorpionbeschwörung über die Jahrtausende, in: Jördens 2015, 171–190; Zur Fortsetzung dieser Tradition vgl. Kyr. I, 7 (ed. Kaimakis, 46–57; Kitāb Ğiranīs, 119–121; Ruelle, 18–22; Delatte, 43–51; Waegeman 1987, 57–64) und Kyr. I, 24 (Kaimakis, 105–111; Kitāb Ğiranīs, 144–149; Ruelle, 46–50; Delatte, 92–98; Waegeman 1987, 187–194) sowie Cod.Taur. B.VII.18, Kap. 60, 226–229 (ed. Valentino, 77, 160).

137 R. Schlichting, s.v. *Speisege- und -verbote*, LÄ V, 1126–1128.

138 Zu Seths ambivalentem Charakter vgl. Raven 2012, 27; zu Seth in Zusammenhang mit altägyptischen *Inkubus*vorstellungen vgl. W. Westendorf, Beiträge aus und zu den medizinischen Texten. I. Mafdet, die Herrin des Lebenshauses und Seth, groß an Lebenskraft, und II. Das Isisblut-Symbol, ZÄS 92 (1966) 128–154; Id., Beiträge aus und zu den medizinischen Texten. III. Incubus-Vorstellungen, ZÄS 96 (1970) 145–149.

steckt gehalten werden musste, bis er zum Rächer seines Vaters herangewachsen war.[139] Der Mythos berichtet weiterhin, dass Horus bereits als Kleinkind die Gabe besessen haben soll, sich erfolgreich gegen sämtliche, von Seth zu ihm gesandte unheilbringende Tiere wie Schlangen, Skorpione, aber eben auch das »Wild der Wüste«, zur Wehr zu setzen, eine Legende, die ihre plastische Umsetzung in den ›Horusstelen‹[140] fand, welche stets den kindlichen Gott stehend auf zwei Krokodilen oder Waranen[141] zeigt, in den Händen bündelweise die von ihm besiegten Gefahrenbringer. Rings um das Bildfeld sind diese Stelen mit rituell-magischen Texten[142] beschriftet, deren Inhalt stets um die Abwehr gefährlicher Tiere sowie die therapeutisch-rituelle Bekämpfung der von ihnen verursachten Biss- oder Stichwunden kreist, also apotropäische und therapeutische Funktion zugleich besitzen. Solche ›Horusstelen‹ sind besonders häufig in der ägyptischen Spätzeit bis in die hellenistisch-römische Zeit hinein belegt; vornehmlich in römischer Zeit findet sich das Bild des siegreichen Horuskindes auch auf zahlreichen magisch-therapeutischen Gemmen[143]. Die Vorstellung vom Horuskind als Nothelfer blieb auch noch in christlicher Zeit lebendig[144], möglicherweise als pagane (Vor?-)Form des Christuskindes als Bezwinger der »Mächte der Finsternis«.[145]

---

139 J.G. Griffiths, s.v. *Horusmythe*, LÄ III, 54–59 mit ausführlicher Bibliographie; Raven 2012, 17.

140 Vgl. Sternberg-El Hotabi 1999/I, 14–18. Eine andere, positivere Interpretation der Tiere auf den ›Horusstelen‹ in Verbindung mit einem Regenerationsmotiv referiert Leitz 2002, 56. Speziell zur magisch-rituellen Schlangenbekämpfung vgl. S. Aufrère, Ched à la chasse aux serpents. Noms magiques d'ophidiens sur un groupe de cippes d'Horus de l'Époque libyenne, in: Écrire la magie, 123–136.

141 Zur genauen Identifikation vgl. J. Boessneck, Die Tierwelt des Alten Ägypten, untersucht anhand kulturgeschichtlicher und zoologischer Quellen (München 1988), 114.

142 Vgl. Ritner 1995, 3351: »Collections of such ›anti-venom‹ spells were carved upon popular healing stelae depicting the god trampling crocodiles underfoot (*Cippi* of Horus). Water poured over the stelae acquired the power of the spells and was drunk by the patient.«; zu den Texten und ihren epochenspezifisch variierenden Lesarten vgl. Sternberg-El-Hotabi 1999/I, 21–190 und C.-E. Sander-Hansen, Die Texte der Metternichstele [Analecta Aegyptiaca VII] Kopenhagen 1956.

143 Vgl. Michel 2004, 73–76; 245 f.; 266 f.; 269–276; 283–285.

144 So wird z.B. auf einem Papyrusamulett aus christlicher Zeit nach wie vor das altägyptische Horuskind zum Schutz eines Hauses vor gefährlichen Tieren angerufen: PGM II, 210 f. (P 3; 4./5. Jh. n.Chr.) und Kákosy 1995, 3032; vgl. außerdem D. Frankfurter, The Laments of Horus in Coptic: Myth, Folklore, and Syncretism in Late Antique Egypt, in: Antike Mythen, 239–242.

145 Kákosy 1995, 3032; vgl. Michel 2004, 280 f. Hier wirft sich allerdings die Frage auf, ob es sich bei der ›Herakles‹-Darstellung auf den Gemmen um eine weitere Horus-Form handeln könnte oder nur um eine visuelle Parallelsetzung aufgrund des Löwenkampfes, in Vergleich zu den ›Horusstelen‹, wo sich unter den besiegten Tieren auch Löwen befinden? Zur Löwen- und Schlangensymbolik im Heilkontext vgl. B. Pitarakis, Light, Water and Wondrous Creatures. Supernatural Forces of Healing, in: Pitarakis 2015, 57–63; eine exzellente Quellenanalyse des Löwenmotivs in der *Physiologus*-Überlieferung unter Berücksichtigung seiner ägyptischen Wurzeln bietet Alpers 1984, 49–56 unter dem Titel »Die zweite Natur des Löwen«; zur Synthese des Herakles- mit dem Gilgameschmotiv vgl. W.G. Lambert, Gilgamesh in Literature and Art: The Second and First Millennia, in: A.E.

Neben dem Nothelfer Horus erscheinen gerade auf den römerzeitlichen Gemmen eine Reihe von pantheistischen Kompositgottheiten[146], welche, wie bereits in der altägyptischen Mythologie belegt, unterschiedliche Aspekte diverser Gottheiten in sich vereinigen, um damit ein bestimmtes Ziel zu erreichen, im Falle der Gemmen apotropäische bzw. heiltherapeutische Wirkung. Die Kombination aus mythologischem Patiententum und apotropäischer Heilfunktion bleibt allerdings einzig Horus vorbehalten, welcher deshalb bis weit über die Antike hinaus seine Sonderstellung beibehält.

Der von Lászlo Kákosy erwähnte, vornehmlich auf den Gemmen in Erscheinung tretende, durch die Uroboros-Schlange konstituierte Rahmen weist einerseits auf die Tradition der bereits während der Pyramidenzeit belegten Beschwörungen gegen Schlangen und giftige Tiere hin, andererseits auf den (Horus-)Aspekt der jeweils in diesem Rahmen befindlichen Gottheit, als Sieger über ebendiese negativen Mächte. Der Uroboros-Rahmen impliziert demnach eine langewährende, in der Römerzeit sicherlich nicht mehr *en détail* bekannte, stetig gewachsene Tradition iatromagischer Begegnung mit giftigen Tieren; hinzu kommt ein weiterer, vornehmlich in der Spätantike zunehmend betonter Aspekt der Schlange als (hieroglyphisches) Symbol der Ewigkeit, wodurch die rituell wichtige Kontinuität der Beschwörung gesichert wird. Diese Schlangensymbolik in Kombination mit der Eigenschaft der permanenten Regeneration durch Abstreifung der alten Haut greift gegen Ende des 5. Jhs. der alexandrinische Grammatiker und Philosoph Horapollon[147] auf, indem er in seinen *Hieroglyphika*, welche neuplatonische Philosophie mit ägyptischer Kryptographie der griechisch-römischen Zeit verbindet, und dabei primär die Bildsymbolik etlicher hieroglyphischer Zeichen analysiert, wenn er in den beiden ersten Kapiteln seiner *Hieroglyphika* folgende Schlangensymboliken überliefert:

Farkas – P.O. Harper – E.B. Harrison (Hrsg.), Monsters and Demons in the Ancient and Medieval Worlds. Papers presented in honor of E. Porada (Mainz. a.Rh. 1987) 37–52.

146 Vgl. Kákosy 1995, 3032: »Als mächtige Schützer galten in der Römerzeit auch die pantheistischen Gottheiten, die auf zahlreichen Gemmen abgebildet wurden [daneben existieren aber auch seit pharaonischer Zeit eine breite Palette rundplastischer Varianten; Anm. d. Verf.]. Mehrere von ihnen stehen auf einer Uroboros-Schlange, die einen Rahmen bildet. Dieser Rahmen schließt in sich gefährliche Tiere ein. Die Komposition setzt deutlich die seit der Saitenzeit belegten Mischwesen mit Beskopf fort. Die pantheistischen Gottheiten bleiben, wie durch zahlreiche Gemmen bezeugt, auch nach dem Ende der paganen Antike in der magischen Tradition erhalten.«; zur Figur des »Pantheos« auf den Gemmen vgl. Michel 2004, 316–321.

147 Horapollon, IX, XIII (zur Datierung).

Horap., Hierogl. 1 und 2 (ed. Thissen, Horap. 1)

Αἰῶνα δ'ἑτέρως γράψαι βουλόμενοι ὄφιν ζωγραφοῦσιν ἔχοντα τὴν οὐρὰν ὑπὸ τὸ λοιπὸν σῶμα κρυπτομένην, ὃν καλοῦσιν Αἰγύπτιοι οὐραῖον, ὅ ἐστιν Ἑλληνιστὶ βασιλίσκον, ὅνπερ χρυσοῦν ποιοῦντες θεοῖς περιτιθέασιν. αἰῶνα δὲ λέγουσιν Αἰγύπτιοι διὰ τοῦδε τοῦ ζῴου δηλοῦσθαι, ἐπειδὴ τριῶν γενῶν ⟨τοιούτων⟩ ὄφεων καθεστώτων τὰ μὲν λοιπὰ θνητὰ ὑπάρχει, τοῦτο δὲ μόνον ἀθάνατον, ὃ καὶ προσφυσῆσαν ἑτέρῳ παντὶ ζῴῳ δίχα καὶ τοῦ δακεὶν ἀναιρεῖ· ὅθεν, ἐπειδὴ δοκεὶ ζωῆς καὶ θανάτου κυριεύειν, διὰ τοῦτο αὐτὸν ἐπὶ τῆς κεφαλῆς τῶν θεῶν ἐπιτιθέασι.

Wenn sie [sc. die Ägypter; Anm. d. Verf.] Ewigkeit auf andere Weise schreiben wollen, malen sie eine Schlange, deren Schwanz unter dem restlichen Körper verborgen ist; die Ägypter nennen sie ›Uräus‹, das entspricht ›Basilisk‹ im Griechischen. Sie fertigen sie aus Gold und legen sie den Göttern um. Ewigkeit, so sagen die Ägypter, werde durch ebendieses Tier dargestellt, da von den drei Arten ⟨dieser⟩ Schlangen, die es gibt, die übrigen (zwei) sterblich sind, diese allein jedoch unsterblich ist; zudem tötet sie, ohne auch nur zu beißen, jedes andere Tier, indem sie es anfaucht. Sie ist augenscheinlich Herr über Leben und Tod, aus diesem Grunde plaziert man sie auf den Kopf der Götter.

Κόσμον βουλόμενοι γράψαι ὄφιν ζωγράφουσι τὴν ἑαυτοῦ ἐσθίοντα οὐράν, ἐστιγμένον φολίσι ποικίλαις, διὰ μὲν τῶν φολίδων αἰνιττόμενοι τοὺς ἐν τῷ κόσμῳ ἀστέρας. βαρύτατον δὲ τὸ ζῷον καθάπερ καὶ ἡ γῆ, λειότατον δὲ ὥσπερ ὕδωρ· καθ'ἕκαστον δὲ ἐνιαυτὸν τὸ γῆρας ὄφις ἀποδύεται, καθ'ὃ καὶ ὁ ἐν τῷ κόσμῳ ἐνιαύσιος χρόνος ἐναλλαγὴν ποιούμενος νεάζει· τῷ δὲ ὡς τροφῇ χρῆσθαι τῷ ἑαυτοῦ σώματι σημαίνει τὸ πάντα ὅσα ἐκ τῆς θείας προνοίας ἐν τῷ κόσμῳ γεννᾶται, ταῦτα πάλιν καὶ τὴν μείωσιν εἰς αὐτὸν λαμβάνειν.

Wenn sie Welt schreiben wollen, malen sie eine Schlange, die ihren Schwanz frißt und die mit mannigfaltigen Schuppen markiert ist; durch diese Schuppen deuten sie die Sterne im Weltall an. Das Tier ist ganz gewichtig wie die Erde und ganz glatt wie das Wasser. Jedes Jahr streift die Schlange ihr Alter ab, so wie sich auch im Universum der Zeitraum eines Jahres, einen Wechsel vornehmend, erneuert. Daß es seinen eigenen Körper als Nahrung gebraucht, bedeutet, daß alles, was durch die göttliche Vorsehung in der Welt hervorgebracht wird, auch wieder in ihr verschwindet.
[Übers.: Thissen, Horap. 2 f.]

Horapollon beschreibt im ersten Teil exakt die pharaonische Königsschlange, den aufgerichteten ›Uräus‹[148], welcher Bestandteil des königlichen Kopfschmuckes ist;

148 Zur Verbindung zwischen Uräus und Seraphim vgl. O. Keel, Wirkmächtige Siegeszeichen im Alten Testament. Ikonographische Studien zu Jos 8,28; Ex 17,8–13; 2 Kön 13,14–19 und 1 Kön 22,11 [Orbis Biblicus et Orientalis 5] (Göttingen 1974) 38; O. Keel – Th. Staubli, Im Schatten Deiner Flügel. Tiere in der Bibel und im alten Orient. (Freiburg, Schweiz 2001) 60 f. Der Uräus bietet zudem auch Schutz gegen Krankheitsdämonen, die sich über den Kopf Zugang in den menschlichen Körper verschaffen wollen, vgl. Pap. Chester Beatty V vs. 4,10–6,4 (Ende 19. Dyn., 1. Hälfte 12. Jh. v.Chr.), ed. Gardiner I, 51; II, pl. 28/A–29 und die Variante im Pap. Deir el-Medineh I vs. 7,5–8,8, ed. Černý, 11 f. und pl. 15/a–16/a: »Ein anderes Amulett der Unterdrückung einer halben Schläfe: Betreffs des Kopfes des N.N., geb. von N.N., (das ist) der Kopf des Osiris Wennefer, auf dessen Kopf die 377 Götter, (nämlich) Uräen, gegeben wurden. Sie speien Feuer zu dem Zwecke, dass du den Kopf des N.N., geb. von N.N., wie den (Kopf des) Osiris verlassest.« (Fischer-Elfert 2005, 40 f.). Um eine unbewusst-indirekte Reminiszenz an dieses Motiv handelt es sich eventuell bei der gelegentlichen

im zweiten Teil sodann die Uroboros-Schlange unter ihrem astralem sowie Regenerationsaspekt. In iatromagischer Hinsicht sind beide Interpretationen von Bedeutung: der Hinweis auf die angebliche Unsterblichkeit der Uräusschlange und ihre Fähigkeit, allein durch ihren Gifthauch zu töten, macht die Notwendigkeit deutlich, der von dieser Schlange ausgehenden Gefahr iatromagisch zu begegnen, d.h. durch Anwendung der entsprechenden Rituale und Rezitieren der einschlägigen Texte. Die Uroboros-Schlange hingegen verkörpert als astrales Wesen den für jegliche Form von Heilung wesentlichen Regenerationsfaktor. Übertragen auf die iatromagischen Amulette lässt sich die Schlangensymbolik zum einen als Apotropaikum interpretieren, zum anderen als heilungsförderndes, regeneratives Medium mit astraler Komponente. Als universales Schutzamulett (φυλακτήριον σωματοφύλαξ) gegen sämtliche Dämonen, Gespenster, Krankheiten und Leiden aller Art fungiert die Uroboros-Schlange auch in den gräkoägyptischen magischen Papyri:

PGM VII, 580–590 (PGM II, 26; GMP 1986, 134)

Φυλακτήριον σωματοφύλαξ πρὸς δαίμονας, πρὸς φαντάσματα, πρὸς πᾶσαν νόσον καὶ πάθος ἐπιγραφόμενον ἐπὶ χρυσέου πετάλου ἢ ἀργυρέου ἢ κασσιτερίνου ἢ εἰς ἱερατικὸν χάρτην φορούμενον σφραγιστικῶς ἐστιν. ἔστιν γὰρ δυνάμεως ὄνομα τοῦ μεγάλου θεοῦ καὶ σφραγίς. ἔστιν δέ, ὡς ὑπόκειται· Κμῆφις· χφυρις· ἰαεω Ἰάω αεη Ἰάω οω Αἰών, ἰαεω βαφρενεμουν οθιλαρικριφιαευεαι ψιρκιμα λιθανυυμε νερφαβωεαι. τα[ῦ]τα τὰ ὀνόματα, τὸν δὲ χαρακτῆρα οὕτως· ἔστω ὁ δράκων οὐροβόρος, τὰ δὲ ὀνόματα μέσον τοῦ δράκοντος καὶ οἱ χαρακτῆρες οὕτως, ὡς ὑπόκειται [Zeichen]. τὸ δὲ σχῆμα ὅλον οὕτως, ὡς ὑπόκειται, ὅτι· ‘διαφύλασσέ μου τὸ σῶμα, τὴν ψυχὴν ὁλόκληρον ἐμοῦ, τοῦ δεῖνα’. καὶ τελέσας φόρει.

Amulett, das den Körper schützt gegen Dämonen, gegen Gespenster, gegen jede Krankheit und jedes Leiden. Geschrieben auf ein Plättchen aus Gold oder Silber oder Zinn oder auf ein Stück hieratischen Papyrus, wirkt es getragen wie ein Siegel. Denn es ist der Name der Kraft des großen Gottes und sein Siegel. Er lautet, wie folgt: (Zauberworte, darunter Kmêphis[149], Chphyris, Iaô, Aion, Iaeô-Logos). Das sind die Namen. Das Zauberbild aber (zeichne) so: die Schlange soll sich in den Schwanz beißen; die Namen inmitten der Schlange und die Zauberzeichen (seien so), wie folgt [Zeichen]; die ganze Figur aber, wie unten folgt, mit den Worten: ›Bewahre meinen, des NN, Körper und Seele unversehrt‹. Und hast du es geweiht, trag es.
[Übers.: PGM II, 26]

Das Amulett wird eingangs in seiner umfassenden Wirkungsweise beschrieben, sodann das Trägermaterial (Gold, Silber, Zinn oder Papyrus) definiert. In der Folge werden detaillierte Anweisungen zu Beschriftung und Graphik erteilt, zuletzt wird nochmals der universale Schutzcharakter für Körper und Seele hervorgehoben.[150]

Gleichsetzung von Christus mit dem »Haupt des Körpers« in der byzantinischen christlichen Anthropologie, z.B. Theophil., hom. fabr. IV, 16 (ed. Grimm-Stadelmann, 172).

149 Zu Amun-Kneph vgl. W. Barta, s.v. *Kematef*, LÄ III, 382 f.; Michel 2004, 168 mit Anm. 861.

150 Vgl. Lesses 2013, 388 f. mit Verweis auf ein weiteres, diesmal personifiziertes Uroboros-Amulett, das seinen Träger, Touthous, Sohn der Sara, gegen Malaria schützen soll. Lesses zieht

Mit Beginn der Ptolemäerherrschaft (323–30 v.Chr.) breitete sich der hellenistische Einfluss zunehmend über ganz Ägypten aus und verband sich mit den einheimischen altägyptischen Vorstellungen zu einer neuen geistigen Strömung, die in der Symbiose aus altägyptischen, hellenistischen und orientalischen Elementen bestand. Das ptolemäisch regierte Alexandreia[151] wurde zum kulturellen Zentrum der antiken Welt, quasi als ein internationaler Gelehrtentreffpunkt, und sollte diesen Stellenwert bis ins 7. Jh., also bis zur arabischen Eroberung Ägyptens (642 n.Chr.), beibehalten. Alexandrinische Gelehrte beschäftigten sich eingehend mit der Erschließung und Übersetzung altägyptischer Überlieferungen, unter besonderer Berücksichtigung mythologisch-philosophischer, aber auch heilkundlich-therapeutischer Aspekte:

> Die Ausarbeitung der Lehre von der Sympathie (συμπάθεια) und Antipathie als Grundprinzip im Weltall durch Bolos von Mendes stellt nicht nur eine Systematisierung der alten magischen Zusammenhänge dar, sondern determiniert bis in die Neuzeit hinein die Entwicklung sowohl der Magie als auch der verwandten Pseudowissenschaften.[152]

Diese, im hellenistisch-ptolemäischen Ägypten entwickelte Sympathielehre sollte während der gesamten Spätantike, aber auch innerhalb des byzantinischen und westlichen Mittelalters bis in die frühe Neuzeit entscheidenden Einfluss auf sämtliche iatromagischen Überlegungen beibehalten.

Besagter Bolos von Mendes (fl. um 200 v.Chr.) gilt, ungeachtet etlicher Zuweisungs- und Authentizitätsprobleme, die nach wie vor mit seiner Person verknüpft sind[153], als zumindest ideelle Hauptquelle hellenistisch-magischen Wissens und

---

weiterhin eine ursprünglich ägyptische Herkunft solcher, auch in Mesopotamien weit verbreiteten Uroboros-Amulette in Erwägung: »Thus in both Sassanian Persia and Greco-Roman/Byzantine Egypt the snake swallowing its tail is an image of protection from demons or illness. Given its ubiquity in Egypt, it is likely that the symbol of the ouroboros originated there and was then brought to Mesopotamia at some pont later, perhaps as part of the process of Hellenization when the Greeks came to Mesopotamia.« Zu Motiv und Symbolik des Uroboros vgl. die soeben erschienenen und sich ergänzenden Analysen von A. Assmann, Ouroboros. The Circle as a Concept of Infinity, Aegyptiaca. Journal of the History of Reception of Ancient Egypt 4 (2019) 6–18 und J. Assmann, Ouroboros. The Ancient Egyptian Myth of the Journey of the Sun, Aegyptiaca. Journal of the History of Reception of Ancient Egypt 4 (2019) 19–32, worin diverse Spielarten und Rezeptionsformen dieses Motivs von ägyptischer Zeit bis in die Moderne untersucht werden.

151 H. von Staden (Ed., transl., essays), Herophilus. The Art of Medicine in Early Alexandria (Cambridge et al. 1989) 1–31.

152 Kákosy 1995, 3035. Zum Kerngedanken der Sympathielehre und deren Ausprägungen in den diversen Seinsstufen vgl. Prümm 1954, 376.

153 Vgl. Brashear 1995, 3412 f.: »However, the papyri pass over in silence the most illustrious compilator of scientific, astrological and magical works: Bolos of Mendes (Egypt). Writing and excerpting profusely in the II c. B.C. under the name of Democritus, Bolos was responsible for many works from theosophic speculation to necromancy, demonology, angelology, alchemy and astrology. To him are attributed theoretical as well as practical works on the unity of nature and sympathetic and

Begründer der (iatro-)magischen Rezeptsammlung, eines bis dahin in dieser Form noch nicht existenten literarischen Genres.[154] Eine unter seinem Namen überlieferte Kompilation mit dem Titel *Περὶ συμπαθειῶν καὶ ἀντιπαθειῶν* beschreibt, basierend auf alexandrinischen Wissenssammlungen, die vielfältigen Bezüge (Namensgleichheit, Farbe, Form etc.) zwischen irdischer Materie (Tiere, Pflanzen, Steine) untereinander, aber auch deren Relation zum übergeordneten Kosmos. Aus diesen Bezügen ergeben sich wiederum diverse Rezepte, die in alphabetischer Ordnung gelistet sind, ausgerichtet an der jeweiligen Naturbeschaffenheit der verwendeten Ingredienzien. Die Kompilation insgesamt wirft allerdings etliche, bis heute nahezu ungeklärte Fragen auf, so beispielsweise nach Art und Beschaffenheit der ihr zugrundeliegenden Quellen, doch ebenso auch nach ihrer tatsächlichen Funktion:

> Bolus of Mendes invented or made a substantial contribution to a new literary genre, magical recipes collected together and organized alphabetically and according to the nature of the substances employed in them. Such works are emphatically not the handbooks of working magicians and were not intended to have that rôle. Quite what function they were expected to perform is less than clear. Many of the recipes in them prescribed ingredients that must have been either difficult or impossible to obtain. Pliny the Elder says of one of a series of recipes which made use of the parts of the *bubo* or eagle owl that it is a wonder just to have seen the bird, let alone to have found its egg. The point is a good one, if the recipes in the collection were intended to be taken seriously, but misses the point, if their purpose is primarily literary. It looks then as if those who assembled the collections were not much concerned with the practicalities of employing a given recipe. If the recipes were not practicable, two questions then arise: what can their origin be; and why have they been included in a collection? Answers to such questions are very much a matter of guesswork, but there is the distinct possibility that recipes of a

antipathetic reactions.« Vgl. M. Wellmann, s.v. *Bolos aus Mendes in Ägypten*, RE III/1, 676 f.; Suda B, 482, s.v. *Βῶλος Μενδήσιος*; P. Gaillard-Seux, Un pseudo-Démocrite énigmatique: Bolos de Mendès, in: F. Le Blay (Hrsg.), Transmettre les savoirs dans le monde hellénistique et romain. Actes du colloque international de Nantes, 22-24 mars 2007 (Rennes 2009) 223–243 (mit ausführlicher Bibliographie zu Bolos von Mendes); Gaillard-Seux 2015, 204 f.; S. Lazaris, Le Physiologus grec. Volume 1: La réécriture de l'histoire naturelle antique [Micrologus Library 77/1] (Firenze 2016) 40–42 (Bolos von Mendes als »source d'inspiration pour les récits d'histoire naturelle« unter Akzeptanz der Hypothese Max Wellmanns, aber ohne auf Klaus Alpers Kritik einzugehen). Die »Inauguration« dieses äußerst ominösen Bolos von Mendes »zu einer die gesamte spätantike Naturkunde beherrschenden Zentralfigur« sowie die Annahme eines »Bolos-Demokrit« und die Zuweisung sämtlicher pseudodemokritischer Schriften an diesen, geht auf eine nachweislich falsche und insbesondere methodisch fehlerhafte Argumentationskette Max Wellmanns zurück. Obgleich Klaus Alpers (Alpers 1984, 14–16 und 47 f.), basierend auf einer akribischen und philologisch exakten Prüfung der Wellmannschen Hypothesen, deren Mängel eindeutig nachweisen konnte und zu dem sehr nachvollziehbaren und plausiblen Ergebnis gelangte, Wellmann habe mit seiner Bolos-Figur einen »Homunculus« geschaffen, so hält sich dieses Konstrukt leider nach wie vor hartnäckig in der wissenschaftlichen Diskussion.

154 Vgl. Dickie 2001, 121; Quack 2001, 337.

particularly exotic nature were intended to impress and that even the handbooks of working magicians may have contained a certain number of such formulae.[155]

Was die Quellensituation betrifft, so ist durchaus anzunehmen, dass gerade im hellenistischen Ägypten, einem Schmelztiegel unterschiedlichster kultureller und geistesgeschichtlicher Einflüsse, Kompendien wie *Περὶ συμπαθειῶν καὶ ἀντιπαθειῶν* nicht allein auf schriftlichen Quellen, sondern zu einem Großteil wohl auch auf mündlichen Überlieferungen (*oral tradition*) basieren. Solches Material ist äußerst schwer zurückzuverfolgen, da es, aufgrund der speziellen Überlieferungssituation stetem Wandel unterliegt und oftmals Zeitpunkt und Umfeld der jeweiligen Abrufsituation entscheidend für seine Weiterentwicklung sein kann. Ebenso schwierig ist die Frage nach der Intention derartiger Wissenssammlungen: impliziert im Fall des dem Bolos zugeschriebenen Rezept-Kompendiums eben die Zusammenstellung und systematische Organisation einer Vielzahl von diversen Rezepturen einen konkreten, iatromagisch-therapeutischen Praxisgebrauch, so muss dieser erste Eindruck bei näherer Betrachtung deutlich revidiert werden, worauf Matthew W. Dickie unter Hinweis auf die Rezeption dieser Rezeptsammlung bei Plinius d. Älteren[156] in dem oben zitierten Passus Bezug nimmt. Sein Erklärungsvorschlag, die Rezeptsammlung sei weniger praktisch, als vielmehr literarisch orientiert und verfolge in erster Linie den Zweck, »that recipes of a particularly exotic nature were intended to impress«[157], kann auch nicht gänzlich befriedigen, sondern wirft nur noch eine Vielzahl weiterer Fragen auf: wenn ›Eindruck schinden‹ der einzige Zweck einer solchen Kompilation sein sollte, warum dann die sorgfältige Gliederung und systematische Organisation des Materials, die eine wie auch immer geartete praktische Anwendung bzw. Benutzung für einen bestimmten Zweck – der nicht unbedingt ›medizinisch‹ im engeren Sinne sein muss – zumindest wahrscheinlich macht? Außerdem lässt sich der Personenkreis, der ›beeindruckt‹ werden soll, also die möglichen Leser bzw. Rezipienten eines derartigen Werkes, nicht eindeutig zu definieren: wer war denn im hellenistischen Ägypten, zur Abfassungszeit dieser Kompilationen, überhaupt in der Lage, solche Texte zu lesen und zu verstehen? Bei den möglichen Rezipienten kann es sich doch nur um einen vergleichsmäßig kleinen Kreis Intellektueller bzw. philo-

---

155 Dickie 2001, 121 f.

156 Zu Bolos von Mendes und seiner Rezeption bei Plinius vgl. Janowitz 2001, 59 mit Verweis auf andere, mittlerweile verlorene und nur noch indirekt erschließbare Quellen wie z.B. Anaxilaus, Ps.-Manetho und Nigidus Figulus; ebenso Gordon – Marco Simón 2010, 7 f.: »[...] Pliny the Elder, who uses the term ›the Magi‹ to denote the pseudepigraphic authors of *Physica*, in whom he found quantities of recipes for *materia medica* and *materia magica*, using animal parts, exotic plants and stones, materials based [...] at least in part on Babylonian materials but also on collected (and endlessly recycled) rhizotomic lore, and implying a theory of natural magic associated with Bolos of Mende in the Nile Delta in the late second century BCE, and Anaxilaos of Larissa and Nigidius Figulus in the late first.«

157 Dickie 2001, 122.

sophisch, sprachlich und wissenschaftlich ausreichend gebildeter und geschulter Personen gehandelt haben, die mit ziemlicher Bestimmtheit nur im alexandrinischen Gelehrtenmilieu angesiedelt sein konnten. Hieraus ergibt sich dann aber wiederum die Frage nach der ›Beeindruckbarkeit‹ solcher Personen: Gelehrte, die sich auf demselben intellektuellen Niveau bewegen, lassen sich schwerlich von intellektuellen Spielereien und/oder exotischen Rezeptingredienzien beeindrucken, da sie deren Absurdität aufgrund ihrer eigenen geistigen Kapazität bzw. ihrer Kenntnis der entsprechenden zugrundeliegenden Traditionen sehr schnell entlarvt hätten.

Demnach ist es weit eher wahrscheinlich, dass Kompendien wie *Περὶ συμπαθειῶν καὶ ἀντιπαθειῶν* eine ganz konkrete Funktion innerhalb des gelehrten Milieus, in welchem sie kompiliert wurden, besaßen. Eine mögliche Interpretation von Intention und Zielsetzung solcher Kompendien bietet die These, dass sie eine spezielle Art enzyklopädischer Wissensspeicher zu detaillierten Themenbereichen darstellen, indem sie sämtliche schriftliche Quellen und mündliche Überlieferungen zur jeweiligen Thematik bündeln, in eine systematische Abfolge bringen und damit der wissenschaftlichen Weiterbenutzung zugänglich machen, vergleichbar den großen byzantinischen Sammelwerken[158], welche auf Geheiß des Kaisers Konstantinos VII. Porphyrogennetos zu diversen Wissensgebieten von den von ihm beauftragten Fachgelehrten aus einer Vielzahl älteren Quellenmaterials kompiliert wurden.

Betrachtet man die Themengebiete der dem Bolos zugeschriebenen Kompendien – Theosophie, Dämonologie, Angelologie, Alchemie, Iatromagie und Astrologie – so fällt auf, dass die magisch-astrologische Komponente einer synkretistischen, orientalisch-hellenistischen Philosophieauffassung das Œuvre dominiert, und gerade auf diesem Gebiet bietet das hellenistische Ägypten, worin eine Vielzahl unterschiedlicher Überlieferungen und geistesgeschichtlicher Strömungen zusammenlaufen, sich synkretistisch verschränken und worin aus dieser Symbiose neue Denkrichtungen (so beispielsweise die zahlreichen gnostischen Strömungen) entstehen, den idealen Nährboden.[159]

158 Zu den ›konstantinischen Sammelwerken‹ vgl. J.A.M. Sonderkamp, Theophanes Nonnus – Medicine in the Circle of Constantine Porphyrogenitus, in: Symposium on Byzantine Medicine, DOP 38 (1983) 29–41; P. Schreiner, Die enzyklopädische Idee in Byzanz, in: P. van Deun – C. Macé (Hrsg.), Encyclopedic Trends in Byzantium? Proceedings of the International Conference held in Leuven, 6–8 May 2009 [Orientalia Lovaniensia Analecta 212] (Leuven/Paris/Walpole, MA 2011) 3–25, bes. 13–16.

159 Vgl. hierzu auch Kákosy 1995, 3035: »Die Entwicklung und Verbreitung der Magie war in der griechisch-römischen Zeit Ägyptens weitgehend von neuen griechisch-orientalischen Geistesströmungen bestimmt. Trotz der starken Weiterwirkung altägyptischer Verfahren, Prinzipien und mythologischer Motive zeigt die Magie zu dieser Zeit ein stark verändertes Antlitz«; vgl. dazu auch Kitāb Ǧiranīs, 9 mit dem Hinweis, dass Magie als autochthones Element sämtlicher antiker Kulturen, so auch der griechisch-römischen, bereits in vorhellenistischer Zeit existiert habe.

In *Περὶ συμπαθειῶν καὶ ἀντιπαθειῶν* ist das Konzept von den Kosmos regierenden Sympathien und Antipathien, welche die natürlichen Eigenschaften sämtlicher belebter Wesen (Pflanzen, Mineralien, aber auch Menschen und Tiere) regieren, erstmals systematisch niedergelegt. Die Abhandlung steht damit am Beginn einer langewährenden iatromagisch-theosophischen Tradition, deren unterschiedliche Rezeptionsstadien durch die spätantiken Kompilationen wie die hermetischen Schriften (vgl. Kap. 2.4.2), die *Kyraniden* (vgl. Kap. 2.4.6) und das *Testamentum Salomonis* (vgl. Kap. 2.4.5) exemplarisch repräsentiert sind. Das in diesen Texten primär theoretisch-übergreifend dargelegte, dabei aber stets auch anhand von zahlreichen Beispielen aus dem praktischen Anwendungsbereich entsprechend erläuterte kosmische Konzept der Wechselwirkung zwischen Sympathien und Antipathien sowie deren Einflussnahme auf die Konstitution des menschlichen Körpers liegt den nunmehr deutlich praktisch orientierten, konkreten Rezeptanweisungen der gräkoägyptischen magischen Papyri (vgl. Kap. 2.4.4) und der koptisch-gnostischen »texts of ritual power«[160] zugrunde. Die erwähnten alexandrinischen Wissenssammlungen konstituieren demnach gemeinsam mit den spätantiken Kompendien ein tragfähiges Fundament für die byzantinische Rezeption einzelner iatromagischer Motive bzw. Motivgruppen, wobei allerdings im jeweiligen Einzelfall zu überprüfen bleibt, inwieweit dem byzantinischen Kompilator die ursprüngliche Herkunft solcher Motive noch bewusst war, d.h. welches Quellenmaterial seiner Rezeption zugrunde lag, und inwieweit seine individuelle Auswahl und Fokussierung wiederum neue synkretistische Parameter schuf.

Wie bereits im Kontext mit den alexandrinischen Wissenssammlungen mehrfach anklang, spielte die Astrologie und das damit verbundene Weltbild eine bedeutende Rolle nicht nur für die iatromagische Traditionsbildung.[161] Die iatroastrologisch fundierte Dämonologie (vgl. auch Kap. 3.1.4) mit ihren äußerst ambivalent gezeichneten Vertretern besetzte im spätantiken Geistesleben eine zentrale Position:

> In den [...] Papyri erscheinen die Sternengeister (Götter) als hilfsbereite Wesen. In dem griechischen ›Testamentum Salomonis‹, einer eigenartigen Mischung ägyptischer, orientalischer und spätantiker Elemente, treten sie dagegen als böse Geister auf. Salomon ist ein Meister der Geisterbeschwörung. Verschiedene astrale Dämonen, darunter die 36 Dekane, kann er zwingen, vor ihm zu erscheinen. Die bösen Dämonen verraten ihm, welche Krankheiten sie verursachen. Aber auch das Gegenmittel, jeweils eine Anrufung an einen Engel, müssen sie preisgeben. Die Schrift ist in der Periode zwischen dem III. und V. Jh. [mittlerweile gültiger Datierungsansatz ins 4. Jh. n.Chr.; Anm. d. Verf.[162]] entstanden. In einem Text desselben Werkes teilt ein Dämon dem König ein Verfahren zur Herstellung eines magischen Ringes mit. Auf den Stein des Rin-

160 Terminologische Prägung durch Meyer – Smith 1994, 4 f.; vgl. Kap. 2.7.1.

161 Vgl. Kákosy 1995, 3035: »Ein anderer bedeutender Faktor für die Neugestaltung der Magie liegt in der sich rasch herausbildenden und verbreitenden Astrologie, die dem antiken Menschen ein neues Weltbild vermittelte.«; vgl. ferner Papathanassiou 1999, 357–376; Rovati 2018, 9–132.

162 Zur Datierung vgl. Busch 2006, 19 f., 27, 30.

ges wird unter anderem auch der Zodiakus eingemeißelt. Es handelt sich demnach um ein astrales Amulett. Auch in den griechisch-ägyptischen Zauberpapyri ist dieses Thema zu finden. Ein Ringstein aus grünlich blauem Jaspis[163] wird mit dem Bild der Uroboros-Schlange verziert. Inmitten der Schlange gravierte man eine Göttin mit Hörnern (Selene?) und über die Hörner noch eine Sonnenscheibe mit der Inschrift Abrasax. Wie auch immer der Name der Göttin ergänzt werden kann, muß als sicher gelten, daß die Darstellung teilweise aus der ägyptischen Ikonographie schöpft. Die Rückseite des Steines wurde mit den Namen Abrasax, Iao und Sabaoth beschriftet.[164]

Das ägyptische Pantheon umfasste eine Vielzahl an Gottheiten und Dämonen[165], wobei als primäre Krankheitsverursacher entweder dämonische Wesen im Gefolge einer bestimmten Gottheit (so beispielsweise die Boten der Sachmet[166]) oder aber *Neky*-Dämonen[167] wie Totengeister und Wiedergänger benannt werden, letztere häufig in den medizinischen Texten[168]. Weniger in der Eigenschaft als Krankheitsverursacher, sondern vielmehr in divinatorischem Kontext, erscheinen solche Totengeister in den gräkoägyptischen magischen Papyri, wenn sie von dem jeweiligen Ritualisten unter vielfältigen Vorkehrungen beschworen werden, entweder um seine Fragen zu beantworten, oder Aussagen über zukünftige Ereignisse zu machen,

---

163 So beispielsweise PGM II, 71. Solche Amulette erwähnt auch Galen, De simpl med. temp. IX, 2,1 und IX, 2,19; vgl. auch Kyr. I, 9 (Kaimakis, 61; Kitāb Ğiranīs, 122 f.; Ruelle, 23 f.; Delatte, 54 f.) als Amulette gegen Anfallsleiden (vgl. Kap. 4.10): Aet. II, 18 (I, 162 und 167 f. Ol.); AlexTrall., Ther. I, 15 (I, 566 und 570–573 Pu.; Guardasole 672 f. und 676; Brunet II, 203 f.).

164 Kákosy 1995, 3036 mit Anm. 83 unter Verweis auf PGM XII, 202 ff. und 271 ff.; zu den Jaspisgemmen vgl. Michel 2004, 239–241; zu Aufbau und Struktur eines Exorzismus-Amuletts vgl. Janowitz 2001, 41 f.

165 Reiner 1987, 31–34; zum ägyptischen Pantheon vgl. J. Assmann, s.v. *Gott*, LÄ II, 756–786 mit ausführlicher Bibliographie, speziell zu den ägyptischen Krankheitsdämonen vgl. Westendorf 1999/I, 360–394.

166 Fischer-Elfert 2005, 25; 149 f.

167 Dabei handelt es sich stets um Personen, die einen gewaltsamen Tod gestorben sind und deswegen ruhelos, als *Neky*-Dämonen, zumeist die Stätte ihres Todes oder generell Friedhöfe und Grabstätten heimsuchen. Häufig werden sie auch dem Gefolge chthonischer Gottheiten (Hekate) oder im weitesten Sinn medizinisch eingebundener Gottheiten (Sachmet, Thot) zugeordnet. Vgl. hierzu mit zahlreichen Textbeispielen Busch 2006, 218–220, Fischer-Elfert 2005, 21–24; 136 f.

168 Die *Nsy*-Dämonen, vgl. Fischer-Elfert 2005, 136; zur konkreten Wirkweise eines solchen Dämons vgl. Fischer-Elfert 2000, 117–129. Zu Ritualen gegen krankheitsverursachende Totengeister im mesopotamischen Raum sowie zur diesbezüglich apotropäischen Funktion des Hundes als heiligem Tier der Heilgöttin Gula vgl. Reiner 1987, 35. Die hier angesprochene enge Einbindung des Hundes in einen medizinisch-rituellen Kontext begegnet nicht in der ägyptischen Tradition, könnte aber, in Symbiose mit der mythologischen Position des schakalsköpfigen Toten- und Balsamierungsgottes Anubis, die Grundlage für die in der späteren Rezeption iatromagischer Motive stets wiederkehrende Sonderstellung des Hundes, sei es als Medium der *transplantatio morbi* (vgl. hierzu ein Beispiel bei Leitz 2002, 52 f.), sei es als Lieferant besonders heilkräftiger Exkremente (vgl. Galen, simpl. med. XX, 18–29 [XII 290–309 Kühn] generell zur Heilwirkung von Exkrementen, insbesondere Kap. 19 zu Hundekot), bilden.

gelegentlich auch in Liebeszaubern.[169] Auf solchen Textvorlagen basiert sehr wahrscheinlich auch die Textpassage in Heliodors *Aithiopika*[170], worin an dem Beispiel einer alten Frau, die ihren verstorbenen Sohn zu Orakelzwecken beschwört, der Unterschied zwischen der – neuplatonisch verankerten – erhabenen Philosophie und ›weißen‹ Magie der Ägypter und der niedrigen, ›schwarzen‹ Magie (γοήτεια, vornehmlich Nekromantik) erläutert wird.

Ein Totengeist (*Neky*-Daimon) namens Machthon erscheint auch im *Testamentum Salomonis* (Kapitel XVII)[171] und erteilt auf Salomons Befehl hin die Auskunft, dass er sich in der Nähe von Grabstätten aufhalte und Passanten entweder töte oder aber Besitz von ihnen ergreife und Symptome krankhafter Besessenheit verursache:

TestSal. XVII, 3 (ed. McCown, 50)

εἰ δὲ μὴ δυνηθῶ ἀναιρεῖν, ποιῶ αὐτὸν δαιμονίζεσθαι καὶ τὰς σάρκας αὐτοῦ κατατρώγειν καὶ σιάλους ἐκ τῶν γενείων αὐτοῦ καταρρεῖν.	Wenn ich ihn aber nicht töten kann, dann verursache ich bei ihm dämonische Besessenheit und ich mache, daß er sein eigenes Fleisch zernagt und daß der Speichel von seinem Kinn herabrinnt. [Übers.: Busch 2006, 215]

Die Beschreibung der von Machthon hervorgerufenen Symptomatik lässt sich in Grundzügen mit einer altägyptischen Diagnose vergleichen, die eventuell auf ein Anfallsleiden[172] (vgl. Kap. 4.10) hindeuten könnte:

> (A) Betreffs eines Patienten, der unter dem Einfluss eines Wiedergängers des Thot steht: Wenn er mit seinen Zähnen knirscht, auf seiner Zunge herumkaut, seinen Nacken aufrichtet von Zeit zu Zeit, mit seinen Gliedern [...] macht, während sein Mundgeruch wie die Schweißabsonderung (infolge) Schlangengiftes ist, (mit) Schweiß an seinen Gliedern [...].[173]

169 Vgl. PGM I, 118; 134; Busch 2006, 218 f. mit etlichen Textbeispielen; W.M. Brashear, Ein neues Zauberensemble in München, Studien zur Altägyptischen Kultur 19 (1992) 79–109; Fischer-Elfert 2005, 21–24.

170 Heliodor, Aithiopika, 206 f.; Grimm – Grimm-Stadelmann 2010, 54 f.

171 Busch 2006, 215–222.

172 Vgl. Busch 2006, 221 f., der in der Symptombeschreibung ›Epilepsie‹ vermutet, unter Verweis auf Corp. Hipp., De morb. sacr. I, 37 f., und zu dem Fazit kommt: »Wir haben damit in TSal 17 die authentische Vorstellungswelt vor Augen, die in *De morbo sacro* leidenschaftlich bekämpft wird.« Zur Auseinandersetzung zwischen volksmedizinisch-iatromagischen Überlieferungen und der rationalen Medizinauffassung hippokratischer Prägung vgl. Kap. 2.6.

173 Pap. Deir el-Medineh I vs. 1,8–2,8 (19.–20. Dyn., ca. 1200 v.Chr.): ed. Černý, 5–8 und pl. 9–11*a*, bearb. Fischer-Elfert 2000, 117–129, bes. 119 f.; Fischer-Elfert 2005, 49 f.; Leitz 2002, 51 f.; neueste Bearb.: Fischer-Elfert 2005a, 142–146 (Transliteration, Übers. und Analyse). Vgl. ausführlich zu dieser Textstelle und ihrer Interpretation Kap. 4.10.

Der eindeutig medizinische Aspekt dieser dämonischen Besessenheit äußert sich nicht allein durch die genaue Symptombeschreibung, sondern gleichermaßen auch durch die Zuordnung des verantwortlichen Totengeistes zu Thot, dem Götterarzt. Die rituelle Bekämpfung des Leidens bzw. der Exorzismus des verantwortlichen Totengeistes geschieht demnach auch mittels einer hölzernen Statuette eben dieses Gottes (Thot) im Zentrum von Räucherungen und Rezitationen an den Mond[174] (Thot ist ebenfalls ein Mondgott). Zuletzt wird diese Statuette dem Patienten als Amulett um den Hals gehängt, hinzukommt eine Diätvorschrift:

> Dann fertige dir für ihn ein ⟨Idol des⟩ Thot aus Moringaholz an, eine Thot(figur) zur Reinigung, Hymnen an den Mond für den Wunsch des Jahres, ihre (= der Hymnen) Weihopfer mit vielen Räucherungen, mit der Thot(figur) aus dem Holz der Moringa; werde platziert an seinem (= N.N.) Hals, wobei er (= N.N.) sich jeglichen Fisches enthalte.[175]

Eine Inschrift im römerzeitlichen Tempel von Esna[176] rückt die vormals positiv besetzten Dekangottheiten in die Nähe solcher krankheitsverursachenden *Neky*-Dämonen, indem sie als Pfeile schießende und somit potentiell (gesundheits-)schädigende Dämonen auftreten und damit, zumindest im übertragenen Sinne, in den Umkreis der durch das Verschießen von Pfeilen Krankheiten und Seuchen verursachenden Göttin Sachmet transferiert werden.

Der im *Testamentum Salomonis* auftretende Totendämon Machthon wird durch ein Kreuzeszeichen gebannt, das dem Besessenen auf die Stirn geschrieben wird.[177] Auch hier existiert wiederum eine Parallele zu altägyptischen Vorstellungen, die den Kopf als erstes Angriffsziel dämonischer Attacken auf den menschlichen Körper benennen: durch die sieben Öffnungen des Kopfes versuchen Krankheitsdämonen in den Körper einzudringen und von ihm Besitz zu ergreifen, weshalb der Kopf besonderen rituellen Schutz benötigt (vgl. Kap. 4.1).

---

174 Fischer-Elfert 2005, 138: »Die Verbindung zwischen Epilepsie und den Mondphasen ist kulturgeschichtlich von einiger Bedeutung, findet sie sich doch auch in Mesopotamien, Griechenland und bis in die heutige Bezeichnung von Besessenen und ›Verrückten‹ als *lunatics* wieder.« Zum »Kausalkomplex ›Mond(phasen) – Fallsucht‹« vgl. Fischer-Elfert 2000, 123 f. mit abschließendem Fazit (S. 127): »Die Verursacher der Krankheit sind in jedem Falle Mondgötter oder die durch sie repräsentierten Mondphasen. Kulturübergreifend betrachtet, reiht sich Ägypten damit in den gesamten vorderorientalischen, griechischen, römischen, ja sogar noch weiteren europäischen Raum ein, in dem überall die Ätiologie dieser Krankheit und ihre astral-numinosen Verursacher prinzipiell in der gleichen Richtung gesucht worden sind.«

175 Pap. Deir el-Medineh I vs. 1,8–2,8 (19.–20. Dyn., ca. 1200 v.Chr.): ed. Černý, 5–8 und pl. 9–11*a*, bearb. Fischer-Elfert 2000, 117–129, bes. 120; Fischer-Elfert 2005, 49 f.; Leitz 2002, 51 f., neueste Bearb.: Fischer-Elfert 2005a, 142–146 (Transliteration, Übers. und Analyse); vgl. Kap. 4.10.

176 Zitiert bei Quack 1995, 100 mit Anm. 18.

177 Busch 2006, 215 f. Besteht hier etwa eine Parallele zu dem traditionellen Aschekreuz, das den Gläubigen am Aschermittwoch auf die Stirn gezeichnet wird?

Zum Schutz des gesamten Körpers vor Krankheitsdämonen, Totengeistern und ähnlichen Widersachern wurde in ägyptischen Rezitationen jedes Körperteil dem speziellen Schutz einer bestimmten Gottheit unterstellt; dieser Vorgang der *Gliedervergottung*[178] ist bereits seit den Pyramidentexten[179] (ca. 3. Jtsd. v.Chr.) bekannt und findet in spätantiken und byzantinischen Texten als Melothesie seine iatroastrologische Entsprechung:

> Die Zuordnung von himmlischer Größe und menschlichem Körperteil [...] geht auf die ägyptische Tradition der sogenannten Gliedervergottung[180] zurück. Diese dürfte schon ursprünglich stellar geprägt gewesen sein und ist spätestens seit dem Hellenismus mit der Vorstellung von den 36 Dekanen verschmolzen worden, wodurch eine Dekanmelothesie zustande kam [...].[181]

178 Einschlägig hierzu Quack 1995, 97–122, bes. 104–111 und Id., Gliederpuppe oder komplexe Einheit? Zum Menschenbild ägyptischer Körperteillisten, Heidelberger Jahrbuch 54 (2010) 13–26; vgl. ferner H. Altenmüller, s.v. *Gliedervergottung*, LÄ II, 624–627. Zur Analogie von Gauen mit Körperteilen vgl. H. Beinlich, Die ›Osirisreliquien‹. Zum Motiv der Körperzergliederung in der altägyptischen Religion [Ägyptologische Abhandlungen 42] Wiesbaden 1984; vgl. auch Pradel 1907, 352 f., der einen Bezug zwischen der *Gliedervergottung* und dem medizinischen Gliederungssystem *a capite ad calcem* herstellt. An dieser Stelle möchte ich Joachim F. Quack sehr herzlich dafür danken, dass er mir sehr großzügig Einblick in seine noch unpublizierte Habilitationsschrift über die Dekane gewährt hat (in der Folge zit. als Quack, Manuskript Dekane). Im Kapitel 2.3.9 behandelt er die »Dekane in der Medizin« unter Bezugnahme auf »das System der Gliedervergottung«, das er überaus treffend als praktische Umsetzung des »Makrokosmos-Mikrokosmos-Schema[s], lange bevor es in griechischsprachigen Texten philosophisch ausformuliert wird«, bezeichnet.

179 Zwei aussagekräftige Beispiele bei Quack 1995, 109 f.

180 Vgl. die entsprechende Erläuterung bei Quack 1995, 104 f. mit Überblick über den aktuellen Forschungsstand.

181 Quack 1995, 98. Ausführlich zur Dekanmelothesie vgl. Quack, Manuskript Dekane, Kap. 2.3.9. Zu den Dekanen vgl. W. Gundel, Dekane und Dekansternbilder. Ein Beitrag zur Geschichte der Sternbilder der Kulturvölker. Mit einer Untersuchung über die ägyptischen Sternbilder und Gottheiten der Dekane von S. Schott. Darmstadt ²1969; zu jeweils unterschiedlich fokussierten Dekanlisten von der 1. Zwischenzeit (um 2200 v.Chr.) bis ins 2. Jh. n.Chr. vgl. S. Symons, Contexts and elements of decanal star lists in Ancient Egypt, in: D. Bawanypeck – A. Imhausen (Hrsg.), Traditions of Written Knowledge in Ancient Egypt and Mesopotamia. Proceedings of Two Workshops held at Goethe-University, Frankfurt/Main in December 2011 and May 2012 [Alter Orient und Altes Testament. Veröffentlichungen zur Kultur und Geschichte des Alten Orients und des Alten Testaments 403] (Münster 2014) 91–122. Eine detaillierte Dekanliste mit Namen, Darstellungsformen und Beschreibung findet sich auch im *Heiligen Buch des Hermes an Asklepios*: *Τοῦ Ἑρμοῦ πρὸς Ἀσκληπιὸν ἡ λεγομένη ἱερὰ βίβλος*, ed. J.B. Pitra, Orpheica et Hermetica, Analecta sacra et classica v.V., Spicilegio Solesmensi (Paris/Rom 1888; repr. Farnborough 1967) 275–292 und C.E. Ruelle (Hrsg.), Hermès Trismégiste: Le Livré Sacré sur les Décans, Revue de philologie, de littérature et d'histoire anciennes 32 (1908) 247–277; Sp. Piperakis, Decanal Iconography and Natural Materials in the Sacred Book of Hermes to Asclepius, Greek, Roman and Byzantine Studies 57 (2017) 136–161. Zur Dekanmelothesie und deren Rezeption in byzantinischer Zeit vgl. Vakaloudi 2000, 185 f.; Vakaloudi 2003, 175 f.

Eine Schlüsselposition innerhalb der melothetischen Überlieferung nimmt das gnostische *Apokryphon Johannis* (ca. 5. Jh. n.Chr.) ein, worin unter anderem die Entstehung der einzelnen Teile des menschlichen Körpers auf den Einfluss von 72 Engeln zurückgeführt wird, einer Duplizierung der 36 ägyptischen Dekane[182]. Grant W. Adamson weist zudem darauf hin, dass die gnostische Iatroastrologie nicht zwischen positiven und negativen Dämonenwesen unterscheidet, sondern sich eines hierarchischen Systems bedient, wobei stets zum Schutz vor der Einwirkung einer Instanz die nächsthöhere angerufen wird; Amulette oder auch magische Rezitationen fungieren demzufolge als Vehikel, um diese Instanzen zu erreichen.[183] Diese Vorgehensweise ist jedoch ebenfalls nicht neu, sondern basiert auf älteren Vorstellungen, wie die oben zitierten Textpassagen aus dem Pap. Deir el-Medineh zeigen: der krankheitsverursachende Totendämon im Gefolge des Heilgottes Thot wird durch Anrufung der nächsthöheren Instanz, nämlich Thot selbst, inkorporiert in der Amulettfigur, exorziert.

Zu der altägyptisch basierten, im Rahmen der Dekanmelothesie über die Jahrhunderte hin immer detaillierter ausgebauten Iatroastrologie, welche den menschlichen Körper insgesamt oder partiell mit Himmelserscheinungen (Planeten, Gestirnen und Gestirnkonstellationen) in Korrelation setzt, tritt schon verhältnismäßig früh ein weiterer iatroastrologischer Aspekt, nämlich die Vorstellung von kosmischen Sympathien und Antipathien, welche, ausgehend von den Gestirnkonstellationen (und damit von den dahinterstehenden Dekangottheiten) innerhalb jeglicher irdischen Materie und ebenso dem menschlichen Körper walten. Bereits mesopotamische Quellen berichten von sympathiebasierten Analogien zwischen *materia magica* und Himmelskonstellationen, die es bei den jeweiligen Anwendungen zu beachten gilt: so überliefert eine seleukidenzeitlich datierte Tontafel aus Uruk systematische Bezüge zwischen astrologischen Konstellationen und deren Einwirkung auf Pflanzen und Mineralien[184]; ferner existieren frühere Keilschrifttexte, welche in Art von praktischen Handbüchern oder Kompendien insbesondere Pflanzen und Mineralien in ihrer Funktion beschreiben sowie sympathiebasierte Vergleiche an

182 Vgl. Adamson 2013, 334; ausführlich zur altägyptischen Genese, Funktion und Verankerung in der ägyptischen Astronomie dieser Dekane vgl. Quack 1995, 99 f. Zur Erklärung des Zustandekommens der Verdoppelung der Dekanzahl auf 72 in hellenistischer Zeit vgl. ebenso die umfassenden Erläuterungen bei Quack, 1995, 100–103 mit zahlreichen Textbelegen; vgl. dazu auch Adamson 2013, 342 mit Hinweis auf Pap. Oxyrrh. 465 (2. Jh. n.Chr.) und der Annahme, ein im Text erwähntes, Zoroaster zugeschriebenes iatroastrologisches Handbuch könnte die Quelle für die diesbezüglichen Ausführungen des *Johannes-Apokryphon* sein.

183 Adamson 2013, 350 f.

184 Vgl. Reiner 1987, 31 unter Bezugnahme auf E.F. Weidner, Gestirn-Darstellungen auf babylonischen Tontafeln, Sitzungsberichte der Österr. Akad. Wiss., Phil.-hist. Klasse 254 (Wien 1967) 15 f.

stellen, welche dann wiederum für die rituelle Verwendung dieser Materialien entscheidend waren.[185]

Die altägyptische Grundlage des traditionsbildenden Konzeptes vom gravierenden Einfluss der Dekangottheiten auf Struktur und Konstitution des menschlichen Körpers basiert im Wesentlichen auf den Gliedervergottungstexten, deren »textliche Heimat [...] einerseits funeräre Texte, in denen sie den Toten in eine Sphäre des Göttlichen einbetten« sind, »andererseits magische Texte, in denen sie zum Schutz der Einzelglieder des lebenden Menschen dienen«[186]. Gerade dieser letzte Aspekt sollte bis in die byzantinische Zeit[187] hinein im iatromagischen Kontext, insbesondere bei Exorzismen und Amulettanwendungen, zu entscheidender Bedeutung anwachsen: in Symbiose mit der – wohl ebenfalls altorientalisch-iatroastrologisch basierten –Vorstellung von der unmittelbaren Einwirkung kosmischer Sympathien und Antipathien auf die gesamte irdische Materie, welche sich mit der aus der ionischen Naturphilosophie erwachsenen und im Neuplatonismus weiter ausgebauten Lehre von der Analogie zwischen Makro- und Mikrokosmos verband.

Dekanmelothesie und eine iatroastrologisch fundierte Sympathievorstellung dominierte zunehmend das spätantike medizinische Denken. Die kosmische Dimension der ursprünglichen Dekangottheiten geht in der koptischen Überlieferung eine weitere Symbiose ein, nämlich mit den zu den sieben Planeten gehörigen Erzengeln:

> Die Beziehung wird dadurch hergestellt, daß die Planeten in ihrem Lauf in die Tierkreise, zu denen je drei sogenannte Dekansterne gehören, eintreten und den eigentlichen Beherrschern der Zodia als überlegen erachtet werden.[188]

Hinzukommt, dass den Erzengeln wiederum, basierend auf der Sphärentheorie, einzelne Vokale zugeteilt werden, deren Reihung dann die in rituellen Texten häufig vorkommenden Vokalkombinationen ergeben, deren prophylaktische bzw. apotropäische Funktion auch innerhalb des iatromagischen Kontextes weit verbreitet ist.[189] Alterierend zu bzw. parallel mit diesen Engelsnamen erscheinen auch pagane oder gnostische Dämonennamen (Bainchoôch, Abrasax etc.), die in Zusammenhang mit den Planeten stehen. Insbesondere in universalapotropäischen Ritualtexten der koptischen Überlieferung werden solche himmlischen Kräfte zur

---

185 Ausführlich hierzu vgl. Reiner 1987, 31–34. Generell zu diesem Themenkreis vgl. M.J. Geller, Melothesia in Babylonia. Medicine, Magic and Astrology in the Ancient Near East [Science, Technology, and Medicine in Ancient Cultures Ser. V.2] Boston et al. 2014.

186 Quack 1995, 104.

187 Zur spätbyzantinischen Dämonologie vgl. R.H. Greenfield, Traditions of Belief in Late Byzantine Demonology. Amsterdam 1988; zur griechisch-orientalischen Dämonologie vgl. P. Perdrizet, Negotium perambulans in tenebris: Études de démonologie gréco-orientale. Paris 1922.

188 Kropp, KZT III, 27; Grimm – Grimm-Stadelmann 2010, 57–61.

189 Ausführlich hierzu mit Textbeispielen aus entsprechenden, in der koptischen Überlieferung nachweisbaren parallelen Namens- und Vokallisten vgl. Kropp, KZT III, 27–29.

Abwehr feindlicher Dämonen angerufen, wobei es nicht so sehr um die Abwehr einzelner, konkret benannter Übel geht, sondern vielmehr um einen allgemeinen Schutz des Menschen als Fremdkörper innerhalb einer von Dämonen komplett annektierten Welt – die erwünschte Protektion der angerufenen himmlischen Mächte richtet sich somit gegen die Welt schlechthin und zielt auf einen von diesen kosmischen Dämonen ungehinderten Übergang in himmlische Sphären ab.[190] Am Schnittpunkt zwischen solchen universalen Schutzritualen kosmischer Prägung und konkreten Heilritualen stehen häufig obstetrische Texte, deren Thematik rund um Geburt und Wochenbett einen eigenen, partiellen Kosmos innerhalb des Universums berührt, der denselben dämonischen Gefährdungen und versuchten Übergriffen ausgesetzt ist und demzufolge analogen rituellen Schutz benötigt.[191]

Auf der Annahme einer sympathetischen Einwirkung von Himmelskörpern und Gestirnkonstellationen, vornehmlich der Planeten und des Zodiakus, auf jegliche Art von *materia medica* basiert auch die Vorstellung von einer, bestimmten Mineralien innewohnenden Heilkraft, die sich wiederum auf einzelne, demselben sympathetischen Einfluss unterstehende Körperorgane konzentriert. Hierauf basieren die teilweise sehr divergierenden Erörterungen der unterschiedlichen Gesteinsbücher (*Lithika*), die sich bis in die frühe Neuzeit in Gebrauch und regem Umlauf befanden und ihre modernen Nachfolger im alternativheilkundlichen Ansatz der esoterischen Edelsteintherapie haben. Über die mutmaßliche Heilkraft bestimmter Mineralien hat auch Galen Überlegungen angestellt: so bestätigt er im Falle des grünen Jaspis dessen Wirksamkeit gegen Magenleiden aufgrund eines entsprechenden Experimentes, jedoch unter Ablehnung der einer Vorschrift Nechepsos zufolge notwendigen iatromagischen Gravur, die sein eigenes Experiment als redundant erwiesen hat:

Galen, De simpl med. temp. IX, 2,19–21
(XII, 207,2–208,10 Kühn)

ιθʹ. Περὶ χλωροῦ ἰάσπεώς τε καὶ ὀμφατίτεως καὶ ἱερακίτου καὶ Ἰνδικοῦ.]	[19. Grüner Jaspis, Omphatit, Hierakit und ›Indischer Stein‹]
Ἰδιότητα δέ τινες ἐνίοις λίθους μαρτυροῦσι τοιαύτην, οἵαν ὄντως ἔχει καὶ ὁ χλωρὸς ἴασπις, ὠφελῶν τόν τε στόμαχον καὶ τὸ τῆς γαστρὸς στόμα περιαπτόμενον. ἐντιθέασί τε καὶ δακτυλίῳ αὐτὸν ἔνιοι καὶ γλύφουσιν ἐν αὐτῷ τὸν τὰς	Einige aber bezeugen für manche Steine eine solche Beschaffenheit, wie sie tatsächlich auch der grüne Jaspis besitzt, der, als Amulett umgehängt, für den Magen (*oesophagus*?)[193] und den Magenmund von Nutzen ist. Manche fassen ihn

---

190 Vgl. in diesem Zusammenhang die ausführliche Analyse der einschlägigen Textbeispiele (London, Oriental Manuscript 5978, Rossis Gnostischer Traktat) bei Meyer – Smith 1994, 106.

191 Vgl. Meyer – Smith 1994, 106 mit Hinweis auf die rein technisch-medizinische Komponente: »People knew well the dangers involved in the obstetrical process, even if they had no technological means of avoiding them. Hence the ›magic‹ of obstetrics was on the whole protective rather than curative.«; Fischer-Elfert 2005, 25; 72–74; 147 f.

ἀκτῖνας ἔχοντα δράκοντα, καθάπερ καὶ ὁ βασιλεὺς Νεχεψὼς ἔγραψεν ἐν τῇ τεσσαρακαιδεκάτῃ βίβλῳ. τούτου μὲν οὖν τοῦ λίθου κἀγὼ πεῖραν ἱκανὴν ἔχω, καὶ ὁρμάθιόν γέ τι ποιήσας ἐκ λιθιδίων τοιούτων ἐξῆπτον[192] τοῦ τραχήλου σύμμετρον οὕτως, ὡς ψαύειν τοὺς λίθους τοῦ στόματος τῆς γαστρός. ἐφαίνοντο δὲ μηδὲν ἧττον ὠφελοῦντες ἢ εἰ τὴν γλυφὴν οὐκ ἔχοιεν, ἣν ὁ Νεχεψὼς ἔγραψε.

auch als Ring und gravieren in ihn die Schlange mit den Strahlen, wie es der König Nechepso im 14. Buch geschrieben hat. Auch ich habe mit diesem Stein passende Erfahrung und, indem ich eine Kette aus solchen Steinchen gefertigt habe, habe ich diese derart als Amulett um den Hals gehängt, dass die Steine den Magenmund berühren. Sie erschienen aber auch ohne die Gravur, über die Nechepso schrieb, nicht weniger nützlich.
[Übers. d. Verf.][194]

Galen anerkennt demzufolge die sympathiebasierte Heilkraft des grünen Jaspis gegen Magenleiden, da diese experimentell bestätigt werden konnte. Dasselbe Experiment konnte jedoch zeigen, dass die Heilkraft von dem Stein an sich ausgeht, weshalb jegliche magisch-rituelle Zutat verzichtbar sei. Auf eine experimentelle Erprobung solcher iatromagischer Therapeutika nimmt Galen mehrfach in seinen Schriften zu den einfachen und zusammengesetzten Arzneimitteln (*Simpl.* und *Comp.*, Kühn XI und XII; vgl. Kap. 2.6.3 u. 4.10) Bezug, wobei er stets zu dem Ergebnis gelangt, dass die überlieferte Heilwirkung von der involvierten *materia medica* ausgeht, nicht aber den iatromagisch-rituellen Zutaten geschuldet sei.[195] Vor diesem Hintergrund ist es bedauerlich, dass er sein Vorhaben, eine eigene Abhandlung zu

---

193 Vgl. Ps. Dem. med. 26,13: et iaspidem lapidem Hermes trismegistos dixit stomachi magnum esse adiutorium ligatum ad collum et suspensum ita ut lingulam (= Processus xiphoideus) tangat, wo einerseits der Jaspis in Relation zu Hermes Trismegistos gesetzt wird, zum anderen seine konkrete Anwendungsweise als heilkräftiges Amulett beschrieben wird: er muss vom Patienten um den Hals gehängt werden, so dass er auf dem schmerzenden Brustbein zu liegen kommt. Die Ursachen für Schmerzen im Brustbeinbereich können sowohl in Zusammenhang mit Herzbeschwerden wie auch mit dem Magen-Darm-Trakt stehen; zu στόμαχος in der Bedeutung »Speiseröhre« vgl. Galens entsprechende terminologische Erläuterung: Gal. Loc. aff. V, 5: Τὸ μεταξὺ τῆς τε φάρυγγος καὶ τοῦ στόμαχος τῆς κοιλίας, ὅπερ οἰσοφάγον ὠνόμαζον οἱ παλαιοί, στόμαχον εἰώθασιν οἱ μετ᾽ Ἀριστοτέλη προσαγορεύειν, αὐτοῦ τοῦ Ἀριστοτέλους οὐκ ἀεὶ τῷ παλαιῷ καλοῦντος ὀνόματι τὸ μόριον τοῦτο τοῦ ζώου. (VIII, 332 Kühn). Für beide Hinweise danke ich Klaus-Dietrich Fischer sehr herzlich. Στόμαχος als Synonym zu οἰσοφάγος findet sich auch bei Arist. HA 495b19 f. und 493a8 sowie Nic.Al. 22 (LSJ 1649).

192 Zur Verwendung von »ἐξαρτάω« als Synonym zu »περιάπτω« bei Galen vgl. Jouanna 2011, 52 f.

194 Übers. d. Verf. basierend auf der französischen Übersetzung von Jouanna 2011, 74 f. (App. 3, 1–3) und der englischen Paraphrase der Stelle von Adamson 2013, 340 f.; zur Analyse vgl. Jouanna 2011, 63 f.

195 Vgl. die grundlegende, um den πεῖρα-Begriff bei Galen zentrierte Analyse der entsprechenden Textpassagen, worin Galen diverse Amulette aus den drei Arzneimittelkategorien, Pflanzen, Mineralien und animalischen Produkten anhand von Experimenten auf ihren pharmakologischen Wert hin untersucht: Jouanna 2011, 61–66; eine ausführliche Analyse dieser Galenstelle unter Berücksichtigung einerseits deren Rezeption und andererseits verwandter, von Galen unabhängiger Textpassagen bei Quack, Manuskript Dekane, Kap. 2.3.9.

den Amuletten und Wundermitteln zu verfassen[196], offensichtlich nicht realisiert hat, da in einer solchen Schrift sehr wahrscheinlich zahlreiche, heute verlorene ›Iatromagica‹ systematisch erfasst und experimentell auf ihre Zusammensetzung und ihren pharmakologischen Gehalt hin erprobt worden wären. Die in der oben zitierten Textpassage beschriebene Gemme aus grünlichem Jaspis mit der Gravur einer Schlange im Strahlenkranz und ihrem eindeutig formulierten Bezug zu Magenleiden lässt sich sehr wahrscheinlich als Chnoubis/Chnumis-Amulett[197] deuten.

Parallelen zu solchen Amulettringen mit den magischen Namen und ikonographischen Details astraler Gottheiten begegnen innerhalb einer Sammlung magischer Texte, welche das Verso des Leidener Papyrus J. 384 (um 300–350 n.Chr.) überliefert. Darunter befinden sich zwei Anleitungen zur Herstellung verschiedener Ringamulette, eines mit einem »luftblauen Jaspis« (λαβὼν ἴασπιν ἀερίζοντα), ein anderes mit einem Heliotrop.

PGM XII, 202–210 (PGM II, 71 f.)

Δακτυλίδιον πρὸς πᾶσαν πρᾶξιν καὶ ἐπιτυχίαν. μ[ετίασιν] βασιλεῖς καὶ ἡγεμόνες. λίαν ἐνεργές. λαβὼν ἴασπιν ἀερίζοντα ἐπίγραψον δρά[κοντα, κυ]κλοτερῶς τὴν οὐρὰν ἔχοντα ἐν τῷ στόματι, καὶ ἔτι μέσον τοῦ δρ[άκ]οντο[ς Σελήνην] δύο ἀστέρας ἔχουσαν ἐπὶ τῶν δύο κεράτων καὶ ἐπάνω τούτων ἥλιον, ᾧ [ἐγγεγλύφθ]ω ‘Ἀβρασάξ’, καὶ ὄπισθεν τῆς γλυφῆς τοῦ λίθου τὸ αὐτὸ ὄνομα ‘Ἀβρασάξ’ καὶ κατὰ τοῦ π[εριζώμ]ατος ἐπιγράψεις τὸ μεγα και άγιον καὶ κατὰ πάντων, τὸ ὄνομα ‘Ἰάω, Σαβαώθ’. [καὶ τελέσ]σας τὸν λίθον ἐν χρυσῷ δακτυλίῳ φόρει, ὁπόταν ᾖ σοι χρεία, ἁγνὸς ὤν, καὶ ἐπ[ιτεύξῃ πά]ντων, ὅσων προαιρῇ.

Ring für jeglichen Erfolg und jegliches Glück. [Ihn erstreben] Könige und Herrscher. Sehr wirksam. Nimm einen luftblauen Jaspis und zeichne auf ihn eine Schlange, kreisförmig, den Schwanz im Maul, und dazu mitten in die Schlange [eine Selênê], die zwei Sterne auf den zwei Hörnern hat, und über ihnen eine Sonne, auf der [eingeschnitten sei] ›Abrasax‹, und auf der Rückseite der Steingravierung den gleichen Namen ›Abrasax‹, und auf die Umfassung schreib den großen und heiligen und allwirkenden Namen ›Iaô Sabaôth‹. Hast du den Stein geweiht, trag ihn in goldenem Ring, wenn du seiner bedarfst, in Reinheit, und du wirst alles erlangen, was du wünschest.
[Übers.: PGM II, 71 f.]

Die erwähnte Weihe des Amulettringes, d.h. seine magische ›Aufladung‹, erfolgt mittels eines in der Folge ausführlich beschriebenen Räucherrituals, wobei der Ring

196 Galen, simpl. med. VI, 3,10 (XI, 861 Kühn), IX, 2,21 (XII, 208 Kühn), franz. Übers.: Jouanna 2011, 74 f. (App. 2,10 und 3,9).

197 Zu diesen Amuletten vgl. Michel 2004, 115 f., 141 f., 168 f., mit ausführlicher Bibliographie; Spier 1993, 40–42; Vikan 1984, 76; Jackson 1985, 78; B. Pitarakis, Light, Water and Wondrous Creatures. Supernatural Forces of Healing, in: Pitarakis 2015, 57–63. Vgl. ferner A. Mastrocinque, From Jewish Magic to Gnosticism, Studien und Texte zu Antike und Christentum 24 (Tübingen 2005) 64–68 und H.M. Jackson, The Lion Becomes Man. The Gnostic Leontomorphic Creator and the Platonic Tradition. Diss. Atlanta 1985. Zu der zugrundeliegenden Dekangottheit Chnumis vgl. dezidiert Quack, Manuskript Dekane, Kap. 2.4.3 »Chnumis und seine Formen« mit ausführlichem Katalog.

direkt in den aufsteigenden Dampf gehalten werden muss. Begleitend dazu erfolgt eine Rezitation, adressiert an das gesamte Götterpantheon und speziell an den Allherrscher Iaô Sabaôth, dessen Name unaussprechlich ist. Einen eindeutigen Hinweis auf das synkretistisch geprägte Milieu, in dem diese Ritualvorschrift entstanden ist, liefert die Schlusspassage der Rezitation, worin die Anrufung des Allherrschers auf ägyptisch, jüdisch, hellenistisch-griechisch, parthisch und ebenso in der Sprache der Priester, d.h. der in die Mysterien Eingeweihten, geschieht:

PGM XII, 261–266 (PGM II, 76)

ναί, κύριε, σοὶ γὰρ πάντα ὑποτέτακται τῷ ἐν οὐρανῷ θεῷ, καὶ μηδεὶς δαιμ⟨όν⟩ων ἢ πνευμάτων ἐναντιωθήσεταί μοι, ὅτι σου ἐπὶ τῇ τελετῇ τὸ μέγα ὄνομα ἐπεκαλεσάμην καὶ πάλιν ἐπικαλοῦμαί σε κατὰ μὲν Αἰγυπτίους ‘Φνω εαι Ἰαβωκ’, κατὰ δ’ Ἰουδαίους ‘Ἀδωναῖε Σαβαώθ’, κατὰ Ἕλληνας ‘ὁ πάντων μόναρχος βασιλεύς’, κατὰ δὲ τοὺς ἀρχιερεῖς ‘κρυπτέ, ἀόρατε, πάντας ἐφορῶν’, κατὰ δὲ Πάρθους ‘Οὐερτω παντοδυνάστα’.

Ja, Herr, denn dir ist alles untergeordnet, dem Gott im Himmel, und keiner der Dämonen oder Geister soll sich mir widersetzen, weil ich für die Weihe deinen großen Namen anrief und wiederum dich anrufe wie die Ägypter: ›Phnô eai Iabôk‹, wie die Juden: ›Adônaie, Sabaôth‹, wie die Hellenen: ›Du aller alleinherrschender König‹, wie die Oberpriester: ›Verborgener, Unsichtbarer, auf alle Sehender‹, wie die Parther: ›Ouertô Allmächtiger‹.
[Übers.: PGM II, 76]

Das nachfolgende zweite Ringamulett dient ebenfalls dem Erlangen von Erfolg, Glück und Sieg. Verwendet wird ein Heliotrop, in welchen eine Uroboros-Schlange graviert werden soll, in deren Innerem sich ein Skarabäus im Strahlenkranz befindet; der heilige Name soll in Hieroglyphenschrift graviert werden.

PGM XII, 275–282 (PGM II, 76 f.)

ἥλιος γλύφεται ἐπὶ λίθου ἡλιοτροπίου τὸν τρόπον τοῦτον· δράκων ἔστω ἐνκύμων, στεφάνου σχήματι οὐρὰν ἐν τῷ στόματι ἔχων. ἔστω δὲ ἐντὸς τοῦ δράκοντος κάνθαρος ἀκτινωτὸς ἱερός. τὸ δὲ ὄνομα ἐκ τῶν ὄπισθε μερῶν τοῦ λίθου γλύψεις ἱερογ⟨λ⟩υφικῶς, ὡς προφῆται λέγουσιν, καὶ τελέσας φόρει καθαρείως. [...] ποιεῖ δὲ καὶ πρὸς δαιμονοπλήκτους· δὸς γὰρ φορεῖν αὐτό, καὶ παραυτὰ φεύξεται τὸ δαιμόνιον.

Eine Sonne wird geschnitten auf Heliotropstein in folgender Weise: da sei eine dickleibige Schlange, die – das Bild eines Kranzes – den Schwanz im Maul hat, und innerhalb der Schlange sei ein heiliger gestrahlter Skarabäus. Den Namen aber schneide auf die Rückseite des Steines in Hieroglyphenart, wie die Propheten sagen, ein, und nach der Weihe trage ihn in Reinheit. [...] Er wirkt aber auch an dämonisch Besessenen. Gib ihn nur zu tragen und augenblicks wird der Dämon fliehen.
[Übers.: PGM II, 76 f.]

Im Unterschied zu vorhergehendem Amulett wird hier dessen erfolgreiche Anwendung zu Exorzismen jeder Art unterstrichen. Die zur Weihe des Amuletts erforderliche Rezitation wird dabei bei Sonnenaufgang gesprochen, indem der Ring der Sonne entgegengehalten wird. In diesem Falle ist die Rezitation jedoch kein einmaliger

Vorgang, sondern ein länger währendes Ritual: sie soll über 14 Tage hin dreimal täglich nach genauen astrologischen Vorgaben gesprochen werden. Aufgrund seiner astral-sympathetischen Eigenschaften verleiht dieser Ring seinem Träger eine Art universaler Macht, darunter die Befähigung, seelische und körperliche Leiden zu heilen, Dämonen zu beschwören und divinatorische Aussagen zu machen.

PGM XII, 307–309 (PGM II, 79)

ὅταν δὲ τὸν λόγον τοῦτο[ν] τ[ε]λῇς, ἑκάστης ἡμέρας μὲν λέγε τρίς, ὥρᾳ γ', ϛ', θ', τοῦτο δὲ ἐπὶ ἡμέρας ιδ', ἀρξάμενος ἀπὸ τῆς σελήνης γ'. πειρῶ δὲ εἶναι τὴν θεὸν ἤτε ἐν ταύρῳ ἢ παρθένῳ ἢ σκορπίῳ ἢ ἐν ὑδρηχόῳ ἢ ἐν ἰχθύσι.	Wenn du dieses Gebet verrichtest, sprich es an jedem Tag dreimal, in der dritten, sechsten, neunten Stunde. Das halt ein vierzehn Tage lang, beginnend mit der dritten Mondphase. Versuch es aber so, daß die Göttin [sc. der Mond; Anm. d. Verf.] entweder im Stier oder in der Jungfrau oder im Skorpion oder im Wassermann oder in den Fischen steht. [Übers.: PGM II, 79]

Die im *Testamentum Salomonis* zu konstatierende Umwandlung der altägyptischen Dekangottheiten in negative Krankheitsdämonen[198] steht am Beginn einer deutlich nosologischen Fokussierung der ägyptischen Dämonologie, die innerhalb des byzantinischen medizinischen Denkens eine große Rolle spielt. Die Kombination der überlieferten dämonologischen Vorstellungen mit humoralpathologischen Gegebenheiten führt in byzantinischer Zeit zur Entwicklung neuer Dämonenkategorien (Feuer-, Luft-, Wasser- und Sublunardämonen), welche insbesondere für die unterschiedlichen Erscheinungsformen von Fieber verantwortlich gemacht wurden.[199] Auch den byzantinischen, sehr systematisch in einzelne Kategorien und Subkategorien gegliederten Dämonenlisten[200] und deren Anwendung auf den medizinischen Bereich liegt die ägyptischbasierte Dekanmelothesie mit ihrer sympathetischen Inbezugsetzung der 36 Dekane zu den menschlichen Körperteilen zugrunde.[201]

Krankheitsdämonen sind wie in den antiken und spätantiken Überlieferungen, so auch nach byzantinischer Auffassung nahezu allgegenwärtig: im Zuge der römi-

198 Vgl. Vakaloudi 2000, 186 f.; Vakaloudi 2003, 176. Speziell zur frühbyzantinischen Epoche vgl. A. Vakaloudi, Αποτροπαϊκά Φυλακτά της Πρώτης Βυζαντινής Περιόδου: Η Λειτουργία των Απεικονίσεων και των Επωδών. Ο ρόλος των Χριστιανών Αγίων, Βυζαντινά 19 (1998) 207–224. Ausführlich dazu Quack, Manuskript Dekane, Kap. 2.3.9 (»Dekane in der Medizin«).

199 Vgl. beispielsweise Johannes Lydos, Ἡ περὶ μηνῶν πραγματεία, ed. R. Wünsch, Ioannis Lydi Liber de mensibus, editio stereotypa editionis prima 1898 (repr. Stuttgart 1967) IV, 130. Zu Johannes Lydos und seiner humoralpathologischen Dämonologie vgl. Vakaloudi 2000, 185 mit Anm. 20, ferner Pinch 1994, 45 und 142.

200 Vgl. Vakaloudi 2003, 175.

201 Vgl. Vakaloudi 2000, 185 f. mit Verweis auf Origenes, Κατὰ Κέλσου, ed. M. Borret, Origène, Contre Celse IV (Livres VII et VIII), SC 150 (Paris 1969) VIII, 58.

schen Badekultur entwickelt sich das öffentliche Badehaus als ein zusätzlicher präferierter Ort ihres Vorkommens[202] – ein Motiv, das in Zusammenhang mit den dort üblichen Menschenansammlungen und der damit verbundenen hygienischen Situation durchaus auch mit modernen Überlegungen vereinbar scheint. Christliche wie arabisch-islamische Texte ägyptischer Provenienz beschäftigen sich gleichermaßen mit dieser Problematik, obwohl es sich hierbei nicht um ein genuin ägyptisches Motiv handelt, sondern um ein hellenistisch importiertes.[203] Im Zuge der Dämonisierung öffentlicher Badeanstalten entstehen eine Reihe ritueller Texte, welche unter Verwendung von Badewasser Schadenszauber verüben:

> Bath water is sprinkled on lime [...] in order to produce a caustic eye-irritating reaction. Bath water is a common element in the Arabic magic texts [...] and the Christian on as well. This practice is not one found in native ancient Egyptian magic, for public baths were introduced to Egypt by the Greeks, and baths were commonly thought to be haunted by evil spirits throughout the Greek world. This idea persisted in Egypt until at least the early part of this century[204],

andererseits besitzt Badezubehör, insbesondere der Ofen, exorzistisch-kathartische Funktion, indem mit Vorliebe magische Figuren oder Amulette in diesem verbrannt werden, so als Bestandteil von Exorzismen oder Ächtungsritualen. Innerhalb der byzantinischen Heilkunde kommt Exorzismen ein bedeutender Stellenwert zu, wie die ausführlichen Untersuchungen Anastasia D. Vakaloudis gerade für die frühbyzantinische Zeit zeigen konnten.[205] Die von Anastasia D. Vakaloudi analysierten Heiligenlegenden des 4. Jhs. enthalten vielfältige Beispiele von Exorzismen und Wunderheilungen, worin pagane und christliche Elemente eine derartig enge Symbiose eingehen, dass die Annahme einer kontinuierlich fortgesetzten Tradition der entsprechenden Überlieferungen für die untersuchte Epoche hohe Wahrscheinlichkeit besitzt. In Anschluss daran wird die vorliegende Untersuchung zeigen, dass die Kontinuität iatromagischer Überlieferungen innerhalb der byzantinischen Heilkunde weder auf die frühbyzantinische Zeit noch auf Exorzismen von Krankheitsdämo-

---

202 Vgl. C. Bonner, Demons of the Bath, in: Studies presented to F.Ll. Griffith (London 1932) 203–208; A. Berger, Das Bad in der byzantinischen Zeit [MBM 27] (München 1982) 132–135.

203 Der erste Beleg für eine Bezugnahme auf ein öffentliches Bad in Ägypten findet sich in einem bilingualen griechisch-demotischen Liebeszauber; vgl. dazu N.B. Hansen, Ancient Execration Magic in Coptic and Islamic Egypt, in: Magic and Ritual 2002, 438 f.

204 N.B. Hansen, Ancient Execration Magic in Coptic and Islamic Egypt, in: Magic and Ritual 2002, 427–445, hier 438 f.

205 Vakaloudi 2000, 187 mit Anm. 28 und umfassender Bibliographie zur Thematik ›Exorzismus‹ bzw. zur Auffassung von Krankheit als Folgeerscheinung von Sünde, durch die wiederum der Mensch den Dämonen ein gutes Angriffsziel bietet; vgl. dazu von ägyptologischer Seite die entsprechende Analyse von F. Hoffmann – J.F. Quack, Demotische Texte zur Heilkunde, in: Janowski – Schwemer 2010, 299 f. Vgl. auch Vakaloudi 2003, 173–200 mit Gewichtung auf unterschiedliche Formen von Exorzismen in den byzantinischen Heiligenviten vornehmlich des 4. Jh. n.Chr.; vgl. außerdem B. Pitarakis, The Incarnated Logos, Divine Music and Exorcism, in: Art of Healing, 43–62.

nen beschränkt bleibt, sondern auf zahlreiche weitere Motive ägyptischer bzw. gräkoägyptischer Quellen rekurriert, wobei Sympathien und Antipathien zwischen menschlichem Körper und der jeweiligen *materia medica* stets im Fokus des heilkundlichen Denkens verbleiben.

2.4.1 Apollonios von Tyana

Eine Symbiose aus der oben erwähnten Iatroastrologie und amulettbasierter Iatromagie findet sich in Philostrats (165/70–244/249 n.Chr.) Biographie des Wandergelehrten Apollonios von Tyana (40–120 n.Chr.), der hier nicht nur als Wunderheiler, sondern auch als ›Herr der Ringe‹ geschildert wird: Philostrat zufolge soll er nämlich während einer Indienreise von dem Brahmanenfürsten Iarchas sieben Ringe, entsprechend der sieben Planeten, erhalten haben:

Philostr. III, 41,2 (ed. Jones I, 304)

[...] φησὶ δὲ ὁ Δάμις καὶ δακτυλίους ἑπτὰ τὸν Ἰάρχαν τῷ Ἀπολλωνίῳ δοῦναι τῶν ἑπτὰ ἐπωνύμους ἀστέρων, οὓς φορεῖν τὸν Ἀπολλώνιον κατὰ ἕνα πρὸς τὰ ὀνόματα τῶν ἡμερῶν.[206]

Damis aber sagt, dass Iarchas dem Apollonios Abbilder der sieben (Planeten-)Gestirne gegeben habe, damit Apollonios sie entsprechend der Tagesnamen trage.
[Übers. d. Verf.]

Laut Philostrat soll Apollonios diese Ringe abwechselnd, je nach Tagesnamen, getragen haben. Der betreffenden Textstelle geht ein längerer Abschnitt voraus, worin Iarchas im Beisein von Apollonios und dessen Schüler Damis als praktizierender Wunderheiler und Exorzist dargestellt wird[207]; weiterhin überliefert Philostrat, dass Iarchas und Apollonios etliche philosophische Gespräche über Astrologie und astrale Mantik bzw. Prognostik geführt haben sollen[208]. In diesem Kontext – Astrologie und Wunderheilung – lässt sich vermuten, dass die besagten sieben Ringe wohl als eine Art astraler Amulette verstanden wurden, die auch zu Heilzwecken und Exorzismen verwendet werden konnten, ähnlich der im *Testamentum Salomonis* beschriebenen Funktion astraler Ringamulette. Analog zu den sieben Planeten existieren sieben Himmelssphären, welche wiederum mit den ihnen sympathetisch verbundenen Mineralien bzw. Metallen gleichgesetzt werden, und die in Exorzismen zum Einsatz kommen:

---

206 Vgl. Kákosy 1995, 3036. Zur bildlichen Umsetzung dieser Legende durch Pietro Liberi (†1687) vgl. E. Herzog, Zwei philostratische Bildthemen der venezianischen Malerei, Mitteilungen des Kunsthistorischen Institutes in Florenz 8 (1958) 118–123. Das Gemälde befindet sich heute in Schloss Weißenstein, Pommersfelden bei Bamberg.

207 Philostr. III, 38–40 (ed. Jones I, 298–304).

208 Philostr. III, 41, 1 (ed. Jones I, 304).

Pap. Wien G 337/Pap. Rainer 1; 6. Jh. n.Chr.
(PGM II, 218)[209]

ὁρκίζω αὐτὸ τοὺ[ς ἑπτὰ κύκλους] τοῦ οὐρανοῦ· τὸν πρῶ[τον .....,] τὸν δεύτερον ὑακ[ίνθινον, τὸν τρίτον] ἀδαμάντινον, τὸν [τέταρτον] μαλάκη-κτον, τὸν πέμ[πτον ...,] τὸν ἕκτον χρυσίτην, τ[ὸν ἕβδομον] ἐλεφάντινον.

Ich beschwöre ihn (den Geist) bei den [7 Kreisen] des Himmels: dem ersten [...], dem zweiten hyazinthenen[210], dem dritten stählernden, dem vierten malachitnen, dem fünften [...], dem sechsten goldfarbnen, dem siebten elfenbeinernen.
[Übers.: PGM II, 218]

Die zitierte Textpassage stammt aus einem Universalamulett gegen diverse Dämonenarten und verschiedene Erscheinungsformen von Fieber. Einer dieser Dämonen wird beschrieben als wolfsfüßig und froschköpfig (το[sic] ἔχων πόδας λύ[κου, τοῦ δὲ] βατράχου τὴν κε[φαλήν) und erinnert damit deutlich an das Auftreten der 36 Dekane zu Eingang des XVIII. Kapitels des *Testamentum Salomonis* (vgl. Kap. 2.4.5). Auf dieses wird durch den Eid der Geister vor Salomons Thron (ὁρκίζω ὑμᾶς, ἅτι[να] ὠμόσατε ἐπὶ Σολομῶνος) im Textverlauf explizit Bezug genommen; weitere Beschwörungsmedien sind die Evangelien, Jesus Christus, der Gott des Alten Testaments, die Heilige Dreieinigkeit sowie die Engel[211] – letztere implizieren wiederum aufgrund ihres sympathetisch-astralen Bezuges eine Verbindung zu den ägyptischen Dekangottheiten.

Zudem bezeichnet die Legende Apollonios als θεῖος ἀνήρ[212] und Verkünder einer göttlichen Botschaft, welcher in seiner Funktion als Mittler zwischen Götter- und Menschenebene sowohl in der Tradition altägyptischer Gelehrter, wie beispielsweise dem legendären altägyptischen Universalgelehrten und Arzt Imhotep, stand, wie auch von den spätantiken Gegnern des Christentums gerne als paganes Pendant zu Christus angeführt wurde, um dessen Sonderstellung damit als nichtig zu erwei-

209 Vgl. Meyer – Smith 1994, 44 f.

210 Meyer – Smith 1994, 45 mit alternativer Lesart »aus Aquamarin«, die in diesem Kontext wohl besser geeignet scheint.

211 Vgl. Meyer – Smith 1994, 44. Zu den Engelskulten speziell in Ägypten vgl. Hopfner 1921, 33 f. und Grimm – Grimm-Stadelmann 2010, 54.

212 Zur θεῖος ἀνήρ-Vorstellung als einem hellenistisch fundierten, literarisch verbindlichem Gesamtkonzept zur idealen Klassifikation herausragender Persönlichkeiten vgl. L. Bieler, ΘΕΙΟΣ ΑΝΗΡ. Das Bild des »göttlichen Menschen« in Spätantike und Frühchristentum I/II. Wien 1935/1936; H.D. Betz, s.v. *Gottmensch II*, RAC 12 (Stuttgart 1983) 234–312; E. Koskenniemi, Apollonios von Tyana in der neutestamentlichen Exegese. Forschungsbericht und Weiterführung der Diskussion [Wissenschaftliche Untersuchungen zum Neuen Testament, 2. Reihe, Bd. 61] Tübingen 1994; D.S. du Toit, Theios anthropos. Zur Verwendung von θεῖος ἄνθρωπος und sinnverwandten Ausdrücken in der Literatur der Kaiserzeit [Wissenschaftliche Untersuchungen zum Neuen Testament, 2. Reihe, Bd. 91] (Tübingen 1997) 4, 24 f., 35–38, 4, 24 f., 35–38, mit Übersicht über die entsprechende Gegenargumentation auf den Seiten 2–5, 31–35, 276–320, 400–406 und M. van Uytfanghe, La Vie d'Apollonius de Tyane et le discours hagiographique, in: K. Demoen – D. Praet (Hrsg.), Theios Sophistes (Leiden 2009) 339–342.

sen.[213] Die nach ihrer Handschriftenprovenienz als ›Tübinger Theosophie‹ bezeichnete, wohl im 5. Jh. n.Chr. kompilierte Sammlung unterschiedlicher theologisch-philosophischer Texte im Umkreis bzw. in Nachempfindung apollinischer Orakel stellt im 44. Kapitel Apollonios von Tyana in eine Reihe mit Moses[214] und Hermes Trismegistos als dén drei θεοὶ ἄνδρες auf[215], welche aufgrund ihrer umfassenden Weisheit und dementsprechenden Lebensführung herausragende Stellung besitzen. In manchen Überlieferungen[216] gilt Apollonios von Tyana außerdem als Schüler Salomons und besitzt damit sogar eine traditionell verankerte Legitimation als ›Herr der Ringe‹. Speziell Apollonios' heilkräftige Fähigkeiten wird durch die erstmals 1978 publizierte Inschrift eines Architravblockes von einem ihm gewidmeten Heiligtum in Tyana[217] unterstrichen:

[οὗτο]ς Ἀπ[ό]λλωνος μὲν ἐπώνυμος, ἐκ Τυά[νων δ]ὲ | λάμψας ἀνθρώπων ἔσβεσεν ἀμπλακίας. | [γαῖα τρο]φὸς Τυάνων· τὸ δ'ἐτήτυμον οὐρανὸς αὐτὸν | [γείναθ', ὅ]πως θηντῶν^sic ἐξελάσ⟨ε⟩ιε πόνους.

Dieser heißt nach Apollon, aus Tyana strahlte er auf und löschte die Verirrungen der Menschen aus. Seine Nährerin ist die Erde Tyanas; in Wirklichkeit aber gebar ihn der Himmel, damit er die Mühsal der Sterblichen vertreibe.
[Übers.: J. Nollé 2000, 420]

213 Zu der zu Beginn des 4. Jh. n.Chr. einsetzenden Kontroverse vgl. M. Dzielska, Apollonius of Tyana in Legend and History (Rom 1986) 15, 96–103, 153–157, 162; M. Dall'Asta, Philosoph, Magier, Scharlatan und Antichrist (Heidelberg 2008) 1; ferner auch C.P. Jones; Apollonius of Tyana in Late Antiquity, in: S.F. Johnson (Hrsg.), Greek Literature in Late Antiquity (Aldershot 2006) 49–52. Textbeispiele zur christlichen Auseinandersetzung mit Apollonios von Tyana und der *Vita* Philostrats sind im Kapitel »Testimonia« bei Jones zusammengestellt: Philostr. III, 83–143.

214 Moses wird, neben Hermes und Orpheus, eine bedeutende Funktion als Magier zugeschrieben, die sich von der Überlieferung ableitet, dass ihm als einzigem der geheime Name des Gottes Israels enthüllt wurde: J. Gager, Moses in Greco-Roman Paganism. Nashville, TN/New York 1972; vgl. auch Assmann 1998, 37–43, 116.

215 Theosoph. 44, vgl. H. Erbse, Fragmente griechischer Theosophien, Hamburger Arbeiten zur Altertumswissenschaft 4 (1941) 177. Vgl. dazu auch eine entsprechende Erwähnung bei Porphyrios, in einem verlorenen Werk über Orakel, das möglicherweise die Grundlage der ›Tübinger Theosophie‹ bildete: Philostr. III, 94 (ed. Jones, mit Anm. 14 auf S. 95).

216 So beispielsweise in der *Ars notoria*, welche sich im westlichen Mittelalter zwischen 13. und 17. Jh. großer Beliebtheit erfreute: J. P. Boudet, L'*ars notoria* au Moyen Âge: une résurgence de la théurgie antique?, La Magie III, 173–191, deren Unabhängigkeit von antiken theurgischen Traditionen Boudet allerdings deutlich betont: »l'art notoire n'est pas une résurgence médiévale de la théurgie antique, mais une tradition théurgique essentiellement endogène, née au XII siècle en réponse au brusque développement de l'enseignement scolastique, qu'elle vise à doubler tout en l'assimilant. Les élements exogènes, dans cette affaire, semblent minoritaires, tant sur les plans du rituel, de l'iconographie, du langage et de l'onomastique« (Boudet, op. cit., 191).

217 Zur Inschrift und ihrer Interpretation vgl. J. Nollé, in: D. Berges – J. Nollé, Tyana. Archäologisch-historische Untersuchungen zum südwestlichen Kappadokien II (Bonn 2000) 420–422.; M. Dzielska, Apollonius of Tyana in Legend and History (Rom 1986) 64–73; C.P. Jones, An Epigram on Apollonius of Tyana, The Journal of Hellenic Studies 100 (1980) 190–194. Der Architravblock befindet sich heute im Museum von Adana, Inv. 1515.

Der Text nimmt zunächst Bezug auf die Namensparallele zu Apollon, dem Heilgott *per se*, und verweist dann auf eine konkrete Heiltätigkeit zu Lebzeiten, die aber über seinen Tod hinaus andauert, analog zum Wirken späterer christlicher Arztheiliger, wie beispielsweise die Brüder Kosmas und Damian[218].

In Zusammenhang mit der iatromagischen Traditionsbildung interessieren insbesondere zwei Aspekte der Überlieferung bezüglich Apollonios von Tyana, nämlich der ihm zugeschriebene Besitz astraler Ringamulette, der im Kontext mit der Tradierung und Rezeption des *Testamentum Salomonis* von Bedeutung ist, sowie seine Eigenschaft als Erfinder und Hersteller gegenständlicher Talismane[219] und

218 Vgl. Grimm-Stadelmann – Locher 2012, 2–6; allgemein zum christlichen Arztbild und der medizinischen Tätigkeit diverser Heiliger: W. Büttner, Leib- und Seelenärzte. Die heiligen Mediziner der Alten Kirche [Eichstätter Beiträge zum Christlichen Orient 4] Wiesbaden 2015; speziell im byzantinischen Raum: A. Lampadaridi, Sick and Cured: St. Eugenios of Trebizond and His Miraculous Healings, in: Art of Healing, 139–151.

219 Vgl. W. Speyer, Zum Bild des Apollonios von Tyana bei Heiden und Christen, JAC 17 (1974) 46–63. Diese Talismane sind beispielsweise erwähnt in der Briefkorrespondenz von Neilos von Ankyra (um 430), ep. 148 (PG 79, 270, zit. bei Philostr. III (ed. Jones), Nr. 43, S. 130 f.), der ihnen jegliche Wirkung abspricht: [...] ὅτι τὰ διὰ τῆς μαγείας ὑπὸ τοῦ Τυανέως Ἀπολλωνίου γεγενημένα τελέσματα, μηδὲν παντελῶς οὐράνιον ἔχοντα εὐεργέτημα, μηδέ τι πρὸς ψυχὴν ἀναφέροντα κέρδος [...]. Das hier verwendete Wort für »Amulett, Talisman« ist τέλεσμα, sehr im Unterschied zum Gebrauch in medizinischen Texten, wo τέλεσμα so gut wie nie in dieser Bedeutung belegt ist: Jouanna 2011, 48–54. In zahlreichen der bei Jones angeführten Testimonien zu Philostrats Apollonios-Vita sind zwar die Talismane erwähnt, doch niemals genau beschrieben; auch die Quellenlage ist unsicher, wie bereits Isidor von Pelusium (um 440) in seiner Briefkorrespondenz (ep. 148, PG 78, 406, zit. bei Jones [ed.], Philostr. III, Nr. 45, S. 132) konstatiert: κενοῖς τινες λόγοις τοὺς ἀνθρώπους ἠπάτησαν τὸν ἐκ Τυάνων εἰσαγάγοντες Ἀπολλώνιον πολλαχόσε πολλὰ τελεσάμενον, ἐπ' ἀσφαλείᾳ φησὶ τῆς οἰκήσεως. ἀλλ' οὐδὲν ἔχουσι δεῖξαι παρ' ἐκείνου γενόμενον, οἱ γὰρ καὶ λόγους ψιλοὺς τοῦ ἀνδρὸς ἀναγράψαντες, καὶ πάντα τὰ κατ' αὐτὸν ἀκριβώσαντες, οὐκ ἂν τὰς θρυλλουμένας παρέλιπον πράξεις. Pseudo-Nonnos (um 500 n.Chr.) zitiert die Talismane des Apollonios und deren positiven Zweck als Beispiel für den Unterschied zwischen μαγεία, γοητεία und γοητεία φαρμακεία: [...] ὅτι ἡ μὲν μαγεία ἐπίκλησίς ἐστι δαιμόνων ἀγαθοποιῶν πρὸς ἀγαθοῦ τινος σύστασιν, ὥσπερ τὰ τοῦ Ἀπολλωνίου Τυανέως θεσπίσματα δι' ἀγαθοῦ γεγόνασι. (PG 36, 1021, zit. bei Jones [ed.], Philostr. III, Nr. 46, S. 134). Dem Negativbild, das Basileios von Seleukia (wohl nach 468 n.Chr.) von Apollonios' Talismanen und deren Verwendung zeichnet: [...] ἔγνω που πάντως καὶ τῆς παρὰ τὴν γοητείαν τοῦ ἀνδρὸς τέχνης τὰ μιαρὰ καὶ δυσαγῆ ἀποτελέσματα, θεαγωγίας τέ τινας καὶ ψυχαγωγίας καὶ δαιμόνων ἐπικλήσεις καὶ λανθανούσας ἀνοσιουργίας [...]. (PG 85, 540–541, zit. bei Jones [ed.], Philostr. III, Nr. 47, S. 134), steht eine etwas neutralere Sichtweise bei Ps.-Justin (wohl 5. Jh. n.Chr.) gegenüber, welcher die sympathetisch-antipathetische Basis der Talismane und ihre Materialfokussiertheit hervorhebt, jedoch deren Unterlegenheit gegenüber Christi Wundertätigkeit unterstreicht, da letztere direkt auf göttlicher Autorität beruhe, Apollonios' Talismane hingegen aufgrund seiner Kenntnis der φυσικαὶ δυνάμεις, also mittels menschlich-irdischem Wissen angefertigt und eingesetzt würden: Ὁ μὲν Ἀπολλώνιος, ὡς ἀνὴρ ἐπιστήμων τῶν φυσικῶν δυνάμεων καὶ τῶν ἐν αὐταῖς συμπαθειῶν τε καὶ ἀντιπαθειῶν, κατὰ ταύτην τὴν ἐπιστήμην τὰ τελέσματα ἐποιεῖτο, οὐ κατὰ τὴν θείαν αὐθεντίαν. διὸ ἐν ἅπασι τοῖς ἀποτελέσμασιν ἐδεήθη τῆς τῶν ἐπιτηδείων ὑλῶν παραλήψεως, συνεργούσης αὐτῷ πρὸς τὴν τοῦ τελουμένου ἐκπλήρωσιν. ὁ δὲ Σωτὴρ ἡμῶν Χριστός, κατὰ τὴν θείαν αὐτοῦ αὐθεντίαν

deren Anwendung zu konkreten Heil- bzw. apotropäischen Zwecken. Bei den auf Apollonios von Tyana zurückgehenden Talismanen soll es sich um figürliche Amulette aus Stein oder Metall gehandelt haben, sowie um eine Art Säulen in Miniaturform, die konkret sowohl vorbeugend als auch therapeutisch gegen Naturkatastrophen, Krankheiten und Seuchen sowie schädliche bzw. gefährliche Tiere zum Einsatz kamen. Quellen hierzu lassen sich allerdings erst ab der Spätantike belegen, frühestens bei Eusebius von Caesarea (260/264–339/340 n.Chr).[220] Sowohl Apollonios von Tyana als legendäre Gelehrtenpersönlichkeit[221] wie auch die ihm zugeschriebenen Talismane wurden in byzantinischer Zeit stetig rezipiert[222]; sein Name erscheint zudem auf zahlreichen byzantinischen Amuletten:

> His name was often invoked in magical texts, including the Greek magical papyri from Egypt, and he was still quite famous in Byzantine times, although usually disapproved of by Christian writers.[223]

Die Legende von Apollonios von Tyana als dem ›Herrn der Ringe‹ und deren weitverzweigte Rezeption führt über ihre astrale Komponente direkt zu den hermetischen Überlieferungen und deren iatroastrologischen Betrachtungen:

ποιῶν τὰ θαύματα, οὐδαμῶς ἐδεήθη ὕλης, ἀλλὰ τοῖς προστάγμασί τε καὶ προρρήσεσιν αὐτοῦ ἠκολούθει καὶ ἀκολουθοῦσι τὰ πράγματα. καὶ τὰ μὲν ὑπὸ τοῦ Ἀπολλωνίου γεγονότα τελέσματα, ἐπειδὴ κατὰ τὴν ἐπιστήμην γεγένηνται τῶν φυσικῶν δυνάμεων πρὸς τὴν σωματικὴν ἐργασίαν τῶν ἀνθρώπων, οὐκ ἀνέτρεψεν ὁ Κύριος·. (Ps.-Justin Martyr, PG 6, 1269–1272, zit. bei Jones [ed.], Philostr. III, Nr. 48, S. 136).

220 Für entsprechende Untersuchungen zur Quellenlage vgl. M. Dzielska, Apollonius of Tyana in Legend and History (Rom 1986) 99–127; U. Weisser, Das ›Buch über das Geheimnis der Schöpfung‹ von Pseudo-Apollonios von Tyana (Berlin 1980) 15 f.; G. Petzke, Die Traditionen über Apollonius von Tyana und das Neue Testament (Leiden 1970) 24–27; M. Dall'Asta, Philosoph, Magier, Scharlatan und Antichrist (Heidelberg 2008) 44 f., 47 f. Zu den ›Talismanen‹ im Einzelnen vgl. W. Speyer, Zum Bild des Apollonios von Tyana bei Heiden und Christen, JAC 17 (1974) 56 und Chron. Joh. Malalas, CFHB 35, 81, 201 zur Herstellung solcher Talismane durch »philosophoi«.

221 Vgl. hierzu die kritische Betrachtung von Philostrats Apollonios-Vita bei Photios, Bibl. 44.

222 Angeblich durchgängige Rezeption bis ins 15. Jh.: M. Dzielska, Apollonius of Tyana in Legend and History (Rom 1986) 103–112, 125 f.; G. Petzke, Die Traditionen über Apollonius von Tyana und das Neue Testament (Leiden 1970) 25–27; M. Dall'Asta, Philosoph, Magier, Scharlatan und Antichrist (Heidelberg 2008) 52–57; W. Speyer, Zum Bild des Apollonios von Tyana bei Heiden und Christen, JAC 17 (1974) 46–63, bes. 55 f., 60–62; W.L. Dulière, Protection permanente contre des animaux nuisibles assurée par Apollonius de Tyane dans Byzance et Antioche. Evolution de son mythe, BZ 63 (1970) 256–267; J. Spier, Late Antique and Early Christian Gems [Spätantike, frühes Christentum, Byzanz 20] (Wiesbaden 2007) 107 f.; Spier 2014, 59. Zur arabischen Rezeption vgl. L. Raggetti, Apollonius of Tyana's Kitāb al-ṭalāsim al-akbar (›The Great Book of Talismans‹), in: Proceedings of the International Conference »Amulets and Talismans in the Muslim World«, Leiden, 19–20 May 2016 (i. Druck).

223 Spier 2014, 59 f. mit dem Beispiel eines Bronzeamuletts aus dem 6. Jh. (fig. 8).

> Im ›Heiligen Buch des Hermes an Asklepios‹ (d.h. an Imhotep) wird eine Dekanliste mitgeteilt, begleitet von Vorschriften zur Herstellung magischer Ringe und anderer Amulette. Je ein Dekan hat nach den Gesetzen der Sympathie seinen eigenen Stein und seine eigene Pflanze. [...] Die synkretistische Magie hat ihre Spuren sowohl im Hermetismus als auch im Gnostizismus hinterlassen. Die schon längst bekannte Verwandtschaft dieser beiden philosophischen Richtungen wurde durch die Entdeckung der Nag Hammadi-Bibliothek nochmals bewiesen. Mit Codex VI des Fundes sind neue hermetische Texte in koptischer Übersetzung bekannt geworden. Die hermetische Literatur war demnach auch denjenigen zugänglich, die die griechische Sprache nicht beherrschten. Thot, der Vorläufer des Hermes Trismegistos, galt als Herr der magischen Kräfte. Der Hermetismus hat weitverzweigte Beziehungen zu den verschiedensten Bereichen der magischen und okkulten Wissenschaften der Spätantike und auch der späteren Zeiten.[224]

Gerade in Hinblick auf Iatromagie und -astrologie sowie der Alchemie führt deren ägyptisch-hermetische Verortung zu vielfältiger Legendenbildung, welche sich um unterschiedliche – historische oder fiktive – Personen ranken, die späteren Rezeptionsebenen dann wiederum als Referenzen für bestimmte Rezepte, Heilmischungen, Amulette oder auch alchemische Mischungen dienen[225], so beispielsweise ein ägyptischer König Marqūnus, welcher als eine Art Hermes-Trismegistos-Figur, ähnlich wie Apollonios von Tyana, astrale Amulette und Talismane geschaffen haben soll:

> Der ägyptische König Marqūnus [...] soll der Sohn einer nubischen Mutter gewesen und 240 Jahre alt geworden sein. Er habe ein Gefäß konstruiert, in dem sich Wasser in Wein verwandelt, er habe ein Idol gemacht, das das Ungeziefer anzieht und eine Menge dergleichen Talismane und Wunderdinge erfunden. Er habe zu den Sternverehrern gehört. Das Geheimalphabet des Marqūnus, in dem er seine Talismanbücher niedergeschrieben haben soll, ist im *K. Šauq-al-mustahām* des ibn Waḥšīya [...] mitgeteilt. Ein großer Teil seiner Briefe ist in der Handschrift Chester Beatty 4121, fol. 156a–156b; 170a–183b erhalten. Die Briefe tragen alle einen bestimmten Titel, z.B. ›der Brief des Tempels [...], den die Dämonen bewohnen‹, ›der Brief der Kuh‹, [...], ›der Brief der schwarzen Galle‹ [...]. Wie diese Überschriften erkennen lassen, drückt sich die Alchemie des Marqūnus in der Form phantastischer Allegorien und Bilder aus. [...] Zu den alchemistischen Lehrschriften gehört auch das Gespräch, das der König Damūmā [...] mit den ägyptischen Tempelvorstehern [...] geführt hat. [...] Kleopatra kommt in der Sammlung der griechischen Alchemisten mehrfach zu Wort.[226]

Ihre kultische Eigenschaft als »rituelle Verkörperung der Göttin Isis«[227] mag wohl der Grund dafür gewesen sein, dass die Legende der letzten ptolemäisch-ägypti-

224 Kákosy 1995, 3036 f. Ausführlich zur Dekanmelothesie vgl. Quack 1995, 97–122; Vakaloudi 2000, 185–188 und Vakaloudi 2003, 175–178 zu ihrer Rezeption in byzantinischen Exorzismen.

225 Zur diesbezüglichen Nektanebos-Tradition vgl. S. Aufrère, Le dernier Nectanébo et la tradition hellénistique de la magie égyptienne, in: La Magie I, 95–118.

226 Ullmann 1972, 180 mit Anm. 3 zur Rezeption der Marqūnus zugeschriebenen Briefe bei Athanasius Kircher, Oedipus Aegyptiacus, Vol. II, 2 (Rom 1653) 406,17 ff.

227 Grimm-Stadelmann – Grimm 2013, 110.

schen Pharaonin, Kleopatra VII. (69–30, reg. 51–30 v.Chr.), stets auch iatromagisch-medizinische sowie alchemische Fähigkeiten zuschrieb:

> Eine Risāla der ›weisen Kleopatra‹, in der die ›pneumatische Kunst‹ abgehandelt wird, nennt Ḥāǧǧī Ḫalīfa [...]. Es handelt sich vielleicht um dieselbe Schrift, die siebenhundert Jahre zuvor ibn Waḥšīya in seinem Giftbuch erwähnt. Es sei, so sagt ibn Waḥšīya, ein Buch der magischen Eigentümlichkeiten von Substanzen, die schon töten, wenn man sie nur anblickt. Aus dieser Abhandlung ist wohl auch eine Passage im *Picatrix* entnommen. Die Königin Kleopatra wird dort als die Erfinderin einer Reihe von 26 magischen Buchstaben genannt, die, in einen Ringstein geschnitten, dem Träger des Ringes Ansehen und Erfolg bei gewalttätigen Herrschern verleihen.[228]

Die Betrachtung zeigt, dass sämtliche derartige Legenden und Überlieferungen in motivgeschichtlicher Hinsicht auf einen fixen Grundbestand rekurrieren, nämlich die altägyptischen Dekanlisten und deren sympathetisch-anipathetische Interpretation sowie das Vorhandensein astraler (Ring-)Amulette als sympathiebasierte Verbindung zwischen Dämonologie und entsprechender *materia medica*.

2.4.2 Hermes Trismegistos und das *Corpus Hermeticum*

Eine Schlüsselposition für die bis weit in die byzantinische Zeit andauernde Überlieferung iatromagischen, aber auch iatroastrologischen und alchemistischen Wissens besetzt die (Kunst?-)Figur des Hermes Trismegistos, des dreimalgroßen Hermes, als Paradebeispiel für die kulturelle Interaktion innerhalb des hellenistisch geprägten Mittelmeerraums.[229] Sein stets hervorgehobener ägyptischer Ursprung[230], als synkre-

228 Ullmann 1972, 366 f. Ausführlich zu diesem iatromagisch-alchemistisch geprägtem Kleopatra-Bild vgl. Grimm-Stadelmann – Grimm 2013, 111 f.

229 Vgl. Fowden 1993 und Ebeling 2009, worin die interkulturelle Prägung der Figur des Hermes Trismegistos als einer übergeordneten Verkörperung universeller Weisheit sowie als Symbiose zwischen altorientalischem vornehmlich ägyptischem ›Urwissen‹ und griechisch-hellenistischer Philosophie und Gelehrsamkeit sowie die auf Hermes Trismegistos rekurrierende Traditionsbildung des hermetischen Schrifttums und dessen Rezeptionsgeschichte umfassend behandelt und in sämtlichen unterschiedlichen, epochenspezifischen Fokussierungen ausführlich erläutert wird, basierend auf reichhaltigem Quellenmaterial. Zu Quellensituation und Textbestand vgl. A.D. Nock – A.J. Festugière (Hrsg., Übers.), Hermès Trismégiste: Corpus Hermeticum, 4 Bde. Paris 1946–1954; zur Rezeption des Hermetismus in Renaissance und früher Neuzeit vgl. I. Merkel – A.G. Debus (Hrsg.), Hermeticism and Renaissance. Intellectual History and the Occult in Early Modern Europe [Folger Institute Symposia Washington] Washington/London 1988. Beispielhafter Überblick und kulturhistorische Einordnung: Ebeling 2009, mit ausführlicher »Zeittafel zur Geschichte des Hermetismus« auf den Seiten 189–192. Vgl. Kitāb Ǧiranīs, 13–15 mit knappem Überblick über den derzeitigen Forschungsstand.

230 Die hermetischen Schriften selbst bezeichnen Ägypten als »imago caeli« oder auch »terra nostra mundi totius [...] templum«: Ascl. 24, zit. bei Fowden 1993, 13 mit Anm. 1; Ebeling 2009, 49–53.

tistische Inkarnation des memphitischen Gottes Thot[231], welcher ebenfalls das Epitheton »dreimalgroß« (altägyptisch: ꜥꜣꜥꜣꜥꜣ) tragen kann, verweist auf die zur Entstehungszeit der hermetischen Schriften herrschende gräkoägyptische Mischkultur, welche wohl in Memphis zumindest zeitweise ihr Zentrum hatte.[232] Die hohe Reputation der ägyptischen Kultur und speziell ihrer Priesterschaft begründeten innerhalb der griechisch-römischen Welt ein Ägyptenbild, das als Inbegriff jeglicher Gelehrsamkeit noch weit über die Spätantike hinaus Gültigkeit besaß, als Sinnbild der symbiotischen Verschmelzung beider Kulturkreise.[233] In der Wesenheit des ägyptischen Gottes Thot, der in seiner ursprünglichen Form ein Mondgott war, verbanden sich kosmisch-astrologische Elemente mit unterschiedlichen Erscheinungsformen der Gelehrsamkeit; so galt er als göttlicher Schreiber, als Patron sämtlicher Wissenschaften und Verfasser wie auch Bewahrer der heiligen Schriften, ferner als iatromagisch bewanderter, ritualkundiger Arzt sowie als Protokollführer im Totengericht.[234] Die starke Fokussierung auf die sprachliche Komponente seiner Weisheit verlieh ihm zudem, speziell in der hermopolitanischen Ausprägung des mit dieser Gottheit verbundenen Kultverständnisses, kraft der schöpferischen Magie der Sprache demiurgische Macht[235] – ein Aspekt, welcher für das hermetische Magieverständnis zu zentraler Bedeutung anwachsen sollte. Als Inhaber der gesamten uralten Weisheit Ägyptens und als θεῖος ἀνήρ (vgl. S. 58 f.) wurde Hermes Trismegistos bereits im 2. Jh. n.Chr. mit Moses gleichgesetzt.[236]

231 Diese Gleichsetzung beruht auf einer Aussage Herodots im 5. Jh. (Ebeling 2009, 21), also in etwa zeitgleich mit dem Postulat einer Rationalisierung der Medizin seitens des *Corpus Hippocraticum* (vgl. Kap. 2.6.1). Vgl. Fowden 1993, 18, 22 f., 26 (hier speziell zu dem Epitheton μέγιστος καὶ μέγιστος θεὸς μέγας und dessen altägyptischem Ursprung sowie seiner Rezeption insbesondere während der Römerzeit); Ebeling 2009, 19–23. Vgl. auch R. Pietschmann, Hermes Trismegistos nach ägyptischen, griechischen und orientalischen Überlieferungen. Leipzig 1875; P. Boylan, Thoth the Hermes of Egypt. Oxford 1922. Der Chronist Johannes Malalas (6. Jh. n.Chr.) erklärt das Epitheton »Trismegistos« als Manifestation der Lehrmeinung des Hermes von den drei Hypostasten des geheimen Namens des Demiurgen: Ἐν τοῖς χρόνοις τῆς βασιλείας τοῦ προειρημένου Σώστρου ἦν Ἑρμῆς ὁ Τρισμέγιστος ὁ Αἰγύπτιος, ἀνὴρ φοβερὸς ἐν σοφίᾳ· ὃς ἔφρασεν τρεῖς μεγίστας ὑποστάσεις εἶναι τὸ τοῦ ἀρρήτου καὶ δημιουργοῦ ὄνομα, μίαν δὲ θεότητα εἶπεν· διὸ καὶ ἐκλήθη ἀπὸ τῶν Αἰγυπτίων Τρισμέγιστος Ἑρμῆς. (Chron. Joh. Mal. II, 4 [CFHB 35, 19 f.]).

232 Fowden 1993, xvi f.; Ebeling 2009, 19–21.

233 Fowden 1993, 14–22; Ebeling 2009, 26 f.; J. Assmann, Weisheit und Mysterium. Das Bild der Griechen von Ägypten, München 2000.

234 Fowden 1993, 22 f.; Ebeling 2009, 19. Zu Mondgöttern und deren Einfluss auf bestimmte Krankheitsbilder, so beispielsweise Anfallsleiden, vgl. Fischer-Elfert 2000, 124.

235 Fowden 1993, 23, 25; Ebeling 2009, 22 f.

236 Als Urheber dieser Gleichsetzung gilt ein hellenistischer Jude namens Artapanos, vgl. A. Faivre – F. Tristan (Hrsg.), Presence d'Hermès Trismégiste. Paris 1988 und Assmann 1998, 63.

Das überlieferte hermetische Schrifttum lässt sich in zwei Kategorien einteilen, nämlich in die sog. technischen[237] – darunter sind sämtliche astrologische, medizinische und alchemistische Texte subsumiert – und die philosophischen, in erster Linie theosophisch orientierten *Hermetica*[238]. Im Zusammenhang mit vorliegender Untersuchung interessieren primär die technischen *Hermetica* mit ihrer stark astrologisch-kosmologischen Prägung[239], welche, anders als die philosophischen, bereits in der Antike in einheitlichen, corpusartigen Kollektionen vereinigten *Hermetica*, erst in byzantinischer Zeit zu Sammelwerken zusammengefasst wurden:

> We have no sound evidence that the technical Hermetica circulated in antiquity in any way other than as individual treatises. Some of the magical papyri, it is true, have a decidedly anthological character, but formal collections of technical Hermetica we first encounter in Byzantium [...]. But it is of considerable significance [...] that philosophical Hermetica were already being grouped into collections in antiquity. Such collections are abundantly attested both within the text themselves – as when they cross-refer [...] – and by writers who quote from the

237 Zu den technischen Hermetica vgl. A. Touwaide, Iatromathematics, in: H. Cancik – H. Schneider (Hrsg.), Brill's New Pauly VI (Leiden 2005) col. 690–692. Die von Festugière eingeführte Bezeichnung dieser Einzelschriften und Fragmente medizinischen, alchemistischen und astrologischen Inhalts als »hermetisme populaire« wäre mittlerweile durch die zutreffendere Charakterisierung seitens González Blanco als »Hermetism on occult subjects« zu ersetzen: Kitāb Ğiranīs, 14.

238 Vgl. Kitāb Ğiranīs, 14 f. mit Anm. 38: »Sie [sc. die theosophischen Schriften, die dem Hermes Trismegistos zugeschrieben werden; Anm. d. Verf.] verkünden eine sehr widersprüchliche gnostische Erlösungslehre mit starken dualistischen und neuplatonischen Zügen, die in den Kreis all jener synkretistischen Mysterienreligionen einzuordnen ist, welche spätestens ab dem 3. Jhd. v.Chr. in der gesamten hellenisierten Welt zahlreiche Anhänger fanden. Als wichtigstes gemeinsames Kriterium dieser Schriften gilt der grundsätzliche Offenbarungscharakter alles Wissens, das nicht durch wissenschaftliche Methoden erlangt wird.« Zur Einteilung der hermetischen Schriften in diese beiden Kategorien vgl. Ebeling 2009, 26–29.

239 Zur Mikroskosmos-Makrokosmosanalogie und der damit verbundenen ὁμοίωσις Θεοῦ-Vorstellung in Zusammenhang mit Hermes Trismegistos und dem hermetischen Schrifttum vgl. Bakalude 2001, 21: Άρα η μαγεία ως απόκρυφη επιστήμη στοχεύει πάντοτε στη βαθιά γνώση των κρυφών νόμων και μυστικών δυνάμεων της φύσης και του ανθρώπου του Μακρόκοσμου και του Μικρόκοσμου – και τη χρησιμοποίηση των νόμων ή των δυνάμεων αυτών για την επίτευξη ορισμένου σκοπού. Πρεσβεύει ότι ο αληθινός μάγος κατέχει την πνευματική σοφία, την οποία χρησιμοποιεί επιπρόσθετα με τις ψυχικές του ιδιότητες, που αποκτά με τη μύησή του στη μαγεία, και με τα εφόδια αυτά αισθάνεται ικανός να επιβληθεί στη φύση και να την καταστήσει σύμμαχό του [...]. Οι μάγοι επιδιώκουν να ενώσουν το χάσμα ανάμεσα στο σώμα και στο πνεύμα. Πιστεύουν, όπως και οι μοναχοί, σ' ένα ιεραρχημένο σύμπαν, του οποίου το κατώτερο επίπεδο αποτελεί η γη, αλλά δεν προσπαθούν ν'αρνηθούν ή να εγκαταλείψουν το φυσικό κόσμο και το σώμα τους με την *άσκηση* των στερήσεων και των αυτοβασανισμών. Τα χρησιμοποιούν πιστεύοντας στο αξίωμα του Ερμή Τρισμέγιστου, προστάτη της μαγείας, ότι υπάρχει αντιστοιχία, ομοιότητα, ανάμεσα στα επίπεδα του σύμπαντος, ότι ο άνθρωπος είναι ένας μικρόκοσμος και το υλικό του σώμα είναι πλασμένο καθ' ομοίωση του θεού.

> philosophical Hermetica, and frequently mention collections of Discourses addressed by Hermes to Tat, Asclepius and Ammon, and by Isis to Horus.[240]

Im Bücherkatalog der Bibliothek des Horustempels von Edfu und ebenso im Bücherkatalog des Tempels von et-Tôd[241] werden neben mythologischen und liturgischen Schriften auch Texte erwähnt, die eventuell als *Hermetica* verstanden werden können. Sowohl aus der Bücherliste von Edfu und et-Tôd wie auch aus der oben (vgl. Kap. 2.3) zitierten Passage aus den *Stromata* des Clemens von Alexandreia geht hervor, dass die technischen *Hermetica* primär um Magie, Heilkunde und Astrologie zentriert waren, wobei sich die Frage stellt, inwieweit sie tatsächlich Spuren altägyptischen Wissens enthalten, d.h. inwieweit sie dem in zahlreichen Legenden kolportierten Anspruch genügen, sie seien authentische Übersetzungen bzw. Interpretationen der legendären Bücher des Thot.[242] In seiner Eigenschaft als Patron sämtlicher Wissenschaften, unter anderem eben auch der Magie, Heilkunde und Astrologie, steht der ägyptische Thot am Beginn einer Tradition, die sich unter dem Einfluss griechisch-römischer Strömungen dahingehend verändert, dass altägyptische Motive aus ihrem ursprünglichen mythologischen Kontext herausgelöst und in einen neuen Rahmen synkretistischer Prägung integriert werden. In den meisten Fällen findet hierbei die ursprünglich altägyptische Funktion dieser Motive, sowie ihre Platzierung innerhalb eines festgelegten kultischen Kontextes keine Beachtung mehr, sondern einzig und allein das Prädikat einer »uralten, von Thot selbst authorisierten Priesterweisheit«[243] sanktioniert die Integration der jeweiligen Motivik in beispielsweise heilkundliches Schrifttum. Nicht nur Hermes Trismegistos selbst bzw. sein altägyptisches *Alter Ego* Thot verleihen solchen Schriften zusätzliche Autorität, sondern auch dessen legendäre Schüler und Adepten, so z.B. speziell im iatromagischen Kontext Nechepso[244], auf welchen zahlreiche iatromagische und -astrologische Rezepturen und Therapieanweisungen zurückgeführt werden.

---

240 Fowden 1993, 3 f.

241 A. Grimm, Die altägyptischen Bücherkataloge der ptolemäischen Tempelinschriften von Edfu und el-Tôd. Untersuchung zur Textüberlieferung altägyptischer religiöser Texte, unveröffentlichte Magisterarbeit München 1982; Id., Altägyptische Tempelliteratur. Zur Gliederung und Funktion der Bücherkataloge von Edfu und el-Tôd, in: S. Schoske (Hrsg.), Akten des Vierten Internationalen Ägyptologenkongresses III (München 1985) 159–169, bes. 161 f.; vgl. Fowden 1993, 57; Ebeling 2009, 26, 65 f. Darauf bezieht sich auch Clemens von Alexandreia: ClemAlex VI. 4, 37,3 (vgl. Kap. 2.3).

242 Zu dieser Fragestellung vgl. ausführlich Fowden 1993, 65–68.

243 Hierzu vgl. Thorndike 1923, 287: »These oracular and mystic compositions usually pretend to great antiquity and often claim as their home such hoary lands as Egypt and Chaldea [...]. Assuming as these writings do to disclose the secrets of ancient priesthoods and to publish what should not be revealed to the vulgar crowd, they may be confindently expected to embody a great deal of superstition and magic along with their expositions of mystic theologists.«

244 Hinter dem Nechepso(s) der iatromagischen und astrologischen Überlieferungen verbirgt sich wohl einer der bei Manetho erwähnten Könige zu Beginn der 26. Dynastie, Nekauba (reg. wohl 678–672 v.Chr.); vgl. K. Ryholt, New Light on the Legendary King Nechepsos of Egypt, Journal of Egyptian

Die besterhaltenen Texte zur Iatroastrologie[245] sind das zum Corpus der technischen *Hermetica* gehörige *Heilige Buch des Hermes an Asklepios* sowie das *Testamentum Salomonis*, welche beide im iatromagischen Kontext eine bedeutende Position einnehmen, da sie, basierend auf einer sympathetischen Interpretation der altägyptischen Dekangottheiten, Anleitungen zu Herstellung und therapeutischer Anwendung von heilkräftigen Amulettringen enthalten, welche dann wiederum Eingang in die *Kyraniden* (vgl. Kap. 2.4.6), vornehmlich die 1. *Kyranis*, gefunden haben. Die Ausführungen im *Asklepios* stehen im Kontext der ägyptenbasierten Dekanmelothesie[246] und, in Verbindung damit, der sympathetischen Zuordnung spezieller Steine und Pflanzen zu den einzelnen Dekanen, wobei letztere zusammen mit der entsprechend gravierten Gemme in die Fassung integriert werden:

Τοῦ Ἑρμοῦ πρὸς Ἀσκλήπιον ἡ λεγομένη ἱερὰ βίβλος 1–5 (ed. Ruelle, 250–252)

1. Τῶν ἐν τοις ζῳδίοις λς΄ δεκανῶν τάς τε μορφὰς καὶ τὰς ἰδέας ὑπέταξάσοι, καὶ πῶς δεῖ ἕνα ἕκαστον αὐτῶν γλύφειν τε καὶ φορεῖν μέσον τοῦ τε ὡροσκόπου καὶ τοῦ ἀγαθοῦ δαίμονος καὶ τοῦ περὶ ἕξεως τόπου. Τοῦτο γὰρ ποιήσας φόρει καὶ ἕξεις μέγα φυλακτήριον· ὅσα γὰρ ἐπιπέμπεται πάθη τοῖς ἀνθρώποις ἐκ τῆς τῶν ἀστέρων ἀπορροίας, τούτοις ἰᾶται. Τιμήσας οὖν ἕκαστος διὰ τοῦ ἰδίου λίθου καὶ τῆς ἰδίας βοτάνης, ἔτι δὲ καὶ τῆς μορφῆς ἕχεις μέγα φυλακτήριον· ἄνευ γὰρ ταύτης τῆς δεκανικῆς διαθέσεως οὐθένος γένεσίς ἐστιν· ἐν αὐτῇ γὰρ περιείληπται τὸ πᾶν.

1. Ich werde dir unten die äußeren Gestalten und inneren Erscheinungsformen der im Zodiakos befindlichen 36 Dekane vorstellen, und ebenso, wie man jeden einzelnen von ihnen gravieren und tragen muss in der Zeit zwischen Horoskopos, Agathodaimon und der Stelle die bezüglich der Gesundheit entscheidend ist. Richte dich danach, trage es [sc. das so hergestellte Amulett; Anm. d. Verf.], und du wirst ein gewaltiges Schutzamulett haben. Denn welche (gesundheitlichen) Beschwerden auch immer den Menschen seitens des Einflusses der Gestirne gesandt werden, sie werden durch diese (Dekane) geheilt. Deshalb, wenn du also jedem Dekan durch seinen spezifischen Stein und seine spezifische Pflanze, ferner auch durch seine Gestalt, Respekt erweist, wirst du ein gewaltiges Schutzamulett haben. Ohne diese Dekanformation nämlich existiert gar nichts, denn in ihr ist das gesamte Universum verkörpert.

2. Ὁ ζῳδιακὸς οὖν κύκλος μεμορφωμένος εἰς μέρη καὶ μέλη καὶ ἁρμονίας ἐξέχεται τοῦ κόσμου· καὶ ἔχει κατὰ μέρος οὕτως.

2. Der Zodiakalkreis also regiert die Teile, Gliedern und harmonischen Bezüge des Kosmos, und das funktioniert im einzelnen folgendermaßen:

Archaeology 97 (2011) 61–72. Zu Nechepso als Referenz im medizinisch-alchemistischen Bereich vgl. Quack 2002, 90 mit Anm. 61; Quack, Manuskript Dekane, Kap. 2.3.9; Adamson 2013, 333. So finden sich beispielsweise auch bei Galen, simpl. med. IX, 2,19 Nechepso zugeschriebene Rezepturen, und ebenso auch bei den byzantinischen Autoren, vgl. I. Calà, Le pillole di camomilla di Nechepso in Aezio e Metrodora, in: Proceedings of VII Convegno Internazionale di Ecdotica dei testi medici 2013 (i. Druck).

245 Vgl. Adamson 2013, 338 f.; Papathanassiou 1999, 357–376; Rovati 2018, 9–132.

246 Vgl. Quack 1995, 97–122; Quack 2001, 338; Quack, Manuskript Dekane, Kap. 2.2.4 u. 2.3.9; Vakaloudi 2000, 185 f.; Vakaloudi 2003, 175 f. und Kap. 2.3.

3. Ὁ Κριὸς [Zeichen] κεφαλή ἐστι τοῦ κόσμου· ὁ Ταῦρος [Zeichen] τράχηλος· οἱ Δίδυμοι [Zeichen] ὦμοι· ὁ Καρκίνος [Zeichen] θώραξ· ὁ Λέων [Zeichen] μετάφρενον, καρδία καὶ πλευρά· ἡ Παρθένος [Zeichen] κοιλία· ὁ Ζυγὸς [Zeichen] γλουτοί· ὁ Σκορπίος [Zeichen] αἰδοῖον· ὁ Τοξότης [Zeichen] μηροί· ὁ Αἰγόκερως [Zeichen] γόνατα· ὁ Ὑδροχόος [Zeichen] κνῆμαι· οἱ Ἰχθύες [Zeichen] πόδες.

3. Der Widder (Aries) ist das Haupt des Kosmos; der Stier (Taurus) der Hals; die Zwillinge (Gemini) die Schultern; der Krebs (Cancer) der Thorax; der Löwe (Leo) ist Zwerchfell, Herz und Flanken; die Jungfrau (Virgo) ist der Abdomen; die Waage (Libra) das Gesäß; der Skorpion (Scorpio) die Genitalien; der Schütze (Sagittarius) die Oberschenkel; der Steinbock (Capricornus) die Knie; der Wassermann (Aquarius) die Unterschenkel (Schienbeine); die Fische (Pisces) die Füße.

4. Ἕκαστον οὖν τῶν ζῳδίων ἐπέχει τὸ ἴδιον μέλος καὶ ἀποτελεῖ περὶ αὐτὸ πάθος τι, ὅθεν εἴπερ βούλει μὴ παθεῖν ἃ δεῖ παθεῖν ὑπ' αὐτῶν τάς τε μορφὰς καὶ τὰς ἰδέας τῶν δεκανῶν αὐτῶν, γλύψον ἐν τοῖς λίθοις καὶ ὑποθεὶς ἑκάστου τὴν βοτάνην καὶ ἔτι τὴν μορφὴν καὶ ποιήσας φυλακτήριον φόρει, μέγα καὶ μακάριον βοήθημα τοῦ σώματός σου. Ἀρξώμεθα οὖν ἀπὸ [Widderzeichen].

4. Jedes der Zodiakalzeichen regiert also sein spezifisches Organ und bewirkt an diesem körperliches Leiden. Wenn man aber das nicht erleiden will, was man unter diesen Sternzeichen erleiden müsste, graviere man die Gestalten und Erscheinungsformen dieser Dekane in die (entsprechenden) Steine und lege die einem jeden Dekan spezifische Pflanze darunter. Insbesondere, wenn du ebenso auch die Gestalt reproduzierst, wirst du ein gewaltiges Schutzamulett haben und ebenso ein gewaltiges und gesegnetes Hilfsmittel für deinen Körper. Wollen wir also bei Aries beginnen.

5. Κριοῦ πρῶτος δεκανός. Οὗτος ὄνομα ἔχει Χενλαχωρί, μορφὴν δὲ τὴν ὑποκειμένην, ὄψιν ἔχει παιδίου, τὰς δὲ χεῖρας ἄνω ἐπηρμένας, κρατῶν δὲ σκῆπτρον ὡς φέρων ἀπὸ τῆς κεφαλῆς, ἐζωσμένος ἀπὸ τῶν ποδῶν ἄχρι τῶν γονάτων. Οὗτος κυριεύει τῶν περὶ τὴν κεφαλὴν γινομένων παθῶν. Γλύψον οὖν τοῦτον ὥσπερ ἐν λίθῳ βαβυλωνίῳ ἀραιῷ καὶ ὑποθεὶς βοτάνην ἴσοφρυν κλεῖσον ἐν σιδηρῷ δακτυλίῳ καὶ φόρει. Παραιτοῦ δὲ φαγεῖν κάπρου κεφαλήν· οὕτω γὰρ κολακεύσεις ἕνα ἕκαστον χαράξας ἐν τῷ λίθῳ μετὰ καὶ τοῦ ἰδίου ὀνόματος.

5. Erster Dekan des Widders (Aries). Dieser heißt Chenlachori, was seine untenstehend angegebene Gestalt betrifft, so hat er das Gesicht eines Knaben, die Hände nach oben erhoben, und hält ein Szepter, als ob er es über dem Kopf tragen würde, von den Füßen bis zu den Knien aber ist er bekleidet. Dieser regiert sämtliche Leiden, die den Kopf betreffen. Graviere diesen also, so wie er ist, in feinen babylonischen Stein ein und, nachdem du die Pflanze Isophrys daruntergelegt hast, fasse (den Stein) in einem eisernen Ring und trage ihn. Vermeide es aber, Ziegenkopf zu essen. Solchermaßen wirst du jedem Dekan schmeicheln, wenn du ihn in seinen spezifischen Stein gravierst, zusammen mit seinem speziellen Namen.
[Übers. d. Verf.[247]]

247 Livré Sacré 247–277, bes. 250–253; vgl. Adamson 2013, 339 f. (engl. Übers.); W. Gundel, Dekane und Dekansternbilder. Ein Beitrag zur Geschichte der Sternbilder der Kulturvölker. Mit einer Untersuchung über die ägyptischen Sternbilder und Gottheiten der Dekane von S. Schott (Darmstadt [2]1969) 374–379 (dt. Übers.).

Dieser Text vermittelt ein deutlich astrologisch geprägtes Krankheitsbild, wonach sämtliche körperlichen Affektionen auf den Einfluss verschiedener bzw. unterschiedlicher Gestirnkonstellationen zurückgeführt werden, auf demselben Weg jedoch, nämlich aufgrund gezielter Nutzbarmachung des sympathetischen Einflusses der Dekangottheiten auf die einzelnen Körperteile, als heilbar betrachtet werden. Die Heilwirkung zentriert sich demzufolge in unterschiedlichen sympathiebasierten Amuletten, deren Anfertigung und Einsatz nach den einzelnen Dekanen und ihrem Wirkungsbereich ausgerichtet ist. Genau demselben Prinzip, das hier, im hermetischen *Asklepios* erstmals ausgeführt ist, folgen dann die Anweisungen zur Herstellung ebensolcher heilkräftiger Amulette in der 1. *Kyranis* (vgl. Kap. 2.4.6), welche wiederum die Quelle für nachfolgende Amulettanweisungen bis in die spätbyzantinische Zeit hinein darstellt, gelegentlich auch verschränkt mit anderen Überlieferungen.

2.4.3 Platonische und Neuplatonische Rezeption

Die platonischen Schriften vermitteln ein deutlich negatives Magieverständnis, indem sie magische Praktiken generell als »Vergiftung« (φαρμακεία) aburteilen.[248] Bewahrt bleibt hierbei allerdings das ganzheitliche, medizinisch geprägte Bild, indem zwischen physischer und psychischer φαρμακεία unterschieden wird:

> In his *Laws*, Plato too argues against magic. But unlike Augustine, at least at first glance, he does not subsume it under the heading of superstition, but under φαρμακεία, ›poisoning‹. In the loosely structured collection of laws in book XI, when Plato presents his law against φαρμακεία, he differentiates between two forms of the offense, the use of poisonous substances, what we might call physical poisoning, and the use of spells[249]. We might call this latter use psychological poisoning, since magical spells, as Plato understands them, rely on psychologi-

248 Vgl. ausführlich und mit zahlreichen Belegstellen A. Motte, À propos de la magie chez Platon: l'antithèse sophiste-philosophe vue sous l'angle de la pharmacie et de la sorcellerie, La Magie I, 268–292. Für Byzanz und mit Schwerpunkt auf der juristischen Quellensituation vgl. dazu S. Troianos, Zauberei und Giftmischerei in mittelbyzantinischer Zeit, in: G. Prinzing – D. Simon (Hrsg.), Fest und Alltag in Byzanz (München 1991) 37–51 mit Anm. auf den Seiten 184–188.

249 Platon, leg. XI, 932 E ff. Vgl. auch Thorndike 1923, 25 unter Bezugnahme auf dieselbe Passage aus den platonischen »Gesetzen«: »Toward magic so-called Plato's attitude in his *Laws* is cautious. He maintains that medical men and prophets and diviners can alone understand the nature of poisons (or spells) which work naturally, and of such things as incantations, magic knots, and wax images; and that since other men have no certain knowledge of such matters, they ought not to fear but to despise them. He admits nevertheless that there is no use in trying to convince most men of this and that it is necessary to legislate against sorcery.«

> cal means based on ritual action, on ›enchantment and charms and so-called binding spells‹[250], in order to persuade (πείθειν) or, rather, to frighten [...].[251]

In keinerlei Zusammenhang mit solcher φαρμακεία hingegen steht Platons Auffassung von Theurgie: ursprünglich verankert in orientalischen (persischen und ägyptischen) Mysterienkulten[252] handele es sich hierbei um eine theologisch sanktionierte psychische Therapieform (θεῶν θεραπεία[253]), deren Methodik und Symbolik beispielsweise in den Eleusinischen Mysterien als ψυχαγωγία adaptiert wurde, um in Dialog mit der göttlich-transzendenten Ebene zu treten und negative Dämonen abzuwehren.[254] Mit dieser Unterscheidung zwischen der negativen φαρμακεία einerseits und der positiven Theurgie als θεῶν θεραπεία andererseits steht Platon am Beginn der bis in die heutige Zeit nachwirkenden Vorstellung von einer ›schwarzen‹ und ›weißen‹ Magie:

> Die Blütezeit der theurgischen Praktiken fällt in das IV. Jh. [...] Hermetismus, neuplatonische Theurgie und Zauberei waren durch den Glauben an die allgemein gültigen Gesetze der Sympathie und Antipathie verbunden. Der *unio mystica* des Neuplatonismus und Hermetismus entsprechen auf der niedrigen Ebene der Zauberei die durch Lychnomantie, Lekanomantie, Traumsendungen und ähnliche Verfahren provozierten magischen ›Theophanien‹.[255]

Die Iatromagie besetzt hierbei eine Art Mittelposition zwischen tatsächlich funktionierender, religiös fundierter Heilmagie, Aberglaube und negativem Schadenszauber in Form einer ›Vergiftung‹ von Körper (aufgrund real wirksamer Giftstoffe innerhalb von bewusst oder unbewusst fehlerhaft dosierten bzw. verabreichten Arzneimitteln) und Seele (aufgrund der Abwendung von der allgemein als verbindlich erachteten religiösen Richtung).

Im 3. Jh. n.Chr. stellt auch der Neuplatoniker Plotin (†270 n.Chr.) Betrachtungen über das Wesen der Magie an, wobei er einerseits in seiner Terminologie die negati-

---

250 Platon, leg. XI, 933 A: μαγγανείαις τισὶν καὶ ἐπωιδαῖς καὶ καταδέσεσι λεγομέναις.

251 Graf 2002, 97.

252 Zu den vermutlich ägyptischen Ursprüngen der neuplatonisch-theosophischen Theurgie vgl. Kákosy 1995, 3040–3043; zur Überlieferung, dass Platon während eines Ägyptenaufenthaltes mit ägyptischen Priestern kommuniziert und sich deren Weisheitslehren habe erklären lassen, vgl. Quack 2002, 79 f.

253 Platon, Alkibiad. I, 122 A.

254 Bakalude 2001, 63 f. mit Verweis auf Platon, Phaidr. 250 B.

255 Kákosy 1995, 3042 f. Zu theurgischen westlich-mittelalterlichen Strömungen im 13.–17. Jh., die sich möglicherweise unabhängig von der antiken Theurgie entwickelt haben, vgl. J.-P. Boudet, L'*ars notoria* au Moyen Âge: une résurgence de la théurgie antique?, in: La Magie III, 173–191 mit folgendem Fazit: »l'art notoire n'est pas une résurgence médiévale de la théurgie antique, mais une tradition théurgique essentiellement endogène, née au XII siècle en réponse au brusque développement de l'enseignement scolastique, qu'elle vise à doubler tout en l'assimilant. Les élements exogènes, dans cette affaire, semblent minoritaires, tant sur les plans du rituel, de l'iconographie, du langage et de l'onomastique.« (Boudet 2000, 191); vgl. auch Grimm – Grimm-Stadelmann 2010, 40–42.

ve Konnotation Platons nicht nur weiterführt, sondern sogar noch verstärkt (γοήτεια; vgl. auch Kap. 2.7), andererseits aber auch die astrologisch-sympathetische Komponente betont:

> Magical spells, which Plotinus called ›acts of sorcery‹ (γοητεῖαι), also function through sympathy. A sorcerer (γόης) is someone who has learned to understand and to use the sympathetic powers inherent in the cosmos, turning them against his fellow human beings. These sympathetic and antipathetic forces in the universe are ›the primary wizard and enchanter‹.[256]

Der bedeutende Unterschied bzw. die Neuerung in Plotins Magieauffassung besteht in seiner Dämonologie, wenn er den Dämonen jeglichen Einfluss auf magische Konstituenten abspricht, indem er behauptet, magische Interaktionen kämen einzig zwischen den Seelen der Menschen zustande (Plotin. Ennead. IV, 4,30), wobei ausschließlich der nicht-rationale Teil der Seele tangiert wird (Plotin. Ennead. IV, 4, 40). Einzig der perfekte Philosoph kann aufgrund des Überwiegens seines intellektuellen Seelenteiles sowie seiner Kontemplation solchen magischen Angriffen erfolgreich Widerstand leisten[257], wie Porphyrios in seiner Vita Plotins von diesem selbst berichtet, nämlich dass er magischen Attacken neidischer Kollegen, die ihm Leibschmerzen ›anhexen‹ wollten, nicht zum Opfer gefallen sei.[258] Interessant ist auch hier wiederum die medizinische Komponente, innerhalb derer sich der überlieferte, gegen Plotin gerichtete Schadenszauber bewegt. Als Konsequenz für das Magieverständnis neuplatonischer Prägung ergibt sich hieraus einerseits die Auffassung, dass Magie nach wie vor als auf kosmisch verankerten Sympathien beruhend angesehen wird, andererseits aber, und dies kommt neu hinzu, ihr Wirken als ausschließlich auf den nicht intellektuell-rationalen Seelenteil beschränkt definiert wird.[259]

Die bis zu den altorientalischen Überlieferungen zurückreichende Vorstellung von krankheitsverursachenden Dämonen und deren ritueller Bekämpfung wurde jedoch nach wie vor innerhalb gnostischer Kreise in Rom gepflegt, wie Plotin (Ennead. II, 9,14) berichtet:

Plotin. Ennead. II, 9,14

Καθαίρεσθαι δὲ νόσων λέγοντες αὑτούς, λέγοντες μὲν ἂν σωφροσύνῃ καὶ κοσμίᾳ διαίτῃ, ἔλεγον ἂν ὀρθῶς, καθάπερ οἱ φιλόσοφοι λέγουσι· νυν δὲ	Wenn sie sagen, sie können sich selbst von Krankheiten reinigen, und dabei als Mittel Massigkeit und eine geregelte Lebensweise

256 Graf 2002, 101 mit Verweis auf Plotin, Ennead. IV, 4,40: καὶ ὁ γόης ὁ πρῶτος καὶ ὁ φαρμακεὺς οὗτός ἐστι, wo auch der Bezug zu Platons φαρμακεία wiederhergestellt wird.

257 Plotin. Ennead. IV, 4,44: μόνη δὲ λείπεται ἡ θεωρία ἀγοήτευτος εἶναι.

258 Vgl. Porph., Vita Plot. X, 1–9 und L. Brisson, The Philosopher and the Magician (Porphyry, *Vita Plotini* 10.1–13). Magic and Sympathy, in: Antike Mythen, 189–202.

259 Vgl. Graf 2002, 102.

ὑποστησάμενοι τὰς νόσους δαιμόνια εἶναι καὶ ταῦτα ἐξαιρεῖν λόγῳ φάσκοντες δύνασθαι καὶ ἐπαγγελλόμενοι σεμνότεροι μὲν ἂν εἶναι δόξαιεν παρὰ τοῖς πολλοῖς, οἳ τὰς παρὰ τοῖς μάγοις δυνάμεις θαυμάζουσι, τοὺς μέντοι εὖ φρονοῦντας οὐκ ἂν πείθοιεν, ὡς οὐχ αἱ νόσοι τὰς αἰτίας ἔχουσιν ἢ καμάτοις ἢ πλησμοναῖς ἢ ἐνδείαις ἢ σήψεσι καὶ ὅλως μεταβολαῖς ἢ ἔξωθεν τὴν ἀρχὴν ἢ ἔνδοθεν λαβούσαις.

angeben, wie das die Philosophen thun, so könnte man ihnen Recht geben; so aber personificiren sie sich die Krankheiten zu Dämonen und behaupten zuversichtlich, dass sie im Stande seien diese durch gewisse Worte zu vertreiben. Dadurch dürften sie wohl dem grossen Haufen imponiren, der die Wunderkraft der Zauberer anzustaunen pflegt; den Verständigen freilich werden sie es nicht einreden, dass die Krankheiten nicht ihre Ursachen hätten in Ueberanstrengung oder Ueberfüllung oder Mangel oder Fäulniss oder überhaupt in Veränderungen, sie mögen nun durch äussere oder innere Ursachen veranlasst sein.
[Übers.: H.F. Müller 1878, 146][260]

Die Rede ist hier von Exorzismen gegen Krankheitsdämonen aller Art, die in Form von Rezitationen zur Anwendung kommen. Plotin erwähnt in diesem Zusammenhang keinerlei Amulette, doch lässt seine Schilderung die Vermutung zu, dass etliche solcher Rezitationen oder zumindest Teile davon auch schriftlich niedergelegt wurden. Im Gegensatz dazu bezeugt Epiphanios den Gebrauch von astrologisch basierten (?) Amuletten im Kontext von Rezitationen bei den Manichäern:

> they have astrology as a handy subject of boasting and phylacteries – I mean amulets – and certain other incantations and spells (καὶ φυλακτήρια, φημὶ δὲ τὰ περίαπτα, καὶ ἄλλαι τινὲς ἐπῳδαὶ καὶ μαγγανεῖαι).[261]

Plotin zufolge beschränken sich die Rituale mancher gnostischer Sekten jedoch nicht nur auf iatromagische Exorzismen und Rezitationen, sondern – und er macht keinen Hehl aus seiner Geringschätzung – dienen ebenfalls der versuchten Manipulation himmlischer Mächte.[262] Die neuplatonische Kritik gegen angebliche magische Praktiken der gnostischen Sekten findet gleichermaßen Eingang in die christlich geprägte Auseinandersetzung mit dieser Thematik (vgl. Kap. 2.5), wobei als ›Wurzel alles Übels‹ Simon Magus (†65 n.Chr.), der angeblich erste Häretiker der Kirchengeschichte, angeführt wird. Der Kirchenvater Irenäus von Lyon (um 135–200 n.Chr.) beschuldigt dessen Nachfolger magischer Praktiken wie Exorzismen und Geisterbeschwörungen, um sich die Engel untertan zu machen,[263] wobei seine Anklagepunkte

260 Vgl. Adamson 2013, 338 und Ph. Merlan, Plotinus and Magic, Isis 44 (1954) 341–348 (repr. in: Kleine Schriften [Berlin 1976] 388–395).

261 Epiphan. Panarion 66.13.7, zit. nach Adamson 2013, 353.

262 Vgl. R. Smith, in: Meyer – Smith 1994, 60: »In his writing Against the Gnostics, Plotinus accuses these people – he calls them imbeciles – of trying ›to control the transcendent powers by means of magic chants and evocations, using all kinds of songs and cries and hissing sounds‹.«

263 Vgl. R. Smith, in: Meyer – Smith 1994, 60.

auf Themen der gräkoägyptischen magischen Papyri ebenso rekurrieren wie auf die ägyptisch-gnostische Ausprägung der Engelskulte[264].

Der Neuplatoniker Kelsos (2. Jh. n.Chr.) wiederum beschuldigt in seiner Streitschrift gegen das Christentum (zit. bei Origenes, Contra Celsum VI, 38–40[265]) die gnostischen Ophiten der ›schwarzen‹ Magie (γοήτεια), die angeblich den Gipfel ihrer Weisheit ausmachen würde (καὶ τοῦτ' ἔστιν αὐτοῖς τὸ τῆς σοφίας κεφάλαιον). Während ihrer Rituale würden sie »barbarische Dämonennamen« anrufen (καὶ καλούντας ὀνόματα βαρβαρικὰ δαιμόνων τινῶν), sich bestimmter Reinigungsriten unterziehen und diese sogar weiterverbreiten (ὅσοι καθαρμοὺς ἐδίδαξαν), Zauberformeln rezitieren (ἢ λυτηρίους ᾠδὰς [...] ἢ ἀποπομπίμους φωνάς), oder auch Wunder simulieren (ἢ δαιμονίους σχηματισμούς). Sie besäßen zudem Kenntnis über die sympathiebasierten Qualitäten von Kleidungsstücken, Zahlen, Steinen, Pflanzen und Wurzeln sowie zahlreicher anderer Objekte (ἐσθήτων ἢ ἀριθμῶν ἢ λίθων ἢ φυτῶν ἢ ῥιζῶν καὶ ὅλως παντοδαπῶν χρημάτων παντοῖα ἀλεξιφάρμακα), wobei sie sich spezieller »Zauberbücher« bedienten (βιβλία βάρβαρα δαιμόνων ὀνόματα ἔχοντα καὶ τερατείας), die Kelsos selbst gesehen zu haben behauptet. Ganz am Rande erwähnt er auch gegenständliche Amulette, die vermutlich im Rahmen der beschriebenen Rituale eine Funktion hatten, doch geht er darauf nicht näher ein. Kelsos' Schilderung lässt jedoch keine Rückschlüsse auf einen separaten iatromagischen Bereich innerhalb der geschilderten magischen Praktiken zu.

Obgleich weder die neuplatonische noch die christliche Kritik an den angeblich gnostischen magischen Ritualen die Verwendung von gegenständlichen Amuletten besonders betont, gilt insbesondere die Vielzahl der überlieferten antiken Gemmen, wohl aufgrund ihres ausgeprägten motiv- und überlieferungsgeschichtlichen Synkretismus, gemeinhin als »gnostische Amulette«[266], was allerdings keine korrekte Bezeichnung darstellt, da viele dieser Amulette auf weitaus ältere Quellen rekurrieren. Speziell in christlicher Zeit führte ein solcher interkultureller, magisch fundierter Synkretismus zu einer Mythologisierung des Christentums nach paganen Vorbildern:

> Thus they created a mythological Christianism in conjunction with witchcraft by writing or copying magical epodes and texts, inventing magic mystic names, developing and enriching the Jewish angelology, maling amulets and being engaged in invocations of spirits, as their leader Simon the Magus or Marcus the head of the Marcionists had been accused.[267]

264 Vgl. Grimm – Grimm-Stadelmann 2010, 57–61.
265 Nachfolgend Paraphrase nach Adamson 2013, 337.
266 Vgl. R. Smith, in: Meyer – Smith 1994, 61; Vakaloudi 2000, 208–210; Michel 2004, 1–7.
267 Vakaloudi 2000, 208.

2.4.4 Die gräkoägyptischen Papyri

Den oben geschilderten interkulturell-geistesgeschichtlichen Synkretismus auf dem Gebiet magischer Praktiken im weitesten Sinne sowie verschiedensten Zwecken dienender Ritualanwendungen bezeugen die gräkoägyptischen magischen Papyri.[268] Unter dieser Bezeichnung fasst man eine sprachlich, inhaltlich und rezeptionsgeschichtlich äußerst inhomogene Gruppe von schriftlichen Überlieferungen zu unterschiedlichen magischen Ritualen zusammen, welche größtenteils wohl während dem Hellenismus und der Spätantike aus zahlreichen älteren Traditionen, aber auch zeitgenössischen Strömungen kompiliert wurden.[269] Diese Texte spiegeln einen weitreichenden religiös-geistesgeschichtlichen Pluralismus wider, bestehend aus Elementen altorientalischer, altägyptischer, antik-griechischer, hellenistischer, neuplatonischer, gnostischer und jüdisch-christlicher Motive, welche teilweise unverändert, teilweise aber auch kulturhistorisch transformiert und an die jeweils zeitgenössischen Präferenzen angepasst wiedergegeben werden.

Die wohl frühesten magischen Formeln datieren ins 1. Jh. v.Chr. und enthalten unter anderem auch zwei iatromagische Rituale, die Frauen zugeschrieben werden: ein Rezept gegen Kopfschmerzen einer Thessalierin namens Philinna und ein weiteres, vermutlich gegen Fieber (»burning condition«?), das als Referenz eine Frau namens Syra aus Gadara nennt.[270] Der iatromagische Anteil innerhalb dieser Texte ist relativ hoch[271], wobei die dämonologisch-exorzistische Komponente ebenso wie die Hervorhebung der unterschiedlichen Erscheinungsformen von Fieber und deren rituelle Bekämpfung besondere Beachtung findet.

Die Einzeltexte präsentieren sich einerseits als Kombination aus einer medizinischen Verordnung mit einer Heilungslegende (z.B. Pap. Oxyrrh. 1384) oder mit einer

268 Vgl. auch Martin 2014, 14–16.

269 Zu den unterschiedlichen Textsammlungen vgl. Meyer – Smith 1994, 27 f.; PGM: K. Preisendanz, Papyri Graecae Magicae, 1928–1931, reed. A. Henrichs, 1973–1974 (repr. München/Leipzig 2001); Supplementum Magicum, hrsg. von R.W. Daniel – F. Maltomini, mit Textmaterial über Preisendanz hinaus; GMP: H.D. Betz, The Greek Magical Papyri in Translation, 1986 und ²1992 unter Einbeziehung des in PGM unberücksichtigten demotischen Materials; Meyer – Smith 1994, 27–57: christliche Texte »of ritual power«, die bei Betz u.a. nicht berücksichtigt sind, komplementär zu den koptischen Texten »of ritual power« (Meyer – Smith 1994, S. 59 f.).

270 Vgl. Dickie 2001, 106 f.; vgl. auch A. Jördens, Griechische Texte aus Ägypten, in: Janowski – Schwemer 2010, 346–348.

271 Speziell zu den iatromagischen Papyri vgl. Brashear 1995, 3380–3684 (zu den unterschiedlichen Kategorien: S. 3494–3506; Auswahlbibliographie und Abkürzungsverzeichnis S. 3382–3389); M. de Haro Sanchez, Catalogue des papyrus iatromagiques grecs, PapLup 13 (2004) 37–60; Centre de Documentation de Papyrologie Littéraire (CeDoPaL) de l'Université de Liège: http://promethee.philo.ulg.ac.be/cedopal/Bibliographies/Iatromagiques.htm und http://promethee.philo.ulg.ac.be/cedopal/index.htm; I. Andorlini Marcone, L'apporto dei papiri alla conoscenza della scienza medica antica, in: ANRW II.37.1 (1993) 458–562.

mythologisch bzw. christlich fundierten *historiola* zur Verstärkung des iatromagischen Charakters (z.B. Pap. Berlin 11858), andererseits als Kombination traditionell paganer Motive (ägyptisches Götterpantheon, Dämonologie) mit christlichen Elementen (Bibelzitate, liturgische Formeln, Heiligen-, Engels- und Gottesnamen, z.B. Pap. Berlin 9096), häufig jedoch auch unter Zuhilfenahme graphischer Arrangements (Buchstabenreihen und -schemata, Textarrangement in Kreuzesform, z.B. Pap. Oxyrrh. 1077) sowie von Zeichnungen, welche die rituell wichtigsten Textpassagen illustrieren, gepaart mit konkreten ›Gebrauchsanweisungen‹ zur Herstellung magischer Tinten, diverser Rezeptmischungen, gegenständlicher Amulette sowie situationsbezogenen Exorzismen und Rezitationsvermerken.

Wenn Jacques Jouanna[272] in seiner Untersuchung des Abhängigkeitsverhältnisses zwischen altägyptischer und antik-griechischer Medizin zu dem Ergebnis kommt, dass der Vergleich zwischen den gräkoägyptischen Papyri und den Schriften des *Corpus Hippocraticum* auf den ersten Blick zwar so manche Ähnlichkeiten zeigt, ein direkter Einfluss der altägyptischen auf die griechische Medizin hippokratischer Prägung dessen ungeachtet jedoch äußerst fraglich bleibt[273], so lässt sich parallel dazu dieselbe Frage auch für den Bereich der Iatromagie stellen. Die Schwierigkeit dabei ist, wie bereits Lynn Thorndike zu Anfang des 20. Jhs. festgestellt hat, dass zwar eine große Anzahl archäologischer wie auch schriftlicher Quellen aus Ägypten stammen, die diesbezüglichen Überlieferungswege und rezeptorischen Strukturen jedoch alles andere als eindeutig sind:

> There is another point to be kept in mind in any comparison of Egypt and Babylon or Assyria with Greece in the matter of magic. Our evidence proving the great part played by magic in the ancient oriental civilizations comes directly from them to us without intervening tampering or alteration except in the case of the early periods. But classical literature and philosophy come to us as edited by Alexandrian librarians and philologers, as censored and selected by Christian and Byzantine readers, as copied or translated by medieval monks and Italian humanists. And the question is not merely, what have they added? but also, what have they altered? what have they rejected? Instead of questioning superstitious passages in extant works on the ground that they are later interpolations, it would very likely be more to the point to insert a goodly number on the ground that they have been omitted as pagan or idolatrous superstitions. Suppose we turn to those writings which have been unearthed just as they were in ancient Greek; to the papyri, the lead tablets, the so-called Gnostic gems. How does the proportion of magic in these compare with that in the indirectly transmitted literary remains? If it is objected that the magic papyri are mainly of late date and that they are found in Egypt, it may be replied that they are as old as or older than any other manuscripts we have of classical literature and that its chief store-house, too, was in Egypt at Alexandria. As for the magical curses

272 Jouanna 2004, 1–21.

273 Jouanna 2004, 20 f. kommt zu dem Ergebnis, dass ausschließlich im Bereich der anatomischen Terminologie eine direkte Übernahme ägyptischer Termini zu Präzisierungszwecken nachweisbar ist, in anderer Hinsicht jedoch kein eindeutiger Beleg für eine direkte Übernahme erbracht werden kann.

> written on lead tablets, they date from the fourth century before our era to the sixth after, and fourteen come from Athens and sixteen from Cnidus as against one from Alexandria and eleven from Carthage. And although some display extreme illiteracy, others are written by persons of rank and education. And what a wealth of astrological manuscripts in the Greek language has been unearthed in European libraries by the editors of the *Catalogus Codicum Graecorum Astrologorum*! And occasionally archaeologists report the discovery of magical apparatus or of representations of magic in works of art.[274]

Gerade vor diesem Hintergrund ist es erforderlich, nachzuprüfen, auf welches Quellenmaterial sich die byzantinischen Rezeptoren iatromagischen Wissens stützen konnten: waren es allein die spätantiken Redaktionen älteren Quellenmaterials, wie beispielsweise die hermetischen Schriften, die *Kyraniden* oder auch das *Testamentum Salomonis*, die von den Byzantinern entsprechend exzerpiert und ausgewertet wurden, oder haben sie noch weitere iatromagische Kompilationen herangezogen? Spielten auch archäologische Quellen, vielleicht sogar in Verbindung mit mündlichen Überlieferungen, eine Rolle? Die anschließende (vgl. Kap. 4) Analyse verschiedener Textbeispiele wird zeigen, inwieweit die byzantinischen Texte selbst Informationen über Quellenmaterial und kompilatorische Richtlinien enthalten.

Der kulturelle Synkretismus des griechisch-römischen Ägypten[275] bietet gerade im Bereich der Heilkunde eine Vielzahl an Möglichkeiten, iatromagische Überlieferungen mit der rational-wissenschaftlichen Medizin hippokratischer Prägung zu kombinieren[276] und aus dieser Symbiose heraus zu einer neuartigen, psychische Befindlichkeiten miteinbeziehenden und ganzheitlich orientierten Therapeutik[277] zu gelangen. Diesen Ansatz spiegeln die aus der griechisch-römischen Epoche überlieferten Rezepte und therapeutischen Verordnungen in hohem Maße wider, wenn sich die Ambivalenz zwischen *ratio* und Iatromagie[278] vornehmlich in der verwendeten *materia medica* manifestiert, wo magische Zutaten mit rationalen Ingredienzien verbunden werden und beide nach denselben wissenschaftlich-systematischen

---

274 Thorndike 1923, 27 f.

275 Ein aussagekräftiger Überblick speziell über diese Epoche der Heilkunde findet sich bei Willer 2015, 281–301.

276 Auf den unverkennbaren Einfluss rationalmedizinischer Vorgehensweisen macht Faraone aufmerksam, indem er auf verstärkt systematische Herangehensweisen bei iatromagischen Therapieanweisungen hinweist: C. Faraone, Magic and Medicine in the Roman Imperial Period: Two Case Studies, in: G. Bohak et al. (Hrsg.), Continuity and Innovation in the Magical Tradition [Jerusalem Studies in Religion and Culture 15] (Leiden 2011) 135–157, bes. 153 (zit. bei Willer 2015, 281 Anm. 5).

277 Bis hin zu einer Gleichsetzung iatromagischer Traditionen mit frühen Formen der Psychotherapie: Willer 2015, 290 mit Anm. 65.

278 Ein sehr deutliches Beispiel für diese Ambivalenz bietet Plinius, der aus seiner Ablehnung gegenüber sämtlichen Erscheinungsformen von Magie zwar keinen Hehl macht, dessen *Naturalis Historia* (um 77 n.Chr.) gleichzeitig aber eine der ausführlichsten und genauesten Überlieferungen iatromagischer Traditionen innerhalb der Heilkunde darstellt: vgl. Willer 2015, 284 und Janowitz 2001 mit besonderem Fokus auf der Auseinandersetzung Plinius' mit der Iatromagie.

Kriterien erläutert, ihrer Wirkweise entsprechend analysiert und in überlieferte Rezeptstrukturen eingegliedert werden.[279] Die nachweislich große Variationsbreite an heilkräftigen Amuletten aus dieser Epoche veranschaulicht ebendiese Kombination inhaltlich sowie mittels einer erweiterten konkret situationsbezogenen Terminologie[280]: während περίαπτα oder auch περιάμματα direkt am Körper getragen bzw. umgehängt werden, betonen φυλακτήρια den prophylaktischen Aspekt solcher Gegenstände (vgl. Kap. 2.7.3). Auch materialspezifische Präferenzen lassen sich mittlerweile genau unterscheiden: so finden Papyrusamulette hauptsächlich in der Fieber- und Kopfschmerztherapie Anwendung, die Amulettwirkung iatromagischer Gemmen hingegen kommt, aufgrund der sympathetischen Eigenschaften der jeweils verwendeten (Halb-)Edelsteine, in erster Linie bei Magen-Darm-Erkrankungen sowie Rücken- und Gelenkschmerzen zum Tragen.[281]

Die Fülle der aus griechisch-römischer Zeit überlieferten Texte mit iatromagischem Bezug zeichnet sich einerseits durch die synkretistische Kombination paganer (vornehmlich altägyptischer und griechisch-hellenistischer) mit jüdisch-christlichen Motiven aus, andererseits durch ihre zugrundeliegende formale Struktur, die in Grundzügen an den Aufbau ägyptischer Rezepte erinnert.[282] Die von Alf R. Önnerfors[283] vorgenommene Einteilung der in den überlieferten Texten auftretenden iatromagischen Strukturen zeigt deutlich, dass nahezu sämtliche Schemata bereits seit pharaonischer Zeit belegt und nachvollziehbar sind:

1) einfache Beschwörungen (*incantamenta simplicia*): bei ihnen handelt es sich wohl um die individuellste und auch konkreteste Ausrichtung des iatromagischen Formelschatzes, indem sie den Namen des Patienten und sein jeweiliges Krankheitsbild bzw. Symptomatik nennen, zusammen mit den entsprechenden, die Beschwörung begleitenden rituellen Handlungen. Ganz in altägyptischer Manier ist ferner auch die therapeutische Kombination aus Iatromagie und Arzneimitteltherapie, so beispielsweise noch in einem demotisch überlieferten gynäkologischen Traktat[284]; sehr häufig belegt ist zudem die Integration solcher *incantamenta simplicia* in standardisierte Vorlagen für Amulette, die dem jewei-

279 Willer 2015, 285 f.; Riddle 1993, 118.

280 Die durchaus auch doppeldeutig sein kann; vgl. das Bedeutungsspektrum von φάρμακον, was einerseits »Heilmittel«, andererseits aber auch »Gift« bedeuten kann: Willer 2015, 289, Anm. 59.

281 Vgl. Willer 2015, 286–289. Eine besondere Stellung nimmt hierbei, wie noch zu sehen sein wird (vgl. Kap. 4.10), die iatromagische (Komplementär-)Therapie von Anfallsleiden ein, da hierbei weder Schriftamulette noch Lithotherapie, sondern vielmehr eine iatromagisch aktivierte *materia medica* die wesentliche Rolle spielt.

282 Zur Kombination und Adaption unterschiedlicher Motive aus verschiedenen Kulturkreisen vgl. C.A. Faraone, The Ethnic Origins of a Roman-Era *Philtrokatadesmos* (PGM IV 296–434), in: Magic and Ritual 2002, 319–343 am Beispiel eines spätantiken Liebeszaubers.

283 A. Önnerfors, Magische Formeln im Dienste römischer Medizin, ANRW II, 37, 1 (Berlin 1993) 157–224, bes. 171–191; vgl. Willer 2015, 291 mit Anm. 68.

284 Vgl. Ritner 1995, 3350.

ligen Anwendungszweck entsprechend, personalisiert und in die individuellen Rezeptverschreibungen integriert werden konnten. Solche Beschwörungen eigneten sich außerdem, aufgezeichnet auf ein beliebiges Trägermaterial, für Amulette, die am Körper getragen wurden. Zahlreiche derartige Texte sind in den gräkoägyptischen Papyri belegt und erfreuten sich bis weit in die christliche Zeit hinein großer Beliebtheit, wobei pagane Gottheiten neben christlichen Heiligen, Engeln, Jesus Christus und Gottvater selbst gleichermaßen angerufen werden, um den Heilungswunsch zu unterstützen;

2) direkt an die personifizierte Krankheit[285] gerichtete Exorzismen (*evocatio morbi*): die Krankheit wird direkt angesprochen und unmissverständlich zum Verlassen des Patientenkörpers aufgefordert (φεῦγε etc.). Häufig sind solche Exorzismen zusätzlich noch im ›Schwundschema‹ geschrieben, um das Schwinden der Krankheit aus dem Patientenkörper bildlich zu veranschaulichen und damit die Ritualkraft des Befehls zu verstärken. Oftmals werden auch mythische Persönlichkeiten (Perseus) oder rituell besetzte Tiere (Lerche, Schwalbe) als Verfolger zitiert, um dem Exorzismus noch zusätzlichen Nachdruck zu verleihen;

3) Bedrohung des Krankheitsdämons (*mina*): die altägyptische Basis dieser Art von Exorzismus beruht in den Götterbedrohungen[286], die nicht nur der Heilmagie vorbehalten waren, sondern auch in Schadens- und Zwangszaubern eine große Rolle spielten. Der Ritualist bedroht hierbei den von ihm zur Erfüllung seines Wunsches angerufenen Gott oder Dämon mit Vernichtung seiner Kultstätte sowie seiner Kultobjekte – das heißt mit totaler Auslöschung seiner (rituellen) Existenz – wenn er nicht seinen Willen erfüllt. Diese Form des Exorzismus fand bereits in pharaonischer Zeit häufige Anwendung im Bereich der Heilkunde; zahlreiche Varianten solcher Götterbedrohungen finden sich dann wieder in den gräkoägyptischen Papyri, wo sie auf sämtliche Bereiche des menschlichen Lebens ausgedehnt sind. Gegen dämonischen Einfluss gerichtete Exorzismen verzeichnen insbesondere in christlicher Zeit einen deutlichen Zuwachs, was nicht unbedingt mit ihrer Sanktionierung von offiziell-klerikaler Seite her zusammenhängen muss[287], sondern insbesondere mit den während der Spätantike

285 Hier liegt entweder ein ontologisches Krankheitsverständnis, wobei man sich die Krankheit als wildes Tier vorstellt, zugrunde: S. Winkle, Geißeln der Menschheit. Kulturgeschichte der Seuchen (Berlin ^{3}2014) ix f., oder die bereits seit altägyptischer Zeit existente Vorstellung von Krankheitsdämonen, die sich im Körper des Patienten festsetzen (vgl. Kap. 2.3 u. 4.1): Westendorf 1999/I, 360–394.

286 Leitz 2002, 61 f.

287 Anders Willer 2015, 295. Iatromagie, aber gelegentlich auch Exorzismen, trotz ihrer meist christlichen ›Uminterpretation‹ als ›Teufelsaustreibungen‹ stießen bereits in frühchristlicher Zeit auf eine deutliche Opposition seitens der Kirchenvertreter; vgl. Kap. 2.5.4.

in Erscheinung tretenden lokalen Engelskulten[288] in Zusammenhang steht, die wohl als Nachfolger der vormaligen paganen Kulte anzusehen sind. Auch die diversen christlichen Heiligen, allen voran die beiden Arztheiligen Kosmas und Damian, zeichneten sich durch erfolgreich durchgeführte Exorzismen wie auch durch Wunderheilungen aus, wobei nunmehr Reliquien und geweihte Gegenstände die bisherige Amulettfunktion übernehmen;[289]

4) Rituelle Übertragung der Krankheit (*transplantatio morbi*): hierbei wird die jeweilige Krankheit entweder nur verbal oder auch mit begleitenden Ritualhandlungen auf ein Tier übertragen, das sodann entweder stirbt und durch seinen Tod den Patienten von der Krankheit befreit, oder freigelassen wird und das Leiden mit sich fortnimmt;[290]
5) Analogiezauber (*adynaton* oder *historiola*): diese Art von Iatromagie beruht auf Parallelen und mythologischen Präzedenzfällen. Der altägyptische Musterpatient schlechthin ist der junge Horus, welcher von zahlreichen Leiden befallen, stets bei seiner Mutter Isis, der Zauberkundigen, Heilung sucht und diese findet.[291] In christlicher Zeit erfüllen dann Zitate aus den Evangelien oder den Apokryphen denselben Zweck.

Bei sämtlichen der genannten iatromagischen Strukturen handelt es sich um Grundschemata, welche beliebig kombiniert, erweitert und insbesondere um magische Zeichen, Zeichnungen, Laut- und Buchstabenkombinationen sowie *voces magicae* und entsprechende Formeln ergänzt werden können. Die gerade in den gräkoägyptischen magischen Papyri äußerst beliebte Verwendung exotisch klingender Buchstaben- und Lautkombinationen beinhaltet in manchen Fällen sogar phonetische Anklänge an die real existente, gesprochene ägyptische Sprache.[292]

Der ›Große Pariser Zauberpapyrus‹ (Paris, Bibl. Nationale, Suppl. grec 574/Pap. Anastasi 1073; wohl frühes 4. Jh. n.Chr.) ist nicht nur das einzige erhaltene Handbuch praktisch anwendbarer Magie[293], sondern veranschaulicht zudem sehr deutlich

---

288 Vgl. Proklos, *InCratyl* 74, p. 98, 21 (ed. Pasquali) mit einer Beschreibung der Engelshierarchie und deren Zuständigkeiten; als *supervisor* tritt jeweils ein Gott auf, so z.B. Apollo als *supervisor* für Prophetik, Musik und Heilkunde: Janowitz 2001, 34.

289 Willer 2015, 296 f.; Vikan 1984, 74 f.

290 Ein Beispiel aus dem ägyptischen Bereich, wo die Krankheit auf einen schwarzen Hund übertragen wird, wird bei Leitz 2002, 52 f. diskutiert.

291 Vgl. Ritner 1995, 3351; Fischer-Elfert 2005, 19; D. Frankfurter, The Laments of Horus in Coptic: Myth, Folklore, and Syncretism in Late Antique Egypt, in: Antike Mythen, 229–247.

292 Vgl. Ritner 1995, 3351 f.: »The preference for exotic languages may also have motivated the use of abracadabra ›*Zauberwörter*‹ throughout the Demotic and Greek papyri, though many instances are merely phonetic renderings of spoken Egyptian.«; vgl. Kap. 2.7.6.

293 PGM I, 64–181: P IV; van der Horst 2007, 173: »With its more than 50 documents *PGM IV* is the single most comprehensive handbook for magical practices known from the ancient world.«; vgl. Kap. 3.3.1.

den motivgeschichtlichen Synkretismus im römerzeitlich-spätantiken Ägypten sowie die Kompilationstechnik, die solchen Textsammlungen zugrunde liegt. Teilweise in griechischer und teilweise in koptischer Sprache abgefasst, basiert er auf zahlreichen älteren Quellen, die vermutlich ägyptischen Tempelbibliotheken entstammen, und ist mit äußerster Sorgfalt, unter Angabe divergierender Lesarten, Marginalien und Querverweise, jedoch ohne redaktionelle Eingriffe, zusammengestellt.[294] Inhaltlich umfasst dieser Papyrus die gesamte Bandbreite gräkoägyptischer Magie: Anweisungen für divinatorische Praktiken, Liebeszauber, Fluchtexte sowie Exorzismen und Rezitationen jeglicher Couleur stehen neben iatromagischen Rezepten und praktischen Anweisungen zur Herstellung von Amuletten, Gemmen, magischen Tränken, Pflanzenhebungen sowie Hinweisen zu Erstellung, Aufzeichnung und richtigem Gebrauch von Zaubersprüchen.[295] Altägyptische Gottheiten und Dämonen treten neben Mitgliedern des griechisch-antiken Pantheons ebenso in Erscheinung wie jüdisch-christliche Motive (Engel, Erzengel, Cherubim, Seraphim) und biblische Namen (Iaô, Adonai, Sabaôth, Moses, Salomon sowie alttestamentliche Patriarchen wie Abraham, Isaak und Jakob). Doch nicht nur die angerufene Götterwelt unter Einschluss mächtiger – paganer wie christlicher – Mittlerfiguren, sondern auch die verwendeten *voces magicae* sind ein Abbild des vorherrschenden Synkretismus, indem sie gleichermaßen ägyptische, griechische, hebräische und aramäische Elemente enthalten. Die zahlreichen Amulettfunde[296] sowie mehrsprachige Parallelversionen (griechisch, koptisch und aramäisch) mancher Textpassagen bestätigen die durchgehend praktische Anwendung der Instruktionen. Die literarische Form der im ›Großen Pariser Zauberpapyrus‹ zusammengefassten Texte divergiert zum Teil äußerst stark; so finden sich neben klaren Anweisungen zur Durchführung bestimmter Rituale und Herstellung der notwendigen Amulette und Paraphernalia auch instruktive Briefe ägyptischer Magier (PGM I, 76–80; 134–138) an ihre Auftraggeber sowie metrische Hymnen eindeutig griechischen Ursprunges[297] (z.B. Hymne an Selene: PGM I, 140–146) und Homerzitate (PGM I, 88, 100, 138).

294 Van der Horst 2007, 173 f.

295 Brashear 1995, 3414: »Recipes and instructions for making gems, charms, amulets, figurines, and potions are intermingled with divination by numbers, dice or Homeric verses. Amatory magic follows hard on execration, exorcism or magico-medical recipe. Hecate, Kore, Apollo, Aphrodite, and Athena are invoked along with Ereschigal, Adonai, Jehovah and Jesus. Suddenly there appears a snatch of classical Greek poetry, but it is interlarded with *voces magicae*. A Coptic section succeeds a Greek one. It is sometimes difficult to find any unifying principle whatsoever«; vgl. auch van der Horst 2007, 175.

296 Vgl. Vikan 1984, 65–86. Dies gilt auch für byzantinische Amulette, deren Inschriften insbesondere »strongly suggest that the amulet makers depended on one or more magical books«: Spier 2014, 44. Sämtliche der bei Spier 2014, 43–66 analysierten byzantinischen Amulette stammen aus dem syrisch-palästinensischen Raum; vgl. dazu auch B. Pitarakis, The Incarnated Logos, Divine Music and Exorcism, in: Pitarakis – Tanman 2018, 43.

297 Zu letzteren vgl. van der Horst 2007, 175 f.

Gerade die erwähnten Hymnen sind rezeptionsgeschichtlich von besonderem Interesse, da auch die ungefähr zeitgleich kompilierten *Kyraniden* solche enthalten.[298]

Um vergleichbare Textsammlungen wie die des ›Großen Pariser Zauberpapyrus‹ dürfte es sich wohl bei den in frühbyzantinischer Zeit angeprangerten »Zauberbüchern« (vgl. Kap. 3.3.1) gehandelt haben, welche im Besitz von ›Schwarzmagiern‹ (γοήτες), die damit Unheil anrichten bzw. Krankheiten verursachen konnten, erwähnt werden.[299] Anders als in westlicher Vorstellung handelt es sich bei diesen γοήτες nicht um überirdische Dämonenwesen, sondern um Menschen, die kraft derartiger Textvorlagen magische Kenntnisse besaßen und diese zu negativen Zwecken nutzten. Die Unschädlichmachung solcher Personen zielte nicht auf deren Vernichtung, sondern auf ihre Bekehrung ab, so dass sie der Magie abschworen – im Zuge dessen wurden die »Zauberbücher« allerdings zumeist zerstört.[300]

Einige wenige solcher Textsammlungen haben jedoch überdauert und fanden ihren Weg in die koptische Überlieferung, so beispielsweise ein heute in Michigan (Michigan 136) befindliches undatiertes Handbuch ritueller Texte in überwiegend koptischer Sprache mit gelegentlichen griechischen Textpassagen, das vornehmlich medizinischen Problemen gewidmet ist.[301] Auf sieben kleinen Pergamentblättern findet sich hier eine Auflistung von Volksheilmitteln und Ritualtexten gegen eine ausgedehnte Variationsbreite unterschiedlichster – physischer und psychischer (letztere allerdings unspezifiziert) – Krankheitssymptome wie Kopf-, Zahn- und Ohrenschmerzen, Augenleiden, Hauterkrankungen, diverse Formen von Fieber, Leibschmerzen, Verdauungsprobleme und Abdominalleiden, Gicht und Gelenkschmerzen sowie verschiedene gynäkologische und pädiatrische Problemstellungen.[302] Die iatromagischen Therapievorschläge konzentrieren sich auf die Anwendung von Amuletten und Rezitationen unter Anrufung von Götter- und Dämonennamen sowie mittels Wortmagie in unterschiedlicher graphischer Ausführung. Marvin Meyers eingehende sprachliche und inhaltlich-rezeptionsgeschichtliche Analyse des Textes

---

298 Zu solchen Hymnen vgl. Brashear 1995, 3420–3422; Kaimakis 1976, 5.

299 Vakaloudi 2003, 191.

300 Vakaloudi 2003, 192 f. mit Beispielen; vgl. Spier 2014, 43: »Although no sixth-century magical book in fact survives, there can be little doubt that the Greco-Roman magical tradition was transmitted throughout the Byzantine period, often in only thinly Christianized form, through handbooks of spells that circulated among professional magicians or others interested in the esoteric arts. Collections of spells and directions for magical practices are best known from the Greek Magical Papyri from late antique Egypt, but their survival is remarkably fortunate and without parallel in Byzantium. Byzantine magical books must have existed, though, if for no other reason than there are post-Byzantine (16th–19th century) copies [...]. Various charms also found their way into prayer books (euchologia) and esoteric works such as the *Kyranides*, the *Testament of Solomon*, and *Solomon's Magic Treatise*, which circulated discreetly in Byzantium.«; vgl. zudem R.P.H. Greenfield, Traditions of Belief in Late Byzantine Demonology. Amsterdam 1988.

301 Worrell 1935, 17–37; Meyer – Smith 1994, 83–90.

302 Vgl. Meyer – Smith 1994, 83.

konnte zeigen, dass bei der Erwähnung altägyptischer Gottheiten verstärkt auf archaisch-altkoptisches Vokabular zurückgegriffen wird.[303] Das Handbuch beinhaltet unter anderem auch eine Rezitation für reibungslose Geburt, gekoppelt mit einem Milchzauber, welche in Hinblick auf die Rezeption ägyptischer Motive etliche interessante Passagen enthält (vgl. auch Kap. 4.8):

> Voice of winds when there are no winds, / voice of waves when there are no waves, / voice of Amun, the three deities. / Amun, where are you going in this way, in this manner? / I am going from the south wind northward – / neither reed nor rush nor – I am going to Abydos – nor these two mountains nor these two hills – / I am mounted on a silver horse, / with a black horse under me, / the books of Thoth with me, / those of the Great One of Five in my hands. / I make those who are pregnant give birth, / I close up those who miscarry, / I make all eggs productive except infertile eggs. / Hail, Thoth! / He has come forth to me. / Amun, where are you going, the three of Isis? / Today she is in labour, (for) four days of how many [...] / It is freed from the seals to give birth. / Let it happen. / You have not found me, / you have not found my name, / you have not found a little oil for disclosing [...], / and you put it against her spine toward the bottom, / and you say, Young woman, young woman over there, / restore yourself, / restore your womb, / serve your child, / give milk to Horus your son, / through the power of the lord god. / Cow, cow of Amun, mother of the cattle, / they have drawn near you. / In the morning you must go forth to feed (them). / They have drawn near you. / In the evening you must come in to let them drink. / Say, watch out for these 7 things that are bad for producing milk: / the sheath, the lid, the worm of Paope that has not yet spread, the barley that has not yet produced shoots, the real weed that does not provide shelter (?) for a shepheard, does not provide a staff for a hearder, does not provide a goad for a cowherd. / They have come to me, my shepheard, my herder, my cowherd, / with their garments torn, / a strap on the front of their shoe(s) fastened with [...] of reed. / What is it with you, that you are running, that you are in a hurry, my shepherd, my herder, my cowherd, with your garments torn? / What is it with you, / with a strap on the front of your shoe fastened with fibers of reed? / 7 white (?) sheep, 7 black sheep, 7 young heifers, 7 great cows– / let every cow and every domestic animal receive its offspring, / for Yao Sabaoth has spoken. / Go north of Abydos, go south of Thinis, / until you find these two brothers calling and running north, / and you run after them and they run south. / Then say, Express the thoughts of your heart(s), / that every domestic animal may receive its offspring.[304]

Der erste Teil der Rezitation nimmt Bezug auf den ägyptischen Gott Amun (altägyptisch: *Jmnw*, der »Verborgene«, abgeleitet von *jmn*: »verbergen«), dessen verborgener Name als Garant für magische Wirksamkeit gilt, sowie auf den Ort Abydos, der seine mythische Bedeutung dem dort lokalisierten Osirisgrab verdankt. Ferner werden die *Bücher des Thot* erwähnt, womit zum einen ein konkreter Bezug zu medizinischen Papyri, die in den ägyptischen Quellen gelegentlich als *Bücher des Thot* bezeichnet werden, hergestellt wird, zum anderen aber auch die hermetischen Schriften gemeint sein könnten. Auch Horus, der mythische Musterpatient *per se*, ist genannt, hier als Stellvertreter des neugeborenen Kindes, das der Muttermilch, die

303 Meyer – Smith 1994, 83: »highly irregular Coptic«, insbes. Zeile 60–114.
304 Cod. Michigan 136, 5–7; Übers.: Marvin Meyer, in: Meyer – Smith 1994, 85–87.

es mittels des angeschlossenen Milchzaubers im zweiten Teil der Rezitation zu gewährleisten gilt, bedarf. Der im ersten Textteil wiederholt angerufene Amun entspricht dem Yao Sabaoth des zweiten Teiles.

Seite 9 des rituellen Handbuches enthält die Vorlage zu einem kombinierten Amulett gegen Leib- und Kopfschmerzen unter Verwendung zweier gegenläufiger Vokalreihen, die im ›Schwundschema‹ angeordnet werden sollen:[305]

AEEIOUO OUOIEEA
AEEIOU OUOIEE
AEEIO OUOIE
AEEI OUOI
AEE OUO
AE OU
A O

Das Motiv der altägyptischen ›Horusstelen‹ (vgl. Kap. 2.3) greift ein Amulett gegen Geisteskrankheit und dämonische Besessenheit auf, wobei die rituell wirksamen Zeichen in Stelenform angeordnet werden.[306] Amulette, wie die hier aufgeführten, können entweder für sich alleine stehen oder aber in einen umfassenderen therapeutischen Rahmen integriert werden, wobei sie dann nicht als alleiniges Heilmittel fungieren, sondern die angewandten Heilmethoden verstärken und unterstützen sollen; diese Methode begegnet gerade in der byzantinischen Heilkunde recht häufig (vgl. Kap. 3.1). Ein derartig gezielter, konkret situationsbezogener Einsatz von Amuletten ist jedoch bereits innerhalb der gräkoägyptischen magischen Papyri geläufig, wenn Ritualkundige ihren Klienten Amulette verabreichen, welche entweder apotropäisch-prophylaktisch verwendet werden sollen, oder aber therapieunterstützend bzw. -begleitend.[307]

2.4.5 *Testamentum Salomonis*

Anders als beim hermetischen *Asklepios* handelt es sich beim *Testamentum Salomonis* (4. Jh. n.Chr.) nicht um ein primär iatroastrologisches Handbuch, sondern viel-

305 Cod. Michigan 136, 9; Meyer – Smith 1994, 88. Zur Gleichsetzung der Vokale mit Dämonen- und Engelsnamen und deren Einbindung in die ägyptischstämmige Dekanmelothesie vgl. Meyer – Smith 1994, 44 f.; zum ›Schwundschema‹ vgl. Willer 2015, 293 f. und Kap. 2.7.5.

306 Cod. Michigan 136, S. 11; Meyer – Smith 1994, 88.

307 Vgl. Vakaloudi 2003, 196 mit zahlreichen Beispielen aus PGM: PGM II, P 7 zur magischen Anreicherung der *materia medica*; PGM II, P 3, P 5b, P 9 gegen dämonische Besessenheit und psychische Leiden; PGM II, P 18a gegen Kopfschmerzen; PGM II, P. 12a, PGM 123a, 48–50, p. 319 Betz und Nr. 20 bei gynäkologischen Problemen; PGM II, P.PXIIa bei dermatologischen Problemen (Elephantiasis?); PGM II, P.3 und Papyri Osloenses, ed. S. Eitrem, fasc. 1, Magical Papyri. Oslo 1925, 5 [p.21], XMΓ gegen giftige Tiere; PGM II, P.PXIIa zum Stoppen von Blutungen.

mehr um eine Mischung aus Erzählung (*historiola*?) und Instruktion, denn Salomon zitiert darin sämtliche Dämonen, darunter auch die ägyptischen Dekangottheiten (TestSal., Kap. XVIII), die mittlerweile zu negativen Dämonen mutiert sind, vor seinen Thron, befragt sie aufs Genaueste zu ihrem (sympathetischen) Wesen, den von ihnen hervorgerufenen Krankheitserscheinungen und zwingt sie sodann, jeweils Auskunft über iatromagisch wirksame Therapeutika und heilkräftige Gegenmittel zu geben:

> They respond one by one, answering with their name, the associated body part that they afflict or their influence on human life more broadly, and what should be done to counteract them. These measures are often speech oriented but also include the making of amulets of various media to be inscribed with the names of thwarting gods and angels. After giving its name, the first decan tells Solomon, ›I cause people's heads to suffer pain and I cause their temples to throb (κεφαλὰς ἀνθρώπων ποιῶ ἀλγεῖν καὶ κροτάφους σαλεύω)‹. Conveniently enough for anyone who might be suffering from such a headache, before concluding its response to the king the decan mentions that when it hears someone invoke the archangel Michael to thwart it, it immediately withdraws (εὐθὺς ἀναχωρῶ), that is, the headache will be gone.[308]

Etliche Parallelen zum *Testamentum Salomonis*, insbesondere dem Dekankapitel, weist ein Wiener Papyrus (Pap. Wien G 337/Pap. Rainer 1; 6. Jh. n.Chr.?)[309] auf, der ein Universalamulett gegen jegliches dämonisch verursachte Leiden, insbesondere aber Fieber, überliefert. Sowohl die teilweise zoomorphe Erscheinungsform (froschköpfig, wolfsfüßig) der Dämonen, die astrologisch-sympathetische Identifikation der sieben Himmelssphären mit Edelsteinen und Metallen, die Bezugnahme auf den Eid der Geister sowie die Beschwörung der Engel gegen sämtliche dämonische Einwirkung verweist auf den salomonischen Legendenkreis. Im Verlauf der Rezitation werden mögliche Aufenthaltsorte der Dämonen genannt, die wiederum Parallelen zu ägyptischen Vorstellungen aufweisen; so verbergen sich feindliche Dämonen mit Vorliebe unter bzw. im Bett (ägyptische Kopfstützen sind aus eben diesem Grund oftmals mit apotropäischen Formeln oder Zeichnungen von Schutzgottheiten verse-

308 TestSal. 18, 5, zit. nach Adamson 2013, 341; deutsche Übersetzung und eingehende Analyse des XVIII. Kapitels bei Busch 2006, 223–241; zur iatromagischen Kopfschmerztherapie vgl. Kap. 4.1. Vgl. auch Vikan 1984, 80: »Similarly, the *Testament of Solomon* includes a number of purely medical encounters between this Old Testament king and sickness-inducing spirits, each of whom Solomon forces – with God's seal ring – to reveal his name and the magical influence to which his powers are subject. Solomon's interrogation of the ›Thirty-Six Elements of the Cosmic Ruler of Darkness‹, for example, provides a veritable litany of human afflictions and of supernatural antidotes [...].« Vgl. außerdem T.E. Klutz, The Archer and the Cross: Chorographic Astrology and Literary Design in the *Testament of Solomon*, in: Magic in the Biblical World, 219–244 mit ausführlichem Überblick über den Forschungsstand (S. 219 f.) sowie einer Analyse des Dekankapitels (XVIII) im Kontext der jeweiligen Planetenkonstellationen und ihrer therapeutisch-exorzistischen Anwendung (S. 220, 242 f.).
309 PGM II, 218 f.; Meyer – Smith 1994, 44 f. (mit engl. Übers.).

hen)[310] oder an Türdurchgängen, Fensteröffnungen etc. als ›kritischen‹, da durchlässigen Stellen.

Die Verbindung Salomons mit den nunmehr zu krankheitsverursachenden negativen Dämonen gewordenen 36 altägyptischen Dekangottheiten sowie seine mittels eines ihm von Gott selbst verliehenen magischen Ringes ausgeübte legendäre Macht über sämtliche Geister und Dämonen ließ diesen alttestamentlichen Herrscher zu einer mächtigen Schutzgestalt auf unterschiedlichen Amuletten werden. Als ›Heiliger Reiter‹ und Sieger über feindliche Dämonen erscheint sein Bildnis häufig auf griechischen Ringamuletten (die frühesten Belege solcher Darstellungen datieren ins 3. Jh. n.Chr.), indem er einen auf dem Boden liegenden weiblichen Dämon mit seiner Lanze durchbohrt[311] – ein Motiv, das deutliche Parallelen zu dem siegreichen ägyptischen Horus aufweist, der den Mörder seines Vaters Osiris, den feindlichen und für zahlreiche Krankheiten und Unbill verantwortlichen Seth, häufig in Gestalt eines Nilpferdes dargestellt, speert und damit unschädlich macht.[312] Im Falle der Salomon-Amulette wird die besiegte Dämonin zumeist mit der akkadischen Lamaschtu, der jüdischen Lilith oder der Gyllou bzw. Onoskelis[313] (ihr Name –

310 Vgl. H.G. Fischer, s.v. *Kopfstütze*, LÄ III, 686–693.

311 Vgl. Torijano 2013, 115; Spier 2014, 45 speziell zu byzantinischen »holy rider«-Amuletten und deren Verbreitung; vgl. auch Spier 1993, 27 mit Verweis auf die bei byzantinischen Amuletten häufig belegte Kombination zwischen dem für Gebärmutteramulette typischen Medusenhaupt und der Darstellung des ›Heiligen Reiters‹, oftmals auch mit Nimbus; speziell dazu vgl. auch Schlumberger 1892, 3. Zur Tradition von Salomon als dem Gebieter der Dämonen vgl. Spier 1993, 35 f. mit ausführlicher Bibliographie.

312 Zur Darstellung des auf einem Pferd reitenden Horus, der einen feindlichen Dämonen speert, vgl. Ägypten. Schätze aus dem Wüstensand, Kunst und Kultur der Christen am Nil. Katalog zur Ausstellung, hrsgg. vom Gustav-Lübcke-Museum der Stadt Hamm u.a. (Wiesbaden 1996) 84, Kat. 17: Relieffragment mit reitendem Horus (Paris, Musée du Louvre, Inv. E 4850).

313 Zu Onoskelis und ihrer Begegnung mit Salomon vgl. TestSal. IV und Busch 2006, 108–110 (Übers.) sowie 110–116 mit ausführlichem Kommentar zu Herkunft und Tradierung der Onoskelis-Legende: »Die Beschreibung der Dämonin Onoskelis setzt hier eine pagane Legende voraus, die für die »ersten Leser« der »Grundschrift« als bekannt vorausgesetzt werden kann. Dies ist ein deutliches Indiz, dass das TSal in traditionsgeschichtlicher Hinsicht auf eine breite Überlieferung gründet, die über die Wirkungsgeschichte der antiken jüdischen Bibel und des Neuen Testaments hinausweist« (Busch 2006, 111). Die von Busch als nach wie vor rätselhaft angesprochene Problematik (Busch 2006, 113) der Kombination der im Text erwähnten »Dunkelhäutigen« (μελαχρόος, var. μελαντοχρόος, μελιχρόος), mit der Anbetung ihres (der Onoskelis) Sterns, könnte tatsächlich einen Bezug auf Ägypten und den Sothiskult beinhalten; zu Ägypten würde ferner die teilweise zoomorphe Gestalt der Dämonin sowie die mit Seth verbundene Eselssymbolik passen. Zur Identifizierung der Dämoninnen auf den Salomon-Amuletten vgl. Torijano 2013, 116; ein ausführlicher Überblick über Namensformen und traditionelle Hintergründe dieser Dämoninnenvorstellungen anhand von zahlreichen Textbeispielen findet sich bei Spier 1993, 33–36. Zu der auf Amuletten besonders häufig belegten Identitätsform als »Abyzou« vgl. Spier 1993, 33: »In Byzantine texts she is usually named as Abyzou or Gylou, but like many demons she has other, secret names, the knowledge of which protects the threatened victim from her.« Zur Konfrontation zwischen Gyllou und Sisinnios vgl.

»mit den Beinen eines Esels« – beinhaltet möglicherweise eine sethische Komponente) der christlichen Dämonologie identifiziert, welche sämtlich als extrem gefährlich insbesondere für schwangere Frauen und neugeborene Kinder beschrieben werden. Die genannten Salomon-Amulette wiederum bilden die Grundlage für die wohl im 5. Jh. entstandene christliche *historiola* vom Heiligen Sisinnios, welcher feindliche Dämoninnen besiegt. Die Namensform Sisinnios, Sines oder auch Sinodoros leitet sich von der sasanidischen bzw. parthischen Lesung des ›Heiligen Reiters‹ als *ssny*, *ssn* oder *sasyn* ab:

> [...] within a Jewish milieu, the holy rider was linked to Solomon, and the so-called ›Seal of Solomon‹ was born; this amulet will evolve through time, incorporating more motifs (the evil eye, several animals such as snake, scorpion, palm branches, stars etc. [...]) and sometimes carrying the names of Sisinnios and Sisinnarios. This Seal of Solomon with the Holy rider remained in use at least till the early Byzantine period (sixth–seventh century C.E.) as the findings in the excavations of the city of Anemurium on the Cilician coast attest. At the same time, the iconography of the holy riders was applied to Sisinnios, Sisen or Sinodoros, transformed into a Saint as shown in the Coptic Monastery of Apolo in Bawit (fifth century) or in some Syriac amulets [...].[314]

Die allmähliche Transformation der abgebildeten Dämonin in eine Schlange oder einen Drachen bildet unter anderem eine mögliche Grundlage für die Entstehung von Heiligenfiguren wie Sankt Georg aus der Kombination des ›Heiligen Reiters‹ mit dem besiegten Dämon aus den spätantiken Salomon- bzw. Sisinnios-Amuletten. Byzantinische Amulette bedienen sich ebenfalls der Motivik des ›Heiligen Reiters‹[315], zumeist in Verbindung mit Inschriften, welche Anrufungen an Salomon und diverse Engel enthalten, doch kombinieren sie dieses Motiv auch häufig mit dem des ›Evil Eye‹, das von unterschiedlichen wilden Tieren (Löwe, Panther, Schlange, Vogel, Skorpion) attackiert wird, oder auch mit dem eines Stelzvogels, der eine Schlange verspeist.[316] Im Vergleich mit den altägyptischen ›Horusstelen‹ ist die Amulettdar-

---

Pradel 1907, 342 f. und 338–342 zu einer vergleichbaren Konfrontation zwischen der Dämonin Abyzou und dem Erzengel Michael. Die Vorstellung von der in die Kenntnis der jeweiligen Dämonennamen implizierten Schutzfunktion beruht auf altägyptischer Tradition, vgl. Grimm – Grimm-Stadelmann 2010, 61. Zu Michael Psellos' Abhandlung über Gyllou (*Περὶ τῆς Γιλλοῦς*) vgl. Volk 1990, 294–296.

314 Torijano 2013, 117; vgl. auch J.A. Scurlock, Baby-Snatching Demons, Restless Souls and the Dangers of Childbirth: Medico-Magical Means of Dealing with Some of Perils of Motherhood in Ancient Mesopotamia, Incognita 2 (1991) 1–112. Zu Sisinnios und der damit verbundenen Tradition vgl. Spier 1993, 37 mit ausführlicher Bibliographie.

315 Spier 2014, 50–55; Spier 1993, 33 mit ausführlicher Bibliographie zur Tradition dieses Motivs bis in die postbyzantinische Zeit in Anm. 41, darunter insbesondere R.P.H. Greenfield, Saint Sisinnios, the Archangel Michael and the Female Demon Gylou: the Typology of the Greek Literary Stories, Byzantina 15 (1989) 83–142; Schlumberger 1892, 1–21.

316 Spier 2014, 45–47; Schlumberger 1892, 2 mit dem Beispiel einer versilberten Kupfermedaille aus Smyrna, die *revers* den ›Heiligen Reiter

stellung[317] des auf einem Löwen und einer Schlange stehenden Christus in Kombination mit Psalm 90 von besonderem Interesse.

Dem legendären »Siegel Salomons« nachempfundene Amulettringe gelangten hauptsächlich bei Exorzismen zum Einsatz, wobei dem Patienten zumeist ein (Amulett-)Ring unter die Nase gehalten wurde, wodurch der Dämon zum Verlassen des Körpers gezwungen werden sollte.[318] Eine verbale Beschwörung erfolgte erst sekundär, in Anschluss an die erfolgreiche Austreibung, um ein Wiederkommen des Dämons zu verhindern, wobei der Exorzist im Rahmen seiner Rezitation explizit auf Salomons Vorbild rekurrierte.[319] Salomon wird hier als Exorzist beschrieben, eine Rolle, die er auch in der neutestamentlichen Überlieferung beibehielt, wenn sich Jesus selbst bei seinen Dämonenaustreibungen und Wunderheilungen sowohl auf ihn wie auch auf andere antike iatromagische Überlieferungen beruft.[320] Die älteste

‹ und *avers* das ›Evil Eye‹ in der geschilderten Angriffssituation zeigt; die Inschriften beziehen sich auf das »Siegel Salomons«. Die Tierdarstellungen auf den byzantinischen Amuletten weisen generell deutliche Parallelen zu den altägyptischen ›Horusstelen‹ auf, vgl. zahlreiche Beispiele bereits bei Schlumberger 1892, 2, 5, 9–11. Zum ›Bösen Blick‹ und seiner rituellen Bekämpfung vgl. Vakaloudi 2000, 182–185.

317 Bronzeamulett aus dem frühen 6. Jh. n.Chr., vgl. Spier 2014, 48. Vgl. auch Vikan 1984, 75 f. mit der Beschreibung etlicher Amulettarmbändern aus dem 6./7. Jh. n.Chr., die aus dem östlichen Mittelmeergebiet (Syrien/Palästina) und/oder Ägypten stammen und ihre medizinische Bedeutung aufgrund von apotropäischen Inschriften (z.B. besagter Psalm 90) und/oder Symbolen (*pentalpha*, Chnoubis/Chnumis etc.) herleiten.

318 So beschrieben z.B. bei Josephus, Jud. Antiqu. 8, 45–49 oder auch Bell. jud. 7, 180–185, vgl. Twelftree 2007, 65. Josephus, Jud. Antiqu. 8, 45 f. gilt als Hauptquelle für die Beschreibung der magischen Qualitäten Salomons, speziell auf dem Gebiet des Exorzismus: »And God granted him knowledge of the art used against the demons for the benefit and healing of men. He also composed incantations by which illnesses are relieved, and left behind forms of exorcisms with which those possessed by demons drive them out, never to return. And this kind of cure is of very great power among us to this day.« (zit. nach Torijano 2013, 110). Zu byzantinischen Exorzismuspraktiken vgl. Vakaloudi 2003, 173–188; speziell zum »Siegel Salomons« vgl. P. Perdrizet, Σφραγὶς Σολομῶνος, REG 16 (1903) 42–61.

319 Vgl. Twelftree 2007, 65: »Only when the man had fallen down after the demon had left does Eleazar turn to using the poems or songs, for he ›adjured (ὥρκου) the daimon never to come back into him, speaking Solomon's name and reciting the poems (or songs, τὰς ἐπῳδάς) which he had composed‹ (*Ant.* 8.47). In this story, the identity of the (probable) professional who performs the exorcism, though given, is unimportant. What is important are the words and methods used by Eleazar, said to stem from, and be dependent for their efficacy upon, a well-known exorcist, Solomon.«

320 Vgl. Twelftree 2007, 81–86 mit Textbeispielen. Generell zu Salomon als Magier und Exorzist vgl. Torijano 2013, 107–125 unter Berufung auf zwei Textgruppen im NT (Gruppe 1: Mark. 10,46–52, Matth. 20,20–34, 9,27–31 und Luk. 18,35–43; Gruppe 2: Matth. 12,22–30,42–45 und Matth. 15,22), welche sämtlich einen Heilungs- bzw. Exorzismus-Kontext haben und eine »polemical competition between Solomon and Jesus as exorcists« illustrieren. Diese Exorzisten-Kontroverse zwischen Salomon und Jesus setzt sich in späteren christlichen Schriften fort und war im 5. und 6. Jh. n.Chr. nach wie vor lebendig: Torijano 2013, 109 f. mit Quellenangaben in Anm. 8: Leontios von Byzanz, PG 86,

Erwähnung von Salomons Ring als exorzistisches Instrument begegnet in einem dem mutmaßlichen Ägypter Pibêchês zugeschriebenen Exorzismus des ›Großen Pariser Zauberpapyrus‹[321], wenn der zu exorzierende Dämon mit Berufung auf »Salomons Siegel« gezwungen werden soll, sich selbst und seine Wirkungsweise zu offenbaren – quasi als Diagnosemittel –, ganz ähnlich wie im *Testamentum Salomonis*:

PGM I, 170 (P. IV, 3035–3045)

ὁρκίζω σε, πᾶν πνεῦμα δαιμόνιον, λαλῆσαι, ὁποῖον καὶ ἂν ᾖς, ὅτι ὁρκίζω σε κατὰ τῆς σφραγῖδος, ἧς ἔθετο Σολομὼν ἐπὶ τὴν γλῶσσαν τοῦ Ἰηρεμίου, καὶ ἐλάλησεν. καὶ σὺ λάλησον, ὁποῖον ἐὰν ᾖς, ἐπουράνιον ἢ ἀέριον, εἴτε ἐπίγειον εἴτε ὑπόγειον ἢ καταχθόνιον ἢ Ἐβουσαῖον ἢ Χερσαῖον ἢ Φαρισαῖον, λάλησον, ὁποῖον ἐὰν ᾖς [...].

Ich beschwöre dich, jedweden dämonischen Geist, daß du sagst, wer immer du auch seist; denn ich beschwöre dich bei dem Siegel, das Salomôn auf die Zunge des Iêremias legte: und er redete. So sprich auch du, was für ein Dämon du immer seist, einer im Himmel oder in der Luft, oder ein irdischer, oder ein unterirdischer oder unterweltlicher, oder ein ebusäischer oder chersäischer oder pharisäischer, sag, welcher immer du bist [...].
[Übers.: PGM I, 171]

Bereits im 1. Jh. n.Chr. erscheint Salomon in der Rolle eines Magiers bzw. Exorzisten, wie ein rituelles Handbuch (11QPs11; ca. 50–50 n.Chr.) innerhalb der Qumrantexte bezeugt, wo bereits in der ersten Kolumne beschrieben wird, wie Salomon durch die Anrufung des Namen Gottes vermag, jegliche durch Dämonen verursachte Leiden zu vertreiben. Das hier bereits verwendete Formelgut, unter anderem die an die Dämonen gerichtete standardisierte Frage nach ihrer Identität, lässt auf eine gemeinsame Quelle des Qumranpsalmes und des *Testamentum Salomonis* schließen; weitere Parallelen begegnen dann in Texten des 11. Jhs., deren Quelle aber vermutlich das *Testamentum Salomonis* selbst sein dürfte.[322]

Die in das *Testamentum Salomonis* eingeflossenen dekanmelothetischen Überlieferungen bedingen aufgrund der iatroastrologischen Sympathie zwischen den Dekanen zusammen mit den ihnen zugeordneten Himmelskonstellationen und irdisch-materiellen Erscheinungsformen wie Pflanzen und Mineralien die Entwick-

---

c. 1968 und Gregentius von Taphra, PG 86, c. 642C. Ebenfalls im 5./6. Jh. n.Chr. geschieht die Transformation Salomons von einem Exorzisten zum Magier *par excellence*; hieraus entsteht eine Tradition, welche bis ins 18./19. Jh. lebendig bleibt, verbunden mit zunehmend starker astrologischer Ausrichtung: vgl. Torijano 2013, 118.

321 Vgl. Torijano 2013, 115 mit Annahme einer hebräischen Vorlage des Pibêchês-Exorzismus.

322 Vgl. Torijano 2013, 111–114. Die Legende vom Teufelspakt, die unter anderem auch in der Fausterzählung erscheint, hat ihren Ursprung ebenfalls in der salomonischen Legendenbildung, basiert allerdings auf einer griechischen Legende aus dem 6. Jh. n.Chr. (Theophilus von Adana): vgl. Torijano 2013, 114.

lung einer sympathiebasierten *materia medica*, welche insbesondere in der Iatromagie der *Kyraniden* eine bedeutende Rolle spielt.[323] Ein Text aus dem 6. Jh. n.Chr., als *Hydromantik Salomons* bezeichnet, erörtert die Korrespondenz diverser (Heil-)Pflanzen mit den Planeten und bildet somit eine Art astromedizinisch-iatroastrologisches Kurztraktat unter Berufung auf den salomonischen Exorzismus in Verbindung mit einer heilkundlich fokussierten Ausprägung der Dekanmelothesie.[324] Eine späte Ausprägung dieser dekanmelothetischen Tradition findet sich im 16. Jh., bei Leonhard Thurneysser zum Thurn (1576), welcher ein Harndestillationsgefäß in Menschengestalt beschreibt, dessen 24 Höhenstufen umfassende Skala der in der Melothesie üblichen analogen Einteilung des menschlichen Körpers in 24 Horizontalschnitte, in denen sich die jeweils wichtigsten Körperorgane befinden, entspricht. Der Niederschlag der Urintröpfchen innerhalb dieser Skala gibt demnach genaue diagnostische Auskunft, in welcher Höhenlage sich das erkrankte Körperorgan befindet und dient dem Arzt damit als wichtiges diagnostisches Hilfsmittel.[325] In denselben Kontext dürfte Athanasius Kirchers (1602–1680) »Schaubild der himmlischen Medizin« mit seinen astropathologischen Bezügen zwischen Organen, Planeten und Sternbildern gehören, das Karl Eduard Rothschuh als »gewissermaßen eine Summe der gesamten Medizin des 17. Jahrhunderts aus der Sicht der Astrologie und Magie«[326] bezeichnet.

2.4.6 *Physika*, Lapidarien – und die *Kyraniden*

Während der hellenistischen Zeit entwickelte sich vornehmlich in Ägypten ein als *Physika* bezeichnetes literarisches Genre, das sich auf die Analyse der verborgenen Naturkräfte konzentrierte. Kosmologisch bedingte Sympathien und Antipathien[327], aber auch solche, die sich zwischen den einzelnen materiellen Erscheinungsformen ergaben und nicht allein auf dem Gebiet der Heilkunde ihren jeweiligen Verbindungen besondere Dynamik verleihen konnten, standen hierbei im Vordergrund. Eine besondere Bedeutung wurde im Rahmen der *Physika* Mineralien und Steinen beigemessen, da ihnen aufgrund ihrer Vielfalt an Erscheinungsformen und Farben, aber auch aufgrund besonderer Eigenschaften, so z.B. die Magnetkraft, eine Mittler-

323 Vgl. F. Hoffmann – J.F. Quack, Demotische Texte zur Heilkunde, in: Janowski – Schwemer 2010, 305–308 zu den Pflanzen- und Steinbeschreibungen des Pap. London/Leiden und Pradel 1907, 361–375.
324 Vgl. Torijano 2013, 119 f.
325 Vgl. Rothschuh 1978, 34.
326 Rothschuh 1978, 34.
327 Vgl. vor diesem Hintergrund die Definition von Magie als Versuch, »Gesetzmäßigkeiten im Kosmos zu deuten«, weshalb sie sogar als »Grundlage zu späterem wissenschaftlichem Denken« betrachtet werden kann: Kitāb Ǧiranīs, 10; vgl. ferner Kitāb Ǧiranīs, 8.

stellung zwischen irdisch-materieller und transzendenter Welt zugeschrieben wurde.[328] Aus der Auseinandersetzung mit den Qualitäten der Mineralien und Steine und deren Einbindung in den Kosmos, aber auch deren Nutzbarmachung insbesondere zu Heil- und Prosperitätszwecken, entstand innerhalb des Genres der *Physika* ein eigener Zweig mit speziell auf diese Thematik bezogenen Einzelabhandlungen, die sog. Lapidarien[329]. Diese besaßen, rückblickend auf eine ununterbrochen bestehende und sich stetig synkretistisch weiterentwickelnde Tradition, deren Wurzeln sehr wahrscheinlich sogar in den altorientalischen Kulturen zu finden sind[330], Geltung bis in die frühe Neuzeit[331] und wurden vornehmlich im heilkundlichen Kontext als Referenzen beigezogen – fortgesetzt bis in die gegenwärtig moderne esoterische Lehre von den Qualitäten diverser ›Heilsteine‹.

Die Einbindung der *Kyraniden* (4. Jh. n.Chr.) insgesamt in die Tradition der Lapidarien führt Fernand de Mély[332] in Form eines historischen Abrisses zur Entwicklung und Rezeption dieser Gattung beispielhaft vor Augen, unter besonderer Bezugnahme auf die konstant bleibende Überlieferung antiker Legenden und astrologisch geprägter Symboliken, die seit jeher mit den unterschiedlichen Gesteinsarten verbunden wurden. Die Existenz eines nicht mehr erhaltenen, aber wohl zeitweilig im Arabischen stark verbreiteten, unter dem Namen eines Xenokrates

328 Vgl. Gordon – Marco Simón 2010, 33 f.: »Stones [...] can be seen as a contestd frontier between the ›interesting‹ and the ›uninteresting‹ natural world, between the world that can successfully be invested with a divine dimension and that, which is simply given, between the world that can be positively instrumentalised and that which cannot. It is of course the colours, markings and light-textures of precious and semi-precious stones that grant them this frontier-role; working from the marvellous powers of the magnet and the coral, acknowledged by all, the authors of the Lapidary tradition sought to integrate stones into the more familiar world of plant and animal remedies.«

329 Vgl. hierzu die einschlägigen Textsammlungen: R. Halleux – J. Schamp, Les lapidaires grecques [Coll. Budé] Paris 1985 (repr. 2003); speziell zu den orphischen Lapidarien (Ὀρφικὰ Λιθικά) vgl. J. Schamp – R. Halleux (Hrsg.), Lapidaire orphique, Kerygmes lapidaires d'Orphée, Socrate et Denys, Lapidaire nautique, Damigéron, Evax. Paris 1985; Quack 2001, 337–344. Die lateinische Rezeption der Lapidarien basiert auf Plinius, NH 37, vgl. Gordon – Marco Simón 2010, 33 f. mit Bibliographie.

330 Vgl. Gordon – Marco Simón 2010, 34: »In this effort, some writers drew heavily upon the *abnu šikinšu* tradition, the Babylonian lapidaries, which became available in Greek with the opening up of Mesopotamia to Greek culture in the Seleucid period.«; vgl. Kitāb Ğiranīs, 9: »Zu dieser orientalisierenden antiken Magie zählt auch eindeutig der griechische Text der *Kyraniden*: Auf Griechisch verfaßt und an ein hellenisiertes Publikum gerichtet enthält es vieles, was bestimmt fremder Herkunft ist (babylonisch bzw. ägyptisch); die einzelnen Elemente nach ihrer Herkunft zu scheiden, ist aber sehr schwierig.«

331 Vgl. S. Perea Yébenes, in: R.L. Gordon – F. Marco Simón (Hrsg.) Magical Practice in the Latin West. Papers from the International Conference held at the University of Zaragoza 30 Sept. – 1 Oct. 2005 [Religions in the Graeco-Roman World 168] (Leiden/Boston 2010) 457–486.

332 F. de Mély, Les Lapidaires de l'Antiquité et du Moyen Âge. Ouvrage publié sous les auspices du ministère de l'instruction publique et de l'académie des sciences. III, 1. fasc.: Les lapidaires grecs, Traduction (Paris 1902) i–lxxv (Introduction).

überlieferten Lapidariums, das sich vornehmlich auf die medizinische Wirkung diverser Steine konzentrierte, wird durch den spanisch-arabischen Arzt und Pharmakologen Abu Mohammad ibn al Baitar (1190–1248) bestätigt[333]; es soll in seiner griechischen Originalfassung (*περὶ λίθων*) sowohl Plinius wie auch Galen, Oreibasios, Artemidor, Clemens von Alexandreia und Aetios von Amida als Quelle gedient haben. Bereits im *Corpus Hippocraticum* werden einzelne Gesteinsarten im Zusammenhang mit ihrer Verwendung als *materia medica* erwähnt, doch ohne Bezugnahme auf die damit in Verbindung stehenden Legenden.[334] Die pharmazeutische Anwendung von Mineralien aufgrund von Analogien (hier spielt die Sympathievorstellung eine entscheidende Rolle) zum menschlichen Organismus wird erstmals von Dioskurides (De meth. med., Buch V) explizit dargelegt, wobei er auch die Amulettwirkung (φυλακτήρια) unterschiedlicher Steine (so z.B. Selenit, Jaspis, Ophit, auch Aetit) erörtert.[335] Die pseudo-plutarchische Abhandlung *Περὶ ποταμῶν*, mit welcher zahlreiche Fragen zu Authentizität und Einordnung verbunden sind, ist in Zusammenhang mit den *Kyraniden* von besonderem Interesse, da sowohl inhaltlich wie auch strukturell große Ähnlichkeiten festzustellen sind: ebenfalls als medicomagisches Handbuch konzipiert erörtert *Περὶ ποταμῶν* in 25, aufgrund von Wiederholungen jedoch tatsächlich 24 Kapiteln die iatromagischen Qualitäten von Pflanzen und Steinen, welche in der Nähe von Flüssen oder im Umkreis von Bergen zu finden sind, sowie deren jeweiligen mythologischen Kontext. Das Anwendungsspektrum der überlieferten Rezepturen ist ebenso breit gefächert wie die der *Kyraniden* und erstreckt sich auf unterschiedlichste Leiden, so z.B. mentale Erkrankungen, Augenleiden, Fieber, Gelbsucht, Blutungen, Schmerztherapie, Hauterkrankungen, doch enthält ebenso auch Maßnahmen zur Abwendung von Verbrechen, zum Auffinden verborgener Schätze und deren Schutz gegen Diebstahl, Dämonenexorzismen sowie zur Prognostik von fruchtbaren oder unfruchtbaren (Ernte-)Jahren.[336]

Unter deutlicher Bezugnahme auf diese Tradition der Lapidarien in enger Verbindung mit den generellen sympathiebasierten Betrachtungen der *Physika*, aber wohl auch auf mündliche Überlieferungen rekurrierend, entstand die unter dem Namen *Kyraniden* (abgeleitet von einem gewissen »Kyranos« als Referenz) während

333 de Mély 1902, ix: »Ibn el-Beithar nous confirme son existence; il le cite deux fois, et, à l'article *Cristal de roche*, complète le passage que Pline nous a conservé. A l'article *Morocht*, sous le nom de Ksinokratès [Xénocrate], Ibn el-Beithar nous fait enfin lire un nouveau passage qui, par ses citations coptes, nous révèle ses attaches alexandrines.«

334 Vgl. de Mély 1902, xxvi–xxvii.

335 Vgl. de Mély 1902, xlvii–xlix. Zu einer mutmaßlichen ägyptischen Mineralienliste vgl. J.F. Quack, Ein Fragment einer Liste mit Naturerscheinungen: Pap. Berlin 23055, in: I. Régen – F. Servajean (Hrsg.), Verba manent. Recueil d'études dédiées à Dimitri Meeks par ses collègues et amis [Cahiers de l'ENiM 2] (Montpellier 2009) 355–361.

336 de Mély 1902, lvi f.

der gesamten byzantinischen Zeit vielfältig rezipierte und ergänzte[337] Kompilation in sechs Büchern[338], welche gemeinhin ins 4. Jh. n.Chr. datiert wird, deren Anfänge aber sehr wahrscheinlich bereits im 1. oder 2. Jh. n.Chr. liegen.[339] Unter Berufung auf Hermes Trismegistos und das hermetische Schrifttum[340] stellen die *Kyraniden* eine Zusammenfassung der bisherigen sympathiebasierten *Physika*-Überlieferungen dar, mit besonderer Fokussierung auf der Rezeption der Lapidarien-Tradition. Die *Kyraniden*-Kompilation konzentriert sich dabei vornehmlich auf heilkundlich-iatromagische

337 Vgl. z.B. I. Vassis, Georgios Pisides im vierten Buch der Kyraniden, BZ 88 (1995) 456 f., der Teile der 4. *Kyranis* auf eine byzantinische Quelle des 7. Jhs. zurückführt.

338 Vgl. Kaimakis 1976, 2, der aufgrund eingehenden Handschriftenstudiums den allgemein bekannten vier Büchern (so auch Ebeling 2009, 45, ohne Hinweis auf Kaimakis) noch zwei weitere, nurmehr fragmentarisch erhaltene, hinzufügen konnte, die sich aus den Handschriften nachweisen lassen. Zwei Handschriften überliefern demnach eine 5. *Kyranis* mit fälschlicher Zuschreibung an Aetios von Amida: ἕτερον περὶ βοτανῶν κατὰ στοιχεῖον ἐκ τοῦ Ἀετίου; eine weitere Handschrift aus Leiden den Beginn einer 6. *Kyranis*. Vgl. auch den entsprechenden Hinweis in Kitāb Ǧiranīs, 18 Anm. 72: »Es handelt sich um sechs Bücher, von denen die letzten beiden nur fragmentarisch erhalten sind [...] und nicht ins Lateinische übersetzt wurden. Letztere waren längere Zeit nicht bekannt, weshalb die ältere Sekundärliteratur nur von vier Büchern spricht [...].«; vgl. auch D. Bain, Marcianus graecus 512 [678] and the thext of the Cyranides, Rivista Filol. Istr. Class. 121 (1994) 427–449 und D. Bain, Some unpublished Cyranidean material in Marc. gr. 512 [678], ZPE 104 (1994) 36–42 mit dem Hinweis, dass die Entdeckung der Handschrift Cod. Marc. gr. 512 [678] bislang nur in lateinischer Übersetzung bekannte Passagen der Bücher II–IV nunmehr im griechischen Original erschließt, weshalb die Edition von Kaimakis mittlerweile als überholt gelten kann.

339 *Editio princeps* des griech. Textes: C.-É. Ruelle 1898, basierend auf den um 1272 dat. Cod. Par. gr. 2537 (Buch I–IV); moderne textkritische Edition: D. Kaimakis, Die Kyraniden [Beiträge zur klassischen Philologie 76] Meisenheim a.d. Glan 1976 (Buch I–VI, Erweiterung der Handschriftengrundlage gegenüber Ruelle, jedoch ohne Einbeziehung der lateinischen Übersetzung, was die Textqualität vielerorts bedeutend schmälert; berechtigte Kritik an Kaimakis' Edition äußerten Alpers 1984, 61, Anm. 54 f., I. Vassis, Georgios Pisides im vierten Buch der Kyraniden, BZ 88 (1995) 457 Anm. 6 sowie Bain 1990, 298 f. unter Nennung weiterer, von Kaimakis unberücksichtigter Textzeugen, wie z.B. des Cod. Marcian. gr. 512 [678], vgl. die vorausgehende Anm.; lateinische Übersetzung (1196 in Konstantinopel angefertigt, evtl. durch einen *Pascalis Romanus*, umfasst Buch I–IV und bildet eine wichtige Voraussetzung für die Edition des griechischen Textes, da die griechischen Handschriften erst ab dem 13. Jh. einsetzen): ed. Delatte; arabische Übersetzung (9. Jh., Buch I): ed. und übers. I. Toral-Niehoff, Kitāb Ǧiranīs 2004; kritischer Überblick der Editionen: Kitāb Ǧiranīs, 23–26. Zu Datierung und möglicher Quellensituation vgl. Kaimakis 1976, 1; Waegeman 1987, 7; Kitāb Ǧiranīs, 20 f. mit Hinweis auf die in die Hymnen eingebauten Akrosticha mit den beiden Namen Magnos und Markellinos (*terminus post quem*) als Datierungshilfe. Der derzeitige Stand der Datierung schwankt zwischen 2. Jh. n.Chr. (als *terminus ante quem* gilt eine Erwähnung bei Tertullian [ca. 160–220 n.Chr.]) und dem 4. Jh. n.Chr., evtl. im Umfeld Kaiser Julians (»Markellinos« als Ammianus Marcellinus zu deuten?): Kitāb Ǧiranīs, 21 mit Anm. 90–94; Bain 1990, 295–299 unter Bezugnahme auf Alpers. Die 1. *Kyranis* beruht jedoch – unabhängig von der Datierung der Redaktion – zweifelsohne auf älterem Material, spätestens aus hellenistischer Zeit, wohl aus Alexandreia: Kitāb Ǧiranīs, 22.

340 Vgl. Ebeling 2009, 45.

Aspekte[341], indem die Qualitäten unterschiedlicher Bereiche von tierischer, pflanzlicher und mineralischer *materia medica* analysiert werden sowie deren optimale Verbindungen untereinander erörtert und ihre Anwendung im konkreten heilkundlichen Kontext in Form von vielerlei Rezepten vor Augen geführt wird. Als reguläre medizinische Bücher besaßen die *Kyraniden* in Byzanz großen Einfluss und dienten nicht nur medizinischen Autoren als Quelle, wie entsprechende Hinweise bei den Kirchenvätern, aber auch innerhalb der gelehrten Literatur, insbesondere bei Michael Psellos, bezeugen;[342] über lateinische und arabische Übersetzungen fanden sie dann auch Eingang in die mittelalterlichen Lapidarien und Bestiarien und beeinflussten solcherart umfangreich das medico-magische Denken Westeuropas[343].

Die 1. *Kyranis* unterscheidet sich beträchtlich von dem streng parallelen Aufbau der restlichen fünf Bücher, deren Textgestaltung keinen Zweifel an ihrer Zugehörigkeit zu dem Genre der Bestiarien bzw. naturkundlichen Handbücher offen lässt: sämtliche fünf Bücher behandeln ihre jeweilige Materie in alphabetischer Ordnung, beginnend mit einer Kurzbeschreibung des jeweiligen Objektes, gefolgt von dessen medizinisch-iatromagischem Anwendungsbereich. Die 2. *Kyranis* hat in 47 Kapiteln diverse Tiere zum Gegenstand, die 3. *Kyranis* analysiert in 55 Kapiteln die Vogelwelt, die 4. *Kyranis* hingegen widmet sich mit 78 Kapiteln besonders ausführlich den Fischen und deren Qualitäten, während die beiden letzten, nur fragmentarisch erhaltenen Bücher, sich mit den Pflanzen (5. *Kyranis* in 24 noch erhaltenen Kapiteln) und Steinen (6. *Kyranis*, nur 9 Kapitel erhalten) beschäftigt.[344]

Die 1. *Kyranis* folgt ebenfalls der alphabetischen Ordnung, doch unterscheidet sie sich in ihrem Textaufbau grundlegend, indem sie, den 24 Buchstaben des grie-

---

341 Vgl. Bain 1990, 295, der die *Kyraniden* als »medico-magical book« bzw. als »a blend of *materia medica* and magic book« bezeichnet, das jedoch nicht ausschließlich altruistischen Zielen dient, sondern auch schädliche Rezepte beinhaltet, »designed to create mischief«, sowie Liebeszauber und magische Formeln, um Sieg, Anerkennung und persönlichen Gewinn zu erlangen; vgl. auch Prümm 1954, 377. Ihr inhaltliches Spektrum entspricht damit durchaus dem der gräkoägyptischen magischen Papyri, weshalb Bain auf eine vergleichende Untersuchung zwischen den *Kyraniden* und den gräkoägyptischen magischen Papyri als bedeutendes *Desideratum* hinweist.

342 Bain 1990, 297 bezeichnet die *Kyraniden* in linguistischer Hinsicht als bemerkenswerte Mélange mit zahlreichen Byzantinismen, quasi als ›texte vivante‹, der ständig aktualisiert wurde: Bain 1995, 286. Eine der Hauptquellen dürfte Dioskurides sein; zu Georgios Pisides als einer weiteren Quelle, insbesondere für die 4. *Kyranis*, vgl. I. Vassis, Georgios Pisides im vierten Buch der Kyraniden, BZ 88 (1995) 456 f.

343 Vgl. Kitāb Ğiranīs, 25: bereits im Frühmittelalter existierten Übersetzungen der Bücher II–IV, die sich in Form von Bestiarien bzw. Wunderdrogentraktaten in Westeuropa in Umlauf befanden; bislang sind jedoch noch keine genaueren Überlieferungswege nachvollziehbar, vgl. auch D.M. Bain, s.v. *Koiraniden*, RAC 21, 224–232.

344 Vgl. Kaimakis 1976, 4. Hinsichtlich einer mutmaßlichen 6. *Kyranis* wäre ein Textvergleich mit den byzantinischen Lapidarien, insbesondere Michael Psellos, *Περὶ λίθων δυνάμεων*, sicherlich interessant und böte eventuell sogar eine Möglichkeit zur Rekonstruktion oder Teilrekonstruktion fehlender Textabschnitte.

chischen Alphabets folgend, in 24 als στοιχεία bezeichneten Kapiteln jeweils eine Pflanze, einen Vogel, einen Fisch sowie einen Stein behandelt.[345] Diese vier Elemente sind durch Sympathie miteinander verbunden, indem sie mit demselben Anfangsbuchstaben beginnen, und repräsentieren die vier Elemente und damit die sympathetischen Kräfte des gesamten Universums; innerhalb der einzelnen Kapitel werden ihre heilwirksam-iatromagischen Qualitäten in medico-magischen Rezepten dargelegt, sowie mögliche Verbindungen untereinander und daraus resultierende Rezeptanweisungen aufgrund von Destillation einzelner oder kombinierter Wirkstoffe erörtert, wobei jedes Kapitel mit der Anleitung zur Herstellung eines aus sämtlichen vier Elementen bestehenden, iatromagisch wirksamen Amulettes in Form einer gravierten Ringgemme schließt.[346] Die Herstellungsanleitungen für die Amulette folgen stets einem feststehenden Grundschema: der jeweilige Stein wird mit dem Abbild des Fisches und/oder Vogels graviert, sodann in eine Ringfassung eingesetzt, in welche zusätzlich noch ein kleiner Teil der jeweiligen Pflanze integriert wird, zumeist unterhalb des Steines, also nicht sichtbar für den Betrachter. Das Grundschema ist verbindlich, doch nicht starr: gelegentlich kann eines der Basiselemente weggelassen bzw. ein anderes hinzugefügt werden, was Marsye Waegeman[347] zu der Frage nach der Wertigkeit der einzelnen Elemente veranlasst hat, worauf sie im Rahmen ihrer Untersuchung besondere Gewichtung legt: beruht die Effektivität des Amuletts tatsächlich auf der ausgewogenen Kombination sämtlicher Faktoren oder dominieren einzelne, vielleicht auch nur ein einziges dieser Bestand-

345 Vgl. Quack 2002, 79 unter Bezugnahme auf den Pap. Rylands 63 (ca. 5. Jh. n.Chr.), der Fragmente eines Dialoges zwischen Platon und ägyptischen Priestern überliefert, in dessen Verlauf »ein gewisser Peteesis die Zuordnung der Vokale zu den Planeten, der Organe zu den Planeten und der Körperteile zu den Tierkreiszeichen« erläutert, also die ägyptische Tradition der Melothesie, die sich in der στοιχείωσις-Lehre nach Apollonios von Tyana widerspiegelt und in der 1. *Kyranis* ihre konkrete Anwendung findet.

346 Vgl. Kaimakis 1976, 4; Waegeman 1987, 7–9; Kitāb Ǧiranīs, 23: »Sie [sc. die vier στοιχεία; Anm. d. Verf.] sind den vier empedokleischen Elementen zugeordnet (Erde, Luft, Wasser, Feuer) und stehen auch über den Anfangsbuchstaben hinaus durch Formähnlichkeit oder Namensgleichheit in sympathetischer Beziehung zueinander [...]. Der antiken Denkweise entsprechend, werden auch z.B. Säugetiere wie die Fledermaus zu den ›Vögeln‹ oder der Seehund zu den ›Fischen‹ gezählt. Nach einer kurzen Beschreibung folgen in der Regel einige Rezepte mehr oder minder medizinisch-magischen Charakters, die sich die okkulten Kräfte der eingangs aufgezählten Elemente zunutze machen. Schließlich enden die meisten Kapitel mit der Anleitung zur Verfertigung eines Amuletts, in dem sämtliche Dinge miteinander verbunden werden. In der Regel soll dabei der erwähnte Stein an einem Siegelring befestigt werden, unter dem etwas von der Pflanze und eine Feder des Vogels angebracht worden ist; meist wird auf den Stein noch das Bild des Fisches und des Vogels eingraviert. Des Weiteren werden auch recht phantastische naturkundliche Legenden erzählt [...].« Zu den einzelnen Amuletten und deren Einordnung in eine umfassende ägyptenbasierte rezeptions- und motivgeschichtliche Traditon vgl. Waegeman 1987 mit ausführlichen ikonographisch-objektkundlichen Einzelanalysen.

347 Waegeman 1987, 9.

teile? Die anderen wären demnach dann nur Additionen, um die erforderliche Vierzahl zu komplettieren. Marsye Waegemans objekt- und rezeptionsgeschichtliche Analysen der einzelnen Amulette und ihrer Komponenten haben vor dem Hintergrund dieser zentralen Fragestellung das Ergebnis erbracht, dass tatsächlich Fokussierungen feststellbar sind, die sich zumeist auf ein oder zwei Elemente des jeweiligen Amuletts konzentrieren, wobei der jeweilige Stein die stete und unverzichtbare Konstante darstellt – was möglicherweise als Indiz für einen engeren Zusammenhang zwischen der 1. *Kyranis* und der Lapidarientradition als bislang angenommen zu werten sein könnte.

Das Prooimion zur 1. *Kyranis* nennt drei Quellen der Kompilation[348]: zum einen die Bücher eines Kyranos[349] und eines Harpokration sowie eine nicht näher spezifizierte *Ἀρχαϊκὴ βίβλος*.[350] Mit dem Namen Harpokration lässt sich laut Demetrios B. Kaimakis[351] keine sichere Zuweisung an eine historisch belegte Persönlichkeit verbinden. »Harpokration« ist als Personenname allerdings im gräkoägyptischen Umfeld gut belegt[352]; die Namensform lässt sich auf die gräzisierte Form des altägyptischen *Ḥrw-pꜣ-ẖrd* (»Horus-das-Kind«), Harpokrates, zurückführen – eine Erscheinungsform des ägyptischen Gottes Horus, in der er u.a. auf den magischen Stelen dargestellt ist (vgl. Kap. 2.3). Ohne eine konkrete Textquelle nachweisen zu können,

---

348 Zu Kompilation und Datierung vgl. Alpers 1984, 13–84, insbes. 17 ff.; Bain 1990, 295–299 mit dem Hinweis (S. 297) auf Dioskurides als weitere Quelle; vgl. ferner Quack, Manuskript Dekane, Kap. 2.3.9 mit zahlreichen Textbeispielen und Belegstellen, die einen starken Einfluss des *Heiligen Buches des Hermes an Asklepios* deutlich machen.

349 Hinter »Kyranos« könnte sich entweder der persische Königsname »Kyros« oder aber eine vielleicht aus dem Koptischen abzuleitende Etymologie verbergen: R. Ganszyniec, Studien zu den Kyraniden, in: Byzantinisch-Neugriechische Jahrbücher 1 (1920, I–II), 353 ff., 3 (1921, III–IV) 56 ff., 445 ff. und Kaimakis 1976, 2 f. Zur Annahme einer Verwechslung zwischen Buchtitel und möglichem Autorennamen bzw. Quellenreferenz vgl. Kitāb Ǧiranīs, 19.

350 Vgl. Kitāb Ǧiranīs, 20 mit Hinweis auf zwei grundlegende Textrezensionen, deren Vermengung sehr wahrscheinlich in byzantinischer Zeit geschehen ist: »Laut Alpers lässt sich nachweisen, dass Kyranos von Harpokration abhängt und beide wiederum auf dem Physiologus aufbauen, dem frühesten und wichtigsten Werk symbolischer christlicher Naturdeutung. Aus dem Prolog des Redaktors und den Zusätzen geht ferner hervor, dass der Text des Harpokration und der des 1. Buchs des Kyranos weitgehend (bis auf den Prolog, [...]) übereinstimmten. In einem noch ungeklärten Verhältnis steht dazu die Ἀρχαϊκὴ βίβλος, die einige Male im Text erwähnt wird.«

351 Kaimakis 1976, 3.

352 Vgl. V. Nutton, s.v. *Harpokration [3]*, DNP 5, 166: der hier erwähnte alexandrinische Verfasser astrologischer und iatromagischer Schriften (2./3. Jh. n.Chr.) könnte mit dem in den *Kyraniden* genannten Harpokration identisch sein; vgl. auch M.S. F. Schoell, Geschichte der griechischen Litteratur, von der frühesten mythischen Zeit bis zur Einnahme Constantinopels durch die Türken. Nach der 2. Aufl. aus dem Franz. übers. mit Berichtigungen und Zusätzen des Verf. und des Uebers. von M. Pinder III (Berlin 1830) 187.

impliziert die Referenz auf Harpokration[353] doch immerhin ägyptische Grundlagen der in die *Kyraniden* eingeflossenen Überlieferungen, die sehr wahrscheinlich im Schrifttum der gräkoägyptischen magischen Papyri zu verorten sein dürften. Noch deutlicher kommt der ägyptische Hintergrund bei dem dritten Quellenverweis des Prooimions auf eine *Ἀρχαϊκὴ βίβλος* zum Tragen. Einerseits verbindet sich mit dieser Formulierung das in den ägyptischen Papyri überlieferte Motiv der Textauffindungslegende, die den Text als Zeugnis mythischer Urweisheit ausweist[354], andererseits lässt sich ein konkreter Bezug zum hermetischen Schrifttum herstellen: so weist Demetrios B. Kaimakis[355] darauf hin, dass in zwei Handschriften der Name Ἀσκλήπιος erscheint, der auf den gleichnamigen hermetisch-iatromagischen Dialog hindeuten könnte. Bei besagter *Ἀρχαϊκὴ βίβλος* könnte es sich demnach um eine Art Bestiarium in alphabetischer Reihenfolge gehandelt haben, orientiert an der hermetischen Tradition sowie unter Verwendung einzelner Motive aus den gräkoägyptischen Papyri.[356] Die Verbindung aus gelehrtem Magieverständnis, naturwissen-

---

353 Wenn es sich bei dem ominösen »Harpokration« tatsächlich um eine Referenz auf Harpokration von Alexandreia (2./3. Jh. n.Chr., vgl. V. Nutton, s.v. *Harpokration [3]*, DNP 5, 166), und somit um den Verfasser astrologischer Schriften wie auch eines ungedruckten (verlorenen?) Werkes zu Iatromagie und Heilkräften der Natur handelt, läge eine direkte Quellensituation durchaus nahe. De Mély 1902, lxxv vermutet ein alexandrinisch-gnostisches Entstehungsmilieu der *Kyraniden*.

354 Vgl. z.B. die Textauffindungslegende in dem medizinischen Pap. Berlin 163 a: »Anfang von der Sammelhandschrift des Umherziehens der Schmerzstoffe, die gefunden ist in alten Schriften in einem Kasten mit Büchern unter den Füßen des Anubis in Letopolis zur Zeit der Majestät des Königs von Ober- und Unterägypten Usaphais, des Seligen [...].« (zit. nach v. Deines – Grapow – Westendorf 1958, 7 mit Parallele in Pap. Ebers 856 a). Die Fundlegende im Prooimion der 1. *Kyranis* impliziert einen syrischen Urtext auf eisernen Stelen an der syrischen Küste: Kitāb Ǧiranīs, 22; vgl. auch Ebeling 2009, 10. Zur mythologischen und kulturhistorischen Bedeutung von »Meteor-Eisen« im Altägyptischen vgl. E. Graefe, Untersuchungen zur Wortfamilie *bjꜣ*. Dissertation Univ. Köln 1971 (vgl. auch Kap. 4); vgl. auch D. Johnson – J. Tyldesley, Iron from the sky: the role of meteorite iron in the development of iron-working techniques in Ancient Egypt, in: Mummies 2016, 408–423. Zu einer ähnlichen Auffindungslegende, welche eine altägyptisch-mythische Provenienz für ein Kollyriumsrezept betont, vgl. das Rezeptbuch (*Dynameron*) des Alexandriners Ailios Promotos: Ail. Prom., Dyn. 96, 9 (D. Crismani [Ed., Übers. u. Anm.], Elio Promoto Alessandrino, Manuale della salute [Δυναμερόν] [Alessandria 2002] 188): Κολλύριον [...] χρισθὲν ὑπὸ τοῦ κυρίου Σαράπιδος Πτολεμαίῳ βασιλεῖ κατὰ τοὺς ὕπνους, δι᾽οὗ ἐθεραπεύθη ὑπὸ Νεχέψω προφήτου καὶ ἀνέθηκεν ἀναγεγραμμένον ἐν Μέμφιδι, καὶ ἐν τῷ μεγάλῳ Σαραπίῳ καὶ ἐν τῷ Κανώβῳ. Ἡ δὲ στήλη καὶ ἡ κατασκευὴ ἔγκειται ἐν τῷ μεγάλῳ Δυναμερῷ [...]. Für den Hinweis auf diese Textpassage danke ich Ilias Valiakos sehr herzlich; D.M. Bain, s.v. *Koiraniden*, RAC 21, 230 hält sie allerdings für eine sekundäre Interpolation.

355 Kaimakis 1976, 3 Anm. 12.

356 Die auf Georgios Synkellos (8. Jh. n.Chr., †vermutlich nach 810) basierende Identifizierung der *Kyraniden* als Bestandteil einer ägyptisch-hermetischen Tradition: »[...] on nomme l'ἀρχαϊκὴ βίβλος, titre connu pour être celui du premier livre des *Cyranides*, et Georges le Syncelle réunit la mention des Γενικά hermétiques et celle des Κυρανίδες. Il n'est pas douteux pour nous que les quatre livres des *Cyranides* doivent être compris dans cette littérature physico-médicale dont les produits portent le nom d'Hermès Trismégiste.« (de Mély 1898, ix) lehnt Kaimakis 1976, 4, ab, doch

schaftlich-volksmedizinischem Ansatz sowie hermetischem Offenbarungscharakter kennzeichnet die *Kyraniden*, insbesondere die 1. *Kyranis*, als einzigartiges Beispiel der interkulturell aktiven Kontinuität des gräkoägyptischen Hermetismus, und zwar sowohl innerhalb der christlich-byzantinischen wie auch der arabisch-islamischen Rezeption.[357]

Besagte 1. *Kyranis* stellt nicht nur rezeptionsgeschichtlich eine Besonderheit dar, sondern auch überlieferungsgeschichtlich, indem sie sehr wahrscheinlich den ältesten Teil der Kompilation ausmacht.[358] Dies lässt sich anhand der arabischen Überlieferung eindeutig belegen, da die arabische Handschrift Cod. Bodl. 221, fol. 64–75 (9. Jh. n.Chr.) den ältesten bislang bekannten Textzeugen darstellt[359] und somit das früheste Stadium der Textgeschichte repräsentiert. Bei dem arabischen Text handelt es sich um die Übersetzung einer griechischen Textfassung, die gleichermaßen Elemente beider Rezensionen beinhaltet;[360] besondere Bedeutung kommt der arabischen *Kyranis* »als eine der wohl frühesten Übertragungen eines Textes hellenistischer Magie«[361] zu, womit sie am Beginn der arabisch-islamischen Rezeption des hellenistischen Hermetismus steht.[362] Die Herausgeberin der arabischen Redaktion, Isabel Toral-Niehoff, betont den eigenständigen Charakter dieser Überlieferung im Arabischen, doch ebenso die damit verbundene Problematik, dass die Relation zwischen dem griechischen Ausgangstext und dem arabischen Zieltext nicht eindeutig feststellbar ist, was wiederum Auswirkungen auf die Analysemethode hat.[363] Unter den griechischen Textzeugen der 1. *Kyranis* ist bislang jedenfalls keine Rückübersetzung aus dem Arabischen nachweisbar, ebenso wenig existiert eine direkte lateinische Übersetzung aus dem Arabischen, so dass von zwei separaten, auf einer gemeinsamen griechischen Vorlage basierenden Textredaktionen

---

ist ein hermetisches Basismilieu rein thematisch und motivgeschichtlich keineswegs von der Hand zu weisen; vgl. Ebeling 2005, 45 f.: »Neben Rezepturen und Therapieanweisungen finden sich jedoch in diesen Texten auch die traditionellen Themen hermetischer Schriften: die Gefangenschaft der Seele im Körper, die Herrschaft der Seele über den Körper, die Befreiung der Seele aus dem Körper und ihre Rückkehr zum Schöpfer.« Zum Verhältnis zwischen *Kyraniden* und Hermetismus vgl. Kitāb Ǧiranīs, 13–15.

357 Vgl. Kitāb Ǧiranīs, 7–13 mit ausführlicher Beschreibung des magisch-naturwissenschaftlichen Rezeptionsumfeldes innerhalb des hellenisierenden Milieus arabisch-islamischer Kultur vor dem Hintergrund der Annahme kosmosinterner sympathetischer Strukturen; vgl. ferner Kitāb Ǧiranīs, 18, wo die 1. *Kyranis* als »einzigartiger Fall einer hermetischen Schrift, die sowohl in der griechischen wie in der arabischen Fassung vollständig erhalten ist«, charakterisiert wird.

358 Vgl. Kitāb Ǧiranīs, 19, wo sie als »Kyranis *strictu sensu*« bezeichnet wird.

359 Zur Diskussion vgl. Kitāb Ǧiranīs, 19 Anm. 80.

360 Vgl. Kitāb Ǧiranīs, 20; zum Verhältnis zwischen dem arabischen und dem griechischen Text vgl. Kitāb Ǧiranīs, 36–51 mit überlieferungsgeschichtlichem Stemma auf S. 37.

361 Kitāb Ǧiranīs, 16.

362 Vgl. Kitāb Ǧiranīs, 15–18.

363 Vgl. Kitāb Ǧiranīs, 36 f.

ausgegangen werden muss.[364] Der wesentliche Unterschied zwischen der griechischen und arabischen Textredaktion[365] besteht darin, dass der arabische Text eine Kurzfassung des griechischen Textes, insbesondere unter Verzicht auf sämtliche Hymnen, bietet. Daraus schließt Isabel Toral-Niehoff, dass es sich bei der griechischen Vorlage sehr wahrscheinlich um ein bereits gestrafft redigiertes Kompendium gehandelt haben dürfte, das in der Originalfassung nicht mehr erhalten ist, jedoch von den erhaltenen griechischen Textzeugen stark abwich.[366] Möglicherweise könnte es sich bei dieser nicht mehr erhaltenen griechischen Textvorlage um eine Art *Iatrosophion* (vgl. Kap. 3.3) auf Basis der *Kyraniden*-Überlieferung gehandelt haben. Textimmanente Charakteristika der arabischen Redaktion, insbesondere die beständige Interaktion zwischen Galenrezeption, Iatromagie und Volksheilkunde sprechen für eine solche Annahme. Die geschilderte Symptomatik fokussiert auf Haut-, Augen- und Geisteskrankheiten; ein weiterer Schwerpunkt liegt auf Aphrodisiaka und empfängnisfördernden bzw. -verhütenden Rezepturen. Die Aneinanderreihung der einzelnen Rezepte ist mit konkreten Fallbeispielen durchsetzt, welche die Erfolgsrate der jeweils empfohlenen Therapeutika bestätigen sollen. Der Übersetzer wäre demnach in einem bilingualen griechisch-arabischen Milieu zu verorten, vielleicht als Mitglied einer melkitisch-christlichen Gemeinschaft in Palästina, Damaskus oder Alexandreia; ferner dürfte er eingehende Kenntnisse der arabischen Galenüberlieferung besessen haben.[367] Die arabische Fassung der 1. *Kyranis* war im arabisch-islamischen Raum lange Zeit als praktisches Handbuch der Volksmedizin und Magie im Umlauf und konstituiert somit

> ein wichtiges Zeugnis für den Rezeptionswillen der araboislamischen Kultur in abbassidischer Zeit, die auch Magie und Geheimwissenschaften zur antiken Weisheit zählte, von der es zu profitieren galt. Sie bildet zusammen mit anderen Texten den Ausgangspunkt für die Entwicklung der eigenständigen, arabischen, aber hellenisierenden Geheimwissenschaften späterer Zeit, die dann im europäischen Mittelalter übersetzt und rezipiert wurden.[368]

Die nachfolgende Tabelle veranschaulicht am Beispiel der Textredaktion des *Kitāb Ǧiranīs* überblicksartig die Struktur der Interaktion zwischen iatromagischer (IM) und ›schulmedizinischer‹ (SM) Therapeutik unter gezieltem Einsatz konkreter Fall-

364 Kitāb Ǧiranīs, 26.

365 Vgl. hierzu ausführlich Kitāb Ǧiranīs, 36–48.

366 Kitāb Ǧiranīs, 37: »Der arabische Übersetzer hatte einen kürzeren griechischen Text vor Augen, der uns in dieser Art nicht überliefert ist. Dies könnte entweder ein Kompendium der längeren, uns vorliegenden griechischen Version gewesen sein oder der ursprüngliche, kürzere griechische Text ohne manche späteren Zusätze.« Vgl. auch Toral-Niehoffs Fazit, Kitāb Ǧiranīs, 38, wonach es sich um die »arabische Übersetzung einer nicht erhaltenen frühen griechischen Version der Kyranis [...], die möglicherweise stark von den überlieferten griechischen Versionen abwich.«

367 Vgl. Kitāb Ǧiranīs, 48 f.

368 Kitāb Ǧiranīs, 50.

beispiele aus der Praxis (P). Grenzbereiche (G) zwischen *Iatromagika* und herkömmlicher Therapeutik sind gesondert hervorgehoben, ebenso wie Rezepturen aus dem Bereich der ›Dreckapotheke‹ (D). Ziel der Darstellung ist die Veranschaulichung des symptomspezifischen Anteils iatromagischer Therapieempfehlungen, der mit geringfügigen, epochenspezifischen Veränderungen bis in die spätbyzantinische Iatrosophientradition (vgl. Kap. 3.3) hinein erhalten geblieben ist.

Krankheitsbild/Symptomatik	Belegstelle	Charakter
Abführmittel	XII. 5 (Kitāb Ğiranīs, 125)	SM: Wurzelsaft, oral
	XII. 12 (Kitāb Ğiranīs, 126)	SM: Abkochung, oral
Abtreibung	I. 21 (Kitāb Ğiranīs, 107)	SM: Arzneimischung, oral
	I. 23 (Kitāb Ğiranīs, 107)	SM/G: med. Waschung
Alkoholrausch	I. 6 (Kitāb Ğiranīs, 105)	G: pulverisierter Stein aus dem Kopf des Fisches vermischt mit Wein verhindert Alkoholrausch
	VIII. 7 (Kitāb Ğiranīs, 121)	IM: Amulett, Gemme
Allwissenheit	XXI. 16 (Kitāb Ğiranīs, 140)	IM: Amulett
Albträume	III. 8 (Kitāb Ğiranīs, 114)	G: Wasserauszug als Heiltrank
	VI. 6 (Kitāb Ğiranīs, 118)	IM: Amulett, Gemme
	XIII. 6 (Kitāb Ğiranīs, 128)	IM: Amulett, Gemme
	XXII. 6 (Kitāb Ğiranīs, 142 f.)	IM: Amulett, περίαπτον (Kind)
	XXIII. 9 (Kitāb Ğiranīs, 144)	IM: Amulett, περίαπτον (Kind)
Aphrodisiakum	XIV. 5 (Kitāb Ğiranīs, 129)	G: Wurzel, oral
	XIV. 7 (Kitāb Ğiranīs, 129)	G: geräucherter Fischkopf
	XVIII. 6 (Kitāb Ğiranīs, 134)	SM: Salbe
	XVIII. 10 (Kitāb Ğiranīs, 135)	D: Pulver aus Straußenmagen
	XVIII. 11 (Kitāb Ğiranīs, 135)	G: Arzneitrank; IM: Amulett
	XVIII. 12 (Kitāb Ğiranīs, 135)	IM: Amulett, Sympathie
	XVIII. 13 (Kitāb Ğiranīs, 135)	G: Salbe
	XVIII. 14 (Kitāb Ğiranīs, 135 f.)	IM: Amulett; Gemme
	XXII. 10 (Kitāb Ğiranīs, 143)	IM: Amulett-Trank
Asthma	II. 5 (Kitāb Ğiranīs, 111)	SM: med. »Leckmittel«
Augen, Sehkraft (vgl. Kap. 4.2)	IV. 5 (Kitāb Ğiranīs, 115)	IM: Amulett, περίαπτον
	XI. 2 (Kitāb Ğiranīs, 124)	SM/D: Augentropfen, universal
	XI. 3 (Kitāb Ğiranīs, 124 f.)	IM: Amulettgemme, v.a. Bindehautentzündung
	XII.5 (Kitāb Ğiranīs, 125)	SM: Wurzelsaft, oral
	XVI. 1 (Kitāb Ğiranīs, 132)	IM: Amulett mit lunarem Aspekt

	XVI. 2 (Kitāb Ǧiranīs, 132)	SM: Pflanzensaft
	XVI. 3 (Kitāb Ǧiranīs, 132)	SM: Kollyrium, universal
	XVI. 4 (Kitāb Ǧiranīs, 132)	SM: Kollyrium
	XVII. 4 (Kitāb Ǧiranīs, 133)	IM: Amulett, Gemme
	XVII. 5 (Kitāb Ǧiranīs, 133)	SM: Kollyrium; D: Fledermaus-Kollyrium
Blasen	XXI. 6 (Kitāb Ǧiranīs, 139)	SM: Salbe
Blutauswurf (Tuberkulose?)	XII. 9 (Kitāb Ǧiranīs, 126)	IM: Amulett, περίαπτον
Blutfluss (gynäk.) (vgl. Kap. 4.8)	XII. 8 (Kitāb Ǧiranīs, 126)	IM: Amulett, περίαπτον
Blutungen	XII. 11 (Kitāb Ǧiranīs, 126)	IM: Amulett in eiserner Kiste deponiert
	XXI. 12–15 (Kitāb Ǧiranīs, 139 f.)	IM: Amulett, Gemme
›Böser Blick‹	IV. 3 (Kitāb Ǧiranīs, 115)	IM: Amulett, περίαπτον
Bauchschmerzen, Kolik (vgl. Kap. 4.4)	I. 12. (Kitāb Ǧiranīs, 106)	D: Umschläge mit Adlerkot
	VI. 7 (Kitāb Ǧiranīs, 118)	D: Vogeldarm, gebraten
	VII. 5 (Kitāb Ǧiranīs, 120)	SM: Abkochung
Blähungen	I. 20 (Kitāb Ǧiranīs, 107)	SM: Arzneipflaster
	XII. 10 (Kitāb Ǧiranīs, 126)	SM: Klistier
	XXI. 12–15 (Kitāb Ǧiranīs, 139 f.)	IM: Amulett, Gemme
Deodorant	I. 18 (Kitāb Ǧiranīs, 106 f.)	SM: Einreibung mit Wurzel
Diuretikum (vgl. Kap. 4.5.1)	I. 26 (Kitāb Ǧiranīs, 107)	SM: Abkochung
Empfängnisverhütung	III. 7 (Kitāb Ǧiranīs, 113 f.)	IM: Amulett, περίαπτον
›Epilepsie‹ (vgl. Kap. 4.10)	I. 5 (Kitāb Ǧiranīs, 105)	IM: Wurzel als περίαπτον
	I. 21 (Kitāb Ǧiranīs, 107)	SM: Honigauszug
	I. 28 (Kitāb Ǧiranīs, 107)	IM: Amulett, περίαπτον
	III. 8 (Kitāb Ǧiranīs, 114)	G: Wasserauszug als Heiltrank
	V. 6 (Kitāb Ǧiranīs, 117)	D: Arzneitrank
	VII. 4 (Kitāb Ǧiranīs, 120)	IM: Riechwurzel, Exorzismus
	XIII. 6 (Kitāb Ǧiranīs, 128)	IM: Amulett, Gemme
	XXI. 8 (Kitāb Ǧiranīs, 139)	IM: Amulett
	XXII. 8 (Kitāb Ǧiranīs, 143)	IM: Amulett, περίαπτον
	XXIV. 7 (Kitāb Ǧiranīs, 145)	G: Skorpionpillen
Fieber (vgl. Kap. 4.9)	XV. 6 (Kitāb Ǧiranīs, 130)	D: Arzneimischung
	XXI. 11 (Kitāb Ǧiranīs, 139)	IM: Amulett
	XXII. 7 (Kitāb Ǧiranīs, 143)	IM: Amulett, περίαπτον
	XXII. 9 (Kitāb Ǧiranīs, 143)	IM: Amulett, Gemme
	XXIII. 6 (Kitāb Ǧiranīs, 144)	IM: Einreibung mit Vogelblut

	XXIII. 7 (Kitāb Ǧiranīs, 144)	IM: Amulett, περίαπτον
	XXIV. 8 (Kitāb Ǧiranīs, 145)	G: Salbe
	XXIV. 11 (Kitāb Ǧiranīs, 145)	IM: Skorpionsalbe bei abnehmendem Mond hergestellt
Frauenleiden (vgl. Kap. 4.8)	XVIII. 5 (Kitāb Ǧiranīs, 134)	SM: Salbe
Gebärmutter (vgl. Kap. 4.8)	XV. 5 (Kitāb Ǧiranīs, 130)	SM: Pflanzenabkochung
	XX. 5 (Kitāb Ǧiranīs, 138)	IM: Amulett, Gemme
	XXII. 9 (Kitāb Ǧiranīs, 143)	IM: Amulett, Gemme
Geburt (vgl. Kap. 4.8)	VI. 1 (Kitāb Ǧiranīs, 118)	IM: Amulett
	XXIV. 9 (Kitāb Ǧiranīs, 145)	IM: Amulett
Geisteskrankheit	I. 21 (Kitāb Ǧiranīs, 107)	SM: Arzneimischung, oral
	XXIV. 14 (Kitāb Ǧiranīs, 146)	IM: Amulett
	XXIV. 29 (Kitāb Ǧiranīs, 147)	IM: Amulett-Trank
	XXIV. 30 (Kitāb Ǧiranīs, 147)	IM: gebratene Schwalbe
Gelbsucht	XXI. 11 (Kitāb Ǧiranīs, 139)	IM: Fleisch des Vogels
	XXI. 12–15 (Kitāb Ǧiranīs, 139 f.)	IM: Amulett, Gemme
Geschwüre	I. 20 (Kitāb Ǧiranīs, 107)	SM: Arzneipflaster
	I. 26 (Kitāb Ǧiranīs, 107)	SM: Arzneipflaster
	XXI. 5 (Kitāb Ǧiranīs, 139)	G: Auflegen der Pflanze
	XXIV. 6 (Kitāb Ǧiranīs, 145)	IM/D: Wein mit Skorpionpulver
Gesichtsnervenlähmung	I. 27 (Kitāb Ǧiranīs, 107)	SM: Arzneipflaster
Gicht (vgl. Kap. 4.8)	XIII. 4 (Kitāb Ǧiranīs, 128)	G: Fischsalbe
	XXI. 9 (Kitāb Ǧiranīs, 139)	G: Robbenhaut
	XXIII. 5 (Kitāb Ǧiranīs, 143 f.)	SM: Kompresse
Hautausschlag (Pusteln, Räude, Schorf) (vgl. Kap. 4.7)	I. 10 (Kitāb Ǧiranīs, 106)	SM: Umschläge; IM: Amulett (Stein)
	I. 17 (Kitāb Ǧiranīs, 106)	SM: Medizinalspülung
	I. 24 (Kitāb Ǧiranīs, 107)	SM: Arzneipflaster
Hautunreinheiten (Sommersprossen, Flecken, Narbenmale, Pickel; vgl. Kap. 4.7)	I. 19 (Kitāb Ǧiranīs, 107); I. 18 (Kitāb Ǧiranīs, 106 f.)	SM: Medizinalpaste
Hydropsie	VI. 2 (Kitāb Ǧiranīs, 118)	SM: Arzneitrank
Kinderwunsch, Empfängnisförderung	III. 6 (Kitāb Ǧiranīs, 113)	IM: Amulett, περίαπτον
	XVIII. 7 (Kitāb Ǧiranīs, 134 f.)	G: Pflanzenpulver
	XVIII. 8 (Kitāb Ǧiranīs, 135)	SM: Pillen
	XVIII. 9 (Kitāb Ǧiranīs, 135)	SM: Zäpfchen
Kopfschmerzen (vgl. Kap. 4.1)	IV. 6 (Kitāb Ǧiranīs, 115)	G: Salbe: Feder + Fischfett; Fischfett + Pflanzensaft

	VI. 6 (Kitāb Ǧiranīs, 118)	IM: Amulett, Gemme
	XVI. 3 (Kitāb Ǧiranīs, 132)	SM: Kollyrium
	XXIII. 7 (Kitāb Ǧiranīs, 144)	IM: Amulett, περίαπτον
Knochenbrüche	I. 9 (Kitāb Ǧiranīs, 106)	P: Behandlung mit Blättersaft IM: Amulett (Stein), in Kombination mit Medizinaltrank
Leber	II. 9 (Kitāb Ǧiranīs, 112)	IM: Amulett, περίαπτον
Lepra, Leontiasis (vgl. Kap. 4.7)	I. 18 (Kitāb Ǧiranīs, 106)	SM: Einreibung
	I. 24 (Kitāb Ǧiranīs, 107)	SM: Arzneipflaster
	IV. 6 (Kitāb Ǧiranīs, 115 f.)	G: Salbe: Fischfett + Pflanzensaft
	VI. 8 (Kitāb Ǧiranīs, 118)	D: Vogelkot als Salbe
Magenschmerzen (vgl. Kap. 4.4)	IX. 6 (Kitāb Ǧiranīs, 122 f.)	IM: Amulett, Gemme
	XXII. 9 (Kitāb Ǧiranīs, 143)	IM: Amulett, Gemme
Menstruation (vgl. Kap. 4.8)	I. 26 (Kitāb Ǧiranīs, 107)	SM: Abkochung
Milz (vgl. Kap. 4.5)	I. 22 (Kitāb Ǧiranīs, 107)	SM: Arzneitrank
	IX. 5 (Kitāb Ǧiranīs, 122)	SM: Abkochung
Mundbereichserkrankungen (vgl. Kap. 4.1.1)	I. 14 (Kitāb Ǧiranīs, 106)	SM: Medizinalpuder
	I. 16 (Kitāb Ǧiranīs, 106)	SM: Medizinalpuder
	XII. 7 (Kitāb Ǧiranīs, 126)	SM: Mundspülung
Nervenleiden (vgl. Kap. 4.10.2)	XXI. 12–15 (Kitāb Ǧiranīs, 139 f.)	IM: Amulett, Gemme
	XXIV. 22 (Kitāb Ǧiranīs, 146)	G: Abkochung
Nieren (vgl. Kap. 4.5.1)	II. 9 (Kitāb Ǧiranīs, 112)	IM: Amulett, περίαπτον
	VII. 5 (Kitāb Ǧiranīs, 120)	SM: Arzneimischung, oral
	VII. 6 (Kitāb Ǧiranīs, 120)	G: häufiger Fischgenuss
	VII. 7 (Kitāb Ǧiranīs, 120)	IM: Amulett, Gemme
	XXI. 9 (Kitāb Ǧiranīs, 139)	IM: Gürtel aus Robbenleder
	XXII. 9 (Kitāb Ǧiranīs, 143)	IM: Amulett, Gemme
	XXIV. 13 (Kitāb Ǧiranīs, 145)	D: gebratene Schwalbe
Schlaflosigkeit	V. 5 (Kitāb Ǧiranīs, 117)	IM: Amulett, wird um das Bett gehängt; D: Pulver zum Trinken (Herz und Augen des Vogels, pulverisiert)
	XIX. 6 (Kitāb Ǧiranīs, 137)	IM: Amulett, Gemme neben dem Kopf
	XXI. 9 (Kitāb Ǧiranīs, 139)	IM: Robbenhaare

Tollwut	XXIV. 28 (Kitāb Ǧiranīs, 147)	IM: Amulett-Trank
Trance	VIII. 5 (Kitāb Ǧiranīs, 121)	IM: Pflanzenabkochung + Rezitation; IM/D: rechtes Auge eines Thunfisches
	VIII. 6 (Kitāb Ǧiranīs, 121)	IM: Vogelfeder + Rezitation
Universalheilmittel	I. 29 (Kitāb Ǧiranīs, 107 f.)	IM: Amulett, gravierte Gemme
Ungeziefer (vgl. Kap. 3.3)	I. 21 (Kitāb Ǧiranīs, 107)	SM: Salbe? Arznei oral?
	VII. 7 (Kitāb Ǧiranīs, 120)	IM: Amulett, Gemme
	XXI. 12–15 (Kitāb Ǧiranīs, 139f.)	G: Abkochung gegen Flöhe
	XXIII. 8 (Kitāb Ǧiranīs, 144)	IM: Amulett, Gemme
	XXIV. 26 f. (Kitāb Ǧiranīs, 147)	IM: Amulett, Gemme
Verdauungsprobleme (Dysenterie, Diarrhöe etc.; vgl. Kap. 4.4)	I. 5 (Kitāb Ǧiranīs, 105)	SM: Pflanzensaft, Arzneitrank
	I. 7 (Kitāb Ǧiranīs, 105 f.)	SM: Arzneitrank
	I. 8 (Kitāb Ǧiranīs, 106)	G: Pflanzensaft + Stein aus dem Kopf des Fisches als Arzneitrank
	VI. 7 (Kitāb Ǧiranīs, 118)	D: Vogelkropf oral
Warzen	I. 11 (Kitāb Ǧiranīs, 106)	SM: Pflanzensaft als Einreibung
	I. 13 (Kitāb Ǧiranīs, 106)	G: geschmolzenes Fischfett als Einreibung
Wirbelsäule	XXI. 9 (Kitāb Ǧiranīs, 139)	G: Gürtel aus Robbenleder
Wundbrand, Sepsis	I. 15 (Kitāb Ǧiranīs, 106)	D: Fallbeispiel
	I. 18 (Kitāb Ǧiranīs, 106)	SM: Einreibung, Medizinalpuder
Zähne (vgl. Kap. 4.1.1)	I. 17 (Kitāb Ǧiranīs, 106)	SM: medizinische Mundspülung
	XII. 6 (Kitāb Ǧiranīs, 125)	SM: medizinische Mundspülung
	XXII. 6 (Kitāb Ǧiranīs, 142 f.)	SM: Rinde zum Kauen
	XXIII. 9 (Kitāb Ǧiranīs, 144)	IM: Amulett, περίαπτον (zahnendes Kind)

Die tabellarische Übersicht zeigt, dass der iatromagische Anteil bei folgenden Krankheitssymptomen überwiegt: Bekämpfung von Albträumen und Schlaflosigkeit, unterschiedliche Formen von Blutungen, Anfallsleiden (›Epilepsie‹), neurologische bzw. mentale Erkrankungen, Fieber, Leiden der inneren Organe (Magen, Leber, Nieren) sowie Kopfschmerzen. Dieser Symptomkatalog entspricht weitgehend auch dem byzantinischen Einsatzbereich iatromagisch geprägter Ergänzungstherapien (vgl. Kap. 3.1), sowohl als Bestandteil medizinischer Kompendien (vgl. Kap. 3.2 u. 3.3) wie auch von Rezeptsammlungen im Stil der spätbyzantinischen Iatrosophien (vgl. Kap. 3.3). Die arabische Redaktion der 1. *Kyranis* lässt zudem ein besonderes Schwergewicht iatromagischer Anwendungen bei Gelbsucht und Knochenbrüchen erkennen, wozu die byzantinische Überlieferung keine direkten Parallelen beinhaltet. Im Vergleich mit der byzantinischen Rezeption iatromagischer Traditionen und Anwendungen lassen sich zudem etliche bemerkenswerte Unterschiede feststellen; so fokussiert die vom *Kitāb Ǧiranīs* präferierte Therapie bei Leibschmerzen und Kolik (zur byzantinischen Schwerpunktsetzung vgl. Kap. 4.4) nahezu ausschließlich auf eine Kombination von herkömmlicher *materia medica* mit vereinzelten Rückgriffen auf Substanzen der ›Dreckapotheke‹. Weiterhin ist der gesamte gynäkologische Bereich mit Ausnahme der Teilbereiche Geburt und Empfängnisverhütung im *Kitāb Ǧiranīs* weitgehend schulmedizinisch dominiert, was einen gravierenden Unterschied insbesondere zu den spätbyzantinischen Iatrosophien ausmacht (vgl. hierzu Kap. 4.8). Die beispielsweise bei Alexander von Tralleis stark iatromagisch ergänzte Gicht- bzw. Gelenktherapie (vgl. Kap. 4.6) bewegt sich im *Kitāb Ǧiranīs* vornehmlich im Grenzbereich zwischen ›Schulmedizin‹ und Iatromagie, indem sich der iatromagische Anteil auf einzelne Rezeptbestandteile konzentriert, eine Amulettherapie jedoch außer Acht bleibt.

2.5 Iatromagische Traditionen vor christlichem Hintergrund

Am Schnittpunkt zwischen paganer und christlicher Überlieferung spielt Ägypten als Referenz *per se* eine bedeutende Rolle, da mythologische und rituelle Motive mit den neu hinzukommenden jüdisch-christlichen Strömungen eine Symbiose eingehen und somit, quasi ›in neuem Gewande‹, eine synkretistisch fundierte Mischkultur begründen. Dies gilt nicht nur für rituell-iatromagische Ansätze innerhalb der Heilkunde, sondern insgesamt für den Kontakt mit der paganen Basiskultur, wofür gerade der christliche Umgang mit Magie im weitesten Sinne ein gutes Beispiel bietet. Insbesondere die konkrete Umsetzung magischer Anschauungen und Rituale in Bild- und Textzeugnissen lassen die angesprochene synkretistische Entwicklung deutlich erkennen, wofür die große Anzahl der überlieferten magischen Amulettgemmen deutliches Zeugnis ablegt. Sie veranschaulichen exemplarisch und in vielerlei Varianten die christliche Uminterpretation paganer Motive bzw. das Nebeneinander solcher in Schrift und Bild.[369]

Im Zeitraum zwischen dem 3. und 7. Jh. n.Chr. war eine bedeutende Menge an Gemmen[370] (insbesondere ab dem 5. Jh.) in Umlauf, die als christlich uminterpretierte Amulette ihren Trägern universalen Schutz nicht nur vor Krankheit, sondern vor sämtlichen negativen, insbesondere antichristlich-dämonischen Einflüssen verhießen. Die Gravuren dieser Gemmen zeigen eine interessante Kombination aus pagan-altägyptischen und christlichen Motiven, nicht nur im Bereich der Bildmotive (z.B.

---

369 Vgl. Spieser 2014, 333–351 mit zahlreichen Beispielen; M. Smith, How Magic was Changed by the Triumph of Christianity, Graeco-Arabica 2 (1983) 51–58; J.v.d. Vliet, Oude kwalen, nieuwe verhalen. Christendom en magie in laatantiek Egypte. Phoenix 52/2 (2006) 99–112.

370 Michel 2004, 230.

Hekate + Maria; christliche Uminterpretation der paganen Dämonologie), sondern auch bezüglich der Inschriften (die *charakteres* bzw. *voces magicae* lassen häufig hieroglyphische Vorlagen erkennen[371]). Die zeitgenössischen christlichen Autoren (insbesondere Origenes, Augustinus, Johannes Chrysostomos) bemühen sich in ihren Ausführungen um eine Abgrenzung zwischen illegaler (d.h. paganer) Magie und legalen Wunderberichten christlicher Prägung; in diesem Kontext wird dann auch wiederholt die pagan-christliche Auseinandersetzung um etwaige Parallelen zwischen Christus und Apollonios von Tyana (vgl. Kap. 2.4.1) sowie der mit seinem Namen verbundenen στοιχείωσις-Lehre[372] thematisiert.

Die erwähnte Symbiose zwischen paganen und christlichen Elementen spielt insbesondere im Bereich der protektiven und Heilmagie eine bedeutende Rolle, indem die Einbindung in einen bereits langewährenden traditionellen Komplex und dessen vielfältigen – mythologisch-rituellen, aber auch praktisch anwendbaren – Erfahrungsschatz die gewünschte Sicherheit verleiht; gegenständliche Amulette ziehen ihre Funktionalität dabei aus der Sichtbarwerdung und damit personellen wie situationsbasierten Konkretisierung dieses zugrundeliegenden geistesgeschichtlich-traditionellen Fundaments.[373] Christliche Symbolik (Reliquien, Kreuzsymbol, heiliges Öl) ersetzt in diesem Zusammenhang die entsprechende pagane Symbolik keineswegs, sondern verlagert sie nur; das Bewusstsein der dahinterstehenden Tradition bleibt unverändert, bis hin zur Adaption ritueller Handlungen unter christlichen Vorzeichen, so z.B. altägyptische Wasser- bzw. Statuenrituale, die unter Addition christlicher Bedeutungsträger, z.B. Ikonen, unvermindert fortgeführt werden.

2.5.1 Die Rolle des koptischen Mönchtums

Gerade auf dem Gebiet der Heilmagie besetzt das in Ägypten ansässige koptische Mönchtum eine Schlüsselposition, da die Mönche als eine Art ritueller Experten in kontinuierlicher Fortsetzung des altägyptischen Priestertums unter christlichen Vorzeichen nicht alleine für Exorzismen jeglicher Couleur, sondern insbesondere auch für therapeutische Maßnahmen zu Rate gezogen wurden.[374] Rituelle Handbu-

371 Hierzu grundlegend Gordon 2014, 258–267; vgl. auch Kap. 2.7.

372 Vgl. Hopfner 1921, 91–249, bes. 93 f. und 143 f.; E.L. Bowie, Apollonius of Tyana: Tradition and Reality, in: ANRW II.16.2 (Berlin u.a. 1978) 1652–1699 und W. Speyer, Zum Bild des Apollonios von Tyana bei Heiden und Christen, JAC 17 (1974) 46–63.

373 Vgl. Vakaloudi 2003, 172: »In this kind of magic, Christianism played a great part, surrounded by demons, exorcists, purgative rituals, curses, and also by the miraculous power of the icons, the relics, the holy graves, the sign of the cross, the amulets and the religious prayers.«

374 Frankfurter 2002, 172: »But Egyptian monks did not just do exorcisms; they offered healing, divination, spells, blessings, and amulets, a phenomenon recorded in all kinds of sources. For many villages monks came to function as *the* chief ritual experts, addressing all manner of everyday

cher und Rezeptsammlungen (vgl. Kap. 3.3.1), derer sich das ägyptische Mönchtum als legitimer Nachfolger der altägyptischen Schriftgelehrtentradition bediente, repräsentieren die Kontinuität der altägyptischen Tempelkultur in christlich-koptischer Zeit:

> That the monastic scribes held a position in Coptic society similar to that of temple scribes can be seen in various amulets in this volume that place an exalted value upon the very letters themselves [...]. All of these amulets assume a continuity between monastic scribal culture and society at large, a creative effort to address local needs with the textual and liturgical discourse of the monasteries [...] With so many Coptic monks having converted to Christianity as adults [...], it may not be radical to assume that many of the monastic scribes actually learned their letters in a temple environment and carried with them the knowledge of practical rituals from the temple scriptoria. This hypothesis would, for example, explain the development of Coptic during the course of the Roman period from a language predominantly used for ›magic‹ outside the monasteries to a distinctively Christian tongue within the monasteries. It would also explain the conscious syncretism of Christian, Jewish, and native Egyptian traditions in the spells themselves, for this phenomenon implies exchange among the literate elite of these different societies.[375]

Welche rituellen Vorkehrungen von den Mönchen konkret ausgeführt wurden und in welcher Form diese sich manifestierten, geht aus der Klage des koptischen Klostervorstandes Apa Schenute (5. Jh. n.Chr.) über Gemeindemitglieder, die Zuflucht zu magisch-rituellen Problemlösungen gesucht haben, nicht nur sehr anschaulich hervor, sondern liefert zudem noch ganz konkrete Anhaltspunkte zu Ursachen und Lebenssituation der Auftraggeber, Milieu der Ritualisten selbst sowie zu den verwendeten Amuletten und den gebräuchlichen Ritualhandlungen:

> [...] those fallen into poverty or in sickness or indeed some other trial abandon God and run after enchanters or diviners or indeed seek other acts of deception, just as I myself have seen: the snake's head tied on someone's hand, another one with the crocodile's tooth tied to his arm, and another with fox claws tied to his legs – especially since it was an official who told him that it was wise to do so! Indeed, when I demanded whether the fox claws would heal him, he answered, ›It was a great monk who gave them to me, saying 'Tie them on you (and) you will find relief'.‹ Moreover, this is the manner that they anoint themselves with oil or that they pour over themselves water while receiving (ministrations) from enchanters or drug-makers, with

misfortune from their cells and caves with all types of ritual and gesture – even to the point of winning disapproval from some official quarters for unorthodox practice.« Vgl. außerdem S. Pernigotti, La magia copta: I testi, in: ANRW II.18.5 (1995) 3685–3730; W.H. Worrel, A Coptic Wizard's Horde, American Journal of Semitic Languages and Literature 46 (1930) 239–262; Worrel 1935, 1–37 und 184–194; vgl. D. Frankfurter – M. Meyer, in: Meyer – Smith 1994, 259–262.

375 D. Frankfurter – M. Meyer, in: Meyer – Smith 1994, 260 f.

every deceptive kind of relief [...] Still again, they pour water over themselves or anoint themselves with oil from elders of the church, or even from monks![376]

Rezeptionsgeschichtlich äußerst bemerkenswert sind die unter seinen Zeitgenossen üblichen Amulette, die Apa Schenute als Augenzeuge beschreibt, und die, ausschließlich organischer Natur, aus Teilen von diversen Tieren (Schlangenkopf, Krokodilszahn, Fuchskralle) bestehen, welche nicht umgehängt, sondern direkt um ausgewählte Körperteile (Hand, Arm, Beine) gebunden werden. Schenute erwähnt die im 5. Jh. häufig belegten gravierten Amulettgemmen jedoch mit keinem Wort, was vermutlich darauf schließen lässt, dass diese einer wohlhabenden Gesellschaftsschicht vorbehalten waren, das Gros der Bevölkerung hingegen sich mit einfachen Amuletten aus pflanzlichen und tierischen Bestandteilen begnügen musste. Neben den Amuletten erwähnt Schenute ferner zwei Rituale, ein Wasserritual, das wohl als Derivat altägyptischer Wasserrituale zu verstehen ist, sowie die Salbung mit geweihtem Öl[377].

Die überlieferten Texte belegen allerdings nicht nur die kontinuierliche Weiterführung paganer iatromagischer Motive zu Schutz-, aber auch zu konkreten Heilungszwecken, sondern bieten teilweise auch interessante Einblicke in das Gesundheitswesen ihrer Zeit: so enthält ein für einen Patienten namens Anup – der Eigenname enthält eine Reminiszenz an die altägyptische Mythologie, und zwar verkörpert durch Anubis, den schakalköpfigen Gott, dessen primäre Zuständigkeit im Bereich des Totenkultes liegt – bestimmtes Krankenorakel aus dem 6. Jh. einen Hinweis auf die Existenz eines Krankenhauses (νοσοκομεῖον), sehr wahrscheinlich im Rahmen einer Klostergemeinschaft oder Mönchskongregation unter dem Patronat eines bestimmten Schutzheiligen:

Pap. Oxyrrh. P 1150 (P 8b/PGM II, 216)

† Ὁ θεὸς τοῦ προστάτου ἡμῶν, τοῦ ἁγίου Φιλοξένου· ἐὰν κελεύεις εἰσενεγκεῖν εἰς τὸ νοσοκομεῖόν σου Ἀνουπ, δεῖξον τὴν δυναμίν σου καὶ ἐζέλθῃ τὸ πιττάκιον.

Du Gott unseres Schutzherrn, des hl. Philoxenos: wenn du befiehlst, Anup in dein Krankenhaus zu bringen, so zeig deine Macht und lass das Blättchen seinen Zweck erreichen!
[Übers.: PGM II, 216]

Die Klientel der von Schenute beschriebenen Ritualisten besteht in einem Personenkreis, der mit unvorhergesehenen Schicksalsschlägen zu kämpfen hat, sei es aufgrund von materiellen Verlusten oder Erkrankung, und sein momentanes Schicksal nicht mit der erforderlichen christlichen Demut als göttliche Prüfung anerkennen und sich dementsprechend damit abfinden möchte, sondern unter Rück-

376 Shenoute, Contra Origenistas, ed. T. Orlandi (Rom 1985) 255–259; Übers.: Frankfurter 2002, 172 f.
377 Vgl. Vakaloudi 2003, 185–188.

griff auf vorchristliche Traditionen Abhilfe sucht. Zu dem hier anklingenden Widerstreit zwischen paganer und christlicher Problembewältigung in schwierigen Lebenssituationen tritt nunmehr noch eine andere, theologische Dimension, wodurch die bedeutende Diskrepanz zwischen dem christlich geforderten Umgang mit Lebenskrisen und der paganen Variante erst deutlich wird: während das Christentum individuelles Unglück wie Krankheit, Misserfolg oder Verlust als göttliche Prüfung definiert, der es mit Demut und Glaubensstandhaftigkeit zu begegnen gilt, bietet die sich über lange Zeit immer vielfältiger untergliederte pagane Dämonologie für jeden einzelnen Schicksalsschlag einen konkreten, namentlich ansprechbaren dämonischen Unruhestifter, der mittels Rituale und Exorzismen unschädlich gemacht werden muss, dessen Wirken allerdings auch bereits prophylaktisch, mittels entsprechender Amulette, verhindert werden kann. Die Übernahme und Integration der paganen Dämonenhierarchien in die christliche Vorstellungswelt sowie die damit verbundene ›Christianisierung‹ der adäquaten Rituale und Amulette schuf somit auch entsprechende Reibungsflächen zwischen der streng orthodoxen Auffassung und einer gemäßigteren, synkretistisch geprägten Einstellung. Schenutes Empörung über die sich aus Mönchskreisen rekrutierenden und in seiner Gemeinde eifrig tätigen Ritualisten lässt sich somit im Rahmen eines weitaus größer dimensionierten theologischen Diskurses hinsichtlich der Übernahme, Transformation und Integration paganen Gedankengutes in christliche Grundstrukturen – und damit deren gegenseitige Durchmischung – verorten, als Bestandteil eines primär über das Medium der Magie ausgetragenen grundlegenden Kulturkampfes.

2.5.2 Klerikales Mediatorentum

Als schreib- und lesekundige Rezipienten der diesbezüglichen Überlieferungen fungieren neben dem Mönchtum auch Angehörige des lokalen Klerus, welche *qua Amt*, also in offizieller Funktion, eine Art rituelles Expertentum darstellen. Dies wird aus Schenutes Stellungnahme deutlich, denn auf seine dementsprechende Frage antwortet ihm der Träger eines der zuvor beschriebenen Amulette, er verwende dieses auf Empfehlung und Rat eines offiziellen Vertreters. Der Personenkreis solcher ritueller Experten entspricht also noch im 5. Jh. dem ägyptischen Vorbild[378], wonach das schriftkundige Tempelpersonal in hierarchischer Abstufung, entsprechend dem christlichen Klerus, Hauptträger der diversen Überlieferungen und Be-

378 Vgl. Frankfurter 2002, 173: »Shenoute here finds that monks have come to fit into the whole complex array of ritual experts available to fifth-century Coptic villagers. In this aspect of monks' everyday ritual services there is considerable overlap between the desert prophet type and the ›basic‹ community ritual expert type, and it would not be useful to make a hard distinction. Indeed, it seems as if Christian ›prophet‹ figures were progressively assimilated to the local environment, to fit local Egyptian needs.«

wahrer der Tradition war.[379] Als Repräsentanten der letzten Stufe einer weit zurückreichenden Kette ritueller Traditionen erwies sich gerade das koptische Mönchtum mit seiner kosmischen Reflexion als wesentlicher Faktor einer sich nach und nach vollziehenden Symbiose zwischen paganer und christlicher Weltsicht. Dies äußerte sich insbesondere auf dem Gebiet der Heilkunde und Iatromagie, indem die Mönche gerade aufgrund ihrer traditionell-rituellen Kenntnisse als Vertreter christlicher Universalprotektion und (Wunder-)Heilkraft angesehen wurden:

> But what distinguishes these monks in early Coptic Egypt – distinguishes them from other indigenous ritual experts – is their *simultaneous reflection* of the Christian cosmos and the exorcistic and thaumaturgical authority that that cosmos brought with it. In the eyes of clients they stand for the Christian power to heal and protect. The monk's charisma as ritual expert came from that novel worldview in which all misfortune and illness must devolve upon hostile demons, and those demons could be smashed *only* by a ›friend of God‹.[380]

Die Textkenntnis dieser lokalen Kleriker und Mönche lässt sie zu einer Art Mediatoren zwischen Tradition und Gegenwart werden, worauf sich ihr besonderes Ansehen und Prestige als ausgewiesene, offiziell sanktionierte Experten gründet.[381] Dieses klerikale Mediatorentum führte zu einem synkretistischen Verständnis des Christentums als einer Art Volksreligion, welche die Möglichkeit offen ließ, sich insbesondere auf dem Gebiet der Heilkunde und des Schutzes gegen Dämonen aller Art, der alten rituellen Traditionen und Überlieferungen zu Protektionszwecken zu bedienen.[382]

---

379 Vgl. Frankfurter 2002, 160 f. mit zahlreichen Beispielen; Kaplony 2002, 348: »Wir können schliesslich auf die rhetorische Frage des heiligen Antonius, wo denn die magische Kraft der heidnischen Ägypter und ihrer Zauberer geblieben sei, wohl leichten Herzens antworten: Die heidnischen Zauberer haben sich zu christlichen Zauberern gewandelt; in ihrer Geisteshaltung sind sie aber ihren heidnischen Vorfahren treu geblieben.«

380 Frankfurter 2002, 173.

381 Vgl. Frankfurter 2002, 168 f.: »[...] all these figures *mediate* the sacred texts, teachings, supernatural world, and authority of their Great Tradition into the local world. They write amulets and utter blessings that combine the official and local idioms. Their gestures transfer their ›charisma of office‹ into the local arena, its needs and beliefs. In many cultures the ›Great Tradition‹ [...] has been only comprehensible through the synthetic acts, spells, and amulets of such literate ritual experts [...] for they can transform the rational or ›informative‹ sense of sacred texts into a ›performative‹ sense, producing the numinous, empowered letter, amulet, or edible verse out of the official words, prayers, and pages of scripture. Craftsmen of the written word, they can turn mere letters into gods, shapes, images, and all manner of ›performative‹ or illocutionary arrangements. Secondly – and related to their control over sacred texts – their charisma lies in their *official or quasi-official status* as designated representatives – authorized extensions – of the Great Tradition. In a sense, this official status sets him apart from the rest of his social environment.« (Frankfurter 2002, 169). Diese Mediatorenrolle von Klerikern lässt sich auch in der griechischen Volkskunde bis in die Neuzeit hinein beobachten, vgl. Pradel 1907, 258 mit einschlägigen Beispielen aus Reiseberichten des 19. Jhs.

382 Vgl. Meyer – Smith 1994, 7: »Most of these texts may be classified as Christian texts, and they demonstrate that Christianity can take the form of a folk religion with a syncretistic interest in making use of ritual power for all sorts of practical purposes.«

2.5.3 Medizinisch-pharmakologischer Synkretismus

Ein deutliches Beispiel für die praktische Umsetzung dieses Synkretismus im medizinisch-pharmakologischen Bereich liegt in der Rezeptsammlung des Marcellus (Wende 4./5. Jh. n.Chr.; vgl. Kap. 2.6) vor, die als Kombination iatromagischer Überlieferungen mit christlichen Elementen deren gegenseitige Durchdringung vor dem zeitgenössischen geistesgeschichtlichen Hintergrund einer allgemeinen pagan-christlichen Symbiose veranschaulicht.[383] Die neuen Impulse, aber auch die durch das Christentum bedingten Schwerpunktverlagerungen, finden ihren direkten Niederschlag in entsprechenden Aktualisierungen des überlieferten Textmaterials, die mit mehr oder weniger gravierenden redaktionellen Eingriffen verbunden sind, wobei einzelne Themenschwerpunkte betont werden können, andere hingegen zurücktreten, wie die entsprechenden Untersuchungen von Marvin Meyer und Richard Smith an ägyptischen und koptischen Ritualtexten verdeutlichen.[384]

Während beispielsweise in ägyptischen Ritualtexten divinatorische Instruktionen, Maßnahmen gegen gefährliche Tiere oder Medizinalverabreichungen begleitende Rezitationen einen großen Teil der Überlieferung ausmachen, verlagert sich der Schwerpunkt mit der Zeit immer stärker auf Dämonologie und deren konkrete Auswirkungen als körperliche Gebrechen sowie die entsprechenden Exorzismen, häufig auch mit analoger (iatro-)astrologischer Komponente. Ein kontinuierliches Ansteigen des medizinisch-heilkundlichen Anteils innerhalb der christlich transformierten Ritualtexte ist deutlich feststellbar.[385] Synkretistische Verschmelzungen auf dem Gebiet der Ritualtexte begegnen jedoch nicht erst mit dem Einfluss des Christentums, sondern lassen sich bereits während der hellenistischen Zeit am Beispiel der gräkoägyptischen magischen Papyri nachvollziehen, welche mit ihrer Symbiose zwischen altägyptischen Überlieferungen und hellenistischen religiös-geistesgeschichtlichen Konzepten einen kulturell-religiösen Pluralismus widerspiegeln, der als direkter Vorläufer der späteren christlich-paganen Durchmischung anzusprechen ist.[386] Die christliche Redaktion von Ritualtexten und eine entspre-

---

383 Vgl. Ewers 2009, 23–25.

384 Überblick bei Meyer – Smith 1994, 18 f.

385 Vgl. Meyer – Smith 1994, 19 mit Textbeispiel.

386 Vgl. Meyer – Smith 1994, 28: »This collection includes individual spells and remedies, as well as collections made by ancient magicians, from the early Hellenistic period to late antiquity. Since the material comes from Greco-Roman Egypt, it reflects an amazingly broad religious and cultural pluralism. Not surprising is the strong influence of Egyptian religion throughout the Greek magical papyri, although here the texts nevertheless show a great variety. Expressed in Greek, Demotic, or Coptic, some texts represent simply Egyptian religion. In others, the Egyptian element has been transformed by Hellenistic religious concepts. Most of the texts are mixtures of several religions – Egyptian, Greek, Jewish, to name the most important.« Zu einzelnen Traditionslinien und deren Quellenmaterial vgl. R. Gordon – F. Marco Simón, Introduction, in: R.L. Gordon – F. Marco Simón (Hrsg.) Magical Practice in the Latin West. Papers from the International Conference held at the

chende thematisch-inhaltliche, aber auch terminologische Fokusverlagerung ist demnach keine Neuerung, sondern die kontinuierliche Fortsetzung einer redaktionellen Tradition, die speziell bei Ritualtexten zur Anwendung kommt. Diese Texte galten in jeder Epoche als unverzichtbar, so dass sie unter dem Einfluss neuer geistesgeschichtlich-kultureller Strömungen und religiöser Aspekte nicht für redundant erklärt wurden, sondern jeweils aktualisiert und dem neuen Zeitgeist angepasst wurden, worauf ihr kontinuierliches Weiterleben basiert – gelegentlich sogar bis in die heutige Gegenwart, wie der Blick auf die unterschiedlichen Erscheinungsformen und Grundlagen der Esoterikheilkunde zeigt.

Die christliche Redaktion paganer ritueller Traditionen basiert auf zwei Faktoren: eine wichtige Rolle spielt dabei die Simplifizierung zentralen christlichen Gedankengutes als Garantie für Allgemeinverständlichkeit auch und insbesondere innerhalb der minder gebildeten Bevölkerungsschichten, womit wiederum das Fundament für die Herausbildung eines christlichen, auf bekannte pagane Motive gestützten Aberglaubens gelegt wurde. Der zweite Faktor liegt in dem spätantik-frühchristlichen Bildungssystem und dessen Monopolisierung durch kirchliche Institutionen begründet, wonach aus dem Zusammenhang gerissene Textsequenzen aus Bibel und liturgischen Quellen das nahezu alleinige Unterrichtsmaterial darstellte, wodurch ein großer Fundus an kontextlos verselbständigten Textfragmenten entstand, denen jedoch die Autorität heiliger – und damit rituell wirksamer – Objekte zuerkannt wurde. Die Kombination dieser beiden Faktoren in Verbindung mit den bereits vorhandenen Motiven traditioneller Ritualüberlieferungen führte zu einem stetig anwachsenden Motiv- und Variantenreichtum solcherart adaptierter ritueller Tradition.[387]

University of Zaragoza 30 Sept. – 1 Oct. 2005 [Religions in the Graeco-Roman World 168] (Leiden/Boston 2010) 1–49; A. Önnerfors, Magische Formeln und römische Medizin, ANRW II, 37.1 (Berlin/New York 1993) 157–224.

387 Vgl. Gordon – Marco Simón 2010, 39: »[...] that two factors facilitated the transformation of a pagan magical tradition into a Christian one. First, the efforts of the Church to extend its pastoral mission into the countryside, where the great bulk of the population resided, required a deliberate effort of simplification of Christian ideas, resulting in the unintended consequence that traditional rural ›superstitions‹ were allowed to be effective even if not approved of by the Church. [...] Second, the issue of ›vertical communication‹: the school-system, where ecclesiastical institutions had a virtual monopoly, taught literacy through snippets taken from the liturgy and the Bible, and so provided a fund of decontextualised but authoritative sacred material, simultaneously devotional and charged with power, that lent itself particularly to protective magical practice. The Christian magical texts from Egypt certainly seem to have been composed in this manner.«

2.5.4 Dämonologien und Exorzismen

Die innerhalb der überlieferten Ritualtexte zu beobachtende, insbesondere für den heilkundlichen Bereich geltende deutliche Fokusverlagerung auf Dämonologie und Exorzismen ist zu einem großen Teil dem bereits in hellenistischer Zeit einsetzenden jüdischen Einfluss[388] geschuldet. Die prominente Rolle vielfältiger Dämonenarten, darunter auch diverse Formen von Krankheitsdämonen, belegen insbesondere die aramäischen Überlieferungen, wie die einschlägigen Untersuchungen von Christa Müller-Kessler[389], Joseph Naveh und Shaul Shaked[390] und Eibert J.C. Tigchelaar[391] anhand zahlreicher Textbeispiele zweifelsfrei darlegen konnten. Wie bereits in der ägyptischen Vorstellung (vgl. Kap. 2.3 u. 4.1) überwiegt auch in den aramäischen Texten die Annahme, dass Krankheitsdämonen Besitz von dem Körper des Patienten ergreifen und auf diese Weise gleichermaßen psychische wie physische Krankheiten – welche teilweise, aber nicht ausschließlich, die Namen der verantwortlichen Dämonen tragen – verursachen können, wenn sie nicht mittels entsprechender Rezitationen oder Amulette gebannt werden.[392] Die Rezitationen beziehen sich entweder auf den gesamten Körper[393] oder auf bestimmte, besonders exponierte oder dem dämonischen Angriff direkt zum Opfer gefallene Teile, wobei die Öffnun-

---

388 Vgl. J. Hempel, Heilung als Symbol und Wirklichkeit im biblischen Schrifttum. Göttingen 1958. Unter Betonung der jüdisch-gnostischen Elemente behandelt die von Siam Bhayro und Catherine Rider herausgegebene Aufsatzsammlung unterschiedliche Facetten dämonologisch geprägter Krankheitsvorstellungen: S. Bhayro – C. Rider (Hrsg.), Demons and Illness from Antiquity to the Early-Modern-Period [Magical and Religious Literature of Late Antiquity 5] Leiden/Boston 2017.

389 C. Müller-Kessler, Dämon *+YTB'L* – Ein Krankheitsdämon. Eine Studie zu aramäischen Beschwörungen medizinischen Inhalts, in: B. Böck – E. Cancik-Kirschbaum – T. Richter (Hrsg.), Munuscula Mesopotamia. Festschrift für Johannes Renger [Alter Orient und Altes Testament 267] (Münster 1999) 341–354.

390 J. Naveh – S. Shaked, Amulets and Magic Bowls. Aramaic Incantations of Late Antiquity. Jerusalem 1985; J. Naveh – S. Shaked, Magic Spells and Formulae: Aramaic Incantations of Late Antiquity. Jerusalem 1993. Diese Schalen standen auch im Zentrum eines internationalen Workshops, der von 31. Oktober bis 2. November 2018 unter dem Titel »Ancient Jewish Magic« an der Universität Bern (Institut für Judaistik) veranstaltet wurde, und neben einer Vielzahl an Spielarten jüdischer Magie auch den heilkundlichen Aspekt der Quellen miteinschloss.

391 Tigchelaar 2007, 133–146.

392 Vgl. Tigchelaar 2007, 140: »The idea that illness and physical affliction are due to spirits or demons having entered into, or sitting in, the body or specific bodiliy parts is widely attested in Aramaic magical texts. The texts mainly refer to exorcism of spirits or eradication of illness from persons, their bodies or specific bodily parts. The terminology shows that in these magical texts spirits are agents of illnesses, and that spirits and their illnesses are not always differentiated.« Vgl. Naveh – Shaked 1985, 34–39 mit einem kurzen Überblick über entsprechende Dämonen- und Krankheitsbezeichnungen.

393 Naveh – Shaked 1985, Amulette Nr. 2.8–9; 9.2–3; 19.5–6,25–28.

gen des Kopfes, insbesondere Augen und Nasenlöcher, ebenso starke Betonung wie in den vergleichbaren ägyptischen Überlieferungen finden.[394]

Die Konzentration auf eine äußerst differenzierte und hierarchisch gegliederte Dämonologie sowie deren gravierende Auswirkungen auf die menschliche Gesundheit tritt insbesondere in Verbindung mit den diversen salomonischen Erzählkreisen zutage, welche unterschiedliche Facetten von Salomons Macht über die Dämonen (hierzu gehört z.B. auch das auf Amuletten so beliebte Motiv des ›Heiligen Reiters‹; vgl. Kap. 2.4.5) thematisieren, zudem seine mit dieser Macht verbundenen Fähigkeiten zu (Wunder-)Heilungen sowie eine reichhaltige exorzistische Anthologie.[395] Alle diese Legenden haben ihre Wurzeln bereits in jüdischen Überlieferungen, welche sämtlich auf das Grundthema des »Herrn über sämtliche Dämonen« rekurrieren[396]; in christlichen Kreisen zirkulierten wohl ebenfalls bereits in hellenistischer Epoche etliche exorzistisch-medizinische Spruchsammlungen, welche sich gleichermaßen auf Salomon beriefen.[397] Diese Anthologien erfuhren im Laufe der Zeit mehrere Ergänzungen um christliche Elemente und wurden sodann als christliche Redaktionen eines jüdisch-salomonischen Grundthemas weitertradiert. Im Falle des *Testamentum Salomonis* (vgl. Kap. 2.4.5) sprechen zum Beispiel deutliche Parallelen innerhalb der jeweiligen Ausprägung der Dämonologien für die Annahme einer christlichen Überarbeitung der Grundfassung durch ophianische Gnostiker.[398]

Sowohl die Qumrantexte wie auch die Gruppe der spätaramäischen Exorzismen betonen die medizinisch-iatromagische Konzentration der jeweils angewandten Dämonologien, wobei bei den Qumrantexten noch ein interessanter terminologischer Aspekt zu berücksichtigen ist: einige der zu diesem Corpus gehörigen Texte setzen sich intensiv mit der innerkörperlichen Präsenz solcher Dämonen auseinander und beschreiben einen im Körperinneren stattfindenden Kampf, wobei bislang terminologisch nicht eindeutig zu klären ist, ob damit tatsächlich real feststellbare Krankheitssymptome gemeint sind, oder ob eventuell eine Interpretation der entsprechenden Textpassagen in metaphorischer Hinsicht wahrscheinlicher sein könnte.[399]

Wesentlich klarer gestaltet sich die Analyse der spätaramäischen Beschwörungsformeln, welche tatsächlich auf konkret fassbare, dämonisch verursachte Krankheitsbilder bzw. Symptomatiken hinweisen, so beispielsweise Fieber. Für einen erfolgrei-

394 Textbeispiele bei Naveh – Shaked 1985, Amulette Nr. 5.5–6; 11.4–5, 10; 27.4–7; vgl. Kap. 2.3 u. 4.1.

395 Vgl. Busch 2006, 4–7.

396 Vgl. Busch 2006, 4 mit Textbeispielen.

397 Vgl. Busch 2006, 5 mit Quellen aus dem christlichen Milieu.

398 Vgl. Busch 2006, 18 mit Verweis auf Origenes IV, 30.

399 Vgl. Tigchelaar 2007, 140 f. mit philologischer Analyse der betreffenden Textpassagen, wobei er insbesondere auf das häufige Auftreten des Terminus חכמים hinweist, der in anderem Kontext (*Hodayot*) zumindest sehr häufig in Kontext mit physischem Leiden bzw. konkreten Schmerzsymptomen erscheint.

chen Exorzismus des krankheitsverursachenden Dämons ist den von Eibert J.C. Tigchelaar[400] untersuchten Texten zufolge nicht so sehr das affizierte oder schmerzende Körperorgan entscheidend, als vielmehr Auftreten und Benehmen des Patienten, da die Relation zwischen Sünde, Dämoneneinwirkung und Krankheit sehr hoch bewertet wird: ein erfolgreicher Exorzismus basiert somit auf einer Identifikation der Sünde bzw. des kultischen Vergehens, das sich der Patient zuschulden kommen hat lassen, wodurch wiederum auch der zuständige Dämon identifizierbar und damit exorzierbar wird:

> The identification of the spirit responsible for the illness need not have depended on the organ affected, but on the behaviour or attitude of the sufferer. The relation between sin, spirits and affliction is assumed in many Qumran texts, and the identification of the sin of the sufferer would allow one to identify and exorcize the spirit responsible for both the sin and the illness. In that case, the curse at the end of the text could have a double function: it serves as an incantation to expel the impure spirit and to annul the illness provoked by that spirit, and at the same time it is cathartic: implicitly the sufferer denounces both the spirit and his own disposition or behaviour.[401]

Als Voraussetzung für eine erfolgreiche Abwehr der Dämonen gilt demnach auch in der jüdischen Tradition das Verständnis ihrer Natur, ganz ähnlich zu der altägyptischen Vorstellung, dass es im Umgang mit sämtlichen Dämonen entscheidend sei, ihre Namen zu kennen, denn im Namen liegt ihre Wesenheit verankert.[402] Sünde und deren Vergebung durch Gott selbst bzw. seitens eines authorisierten Personenkreises – Salomon beispielsweise soll die Fähigkeit, Krankheiten zu heilen, von Gott verliehen bekommen haben, in christlicher Zeit dann Jesus[403] – stellte einen essenti-

400 Ausführliche Analyse: Tigchelaar 2007, 142.

401 Tigchelaar 2007, 142; vgl. ferner F. Hoffmann – J.F. Quack, Demotische Texte zur Heilkunde, in: Janowski – Schwemer 2010, 299 f.

402 Hopfner 1921, 173–183; Tigchelaar 2007, 143; Twelftree 2007, 61 mit Anm. 16 und Beispielen aus PGM, wo ein magischer Universalschutz gegen sämtliche vorstellbaren Dämonen und Krankheiten bewirkt werden soll.

403 Ein entscheidender Faktor bei den Jesus zugeschriebenen Wunderheilungen stellt nicht die medizinische Komponente, sondern vielmehr die spirituelle dar: Jesus bittet jeweils Gott um Sündenvergebung zugunsten des Patienten, der daraufhin wundersame Heilung erfährt, vgl. Holmén 2007, 52 ff. mit zahlreichen Beispielen. Auf dieselbe Weise wird das Wirken diverser Arztheiliger geschildert, insbesondere der Brüder Kosmas und Damian: Grimm-Stadelmann – Locher 2012, 2–6; K. Heinemann, Die Ärzteheiligen Kosmas und Damian. Ihre Wunderheilungen im Lichte alter und neuer Medizin. Nach einem nachgelassenen Manuskript bearb. von W. Artelt und W.F. Kümmel, Medizinhistorisches Journal 9 (1974) 255–317 (mit zahlreichen Textbeispielen); W. Büttner, Leib- und Seelenärzte. Die heiligen Mediziner der Alten Kirche [Eichstätter Beiträge zum Christlichen Orient 4] (Wiesbaden 2015) 69–82 und 121–133. In jedem Fall ist die unabdingbare Voraussetzung für einen Heilerfolg der Glaube an Gott und die Vergebung der Sünden. Eine Gesamtdarstellung dieses Themenkomplexes bei H.C. Kee, Medicine, Miracle and Magic in New Testament Times [SNTSMS 55] Cambridge 1986.

ellen Kerngedanken nicht nur im christlichen, sondern bereits im jüdischen Medizinverständnis dar, dem jegliche Medizinalverabreichung bzw. jegliches ärztliches Handeln untergeordnet wurde.[404] Jedoch bereits die jüdische Überlieferung benennt Magie als einzig mögliche Alternative zur Bitte um Sündenvergebung, weshalb die alttestamentliche Sichtweise auf Magie, vornehmlich Iatromagie, sich deutlich ambivalent darstellt: einerseits werden beispielsweise Exorzismen als legitimes und von Gott sanktioniertes Mittel gegen Krankheitsdämonen akzeptiert, andererseits magische Praktiken heftig kritisiert. Diese Ambiguität bestand unvermindert in christlicher Zeit weiter, wo die Diskussion, welche Art von Magie als legitim und welche als illegitim zu definieren und wo insbesondere die Heilmagie und die mit ihr verbundenen iatromagischen Amulette anzusiedeln sei, mit wechselnder Heftigkeit geführt wurde.[405]

Durchaus als problematisch wurden im Rahmen dieser Diskussion auch die Jesus zugeschriebenen Wunderheilungen des Neuen Testaments empfunden, da die von ihm praktizierten Krankenheilungen nicht mit der gültigen Theodizeevorstellung vereinbar schienen und demnach Magie als einzige Erklärungsalternative übrig blieb[406] – und diese Aporie bildete schließlich auch die Basis für den teilweise äußerst hitzig geführten pagan-christlichen Disput, worin Jesus mit Apollonios von

---

404 Vgl. Holmén 2007, 48: »Therefore, everywhere in the Jewish tradition, it was ultimately the Lord who healed the sick. [...] Thinking of healing, one might suggest medicine. Early Judaism attests to a turn from the earlier rather pejorative attitude towards physicians to a more favourable and trusting position. However, despite the acceptance of the use of drugs and medicaments, atonement for sins through the appropriate means was still regarded as essential for healing.« Allgemein zum Magieverständnis innerhalb der jüdisch-christlichen Tradition vgl. T.E. Klutz, Reinterpreting ›Magic‹ in the World of Jewish and Christian Scripture: An Introduction, in: Magic in the Biblical World, 1–9 mit umfassender Bibliographie, die den neuesten Forschungsstand zu dieser Thematik repräsentiert.

405 Ein guter Überblick über diese Diskussion im 3.–7. Jh. mit weiterführender Bibliographie und zahlreichen Objektbeispielen: Spieser 2014, 333–351; vgl. ferner Holmén 2007, 48 f. und H.-D. Betz, Magic in Greco-Roman Antiquity, Encyclopedia of Religion 9 (1987) 93–97.

406 Vgl. das entsprechende Fazit bei Holmén 2007, 55 f.: »[...] the fact that some of Jesus' deeds appeared to rescind the action-consequence principle in an illegitimate way, that is, in a way not based on appealing to God's forgiveness, opened the way for suspicions that they were magical in nature. The perspective adopted in this article would thus corroborate the scholarly interpretations that have suggested that the deeds were indeed labelled as magic by some contemporary people. Of course, Jesus himself may not have considered any of his deeds to be based on magic. In such a case [...] he would either have regarded the action-consequence principle as not being (fully) valid or, alternatively, he would have seen his work as happening within a larger, overarching framework of God's forgiveness.« Zur Problematik der neutestamentlichen Wunderheilungen und der damit verbundenen Korrelation zwischen Religion und Magie vgl. die Untersuchung von Twelftree 2007, 57–86, die sich speziell mit Jesu Rolle als Exorzist befasst. In diesem Zusammenhang werden unterschiedliche Definitionen von Magie erörtert, entweder als Vorstufe zu Religion, oder als deren degenerierte und korrupte Form, oder aber auch als ein komplett von dieser zu trennendes, separates Phänomen: Twelftree 2007, 59 mit Anm. 8 und 9.

Tyana verglichen wurde (vgl. Kap. 2.4.1). Das neutestamentliche Krankheitsverständnis verbindet nicht mehr automatisch Sünde mit Krankheit und Dämoneneinwirkung, sondern unterscheidet zwischen Patienten, welche tatsächlich aufgrund von persönlicher Sünde Opfer von Dämonen geworden sind und deren Heilung dann im transzendenten Bereich der Buße und Sündenvergebung zu suchen ist, und wiederum solchen, die unschuldig und ohne eigenes Zutun von Krankheitsdämonen besessen werden, deren Rettung dann wiederum in – theologisch sanktionierten – Exorzismen liegt. Die Rolle der praktischen Medizin jedoch ist in beiden Fällen eher Nebensache, wie die einschlägigen Beispiele der dem Brüderpaar Kosmas und Damian zugeschriebenen Wunderheilungen zeigen, die zwar von medizinischer Aktion sowohl mittels pharmakologischer Verordnungen wie auch operativer Eingriffe – gelegentlich sogar verbunden mit relativ drastischen Maßnahmen – berichten, jedoch die tiefe und bedingungslose Gläubigkeit des Patienten als unerlässliche Voraussetzung für einen Heilungserfolg voraussetzen.[407]

2.5.5 Christliche Ritualtexte

In Hinblick auf die große Menge der in griechischer oder koptischer Sprache überlieferten Ritualtexte[408] stellt sich die berechtigte Frage, welche Faktoren einen Text als christlichen Ritualtext definieren: welche inhaltlichen oder terminologischen Kriterien sind hierfür ausschlaggebend? Genügen bereits einige wenige Bibelzitate, um einen vormals paganen Ritualtext in einen christlichen zu verwandeln? Diese Frage ist äußerst schwierig zu entscheiden, denn obgleich, um ein Beispiel zu nennen, zahlreiche koptische Ritualtexte zweifelsohne in christlicher Zeit redigiert und in Verbindung damit ägyptische Elemente christlich adaptiert, ergänzt und gelegentlich uminterpretiert wurden, ist das Textfundament der paganen Tradition entlehnt und nicht unbedingt als genuin christlich zu bezeichnen.[409] So stellt beispielsweise

407 Zahlreiche Beispiele bei K. Heinemann, Die Ärzteheiligen Kosmas und Damian. Ihre Wunderheilungen im Lichte alter und neuer Medizin. Nach einem nachgelassenen Manuskript bearb. von W. Artelt und W.F. Kümmel, Medizinhistorisches Journal 9 (1974) 255–317.

408 »Texts of ritual power«, so Meyer – Smith 1994, 28. Zur kritischen Auseinandersetzung mit der von Meyer – Smith geprägten Terminologie vgl. C.A. Hoffman, Fiat Magia, in: Magic and Ritual 2002, 179–194, bes. 191 f.

409 Zum Fortwirken altägyptischer Religionselemente in koptischen Texten vgl. M. Krause, Zum Fortwirken altägyptischer Elemente im koptischen Ägypten, in: Ägypten. Dauer und Wandel, Symposium anlässlich des 75-jährigen Bestehens des Deutschen Archäologischen Instituts Kairo am 10. und 11. Oktober 1982 [SDAIK 18] (Wiesbaden 1985) 115 f.; J. Heldermann, Der skeptische Greis, das Hostienwunder und das Alte Ägypten, in: Divitiae Aegypti. Koptologische und verwandte Studien zu Ehren von Martin Krause (Wiesbaden 1995) 134, 145 f. Zur entgegengesetzten Praktik, nämlich der mutmaßlichen ›Säuberung‹ koptischer Überlieferungen von pagan-magischen Elementen vgl. Kaplony 2002, 335 am Beispiel der Pachom-Vita; vgl. ferner W.-P. Funk, Ein doppelt überliefertes

die christliche Umdeutung des altägyptischen Durchschreitens der Unterwelt (*Amente*) zur Höllenfahrt Christi ein in diesem Kontext äußerst beliebtes und zahlreich belegtes Motiv dar, das abgesehen davon auch motivgeschichtlich von besonderem Interesse ist, da es das Nebeneinander von paganer und christlicher Vorstellungswelt überaus deutlich illustriert: Christus ist zwar in seiner Eigenschaft als Gottes Sohn der Überwinder des Todes, doch muss auch er sich an die alten mythologisch fundierten Regeln halten, da es ihm nur gelingt, die Unterwelt unbeschadet zu durchschreiten, weil er – gemäß altägyptischer Tradition – sämtliche Namen der Wächterdämonen kennt und deshalb die zahlreichen Unterweltstore ungehindert passieren kann.[410] Auch die Rolle Marias in den Ritualtexten ist nicht frei von altägyptischem Hintergrund, indem sie zwar als christliche Gottesgebärerin angesprochen wird, mit ihr jedoch genauso auch die altägyptische Mythologie des osirianischen Sagenkreises verbunden ist, worin Isis als Mutter und zauberkundige Beschützerin ihres Sohnes Horus fungiert, der wiederum als Erlöser der Welt in Analogie zu Christus selbst gesetzt wird.[411]

Innerhalb der koptischen Ritualtexte liegt ein starker Fokus auf iatromagischen Vorschriften, welche einerseits einen gewissen Einblick in heilkundliche Praktiken des koptischen Ägypten gewähren, andererseits aber auch sehr deutlich veranschaulichen, dass ungeachtet ihrer christlichen Prägung die Grenzen zwischen Religion, Magie und Medizin nach wie vor fließend sind. Volksmedizinische ›Hausmittel‹ sind in diesen Texten gleichermaßen zu finden wie auf altägyptischen Ritualen beruhende Beschwörungen sowie Amulette gegen unterschiedliche Symptome und Krankheitsbilder, worin die traditionellen ägyptisch-iatromagischen Referenzen (Isis, Horus, Amun) paritätisch neben entsprechenden Autoritäten (Trinität, Maria, Engel, Heilige) des christlichen Überlieferungskreises erscheinen.[412] Das Gros

---

Stück spätägyptischer Weisheit, ZÄS 103 (1976) 8 und bes. B. Van Eldern, in: Nag Hammadi, The Oxford Encyclopaedia of Archaeology in the Near East IV (New York/Oxford 1997) 89 sowie Meyer – Smith 1994, 108 f. mit entsprechendem Textbeispiel zur Erläuterung der konkreten Vorgehensweise bei der formalen und motivgeschichtlichen Uminterpretation paganer Textbestandteile.

410 Vgl. Kaplony 2002, 336 und 338 f. mit Betonung des Aspektes einer christlichen Rechtfertigung Ägyptens.

411 Zur Rolle Marias in den gnostischen Legenden und damit verbunden ihr Verständnis als Autorität in Sachen Gnosis, Magie und Alchemie vgl. Ullmann 1972, 181 f.; Janowitz 2001, 59–69 und Á. Mihálykó, Griechische und koptische Texte der spätantiken ägyptischen christlichen magischen Tradition, in: E. Juhász (Hrsg.), Byzanz und das Abendland I: Begegnungen zwischen Ost und West [Antiquitas – Byzantium – Renascentia V. Bibliotheca Byzantina I] (Budapest 2013) 363–370, bes. 365–367.

412 Vgl. D. Frankfurter, in: Meyer – Smith 1994, 79 f.: »The healing spells [...] offer a record of medical practices in Coptic Egypt and thus a close view of the types of ailments and afflictions that ordinary Egyptians of the late Roman period encountered. Like those spells and rituals devoted to physical afflictions in other cultures, the Coptic spells demonstrate that the lines between ›magic‹, medicine, and religion that are customarily assumed in modern conversation simply did not exist

der koptischen iatromagischen Texte lässt sich laut David Frankfurter[413] in drei Kategorien einteilen: so lassen die wenigen, meist nur fragmentarisch erhaltenen Beispiele auf das Vorhandensein umfassender ritueller Textsammlungen im Sinne regelrechter Handbücher schließen, aus denen wiederum Passagen extrahiert wurden, die dann als Einzeltexte mit Vorbildcharakter (»master texts«) separat in Umlauf waren. Die große Anzahl der überlieferten Amuletttexte, welche wiederum auf Ausschnitte aus solchen »master texts« rekurrieren, aber rein situationsbezogen in konkreten Krankheitskontexten Anwendung fanden und zumeist auch noch durch Einfügen des jeweiligen Patientennamens personalisiert wurden, bilden die dritte Textkategorie der koptisch-iatromagischen Überlieferung. Solche Amulette wurden entweder direkt am Körper getragen – als ständiger Begleiter entweder prophylaktisch oder im konkreten Bedarfsfall –, konnten aber auch durch Verbrennen oder Niederlegen an einem geheiligten Ort (meist in Gräbern oder Heiligtümern) einen dauerhaften transzendenten Kontakt zur jenseitigen Welt, an die sich die rituelle Beschwörung richtet, herstellen, und repräsentieren eine Art vierte, von David Frankfurter sehr treffend als »transworld messages« bezeichnete Textkategorie.

Innerhalb koptischer Heilrituale finden die sog. *historiolae* (vgl. Kap. 2.7.7) als mythologische Vergleichsbeispiele sehr intensive Verwendung, stärker noch als in den entsprechenden altägyptischen Textvorbildern. Der mythologische Präzedenzfall bietet hierbei nicht nur die zutreffende Fallbeschreibung, sondern zugleich auch ein auf Götterebene erprobtes (Protagonisten sind zumeist Re oder Thot, der Heilgott *per se*), rituell-verbindliches Lösungsmuster, das in Kombination mit entsprechender ritueller Aktion auch dem irdischen Patienten analoge Heilung und möglichst komplett-dauerhafte Befreiung von seinem Leiden verspricht.[414] In christlicher

---

for the clients and purveyors of these texts. We find, for example [...] the plainest folk remedies for babies' teething pains, ›malignant disease‹, and skin ailments combined with the most extravagant invocations to powers, names, and deities for gynecological inflammation and a vowel-amulet for headache. The very ingredients of folk remedies were often used ritually or presented in mythological terms [...] On the other hand, those ritual prescriptions most distant from modern medicine – invocations to Isis or vowel-inscriptions on tin – certainly functioned integrally in the overall process of healing, whether by consoling a patient with an appeal to higher powers or by allowing the patient some measure of responsive action in a situation imbued with danger and uncertainty [...]. Finally, it is obvious that the healer and patient participate in the local religion in its broadest sense, by ritually appealing to powers that are acknowledged and venerated by the temple or the church, often doing so with the very gestures, articles, and language of ›official‹ liturgy.«

413 D. Frankfurter, in: Meyer – Smith 1994, 81.

414 Vgl. D. Frankfurter, in: Meyer – Smith 1994, 79 f.: »The use of extensive *historiolae*, recitations of mythological precedents for the healing of specific ailments, [...] recalls traditional Egyptian healing practices from before the Greco-Roman period. In these ancient healing rituals the immediate affliction of the patient [...] would be assimilated to a mythological situation [...]. The narrative of the mythological situation would lead to some sort of resolution, often through the intervention of other ›magical‹ gods such as Re or Thoth. Finally, with its narrative resolution, the mythological situation would be referred – implicitly or explicity – back to the immediate affliction of the patient.

Zeit werden die mythologisch-paganen *Exempla* durch Bibelzitate und insbesondere durch extensiven Gebrauch der biblischen Psalmen ergänzt, wobei die rituelle Kraft der Worte besonders betont wurde, ähnlich wie in den altägyptischen Statuenritualen, wenn die entsprechenden Inschriften ihre rituelle Kraft auf das Wasser, mit dem sie übergossen werden, abgeben und diesem Heilkraft dadurch verleihen (vgl. Kap. 2.3).[415] Die schriftliche Aufzeichnung der entsprechenden Amuletttexte erfüllt hierbei eine doppelte Funktion, einerseits indem die rituelle Kraft direkt auf den Träger des Amuletts übertragen wird, andererseits indem die schriftliche Fixierung eine dauerhafte Wiederholung der Rezitation gewährleistet und damit eine Art Garantie der Heilwirkung aufgrund von Persistenz.[416] Die Kombination aus praktischer heilkundlicher Anwendung und religiös-ritueller Vorstellung von Erlösung als Heilsgeschehen spiegelt sich bereits im Bedeutungsspektrum der koptischen Vokabel ⲞⲨϪⲀⲒ, aber auch schon in ihrem altägyptischen Äquivalent *wḏꜣ* (»heil sein«)[417] wider, die neben medizinischer Heilung auch spirituelle Erlösung bezeichnet.[418]

2.5.6 Christliche Diskussion iatromagischer Praktiken

Neben der zumindest teilweisen Sanktionierung iatromagischer Praktiken aufgrund einer mehr oder weniger prominenten Christianisierung der paganen Ritualgrundlagen existieren allerdings auch Quellen, welche eine nicht minder deutliche Ablehnung erkennen lassen. Vor diesem Hintergrund ist festzustellen, dass streng kirchlich orientierte Kreise nunmehr im Kampf gegen Iatromagie und Beschwörungen die bislang ebenfalls abgelehnte Heilkunde (mit dem Argument, dass sowohl Gesundheit wie auch Krankheit nicht in menschlichem, sondern in Gottes Ermessen alleine liegen und somit der Mensch ausschließlich der Glaubensstärke und damit der seelischen Heilung, aber keineswegs einer menschlich-irdischen Medizin bedür-

Generally the recitation of these narratives accompanied ritual actions – gestures, use of substances – [...].«

415 Vgl. D. Frankfurter, in: Meyer – Smith 1994, 80 f.; Prümm 1954, 378 mit Anwendung des Sympathiegedankens auf die Statuenrituale; Grimm – Grimm-Stadelmann, 2010, 49 mit Hinweis auf die Fortführung dieser Tradition in christlicher und islamischer Zeit bis in die moderne Gegenwart.

416 Vgl. D. Frankfurter, in: Meyer – Smith 1994, 81.

417 W. Westendorf, Koptisches Handwörterbuch (Heidelberg 1977) 287; Hannig 1995, 231 f.

418 Vgl. D. Frankfurter, in: Meyer – Smith 1994, 82, mitunter auch als eine Art flüssiger Heilungs-Emanation: »The image of ›liquid *oujai*‹ appears also in an Egyptian-Christian prophecy of the third century, the Apocalypse of Elijah, which describes the eschatological martyr Tabitha as providing ›*oujai* for the people‹ in the form of her blood (4:4). Much in the way that the Greek *eulogion*, ›blessing‹, came to be a technical term for a highly efficacious amulet from a pilgrimage shrine, perhaps we may find in the semantic range of *oujai* the perennial tensions between everyday and spiritualizing needs in late antiquity.«

fe) quasi als geringeres Übel ansehen und sogar unterstützen, um dadurch iatromagischen Maßnahmen entgegentreten zu können.[419]

Andererseits begegnet gerade innerhalb der häufig weit ausufernden religiösen Debatten des 1. bis 3. Jhs.[420] der Magiebegriff allgemein als rhetorische Waffe gegen sämtliche Andersdenkende in Glaubensfragen, welche sofort und unmittelbar als Häretiker und Magier attackiert wurden, mit dem Ziel, sie damit kirchenpolitisch auszuschalten.[421] Bei solchen Anschuldigungen und den zumeist damit verbundenen Gerichtsverfahren ging es jedoch nicht um Magie im eigentlichen Sinne und schon gar nicht um Iatro- oder Heilmagie, sondern rein um die Ablehnung von Lehrmeinungen, welche im Widerspruch zur streng orthodoxen Denkrichtung standen und deshalb als häretisch bzw. heidnisch angesehen und verurteilt wurden. Der christlicherseits bestehende Zwiespalt gerade im Bereich der Medizin und Heilkunde, der sich in der Debatte um eine mit der christlichen Einstellung zu vereinbarende Bewertung von Iatromagie und deren materieller Manifestation in Amuletten, aber auch rituell verankerten Objekten wie Weihwasser, Reliquien, geweihtes Salböl etc., bis hin zu Christi Wunderheilungen und kirchlich sanktionierten Exorzismen und ›Teufelsaustreibungen‹ offenbart, veranschaulicht nur umso mehr die bestehende Unsicherheit hinsichtlich einer strikten Abgrenzung zwischen den Begriffen ›Magie‹ und ›Wunder‹[422]. So erörtert Tertullian beispielsweise die heilwirksamen Qualitäten von geweihtem Wasser, das durch die Präsenz des Heiligen Geistes selbst angereichert sei, andererseits aber verleiht er seiner Ablehnung gegenüber heilkräftigen Wurzeln und iatromagischen Amuletten unmissverständlich Ausdruck.[423]

---

419 Vgl. Frings 1959, 28 zit. nach Ewers 2009, 32 f.: »Damit wendet die Kirche sich auch scharf gegen Beschwörungspraktiken zu medizinischen Zwecken, gegen Amulette solcher Art, bei Kindern und Erwachsenen, gegen das Besprechen oder ›Besingen‹ durch alte Zauberweiber, bei Krankheiten und Schmerzen und plädiert so indirekt für die sauberen Methoden von wissenschaftlich gebildeten Ärzten.« Zum Spannungsfeld zwischen Medizin und Christentum sowie den einschlägigen Quellen vgl. Nutton 1984, 5–7.

420 Vgl. die einschlägigen Schriften z.B. von Irenaeus, Celsus, Tatian und Origenes. Zu Celsus vgl. Th. Lederer (Hrsg./Übers./Komm.), Aulus Cornelius Celsus, De medicina/Die medizinische Wissenschaft, 3 Bde. Darmstadt 2015.

421 Vgl. Janowitz 2001, 16–20, aber auch die zahlreichen spätantiken Prozessakten und juristischen Dokumente, welche diese Vorgehensweise mehrfach belegen. Die Praktik, politische Gegner als Magier anzuklagen und sie damit zumindest vorübergehend auszuschalten, ist nicht erst in christlicher Zeit aufgekommen, wofür der Apuleius-Prozess deutliches Zeugnis ablegt: vgl. S. 16, Anm. 53. Für die byzantinische Zeit vgl. M.T. Fögen, Balsamon on Magic: From Roman Secular Law to Byzantine Canon Law, in: Maguire 1995, 99–115.

422 Vgl. Dickie 2001, 273–293 mit Verweis auf die innerkirchliche Diskrepanz in dieser Fragestellung, da nicht selten auch Kleriker selbst als Magier auftraten und insbesondere Exorzismen und Wunderheilungen ausführten, ferner gewannen gerade zwischen dem 3./4 und 7. Jh. n.Chr. jüdische Magier zunehmend an Einfluss.

423 Z.B. Oratio 16; vgl. Janowitz 2013, 329 und generell zu Tertullians Haltung gegenüber der Medizin: G. Rialdi, La medicina nella dottrina di Tertulliano. Pisa 1968; vgl. auch Nutton 1984, 5–7 mit

Innerhalb der christlichen Tradition kristallisieren sich nach und nach zwei unterschiedliche Auffassungen von Magie heraus: einerseits wurde sie als illegaler Umgang mit negativen Dämonen (worunter insbesondere die ›veralteten‹ paganen Gottheiten subsumiert wurden) verstanden und abgelehnt, andererseits wurde sie in die Nähe der biblischen Wundererzählungen gerückt, wo es als Zeichen besonderer Gottesnähe galt, rein aufgrund von Glaubensstärke und Gebet (das sich niemals an dämonische Wesen, sondern stets an die Trinität oder spezielle Heilige wandte) wunderartige Geschehnisse bewirken zu können.[424] Hinzukommt, und dies ist gerade in Hinblick auf das christliche Verständnis von Medizin und Iatromagie entscheidend, dass das Selbstverständnis des Christentums die Rolle einer heilenden Religion *par excellence* für sich beanspruchte, wenn auch die propagierte Heilung primär auf die spirituelle Komponente und weniger auf die rein physisch-medizinische abzielte. Die Einbindung bzw. Umwandlung antiker Heilkulte und entsprechender Kultstätten in christliche[425] sowie die Verwendung medizinischer Terminologie sowie medizinischer *Exempla* zur Erläuterung theologisch-transzendenter Themen leistete einen weiteren, wesentlichen Beitrag zur Wandlung der anfänglichen Skepsis in, wenn nicht Befürwortung, so doch zumindest Akzeptanz einer christlichen Adaption iatromagischer Momente als eine Art psychologisch-religiös fundierter ›Naturheilkunde‹.

Die byzantinischen Heiligenlegenden des 4. Jhs. belegen eine große Anzahl unterschiedlichster Exorzismen und Wunderheilungen[426], die im Grenzbereich zwischen Iatromagie und Wunder angesiedelt sind. In Hinblick auf die Rezeption iatromagischer Motive innerhalb der byzantinischen medizinischen Literatur spielen diese Heiligenlegenden eine besondere Rolle, da hier erstmals die Kombination aus iatromagischen und empirischen Maßnahmen thematisiert wird. Die herkömmlichen Therapieansätze werden dabei meist als anfänglich unwirksam beschrieben; entscheidend für den Heilerfolg ist stets die wundertätige Glaubenskraft des Heiligen, welche die medizinischen Maßnahmen unterstützen. Der Anwendungsbereich solcher Wunderheilungen konzentriert sich zumeist auf psychische oder neurologische Symptome, welche als dämonenverursacht oder von negativer, ›schwarzer‹ Magie heraufbeschworen (so insbesondere sämtliche Formen von Verhexung aufgrund des ›Bösen Blickes‹) eingeordnet werden. Vor derart ›übersinnlichen‹ Krankheitserscheinungen muss jegliche irdische Heilkunde versagen, weshalb als einzige

einem Überblick über die vielfältigen Ausprägungen des spätantik-frühbyzantinischen Spannungsverhältnisses zwischen Medizin und Christentum.

424 Vgl. Graf 2002, 104; H.S. Versnel, Some Reflections on the Relationship Magic-Religion, Numen 38 (1991) 177–197; F. Graf, Magic in the Ancient World. Cambridge, MA 1998 (bes. Kap. 1 u. 2); R. Kieckhefer, Magic in the Middle Ages. Cambridge 1989; V.I.J. Flint, The Rise of Magic in Early Medieval Europe. Oxford 1991; speziell zum byzantinischen Magieverständnis vgl. Maguire 1995.

425 Vgl. Kosmas- und Damian-Verehrung: Grimm-Stadelmann – Locher 2012, 6.

426 Ausführlich mit zahlreichen Textbeispielen: Vakaloudi 2003, 178–200.

Hoffnung die Zuflucht zu religiös fundierten Wundern und den entsprechenden Heiligen als Vehikel und Katalysatoren dieser göttlichen Wunderkraft bleibt. Solchen Heiligen stehen unterschiedliche Methoden zur Übertragung ihrer Wunderkraft auf den Patienten zur Verfügung: jüdisch-christliche Vorstellungen über die Heilkraft des Atems[427] und Speichels als Emanation des Heiligen Geistes bilden die Grundlage für vielfältige Wunderheilungen im Kontext der Bibel wie auch zahlreicher Heiligenlegenden[428], während vornehmlich syrische Quellen[429] über Heilwunder unter Verwendung von geweihtem Salböl berichten, welches primär bei neurologischen, psychischen und neuromuskulären Symptomatiken zum Einsatz kommt.

Überaus drastisch wirken hingegen die zahlreichen Berichte über virtuelle Operationen, welche die Heiligen, die ihren Patienten im Traum oder in Visionen erscheinen, eigenhändig durchführen.[430] Ein außergewöhnliches Beispiel für eine solche wundersame Operation bietet eine Heiligenlegende des 4. Jhs., worin der Heilige seinem Patienten ein schwarzmagisches, mit *charakteres* beschriftetes Amulett aus dem Körper extrahiert, welches aufgrund seines dämonischen Einflusses Krankheitssymptome hervorgerufen hatte.[431] Das eben genannte Beispiel veranschaulicht deutlich sowohl die in christlichen Zirkeln vorherrschende Meinung, dass legitime Magie in Form eines christlich basierten – und damit offiziell sanktionierten – Wunders die schädliche Einwirkung von illegaler, dämonisch veranlasster ›schwarzer Magie‹ heilen bzw. zunichte machen könne, wie auch den christlich-kirchlichen Interessenkonflikt in der Magiefrage sowie die wachsende Schwierigkeit, gerade im Bereich der derart stark von Wundergeschehen dominierten Heilmagie eine eindeutige Position zu beziehen.

Sicherlich auf ägyptisch-pagane Vorbilder (vgl. Kap. 2.3 mit Hinweis auf die entsprechenden Wasserrituale bei den ›Horusstelen‹ oder *statues guérisseuses*) rekurriert die bereits bei Tertullian angesprochene Heilwirkung des Wassers, wobei sich die alte Vorstellung seiner reinigenden Kraft mit der jüdisch-christlichen Idee einer speziellen Weihe durch das Taufritual verbindet und somit die besondere Schlüsselposition des geweihten Wassers auch in christlichen Wunderheilungen und Legenden erklärt.[432] Den Regeln der Sympathie (vgl. Kap. 2.2) folgt die medikamentöse Übertragung bestimmter tierischer oder auch pflanzlicher Vitalkräfte, wobei auch christliche Heiligenlegenden und Wundererzählungen sich in mehr oder

427 Zur Atemlehre als medizinisches Konzept bei Johannes Ludwig Schmitt (1896–1963), dem ›Atemdoktor‹, vgl. W.G. Locher (Biographie Schmitts i. Vorber.).

428 Beispiele bei Vakaloudi 2003, 182–185.

429 Beispiele bei Vakaloudi 2003, 185–188.

430 Eine beträchtliche Anzahl solcher Operationen sind von dem Brüderpaar Kosmas und Damian überliefert, wobei die bekannteste Legende eine wundersame Beintransplantation zum Gegenstand hat: Grimm-Stadelmann – Locher 2012, 5 f. und 29.

431 Vakaloudi 2003, 188 f.

432 Vakaloudi 2003, 190.

weniger hohem Maße ekelerregender Substanzen bedienen, welche gerade aufgrund ihrer abstoßenden Natur Dämonen abschrecken oder möglicherweise sogar den Glauben des Patienten durch Selbstüberwindung bei der Einnahme stärken sollen.[433]

Ferner zeichnen die Heiligenviten des 4. Jhs. ein deutliches Bild von der zu dieser Zeit verstärkt auftretenden Polarität im Amulettwesen, indem christliche Amulette als prophylaktisch, heilend und ›dämonozid‹ beschrieben und gegen pagan-›schwarzmagische‹, negative Amulette, welche häufig sogar als Krankheitsauslöser eindeutig ermittelt werden können, siegreich ins Feld geführt werden. Interessant dabei ist, dass sich der Unterschied zwischen den beiden Amulettgruppen ausschließlich in der veränderten, nunmehr christlichen Symbolik manifestiert, in formaler und struktureller Hinsicht jedoch beide nicht differenziert sind.[434] Anastasia D. Vakaloudis eingehende Analyse der byzantinischen Heiligenlegenden des 4. Jhs. auf ihren iatromagisch-rezeptiven Gehalt hin präzisiert das medizinische Denken dieser Überlieferungen dahingehend, dass Krankheit generell als Folge dämonischer bzw. ›schwarzmagischer‹ Einwirkung interpretiert wird. Aufgrund dessen ist eine Heilung mit den Mitteln der irdischen Medizin schlichtweg unmöglich, weshalb nur die Zuflucht zu spirituellen Maßnahmen bleibt, die von den Heiligen kraft ihrer Mittlerposition zwischen göttlicher und menschlicher Ebene – und hier sind die Ähnlichkeiten zu Position und Mittlerfunktion altorientalischer Ritualisten unverkennbar (vgl. Kap. 2.3) – zur Verfügung gestellt werden. Die spirituelle Heilerfahrung wird den christlichen Patienten an den Kultstätten der jeweiligen Heiligen im Traum oder auch durch Visionen ebenso zuteil wie ihren paganen Vorgängern in den Tempelbezirken ihrer Heilgottheiten.

Fernab vom rationalmedizinischen Kontext finden dämonologische Konzepte zur Erklärung mancher Krankheitsbilder während der gesamten byzantinischen Zeit Beachtung: so führte man, um nur einige Beispiele zu nennen, die verheerende ›Justinianische Pest‹ im 6. Jh. auf dämonischen Einfluss zurück[435], doch auch Michael Psellos' Ausführungen zu dem Phänomen des Bauchredens (ἐγγαστρίμυθον)[436] zeigen deutlich, dass die ursprünglich ägyptische Annahme von Dämonen, welche in den menschlichen Körper eindringen und von ihm Besitz ergreifen, nach wie vor unvermindert verbreitet war. Psellos definiert den für die Bauchrednerei verantwortlichen Dämon als einen, der vornehmlich die inneren, im Bauchraum befindlichen Organe

433 Vakaloudi 2003, 190 f.

434 Vakaloudi 2003, 194–198.

435 Vgl. Prokop, Bell. pers. II, 22 (ed. Haury I, 251); vgl. ferner den Überblick zur ›Justinianischen Pest‹ und ihren Auswirkungen in der kürzlich erschienenen Monographie von D. Potter, Theodora. Actress, Empress, Saint [Women in Antiquity] (Oxford 2015) 190–195.

436 A. Littlewood, Michael Psellos and the Witch of Endor, JÖB 40 (1990) 225–231 mit Edition (S. 228–231) von Psellos' Epistel *πρὸς τοὺς μαθητὰς περὶ τῆς ἐγγαστριμύθου* (Cod. Const. Camariot. 61 [olim 64], 12./13. Jh., hier bes. ff. 161v–163r/162v–164r); vgl. auch Magdalino – Mavroudi 2006, 30.

besetzt, da er von dort aus, aufgrund dessen zentraler Position und sympathetischer Verbindung zu Gehirn, Herz und Leber – den Platons Seelenlehre zufolge zentralen, das menschliche Wesen konstituierenden Organe – den gesamten menschlichen Organismus beherrschen und sich zu eigen machen kann.[437]

Der Vergleich mit der medizinisch-wissenschaftlichen byzantinischen Gebrauchsliteratur (vgl. Kap. 3.1) und deren Rezeption iatromagischer Motive wird zeigen, dass von einem grundlegend veränderten, rationalen Krankheitsverständnis auszugehen ist, das versucht, die physisch-natürlichen Ursachen der jeweiligen Symptomatik zu ergründen, ohne auf Dämonologien und ›schwarze Magie‹ zu rekurrieren. Die Verknüpfung iatromagischer Maßnahmen mit empirischen Therapiemethoden folgt im Rahmen eines rational-wissenschaftlichen Medizinverständnisses weniger esoterischen als vielmehr medizinethischen Prinzipien, indem die individuelle Auffassung der ärztlichen Sorgepflicht eine ebenso bedeutende Rolle spielt wie ein zunehmend verändertes Arzt-Patientenverhältnis mit entsprechenden Auswirkungen auf den Therapieverlauf.

Die gezielte Applikation iatromagischer Zusatztherapeutika im Verbund mit empirisch-rationalen Medikationen unter Berufung auf traditionell sanktionierte Referenzen könne eine Optimierung der therapeutischen Zielsetzung durch psychologische Faktoren wie die Möglichkeit einer patientischen Mitsprache und damit aktive Einflussnahme auf den Therapieverlauf, aber auch den gezielten Einsatz behandlungsfördernder Stimulantia, bewirken, und somit insgesamt einen therapiefördernden Effekt erzielen. Im Folgenden (vgl. Kap. 3 und – *suo loco* in den Textanalysen – Kap. 4) wird zu zeigen sein, inwieweit diese Hypothese anhand der einschlägigen Textbeispiele aus der byzantinischen medizinischen Gebrauchsliteratur zu erhärten sein wird und in welchem Maße der psychologisch-ethische Kontext die ursprünglich religiös-rituelle Herkunft der zitierten ›Iatromagica‹ dominieren oder gar verdrängen könnte.

---

437 Vgl. Littlewood 1990, 230 (f. 162v): ἐγγαστρίμυθον δὲ αὐτόθεν ὠνόμασται ὅτι παρακαθήμενον τῇ γαστρὶ ἐκεῖθεν τὰς προρρήσεις μυθεύεται ὀργάνῳ τῷ κατόχῳ χρώμενον« und f. 162r: »ἐπεὶ δὲ ἡ γαστὴρ μέση τοῦ σώματος ἵδρυται τὰ μὲν καρδίᾳ συμπαθοῦσα τὰ δὲ ἥπατι τὰ δὲ ἐγκεφάλῳ (δέχεται γὰρ κἀκεῖθεν συζυγίαν νεύρων δι'ὧν ἔχει τὴν αἴσθησιν) τὸ ἐν αὐτῇ ἐνεργοῦν πνεῦμα ὁμοῦ τε ταύτην κακοῖ καὶ συμπαθεῖν δια[τίθησι] τὸν ἐγκέφαλον.; vgl. auch Magdalino – Mavroudi 2006, 31: Psellos' Erörterung »shows what he, following the Late-Antique Neoplatonists, sought in the occult wisdom supposedly emanating from ancient Egypt and Babylon: the proper identification of the demons who operated the system of cosmic sympathy, and whose existence was only vaguely, if reliably, attested by Christian theology and Greek philosophy«, womit er für das Fortbestehen der Dämonologie ein gutes Beispiel für die byzantinische Rezeption altorientalischer Motive innerhalb eines neuplatonisch-christlichen geistesgeschichtlichen Umfeldes liefert.

2.6 Die Auseinandersetzung zwischen iatromagischer Tradition und rationalwissenschaftlicher Medizin

Die antike Definition von Medizin als Einheit von praktischer Heilkunde und rituell-religiöser Begleittherapie fand mit der theurgischen Heilkunde ihre Entsprechung in der europäischen Antike. Die Kultstätten bestimmter Heilgottheiten, insbesondere des Asklepios, entwickelten sich zu regelrechten Therapiezentren, zu denen Patienten aus unterschiedlichen Gesellschaftsschichten und teilweise sogar von weit her anreisten, um sich dort der klassischen Heilschlaf-Therapie zu unterziehen, in deren Verlauf der Gott persönlich dem Patienten im Traum oder als Vision erschien und entweder die Heilungsmaßnahmen selbst ausführte oder Ratschläge erteilte, die dann vom Tempelpersonal entsprechend umgesetzt wurden.[438] Die in den antiken Heiligtümern gepflegte theurgische Therapeutik wurde in christlicher Zeit nahezu komplett in die Kulte der unterschiedlichen Arztheiligen, so insbesondere des Brüderpaares Kosmas und Damian, übernommen, in deren Zentrum ebenfalls die Traumerscheinung des Heiligen und dessen auf diese Weise mitgeteilten therapeutischen Empfehlungen standen, allerdings nun unter veränderten, nämlich christlichen Vorzeichen.[439]

Im Unterschied zu den christlichen Heilkulten, wo der Charakter der glaubensbasierten Wunderheilungen im Vordergrund stand, besaßen die antiken Kultstätten nicht nur für die Patienten Bedeutung als Therapieeinrichtung, sondern ebenso für die Ärzte als Ausbildungszentrum, wo sowohl die Grundlagen der Heilkunde wie auch deren praktische Anwendung direkt am Patienten gelehrt wurde. Iatromagie im Sinne einer konkreten Anwendung ritueller Rezitationen und Amulette in einzelnen Krankheitssituationen spielte hier eine untergeordnete Rolle; im Falle der theurgischen Heilkunde verlieh die visionäre Erscheinung des jeweiligen Heilgottes den medizinischen Maßnahmen die nötige psychologische Unterstützung, die in den altorientalischen Kulturen durch entsprechende Rezitationen und Amulette gewährleistet wurde. Nicht, dass es solche Traditionen in der europäischen Antike nicht gegeben hätte: die große Anzahl an Amulettfunden sowie die entsprechenden schriftlichen Überlieferungen belegen deren Vorhandensein mehr als ausreichend, doch existieren diese nicht im Kontext mit der offiziellen, theurgischen Medizin, sondern vielmehr als volksheilkundliche Parallelmaßnahmen.

Darin liegt der bedeutende Unterschied zwischen der ägyptischen Heilkunde, welche sich als Symbiose aus Medizin und Iatromagie im Sinne einer gesamtheitli-

---

438 Überblick mit ausführlicher Bibliographie: Th. Schnalke, s.v. *Asklepieion*, in: Antike Medizin 108–110; F. Steger. Asklepios. Medizin und Kult, Stuttgart 2016; Ş. Karagöz, Asklepios: Mythical God of Medicine Born Out of Reality, in: Art of Healing, 79–94. Vgl. ferner Y. Ustinova, Divine Mania. Alteration of Consciousness in Ancient Greece. London/New York 2018.

439 Vgl. Grimm-Stadelmann – Locher 2012, 6.

chen, physisch und psychisch ausgerichteten Therapeutik präsentiert, und der antiken theurgischen Medizin, welche die religiös-kultische – und damit die psychologische – Komponente des Heilungsprozesses rein auf das visionäre Heilschlafgeschehen konzentriert und sich sonst als praktisch-empirisch darstellt. Diese sukzessiv vollzogene Abwendung von der Iatromagie hängt sehr stark mit einem veränderten, zunehmend negativ konnotierten Magieverständnis zusammen: bereits in den homerischen Epen (ca. 8./7. Jh. v.Chr.) stellt sich die praktische Anwendung von kräuterbasierter Magie eher negativ, als eine Art Schadenszauber dar, wofür die Kirke-Episode der Odyssee (Od. X, 212) deutliches Zeugnis ablegt.

Magie gilt nun nicht mehr, wie in den altorientalischen Kulturen, als religiös sanktioniertes und legitimes Medium, einen zunächst weder positiv noch negativ, sondern neutral notierten Dialog zwischen der irdischen und der transzendenten Welt zum Zweck der Daseinsbewältigung herzustellen, sondern als negativer Einfluss in natürliche Abläufe seitens Einzelpersonen, die damit einen persönlichen Vorteil zum Schaden ihrer Mitmenschen erreichen wollen.[440] Auf dieser Ansicht beruht der sich zunehmend vertiefende Konflikt zwischen Magie und konventioneller Religion, von dem auch die Heilkunde nicht unberührt blieb, was letztendlich zu einer Verdrängung der Iatromagie in ein mehr oder weniger als suspekt angesehenes Randgebiet führte. Im Zuge einer solchen Peiorisierung des Magieverständnisses, die sich auch ganz deutlich in der nun angewandten Terminologie widerspiegelt, indem die bislang neutrale Bezeichnung μάγοι zunehmend negativ konnotiert und durch Varianten wie γοήτες (Schwarzmagier) oder φαρμακεῖς (Giftmischer) in ein kriminell-verbrecherisches Milieu gerückt wurde, wurden sämtliche magischen Praktiken unter Strafe gestellt, was wiederum ein breites Forum für politisch, gesellschaftlich und persönlich fundierte Denunziationen jeglicher Couleur sowie die entsprechende Brandmarkung von Randgruppen und Bevölkerungsminoritäten bot.[441]

2.6.1 *Corpus Hippocraticum* und Rationalisierung des medizinischen Denkens

Die erwähnte Peiorisierung des Magieverständnisses sowie die Entwicklung der Asklepiosheiligtümer hin zu Therapiezentren mit Lehrangebot manifestiert sich in der zunehmenden Ablehnung iatromagischer Praktiken und Therapieansätze bei steigender Rationalisierung des medizinischen Denkens. Diese Entwicklung stellt den idealen Nährboden für eine schriftliche Fixierung eben dieser rational-

440 Vgl. Dickie 2001, 46.

441 Vgl. Janowitz 2001, 6: »As a placeholder for hostile imaginings, the term ›magician‹ was juxtaposed from the fifth century BCE on with a range of suspicious practices such as divination and healing. Employed in the legal codes as a charge warranting capital punishment, *mageia* solidified into a term of abuse. Use by Jews, Christians and Greco-Roman writers was highly rhetorical, and pointed to the complex social textures of inter- and intra-group hostilities.«

wissenschaftlichen Ansätze innerhalb der Heilkunde dar, wie es dann auch im 5. Jh. v.Chr., mit den ersten Schriften des *Corpus Hippocraticum* geschehen ist, gleichsam als Zusammenfassung und Quintessenz der allgemeinen Geisteshaltung. Unter Berufung auf zwei essentielle Grundlagen, nämlich von Vernunft *(ratio)* und wissenschaftlichem Denken als universellem und einzig ausschlaggebendem Urteilskriterium, sowie der entschiedenen Abkehr von Aberglaube und, damit verbunden, sämtlicher religiös fundierter Kausalität einer traditionell verankerten Dämonologie, lässt sich die hippokratische Grundhaltung im 5. Jh. v.Chr. fast mit der Aufklärung des 18. Jhs. vergleichen, zumindest in Bezug auf diese beiden fundamentalen Strömungen.

Der für diese Geisteshaltung substantielle Text innerhalb des *Corpus Hippocr Corpus Hippocraticum aticum* handelt von der ›Heiligen Krankheit‹ (*Περὶ ἱερῆς νόσου*)[442] und zeigt am Beispiel eines wohl mit ›Epilepsie‹ vergleichbaren Anfallsleidens (vgl. Kap. 4.10.1), dass sämtliche Krankheiten, und seien sie auch noch so rätselhaft, natürliche, physisch begründete und nachvollziehbare, d.h. rational erklärbare Ursachen besitzen und deshalb auch dementsprechend behandelt werden müssen.[443] Gleichzeitig bietet der Text interessante Einblicke in die unterschiedlichen Sparten des parallel dazu bestehenden iatromagisch-religiösen Erklärungsspektrums und dessen Vertreter[444], die als »Zauberer« (μάγοι), »Sühnepriester« bzw.

---

442 G. Fichtner, Corpus Hippocraticum. Bibliographie der hippokratischen und pseudohippokratischen Werke. Erweiterte und verbesserte Ausgabe (Tübingen 2013) 42 f. (Nr. 32) mit ausführlicher Bibliographie; Grensemann 1968, Littré VI, 350–357. Vgl. auch Dickie 2001, 92 f. Zur Vorstellung von Anfallsleiden wie ›Epilepsie‹ im byzantinischen medizinischen Denken vgl. die ausführliche Quellenstudie von Makris 1995, 363–404.

443 Hipp., De morb. sacr. 1, 1–5 (ed. Grensem. 60; VI, 353 Littré): 1. Περὶ μὲν τῆς ἱερῆς νούσου καλεομένης ὧδε ἔχει· 2. {οὐδέν τί μοι δοκεῖ τῶν ἄλλων θειοτέρη εἶναι νούσων οὐδὲ ἱερωτέρη, ἀλλὰ φύσιν μὲν ἔχει καὶ τὰ λοιπὰ νοσήματα, ὅθεν γίνεται, φύσιν δὲ αὕτη καὶ πρόφασιν.] 3. οἱ ἄνθρωποι ἐνόμισαν θεῖόν τι πρῆγμα ὑπὸ ἀπορίης καὶ θαυμασιότητος, ὅτι οὐδὲν ἔοικεν ἑτέροισι. 4. καὶ κατὰ μὲν τὴν ἀπορίην αὐτοῖσι τοῦ μὴ γινώσκειν τὸ θεῖον διασῴζεται, κατὰ δὲ τὴν εὐπορίην τοῦ τρόπου τῆς ἰήσιος, ᾧ ἰωνται, ἀπόλλυται. {ὅτι καθαρμοισί τε ἰωνται καὶ ἐπαοιδῇσιν.} 5. εἰ δὲ διὰ τὸ θαυμάσιον θεῖον νομιεῖται, πολλὰ τὰ ἱερὰ νοσήματα ἔσται τούτου εἵνεκεν, ὡς ἐγὼ δείξω ἕτερα οὐδὲν ἧσσον ἐόντα θαυμάσια οὐδὲ τερατώδε⟨α⟩, ἃ οὐδεὶς νομίζει ἱρὰ εἶναι. Vgl. Carrick 2001, 17: »But to the Greek physicians of the fifth century alone must go the credit for divorcing medicine from magic – something the Egyptian physicians failed to do even in Herodotus' time«, eine Aussage, die in dieser Form revidiert werden sollte, da ein derartiger Vergleich vor dem Hintergrund des altägyptischen Verständnisses von Heilkunde als medizinisch-rituelle Einheit gar nicht möglich ist, da es sich um zwei komplett verschiedene und damit auch unbedingt voneinander zu trennende kulturhistorisch-geistesgeschichtliche Phänomene handelt.

444 Hipp., De morb sacr. 1, 10–12 (ed. Grensem. 60–62; VI, 354 Littré): 10. ἐμοὶ δὲ δοκέουσιν οἱ πρῶτοι τοῦτο τὸ νόσημα ἱρώσαντες τοιοῦτοι εἶναι ἄνθρωποι οἷοι καὶ νῦν εἰσι μάγοι τε καὶ καθαρταὶ καὶ ἀγύρται καὶ ἀλαζόνες, ὁκόσοι προσποιέονται σφόδρα θεοσεβέες εἶναι καὶ πλέον τι εἰδέναι. 11. οὗτοι τοίνυν παραμπεχόμενοι καὶ προβαλλόμενοι τὸ θεῖον τῆς ἀμηχανίης τοῦ μὴ ἔχειν ὅ τι προσενέγκαντες ὠφελήσουσι καὶ ὡς μὴ κατάδηλοι ἔωσιν οὐδὲν ἐπιστάμενοι, ἱρὸν ἐνόμισαν τοῦτο τὸ

»Entsühner« (καθαρταί), »Bettler« (ἀγύρται) und »Schwindler« (ἀλαζόνες) bezeichnet werden, aber auch in die diversen alternativheilkundlichen Therapieansätze, die von den genannten Protagonisten propagiert wurden und sich primär in Sühneritualen und Besprechungen (καθαρμοὺς προσφέροντες καὶ ἐπαοιδάς) erschöpften, gepaart mit vielerlei diätetischen Restriktionen, die zumeist auf älteren Kultvorschriften basierten. Die Ablehnung dieser Personengruppen wird konkret damit begründet, dass sie allesamt keine stabile und befriedigende Erklärung für das Zustandekommen und den Verlauf dieser Krankheit bieten und sie damit gar nicht rational erfassen können, weshalb dann auch, aufgrund ihres unwissenschaftlichen Denkansatzes, sämtliche ihrer Heilversuche letztendlich ohne Wirkung bleiben müssen.[445] Der hippokratische Autor hingegen begründet das Zustandekommen ›epileptischer‹ Anfälle mit krankhaften, auf Überhitzung oder Verkühlung des Gehirns basierenden Veränderungen, die wiederum zu Blockaden des Pneumaflusses innerhalb der zentralen Körperadern führen, und solcherart die charakteristischen Symptome auslösen.[446] *Περὶ ἱερῆς νόσου* zitiert mehrfach iatromagische Vorschriften, die in Verbindung zu Ziegen und Ziegenprodukten stehen, rekurriert selbst aber, im Rahmen der rationalen Erklärung, ebenfalls auf eine besondere Affinität von Ziegen zu ›Epilepsie‹ – und dies ist ein Motiv, das sich bis in die byzantinische Rezeption hinein erhalten hat, wenn Alexander von Tralleis unter seinen vielfältigen iatromagischen Therapievorschlägen auch etliche Rezepte auflistet, in denen

---

πάθος εἶναι, 12. καὶ λόγους ἐπιλέξαντες ἐπιτηδείους τὴν ἴησιν κατεστήσαντο ἐς τὸ ἀσφαλὲς σφίσιν αὐτοῖσι καθαρμοὺς προσφέροντες καὶ ἐπαοιδάς, λουτρῶν τε ἀπέχεσθαι κελεύοντες καὶ ἐδεσμάτων πολλῶν καὶ ἀνεπιτηδείων ἀνθρώποισι νοσέουσιν ἐσθίειν·. Zu diesem Personenkreis gehörten stets auch Frauen; so wird z.B. berichtet, dass Perikles von nicht näher spezifizierten Frauen seines Haushaltes während der attischen ›Pest‹ ein prophylaktisches (?) Amulett (περίαπτον) erhielt: »Closely related to the priestesses summoned to the house to cure someone of the effects of dreams and visions will be the old women who were brought to a house to cure the illnesses of its inhabitants by applying amulets to them. A story that Theophrastus tells in his *Ethics* in connection with the problem of whether misfortune and bodily suffering lead to alterations in character points to the part that women played in the forth century, if not in the fifth, in these mundane forms of magic: when Pericles was ill with the plague, he showed a friend who had come to visit him the amulet (*periapton*) that the women had hung around his neck as an indication of the straits to which he was reduced in being prepared to submit to such nonsense. That the story is in all likelihood apocryphal does not greatly matter. It does suggest that by the late fourth century amulets were already the special province for women. There is one clue to the identity of the women who carried out this task: they are referred to with the definite article as ›the women‹. Since no other specification of identity is given, it may be inferred that it was the women of the household who had attached the amulet to Pericles' neck.« (Dickie 2001, 93).

445 Hipp., De morb. sacr. 1, 10–46 (Grensem. 62–66; VI, 354–364 Littré); vgl. Janowitz 2001, 16.

446 Hipp., De morb. sacr. 3–17 (Grensem. 68–90; VI, 366–394 Littré).

Ziegen bzw. Ziegenprodukte im weitesten Sinne vorkommen, zumal er deren traditionsbasierte empirische Erprobung betont (vgl. Kap. 2.2.10).[447]

Die eingehende quellenbasierte Untersuchung von Martha Haussperger[448] konnte zahlreiche Parallelen zwischen den Schriften des *Corpus Hippocraticum* und den überlieferten Texten zur mesopotamischen Heilkunde nachweisen, wobei es dem bisherigen Kenntnisstand zufolge dennoch fraglich bleiben muss, ob hier tatsächlich ein direkter Einfluss der mesopotamischen Überlieferungen auf das *Corpus Hippocraticum* angenommen werden darf. Die von Martha Haussperger propagierten und analysierten Vergleichsbeispiele begegnen in sämtlichen Bereichen der Medizin, so beispielsweise hinsichtlich des Erscheinungsbildes und Auftreten des Arztes[449], im Bereich der Prognostik[450] sowie innerhalb einzelner Symptombeschreibungen[451] und therapeutischen Maßnahmen[452], wobei jedoch der psychologisch-iatromagische Aspekt komplett außer Betracht bleibt. Eine gewisse Nähe zwischen dem *Corpus Hippocraticum* und der (Iatro-)Magie postuliert ausschließlich die arabisch-islamische Überlieferung, die einen gewissen Lādan, eine bekannte Autorität

447 Hipp., De morb. sacr. 1, 14–46 (Grensem. 62–66; VI, 356–360 Littré); vgl. AlexTrall., Ther. I, 15 (I, 535–575 Pu.; Guardasole 2006, 640–676); Cod. Taur. B.VII.18, Kap. 256 (ed. Valentino, 174).

448 Haussperger 2012, 29, 33, 35, 38, 49, 72, 90, 99, 137, 154 (Pleuraerguß bei Hydropsie), 157 f., 182 f. (*facies hippocratica*), 262–264, 270.

449 Haussperger 2012, 23 f. vergleicht die Schilderung des Arztes in der Dichtung *Der arme Mann von Nippur* (O.R. Gurney, The tale of the poor man of Nippur [The Sultantepe Tablets V], Anatolian Studies, Journal of the British Institute of Archaeology at Ankara 6 [1956] 145–162) mit den Vorschriften für ärztliches Verhalten im *Corpus Hippocraticum* (Haussperger 2012, 24 Anm. 40): in beiden Texten ist der Arzt bereits durch sein äußeres Erscheinungsbild – glatt rasiert und mit berufsspezifischer Kleidung versehen – wie auch durch seine Arzttasche, die das entsprechende Instrumentarium beinhaltet, optisch gekennzeichnet.

450 Haussperger 2012, 28 unter Bezugnahme auf BAM 578 IV 46, worin bei einer Leber-Galle-Krankheit der Arzt folgendermaßen angewiesen wird: »an diesen Kranken soll der Arzt seine Hand nicht heranbringen, dieser Mann wird sterben und nicht mehr [gesund werden].«

451 Am deutlichsten bei der Beschreibung der sog. *facies hippocratica*, vgl. Haussperger 2012, 35 f. und 182 f.: bereits in Mesopotamien war die im *Corpus Hippocraticum* derart bezeichnete Symptomatik als Gesichtsausdruck Schwerstkranker oder Sterbender (blasse spitze Nase, eingesunkene Wangen und Augen, graublasse Hautfarbe, kalter Schweiß auf der Stirn) bekannt und wird folgendermaßen beschrieben: »Wenn jemandes Inneres erkrankt ist und das Innere seiner Knochen grün ist/wird, (so) sind seine Gedärme voller Krankheit, hohes Fieber hat er« (BAM 575 I 21, zit. bei Haussperger 2012, 182). Der beschriebene Grün-Grau-Schimmer tritt häufig auch kurz vor einem Kreislaufkollaps oder Erbrechen auf; für die wahrscheinlichste Erklärung dieses Phänomens hielt man eine Verfärbung des Knocheninneren, da sich gerade im Gesicht nur eine flache Muskelschicht zwischen Haut und Knochen befindet.

452 So beispielsweise eine Methode, Medizin zu verabreichen, indem die Zunge des Patienten gepackt wird oder auch die Verwendung eines Inhalationsapparates: vgl. Haussperger 2012, 36 f., 40.

in nicht näher spezifizierten magischen Praktiken, als »Schüler des Hippokrates« bezeichnet.[453]

2.6.2 Die Rezeption iatromagischer Überlieferungen

Was die Rezeption und Weitertradierung iatromagischer Überlieferungen anlangt, so besetzt Plinius' des Älteren *Naturalis Historia* (um 77 n.Chr.) eine entscheidende Position. Sie präsentiert sich als naturwissenschaftliches Gesamtkompendium[454], wobei die medizinisch-therapeutische Anwendung diverser pflanzlicher und animalischer Produkte eine große Rolle spielt. Iatromagische Traditionen wie beispielsweise das Konzept der Sympathie- und Antipathiewirkung[455] sowie heilkräftige Amulette werden nicht nur berücksichtigt, sondern nehmen sogar einen bedeutenden Raum ein (Buch 28–31[456]), doch fungieren sie nicht unter dem Oberbegriff ›Magie‹ – welche von Plinius vehement abgelehnt wird – sondern gelten als empirisch basierte und durch entsprechende Referenzen gestützte Naturheilkunde.[457]

Plinius' individuelle Interpretation von Iatromagie als eine Ausprägung traditionell basierter Naturheilkunde mag auch für die byzantinische Rezeption dieser Phänomene Vorbildcharakter besitzen, was insbesondere an der von Alexander von Tralleis (vgl. Kap. 3.2) in Anlehnung an Galen[458] verwendeten Terminologie deutlich

453 Ullmann 1972, 367.

454 Janowitz 2001, 13: »In the second half of the first century CE, Pliny composed his magisterial *Natural History*, a compendium of information about the natural world. This extended survey compiles a hodgepodge of information about plant and animal products including their uses in curing diseases.«; die entsprechenden Ausführungen basieren auf Janowitz 2001, 13–15.

455 Janowitz 2001, 15: »In the end Pliny's theory of efficacy for the cures he favoured was the same one employed by other people in cures he rejected: the concepts of *discordia* [antipathy] and *concordia* [sympathy]. These terms were widely used in the first three centuries CE to refer to s general belief in multiple interconnections between disparate parts of the natural world. [...] Sympathy and antipathy are natural forces to him [sc. Plinius]. From these ideas, Pliny states, ›medicine‹ was born (NH 24.4).«

456 Vgl. Rothschuh 1978, 11 Anm. 13; vgl. auch A. Önnerfors, Iatromagische Beschwörungen in der *Physica Plinii Sangallensis*, Eranos 83 (1985) 235–252; E. Diouf, Magie et droit chez Pline l'Ancien, La Magie III, 71–84. Vgl. insbesondere Diouf 2000, 82 f. unter Verweis auf NH 28, 76–78, wo unterschiedliche iatromagische Hausmittel gegen diverse Leiden beschrieben werden und NH 27, 124 und 169; 28, 106 und 114; 29, 54 mit diversen Amuletten.

457 Janowitz 2013, 320: »›Natural‹ is distinguished from ›magical‹ since Pliny wants to avoid any notion of suspect or illicit agency in his cures. Pliny repeatedly stresses that he rejects anything that looks like magic. Magic is described, as basically vanity (*vanitas*), supplemented with terms such as ›madness‹ (*rabies*, 30.8) and ›detestable, vain and idle‹. Magic is itself a disease. It threatens to infect the Roman ›body‹ and thus must be eliminated. An educated Roman who uses a natural cure cannot by definition be engaging in magic.«

458 Vgl. Jouanna 2011, 48–54; vgl. Kap. 2.7.

wird, indem Begriffe, die eindeutig in den Bereich der Magie weisen (so z.B. φυλακτήριον als Bezeichnung für ein Amulett), vermieden werden und durch entsprechende Alternativen (φυσικά, φυσικὰ περίαπτα) ersetzt werden, welche die jeweiligen Anwendungen als ›Naturheilmittel‹ ausweisen. Gegen eine Vermengung solcher Therapieansätze mit Magie, welche als γοήτεια auch in der byzantinischen Rezeption vorwiegend negativ konnotiert ist, verwahren sich die byzantinischen Ärzte strikt:

AetAmid. II, 85 (I, 179,27–180,4 Ol.)

οὐδὲ πειράζειν ἤμελλον ἔχων φάρμακα ἐπιτηδειότερα καὶ εὐποριστότερα πρὸς ἕκαστον πάθος. ἐφυλαττόμην δὲ καὶ γοητείας δόξαν ἀπενέγκασθαι.	Ich konnte keine passenderen und leichter anwendbareren Heilmittel gegen jegliches Leiden in Erfahrung bringen. Doch werde ich mich hüten, auch nur den Anschein von ›Schwarzmagie‹ zu erwecken. [Übers. d. Verf.]

Plinius' stets betonte Ablehnung jeglicher Form von Magie erweist sich freilich als äußerst ambivalent[459], zumal er einerseits an Kritik nicht spart, andererseits jedoch profunde Kenntnisse über die Geschichte und Ausbreitung der Magie sowie ihre diversen Erscheinungsformen erkennen lässt[460] und zahlreiche iatromagische Rezepturen und Therapieanweisungen in sein Werk übernimmt. Unter Berücksichtigung einer speziellen, tiefverankerten Verbindung zwischen Magie und Medizin[461]

---

459 Janowitz 2001, 13: »Pliny tantalizes us by offering to ›expose‹ the ›fraudulent lies of the magi‹ whose ›art has held complete sway throughout the world for many ages‹ (NH 30. 1). Modern readers, eager to prove that educated Romans rejected ›magic‹, have often pointed to Pliny's rejection of the magi. His compendium, they argue, approaches the world through careful empirical observation rather than through magic. Pliny's dismissal of magical cures looks deceptively modern at first glance and appears to set him up as a reasoned critic of magical practices. Pliny, however, includes cures modern readers would never dream of employing. His conception of magic is inconsistent and highly rhetorical, permitting him both include and exclude practices at will. On closer analysis we see that he does not use a coherent set of criteria for evaluating the ideas of the magi, or anyone elses's cures for that matter.«

460 So insbesondere in Buch 30 seiner *Naturalis Historia*, wo er die Ausbreitung der Magie von ihrem Ursprungsland Persien aus über den gesamten griechisch-hellenistischen Kulturkreis referiert und als deren bedeutendste Vertreter Zoroaster (NH 30, 3) und Ostanes (NH 30, 5–8, vgl. auch NH 29, 156; NH 25, 13 sowie NH 35, 13) nennt: Diouf 2000, 73.

461 Vgl. NH 30, 1, wo Plinius die – in Hinblick auf die altorientalische Auffassung von Heilkunde als einer Kombination aus beidem durchaus naheliegende – Meinung vertritt, die Magie sei sogar aus der Medizin heraus entstanden (*natam primum e medicina nemo dubitavit ac specie salutari inrepsisse velut altiorem sanctioremque medicinam*), quasi als übergeordnete und sakrosankte Form der Medizin: vgl. Diouf 2000, 72 Anm. 5; Thorndike 1923, 60: »Nearly half the books of the *Natural History* deal in whole or in part with remedies for diseases, and it is therefore of the relations between magic and natural science, and more particularly between magic and medicine, that Pliny

rekurriert er auf die traditionelle Heilkraft der *vis naturalis*, allerdings unter strikter Ausklammerung jeglicher astrologischer Komponente, was laut Naomi Janowitz bei aller Ambivalenz in seiner Behandlung dieser Thematik die einzig durchgängige Konstante in Plinius' Magieverständnis darstellt:

> The magi's success is due, Pliny warned, to their ability to make a combination of medicine, religion and astrology that is irresistible to most people (NH 30. 2). Many famous thinkers were drawn to this philosophy and treasured the magi's secrets, including Pythagoras, Empedocles, Democritus and even Plato (NH 30. 9). [...] The only consistent criterion that Pliny used is that he rejected the notion, which he attributed to the magi, of collecting medicinal materials based on the phases of the moon and other astrological considerations (NH 28. 95). He held to this position consistently, rejecting cures with astrological components even when they are not associated with the magi (NH 30. 96). The idea of correlating earthly cures found in nature with the movement of the moon and stars appears to be too complicated for Pliny. He did not completely discount these cures, rejecting only the method of gathering the materials. He accepted, for example, the view of the magi about the power of hyena skin, but rejected their claim that the hyenas must be hunted during a particular phase of the moon (NH 28. 94).[462]

Textkritischen Untersuchungen zufolge verbergen sich hinter den derart von Plinius kollektiv peiorisierten »Magi«[463] weniger die ›historischen‹ persischen »Magier« *per se*, wie Zoroaster und Ostanes, sondern vielmehr die pseudepigraphischen Autoren innerhalb der Gattung der *Physica*, welche ihm wiederum intensiv als Quelle dienten:

> [...] Pliny the Elder, who uses the term ›the Magi‹ to denote the pseudepigraphic authors of *Physica*, in whom he found quantities of recipes for *materia medica* and *materia magica*, using animal parts, exotic plants and stones, materials based [...] at least in part on Babylonian materials but also on collected (and endlessly recycled) rhizotomic lore, and implying a theory of

---

gives us the most detailed information. Indeed, he asserts that ›no none doubts‹ that magic ›originally sprang from medicine and crept in under the show of promoting health as a loftier and more sacred medicine.‹ Magic and medicine have developed together, and the latter is now in imminent danger of being overwhelmed by the follies of magic, which have made men doubt whether plants possess any medicinal properties.« Diese Ansicht peiorisiert er allerdings gleichzeitig, indem er die Magie als Schattenseite der Medizin definiert (NH 30, 1: *ita possessis hominum sensibus triplici vinculo in tantum fastigii adolevit*); vgl. Rives 2010, 63.

462 Janowitz 2001, 13 f.

463 Hierfür spricht signifikant die verwendete Terminologie, vgl. Rives 2010, 63 f.: »It is thus not surprising that Pliny associates the word *magus* and its cognates with a more traditional Latin word-group that had similar connotations, that of *venenum* and *veneficium*. So for example after describing various *venena*, he goes on to list remedies ›against all these and against *magicae artes*‹ (NH 25.127). In another passage he explains that the flesh of tortoises is said to be peculiarly suitable for fumigations, for dispelling *magicae artes*, and as a cure for *venena* (NH 32.33), and in a third he touts a certain type of stone as effective against all *veneficia*, especially those of the *magi* (NH 36.139). Insofar as this fraudulent *ars* has any substance at all, he concludes, it derives more from the techniques of the *veneficus* than from those of the *magus*.«

> natural magic associated with Bolos of Mende in the Nile Delta in the late second century BCE, and Anaxilaos of Larissa and Nigidius Figulus in the late first.[464]

Diese Ambivalenz bewertet Naomi Janowitz weniger als Kritik an der Magie schlechthin, sondern vielmehr als stilistisches Mittel, das Plinius gezielt einsetzt, um der eigenen Erörterung größere Reputation zu verleihen, wenn er einzelne Therapien aufgrund von überlieferten Erfolgsberichten und entsprechenden Referenzen favorisiert.[465]

Plinius' Ablehnung erstreckt sich jedoch keinesfalls ausschließlich auf die »Magi«, sondern inkludiert ebenso die nicht näher spezifizierten *doctores*, denen er als einziges Ziel Gewinnsucht unterstellt und nicht das Streben, den Patienten möglichst umfassend und nachhaltig zu heilen.[466] In dieser Ablehnung folgt er seinem erklärten Vorbild[467], Marcus Porcius Cato Censorius, Cato dem Älteren (234–149

---

464 Gordon – Marco Simón 2010, 7 f.; zur Verbindung zwischen Iatromagie, Amulettwesen und Mysterienkulten vgl. Gordon – Marco Simón 2010, 36 f.

465 Janowitz 2001, 14 f.

466 Janowitz 2001, 15 mit Verweis auf NH 29, 1–28. Zu einem vergleichbaren Ärztebild bei Scribonius Largus (1. Jh. n.Chr.) vgl. J. Jouanna-Bouchet, Médecins et guérisseurs chez Scribonius Largus ou comment faire la distinction entre le bon médecin et les autres thérapeutes, in: Collard – Samama 2004, 33–53. Die Unterscheidung konzentriert sich bei Scribonius Largus auf ein spezielles Berufsethos der ›echten‹ Mediziner, das sich in *humanitas*, Mitleid mit dem Patienten, Verantwortungsgefühl und einem umfassenden Wissen um die zur Therapie erforderlichen Rezepturen und deren Herstellung manifestiert. Die Schwierigkeit, einen verantwortungsbewussten Arzt von der großen Masse der gewinnsüchtigen und skrupellosen Scharlatane zu unterscheiden, wird hier besonders betont. Auch Lukian von Samosata (120– ca. 180 n.Chr.) thematisiert eine solche Divergenz innerhalb des Ärztestandes: »The writings of Lucian contain many allusions to the doctors, diseases, and medicine of his time. On the whole he confirms Galen's picture. Numerous passages show that the medical profession was held in high esteem, and Lucian himself first went to Rome in order to consult an oculist. At the same time Lucian satirizes the quacks and medical superstition of the time, as we have already seen, and describes several statues which were believed to possess healing powers. [...]« (Thorndike 1923, 284). Zu den unterschiedlichen, mehr oder weniger seriösen Heilerpersönlichkeiten, die für die Spätantike belegt sind, vgl. R. Gordon, The Healing Event in Graeco-Roman Folk Medicine, in: P.J. van der Eijk – H.F.J. Horstmanshoff – P.H. Schrijvers (Hrsg.), Ancient Medicine in its Socio-Cultural Context (Amsterdam 1995) 363–376 (zit. nach Janowitz 2013, 326) mit einer fünfstufigen Einteilung in 1) Wunderheiler, welche sich vornehmlich divinatorischer Mittel bedienen, 2) ›Rhizotomoi‹ (d.h. ›Wurzelschneider‹), 3) Rezitatoren, welche spezielle Reinigungsriten vollziehen, 4) Exorzisten mit ihren Amuletten, 5) Zauberer.

467 Plinius propagiert damit einen speziell römischen Anspruch auf ein ›intellektuelles Imperium‹ vergleichbar zu dem politischen, demzufolge der griechischen Tradition auf diesem Gebiet ganz bewusst eine genuin römische Tradition innerhalb der ›Naturheilkunde‹ gegenübergestellt werden kann, vgl. Scarborough 1995, 18 und Janowitz 2013, 324: »The Romans, according to Pliny, are more civilized than most people, so can pick and chose among all the information available from the entire world. Pliny's intellectual empire is cast as a parallel to the political rise of Rome; his encyclopedic knowledge mirrors the reach of Roman power into the farthest regions of the world. Romans know how to fight and rule, so they will also know which cures are effective.«

v.Chr.), welcher aufgrund eben dieses Misstrauens gegenüber der Ärzteschaft in seine Schrift über den Ackerbau (*De agricultura*; um 150 v.Chr.) volksmedizinisch basierte Therapieempfehlungen insbesondere für die Mitglieder seines Haushaltes integrierte.[468] Unter Catos Behandlungsanweisungen finden sich auch etliche mit eindeutig iatromagischem Hintergrund, so insbesondere die vieldiskutierte Heilanwendung *De agricultura* 160, welche mittels einer Kombination aus ritueller Aktion und entsprechender Rezitation versucht, Ausrenkungen zu therapieren.[469] Vor dem Hintergrund von Plinius' Rezeption dieser catonischen Therapie (NH 17, 267) erscheint auch seine andernorts (NH 28, 10) entschieden formulierte Ablehnung jeglicher Form von Wortmagie bzw. rituellen Rezitationen zu Heilzwecken ambivalent.[470] Auf Catos Ausrenkungstherapie rekurriert möglicherweise ein entsprechendes Kapitel eines spätbyzantinischen Iatrosophions[471], welches unter Verzicht auf die Rezitation eine vergleichbare rituelle Aktion beschreibt.

Die Quellensituation von Kompilationen wie Plinius' *Naturalis Historia* illustriert deutlich das Vorhandensein unterschiedlicher, zumeist anonymer heilkundlicher Schriften mit starker Gewichtung auf dem (ethno-)pharmakologischen Anteil, die im Original nicht mehr erhalten, aber wohl im Stil der mittelalterlichen Hausbücher oder spätbyzantinischen Rezeptsammlungen (*Iatrosophia*; vgl. Kap. 3.3) vorzustellen sind. Solche Textsammlungen beinhalteten eine Mischung unterschiedlichster Überlieferungen aus dem Bereich der Volksheilkunde, Pharmakologie und ebenso auch Iatromagie, daneben auch praktische Ratschläge zu Wirtschaft und Haushaltsführung und dienten als universale, aber auch für Laien benutzerfreundliche Nachschlagewerke neben dem kanonischen medizinischen Schrifttum der jeweiligen Epochen:

468 Plinius, NH 29, 14–16, vgl. Janowitz 2001, 15.

469 Versnel 2002, 106–109 mit eingehender Analyse der Textpassage, insbesondere unter Berücksichtigung der variierenden Lesarten der Rezitationsformel. Vgl. auch J. Scarborough, Roman Medicine to Galen, ANRW II.37.1 (1995) 3–48, hier 15 mit demselben Textbeispiel, De agric. 160; vgl. ferner ein weiteres, bei Cato überliefertes Rezept gegen Verdauungsstörungen (De Agric. 127; Scarborough 1995, 16), das eine Kombination aus Volkstradition, Iatromagie und Kräuterheilkunde darstellt: Scarborough 1995, 16 f.

470 Vgl. Janowitz 2013, 320 f. Zu den in Catos Rezept enthaltenen *voces magicae* in ihrer Funktion als Ritualanzeiger vgl. R. Gordon – D. Joly – W. Van Andringa, A Prayer for Blessings on three Ritual Objects discovered at Chartres-*Autricum* (France/Eure-et-Loir), in: R.L. Gordon – F. Marco Simón (Hrsg.) Magical Practice in the Latin West. Papers from the International Conference held at the University of Zaragoza 30 Sept. – 1 Oct. 2005 [Religions in the Graeco-Roman World 168] (Leiden/Boston 2010) 487–518, bes. 498 f.; zu ihren möglichen Wurzeln in der etruskischen Iatromagie vgl. Ch. G. Leland, Etruscan Magie and Occult Remedies. New York 1892 (repr. 1963).

471 Cod. Taur. B.VII.18, Kap. 232 (ed. Valentino, 162): Εἰς ἐξαρτισμὸν χειρῶν ἢ ποδῶν. Ὄστρακον καὶ μάρμαρον καὶ πίσσαν κοπανίσας μῖξον μετὰ ὠοῦ λευκὸν καὶ ποιήσον ἔμπλαστρον καὶ σχίσας καλάμι ποίησον καλαμωτὴ καὶ δῆσον ἀσφαλῶς καὶ ἕως ἂν ἰαθῇ, μὴ λύσῃς αὐτό.

> The common people had their traditional healing, sometimes seasoned with fragments of theory which seeped into an always-changing medical folklore, and there were a number of anonymous medical handbooks which circulated among the semi-literate as well as the highly literate populations of the Empire, handbooks which occasionally peep through the compilations of Pliny. [...] medical handbooks were commonly available to polymathic savants in the Roman Empire, handbooks which were separate from the encyclopedic traditions represented by Celsus and Columella. Such medical references provided appropriate quotations and pithy sayings characteristic of the extended pedantry displayed on hundreds of topics by Athenaeus of Naucratis (fl. c. A.D. 200) in his lengthy ›Deipnosophistae‹ [...] but Aulus Gellius (c. A.D. 130–180) provides firm evidence that Romans consulted medical handbooks not merely for learned tags but more importantly for medical information which might prove useful [...].[472]

Die Analyse vergleichbarer Rezeptsammlungen aus dem 1. Jh. – diejenigen, welche unter den Namen des Scribonius Largus[473] oder auch Dioskurides überliefert sind, um nur einige wenige Beispiele zu nennen – zeigt, dass sich Quellensituation und Kompilationstechnik weder in der Spätantike (so z.B. bei Marcellus) noch in der byzantinischen Zeit gravierend verändern, doch liegen die Unterschiede häufig in der jeweiligen, autorenspezifischen Fokussierung einzelner Motive oder Überlieferungsstränge, gelegentlich verbunden mit einer mehr oder weniger starken Betonung empirischer oder auch autoptischer Momente im individuellen Umgang mit solchen Traditionen.

Letzteres erweist sich besonders deutlich bei Scribonius Largus, wenn er bei den von ihm favorisierten iatromagisch geprägten Therapievorschlägen stets glaubwürdige Zeugen oder auch eine empirische Beweislage zitiert: allerdings stellt sich hier die Frage, inwieweit solche Aussagen tatsächlich auf empirische Autopsie rekurrieren oder wiederum auf Kompilation beruhen?[474] Das von Christoph R. Machold in dieser Fragestellung als beispielhaft zitierte Kapitel 152 unterscheidet ganz klar zwischen dem empirisch erprobten Rezept und seiner als abergläubisch empfundenen Zubereitungsvorschrift, wobei Scribonius Largus explizit darauf hinweist, dass er letztere nur aufgrund ausdrücklichen Patientenwunsches in seine Textsammlung mit aufgenommen habe[475], eine Aussage, welche sich in byzantinischer Zeit bei Alexander von Tralleis (AlexTrall., De febr. 7 [I, 435–437 Pu]; vgl. Kap. 3.2 u.

---

472 Scarborough 1995, 38 f. Zu solchen Handbüchern und deren konkretem Quellenwert in Hinblick auf Kompilationen wie Plinius' *Naturalis Historia* vgl. J. Scarborough, Pharmacy in Pliny's *Natural History*, in: R. French – F. Greenaway (Hrsg.), Science in the Early Roman Empire. Pliny the Elder, his Sources and Influence (London 1986) 59–85.

473 S. Sconocchia (Hrsg.), Scribonii Largi Compositiones. Ed., in linguam Italicam vertit et commentatus est [CML II, 1] Leipzig/Berlin 2016.

474 Zu dieser Fragestellung vgl. ausführlich Machold 2010, 64–66.

475 Machold 2010, 66. Scribon. Larg., Comp. 152: hoc medicamentum cum componitur, pilum ligneum sit; qui contundit, anulum ferreum non habeat. hanc enim superstitionem adiecit Ambrosius medicus Puteolanus, qui affirmavit multos se hoc medicamento sanasse.; vgl. auch Scribon. Larg., Ricette 158.

4.9) nahezu wörtlich wiederholt. Scribonius' Largus Kompilationstechnik lässt sich demnach folgendermaßen zusammenfassen:

> Der Umgang des Scribonius Largus mit den Rezepten, die nicht nur nach extratextueller Definition, sondern auch nach intra- oder intertextueller Wahrnehmung als iatromagisch gelten, ist nicht einheitlich, sondern reicht von profunder Kritik über gezielte Rationalisierung bis hin zu stillschweigender Akzeptanz.[476]

Eine ähnliche Vorgehensweise lässt sich auch bei Dioskurides (fl. ca. 65 n.Chr.)[477] beobachten, dessen sorgfältige Abwägung seiner Kombination aus iatromagisch-pharmakologischer Volkstradition und Rezeptanweisungen der rational-wissenschaftlichen Heilkunde stark auf die von Theophrast im 4. Jh. beschriebene Tradition der *Rhizotomoi*[478] rekurriert:

> As careful and as presumably ›rational‹ as Dioscorides was, he chose to honor many of the traditions of magical drugs and the venerated ceremonials which surrounded the gathering of given powerful herbs, ceremonials which moderns might term ›religious‹ or ›magico-medical‹. [...] His careful combination of folk traditions and sensible advice garnered from the professional *rhizotomoi* (›rootcutters‹), first recorded by Theophrastus in the fourth century B.C., delineates how a fine pharmacologist in the early Roman Empire fused the facts from his multiple sources [...].[479]

Festzuhalten bleibt, dass derart komplexe Kompilationen wie Plinius' *Naturalis Historia* und Dioskurides' *De materia medica* aufgrund ihres Quellenreichtums, aber auch ihrer Technik, die vielfältigen, pharmakologischen, iatromagischen und volksmedizinischen in schriftlicher sowie mündlicher Form überlieferten Traditionen miteinander zu einer Einheit zu verbinden, eine Rezeptionstradition auf dem Gebiet der *materia medica* bzw. Rezeptliteratur begründeten, welche sowohl im Westen bis in die frühe Neuzeit[480] wie auch im byzantinischen Osten Bestand haben sollte.

---

476 Machold 2010, 95.

477 Ed. M. Wellmann, Pedanii Dioscuridis Anazarbei De materia medica 3 Bde. Berlin 1906–1914; J.M. Riddle, Dioscorides on Pharmacy and Medicine [History of Science Series 3] Austin Texas 1985; J. Scarborough – V. Nutton, The Preface of Dioscorides' Materia Medica. Introduction, Translation, Commentary, Transactions and Studies of the College of Physicians of Philadelphia n.s. 4 (1982) 187–227. Vgl. die interaktive Edition von *De materia medica*: http://dioscorides.usal.es.

478 Vgl. J. Scarborough, Theophrastus on Herbals and Herbal Remedies, Journal of the History of Biology 11 (1978) 358–385.

479 Scarborough 1995, 37.

480 Zu dieser Überlieferungslinie vgl. Rothschuh 1978, 16. Ein wichtiges Bindeglied innerhalb dieser Tradition stellt das Schrifttum von Theodoros Priskianos dar: V. Rose (Hrsg.), Theodori Prisciani Euporiston libri III cum physicorum fragmento et additamentis Ps.-Theodoreis. Leipzig 1954.

Interessante Einblicke in eine von der eher praktisch orientierten heilkundlich-iatromagischen Betrachtungsweise völlig differierende Perspektive der Magie bietet die Apologie[481] des selbst wegen angeblicher magischer Praktiken vor Gericht angeklagten Apuleius von Madaura (123 – ca. 170 n.Chr.). Ihr Vergleich mit den gräko-ägyptischen magischen Papyri zeigt deutliche Unterschiede im spätantiken Magieverständnis, die nicht nur auf terminologischer Ebene greifen, sondern divergierende Erklärungsmodelle zugrunde legen. Die Papyri fokussieren demnach mittels einer in gewisser Hinsicht ›naturwissenschaftlich‹ zu nennenden Beschreibung der überlieferten Rituale eher auf die praktische Anwendung, die sich dann im Umgang mit konkreten Rezepten und deren situationsbezogener Bereitung und Applikation manifestiert; der Magiebegriff bei Apuleius hingegen äußerst sich dagegen in der philosophischen Betrachtung eines transzendenten Phänomens. Die Apologie verdeutlicht Apuleius' fundierte Text- und Quellenkenntnis[482] und offenbart ein zwar aus vielerlei Quellen gespeistes und damit äußerst facettenreiches, doch stets rein theoretisch verbleibendes Magieverständnis, in dessen Zentrum keinesfalls die praktische Anwendung, sondern ausschließlich die Möglichkeit einer imaginär-spekulativen Suche nach einer Verbindung zur transzendenten Welt steht. Der Magiebegriff der Apologie des Apuleius ist demzufolge nur als Erscheinungsform der menschlichen Daseinsreflexion zu fassen, losgelöst von jeglicher realen Aktion.[483]

---

481 Kritische Edition: V. Hunink, Apuleius of Madauros: Pro Se De Magia (Apologia) I: Introduction, Text, Bibliography, Indexes, Amsterdam 1997. Vgl. auch Kap. 2.1 und U. Riemer, Apuleius, De magia. Zur Historizität der Rede, Historia. Zeitschrift für Alte Geschichte 55/2 (2006) 178–190.

482 Vgl. Thorndike 1923, 237: »Apuleius shows that he really is a student, if not an authority, in medicine and natural science. The gift of the tooth-powder and the falling of the woman in a fit were incidents of his occasional practice of medicine, and he also sees no harm in his seeking certain remedies from fish [Cap. 40]. He repeats Plato's theory of disease from the *Timaeus* and cites Theophrastus' admirable work *On Epileptics* [Caps. 49–51]. [...] He also regards himself as an experimental zoologist and has conducted all his researches publicly [Cap. 40]. [...] He has read innumerable books of this sort and sees no harm in testing by experience what has been written.«

483 Vgl. die vergleichende Analyse bei Pezzoli-Olgiati 2007, 16 f.: »A brief comparison of the sources mentioned [...], the PGM and Apuleius' *Apology*, highlights immediately the differences in the language employed, the implied level of literary quality, and the perspective on magic. PGM represents the inner view of the magician practicing his work and dealing with recipes and detailed prescriptions that should lead to positive results. The *Apology* represents a philosophical approach to a common, recurrent practice that avoids a clear judgement. Apuleius is not arguing that magic does not exist, he argues only that he did not have recourse to such a technique. Although these documents represent only a very narrow range of ancient sources on magic they testify to a multi-layered discourse on magic: magic is a self-definition of a widespread practice, magic is also an issue in a philosophical reflection on human relations and on possible links between the human and divine worlds. Moreover, although both the spells in PGM I and the defence speech of Apuleius, presuppose a wide range of terms around this sort of practice, for the general designation of the phenomena, from *emic* and *etic* perspectives, μαγεία and *magia* are used. Finally it is interesting to remark that both texts do not deal with the relationship between the practice of magic and the

2.6.3 Rationales Medizinverständnis *contra* Iatromagie bei Galen

Die Auseinandersetzung der rationalen Medizinauffassung mit den volksheilkundlich-iatromagischen Traditionen erreicht mit Galen (129/130–199/201/215 n.Chr.) in all seiner Ambivalenz und Komplexität ihren Höhepunkt[484], wobei Galens Einstellung zwischen einerseits kategorischer Ablehnung der Iatromagie als unwissenschaftlichem Aberglauben, andererseits aber dem Zugeständnis zumindest eines gewissen medizinischen Wertes aufgrund von empirischer Erfahrung stark divergiert.[485] Der zugestandene Heilfaktor basiert dabei jedoch weniger auf dem Amulett selbst und den damit verbundenen traditionell-rituellen Vorstellungen, sondern vielmehr auf den verwendeten Ingredienzien und deren genuiner Heilwirkung als *materia medica*. Für eine entsprechende Beurteilung der Auseinandersetzung zwischen rationaler Medizin und Iatromagie bei Galen ist es allerdings unerlässlich, beide nicht voneinander losgelöst, sondern in vergleichender Gegenüberstellung zu betrachten.[486] Galens pharmakologische Schriften besitzen hierfür besonderen Quellenwert, da sie zahlreiche mittlerweile verlorene Überlieferungen oder auch nicht mehr nachvollziehbare Traditionslinien integrieren und mit rationalmedizinischen Therapievorschlägen verknüpfen[487], woraus sich ein sehr anschauliches und übersichtliches Bild über die iatromagische Quellenlage und -situation zur Zeit Galens ergibt. Hilfreich für eine solche Analyse ist Galens übersichtliche Kompilationstechnik, die aufgrund zahlreicher wörtlicher Zitate, Exzerpte und längerer Paraphrasen aus den jeweiligen Quellen diese heute größtenteils verlorenen zu weiten Teilen rekonstruierbar macht.

Anhand von Galens polemischer Auseinandersetzung mit der iatromagisch fundierten Therapeutik eines gewissen Pamphilos lassen sich nicht nur dessen Hauptargumentationspunkte, sondern auch eine Vielzahl an Quellen rekonstruieren, wie die einschlägige Analyse Jacques Jouannas[488] zeigt.

religious system that they implicitly refer to. Magic is considered in both cases as a possibility to reach special goals by influencing directly the gods or simply by recourse to some divine elements. The religious symbol system as a whole builds the undisputed frame where the practice is embeded.«

484 Einschlägige Untersuchungen hierzu: D. Béguin, La condamnation de la magie dans les traités pharmacologiques de Galien, REG 112 (Juli–Dez. 1999) xiii–xiv; Jouanna 2011, 47–77; Boudon 2003, 109–131.

485 Jouanna 2011, 47.

486 Jouanna 2011, 48.

487 Jouanna 2011, 56.

488 Jouanna 2011, 54–71. Quack, Manuskript Dekane, Kap. 2.3.9 vermutet sicherlich zu Recht einen Zusammenhang zwischen dem Pflanzenbuch des Pamphilius und dem *Heiligen Buch des Hermes an Asklepios*.

Galen, simpl. med. VI, Prooimion
(XI, 792–794 Kühn)

οὕτω δὴ καὶ Πάμφιλος ἐποιήσατο τὴν περὶ τῶν βοτανῶν πραγματείαν. ἀλλ' ἐκεῖνος μὲν εἴς τε μύθους γραῶν τινας ἐξετράπετο καί τινας γοητείας Αἰγυπτίας ληρώδεις ἅμα τισὶν ἐπῳδαῖς, ἃς ἀναιρούμενοι τὰς βοτάνας ἐπιλέγουσι. καὶ δὴ κέχρηται πρὸς περίαπτα καὶ ἄλλας μαγγανείας οὐ περιέργους μόνον, οὐδ' ἔξω τῆς ἰατρικῆς τέχνης, ἀλλὰ καὶ ψευδεῖς ἁπάσας. ἡμεῖς δὲ οὔτε τούτων οὐδὲν οὔτε τὰς τούτων ἔτι ληρώδεις μεταμορφώσεις ἐροῦμεν. οὐδὲ γὰρ τοῖς μικροῖς παισὶ κομιδῇ χρησίμους ὑπολαμβάνομεν εἶναι τοὺς τοιούτους μύθους, μήτι γε δὴ τοῖς μετιέναι σπεύδουσι τὰ τῆς ἰατρικῆς ἔργα. [...] καὶ μὲν δὴ καὶ τὰ πολλὰ τῶν βοτανῶν ὀνόματα ταῦτα Αἰγυπτιακὰ καὶ Βαβυλώνια, καὶ ὅσα τινὲς ἰδίως ἢ συμβολικῶς ἐπ' αὐταῖς ἔθεντο, περιττὸν ἔδοξέ μοι προσγράφειν ἐνταῦθα. κάλλιον γάρ, εἴ τις ἐθέλοι καὶ ταῦτα πολυπραγμονεῖν, ἰδίᾳ καὶ καθ' ἑαυτὸν ἀναγινώσκειν τὰς τῶν ἀντιφραζόντων βίβλους. οὕτως γὰρ καὶ αὐτὰς ἐπιγράφουσιν οἱ συντιθέντες αὐτάς, καθάπερ καὶ Ξενοκράτης ὁ Ἀφροδισιεὺς ἐποίησεν, ἄνθρωπος τἆλλα περίεργος ἱκανῶς καὶ γοητείας οὐκ ἀπηλλαγμένος. ὁ δέ γε Πάμφιλος ὁ τὰ περὶ τῶν βοτανῶν συνθεὶς εὔδηλός ἐστιν κἀξ αὐτῶν ὧν γράφει γραμματικὸς ὢν καὶ μήθ' ἑωρακὼς τὰς βοτάνας ὑπὲρ ὧν διηγεῖται μήτε τῆς δυνάμεως αὐτῶν πεπειραμένος, ἀλλὰ τοῖς πρὸ αὐτοῦ γεγραφόσιν ἅπασιν ἄνευ βασάνου πεπιστευκώς. οὗτος μὲν ἐξέγραψε βιβλία, πλῆθος ὀνομάτων ἐφ' ἑκάστῃ βοτάνῃ μάτην προστιθείς, εἶθ' ἑξῆς εἴ τις αὐτῶν ἐξ ἀνθρώπου μετεμορφώθη διηγούμενος, εἶτα ἐπῳδὰς καὶ σπονδάς δή τινας καὶ θυμιάματα ταῖς ἐπὶ τούτων ἐκ τῆς γῆς ἀναιρέσεσι προσγράφων, ἑτέρας τε γοητείας τοιαύτας ληρώδεις.

Solchermaßen [sc. in alphabetischer Anordnung; Anm. d. Verf.] verfuhr auch Pamphilos in seiner botanischen Abhandlung. Jener hatte sich aber den Märchen alter Weiber zugewandt und ägyptischen ›schwarzmagischen‹ Schwätzern mit ihren Beschwörungsgesängen, die sie anstimmen, während sie Pflanzen einsammeln. Und er verwendet sie zu Amuletten und anderen ›magischen‹ Quacksalbereien, die nicht nur abwegig sind, sondern auch fern von jeglicher wissenschaftlichen Medizin und gänzlich verlogen. Wir aber werden weder darüber reden, noch über deren [sc. der Pflanzen; Anm. d. Verf.] unsinnige Metamorphosen. Denn wir sind der Meinung, dass solche Märchen nicht einmal für kleine Kinder einen Nutzen haben, und schon gar nicht für Personen, die danach streben, sich den Werken der Heilkunst zu widmen. [...] Freilich schien es mir überflüssig zu sein, sowohl die vielen ägyptischen und babylonischen Pflanzennamen hier zu notieren, wie auch all ihre, manchen Leuten zufolge, wörtlichen und symbolischen Bedeutungen. Denn es ist besser, wenn sich jemand unbedingt mit diesen Dingen beschäftigen will, dass er individuell und in Eigenregie die Bücher der Übersetzer liest. Denn diejenigen, die sie kompiliert haben, haben auch diese Aspekte der Pflanzen behandelt, wie Xenokrates von Aphrodisias, ein in jeder Hinsicht abwegiger Mensch und der ›Schwarzmagie‹ nicht abgeneigt. Pamphilos aber, der Verfasser der botanischen Schriften, ist, seinen Schriften nach zu urteilen offensichtlich Grammatiker gewesen, der die Pflanzen, über die er schreibt, gar nie gesehen hat und deshalb ihre Wirkkraft auch gar nicht empirisch beurteilen kann, sondern seinen Quellen in jeder Hinsicht gefolgt ist, ohne ihre Aussagen zu verifizieren. Er hat Bücher kopiert, indem er eine Vielzahl an Namen zu jeder Pflanze ganz vergeblich hinzufügt, und zudem noch ihre Entstehung aus menschlichen Metamorphosen erörtert, hierauf auch die vorgeschriebenen Beschwörungen, Libationen und Räucherungen bei ihrer Erhebung aus der Erde und noch anderen derartigen ›schwarzmagischen‹ Unfug.
[Übers. d. Verf.; vgl. Jouanna 2011, 72]

Aus Galens Rezension der botanischen Abhandlung des Pamphilos ist zu erfahren, dass es sich bei dieser um ein Pflanzenverzeichnis in alphabetischer Ordnung gehandelt hat, worin sämtliche heilkundliche und iatromagische Qualitäten und Anwendungsmöglichkeiten der einzelnen Pflanzen beschrieben wurden sowie die Begleitumstände ihrer rituellen Hebung (εἶτα ἐπῳδὰς καὶ σπονδὰς δή τινας καὶ θυμιάματα ταῖς ἐπὶ τούτων ἐκ τῆς γῆς ἀναιρέσεσι) nach gräkoägyptischem Vorbild.[489] Pamphilos' Verzeichnis war anscheinend sogar eine Trilingue, denn laut Galen habe er sämtliche Pflanzenbezeichnungen sowohl in ägyptischer wie auch in babylonischer Sprache angegeben (τὰ πολλὰ τῶν βοτανῶν ὀνόματα ταῦτα Αἰγυπτιακὰ καὶ Βαβυλώνια). Außerdem enthielt sein Pflanzenbuch wohl auch jeweils Angaben zu deren griechisch basierter, wohl aus dem Bereich der *Metamorphosen* stammender Mythologie[490] sowie zu ihren vielfältigen Verwendungsmöglichkeiten in Medizinalmischungen, als Amulettsubstanz, sowie als Basis für Räucherungen und Libationen.

So sehr Galen auch Pamphilos' Ordnungssystem und Methodik anerkennt – er übernimmt die alphabetische Gliederung in sein eigenes Werk[491] –, so entschieden verwahrt er sich gegen dessen Überlieferung magischer Traditionen, welche er als unwissenschaftlich, abergläubisch und schlichtweg falsch abqualifiziert (οὐ περιέργους μόνον, οὐδ' ἔξω τῆς ἰατρικῆς τέχνης, ἀλλὰ καὶ ψευδεῖς ἁπάσας bzw. σπεύδουσι τὰ τῆς ἰατρικῆς ἔργα).[492] Wie die Formulierung ἔξω τῆς ἰατρικῆς τέχνης zeigt, richtet sich seine Kritik in erster Linie gegen Formen gräkoägyptischer Magie, wie sie die Papyri (vgl. Kap. 2.4.4) mit ihrer Vielzahl an divinatorischen Ritualen, Liebeszaubern, Defixationen etc. beinhalten.[493] Galens entschiedene Ablehnung einer Vermischung solcher Praktiken mit der Medizin manifestiert sich zudem in der

489 Beispiele solcher Rituale zu Pflanzenhebungen finden sich in den gräkoägyptischen Papyri recht ausführlich wiedergegeben, vgl. die beiden unten zitierten Textbeispiele PGM I, 168–170 und PGM I, 80–82. Auch die lateinische Überlieferung kennt solche Rituale zur (Heil-)Pflanzengewinnung; vgl. Marcell. med., Hipp. ad Maecen. epist. 11, 19–28 (CML V/1, 32 f. mit Übers.).

490 Jouanna 2011, 58.

491 Vgl. Galen, simpl. med. VI, Prooimion (XI, 791 f. Kühn).

492 Vgl. Temkin 1991, 123: »Galen censured Pamphilus, a botanical author, because ›he turned to some old wives' tales and certain Egyptian nonsensical sorceries together with some incantations which those add who pick the plants: moreover, he uses [plants] for amulets and other magical practices, all of which are not only superstitious [περιέργους] and outside the medical art, but false as well‹«; ebenso Thorndike 1923, 166 f.

493 Jouanna 2011, 57; Temkin 1991, 123: »As to Galen's reference to Egyptian sorceries, the Greek magical papyri from Egypt offer a plenitude of magic formulae, most of them for nefarious purposes. Medical incantations are not altogether excluded, as, for instance, the adjuration of a spirit who ›will tell you about the illness of a man, whether he will live or die, even on what day and at what hour of night. And he will also give [you both] wild herbs and the power to cure, and you will be [worshipped] as a god since you have a god as a friend‹.« Zu den gräkoägyptischen Papyri speziell unter dem Aspekt ihres therapeutischen Wertes vgl. I. Andorlini Marcone, L'apporto dei papiri alla conoscenza della scienza medica antica, in: ANRW II.37.1 (1993) 458–562.

von ihm verwendeten Terminologie: γοήτεια ist eindeutig negativ konnotiert und impliziert keinen Heilerfolg, sondern im Gegenteil, das Zufügen von Schaden.

Bei aller Ablehnung und Kritik ist es jedoch nicht von der Hand zu weisen, dass Galen hinsichtlich der in Frage kommenden Quellen, insbesondere was die gräkoägyptischen magischen Papyri anlangt, eine erstaunlich detaillierte Textkenntnis besitzt, wie in seinen Ausführungen immer wieder deutlich zutage tritt. So bezieht sich seine Aussage hinsichtlich der Rezitationen, welche diejenigen singen, die (Heil-?)Pflanzen einsammeln (ἅμα τισὶν ἐπῳδαῖς, ἃς ἀναιρούμενοι τὰς βοτάνας ἐπιλέγουσι) mit großer Wahrscheinlichkeit auf die Rituale der Pflanzenhebungen (βοτανήαρσεις[494]), welche in den gräkoägyptischen Papyri, insbesondere im ›Großen Pariser Zauberpapyrus‹, mehrfach belegt sind, wobei in einem Fall auf den ägyptischen Ursprung des Rituals explizit hingewiesen wird:

Pap. Paris Bibl. Nat. suppl. gr. 574/P IV, 2967–3006 (PGM I, 168–170)

Παρ’ Αἰγυπτίοις ἀεὶ βοτάναι λαμβάνονται οὕτως· ὁ ῥιζοτόμος καθαίρει πρότερον τὸ ἴδιον σῶμα, πρότερον νίτρῳ περιρ⟨ρ⟩άνας καὶ τὴν βοτάνην θυμιάσας ῥητίνῃ ἐκ πίτυος εἰς γʹ περιενέγκας τὸν τόπον, εἶτα κῦφι θυμιάσας καὶ τὴν διὰ τοῦ γάλακτος σπονδὴν χεάμενος μετ’ εὐχῶν ἀνασπᾷ τὸ φυτὸν ἐξ ὀνόματος ἐπικαλούμενος τὸν δαίμονα, ᾧ ἡ βοτάνη ἀνιέρωται, πρὸς ἣν λαμβάνεται χρείαν, παρακαλῶν ἐνεργεστέραν γενέσθαι πρὸς αὐτήν. ἐπίκλησις δ’ αὐτῷ ἐπὶ πάσης βοτάνης καθ’ ὅλονέν ἄρσει, ἣν λέγει, ἐστὶν ἥδε· ‘ἐσπάρης ὑπὸ τοῦ Κρόνου, συνελήμφθης ὑπὸ τῆς Ἥρας, διετηρήθης ὑπὸ του Ἄμμωνος, ἐτέχθης ὑπὸ της Ἴσιδος, ἐτράφης ⟨ὑπ’⟩ ὀμβρίου Διός, ηὐξήθης ὑπὸ τοῦ Ἡλίου καὶ τῆς δρόσου. σὺ ⟨εἶ⟩ ἡ δρόσος ἡ τῶν θεῶν πάντων, σὺ ⟨εἶ⟩ ἡ καρδία τοῦ Ἑρμοῦ, σὺ εἶ τὸ σπέρμα τῶν προγόνων θεῶν, σὺ εἶ ὁ ὀφθαλμὸς τοῦ Ἡλίου, σὺ εἶ τὸ φῶς τῆς Σελήνης, σὺ εἶ ἡ σπουδὴ τοῦ Ὀσίρεως, σὺ εἶ τὸ κάλλος καὶ ἡ δόξα τοῦ Οὐρανοῦ, σὺ εἶ ἡ ψυχὴ τοῦ δαίμονος τοῦ Ὀσίρεως, ἡ κωμάζουσα ἐν παντὶ τόπῳ, σὺ εἶ τὸ πνεῦμα τοῦ Ἄμμωνος. ὡς τὸν Ὄσιριν ὕψωσας, οὕτως ὕψωσον σεαυτὴν καὶ ἀνατεῖλον, ὡς καὶ ὁ Ἥλιος ἀνατέλλει καθ’ ἑκάστην ἡμέραν· τὸ μῆκός σου ἴσον ἐστὶ τῷ τοῦ Ἡλίου μεσουρανήματι, αἱ δὲ ῥίζαι τοῦ βυθοῦ, αἱ δὲ δυνάμεις σου ἐν τῇ καρδίᾳ τοῦ Ἑρμοῦ εἰσιν, τὰ ξύλα σου τὰ ὀστέα τοῦ Μνεύεως, καί σου τὰ

Bei den Ägyptern werden (Zauber)pflanzen immer so gehoben. Der Wurzelgräber vollzieht zunächst die Reinigung der eignen Person: zuerst besprengt er rings mit Natron und beräuchert die Pflanze mit Fichtenharz, wobei er es dreimal um den Platz herumträgt; dann räuchert er Kyphi, gießt die Milchspende aus und zieht unter Gebeten das Gewächs aus, mit Nennung des Dämons, dem die Pflanze geweiht ist, und des Zwecks ihrer Hebung, und mit der Bitte, sie möge dafür möglichst wirksam werden. Die Anrufung aber, die er über jeder Pflanze ganz allgemein bei der Hebung spricht, ist für ihn die: ›Gesät wurdest du von Kronos, empfangen von Hêra, behütet von Ammôn, geboren von Isis, ernährt ⟨vom⟩ regnenden Zeus, groß gezogen von Hêlios und dem Tau. Du ⟨bist⟩ der Tau aller Götter, du ⟨bist⟩ das Herz des Hermês, du bist der Same der urväterlichen Götter, du bist das Auge des Hêlios, du bist das Licht des Mondes, du bist die Würde des Osiris, du bist die Schönheit und der Lichtglanz des Himmels, du bist die Seele des Dämons des Osiris, die umherschwärmt an jedem Ort, du bist der Geisthauch des Ammôn. Wie du den Osiris erhöht hast, so erhöhe dich selbst und geh auf, wie auch Hêlios aufgeht an jedem Tag. Deine Höhe ist gleich des Hêlios Mittagshöhe, deine Wurzeln aber (sind gleich der Wurzel) des Abgrun-

494 *Hapax legomenon*, kein weiterer Beleg außerhalb der gräkoägyptischen Papyri nachweisbar.

ἄνθη ἐστὶν ὁ ὀφθαλμὸς τοῦ Ὥρου, τὸ σὸν σπέρμα τοῦ Πᾶνός ἐστι σπέρμα. ἐγὼ νίζω σε ῥητίνῃ ὡς καὶ τοὺς θεούς, καὶ ἐπὶ ὑγείᾳ ἐμαυτοῦ, καὶ συναγνίσθητι ἐπευχῇ καὶ δὸς ἡμῖν δύναμιν ὡς ὁ Ἄρης καὶ ἡ Ἀθηνᾶ. ἐγώ εἰμι Ἑρμῆς. λαμβάνω σε σὺν Ἀγαθῇ Τύχῃ καὶ Ἀγαθῷ Δαίμονι καὶ ἐν καλῇ ὥρᾳ καὶ ἐν καλῇ ἡμέρᾳ καὶ ἐπιτευκτικῇ πρὸς πάντα'. ταῦτ' εἰπὼν τὴν μὲν τρυγηθεῖσαν πόαν εἰς καθαρὸν ἑλίσσε⟨ι⟩ ὀθόνιον (τῆς δὲ ῥίζης ⟨εἰς⟩ τὸν τόπον ἑπτὰ μὲν πυροῦ κόκκους, τοὺς δὲ ἴσους κριθῆς μέλιτι δεύσαντες ἐνέβαλον) καὶ τὴν ἀνασκαφεῖσαν γῆν ἐγχώσας ἀπαλλάσσεται.

des, deine Kräfte aber sind im Herzen des Hermês, dein Holz sind die Knochen des Mnevis und deine Blüten sind das Auge des Hôros, dein Same ist der Same des Pan. Ich wasche dich mit Harz wie die Götter, auch zu meiner Gesundheit, und sei gereinigt durch Gebet und gib uns Kraft wie Arês und Athêna. Ich bin Hermês. Ich fasse dich mit gütigem Glück und mit gütigem Dämon und zu guter Stunde und an gutem Tag, der auch alles gelingen läßt.‹ Hat er (der Wurzelsucher) das gesprochen, so wickelt er das geerntete Kraut in reines Linnen (an den Ort der Wurzel aber warfen ⟨die Wurzelsucher⟩ bisweilen 7 Weizen- und ebensoviele Gerstenkörner, die sie mit Honig befeuchtet haben), und hat er die aufgegrabene Erde daraufgeschüttelt, geht er von dannen.
[Übers.: PGM I, 169–171; vgl. auch Willer 2015, 288 f.]

Die Anrufung des spezifischen Dämons, der in sympathetischer Verbindung zu der zu hebenden Pflanze steht (ἐπικαλούμενος τὸν δαίμονα, ᾧ ἡ βοτάνη ἀνιέρωται), stellt einen konkreten Bezug zur ägyptisch fundierten Dekanmelothesie (vgl. Kap. 2.3) und deren astrologisch-sympathetischen Kontext (vgl. Kap. 2.4.2) her. Außerdem erinnert die Gleichsetzung der einzelnen Pflanzenteile an altägyptische *Gliedervergottungs*-Sprüche, wobei bei diesen die Gleichsetzung der einzelnen menschlichen Körperteile mit den entsprechenden, dafür zuständigen Gottheiten, einen umfassenden Schutz des gesamten Körpers bewirken sollen,[495] im Falle der Pflanzenhebung hingegen sich die immanente Kraft einer jeden Gottheit auf den jeweiligen Pflanzenteil übertragen und somit deren Wirkung verstärken soll. Die Mischung aus griechischen und ägyptischen Götternamen zeigt den für das Milieu der gräkoägyptischen Papyri typischen kulturellen Synkretismus.

Das zweite Beispiel einer rituellen Pflanzenhebung stammt ebenfalls aus dem ›Großen Pariser Zauberpapyrus‹ und überliefert ausschließlich die Rezitation, die vor der Aktion zu sprechen ist. Die astrologische Komponente ist durch den Vermerk, das Gebet sei vor Sonnenaufgang zu sprechen, gegeben. Interessant ist in diesem Fall der Rückgriff auf die altägyptische Götterbedrohung, hier allerdings übertragen auf die Pflanze bzw. auf den mit ihr in sympathetischer Verbindung stehenden (Dekan-?)Dämon. Im Falle eines Misslingens der magischen Handlung, d.h. wenn das gewünschte (hier nicht näher bezeichnete) Ziel nicht erreicht werden sollte, droht der Pflanze und deren immanentem Dämon die kultisch-rituelle Vernichtung.

495 Vgl. Kap. 2.4.2 und insbesondere Quack 1995, 97–122.

Pap. Paris Bibl. Nat. suppl. gr. 574/P IV, 286–295 (PGM I, 80–82)

Βοτανήαρσις· χρῶ πρὸ ἡλίου. λόγος λεγόμενος ‘αἴρω σε, ἥ τις βοτάνη, χειρὶ πενταδακτύλῳ, ἐγὼὁ δεῖνα, καὶ φέρω παρ’ ἐμαυτόν, ἵνα μοι ἐνεργήσῃς εἰς τήν τινα χρείαν. ὁρκίζω σε κατὰ τοῦ ἀμιάντου ὀνόματος τοῦ θεοῦ· ἐὰν παρακούσῃς, ἥ σε τεκοῦσα γαῖά σε οὐκέτι βρεχήσεται πώποτε ἐν βίῳ πάλιν, ἐὰν ἀπορηθῶ τῆσδε τῆς οἰκονομίας μουθαβαρ· ναχ βαρναχωχα· βραεω μενδαλαυβραασσε· φασφα βενδεω· τελέσατέ μοι τὴν τελείαν ἐπαοιδήν.’

Pflanzenhebung. Gebrauche sie vor Sonnenaufgang. Das Gebet lautet: ›Ich hebe dich, Pflanze NN, mit fünffingeriger Hand, ich der NN, und bringe dich zu mir, auf daß du mir wirksam seist zu dem betr[effenden] Gebrauch. Ich beschwöre dich bei dem unbefleckten Namen des Gottes: wenn du nicht hörst, wird dich die Erde, die dich gebar, niemals wieder benetzen im Leben, falls ich mit dieser Zauberhandlung keinen Erfolg habe (Zauberworte): führe mir die fehlerlose Beschwörung zum Ziel.‹
[Übers.: PGM I, 81–83; vgl. Willer 2015, 289]

Im Unterschied zu der vorhergehenden Pflanzenhebung wird hier die Rezitation durch eine Litanei entsprechender Zauberworte, *voces magicae*, noch zusätzlich verstärkt.

Solche Textkenntnis vorausgesetzt, richtet sich Galens Kritik demnach in erster Linie gegen die γοήτεια speziell der nicht medizinisch-therapeutischen Zwecken dienenden Praktiken und Rituale, wie sie in den gräkoägyptischen magischen Papyri überliefert sind.[496] Im weiteren Verlauf des Prooimions erläutert Galen am Beispiel der 36 Indikationen der Pflanze ἀετός[497] die gräkoägyptische Dekanlehre und deren sympathiebasierte Kosmologie, indem er explizit darauf hinweist, dass dies keine der ihm vorliegenden griechischen Quellen erwähne, sondern ausschließlich »Hermes der Ägypter«, worin Jacques Jouanna zu Recht einen Hinweis auf den hermetischen Dialog *Asklepios* vermutet.[498]

Galen, simpl. med. VI, Prooimion
(XI, 798 Kühn)

μετὰ δὲ ταῦτα βοτάνης μέμνηται καλουμένης, ὡς αὐτός φησιν, ἀετοῦ, περὶ ἧς ὁμολογεῖ μηδένα τῶν Ἑλλήνων εἰρηκέναι μηδὲν, ἀλλ’ ἔν τινι τῶν εἰς Ἑρμῆν τὸν Αἰγύπτιον ἀναφερομένων βιβλίων ἐγγεγράφθαι, περιέχοντι τὰς λστ΄ των ὡροσκό-

Im Anschluss erwähnt er noch eine Pflanze, die, wie er sagt, ›Adlerpflanze‹ (*Aetos*) heißt und die in keiner der griechischen Quellen erwähnt ist, sondern nur in einem der dem Ägypter Hermes zugeschriebenen Bücher. Sie soll die 36 heiligen

496 Jouanna 2011, 57.

497 LSJ 29 mit der erwähnten Belegstelle bei Galen, aber insbesondere auch im astrologischen Kontext.

498 Jouanna 2011, 57–59 mit Hinweis auf Delattes Rekonstruktion des hermetischen *Asclepius* mit den 36 Dekanen und den ihnen zugehörigen Pflanzen und Steinen sowie den entsprechenden Amuletten (Textbeispiel: Jouanna 2011, 59); ebenso auch Quack, Manuskript Dekane, Kap. 2.3.9. Interessant ist, dass die von Galen erwähnte Pflanze ἀετός in dieser Liste nicht enthalten ist, weshalb Jouanna unterschiedliche Textfassungen annimmt.

πων ἱερὰς βοτάνας, αἳ εὔδηλον ὅτι πᾶσαι λῆρός εἰσι καὶ πλάσματα τοῦ συνθέντος, ὁμοιότατα τοῖς ὀφιονίκοις τοῖς Κόγχλας. οὔτε γὰρ ὅλως ἐγίνετό τις Κόγχλας, ἀλλ' εἰς γέλωτα σύγκειται τοὔνομα, καθάπερ καὶ τἆλλα πάντα τὰ κατὰ τὸ βιβλίον αὐτοῦ γεγραμμένα. καὶ αἱ λϛτ' αὗται βοτάναι μέχρι τῶν ὀνομάτων προέρχονται, μηδενὸς αὐταῖς ὑποκειμένου πράγματος. ἀλλὰ Πάμφιλος μὲν ὥσπερ ἄλλοι πολλοὶ σχολὴν ἴσως ἦγεν ἀχρήστους μύθους ἐγγράφειν βιβλίοις· ἡμεῖς δὲ καὶ νῦν ἡγούμεθα τὸν χρόνον ἀπολλύναι μνημονεύοντες αὐτῶν ἐπιπλέον.

Pflanzen der Horoskope [sc. der Dekangottheiten] beinhalten, die selbstverständlich sämtlich Unfug sind und Hirngespinste des Kompilators, vergleichbar mit den *Ophionika* des Konchlas. Denn ein solcher Konchlas hat überhaupt nicht existiert, und der Name ist zum Lachen, ebenso wie auch alles andere, was in dem Buch steht. Und diese 36 Pflanzen entbehren bis auf ihre Namen jeglicher realen Grundlage. Aber Pamphilos, und ebenso viele andere, hat seine Zeit damit verbracht, unnütze Märchen in Büchern aufzuzeichnen; wir aber sind nun der Meinung, dass wir unsere Zeit verschwenden, wenn wir uns noch ausführlicher mit ihnen befassen. [Übers. d. Verf.; vgl. Jouanna 2011, 73 f.]

Laut Galen rezipierte ein gewisser Konchlas (Κόγχλας), dessen Name ein *hapax legomenon* bei Galen darstellt und der auch nirgends sonst belegt ist[499], die hermetische Überlieferung bezüglich der ἀετός-Pflanze in seinem *τὰ ὀφιονικά* betitelten Werk, das wiederum Pamphilos als Quelle gedient haben soll. Jacques Jouannas Untersuchung zufolge wird es sich bei diesem Werk wohl am wahrscheinlichsten um eine Schrift zu (iatromagisch-)therapeutischen Pflanzenanwendungen gehandelt haben, orientiert an den Dekanlisten; der Werktitel lässt vermuten, dass es vielleicht auf Amulette und Anwendungen speziell gegen Schlangen und giftige Tiere fokussiert gewesen war[500], eine andere Möglichkeit bestünde darin, ein ophitisch-gnostisches Entstehungsumfeld zu vermuten. Eventuell lässt sich mit dieser Konchlas-Quelle sogar ein Zwischenglied bei der Überlieferung hermetischen Schrifttums in die *Kyraniden*, speziell die 1. *Kyranis*, vermuten, zumal deren erstes Kapitel die Qualitäten des »Adlers« (ἀετός), des »Adlersteines« (ἀετίτης λίθος) und des »Adlerfisches« (ἀετὸς ἰχθύς) als *materia medica* erläutert, wobei die bislang bekannten und erschlossenen Handschriften bezüglich der zugehörigen Pflanze allerdings durchgehend ἄμπελος λευκή, und keine alterierende Lesart ἀετός verzeichnen.[501] Galens Urteil über diese Quellensituation fällt, wie erwartet, negativ aus, indem er ihre Aussagen als lächerliche Märchen abqualifiziert (εἰς γέλωτα bzw. ἀχρήστους μύθους ἐγγράφειν βιβλίοις), die für eine wissenschaftlich fundierte Therapeutik ganz und gar ohne Wert, sondern nur Zeitverschwendung (ἡμεῖς δὲ καὶ νῦν ἡγούμεθα τὸν χρόνον ἀπολλύναι μνημονεύοντες αὐτῶν ἐπιπλέον) seien. Er erweist sich damit ganz entschieden als Nachfolger der hippokratischen Ablehnung jeglicher Iatromagie und als Verfechter der rein rationalen Medizin.

499 Vgl. Jouanna 2011, 59.

500 Jouanna 2011, 59 f.

501 Kyr. I, 1: Kaimakis, 21–32; Kitāb Ǧiranīs, 105–111; Ruelle, 6–11; Delatte, 19–30; Waegeman 1987, 13–20.

Galens Quellenkritik basiert auf der strikten Unterscheidung zwischen ›alten‹ und ›modernen‹ Quellen, wobei er den Vorgängern keine böse Absicht (γοητεία) bei ihrem Umgang mit iatromagischen Überlieferungen unterstellt, sondern ihnen höchstens mit Polemik begegnet (so Pamphilos und Archigenes). Den ›modernen‹ Quellen allerdings, also den zeitgenössischen Therapeuten, steht er wesentlich kritischer gegenüber, indem er ganz scharf zwischen seriösen Überlieferungen (z.B. Dioskurides) und Scharlatanen, z.B. dem im folgenden Textbeispiel genannten Andreas[502] trennt, wobei er letztere durchaus mit dem Vorwurf γοητείας τε καὶ ἀλαζονείας, also ›Schwarzmagie‹ und ›Scharlatanerie‹, brandmarkt:

Galen, simpl. med. VI, Prooimion
(XI, 795 f. Kühn)

[...] ἄνευ γοητείας τε καὶ ἀλαζονείας, ἣν ὕστερον Ἀνδρέας ἐπεδείξατο, ὥσθ' ὅτῳ σχολὴ χρησίμοις ὁμιλεῖν βιβλίοις περὶ φαρμάκων γεγραμμένοις, ἔχει πολλὰ καὶ τῶν παλαιῶν μὲν, ὡς εἴρηται, καὶ τῶν νεωτέρων δὲ, οὐκ ὀλίγα μέχρι καὶ τῶν περὶ Πάμφιλόν τε καὶ Ἀρχιγένην. καὶ μὲν δὴ καὶ Ῥούφῳ τῷ Ἐφεσίῳ πολλὰ μὲν κᾀν τοῖς θεραπευτικοῖς βιβλίοις γέγραπται φάρμακα, καὶ περὶ βοτανῶν δὲ δι' ἑξαμέτρων ἐπῶν σύγκειται τέτταρα, καὶ οὐδεὶς φόβος ἐπιλείπειν χρήσιμα βιβλία, κᾂν ἐν ἅπαντι τῷ βίῳ βούληταί τις ἄλλο μηδὲν ἢ περὶ φαρμάκων ἀναγινώσκειν. Ἀνδρέου δὲ καὶ τῶν ὁμοίως ἀλαζόνων ἀφίστασθαι χρὴ, καὶ πολὺ μᾶλλον ἔτι Παμφίλου τοῦ μηδ' ὄναρ ἑωρακότος ποτὲ τὰς βοτάνας, ὧν τὰς ἰδέας ἐπιχειρεῖ γράφειν.

[Die Alten; Anm. d. Verf.] sind ganz ohne ›Schwarzmagie‹ und Scharlatanerie ausgekommen, wie sie später Andreas nur allzu deutlich gezeigt hat. Seine Beschäftigung bestand darin, nützliche Schriften über Medikamente zu sammeln, von denen es, wie er sagte, zahlreiche bei den Alten gab, und auch nicht wenige bei den Jüngeren bis hin zu denen von Pamphilos und Archigenes. Insbesondere bei Rufus von Ephesos ist in den therapeutischen Schriften viel über Heilmittel aufgezeichnet, und über die Pflanzen gibt es vier Werke in Hexametern, und keiner muss Sorge tragen, etwa nützliche Schriften zu übersehen, auch wenn er während seines ganzen Lebens nichts anderes tun will als über Heilmittel zu lesen. Es ist aber notwendig, von Andreas und ihm vergleichbaren Scharlatanen abzusehen, und viel mehr noch von Pamphilos, der nicht einmal im Traum die Pflanzen gesehen hat, deren Aussehen er beschreibt.
[Übers. d. Verf.; vgl. Jouanna 2011, 73]

Galens Einstellung zu Iatromagie und insbesondere zum Amulettwesen erweist sich jedoch als komplexer als es auf den ersten Blick erscheint, denn, wie Jacques Jouannas ausführliche Analyse der entsprechenden Textpassagen[503] zeigt, revidiert er gelegentlich sein negatives Urteil auf der Basis von Experimenten und der sich daraus ergebenden einschlägigen Erfahrung. Galens experimentelle Erprobung

---

502 Zu Andreas vgl. I. Calà, Il medico Andreas nei ›libri medicinales‹ di Aezio Amideno, Galenos 6 (2012) 53–64.

503 Die nachfolgenden Ausführungen basieren auf Jouanna 2011, 61–70; vgl. auch Guardasole 2001, 97–112.

iatromagischer Therapeutika konzentrierte sich vornehmlich auf pflanzliche und mineralische Amulette, deren Wirkung in Einzelversuchen, gelegentlich auch entsprechenden Versuchsreihen, erprobt wurden (πεπισθεῦσαι); das jeweilige Ergebnis wird mit den Schlüsselbegriffen πείρας ἕνεκα und εὔλογον bezeichnet.

Das erste Textbeispiel betrifft die Untersuchung eines Amuletts gegen ›Epilepsie‹, bei welchem dem Patienten eine Pfingstrosenwurzel umgehängt wird.[504] Galen beschreibt zunächst die Beschaffenheit und Qualität der Pflanze als Heilpflanze und geht sodann auf die ihr zugeschriebene Amulettwirkung ein, indem er experimentell bestätigt, dass tatsächlich in vielen Fällen die erwünschte Heilwirkung erzielt werden konnte. Der therapeutische Effekt rühre aber nicht von einer übernatürlich-magischen Indikation der Pflanze her, sondern stelle sich aufgrund ihrer aromatherapeutischen Qualität ein.

Galen, simpl. med. VII, 10 (XI, 859 f. Kühn)

καὶ οἶδά γέ ποτε παιδίον ὀκτὼ μησὶ μηδ' ὅλως ἐπιληφθὲν ἐξ ὅτου τῆς ῥίζης ἐφόρει, ὡς δ' ἀπεῤῥύη πως ἀπὸ τοῦ τραχήλου τὸ περιάπτον, εὐθὺς ἐπελήφθη, καὶ αὖθίς τε περιαφθέντος ἑτέρου πάλιν ἀμέμπτως εἶχεν. ἔδοξε δέ μοι κάλλιον εἶναι καὶ αὖθις ἀφελεῖν αὐτὸ πείρας ἕνεκα, καὶ οὕτω πράξαντες, ἐπειδὴ πάλιν ἐσπάσθη, μέγα τε καὶ πρόσφατον μέρος τῆς ῥίζης ἐξηρτήσαμεν αὐτοῦ τοῦ τραχήλου, κᾀντεῦθεν ἤδη τοῦ λοιποῦ τελέως ὑγιὴς ἐγένετο ὁ παῖς καὶ οὐκέτ' ἐπελήφθη. εὔλογον οὖν ἦν ἢ ἀποῤῥέοντά τινα τῆς ῥίζης μόρια, κᾄπειτα διὰ τῆς εἰσπνοῆς ἑλκόμενα, θεραπεύειν οὕτω τοὺς πεπονθότας τόπους ἢ καὶ τοῦ ἀέρος αὐτοῦ τρεπομένου καὶ ἀλλοιουμένου πρὸς τῆς ῥίζης.

Ich kannte einmal einen Knaben von acht Monaten, der überhaupt nicht mehr von dem Anfallsleiden heimgesucht wurde, wenn er die Wurzel [der Päonie; Anm. d. Verf.] trug, wenn er das Amulett aber einmal vom Hals wegnahm, hatte er sofort erneut einen Anfall, wenn er ein anderes Amulett wieder umhängte, war er sofort wieder in untadeligem Zustand. Es schien mir aber besser zu sein, es ihm wieder abzunehmen, um eines Experiments willen. So geschehen, verfiel er wieder in Krämpfe, und wir haben ihm ein großes Stück der frischen Wurzel um den Hals gehängt, und von da an war der Knabe geheilt und hatte keinen erneuten Anfall mehr. Es besteht also guter Grund (zu glauben), dass die Absonderungen der Wurzelstücke entweder durch die Einatmung solchermaßen die leidenden Stellen (im Körper) therapieren oder dass die umgebende Luft aufgrund der Wurzel transformiert und modifiziert wird.
[Übers. d. Verf.; vgl. Jouanna 2011, 74]

Galens Untersuchungsmethode besteht darin, das Amulett auf seine Inhaltsstoffe zu reduzieren und diese dann rein unter pharmakologischen Aspekten, als *materia medica*, zu analysieren und an mehreren unterschiedlichen Personen experimentell zu erproben. Der abschließende Erfahrungsbericht (πείρας ἕνεκα) beweist, dass genügend rationale Erklärungsmodalitäten vorhanden sind, um die tatsächlich

504 Vgl. hierzu auch Thorndike 1923, 172.

eintretende Heilwirkung zu bestätigen, die iatromagische Komponente dabei jedoch nicht entscheidend ist.

Ähnliche Experimente mit mineralischen Amuletten, hier konkret mit einem Jaspisamulett gegen Leibschmerzen, zeitigten dasselbe Ergebnis, nämlich dass die Heilwirkung von dem konkreten Material ausgehe, nicht auf begleitende Riten oder Gravuren zurückzuführen sei.[505] Als Quelle für das Jaspisamulett bezeichnet Galen den ägyptischen König Nechepso (vgl. Kap. 2.4), der in zahlreichen medizinischen Texten, auch noch der byzantinischen Zeit, als Referenz für astrologisch basierte Rezepte, aber auch allgemein hinsichtlich der Heilwirkung von Steinen, herangezogen wird.[506] Galen unterscheidet auch hier ganz deutlich zwischen der therapeutischen Wirkung des Steines als *materia medica* und dem iatromagischen Kontext, den er für unnötig erachtet, basierend auf entsprechenden Beobachtungen auf Experimentbasis: πείρας ἕνεκα. Demnach lassen sich nach Galens Ansicht auch die Amulette in die Reihe der je nach ihrer Zusammensetzung als komplex oder einfach betrachteten Medikamente eingliedern, ohne Rücksicht auf die ihnen traditionell zugewiesene iatromagische Komponente, das heißt, er versucht eine rationale, da experimentbasierte Begründung ihrer möglichen Wirkung herauszufinden und anzubieten. Vor diesem Hintergrund plante er sogar eine separate Abhandlung rein zu den überlieferten Amuletten und deren Wert als *materia medica*, doch ist diese niemals zur Ausführung gelangt.[507]

Galens revidierte Haltung gegenüber den Amuletten basiert demnach einerseits auf der Möglichkeit, ihnen eine rational vertretbare Position innerhalb der *materia medica* zuzuweisen, andererseits aber wohl auch auf einem wachsenden Interesse seinerseits ihnen gegenüber, das sich innerhalb der ca. 20 Jahre, die zwischen der Fertigstellung der ersten acht Büchern der *Simplicia* und den nachfolgenden drei Bänden IX–XI lagen[508], sukzessive eingestellt hatte. Auf ebendiese Entwicklung bezieht sich Alexander von Tralleis, wenn er zugunsten der Amulette konstatiert, dass selbst Galen sich von seiner anfänglichen Ablehnung habe abbringen lassen und die gelegentliche Anwendung einiger erprobter *Specimina* nicht nur zugelas-

---

505 Galen, simpl. med. X, 19 (XII, 207 Kühn); Jouanna 2011, 74 f.; vgl. auch den Hinweis bei Thorndike 1923, 173. Die entsprechende Textpassage findet sich im Wortlaut zitiert (mit Übers.) in Kap. 2.4.

506 Anders Jouanna 2011, 64, der die Nechepso-Rezeption primär im astrologischen Bereich und weniger im medizinischen ansiedelt, was die byzantinischen medizinischen Texte hingegen, die vielfach auf Nechepso-Rezepte rekurrieren, nicht unbedingt bestätigen. Allerdings bleibt es in jedem Fall fraglich, ob es sich bei der byzantinisch-medizinischen Nechepso-Überlieferung tatsächlich um eine eigenständige Tradition handelt oder nur um eine Weiterführung der galenischen Rezeption.

507 Galen, simpl. med. VI, 10 (XI, 861 Kühn) und Galen, simpl. med. IX, 2, 21 (XII, 208 Kühn); Jouanna 2011, 67, 74 f.

508 Vgl. das erneute Aufgreifen dieser Thematik in einem rezenten Werk, den *Composita* (XII Kühn): Jouanna 2011, 67.

sen, sondern geradezu sanktioniert habe.[509] Bei seiner Analyse der heilkräftigen Amulette diente Galen neben dem bereits erwähnten Pamphilos insbesondere auch ein diesbezügliches Werk eines Archigenes als Quelle, dem er allerdings den Vorwurf macht, eine willkürliche Aneinanderreihung diverser Amulette zu bieten, zwar nach Krankheitsbild oder Symptomatik geordnet, jedoch ohne Unterscheidung nach ihrem medizinischen, das heißt experimentellen Wert.[510]

Mit dem Postulat einer rein experimentell basierten Bewertung einer therapeutischen Anwendung führte Galen eine völlig neuartige Nuance innerhalb des medizinisch-pharmakologischen Diskurses hinsichtlich der Qualitäten und Anwendungsformen der *materia medica*, eingeteilt in *Simplicia* und *Composita*, ein[511], die von den nachfolgenden medizinischen Autoren, insbesondere der frühbyzantinischen Zeit, übernommen und ausgebaut wurde. Gerade Galens Umgang mit den traditionellen Amuletten vor dem Hintergrund einer experimentell-empirisch basierten Analyse und damit deren Eingliederung in den therapeutischen Kanon wird bei Alexander von Tralleis am intensivsten aufgegriffen, bis hin zur Übernahme der entsprechenden Terminologie, indem auch in seinen *Therapeutika* die Wendung πείρας ἕνεκα im Zusammenhang mit therapeutischen Amulettempfehlungen einen Schlüsselbegriff konstituiert (vgl. Kap. 3.2).

2.6.4 Polarisierungen innerhalb der Medizin

Zuvor jedoch, im 4. Jh., vertiefte sich aufgrund der durch Kaiser Theodosios' I. (347–395, reg. 379–394 n.Chr.) erlassenen Gesetze gegen pagane Bräuche und Traditionen auch im Bereich der Heilkunde die Kluft zwischen offiziell anerkannter, rationalwissenschaftlicher Medizin im Stile der hippokratischen und galenischen Schriften und der sog. niederen Medizin, welche traditionelle iatromagische und volksheilkundliche Überlieferungen bewahrte, zusehends.[512] Der Kontrast, aber auch das Nebeneinander dieser beiden Ausprägungen der Heilkunde zeigt sich am deutlichsten im Vergleich der auf Exzerpten aus Galen basierenden medizinischen Kompendien des Oreibasios mit dem Rezeptbuch des Marcellus, dessen hoher Anteil an

---

509 AlexTrall., Ther. XI, 1 (II, 473 Pu.), vgl. Guardsole 2004, 230 f. und Jouanna 2011, 70; vgl. auch Thorndike 1923, 174. Das zugrundeliegende Zitat stammt aus einem verlorenen Werk Galens, dessen Authentizität allerdings von Hunain ibn Ishaq angezweifelt wird: Jouanna 2011, 70 f.

510 Jouanna 2011, 68.

511 Vgl. auch Riddle 1993, 117, wo er Galens Methode mit der von Dioskurides angewandten vergleicht.

512 Vgl. J.M. Riddle, High Medicine and Low Medicine in the Roman Empire, in: ANRW II, 37.1 (1993), 102–120; A. Momigliano (Hrsg.), The Conflict between Paganism and Christianity in the Fourth Century. Oxford 1963.

volksmedizinisch-iatromagischen Überlieferungen auf eine komplett unterschiedliche Quellensituation bzw. Quellenfokussierung hinweist.

Laut John M. Riddles Untersuchung dieser Polarität innerhalb der Medizin besteht der hauptsächliche Unterschied darin, dass die ›niedere‹ Form der Medizin als »empirical knowledge of what caused illnesses and how they were treated, with a minimum of explanation mostly of a religious nature«[513] ihre Erfahrungswerte nicht hinterfragt und auch nicht systematisiert, sondern die ohnehin seltenen Erklärungen vornehmlich im Bereich der Religion verankert. Das Rekurrieren auf volkstümliche Überlieferungen und Erfahrungswerte wird zwar auch von der ›höherstehenden‹ Medizin nicht kategorisch abgelehnt, doch spielt die Methode, diese für medizinische Zwecke auszuwerten, hierbei eine entscheidende Rolle: so hat beispielsweise Dioskurides auf zahlreichen Reisen seine Studien der schriftlichen Überlieferungen durch empirische Erfahrungen ergänzt und erweitert, doch diese jeweils anhand von Experimenten und Tests verifiziert bzw. evaluiert, wobei er bei zweifelhaften Informationen stets durch entsprechende Formulierungen die kritische Distanz wahrte.[514] In deutlichem Unterschied zu Dioskurides' Evaluierungsmethode steht Plinius' *Naturalis Historia*, welche John M. Riddle als »great encyclopaedia for low medicine during the early Empire«[515] bezeichnet, da er, anders als Dioskurides, seine Quellen keiner kritischen Reflexion unterzieht.

Unter den spätantiken medizinischen Autoren war der Versuch, eine konstruktive Verbindung zwischen der theoretisch-rationalen Medizin und der primär praktisch orientierten Volksheilkunde nicht selten, da letztere insbesondere auf dem Gebiet der Entdeckung und Erschließung von Medizinalpflanzen Wesentliches beisteuern konnte sowie zum Teil äußerst präzise – da erfahrungsbasierte – Quantifizierungsvorschriften und Dosierungsanleitungen liefern konnte,[516] so dass sich hinsichtlich der Bedeutung der ›niederen‹ Medizin für die hochstehende folgendes Fazit ziehen lässt:

> In summary, the high medicine of the Greeks continued during the Roman Empire with Galen seen as its foremost spokesman. It sought to explain practical discoveries of low medicine. Al-

---

513 Riddle 1993, 102.

514 Riddle 1993, 102–114. Diese Form der kritischen Distanz wird dann auch für Alexander von Tralleis beispielhaft werden, indem er den ἀλήθεια-Begriff als zentrales Evaluationsmedium einführt: vgl. Kap. 3.2 und Guardasole 2004b, 219–234. Zu Dioskurides' mutmaßlichen orientalischen, vielleicht auch ägyptischen Quellen, insbesondere in Zusammenhang mit Pflanzennamen, vgl. Quack 2002, 80–82.

515 Riddle 1993, 117. Zur Übernahme griechischstämmiger magischer Praktiken in die römische Welt, speziell das Tragen von heilkräftigen und prophylaktischen Amuletten, vgl. Dickie 2001, 128–141; vgl. außerdem die häufig abgebildete und archäologisch gut belegte *Bulla*-Amulettkapsel, die speziell von römischen Knaben zu Schutzzwecken getragen wurde; vgl. G. Binder – M. Saiko, s.v. *Lebensalter. D. Rom und Italien*, DNP 6, 1210 mit Belegen bei Persius V, 31 und Horaz, sat. I, 5, 65 f.

516 Riddle 1993, 118 f.

> though Galen, Oribasius, and, later in the sixth century, Aetius of Amida and Paul of Aegina can be credited with lifting medicine out of the realm of purely empirical art, nonetheless the low medicine of most medical practitioners continued. These were the herbalists, φαρμακοπῶλοι, root cutters, gymnasiarchs or ›sports medicine people‹, unguent makers, eye-salve dealers, and even those who sold cosmetics which were frequently skin treatments. This level of practitioner continued to exist and to make discoveries ›what worked‹. The approval that the Romans gave to them by accepting their information and transmitting it in written forms was important because many of the remedies actually were pharmaceutically active and often no doubt beneficial, and because in the art of writing the prescriptions, they gave increasing attention to precise directions and quantification. In this regard the low level practitioners even surpassed Dioscorides who rationally took the best information from these practitioners and incorporated it into high medicine.[517]

Auf Reisen und im Gespräch erworbenes Wissen über heilkundliche Praktiken sowie experimentell basierte Empirik im Umgang mit den neu erworbenen Kenntnissen zeichnet in hohem Maße auch die Rezeptsammlung *De medicamentis* des Marcellus (Wende 4./5. Jh. n.Chr.)[518] aus, welche *a capite ad calcem* unterschiedliche Rezepte gegen vielerlei Symptome, angefangen bei Kopfschmerzen bis hin zu Gicht, auflistet. Die einzelnen Therapieanweisungen beinhalten eine Vielzahl an iatromagischen Überlieferungen mit kultisch-religiösen, astrologischen, pharmakologischen (›Dreckapotheke‹[519]) Motiven sowie Amulette.[520] In der *Praefatio* von *De medicamentis* schildert Marcellus explizit seine Quellensituation, die in einer Kombination aus ›akademischer‹ Medizin und Volksheilkunde besteht:

Marcell. med., *Praefatio* 2,12–18 (CML V, 2)

Nec solum veteres medicinae artis auctores Latino dumtaxat sermone perscriptos, cui rei operam uterque Plinius et Apuleius [et] Celsus et Apollinaris ac Designatianus aliique nonnulli etiam proximo tempore inlustres honoribus viri, cives ac maiores nostri, Siburius, Eutropius atque Ausonius commodarunt, lectione scrutatus sum, sed etiam ab agrestibus et plebeis remedia fortuita atque simplicia, quae experimentis probaverant, didici.

Nicht nur die alten – freilich nur die in lateinischer Sprache geschriebenen – Autoren der Medizin, eines Gebietes, dem beide Plinii, Apuleius Celsus, Apollinaris, Designatianus und auch in jüngster Zeit einige andere mit Ehrenämtern ausgezeichnete Männer, unsere Mitbürger und Vorfahren, Siburius, Eutropius und Ausonius, ihre Arbeit gewidmet haben, habe ich bei der Lektüre durchforscht, sondern ich habe auch bei Landleuten und einfachen Menschen

517 Riddle 1993, 120; vgl. auch Gordon – Marco Simón 2010, 3.

518 Zu den spätantiken Rezeptsammlungen der lateinischen Überlieferung vgl. A.M. Addabbo, Le formule magico-mediche dei ricettari tardo latini, Atti e Memorie della Accademia Toscana La Colombaria 58 (1993) 131–151; Ewers 2009, 20 Anm. 48; Ferraces Rodríguez 2010, 33 Anm. 4 (Bibliographie) sowie allgemein: R.L. Gordon – F. Marco Simón (Hrsg.), Magical Practice in the Latin West. Papers from the International Conference held at the University of Zaragoza (30. Sept. – 1. Oct. 2005) Leiden 2010.

519 Vgl. Ewers 2009, 99.

520 Ewers 2009, 20 f.

durch Zufall gefundene und einfache Heilmittel kennengelernt, die sie auf Grund ihrer Erfahrungen für gut befunden hatten.
[Übers.: Marcell. med., CML V, 3[521]]

Deutlich erkennbar ist hier die Anspielung auf Dioskurides und Galen, wenn Marcellus betont, dass er zum einen seine Reisetätigkeit zum Zweck des Gewinns neuer *materia medica* nutzte, zum anderen die mitgeteilten Heilmittel nach ihrem experimentell bestätigten Erfahrungswert ausgewählt hatte. Auf Plinius' Misstrauen gegen die Ärzteschaft im Allgemeinen rekurriert ein ihm zugeschriebener Brief, den Marcellus überliefert, indem er sich dessen Intention – durch die Abfassung eines eigenen heilkundlichen Handbuches gegenüber den Betrügereien von Scharlatanen unangreifbar zu sein – zu eigen macht:

Marcell. med., Epist. Plin. sec. ad amicos de medic. 1, 2–13 (CML V, 34)

Frequenter mihi in peregrinationibus accidit, ut propter meam aut meorum infirmitatem varias fraudes medicorum experirer, quibusdam vilissima remedia ingentibus pretiis vendentibus, aliis ea, quae curare nesciebant, cupiditatis causa suscipientibus. Quosdam vero comperi hoc genere grassari, ut languentes, qui paucissimis diebus vel etiam horis possint sanari, in longum tempus traherent, ut et aegros suos diu in reditu haberent et saeviores ipsis morbis existerent. Quapropter necessarium mihi visum est, undique valetudinis auxilia contrahere et veluti in breviarium colligere, ut, quocumque venissem, ⟨possem⟩ eiusmodi insidias vitare et hac fiducia securior iter ingrediar, ut sciam, si quis mihi languor acciderit, non facturos medicos ex me vel meis reditum nec taxaturos incommodorum occasionibus sanitates.

Häufig begegnete es mir auf Reisen, daß ich wegen meiner Krankheit oder der der Meinen mancherlei Betrügereien von Ärzten erfahren habe, da manche ganz billige Heilmittel zu ungeheuren Preisen verkauften, andere die Fälle, die sie nicht zu heilen verstanden, aus Geldgier übernahmen. Von manchen habe ich aber erfahren, daß sie in der Weise vorgingen, daß sie die Kranken, die in sehr wenigen Tagen oder auch in Stunden hätten geheilt werden können, über eine lange Zeit hinhielten, so daß sie ihre Kranken lange als Einnahmequelle hatten und sich wütender als die Krankheiten selbst erwiesen. Deswegen erschien es mir notwendig, von allen Seiten Hilfsmittel für die Gesundheit zusammenzuziehen und gewissermaßen in einem Handbuch zu sammeln, damit ich, wohin ich auch immer komme, derartige Hinterhältigkeiten vermeiden kann und im Vertrauen darauf sicherer meinen Weg gehe, daß ich weiß, daß, wenn mir eine Krankheit zustößt, die Ärzte aus mir oder den Meinen keinen Vorteil ziehen und den jeweiligen Gesundheitszustand nicht nach den günstigen Gelegenheiten für Unpäßlichkeiten einschätzen werden.
[Übers.: Marcell. med., CML V, 35]

521 Vgl. auch Ewers 2009, 15 f.

Orale Traditionen, praktische Berufserfahrung und ethnopharmakologische Überlieferungen, die möglicherweise während Reisen in Autopsie erfahren wurden, spielten auch innerhalb der byzantinischen medizinischen Gebrauchsliteratur eine zunehmend wichtiger werdende Rolle, als Ergänzung und Bereicherung der aufgrund von Quellenstudium erworbenen Kenntnisse (vgl. Kap. 3.1 und, speziell im Falle von Alexanders von Tralleis mutmaßlicher Reisetätigkeit, Kap. 3.2.1). Im Zuge dessen und zusammen mit einer laufend kritischer werdenden Rezeption der medizinischen Autoritäten und ihrer Therapiekonzepte (vgl. Kap. 3.1) werden auch unkonventionelle, ›iatromagische‹ Heilansätze und Behandlungsmethoden neu überdacht und gelegentlich sogar in die eigene therapeutische Praxis integriert, wie dies in besonders hohem Maße bei Alexander von Tralleis der Fall war, aus Beweggründen heraus, die eher einer Neuformation des bisherigen Arzt-Patienten-Verhältnisses vor dem Hintergrund medizinethischer Prinzipien geschuldet sind, als einer irrational-abergläubischen Motivation (vgl. Kap. 3.2).

2.7 Iatromagische Terminologie im Wandel der Zeiten

Bei sämtlichen magisch-rituellen Aktionen, so auch im Bereich der Iatromagie, spielt die Sprache eine herausragende Rolle, als Mittel, eine Verbindung zwischen der irdisch-konkreten und der transzendenten Sphäre herzustellen. Im Unterschied zum Gebet, das ja ebenfalls eine Art von Kommunikation zwischen menschlich-irdischem und göttlich-transzendentem Bereich darstellt, markiert im Falle der Magie die spezifische, stets den jeweiligen Erfordernissen, aber auch den kulturell-geistesgeschichtlichen Veränderungen angepasste Terminologie den entscheidenden Unterschied.[522] Insbesondere das synkretistische Element kommt in der spezifischen magisch-rituellen Sprachform deutlich zum Tragen, wie vor allem aus den entsprechenden koptischen Ritualtexten mit ihrer Symbiose aus pagan-altägyptischen, hellenistischen, jüdisch-christlichen und gnostischen (Sprach-)Elementen

522 Graf 2002, 94: »The basis of magic is the community of speech between human and superhuman beings, ›immortal gods‹, and its specific agents are the spells, *cantamina*. Again, there does not seem to be an indication of exactly what makes magic work as magic, since community of speech between humans and gods is also indispensable for the function of prayer. The only specificity lies in the words, *cantamina* instead of *preces*, and the designation of an incredible power, *vis incredibilis*.«; Graf 2002, 97: »[...] magic does not function because humans and demons understand Greek or Latin or Coptic, but because there is a special ritual language whose use is confined to magic, as in Apuleius' ›spells of incredible power‹, and whose efficiency relies mainly of the use of strange words, the *voces magicae*. Augustine does not present an entirely new theory of magic (as Markus implies), but rather applies his new semiotic theory of language to the traditional definition of magic (to cite Apuleius again) as based on *communio loquendi cum dis*.« Zur essentiellen Bedeutung der Sprache, v.a. der exakten Sprache, vgl. außerdem N. Bosson, À la croisée des chemins: réflexions sur le pouvoir du nom dans la magie copte traditionnelle, La Magie I, 233–243.

zu ersehen ist. Ihre Mischung aus unterschiedlichsten Quellen manifestiert sich in einer prägnant-individuellen Sprachstruktur und gezielten Wortwahl unter sichtlicher Betonung des rhetorischen Elements, was wiederum ihrem rezitativen Charakter entspricht.[523]

Die kulturell und geistesgeschichtlich bedingte Ambivalenz des Magiebegriffs[524] erläutert Alain Moreau sehr anschaulich in einer Übersicht quer durch die Kulturgeschichte: so lassen sich bereits sehr früh inhaltliche Tendenzen feststellen, welche μάγος vor dem Hintergrund seiner Herkunft aus der persischen Religion stets auch mit einer Art negativem Prophetentum verbinden. Bei Sophokles (Oed. Rex., 287–389) impliziert μάγος sodann den falschen Propheten, wohingegen später, in christlicher Zeit, die biblischen Magier aus dem Morgenland (Matth. 2,1–12) eindeutig positiv charakterisiert sind. Anders als μάγος ist γοητής bzw. γόης in sämtlichen Quellen ausschließlich negativ konnotiert, in der Bedeutung ›Schwarzmagier‹, aber auch ›Betrüger‹ oder ›Scharlatan‹.[525] Wiederum ambivalent präsentiert sich das Bedeutungsspektrum von φάρμακος, womit, analog zur Grundbedeutung von φάρμακον als »Heilmittel«, aber auch »Gift«[526], sowohl der Arzneimittelkundige wie auch der ›Giftmischer‹ bezeichnet werden kann.[527] Die Begriffe μαγεία und μάγος haben in der gesamten mediterranen Kultur ihre ursprünglich ethnographisch ver-

523 Vgl. N. Bosson, À la croisée des chemins: réflexions sur le pouvoir du nom dans la magie copte traditionnelle, La Magie I, 243.

524 Moreau 2000, 5–39; vgl. Janowitz 2001, 9: »The origin of our term ›magic‹ is filled with irony and imagination. The Greek term *mageia* [Latin: *magia*] derives from the Persian term *magos* ›priest‹. [...] Herodotus, whose vision was adopted by so many later Greeks, painted a vivid picture for the Greeks of the foreign priests chanting stories of the birth of the gods at the sacrifices (*Hist.* 1.132, cf. 7.43). By the first centuries of the Common Era the term *mageia* already had a long history of use in Greek literature. The earliest Greek writer to describe the priests appears to be Xanthus in the early fifth century (Diogenes Laertes, *Lives*, 1.2). He wrote an entire treatise about the foreign priests, thereby making some doctrines of ancient Persian religion available to the Greek audience. Greek uses of the term after Xanthus had negative, or at best mixed, connotations. [...] A variety of Greek literary texts associated the *magos* and his work of *mageia* with all sorts of questionable figures including beggars and wizards. Inexplicable behavior, such as Helen leaving her husband for the Trojan Paris, was attributed to the mysterious power of these individuals (Euripides, *Orestes* 1497). The rhetorician Gorgias equated the practices of the *magoi* with *goetia*, an older Greek term for illicit and malevolent practices with even worse connotations (DK 82 B 11 p. 291).«

525 Ein Beispiel der konkreten Anwendung dieser Terminologie bei Thorndike 1923, 247: »The same ambiguous terminology, however, will be found in other discussions of magic. In a few passages Philostratus denies that Apollonius was a μάγος but much oftener exculpates him from the charge of being a γοής or γοήτης. With the latter word or words there is no difficulty. It means a wizard, sorcerer, or enchanter, and is always employed in a sinister or disreputable sense. With the term μάγος the case is different, as with the Latin *magus*. It may signify an evil magician, or it may refer to one of the Magi of the East, who are generally regarded as wise and good men.«

526 LSJ 1917; vgl. die grundlegende Untersuchung hierzu von W. Artelt, Studien zur Geschichte der Begriffe Heilmittel und Gift, Studien zur Geschichte der Medizin 23 (Leipzig 1937) 38–96.

527 Moreau 2000, 5–39 mit zahlreichen Textbeispielen.

ankerte, neutral-beschreibende Eigenschaft zunehmend verloren und gegen eine wachsend negative Charakteristik eingebüßt,[528] indem sie immer stärker ein fremdes, bedrohliches und unheimliches Element, das die genuine Bevölkerung schädlich unterwandert, klassifizieren. Ein »Magier« wurde demnach entweder als Krimineller oder als Scharlatan – letzteres insbesondere auf dem Gebiet der Heilmagie – betrachtet, den es mit allen privaten und staatlichen Mitteln zu bekämpfen galt:

›Magic‹ put a label on those invasive threats to traditional civic piety and cultural cohesiveness. Roman emperors burned fortune-telling books and jailed people who wore amulets. A ›magician‹ was either a criminal or a quack, condemned by law and ridiculed by satirists.[529]

Vor diesem Hintergrund ist eine kulturelle Entwicklung zu verstehen, die mit dem 3. Jh. aufkam, wobei zwischen ›weißer‹, »gottesnaher« (θεουργία) und ›schwarzer‹, »schädlicher« (γοήτεια) Magie unterschieden wurde, einhergehend mit der entsprechenden inhaltlichen und sprachlich-terminologischen redaktionellen Überarbeitung der einschlägigen Ritualtexte und Überlieferungen.[530] Heliodor (3. oder 4. Jh. n.Chr.) war einer der ersten Autoren, die diesen Entwicklungsprozess schriftlich erfassten, wenn er in seinen *Aithiopika* den ägyptischen Priester Kalasiris den Unterschied zwischen γοήτεια und θεουργία erläutern lässt:

Heliodor, *Aithiopika*, III, 16

[...] πάσχων οἶμαι τὸ τῶν πολλῶν πάθος οἳ τὴν Αἰγυπτίων σοφίαν μίαν καὶ τὴν αὐτὴν ἠπάτηνται κακῶς εἰδότες. Ἡ μὲν γάρ τις ἐστὶ δημώδης καὶ ὡς ἄν τις εἴποι χαμαὶ ἐρχομένη, εἰδώλων θεράπαινα καὶ περὶ σώματα νεκρῶν εἰλουμένη, βοτάναις προστετηκυῖα καὶ ἐπῳδαῖς ἐπανέχουσα, πρὸς οὐδὲν ἀγαθὸν τέλος οὔτε αὐτὴ προϊοῦσα οὔτε τοὺς χρωμένους φέρουσα, ἀλλ' αὐτὴ περὶ αὐτὴν τὰ πολλὰ πταίουσα λυπρὰ δέ τινα καὶ γλίσχρα ἔστιν ὅτε κατορθοῦσα, φαντασίας τῶν μὴ ὄντων ὡς ὄντων καὶ ἀποτυχίας τῶν ἐλπιζομένων, πράξεων ἀθεμίτων εὑρέτις

[...] Ich sagte mir [...], er befinde sich in dem gleichen Irrtum wie die meisten, die die ägyptische Weisheitslehre schlecht kennen und annehmen, es gebe nur eine und die gleiche. Es gibt eine, die ist mehr im niederen Volk verbreitet und bewegt sich sozusagen auf der Erde, sie beschäftigt sich mit Gespenstern, gibt sich mit Toten ab, geht in Wunderkräutern auf und hängt an Zauberformeln. Sie führt weder für sich noch für ihre Anhänger zu etwas Gutem und geht meist in die Irre. Wenn sie (selten genug) einmal Glück hat, ist es ein kümmerli-

528 Zu Etymologie und Bedeutungswandel vgl. H. Bächtold-Stäubli, Handwörterbuch des deutschen Aberglaubens. Berlin ²1987; P. Chantraine, Dictionnaire étymologique de la langue grecque: histoire des mots. Paris 1999 (édition augmentée d'un supplément sous la direction de A. Blanc, Ch. de Lamberterie et J.-L. Perpillou).

529 Meyer – Smith 1994, 2.

530 Meyer – Smith 1994, 2: »After the third century, highbrow philosophers who practiced invocation of divine powers tried to disengage themselves from this magical tradition by rewriting the vocabulary. They called what they did *theurgy*, ›divine work‹, as opposed to *goeteia*, howling out barbaric words. From this came the enduring debate, which has continued into the modern period, over high or white magic versus low or black magic.«

καὶ ἡδονῶν ἀκολάστων ὑπηρέτις. Ἡ δὲ ἑτέρα, [...] ἡ ἀληθῶς σοφία, ἧς αὕτη παρωνύμως ἐνοθεύθη, ἣν ἱερεῖς καὶ προφητικὸν γένος ἐκ νέων ἀσκοῦμεν, ἄνω πρὸς τὰ οὐράνια βλέπει, θεῶν συνόμιλος καὶ φύσεως κρειττόνων μέτοχος, ἄστρων κίνησιν ἐρευνῶσα καὶ μελλόντων πρόγνωσιν κερδαίνουσα, τῶν μὲν γηΐνων τούτων κακῶν ἀποστατοῦσα πάντα δὲ πρὸς τὸ καλὸν καὶ ὅτι ἀνθρώποις ὠφέλιμον ἐπιτηδεύουσα· [...].

ches und armseliges Ergebnis. Sie täuscht Unwirklichkeiten als Wirklichkeiten vor, enttäuscht Erwartungen, verführt zu Verbrechen und dient der Unzucht. Die andere dagegen, [...], die wahrhafte Weisheit, von der die falsche nur den Namen hat und deren Bastardtochter sie ist, die andere, um die wir Priester und Orakeldeuter uns von Jugend an bemühen, blickt zum Himmel empor. Sie ist die Gefährtin der Götter und hat Anteil an der Natur der höheren Wesen. Sie erforscht die Bewegung der Himmelskörper und erlangt dadurch Kenntnis kommender Ereignisse. Den irdischen Unzulänglichkeiten entrückt, ist sie ganz auf das Gute und das den Menschen Gedeihliche gerichtet.
[Übers.: Reymer, 97 f.[531]]

Erstere, von Heliodor als δημώδης σοφία bezeichnet, entspricht weitgehend dem Curriculum der gräkoägyptischen magischen Papyri und würde somit unter die Rubrik γοήτεια fallen, letztere hingegen, die ἀληθῶς σοφία, entspräche mit ihrer astrologischen Fokussierung einer Theurgie gemäß dem hermetischen Schrifttum. Mit verstärkter Ausbreitung einer solchen Differenzierung verschwindet der Magiebegriff zunehmend aus den Texten und wird durch entsprechende Alternativen ersetzt:

> In *Ancient Christian Magic* we have transcendent mysticism as well as chthonic howling, but telling them apart is sometimes difficult; the more closely these texts are actually read, the harder it is to maintain any distinction between piety and sorcery. The texts themselves [...] rarely use the word *mageia*, or other Greek and Coptic words we translate as ›magic‹ and ›sorcery‹. Our texts are frequently invocations of the powers to protect the person from ›magic‹, from sorcery, and against the evil eye. The users did not, therefore, consider themselves practitioners of ›magic‹, which they regarded as a negative term. The terms of positive description they use, *phylakterion* and *apologia*, ›amulet‹ and ›spell‹, really just mean ›protection‹ and ›defense‹. Since the practices are a means of fighting back against magical attack, ›magic‹ does not seem a fitting description.[532]

531 Heliodor, Die Abenteuer der schönen Chariklea, übers. von R. Reymer, mit einem Nachwort von N. Holzberg [Bibliothek der Alten Welt] Zürich 1950 (repr. 2001). Vgl. F. Ebeling, Erzählen in der Tradition des ägyptischen Homer in: B. Magen (Hrsg.), »... Denn das eigentliche Studium der Menschheit ist der Mensch.« Beiträge aus der Ägyptologie, der Geschichtswissenschaft, der Koptologie, der Kunstgeschichte, der Linguistik, der Medizin und ihrer Geschichte, der Musikwissenschaft, der Philosophie, der Politikwissenschaft, der Provenienzforschung und der Rechtsgeschichte zu Ehren Alfred Grimms anläßlich seines 65. Geburtstages (Wiesbaden 2018) 73–85.
532 Meyer – Smith 1994, 2.

2.7.1 »Texts of ritual power«

Vor diesem Hintergrund wird es nun ebenfalls notwendig, die moderne Terminologie im Umgang mit diesen Texten anzupassen, da die Bezeichnung »magische Texte« weder der geschilderten geistesgeschichtlichen Entwicklung noch dem implizierten Bedeutungswandel des Magiebegriffes gerecht wird. Im Zuge ihrer langjährigen Beschäftigung mit dieser Textgruppe, die mehrere grundlegende Publikationen und Texteditionen hervorbrachte, haben Marvin Meyer und Richard Smith die zutreffendere Bezeichnung als »texts of ritual power« geprägt, da diese sowohl der Orientierung wie auch dem geistesgeschichtlichen Umfeld dieser Texte eher gerecht wird:

> A more useful, less value-laden term than either ›magic‹ or ›religion‹, which one scholar after another is beginning to propose, is ›ritual‹. [...] The texts [...], although they range from hostile revenge to personal enhancement, from transcendent ascent to fortune-telling, have one common factor: They are ritual texts. They direct the user to engage in activities that are marked off from normal activity by framing behavior through rules, repetitions, and other formalities. Ritual instructions pervade these texts. [...] Beyond agreement on how rituals are done (correctly, with a focus on rules), theorists are not agreed on why they are done. Whether ritual is in some way symbolic behavior, or communicative behavior, or a focusing of the individual's emotions or perceptions, or a form of social control and cohesion, is a topic of debate. [...] Although many, perhaps most, rituals can be discussed in terms of empowerment or power relations, the texts [...] are overt in their manipulation of power and force. Deities are summoned ›by the power of‹ a talisman, a name, or the power of another divinity. Angels have power and angels are ›powers.‹ The ritualist accomplishes nothing alone, ›not by my power, but by the power of‹ some greater figure. The whole thing is reminiscent of nothing so much as the system of Roman patronage, where a complicated social network enabled individuals to exert pressure based not on power they themselves held but on their relation to a greater personage. In these texts, such a network of forces is ritualized. Notice, in this context, that in the New Testament book of Acts, Simon Magus, who practices *mageia*, calls himself the great power of god, and asks the apostles to ›give me this power.‹ Most Greco-Roman writers use this vocabulary; a *magos* invokes power and uses power. ›Texts of ritual power,‹ then, appears to be a fitting description.[533]

Marvin Meyer und Richard Smith rekurrieren bei ihrer Erläuterung überwiegend auf die soziale Komponente dieser Ritualtexte, die sie mit dem Netzwerk des römischen Patronatsgedankens vergleichen, wobei im Falle der Ritualtexte die entsprechende transzendente Macht den *patronus* verkörpert. Ferner geht es in sämtlichen Texten um Macht, die übertragen und ausgeübt werden soll; eine weitere Gemeinsamkeit stellt ihre konkret zielgerichtete Beschaffenheit dar: rituelle Macht ist hier stets zweckgebunden, auf die Erfüllung eines konkreten Wunsches konzentriert, der entweder auf die für den Antragsteller positive Veränderung einer individuellen Lebenssituation gerichtet ist, oder auf allgemeine Daseinsbewältigung im Sinne

533 Meyer – Smith 1994, 4 f.

einer universellen Schutzfunktion. Eine in jeder Hinsicht kongruente Übertragung des von Marvin Meyer und Richard Smith postulierten Terminus »texts of ritual power« gestaltet sich äußerst schwierig, da keine Übersetzungsmöglichkeit sämtliche implizierte Elemente gleichermaßen berücksichtigt; so beinhaltet beispielsweise der Begriff »Ritualtexte« keine Machtkomponenten etc. Aus diesem Grund wird in der Folge der Begriff »texts of ritual power« als *terminus technicus* unverändert beibehalten.

2.7.2 Fixpunkte iatromagischer Ausdrucksweise

Iatromagische Überlieferungen sind keinesfalls nur genormte, formelhafte Texte, welche sich auf einen immer wiederkehrenden Grundwortschatz beschränken, der kaum variabel scheint, sondern zeichnen sich im Gegenteil durch einen bedeutenden lexikalischen Reichtum aus, der insbesondere auf dem Gebiet der Nosologie und Therapeutik zum Tragen kommt. Eindeutige Schwerpunkte bilden hierbei, aufgrund ihrer Komplexität, die diversen Fiebererkrankungen sowie die ›Epilepsie‹.[534] Epochenspezifische und kulturell bedingte Veränderungen bzw. Fokusverlagerungen in Vokabular und Lexikographie stellen für die »texts of ritual power« wichtige Datierungskriterien dar; entscheidende Hinweise nicht nur auf chronologische, sondern in hohem Maße auch sozial-gesellschaftliche und demographische Momente liefert zudem die Analyse der standardisierten Formeln, deren An- oder Abwesenheit in den Texten häufig Indiz für soziologische Veränderungen sein kann, indem sie beispielsweise bei der Amulettgestaltung einen deutlichen Rückgang der Individualität zugunsten einer stark kommerzialisierten Massenproduktion veranschaulichen, wenn vorgefertigte Standardtexte nurmehr Raum für den Namen des Nutzers aussparen. Roy Kotanskys[535] grundlegende linguistische Analyse der »texts of ritual power« und Amuletttexte ergab folgende markante Eckpunkte:

534 Zu diesem Ergebnis kommt de Haro Sanchez 2010, 131 aufgrund eingehender Analyse der iatromagischen Papyri: »L'étude du vocabulaire nosologique et des thérapeutiques (médicales ou magiques) attestés dans le papyrus iatromagiques grecs révèle une importante richesse lexicale. Trois affections ont été retenues pour leur complexité ou leur fréquence, et sont présentées ici: les fièvres, les traumatismes et l'›épilepsie‹.« In byzantinischer Zeit liegt der Fokus der iatromagischen Komplementärtherapie neben etlichen anderen Bereichen (vgl. Kap. 4) auf Fieber (Kap. 4.9) und Anfallsleiden (Kap. 4.10); die Wundbehandlung folgt hingegen ausschließlich konventionellen Prämissen.

535 Kotansky 2002, 46, darauf basierend die nachfolgende tabellarische Aufstellung d. Verf.

1. Jh. v.Chr. – 2. Jh. n.Chr.	individuelle Gestaltung, keine standardisierten Formeln
3./4. Jh. n.Chr. und später	typische Amulettformeln[536]: – ἔτεκεν; – ἤδη, ἤδη, ταχὺ ταχύ (Textbsple.: Suppl. Mag. I, 23.17; I, 35.14 etc.) – Beschwörungsformeln, z.B. ἐπικαλοῦμαι σε oder ἐξορκίζω σε[537] etc. – fixierter Imp. Aorist, z.B. διαφύλαξον
typisch für christliche Texte	– Imp. Aorist θεράπευσον (Textbsple.: Suppl. Mag. I, 20.3, 7; 21.8 f.; 28.4; 34.1 f., 4 f. etc.) – φυλακτήριον mit spezieller Referenz auf den Amuletträger (Textbsple.: Suppl. Mag. I, 23.15 f.; I, 30.4 f.; I, 34.9 f.)

Namen spielten im magisch-rituellen Kontext eine ganz herausragende Rolle, da der Name als Sitz bzw. Manifestation der individuellen Persönlichkeit betrachtet wurde. Nicht nur der Name des Ritualisten oder Antragstellers bzw. im iatromagischen Kontext des Patienten war für die erfolgreiche Ritualhandlung zumeist unerlässlich, sondern noch viel mehr die genaue Kenntnis heiliger und kultisch bedeutsamer Namen, so z.B. sämtliche Formen von Götter- und Dämonennamen.[538] Diese Vorstellung wurde ins Christentum tradiert, indem zwar christliche Namensformen mit traditionellen paganen Götter- oder Dämonennamen kombiniert, nicht hingegen die letzteren als nunmehr redundant ersetzt wurden. Die ägyptische Vorstellung, dass es für den Verstorbenen unerlässlich sei, sämtliche Namen der Wächter des Totenreiches zu kennen und beim Durchschreiten der jenseitigen Pforten auszusprechen,[539] hat sich ebenfalls ins Christentum tradiert, so in einem rituellen koptischen Text, der Christi Kreuzestod und seine anschließende Höllenfahrt thematisiert:

> Die Gebeine der Toten standen auf. In ihren Leibern gingen sie nach Jerusalem. Sie gingen wieder / in das Grab. Ich bin Jesus Christus, ich habe mir einen Becher Wassers in meine Hand genommen, ich habe über ihn eine Anrufung gemacht im Namen von Marmaroi, der Macht, die vor dem Vater steht, der großen Kraft des Barbaraoth, des rechten Armes des Baraba, der Lichtwolke, die / vor Jao Sabaoth steht. So habe ich meinen Becher Wassers in das Meer hinabgegossen. Es spaltete sich in seiner Mitte. Ich blickte hinunter, ich sah den Einhörnigen, hingeneigt auf eine goldene Wiese, der da genannt wird Sappathai. Da sprach er zu mir, indem er sagte: ›Wer bist du? Wenn du so / in diesem Leibe oder in diesem Fleisch dastehst, bist du

536 Zur Terminologie der Amulette vgl. auch Vakaloudi 2000, 206 f.

537 Speziell zu exorzistischem Vokabular vgl. Twelftree 2007, 60 Anm. 13 mit Diskussion und einer Bibliographie zur Wortfamilie ὀρκίζω/ἐξορκίζω; vgl. ferner M. Meyer – P. Mirecki (Hrsg.), Ancient Magic and Ritual Power [RGRW 129] Boston/Leiden 1995.

538 Vgl. Hopfner 1921, 173–183; Versnel 2002, 112 und Kap. 2.5.

539 Vgl. E. Hornung (Hrsg., unter Mitarb. v. A. Brodbeck und E. Staehelin), Das Buch von den Pforten des Jenseits. Nach den Versionen des Neuen Reiches, Teil I (Text) [Aegyptiaca Helvetica 7] Basel 1979 und Teil II (Übers. und Komm.) [Aegyptiaca Helvetica 8] Basel 1980.

nicht in meine Gewalt gegeben‹. Da sprach ich zu ihm, indem ich sagte: ›Ich bin Israel-el, die Kraft von Jao Sabaoth, die große Kraft von Barbaraoth‹. So verbarg er sich vor mir. In der Kraft auch der sechs Namen, die der Vater ausgesprochen hat über das Haupt seines geliebten Sohnes, als er / am Kreuze erhöht war, indem er sprach: ›Mein wahrer Name ist Pharmen Ibubar Sich Tach Saba Chirinu‹. In der Kraft von Heretimos, in der Kraft von Hikusad, in der Kraft von Harmichusad, in der Kraft von Mpharmen, des Läufers des Vaters, in der Kraft von Senkeber Kankitha, in der Kraft von Orphaneute und der Kraft / von Orphamiel, des großen Fingers der rechten Hand des Vaters![540]

Christus selbst ist demnach diesen rituellen Ur-Mechanismen unterworfen; nur in Kenntnis und Anwendung der rituell mächtigen Namen kann er sein Erlöserwerk vollenden. Interessant ist dieser Text auch dahingehend, als er Christus und damit das Christentum insgesamt in eine ältere, bereits seit Langem bestehende Tradition einbindet, gleichsam als Bestandteil und Wegstrecke innerhalb dieser, jedoch nicht als ihr Ersatz. Vor diesem Hintergrund wird auch das Nebeneinander paganer und christlicher Elemente innerhalb der »texts of ritual power« verständlich: die eine Kulturform ersetzt nicht die andere, sondern gewinnt ihre (rituelle) Kraft aus der Vereinigung beider. Wie Derek Krueger[541] anhand einer ausführlichen Textanalyse schlüssig zeigen konnte, griff der byzantinische Hymnograph Romanos Melodos (485–zwischen 555 und 562 n.Chr.)[542] genau diese Thematik in einer seiner Hymnen (Hymne 19, *Maria am Kreuz*[543]), einem Zwiegespräch zwischen Jesus Christus und seiner Mutter über den Sinn der Kreuzigung, auf, indem er den gräkoägyptischen Aspekt der Höllenfahrt Christi mit der *Christus medicus-Vorstellung* kombiniert. Christus erklärt seiner Mutter, dass die Notwendigkeit seiner Kreuzigung und anschließenden Höllenfahrt darin bestehe, die erkrankte Menschheit, symbolisiert durch Adam und Eva (19, § 10), zu heilen. In seiner Eigenschaft als Arzt müsse er in die Unterwelt hinabsteigen, quasi um dort einen ärztlichen Hausbesuch abzustatten; als chirurgisches Instrumentarium fungieren dabei die *Arma Christi*: Lanze, Essig, Kreuzesnägel, Purpurmantel und, schließlich, das Kreuz selbst (19, § 13):

Romanos 19,10 (ed. Maas – Trypanis, 146)

Ὑπὸ ἀσωτίας, ὑπ' ἀδηφαγίας	Aufgrund von Schwelgerei und Gefräßigkeit
ἀρρωστήσας ὁ Ἀδὰμ κατηνέχθη ἕως Ἅιδου κατωτάτου	erkrankte Adam und wurde in die unterste Hölle geworfen
καὶ ἐκεῖ τὸν τῆς ψυχῆς πόνον δακρύνει.	und dort beweint er den Seelenschmerz.
Εὔα δὲ ἡ τοῦτον ἐκδιδάξασα ποτὲ τὴν ἀταξίαν	Eva aber, da sie ihn damals die Ungehörigkeit

540 London Ms. Or. 6796 (4). 6796; Übers.: Kropp KZT, II, 57–59.

541 D. Krueger, Healing and Salvation in Byzantium, in: Pitarakis – Tanman 2018, 15–28, bes. 16 f.

542 F. Tinnefeld, s.v. *Romanos der Melode* (hl.), byzantinischer Hymnograph, in: Biographisch-Bibliographisches Kirchenlexikon 8, (Herzberg 1994) 633–636.

543 Edition: P. Maas – C.A. Trypanis (Hrsg.), Sancti Romani Melodi Cantica, Cantica genuina (Oxford 1963) 142–149, bes. 146 f. (§§ 10 und 13).

σὺν τούτῳ στενάζει· σὺν αὐτῷ γὰρ ἀρρωστεῖ,	gelehrt hatte stöhnt mit ihm; zusammen mit ihm ist sie nämlich krank,
ἵνα μάθωσιν ἅμα τοῦ φυλάττειν ἰατροῦ παραγγελίαν· [...]	damit sie beide lernen, die Anordnung des Arztes zu befolgen [...]

Romanos 19,13 (ed. Maas – Trypanis, 147)

Μικρὸν οὖν, ὦ μῆτερ, ἀνάσχου καὶ βλέπεις,	Gedulde dich noch ein wenig, Mutter, und du wirst sehen,
πῶς καθάπερ ἰατρὸς ἀποδύομαι καὶ φθάνω ὅπου κεῖνται,	wie ich mich, gleichwie ein Arzt, entkleide und dahin gelange, wo sie liegen,
καὶ ἐκείνων τὰς πληγὰς περιοδεύω,	und die Wunden jener versorge,
τέμνων ἐν τῇ λόγχῃ τὰ πωρώματα αὐτῶν καὶ τὴν σκληρίαν·	indem ich mit der Lanze ihre Schwielen und Wundschorf schneide.
λαμβάνω καὶ ὄξος, καὶ ἐπιστύφω τὴν πληγήν·	Ich nehme auch Essig, um die Wunde zusammenzupressen;
τῇ σμίλῃ τῶν ἥλων ἀνευρύνας τὴν τομὴν χλαίνῃ μοτώσω·	nachdem ich mit der Sonde der (Kreuzes-)Nägel den Schnitt erforscht habe, stopfe ich ihn mit dem Mantel aus.
καὶ δὴ τὸν σταυρόν μου ὡς νάρθηκα ἔχων	Und mit meinem Kreuz als Schiene
τούτῳ χρῶμαι, μῆτερ, ἵνα ψάλλῃ συνετῶς	wende ich das an, Mutter, damit du unausgesetzt lobpreist:
‚πάσχων πάθος ἔλυσεν ὁ υἱὸς καὶ θεός μου.'	›Leidend hat mein Sohn und mein Gott das Leid beseitigt‹. [Übers. d. Verf.][544]

Vergleichbare medizinische Metaphern sind in der byzantinischen Literatur nicht selten,[545] doch liegt hier, bei Romanos Melodos im 6. Jh. n.Chr. – also im selben Zeitraum wie Alexander von Tralleis – eine singuläre Verknüpfung zwischen *Christus medicus* und der Höllenfahrt Christi vor. Damit erweist sich das 6. Jh. n.Chr. erneut als Epoche der intensiven Beschäftigung mit dem spätantiken Quellenmaterial, was sicherlich nicht zuletzt auf die synkretistisch orientierten Kompilationen des 4. Jhs. (vgl. Kap. 2.4) zurückzuführen ist, die dem byzantinischen Kompilator bzw. Redaktor eine Quellensituation erschlossen haben, auf die er andernfalls wohl kaum Zugriff gehabt hätte. Gräkoägyptisch-koptische Motive bzw. Motivketten, die

544 Vgl. D. Krueger, Healing and Salvation in Byzantium, in: Pitarakis – Tanman 2018, 16 mit engl. Übers.

545 So z.B. Michael Psellos, Chronographia VII, 53–59 mit der Metapher vom Staat als degenerierter, kranker Körper, der entsprechend therapiert werden muss: Psellos vergleicht in diesem Zusammenhang die Reformen unter Kaiser Isaak I. Komnenos (1005–1061, reg. 1057–1059 n.Chr.) mit einer operativen Therapie, deren wesentliche Merkmale im Brennen und Schneiden bestanden, um die Krankheitssymptome dauerhaft zu beseitigen. Vgl. dazu D.R. Reinsch (Hrsg./Einl./Übers./Anm., in Zus.arbeit mit L.H. Reinsch-Werner), Michael Psellos: Leben der byzantinischen Kaiser (976–1075)/Chronographia (Berlin/München/Boston 2015) 646–657.

zum Teil auf altägyptische Wurzeln zurückgeführt werden können, standen dem byzantinischen Benutzer auf diese Weise zur Verfügung, ohne dass er unmittelbar auf die Primärquellen zurückgreifen musste.

2.7.3 Terminologie des Amulettbegriffes

Eng mit dem Magiebegriff verbunden ist der des Amuletts, welcher sich in vielerlei terminologischen Varianten manifestiert, je nach Betonung seines spezifischen Charakters bzw. seiner Zielsetzung als Medium zum individuellen, kollektiven oder universalen Schutz (φυλακτήριον[546]), zur Abwehr schädlicher Einflüsse (ἀποτρόπαιον), gegen Behexung (βασκάνιον, προβασκάνιον[547]), zur Erfüllung sämtlicher Forderungen und Wunschvorstellungen (τέλεσμα), oder auch aufgrund seiner Applikation (περίαπτον, περίαμμα).[548] Im medizinischen Kontext überwiegt περίαπτον und περίαμμα, die bereits bei Dioskurides als Synonyme verwendet werden[549].

Diosk. III, 150,2

ἀνάγυρος· οἱ δὲ ἀνάγυριν, οἱ δὲ ἄκοπον καλοῦσι. [...] ἔστι δὲ καὶ περίαπτον δυστοκούσαις· δεῖ μέντοι μετὰ τὸ τεκεῖν εὐθέως ἀφελόντα ῥίπτειν τὸ περίαμμα.

Anagyros: die einen nennen sie [sc. die Pflanze; Anm. d. Verf.] Anagyris, die anderen Akopon. [...] Sie dient auch als Amulett (περίαπτον) gegen Geburtsschwierigkeiten; man muss das Amulett (περίαμμα) aber sofort nach der Entbindung abnehmen.
[Übers. d. Verf., vgl. Aufmesser 2002, 216]

546 Die frühesten Belege im Amulettkontext finden sich tatsächlich in den gräkoägyptischen Papyri, vgl. LSJ 1960. Vgl. Prümm 1954, 363, wo der Unterschied zwischen christlichem und paganem Amulett im Umgang mit den dahinterstehenden Mächten definiert wird: während das christliche Amulett Schutz vor negativen Mächten gewährleisten soll, versucht das pagane Amulett sich diese kraft Magie zu Diensten zu machen.

547 Amulette gegen Behexung und ›Bösen Blick‹ (βασκανία) verwenden teilweise eine von medizinischen Amuletten komplett verschiedene Terminologie, so erscheint auf letzteren zum Beispiel nie der Begriff δεισιδαιμονία, der jedoch in den frühbyzantinischen Amuletten gegen βασκανία häufig erscheint, vgl. dazu ausführlich Vakaloudi 2000, 182–210 mit Begriffsdefinition auf S. 182. Zur Annahme eines ägyptischen Ursprungs der Vorstellung vom ›Bösen Blick‹ vgl. Vakaloudi 2000, 185 mit Verweis auf Pinch 1994, 73 in Anm. 18.

548 Vgl. Jouanna 2011, 48–54 mit ausführlicher terminologisch-linguistischer Analyse sämtlicher Begriffe sowie anschließender Fokussierung auf den Gebrauch von περίαπτον und περίαμμα bei Galen; zur terminologischen Unterscheidung zwischen φυλακτήρια, περίαπτα und περιάμματα vgl. Vakaloudi 2000, 190 mit Anm. 38–40 und Vakaloudi 2003, 194 (mit Belegstellen bei den Kirchenvätern); zur Terminologie speziell medizinischer Amulette vgl. Albano, ›noble portugais‹ [Pseudonym von Simon Blocquel; Anm. d. Verf.], Phylactères ou préservatifs contre les maladies, les maléfices et les Enchantements, exorcismes etc. Paris s.d. (1848).

549 Vgl. Jouanna 2011, 48.

Jacques Jouannas minutiöse philologisch-linguistische Untersuchung des Wortfeldes περιάπτειν und dessen Gebrauch speziell in Galens Schrifttum erbrachte unter anderem das Ergebnis, dass dessen »emploi technique«[550] die besondere Attraktivität dieses Wortfeldes insbesondere für den Gebrauch im medizinischen Kontext ausmache, indem das solchermaßen bezeichnete Amulett ohne Rücksicht auf seinen iatromagischen Hintergrund als eine Art der Medikation bzw. therapeutische Alternative behandelt wird[551]: so besteht der einzige Unterschied zwischen einem περίαπτον (Amulett zum Umhängen) und beispielsweise einem κατάπλασμα (feuchter Umschlag) in der jeweiligen Anwendungsform.

Diesen Ansatz dürfte Alexander von Tralleis (vgl. Kap. 3.2) direkt von Galen übernommen haben, ebenso wie die Betonung des experimentell-empirischen Wertes (διὰ πείρας bei Alexander) der empfohlenen ›Iatromagica‹. Sowohl bei Galen wie auch bei Alexander (AlexTrall., Ther. VIII, 2 [II, 375 Pu.]) spielt das Wort φορέω eine besondere Rolle im Zusammenhang mit der therapeutischen Anwendung von Amuletten, indem es auf eine gewohnheitsmäßige Applikation über einen längeren Zeitraum hinweist. Bei beiden Autoren kommt ausschließlich das Wortfeld περιάπτειν zur Anwendung, niemals jedoch das sonst – insbesondere in christlicher Zeit – für Amulette gebräuchliche φυλακτήριον.

Jacques Jouannas diesbezügliche Analyse der Schriften Galens konnte zudem zeigen, dass die Verwendung von περιάπτειν als medizinisch-therapeutischer *terminus technicus* in Zusammenhang mit einer amulettbasierten Komplementärtherapie rein auf die beiden Abhandlungen zur *materia medica* beschränkt bleibt; als περίαπτα oder περιάμματα erscheinen in erster Linie gegenständliche Amulette, deren Wirksamkeit auf der experimentell erprobten und bestätigten Heilkraft ihrer Substanz beruht. Ihre Applikation kann zudem mit Räucherungen, Libationen oder Rezitationen verbunden sein, ferner können sie mit Inschriften (*voces magicae*) oder Abbildungen versehen sein, doch essentiell im medizinischen Kontext bleibt ausschließlich ihre Substanz.[552]

Auf diese substanzimmanente, experimentell nachweisbare Wirkung der Amulette als Therapeutika weist bei Alexander noch verstärkt der Zusatz φυσικόν hin, wodurch eben genau diese, in der spezifischen Natur der Amulettsubstanz angelegte Heilkraft illustriert wird. Das Wortfeld φυσικός ist im iatromagischen Kontext bereits weit vor der byzantinischen Zeit in all seinen Formen, hauptsächlich aber als Adverb φυσικῶς, gut belegt. Aufgrund des Nuancenreichtums seines Bedeutungsspektrums gestaltet sich eine adäquate Übersetzung schwierig; Noemi Janowitz

550 Jouanna 2011, 49–54 (Zitat: S. 49).

551 Vgl. Dickie 2001, 24; Pezzoli-Olgiati 2007, 14 unter Bezugnahme auf PGM I, 328–331: »Magic is described here as a practical knowledge dealing with different techniques whereby the communication between the specialist and the gods plays a fundamental role.«

552 Die vorausgehenden Ausführungen folgen Jouanna 2011, 52–59.

schlägt die Wiedergabe mit »naturally powerful« vor, denn »[t]his translation points to the mysterious and powerful forces in the world which effect its operations but which are obscure to the average person.«[553] Die immanente Natur einer heilkräftigen Substanz stellt sich im iatromagischen Kontext jedoch nicht gar so obskur dar, denn sie wird bedingt durch die kosmische Sympathie – auch das ist eine Bedeutungsnuance, die bei φυσικῶς stets mitschwingt und unbedingt zu berücksichtigen ist, weshalb eine Interpretation des bei Alexander häufig erscheinenden φυσικὸν περίαπτον als ›sympathiebasiertes Amulett‹ vielleicht tatsächlich zutreffend und nicht zu weit gegriffen wäre.

2.7.4 Rezitationen

Neben Amuletten spielten Rezitationen, sog. ἐπῳδαί oder *incantationes*, seit jeher eine zentrale Rolle, so erscheint bereits in Homers Odyssee (XIX, 455–457) der Hinweis auf eine Rezitation, die Blutfluss stoppen könne und der platonische Dialog *Euthydemos* (289e4–90a3) erwähnt Rezitationen gegen gefährliche Tiere (Schlangen, Skorpione, Spinnen etc.) und sämtliche Formen von Krankheiten[554] – letzteres ein deutlicher Hinweis auf das Vorherrschen eines noch stark ontologisch geprägten Krankheitsbildes[555]. Das therapeutische Zusammenspiel von Rezitationen und Amuletten (περίαπτα oder περιάμματα) war im 5. Jh. n.Chr. eine durchgängige Praxis, zumal diese nach wie vor als feste Bestandteile der Heilkunde fungierten:

> Besides incantations there was the technique of wrapping substances, whether animal, mineral or vegetable, or a combination of these, about a limb or the neck of the patient. This wrapping was called in Greek a *periamma* or a *periapton* and in Latin an *amuletum*. Incantation and the application of an amulet to a patient were probably very often performed in conjunction. Plato has Socrates speak of a certain leaf that was useless as a remedy (*pharmakon*) unless an incantation (*epaoide*) was intoned over it, but which was an effective cure for headache if the incantation was performed (Chrm. 155e5–8). Although it is not altogether clear, it does rather look as if Plato has in mind a leaf that is to be attached as an amulet or *periapton*. The poet Pindar, in a poem composed in the 470s BC, provides a list of the techniques employed by the mythical father of ancient medicine, Asclepius, to cure patients of their ills: (1) gentle incantations (*epaoidai*); (2) soothing potions; (3) the wrapping (*periaptein*) of antidotes (*pharmaka*) about limbs; (4) cutting or surgery (Pyth. 3.47–53). A century later, amongst the techniques employed to heal the sick that Socrates in Plato's *Republic* lists, are incantations and amulets (426b1–2). The use of incantations by doctors continued into the second century AD, if not later, and was sanctioned by the greatest physician of the time, Galen (AlexTrall 2.475 Pu). To re-

---

553 Janowitz 2001, 69.
554 Dickie 2001, 24; vgl. auch W.D. Furley, Besprechung und Behandlung. Zur Form und Funktion von ἐπωιδαί in der griechischen Zaubermedizin, in: G.W. Most et al. (Hrsg.), Philanthropia kai Eusebeia. Festschrift für Albrecht Dihle zum 70. Geburtstag (Göttingen 1993) 80–104.
555 Vgl. S. Winkle, Geißeln der Menschheit. Kulturgeschichte der Seuchen (Berlin ^{3}2014) ix.

> turn to the fifth century BC, it may fairly be inferred that Pindar thought incantations and amulets were healing devices sanctioned by the father of medicine. In the middle of the fifth century in the *Oresteia* of Aeschylus we find an implicit distinction made between incantations used to reverse or cure other ills and incantations that were employed to raise the dead: the latter were forbidden and their use punished; other forms of medical incantation, it is implied, were allowed. It is less clear what Plato's own position was, but he does speak of amulets and incantations as though in the eyes of his contemporaries they were on a par with surgery, drugs and cauterization. There is, accordingly, every reason to suppose that medical incantation was a recognized and respectable procedure not infected by the taint of sorcery.[556]

Auch im iatromagischen Kontext wird die Wirksamkeit eines Amuletts zunächst auf seine Substanz zurückgeführt, doch während Galen diese selbst, wie am Beispiel der Päonienwurzel, als *materia medica* experimentell beweisen konnte, führt sie die Iatromagie auf die Apollonios von Tyana (vgl. Kap. 2.4.1) zugeschriebene στοιχείωσις-Lehre zurück. Dieser liegt die Vorstellung zugrunde, dass jedem kosmischen Element und jeder Naturkraft ein Dämon innewohne, den man sich zunutze machen könne, indem man ihn in Steine, Metallobjekte oder sonstige Substanzen bannt, wobei allerdings die Regeln der Sympathielehre beachtet werden müssen.[557] Rezitationen und entsprechende Beschriftungen dienten demnach einer solchen ›Aufladung‹ der Amulettsubstanz, weshalb die Rezitationen oder Inschriften zumeist Dämonennamen und die mit ihnen verbundenen Zahlenkombinationen, *voces magicae* sowie astrologische Anweisungen, welche die Anbindung an die kosmische Komponente der στοιχείωσις-Lehre implizieren, beinhalten.[558] In christlicher Zeit wird diese Tradition nicht aufgegeben, sondern umgewidmet: die ἐπῳδή wird nun zur προσευχή (Gebet), doch bleibt der generelle Kontext unverändert, ebenso wie die ursprünglichen inhaltlichen Komponenten, zu denen christliche Motive einfach hinzugefügt werden.

2.7.5 Iatromagische Formeln

Die iatromagische Standardformel setzt sich aus folgenden Elementen zusammen: Benennung der Ursache (Krankheitsbild oder Symptombeschreibung), Anrufung einer zuständigen übernatürlichen Macht christlicher oder paganer Natur oder auch Mischformen, begleitende *voces magicae*, Name und Genealogie desjenigen, für den

556 Dickie 2001, 24 f.

557 Vgl. Vakaloudi 2000, 191 mit Anm. 43 (ausführliche Bibliographie); A. Vakaloudi, Μαγεία, πολιτική, θρησκεία και φιλοσοφία στο πρώιμο Βυζάντιο, Βυζαντιακά 19 (1999) 99–136.

558 Zur ἐπῳδή auf Amuletten vgl. Vakaloudi 2000, 191 mit Textbeispiel (PGM 113, 1–4, S. 313 Betz); A. Vakaloudi, The Kinds and the Special Function of the ἐπῳδαί (epodes) in the Apotropaic Amulets of the First Byzantine Period, Byzantinoslavica 59-2 (1998) 222–238; zur Verwendung von Homerzitaten innerhalb von iatromagischen Formeln als *incantationes* vgl. de Haro Sanchez 2010, 137.

das Amulett bestimmt ist, und/oder Ritualvermerk.[559] Die Sprache an sich spielt hier eine essentielle Rolle, nicht jedoch die Sprachfamilie: so können griechische Termini und Formeln unübersetzt in lateinische *incantationes* integriert werden[560], ebenso wie altägyptische, koptische oder aramäische Worte und Formeln, welche jedoch zumeist in gräzisierter oder gelegentlich auch latinisierter Transkription, jedoch nicht Übersetzung, erscheinen.

Iatromagische Amulett- oder Rezitationsformeln unterscheiden sich von konkreten Rezepten dahingehend, da sie weder exakte Symptombeschreibungen liefern noch pathologische Entwicklungen aufzeigen, und sich auch nicht auf medizinische Referenzliteratur beziehen. Krankheitsbild bzw. Symptomatik wird nur insoweit beschrieben, als es für den Ritualzweck erforderlich ist, jedoch unter Rückgriff auf ein äußerst reichhaltiges medizinisches, aus Pathologie, Anatomie und Therapeutik entlehntes Fachvokabular.[561] Laut Magali de Haro Sanchez beinhalten die iatromagischen Amulette zwei grundsätzliche Aktionstypen, nämlich den prophylaktisch-präventiven und den therapeutisch-kurativen.[562] Beide rekurrieren gleichermaßen auf ein medizinisches Fachvokabular, verwenden aber ebenso metaphorische Formulierungen, wie Magali de Haro Sanchez an zahlreichen Textbeispielen schlüssig nachweisen konnte; gleichzeitig spielt das rhetorische Element eine große Rolle.[563] Aus ihrer lexikalisch-strukturellen Analyse der iatromagischen Papyri schließt Magali de Haro Sanchez sehr überzeugend, dass zumindest ein Großteil der Verfasser, Kopisten oder Redakteure dieser Texte nicht nur über medizinisches Grundwissen, sondern durchaus über recht fortgeschrittene Kenntnisse auf dem Gebiet der Heilkunde verfügt haben musste, wofür nicht nur die entsprechende Fachterminologie, sondern insbesondere auch die minutiösen, klimaktisch aufgebauten Symptomschilderungen sprechen.[564] In deutlichem Gegensatz zu dem verhältnismäßig hohen Sprachniveau der iatromagischen Papyri, gerade in lexikographischer und syntaktischer Hinsicht, steht die Fülle der überlieferten Amulette mit vielerlei orthographischen und syntaktischen Abweichungen. Meines Erachtens belegt dieser Verzicht auf literarische Konzeption und sprachliche Qualität in erster Linie ihren Charakter als reine, unmittelbare Ge-

559 De Haro Sanchez 2010, 132.

560 Vgl. hierzu ausführlich Ferraces Rodríguez 2010, 38 f. Ebenso umgekehrt die Integration lateinischer oder italienischer Passagen in griechische Texte, wo sie dann, in griechische Buchstaben transliteriert und ohne Worttrennung niedergeschrieben, die Funktion von *voces magicae* übernehmen, vgl. Pradel 1907, 266, 269, 271 und öfter; B. Pitarakis, The Incarnated Logos, Divine Music, and Exorcism, in: Pitarakis – Tanman 2018, 50.

561 Ausführlicher Überblick bei de Haro Sanchez 2010, 132–144 mit Verweis auf ein Dissertationsprojekt zu dieser Thematik: M. de Haro Sanchez, Influences multiculturelles sur la forme, la présentation, l'illustration et le contenu des papyrus iatromagiques grecs.

562 De Haro Sanchez 2010, 138 f. mit Tabelle.

563 De Haro Sanchez 2010, 140–142.

564 De Haro Sanchez 2010, 144; vgl. M.-H. Marganne, La collection médicale d'Antinoopolis, ZPE 56 (1984) 117–126.

brauchsobjekte, deren alleiniger Zweck in ihrer erhofften Wirksamkeit lag, weshalb Rückschlüsse auf das Bildungsniveau[565] ihrer Klientel nur mit äußerster Vorsicht, wenn überhaupt, möglich sind, zumal gerade therapeutische Amulette nicht auf bestimmte Gesellschaftsschichten beschränkt waren, sondern generell kursierten. Hinzukommt, dass sprachliche Ungereimtheiten, gerade im Bereich der Orthographie, gelegentlich auch zu apotropäischen Zwecken bewusst gewählt sein können, ähnlich der ›Entschärfung‹ gefährlicher Zeichen in Hieroglypheninschriften, deren negative Kraft durch Wegnahme eines Zeichenbestandteiles gemindert werden sollte.[566]

Ein beliebtes Stilmittel iatromagischer Texte, insbesondere als Amulettformel, ist die *historiola*, wobei es sich um eine mythologische Rahmenerzählung mit konkretem Bezug zur aktuellen Situation handelt. Am beliebtesten sind *historiolae* aus dem ägyptischen Horus-Isis-Themenkreis, doch begegnen sie ebenfalls im Kontext mit archaischen Formeln oder literarischen Zitaten. Laut Jeffrey Spier unterstützt ihre Verwendung die Annahme von speziellen Handbüchern, die als Vorlage verwendet wurden, ganz nachdrücklich.[567]

Die besondere Bedeutung der Sprache in magischen Texten generell manifestiert sich wohl am deutlichsten bei der sog. Buchstabenmystik, wenn der magische Gehalt einzelner Buchstaben, Buchstabenreihen oder spezieller Wortschöpfungen als Vehikel der beabsichtigten magischen Wirkung Rezitationen unterstützt oder gar selbst ins Zentrum der Amulettformel rückt. In der Folge soll ein knapper Überblick die Vielfalt der sprachlichen Möglichkeiten illustrieren.

Das bekannteste Beispiel einer inhaltlich komplexen Wortschöpfung ist der Name Abrasax[568], der sowohl in den magischen Texten wie auch auf Gemmen und Amuletten häufig erscheint. Die Namensform an sich ist möglicherweise aus dem Hebräischen abzuleiten[569]; seine Buchstabenabfolge entspricht dem Zahlenwert 365, was auf seine Herkunft aus einem gnostischen, von altägyptischen Traditionen und

565 Vgl. Vakaloudi 200, 192.

566 Vgl. J. Kahl, Ein bislang unbeachtetes Beispiel für die Unschädlichmachung von Schriftzeichen aus dem sogenannten Menesgrab in Naqada, Studien zur altägyptischen Kultur (SAK) 28 (2000) 125–129 mit ausführlicher Bibliographie zu dem Phänomen der (rituellen) Unschädlichmachung von Schriftzeichen. Zur »magische[n] Strategie des Euphemismus als einer Variante des Sprachtabus« vgl. O. Panagl, Gutachten über die Habilitationsschrift von Isabel Grimm-Stadelmann vom 27.03.2017. Für zahlreiche inspirierende Gespräche und Diskussionen zu dieser Thematik danke ich Oswald Panagl sehr herzlich.

567 Spier 2014, 58 f.

568 R. Merkelbach – M. Totti, Abrasax: Ausgewählte Papyri religiösen und magischen Inhalts 1–4 [Abhandlungen der Rheinisch-Westfälischen Akademie der Wissenschaften. Sonderreihe Papyrologica Coloniensia] Opladen 1990–1996 (Bd. 2: R. Merkelbach als alleiniger Verf.); F. Marco Simón, Abraxas. Magia y religión en la Hispania tardoantigua, in: Héroes, semidioses y daimones, Primer encuentro-coloquio de ARYS. Jarandilla de la Vera 1989 (Madrid 1992) 485–510; Michel 2004, 481 mit Bibliographie.

569 Ein entsprechender Vorschlag bei Meyer – Smith 1994, 387.

spekulativer Religionsphilosophie gleichermaßen stark geprägten Milieu schließen und sich vielleicht auf die Lehre des Alexandriners Basileides zurückführen lässt, wie Lászlo Kákosy vermutet:

> Die Nachfolger des alexandrinischen Meisters haben, wie auch einige Astrologen, die Existenz von 365 Himmeln angenommen. Den Führer dieser Himmelssphären benannten sie mit dem Namen Abrasax. Das soll heißen, daß dieses Wesen den gesamten Kosmos umfaßte.[570]

Diese kosmische Komponente des »Abrasax« lässt sich ohne Weiteres mit der στοιχείωσις-Lehre in Einklang bringen, was, zusammen mit seiner synkretistischen Verbindung mit Iaô (Sabaôth), zu seiner großen Beliebtheit im religions- und kulturenübergreifenden Kontext wesentlich beigetragen hatte.

Ebenfalls kosmische Orientierung besitzen die sieben Vokale des griechischen Alphabets (α–ε–η–ι–ο–υ–ω), welche in unterschiedlichen Reihungen und Anordnungen[571] in den magischen Texten erscheinen: sie entsprechen den sieben Planeten, können aber ebenso als Namen der sieben Erzengel verstanden werden.[572]

In christlichen Texten »of ritual power« findet sich des Öfteren die vierteilige Wortreihe ἄλφα λεὼν φωνὴ ἀνήρ, welche als Namen der vier lebenden Kreaturen nach Ezekiel die vier Evangelisten symbolisiert: »Stier« (hebr. *aleph*), »Löwe« (griech. λεών), »Adler« (griech. φωνή, »Stimme«) und »Mensch« (griech. ἀνήρ).[573]

Unterschiedliche Interpretationsmöglichkeiten kommen für das Kryptogramm *X M Γ* in Frage: χειρός μου γράφε oder Χριστὸν Μαρία γεννᾷ, eventuell auch als Abkürzung für »Christus, Michael, Gabriel«, und außerdem kann noch eine numerische Erklärung in Betracht gezogen werden, nämlich *X M Γ* als Buchstabenwert der Zahl 643.[574]

Vornehmlich in christlichen Amuletten gegen Fieber erscheint das Palindrom *Sator areto tenet otera rotas*, zu dem eine Vielzahl häufig kontroverser Interpretationsvorschläge existiert: so wird es gelegentlich als »Vaterunser«-Anagramm verstanden oder seine Entstehung in einem stoisch-pythagoreischen oder kultisch-rituellen Umfeld (z.B. im Mithras-Kult[575]) angesiedelt; neuerdings wird sogar ein ägyptischer Hintergrund vermutet, wenn Miroslav Marcovich die Phrase mit »The sower Horus/Har

570 Kákosy 1995, 3039.
571 Vgl. die Textbeispiele aus den gräkoägyptischen Papyri bei Vakaloudi 2000, 208–210 mit Anm. 189–191.
572 Kákosy 1995, 3039 f.; Versnel 2002, 115; Michel 2004, 487 mit Bibl.
573 Meyer – Smith 1994, 387.
574 Meyer – Smith 1994, 388. Gelegentlich begegnen auch Kryptographien, bei denen Einzelbuchstaben mit astrologischen Symbolen verknüpft werden, dazu vgl. entsprechende Notationen in der Wiener Handschrift Cod. Med. gr. 26, f. 445v.
575 W.O. Moeller, The Mithraic Origin and Meanings of the Rotas-Sator-Square. Leiden 1973.

pocrates checks (or, binds) toils and tortures« wiedergibt.[576] Ein wichtiger weiterer Aspekt findet sich in den koptischen Texten »of ritual power«, wenn die fünf Einzelworte des *Sator*-Palindroms mit den Kreuzesnägeln Christi gleichgesetzt werden.[577] Gerade auf Amuletten erscheint das *Sator*-Palindrom häufig in Form eines magischen Quadrats, eine graphische Variante, die sich bis in die frühe Neuzeit größter Beliebtheit erfreute, auch wenn sich der Kontext geändert hatte: so erscheint das *Sator*-Quadrat auf einer Zauberrolle aus dem Jahr 1783 (BNM, Inv. NN 537[578]) nicht mehr als iatromagisches Amulett gegen diverse Erscheinungsformen von Fieber, sondern als Zaubermittel, um Feuer zu löschen, ohne Wasser dazu zu verwenden.

2.7.6 *Voces magicae*

Archaisch klingende, unverständliche und deshalb umso rätselhaftere Zauberworte (*voces magicae*)[579] bewirken eine sprachliche Verlagerung der jeweiligen Rezitation in eine nicht-irdische, durch menschliche Sprache und Denkmuster unerschlossene transzendente Sphäre, als Mittel der Kommunikation mit deren Bewohnern – so interpretiert Clemens Alexandrinus[580] Verwendung und Zweck der *voces magicae*, in denen er keineswegs sinnlose Buchstabenreihungen, sondern vielmehr eine Art von sphärenübergreifender Fremdsprache sieht. Bei diesen Zauberworten handelt es sich zumeist um Kombinationen aus Elementen unterschiedlicher Sprachen, häufig unter Subsumierung synkretistischer Götter- und Dämonennamen.[581] Die Schwierigkeit ihrer Interpretation besteht zum einen in der Separation der einzelnen Sprachen bzw. Sprachebenen, zum anderen in der Rekonstruktion ihrer Kompositionskriterien und Wertung der einzelnen Elemente.

---

576 Eine Übersicht der diversen Interpretationsansätze bei Meyer – Smith 1994, 388 mit ausführlicher Bibliographie.

577 Kákosy 1995, 3047 und speziell zu diesem Aspekt G. Viaud, Magie et coutumes populaires chez les coptes (Paris 1978) 77.

578 Für die Übermittlung der Inventarnummer sowie die Möglichkeit, Einsicht in die ›Zauberrolle‹ nehmen zu dürfen, danke ich Maud Jahn, Bayerisches Nationalmuseum, München, sehr herzlich.

579 Eine Sammlung der *voces magicae* in den spätantiken *incantationes* findet sich bei Heim 1892, Nr. 178–242, sowie der gräkokoptischen bei Kropp, KZT III, 1930, 17; nach wie vor grundlegend Th. Hopfner 1921; D. Frankfurter, The Magic of Writing and the Writing of Magic: the power of the word in Egyptian and Greek traditions, Helios 21 (1994) 189–221.

580 Vgl. Versnel 2002, 115–117 mit Textbeispiel. Zur Verwendung von *voces magicae* in der Theurgie vgl. Plinius NH 28, 19.

581 Zu lateinischen bzw. (süd-)italienischen Gebeten in dieser Funktion in einigen *Iatrosophia* des 15. Jhs. vgl. Pradel 1907, 266, 269, 271 und öfter; B. Pitarakis, The Incarnated Logos, Divine Music, and Exorcism, in: Pitarakis – Tanman 2018, 50.

Vieldiskutierte Wortschöpfungen sind beispielsweise das allseits bekannte »Abrakadabra«[582] oder auch das αβλαναθαναλβα-Palindrom, welches möglicherweise auf hebräische Wurzeln zurückgeht.[583] Auf altägyptische Wurzeln lässt sich das häufig in gräkokoptischen Texten und auf Gemmen erscheinende βαινχωωχ zurückführen: altägyptisch *bꜣ n kkw*, zu übersetzen »Widder/Seele (*bꜣ*) der Finsternis«, worunter der Sonnengott Atum zu verstehen ist, wenn er in Widdergestalt die Unterwelt durchwandert[584], wohingegen Formen wie μαρμαραωθ und σεμεσιλαμ syrische sowie aramäisch-hebräische Bezeichnungen solarer Gottheiten beinhalten und häufig im Kontext mit Chnoubis/Chnumis-Amuletten auftreten.[585]

Voces magicae lassen sich beliebig kombinieren, aneinanderreihen und umfassend einsetzen; sie erscheinen innerhalb von Rezitationen und Amuletten und dienen dazu, der magischen Aktion Nachdruck zu verleihen. Im iatromagischen Kontext figurieren sie vornehmlich zur Bekräftigung von Exorzismen oder Fluchformeln, wenn eine Krankheit in personifizierter Form mit der Verfolgung durch einen Gott, Dämon oder Heros bedroht wird – so gilt die Formel *Solomon te sequitur* als Universalheilmittel gegen jegliche Krankheit und jegliches Unheil, weshalb sie zur Standardformel für Amulette, Ringe und Gemmen mutiert – oder auch, wenn die zu exorzierende Krankheit gezielt an einen bestimmten Ort (in die Wüste, oder häufig auch in feindliches Gebiet) verbannt werden soll.[586]

Mit Hilfe der *voces magicae* lassen sich auch bereits existierende Texte rasch und unkompliziert christianisieren, indem christliche Namen oder abgekürzte Bibelzitate eingeschoben und mit den vorhandenen Wortkombinationen assoziiert werden.[587] Gelegentlich entstehen durch Kürzen, Hinzufügen oder Verändern der *voces magicae* alternative Texte, welche gleichwertig nebeneinander bestehen blei-

582 Versnel 2002, 115–117.

583 Entweder als Translitteration hebräischer Textpassagen oder aber auch als Kombination abgekürzter Wortanfänge zu deuten, vgl. Meyer – Smith 1994, 387 und Michel 2004, 481 mit Bibl.

584 Michel 2004, 483 mit Bibl. Zur Verwendung von ägyptischen Hieroglyphen als *voces magicae* vgl. Gordon 2014, 253–300; zu den diversen Symbolen (*charakteres*) vgl. grundlegend R. Gordon, Signa Nova et Inaudita: The Theory and Practice of Invented Signs (Charakteres) in Graeco-Egyptian Magical Texts, MHNH: Revista internacional di investigación sobre magia y astrología antiguas 11 (2011) 15–44; zu *bꜣ n kkw* vgl. Kap. 4.6.

585 Michel 2004, 485 f. mit Bibl.

586 Vgl. Versnel 2002, 114–117; gelegentlich wird sogar der ›Teufel mit dem Beelzebub ausgetrieben‹, wenn der personifizierte ›Böse Blick‹ gegen eine Krankheit aktiv werden soll: vgl. Önnerfors Nr. 14: *Ignis sacer, fuge, Livor pater te sequitur* (zit. bei Versnel 2002, 118). *Ignis sacer* bezieht sich hier wohl nicht wie in westlich-mittelalterlichen Überlieferungen auf Mutterkornvergiftung (vgl. K.P. Jankrift, Epidemien im Hochmittelalter, in: M. Meier, Pest [Stuttgart 2005] 129–135), sondern vielmehr auf die Hauterkrankung *Erysipilas*. Auch negative Ausdrücke oder Schimpfworte können als *voces magicae* fungieren, vgl. A.B. Weiner, From Words to Objects to Magic: hard words and the boundaries of social interaction, Man 18 (1983) 690–709. Zur Interaktion zwischen Rhetorik und Magie vgl. Versnel 2002, 154.

587 Versnel 2002, 120–122 mit Textbeispielen.

ben, um im Falle des Versagens einer Version sofort entsprechende Alternativoptionen zur Hand zu haben, eine Praxis, die sich insbesondere bei iatromagischen Therapievorschlägen großer Beliebtheit erfreut.[588]

Der Ursprung der *voces magicae* wird oftmals in den sog. *Ephesia grammata* vermutet, einer Wortgruppe, die bereits im 4. Jh. n.Chr. für Amuletttexte verwendet wurde.[589] Der genaue Ursprung dieser Wortreihe, ἄσκιου, κατάκιον, λίξ, τετράξ, δαμναμενεὺς αἴσια[590], ist nicht geklärt. Bereits in der Spätantike kursierten hierüber divergierende Ansichten, wonach es sich um fremdsprachliche Wörter, Götter- oder Dämonennamen handeln könne; Clemens Alexandrinus (Strom. 5, 8) betont ihren symbolischen Wert v.a. bei Exorzismen. Pausanias[591] überliefert, dass diese Wortgruppe angeblich auf der Kultstatue der Artemis von Ephesus eingeschrieben gewesen sei, woher ihr Name *Ephesia grammata* rühre. Die Worte finden sich in zahlreichen Varianten in späteren magischen und theologischen Texten, wo sie u.a. (aber nicht ausschließlich) als Apotropaika fungieren. Unter dem Einfluss synkretistischer Tendenzen wird die Formel immer komplexer und ausführlicher, v.a. in der röm. Kaiserzeit, wo dann die entscheidende Entwicklung von *Worten* zu *Namen*, d.h. den *voces magicae*, vollzogen wurde:

> The strange *words* (sometimes referred to under the collective name of *Ephesia grammata*) tended to become *names* (the more restricted meaning of *voces magicae*). The powerful sounds acquired an additional function as they were understood to be the secret names of mysterious deities invoked in the spells. In other words, we perceive a new *theogonia*, a process of explosive creativity in which divine powers emerge from powerful words.[592]

Diese solcherart entstandenen *Namen* verschmelzen dann wiederum mit bereits existierenden Götter- und Dämonennamen, vorzüglich solchen, die auf -el und -oth enden und damit eindeutig hebräischen Ursprungs sind, wie z.B. Sabaoth oder auch die diversen Engelsnamen, das heißt, es findet ein Prozess assoziativer Kreativität statt, woraus wiederum neue Namensbildungen hervorgehen.[593]

---

588 Versnel 2002, 121 f.

589 Janowitz 2001, 40 f.

590 So überliefert bei Plinius, NH 28, 6; Clem. Alex. Strom. 1,15 und 5,8; PGM 7, 532; vgl. auch McCown 1923 und Bonner 1946, 29–30. Auf Gemmen erscheint häufig nur δαμναμενευς, vgl. Michel 2004, 484.

591 zit. bei Versnel 2002, 113 f.

592 Versnel 2002, 114.

593 Versnel 2002, 115. Fremdsprachige Endungen (v.a. die hebr. Endungen -oth oder -el) werden gelegentlich mit griechischen oder lateinischen Grundformen kombiniert, so dass fremdartig klingende und gleichzeitig rituell bedeutsame Neologismen entstehen, so z.B. νεμεσωθ als Bezeichnung für den ›Bösen Blick‹, als Bildung aus νέμεσις und der hebr. Endung -oth: Versnel 2002, 135 f.

2.7.7 Analogiebildungen als Medium der Iatromagie

Doch nicht nur machtgeladene Namen spielen im magischen Kontext eine wichtige Rolle, sondern ebenso können auch ›normale‹ Vokabeln durch Analogien, welche sich an zumeist mythologischen Präzedenzfällen orientieren, magisch aufgewertet werden.[594] Solche Analogien funktionieren mittels Orientierung an den jeweiligen Vorbildern zum einen durch Vergleiche, *Simile*-Konstruktionen, Metaphern, zum anderen aber auch mittels *historiolae*, deren Quellen vornehmlich die homerischen Epen, Vergil oder die Bibel darstellen, da man mit diesen Werken verborgene Weisheit und rituelle Kraft verband.[595]

Im Verbund mit den Analogieanwendungen kommt innerhalb der Iatromagie wiederum die στοιχείωσις-Lehre zum Tragen, indem nach deren Vorbild Götter und Heroen in Analogie zu unterschiedlichen Heilpflanzen gesetzt werden, ganz nach dem Muster der Dekanmelothesie und deren kosmologisch-sympathetischer Einwirkung auf sämtliche *materia medica*; auch die zahlreichen, in heilkundlichen Texten mehrfach belegten Farbanalogien (z.B. eine gelbblühende Pflanze als Medikament gegen Gelbsucht; vgl. Kap. 2.2) haben in solchen Analogievorstellungen ihren Ursprung. Analogiebildungen beinhalten des Öfteren Inkonsequenzen in Auswahl und Anwendung, die sich kompilations- und rezeptionsgeschichtlich erklären lassen[596], woraus sich folgern lässt, dass zwar feststehende Quellen und autoritative Vorbilder für Analogien existieren, ihre Verwendung im jeweiligen praktischen Kontext hingegen einen großen Spielraum für individuelle Freiheit im Umgang mit den Mustern bietet, bis hin zu freien Improvisationen, deren logische Relevanz nicht immer auf den ersten Blick ersichtlich sein muss.[597]

Historiolae, welche basierend auf mythischen Modellen und Wundergeschichten stets den Charakter des außergewöhnlichen Geschehnisses betonen, öffnen Perspektiven in andere Sphären oder gar in eine andere, transzendente Welt, wo sich Dinge ereignen können, die normalerweise unmöglich sind. Die so heraufbe-

---

594 Ausführlich hierzu Versnel 2002, 122–129 und 140, der von einem »act of performative persuasion through analogy« spricht: Versnel 2002, 123.

595 Versnel 2002, 124 führt hier den Begriff der »traditional referantiality« nach J.M. Foley ein und erläutert die Vorgehensweise folgendermaßen: »[...] the works themselves, so it was believed, contained a deep, hidden wisdom and force, as witness also the endless allegorizations of the Homeric epics in the Hellenistic period, and the evolution of Vergil from a pagan poet to a wise magician and even a prophet of the Christian faith.«

596 Vgl. Versnel 2002, 126–130 mit zahlreichen Beispielen. Analogien funktionieren auch *e contrario*: Versnel 2002, 150.

597 Vgl. Versnel 2002, 129. Zu Neologismen und *hapax legomena*, die sich aus solchen Analogiebildungen ergeben können, vgl. Versnel 2002, 132–134; Versnel 2002, 153 f. zur rituellen Individualität.

schworene mythische Welt ist eine Welt der »temporal liminality«, worauf nur bestimmte, auf diese Welt exakt abgestellte Riten Zugriff haben.[598]

Neben textimmanenten Analogien existieren auch formale, wofür die in Amulettvorlagen, gerade im iatromagischen Kontext, äußerst beliebte ›Schwundformel‹ ein deutliches Beispiel bietet.[599] Die Analogie wird hierbei aus der formal-bildlichen Textanordnung direkt auf die zu beseitigende Krankheit übertragen, indem *voces magicae*, Vokalreihen oder auch heilige bzw. mythologische Namen in schwindender Form geschrieben werden: analog zur steten Verringerung der rituellen Worte um jeweils einen Buchstaben soll auch das entsprechende Unheil schwinden, bis es nicht mehr existiert bzw. im Krankheitsfalle der Patient geheilt sein wird.

An der Grenze zwischen Sprache und Symbolik stehen die *charakteres*[600], worunter Zeichen verstanden werden, deren Inhalt sich nicht unmittelbar erschließt; als Grundlage der *charakteres* vermutet man entweder Planetensymbole oder hieroglyphische Zeichen[601]. Das Zusammenspiel aus Textbausteinen und solchen Symbolen bezeichnet Rebecca Lesses als »performative Sprache«[602], wodurch einem Ritual auf sämtlichen Ebenen äußerste Wirksamkeit verliehen werden soll. Formale Charakteristika wie (asyndetische) Kumulationen, Wiederholungen, Geminationen, Variation, Reim oder Alliteration treten in den »texts of ritual power« eigenständig, ohne einen konkret inhaltlichen Bezug auf und veranschaulichen in letzter Instanz eine rituell bedingte Transzendierung der Sprache als Illustration des magisch-rituellen Schöpferaktes.[603] Die verborgenen magisch-rituellen Ressourcen sollen solchermaßen aktiviert und zielgerichtet gelenkt werden: die Beeinträchtigung der Naturgesetze durch Krankheit soll durch entsprechende Heilrituale, mit Hilfe mächtiger Autoritäten und erprobter Parallelsituationen wieder in Ordnung gebracht werden.[604]

---

598 Versnel 2002, 151. Vgl. hierzu M. Eliade, Magic and the Prestige of Origins, in: M. Eliade, Myth and Reality (New York 1963) 21–38; D. Frankfurter, Narrative Power (speziell zu den ägypt. und kopt. *historiolae*), zit. nach Versnel 2002, 151, Anm. 118; zu Verbindungen zwischen ägyptischen *historiolae* und ihrem rituellen Kontext vgl. P. Sørensen, The Argument in Ancient Egyptian Magical Formulae, Acta Orientalia 45 (1984) 9–13; speziell zu christlichen historiolae vgl. Á. Mihálykó, Griechische und koptische Texte der spätantiken ägyptischen christlichen magischen Tradition, in: E. Juhász (Hrsg.), Byzanz und das Abendland I: Begegnungen zwischen Ost und West [Antiquitas – Byzantium – Renascentia V. Bibliotheca Byzantina I] (Budapest 2013) 367–369. Die grundlegende Funktion der *historiolae* ist weniger das authoritative Modell als vielmehr *mise en série*: Versnel 2002, 151.

599 Versnel 2002, 130; Vakaloudi 2000, 208; zur ›Schwundformel‹ vgl. Willer 2011, 58 f.

600 Michel 2004, 484 mit Bibl.; Lesses 2013, 389 f. und 405 speziell zur epigraphischen Verbindung von Worten und Zeichen; zur Anwendung in den iatromagischen Texten vgl. de Haro Sanchez 2010, 153.

601 Speziell zu dieser Annahme vgl. ausführlich Gordon 2014, 253–300; vgl. auch Versnel 2002, 137 f.

602 Lesses 2013, 405: »performative language«.

603 Versnel 2002, 144–147, 156. Auch rituelle Vorschriften, wie beispielsweise das Schreiben mit der linken Hand, können als Sinnbild einer rigorosen Unterscheidung der rituellen von der realen Welt gedeutet werden.

604 Versnel 2002, 148–150: Solche Erklärungsmuster bedingen dann letztendlich auch den in den antiken Gesellschaften vorherrschenden medizinische Pluralismus.

3 Die byzantinische Rezeption iatromagischer Motive

3.1 Iatromagie innerhalb der byzantinischen medizinischen Gebrauchsliteratur

Das sprachlich und inhaltlich wohl variantenreichste Kapitel der byzantinischen Gebrauchsliteratur[1] stellt die weitverzweigte Gattung der medizinischen Texte dar. Diese werden einerseits durch eine ununterbrochene Überlieferung und damit die Aufrechterhaltung einer langen medizintheoretischen Tradition chrakterisiert, anderseits von einer fortlaufend aktualisierten Praxiserfahrung und, damit verbunden, einem Zugewinn an therapeutischen Konzepten sowie einer immer reichhaltiger werdenden *materia medica* und deren mannigfaltige Kombinationsmöglichkeiten und Anwendungsbereiche geprägt. Ebenso vielfältig wie die einzelnen, die byzantinische medizinische Literatur konstituierenden Textgruppen ist auch deren jeweilige sprachliche Ausprägung, die von einer primär an den Schriften Galens orientierten, technisch-wissenschaftlichen Gelehrtensprache bis hin zu vulgärsprachlichen Ausprägungen[2] variieren kann.

Das besondere Verdienst der byzantinischen medizinischen Gebrauchsliteratur liegt in der Überlieferung einer Vielzahl an älterem, heute oftmals im Original verlorenem Quellenmaterial, das in der Bearbeitung durch den byzantinischen Redaktor jeweils unter aktuellen und je nach dessen Präferenz individuellen Gesichtspunkten, Fragestellungen und Bedarfsaspekten neu angeordnet, ergänzt und um wesentliche empirische Momente erweitert wurde. Doch nicht nur im Bereich der Medizintheorie und -praxis, sondern auch sprachgeschichtlich und kulturhistorisch bieten solche Kompilationen der modernen Forschung eine große Zahl an interessanten Anhaltspunkten, so beispielsweise die sprachliche Orientierung der Einzeltexte an ihrem jeweiligen ›Sitz im Leben‹. In seiner ausführlichen Darstellung der unter-

1 Zu Genre und Terminologie vgl. ausführlich Garzya 1981, 118–143, bes. 124–137 zur Klassifikation byzantinischer Gebrauchsliteratur in private und didaktisch-wissenschaftliche Texte, wobei letztere Gruppe die medizinischen Texte beinhaltet; Garzya 1983, 35–71; Garzya 2006, 9–18; Ieraci Bio 1982, 33–43. Zur terminologischen Definition eines ›Gebrauchstextes‹ vgl. H. Belke, s.v. *Gebrauchstexte*, in: H.L. Arnold – V. Sinemus (Hrsg.), Grundzüge der Literatur- und Sprachwissenschaft I: Literaturwissenschaft (München 31975) 320 (zit. bei Garzya 1981, 118 und Garzya 1983, 37): »Unter Gebrauchstexten werden [...] solche Texte verstanden, die nicht, wie poetische Texte, ihren Gegenstand selbst konstituieren, sondern die primär durch ausserhalb ihrer selbst liegende Zwecke bestimmt werden. Gebrauchstexte dienen der Sache, von der sie handeln; sie sind auf einen bestimmten Rezipientenkreis ausgerichtet und wollen informieren, belehren, unterhalten, kritisieren, überzeugen, überreden oder agitieren.«

2 Zu den einzelnen Sprachstufen vgl. Garzya 2006, 16.

https://doi.org/10.1515/9783110619041-003

schiedlichen Gattungen und Textgruppen der byzantinischen medizinischen Gebrauchsliteratur betont Antonio Garzya gerade die professionsspezifische sprachliche Gestaltung der Einzeltexte, orientiert an der intellektuellen Kapazität der Kompilatoren ebenso wie an der Bestimmung der Texte, sei es als medizintheoretische Handbücher, praxisnahe Nachschlagewerke oder als didaktischer Leitfaden zur Ausbildung des ärztlichen Nachwuchses.[3] Einen besonderen Stellenwert nehmen hierbei die Rezeptsammlungen und Antidotarien sowie die *Iatrosophia*[4] ein, wobei letztere sogar intern variierende Sprachstufen[5] beinhalten können, indem der Kom-

3 Garzya 2006, 16: »La letteratura medica bizantina è assai vasta. Quanto si è sopra detto riguardo alla tenuta etica e intellettuale del medico ne spiega i modi della formazione e diffusione. Il grande ospedale, per esempio, è anche un centro di studio (gli apprendisti della Τέχνη vengono detti παῖδες ἰατρῶν) ma vi è anche l'insegnamento privato e vi sono anche medici *free-lances*, talvolta itineranti, talvolta ciarlatani. Ciascuna categoria ha i suoi testi d'uso strumentale, d'impianto diverso a seconda delle circostanze della professione – dall'enciclopedia al trattato, dal manuale al prontuario o ricettario – e di livello linguistico diverso, dalla κοινή tecnico-scientifica alta allo sperimentalimo volgare. Tutto questo immenso materiale è ancora per buona parte privo di edizioni critiche adeguate e in alcuni casi, per esempio quello degli ἰατροσόφια volgari, la ricerca è appena ai primi passi.«; vgl. außerdem Ieraci Bio 2001, 113–130. Generell zur Rolle des Arztes in Byzanz vgl. A. Hohlweg, La formazione culturale e professionale del medico a Bisanzio, Koinonia 13 (1989) 165–188.

4 A. Garzya, s.v. *Iatrosopheion*, in: Antike Medizin, 449 f.; Touwaide 2007, 147–173; Garzya 1981, 136, der diese in einem Bereich zwischen Wissenschaft und Scharlatanerie ansiedeln möchte: »[...] pittoresco miscuglio di precetti scolastici e empirici, di terapia, di dietetica, di igiene, nonché di formule di deprecazione e di scongiuro.« Zum Bestand an *Iatrosophia* vgl. A. Tselikas, Τὰ Ἑλληνικὰ γιατροσόφια: Μία περιφρονημένη κατηγορία χειρογράφων, in: Th. Diamantopoulos (Hrsg.), Ἰατρικὰ Βυζαντινὰ Χειρόγραφα. Athen 1995, 57–70, bes. 58–61 mit einem Schätzwert von wohl mehr als 240 überlieferten Textzeugen zwischen dem 15. und 19. Jh.; Chr. Papadopoulos, Post-Byzantine Medical Manuscripts: New Insights into the Greek Medical Tradition, its Intellectual and Practical Interconnections, and our Understanding of Greek Culture, Journal of Modern Greek Studies 27 (2009) 107–130, bes. 109 spricht sogar von über 250 Textzeugen allein zwischen dem 17. und 19. Jh., die in diversen Klöstern, Bibliotheken oder Privatsammlungen aufbewahrt sind. Zu einem aktuellen Überblick über die Überlieferungs- und Erschließungssituation der postbyzantinischen *Iatrosophia* vgl. A. Touwaide, A Census of Greek Medical Manuscripts from Byzantium to the Renaissance [Medicine in the Medieval Mediterranean 6] London/New York 2016, *suo loco*; Id., Towards a Catalogue of Greek Medical Manuscripts, in: P. Degni et al. (Hrsg.), Greek Manuscript Cataloguing. Past, Present, and Future [Bibliologia 48] (Turnhout 2018) 145–155 und Cod. Taur. B.VII.18 (ed. Valentino), 7 f. Vereinzelte Beispiele finden sich sogar noch im 20. Jh., vgl. Theodorakis (ed. Clark) als wohl spätestes *Iatrosophion* (dat. 1930) in byzantinischer Tradition und I.G. Christakis, Ἀρρώστιες, βγαρτά, πονέματα, γιατροσόφια στο πρώτο μέσο του 20ου αιώνα στην περιοχή Μύθων Ιεράπετρας, in: Ιστρορική και Λαογραφική Εταιρεία Ρεθύμνης (ed.), Λαϊκή ιατρική: Διεθνές επιστημονικό συνέδριο, Ρέθυμνο 8–10 δεκεμβρίου 2000, Πρακτικά. Rethymnon 2003, 689–702. Die Erschließung dieser Textgruppe ist nach wie vor in einem beklagenswerten Zustand, da nur ein äußerst geringer Teilbestand bislang editiert und damit der Forschung zugänglich ist, weshalb im Rahmen der vorliegenden Untersuchung nur die wenigen bereits edierten Textzeugen berücksichtigt werden konnten.

5 Vgl. Oikonomou-Agorastu 1982, 28 f.

pilator die jeweilige sprachliche Qualität der verwendeten und aneinandergereihten Quellenexzerpte ohne redaktionelle Überarbeitung beibehielt.

Mit einer vergleichenden Übersicht informiert Anna Maria Ieraci Bio[6] über die Textvielfalt innerhalb der byzantinischen medizinischen Gebrauchsliteratur. Sämtlichen Texten gemeinsam ist ihre Fokussierung auf Erhalt, Bewahrung und Tradition vorhandenen Wissens, vornehmlich solcher Schriften, die unter den Namen der beiden medizinischen Autoritäten, Hippokrates und Galen, überliefert sind.[7] Unter dem Gesichtspunkt der Benutzerfreundlichkeit weisen diese Texte ebenso eine zweckmäßige Struktur auf wie einen gebrauchsorientierten Wortschatz – Schlüsselbegriffe wie συντομία, σαφήνεια und χρήσιμον markieren eine solche Gebrauchsorientierung – , wobei der literarischen Ausformung des Prologes stets besondere Sorgfalt beigemessen wurde, denn er gibt Auskunft über Intention, Struktur und Quellenauswahl der nachfolgenden Erörterungen und enthält zudem die wichtigsten Richtlinien für seine gattungsspezifische Verortung.[8]

6 Ieraci Bio 2001, 113–130.

7 Ieraci Bio 2001, 114; Nutton 1984, 2: »The most obvious difference between the medicine of the second and that of the sixth century A.D. can be summed up in one word, Galenism, in both its positive and its pejorative meanings«, weshalb die byzantinischen Sammelwerke in moderner Betrachtung häufig den Eindruck eines Stillstandes innerhalb der medizinischen Entwicklung evozieren. Nutton (a.a.O.) weist ebenfalls darauf hin, dass dem nicht immer so war und durchaus auch ein anderer Blickwinkel auf die byzantinische Medizin existierte, wie die 1847 entstandene englische Übersetzung des medizinischen Handbuches des Paulos von Aigina (7. Jh. n.Chr.) durch den schottischen Arzt Francis Adams (1796–1861) beweist, der den byzantinischen Text als Beispiel lebendiger Medizin in Relation zu seiner eigenen, über 40jährigen Praxiserfahrung als Lokalarzt im schottischen Ort Banchory setzte. Auch Bennett 2000, 279 greift diese Thematik erneut auf und unterstreicht, dass die byzantinische Medizin keineswegs als statisch zu beurteilen sei, indem er auf ihre zahlreichen Verdienste um die Entwicklung des Krankenhaus- und Ausbildungswesens sowie des medizinischen Schrifttums im Abgleich mit den jeweils aktuellen Erfordernissen von Praxis und Unterricht, aber auch im Dialog mit beispielsweise der arabischen Medizin, hinweist.

8 Ieraci Bio 2001, 114. Gerade die individuelle Quellenauswahl und -fokussierung zeigt, dass die byzantinischen Ärzte keine bloßen Kompilatoren waren, indem sie ihr jeweiliges Quellenfundament stets aktualisierten und an die zeitgenössischen Erfordernisse anpassten, weshalb Nutton im Umgang mit diesen Textzeugen empfiehlt »to try and see them on their own terms, and to judge them on their ability to put across an effective message.« (Nutton 1984, 3). Ein Beispiel für die Integration neuer Therapiemethoden und deren Kombination mit galenischer Überlieferung ist die Aufnahme der durch Jakobos Psychrestos (5. Jh. n.Chr.) begründeten Kaltwassertherapie in zahlreiche byzantinische Kompendien, so z.B. auch in die *Therapeutika* Alexanders von Tralleis: AlexTrall., Ther. V, 4 (II, 162 Pu.); vgl. Langslow 2006, 1 f., der auf insgesamt drei Referenzen in den *Therapeutika* verweist, deren Authentizität die lateinische Alexander-Überlieferung bestätigt: AlexTrall., Ther. XII (II, 565 und II, 570 Pu.); Ther. V, 4 (II, 163 Pu.) mit einer kurzen Eulogie auf Jakobos Psychrestos. Zu Jakobos Psychrestos vgl. K.-H. Leven, s.v. *Jakobos Psychrestos*, in: Antike Medizin 2005, 466 mit einer Datierung ins 5. Jh. n.Chr., in die Regierungszeit Kaiser Leons I. (457–474 n.Chr.). Mit Hilfe dieser Referenzen kann außerdem die Datierung der *Therapeutika* in die Mitte, vielleicht sogar an den Beginn des 6. Jh. n.Chr. korrigiert werden; vgl. Langslow 2006, 2 und Kap. 3.2.

Die unterschiedlichen Textarten – Kompendium[9], Handbuch, Rezeptsammlung, Traktat, Kommentar und Epistel – variieren je nach Umfang, Intention und didaktischem Anspruch. Medizintheoretische Diskurse in Form von Traktaten, die sich strikt auf einzelne, nach festen Vorgaben minutiös abzuhandelnde Themenbereiche beschränken, Lehrepisteln oder auch Kommentarwerke[10] als quellenanalytische Reflexionen älterer Überlieferungen, hatten ihren festen Platz innerhalb der medizinischen Ausbildung[11], weshalb sich ihre primär didaktische Intention auch im formalen Aufbau und Sprachgebrauch deutlich manifestierte. Ihnen zur Seite stehen ausführliche Nachschlagewerke, deren gesamtheitlicher Anspruch in einer Vielzahl thematisch gegliederter Quellenexzerpte aus den Bereichen Symptomatik, Diagnostik und Therapeutik offensichtlich wird, ganz nach Art eines medizinischen Leitfadens, basierend auf diversen Erfahrungsberichten der Vorgängerliteratur. Solche monumentalen medizinischen Übersichtskompendien sind während des gesamten byzantinischen Zeitalters (4.–15. Jh. n.Chr.) belegt, beginnend mit Oreibasios' (4. Jh. n.Chr.) *Ἰατρικαὶ συναγωγαί* in 70 Büchern[12] bis hin zu des »Aktuarios«[13] Johannes Zacharias (ca. 1275– nach 1328 n.Chr.) Gesamtwerk[14] mit fachenzyklopädischem Anspruch.

9 Hierzu vgl. P. Schreiner, Die enzyklopädische Idee in Byzanz, in: P. van Deun – C. Macé (Hrsg.), Encyclopedic Trends in Byzantium? Proceedings of the International Conference held in Leuven, 6–8 May 2009 [Orientalia Lovaniensia Analecta 212] (Leuven/Paris/Walpole, MA 2011) 3–25. Als Umsetzung des enzyklopädischen Leitbildes im Sinne einer systematisch gegliederten Gesamtdarstellung der Fachdisziplin Medizin ließe sich strenggenommen nur das Gesamtwerk des Johannes Zacharias tatsächlich als medizinische Fachenzyklopädie verstehen; die früh- und mittelbyzantinischen sog. Enzyklopädien wären demnach eher als Fachkompendien bzw. Nachschlagewerke mit Handbuchcharakter oder dergl. anzusprechen.

10 Ieraci Bio 2001, 124–126 mit zahlreichen Beispielen. Gerade im Unterrichtswesen spielten ausführliche Kommentarwerke und scholastische Auseinandersetzungen mit einzelnen Themenbereichen nach dem Muster der alexandrinischen Textexegese während des gesamten byzantinischen Zeitalters eine wesentliche Rolle: Ieraci Bio 2001, 125 f.

11 Miller 1997, 167–189; A. Hohlweg, La formazione culturale e professionale del medico a Bisanzio, Koinonia 13/2 (1989) 165–188.

12 R. de Lucia, s.v. *Oreibasios v. Pergamon*, in: Antike Medizin, 660 f.; Hunger 1978, II, 293 f.; Nutton 1984, 3. Oreibasios ist zwar chronologisch und historisch noch der Spätantike zuzuordnen, rein textorientiert jedoch markiert sein Œuvre bereits den Beginn der byzantinischen medizinischen Fachliteratur, quasi als richtungsweisender Vorläufer. An dieser Stelle möchte ich Peter Schreiner für zahlreiche konstruktive und zielführende Gespräche sehr herzlich danken.

13 Zu dem Titel »Aktuarios« in Zusammenhang mit dem byzantinischen Medizinalwesen vgl. A. Hohlweg, Johannes Aktuarios. Leben, Bildung und Ausbildung, De methodo medendi, BZ 76 (1983) 302–321, bes. 308 mit Anm. 43–46; zum *Aktuarios*-Titel im Kontext der byzantinischen Krankenhausinstitutionen und den aus ihnen hervorgehenden Textüberlieferungen (sog. *Xenônika*), wo der Titel sehr wahrscheinlich einen leitenden »Chefarzt« bezeichnet, vgl. Bennett 2017, 108, 115 und öfter.

14 G. Schmalzbauer, s.v. *Johannes Zacharias Aktuarios*, in: Antike Medizin, 470 f.; Hunger 1978, II, 312 f.; A. Hohlweg, Johannes Aktuarios. Leben, Bildung und Ausbildung. De methodo medendi, BZ

Gerade im Bereich der medizinischen Kompendien unterscheidet Anna Maria Ieraci Bio variierende Fokussierungen, so die reine Wissenssammlung, vertreten durch Oreibasios, Aetios von Amida[15] (1. Hälfte 6. Jh. n.Chr.) und Theophanes ›Nonnos‹ Chrysobalantes[16] (10. Jh. n.Chr.), ferner eine Art universalen Kompendiums (»trattato generale«[17]), gekennzeichnet durch autonom-individuelle Kompilationstechnik, worin persönliches Urteil und Erfahrungswerte des Kompilators eine große Rolle spielen.[18] Charakteristisch für dieses Genre sind die *Θεραπευτικά* Alexanders von Tralleis[19] (ca. 525– ca. 605 n.Chr.), worin eine moderate Galenkritik ebenso ihren Platz findet wie zahlreiche alternative, zumeist auf lokaler »oral tradition« beruhende und vom Verfasser in Autopsie gesammelte und vielleicht sogar erprobte (?) Therapievorschläge und Medikationen.

Die steigende Bedeutung der individuell-empirischen Komponente in solchen Texten spiegeln die aufgrund unterschiedlicher Einflüsse beträchtlich erweiterte

---

76 (1983) 302–321; Id., Seelenlehre und ›Psychiatrie‹ bei dem Aktuarios Johannes Zacharias, in: R. Wittern – P. Pellegrin (Hrsg.), Hippokratische Medizin und antike Philosophie. Verhandlungen des VIII. Internationalen Hippokrates-Kolloquiums in Kloster Banz/Staffelstein vom 23. bis 28. September 1993 [Medizin der Antike 1] (Hildesheim et. al. 1996) 513–529. Zu *De Urinis* und den darin enthaltenen Fallstudien vgl. P. Bouras-Vallianatos, Case Histories in Late Byzantium: Reading the Patient in John Zacharias Aktouarios' *On Urines*, in: G. Petridou – Ch. Thuminger (Hrsg.), Homo Patiens – Approaches to the Patient in the Ancient World [Studies in Ancient medicine 45] (Leiden/Boston 2016) 390–409; zur Edition der psychosomatischen Schrift über das Seelenpneuma vgl. http://jza.badw.de und I. Grimm-Stadelmann, Burnout auf Byzantinisch, in: Akademie Aktuell 2019/1, 52–55.

15 A. Garzya, s.v. *Aetios v. Amida*, in: Antike Medizin, 19 f.; Hunger 1978, II, 294–297. Der griechische Text des *Tetrabiblos* ist nach wie vor nur teilweise ediert: Buch I–VIII: A. Olivieri (ed.), Aetii Amideni Libri medicinales [CMG VIII, 1–2] Leipzig/Berlin 1935–1950; Buch IX: S. Zervos (ed.), Ἀθηνᾶ 23 (1911) 295–392; Buch XI: Ch. Daremberg-Ruelle (ed.), Œuvres de Rufus d'Éphèse (Paris 1879) 85–126; Buch XII: G.A. Kostomiris (ed.), Aetius Amidenus, lib. XII. Paris 1892; Buch XIII, cap. 28–144: S. Zervos (ed.), Ἀθηνᾶ 18 (1906) 241–302; Buch XV: S. Zervos (ed.), Ἀθηνᾶ 21 (1909) 3–147; Buch XVI: R. Romano (ed.), Aezio Amideno libro XVI, in: Medici Bizantini, 255–553 (diese Edition ist zu Recht stark kritisiert worden, worauf allerdings die Rezension von M. López Pérez, Dynamis 27 [2007] 373–375 nicht eingeht); S. Buzzi, Aezio Amideno 16. 124. 12–25 e 125. 1–6 Zervós nel Parisinus suppl. gr. 446, Galenos 2 (2008) 119–127. Ein Verzeichnis der Kapiteltitel der bislang noch komplett unedierten Bücher X und XIV sowie der Bücher XII–XVI: G.A. Kostomiris, Revue des études grecques 3 (1890) 151–165. Eine moderne textkritische Edition des gesamten *Tetrabiblios* befindet sich in Vorbereitung durch Irene Calà, Paris/Berlin. Romano 2006, 258 weist ausdrücklich auf den enzyklopädischen Charakter des *Tetrabiblos* hin und bezeichnet ihn als charakteristisches Werk einer Übergangsepoche, in der die klassische medizinische Tradition mit Berichten über Wunderheilungen und abergläubischen Rezepturen durchsetzt wird. Dass diese Ansicht durchaus kritisch zu hinterfragen ist und der Einfluss iatromagischer Traditionen keinesfalls mit bloßem ›Aberglauben‹ zu erklären ist, wird im Verlauf dieser Untersuchung gezeigt werden.

16 R. Volk, s.v. *Theophanes Chrysobalantes*, in: Antike Medizin, 851 f.; Hunger 1978, II, 305.

17 Ieraci Bio 2001, 116.

18 Ieraci Bio 2001, 115 f.

19 A. Garzya, s.v. *Alexander v. Tralles*, in: Antike Medizin, 27 f.; Hunger 1978, II, 297–299.

Variationsbreite innerhalb der praktischen Berufsausübung ebenso wider wie die deutlich zunehmende Wahrnehmung des Patienten als Individuum. Der respektvolle Umgang mit Patientenwunsch und individueller Konstitution bzw. psychischer Verfassung[20] zeigt sich gerade in dieser Art von medizinischem Schrifttum an einem reichhaltigen Angebot von alternativen Therapievorschlägen, insbesondere an dem facettenreichen Nebeneinander von herkömmlich-rationalen, volksmedizinischen und sogar iatromagischen Heilkonzepten. Gemeinsamer Nenner für das gesamte therapeutische Spektrum ist die Betonung der empirischen Komponente, das heißt, der immer wiederkehrende Hinweis auf die Erprobung und Bestätigung der empfohlenen Heilmethoden nicht nur theoretisch, seitens der medizinischen Autoritäten und exzerpierten Quellentexte, sondern insbesondere auch praktisch, διὰ πείρας.[21]

Im Unterschied zu ›Enzyklopädie‹ und Kompendium (»trattato generale«) erheben Handbücher (»manuale«[22]) keinen Anspruch auf Vollständigkeit und auch die wissenschaftlich exakte Abhandlung eines festgelegten Themenkreises hat bei ihnen nicht unbedingt Vorrang, da sie sich vielmehr als systematisch strukturierte Nachschlagewerke zum praktischen Gebrauch verstehen.[23] Beispielhaft für diese Spielart medizinischer Gebrauchsliteratur sind entsprechende Werke, die unter Namen wie Paulos von Nikaia[24] (7. oder 9. Jh. n.Chr.) oder Leon Iatrosophistes[25] (ca. 9. Jh. n.Chr.) überliefert sind. Durchaus enzyklopädischen Anspruch allerdings lässt das Œuvre des »Aktuarios« Johannes Zacharias erkennen, dessen Hauptwerk *Θεραπευτικὴ μέθοδος*/*De methodo medendi* ein komplettes Resümee des gesamten, zu seiner Zeit bekannten medizinischen Wissens liefern möchte[26], quasi als vielleicht erster und gleichzeitig auch letzter Vertreter des medizinischen Fach-Enzyklopädismus[27] in Byzanz. Ebenfalls mit universalem Anspruch, doch strenggenommen kein Gebrauchstext, da vielmehr literarisch orientiert, schlägt das *Πόνημα ἰατρικόν*

---

20 Ieraci Bio 2001, 116 f. mit Anm. 16, wo auf Garzyas Annahme einer psychologischen Komponente der iatromagischen Heilkonzepte bei Alexander von Tralleis hingewiesen wird: Garzya 1997, 357. Generell zu den unterschiedlichen Ausprägungen und Entwicklungsstufen des Arzt-Patienten-Verhältnisses vgl. C. Schulze, s.v. *Patient*, in: Antike Medizin, 673–678 mit ausführlicher Bibliographie.

21 Ein solcher Ansatz experimenteller Erprobung von Überlieferungen findet sich bereits bei Galen; vgl. dazu die ausführliche Analyse von Jouanna 2011, 47–77 mit zahlreichen Textbeispielen.

22 Ieraci Bio 2001, 117 f.

23 Ieraci Bio 2001, 117 charakterisiert sie als »trattazione ad un tempo sistematica e agile della materia, dove le indicazioni cliniche e terapeutiche per le affezioni più communi siano organizzate in una forma di facile fruizione.«

24 A.-M. Ieraci Bio, s.v. *Paulos Nikaios*, in: Antike Medizin, 680 f. mit Bibl.; Hunger 1978, II, 303.

25 K.-H. Leven, s.v. *Leon der Arzt*, in: Antike Medizin, 564 f.; Hunger 1978, II, 305.

26 Ieraci Bio 2001, 118.

27 A. Hohlweg, Medizinischer ›Enzyklopädismus‹ und das Πόνημα Ἰατρικόν des Michael Psellos, BZ 81 (1988) 39–49.

des medizinisch hochgebildeten Universalgelehrten Michael Psellos[28] (1017/1018–ca. 1078 n.Chr.) die Brücke zwischen Gebrauchs- und gelehrter Literatur und verfolgt die Intention, in gebildeten Kreisen Interesse für die Medizin zu wecken.[29]

Eine eigene Kategorie innerhalb der medizinischen Gebrauchsliteratur des byzantinischen Zeitalters bilden die in großer Zahl überlieferten medizinisch-physiologischen Argumentationen, sog. *Definitiones*, *Problemata* oder auch medizinische *Erotapokriseis* (*Quaestiones/Solutiones*)[30], ferner meist anonym tradierte synoptische Gebrauchstexte mit Fokus auf einzelne Bereiche der Medizin, vornehmlich Diagnostik (Uroskopien, Fieber- und Pulstexte) und Therapeutik (Diätetik, *Regimina*, Herbarien). Bei solchen Spezialabhandlungen[31] handelt es sich um selbständig zirkulierende Exzerpte aus älteren Kompendien, wie speziell das Beispiel der Gichttraktate verdeutlicht, welche sämtlich auf den entsprechenden Passagen aus Alexander von Tralleis basieren und vornehmlich seit dem 13. Jh. ein reges Eigenleben entwickelt haben.[32]

Einen besonderen Stellenwert im Bereich der themenspezifischen Traktate nimmt die große Anzahl an überlieferten gynäkologischen Abhandlungen und Ratgebern ein, bei denen insbesondere die Grenzen zwischen rationaler Medizin, Volksheilkunde und Iatromagie fließend sind, indem sie ein breites Spektrum – vom praktisch-obstetrischen Handbuch bis hin zu kosmetischen Anleitungen und diversen Rezepturen zu Empfängnisförderung und -verhütung, Geschlechtsbeeinflussung während der Empfängnis, Verhinderung von Ehebruch und Liebeszauber – abdecken.[33]

Ein relativ autonomer Zweig der medizinischen Gebrauchsliteratur mit nahezu ununterbrochener Tradition (basierend auf Dioskurides und Galen) befasst sich mit Diätetik und der immer reichhaltiger werdenden *materia medica*, wobei themenspezifische Einzelabhandlungen und groß angelegte Antidotarien mit enzyklopädischem Anspruch, wie beispielsweise das *Dynameron* des Nikolaos Myrepsos[34] (13.

---

28 Antike Medizin, 735 f.; A. Hohlweg, Medizinischer ›Enzyklopädismus‹ und das Πόνημα Ἰατρικόν des Michael Psellos, BZ 81 (1988) 39–49; R. Volk, Der medizinische Inhalt der Schriften des Michael Psellos [Miscellanea Byzantina Monacensia 32] München 1990.

29 Ieraci Bio 2001, 118.

30 Ieraci Bio 2001, 118: »manuali nei quali la materia medica è parcellizzata ai fini d'un rapido apprendimento e d'una memorizzazione del sapere, spesso in forma erotapocritica.«

31 Ieraci Bio 2001, 118: »trattazioni monografiche.«

32 Als Verfasser solcher Gichttraktate erscheinen z.B. Demetrios Pepagomenos (13. Jh.) und Johannes Kaleidas (15. Jh.): Ieraci Bio 2001, 118 f. und 124 mit zahlreichen weiteren Beispielen solcher Spezialtraktate. Vgl. auch Hunger 1978, II, 311 f.; M. Stamatu, s.v. *Gicht*, in: Antike Medizin, 356–358; K.-D. Fischer, Schmerzhafte Fortbewegung. Zur Überlieferung der Schrift De Podagra nach Alexander von Tralles, Galenos 9 (2015) 151–163.

33 Ieraci Bio 2001, 119.

34 A. Garzya, s.v. *Nikolaos Myrepsos*, in: Antike Medizin, 651; Hunger 1978, II, 312. Gesamtedition des griechischen Textes, basierend auf der Kollation sämtlicher handschriftlicher Zeugen: I. Vali-

Jh. n.Chr.), gleichermaßen vorkommen und während des gesamten byzantinischen Zeitalters belegt sind.[35]

Die Einbindung solcher Texte in den Praxisalltag, sei es im Rahmen eines Krankenhauskomplexes[36] oder auch einer privaten Ordination, äußert sich in zahlreichen Textemendationen, welche die Basisquellen der Kompilation durch Erfahrungswerte ergänzen und gelegentlich korrigieren. Solche Emendationen sind medizinhistorisch und lexikographisch von besonderem Wert, da sie einerseits einen singulären Einblick in den jeweiligen Praxisalltag eines byzantinischen Arztes gewähren, andererseits, indem sie häufig den Einfluss unterschiedlicher Kulturkreise widerspiegeln, wie am Beispiel zunehmender Arabismen gerade in spätbyzantinischen Rezeptsammlungen und Praxiskompendien deutlich wird.[37] Auch im Umgang mit dem antiken Erbe und damit den medizinischen Autoritäten lassen sich perspektivische Veränderungen feststellen: bereits Alexander von Tralleis äußerte im Rahmen seiner *Θεραπευτικά* des Öfteren vorsichtige Kritik an Therapievorschlägen Galens, indem er seine eigene Praxiserfahrung zu Korrekturzwecken einbrachte, doch ihren vorläufigen Höhepunkt erreicht die Galenkritik im 11. Jh., als Symeon Seth[38] (2. Hälfte 11. Jh.) sich in einem scharfen *Λόγος ἀντιρρητικός* gegen den »blinden Galenismus« seiner Zeitgenossen wendet. Anna Maria Ieraci Bio vermutet wohl zu Recht in Symeon Seths Galenkritik den Einfluss einer vermutlich durch Avicenna[39] (980–1037 n.Chr.) im arabisch-philosophischen Umfeld angestoßenen quellenkritischen Debatte und folgert daraus die zentrale Bedeutung von Byzanz als einem Kulturkreis, der nicht nur sämtlichen kulturellen und wissenschaftlichen Einflüssen offen gegenübersteht, sondern sich mit diesen auch intensiv auseinandersetzt, was

akos, Das Dynameron des Nikolaos Myrepsos: Erstedition. Heidelberg: Propylaeum 2019: https://doi.org/10.11588/propylaeum.455; ausführliche pharmakologische Analyse der bei Nikolaos Myrepsos erwähnten *materia medica*: I.A. Valiakos, Η συμβολή του Νικολάου Μυρεψού στην προώθηση και την τεκμηρίωση της βοτανολογίας και της φαρμακευτικής κατά την ύστερη βυζαντινή εποχή, 2 Bde. Larisa 2014.

35 Ieraci Bio 2001, 120–123.

36 Vgl. hierzu speziell die mittel- und spätbyzantinischen *Xenônika* sowie deren ausführliche Analyse in der Monographie Bennett 2017; eine konzise Übersicht über die einzelnen Textgruppen findet sich bei D.C. Bennett (†) – P. Horden: Kap. 13.4. Xenôniká biblía, in: F. Daim (Hrsg.): Byzanz. Historisch-kulturwissenschaftliches Handbuch. Der Neue Pauly, Supplemente Band 11. Stuttgart 2016, cols. 1031–1034.

37 Ieraci Bio 2001, 121 f. Zur Idee eines transkulturellen Ärztedialoges vor dem Hintergrund des byzantinischen Krankenhauswesens vgl. https://equihsam.hypotheses.org/seminaires/projets-en-cours/formation-du-medecin.

38 J. Niehoff-Panagiotidis, s.v. *Seth, Symeon*, in: Antike Medizin, 799 f.; Hunger 1978, II, 308 f. Zur aktuellen Editionssituation des Antirrhetikos vgl. P. Bouras-Vallianatos, Galen's Reception in Byzantium: Symeon Seth and his Refutation of Galenic Theories on Human Physiology, Greek, Roman, and Byzantine Studies 55 (2015) 431–469; M. Cronier – A. Guardasole – C. Magdelaine – A. Pietrobelli (Hrsg.), Galien en procès à Byzance: l'Antirrhétique de Syméon Seth, Galenos 9 (2015) 71–121.

39 H. Schipperges, s.v. *Ibn Sina*, EM 2005, 1334–1336.

gerade in einer zugleich traditionsbasierten wie fortschrittsorientierten Disziplin wie der Medizin stete Weiterentwicklung und wissenschaftliche Bereicherung gewährleistet.[40]

Die hier angesprochene Position von Byzanz als Kulminationszentrum diverser kultureller und geistesgeschichtlicher Strömungen beinhaltet gerade auch in Hinblick auf die Entwicklung und Ausformung einer medizinischen Gebrauchsliteratur etliche wesentliche Faktoren, insbesondere hinsichtlich der Adaption alternativer Heilkonzepte, die zumeist aus dem Bereich der Volksmedizin und Iatromagie stammen, vielfach auf altorientalischen und/oder ägyptischen Traditionen basieren und mittels symbiotischer Verbindungen fortwährend aktualisiert und auf ihre Anwendbarkeit bzw. Praxistauglichkeit hinterfragt wurden. Ein weiterer wichtiger Aspekt liegt bei der oben geschilderten gebrauchs- und intentionsorientierten Vielfalt der aus Byzanz überlieferten medizinischen Texte, indem deren jeweilige Fokussierungen stets auch die individuelle Quellenauswahl des jeweiligen Kompilators bzw. Redaktors bedingen – konkret auf die Überlieferung iatromagischen Quellenmaterials bezogen, bedeutet dies eine textgruppenspezifische Konzentration. Die nachfolgende Quellenanalyse (vgl. Kap. 4) wird zeigen, ob es möglich ist, innerhalb der byzantinischen medizinischen Gebrauchsliteratur iatromagische Tendenzen auf einzelne Textgruppen zu begrenzen.

In Hinblick auf die wissenschaftliche Erschließung der byzantinischen medizinischen Gebrauchsliteratur brachten gerade die letzten Jahre wesentliche Fortschritte, indem zahlreiche kritische Editionen medizinischer Texte unternommen, ins Werk gesetzt und teilweise auch bereits abgeschlossen wurden.[41] Internationale Forschungsprojekte interdisziplinärer Prägung widmen sich verstärkt der byzantinischen Medizin und ihrer Einordnung in einen ganzheitlichen kulturhistorischen Kontext, insbesondere auch unter Berücksichtigung westlicher und arabischer Parallelüberlieferungen.[42] Im Zuge dieser Entwicklung wurden Editionstechnik und

40 Ieraci Bio 2001, 124: »testimoniando la complessità d'una civiltà aperta ad influenze diverse, e non facilmente etichettabile.«

41 Einen laufend aktualisierten Überblick über die Neuerscheinungen im Bereich der byzantinischen Medizin bietet die Byzantinische Zeitschrift (BZ), speziell für die medizinischen Handschriften vgl. A. Touwaide, A Census of Greek Medical Manuscripts. From Byzantium to the Renaissance, London/New York 2016 und Id., Towards a Catalogue of Greek Medical Manuscripts, in: P. Degni et al. (Hrsg.), Greek Manuscript Cataloguing. Past, Present, and Future [Bibliologia 48] (Turnhout 2018) 145–155.

42 Vgl. z.B. das internationale Editionsprojekt unter Leitung von T. Santamaría Hernández zur »Erschließung der schriftlichen Hinterlassenschaft der Medizin in Europa: Kritische Textausgaben und Studium der medizinischen Schriften des Mittelalters und der Renaissance (Recuperación del patrimonio escrito de la medicina europea: Ediciones críticas e interpretacion de libros medicinales de época medieval y moderna (FFI2013-42904-P), Ministerio español de economía y competividad. programa estatal de fomento de la investigación científica y técnica de excelencia. Subprograma estatal de generación de conocimiento)«, das auch byzantinische medizinische Texte miteinschließt. Vgl. ferner die

textkritische Methodik an die Anforderungen speziell dieser Textspezies angepasst[43], so dass andere Wissenschaftszweige, wie z.B. die Medizingeschichte, auf sukzessive optimal erschlossenes Quellenmaterial zurückgreifen können.

3.1.1 Byzantinische medizinische Gebrauchsliteratur: Tradition und Innovation

Ein wesentliches Merkmal der byzantinischen medizinischen Gebrauchsliteratur stellt die fortwährende kritische Auseinandersetzung mit ihren Quellen sowie insbesondere den medizinischen Autoritäten, Hippokrates und Galen, dar.[44] Der Respekt, der gerade diesen beiden entgegengebracht wird, äußert sich dabei nicht nur in den entsprechenden Epitheta – beide werden in den Texten gerne als θειότατοι (»göttliche« Autoritäten) bezeichnet –, sondern ebenso in der kritischen Reflexion ihrer Symptombeschreibungen, Maßnahmen und insbesondere ihrer therapeutischen Verordnungen, indem gerade diese unausgesetzt mit eigenen Erfahrungswerten und Fallbeispielen aus der Praxis verglichen werden, um sie gegebenenfalls zu korrigieren bzw. zu ergänzen.[45] Die byzantinischen Ärzte betreiben jedoch nicht

an der Sorbonne, Paris, angesiedelte internationale Forschergruppe, welche im Rahmen diverser Projekte, Veranstaltungen und Seminare die Rolle der Fachwissenschaften in Antike und Mittelalter vor dem Hintergrund eines transkulturellen Dialoges untersucht: https://equihsam.hypotheses.org/ und http://www.orient-mediterranee.com/spip.php?article3646&lang=fr, sowie etliche internationale Workshops zum Vergleich unterschiedlicher ›Medizinkulturen‹, darunter der im Januar 2019 an der Nanyang Technological University in Singapur unter Leitung von Michael Stanley-Baker und Petros Bouras-Vallianatos zum Thema »Medicines across Eurasia« abgehaltene internationale Workshop: http://www.soh.ntu.edu.sg/Research/ResearchClusters/medicalhumanities/Documents/Medicines%20Across%20Eurasia%20Page%201%20final.pdf und http://www.soh.ntu.edu.sg/Research/News%20and%20Events/Pages/Materia-Medica-Across-Eurasia.aspx sowie ein im Juli 2017 an der LMU München veranstalteter internationaler Workshop zum Thema »Medical Traditions in and around Byzantium«: A. Berger – I. Grimm-Stadelmann, Tagungsbericht: Medical Traditions in and around Byzantium, 14./15.07.2017 München, in: H-Soz-Kult, 02.11.2017 <www.hsozkult.de/conferencereport/id/tagungsberichte-7380>.

43 Vgl. D. Valentino (Hrsg./Übers.), Das Iatrosophion des Cod. Taur. B.VII.18 [Münchner Arbeiten zur Byzantinistik 1] Neuried 2016, worin eine speziell für die Edition solcher Iatrosophientexte entwickelte Editionsmethodik vorgestellt wird; inzwischen hat Danilo Valentino im Rahmen seiner Dissertation die Rezeptsammlung Cod. Panorm. XIII.C.2, ff. 121r–278v ediert. Danilo Valentino sei an dieser Stelle herzlich für seine stete Diskussionsbereitschaft, zahlreiche Anregungen und Ratschläge sowie für die Zurverfügungstellung seiner noch unpublizierten Manuskripte gedankt.

44 Zu den vielfältigen Spielarten der Galenrezeption vgl. P. Bouras-Vallianatos – B. Zipser (Hrsg.), Brill's Companion to the Reception of Galen, Brill's Companions to Classical Reception 17. Leiden 2019.

45 Vgl. AlexTrall., De febr. 1 (I, 309 Pu.), wo die Richtigkeit von Galens Aussage attestiert wird, jedoch nur in Verbindung mit der entsprechenden Patientenkonstitution: ἐπὶ γὰρ τῶν ψυχροτέρων κράσεων καὶ ἐφ' ὧν ἐστι φλεγματικωτέρα καὶ ὑγροτέρα ὕλη, ἐπὶ τούτων ἐστὶν ἀληθέστατον τὸ εἰρημένον ὑπὸ τοῦ θειοτάτου Γαληνοῦ [...], oder AlexTrall., De febr. 1 (I, 311 Pu.), wo am Beispiel des

ausschließlich Quellenkritik, sondern reflektieren ebenso kritisch die Tätigkeit ihrer zeitgenössischen Ärztekollegen vor dem Hintergrund medizinethischer Prinzipien[46], ihrer jeweils eigenen Praxisempirie sowie rezeptionstechnischer Kriterien, so beispielsweise der missverstandenen Interpretation von Quellenaussagen, welche dann unweigerlich zu Fehldiagnosen bzw. Therapiefehlern führen.

Der geschilderte reflektierende Ansatz lässt sich besonders deutlich bei Alexander von Tralleis beobachten, welcher in seinem medizinischen Schrifttum eine moderate Galenkritik[47] mit zahlreichen Fallbeispielen kombiniert, sowie eigene Erfahrung, experimentelle Erprobung und insbesondere die Berücksichtigung der individuellen Patientenkonstitution[48], aber auch des Patientenwillens, zum Maßstab seiner therapeutischen Modifikationen macht.

Medizinaltrankes Oxymel die Verbindung zwischen hippokratischer Überlieferung und praktischer Erfahrung dargelegt wird: καὶ τοῦτ' οἶμαι δῆλον εἶναι τοῖς μεμαθηκόσι τὰ Ἱπποκράτους καὶ προσομιλήσασι καὶ τῇ πείρᾳ μάλιστα [...], oder AlexTrall., De febr. 2 (I, 311 Pu.), wo am Beispiel des Faulfiebers und seiner Behandlung Alexanders Erfahrung die entsprechende hippokratische Doktrin bestätigen kann. Zur Galenrezeption im byzantinischen Zeitalter vgl. P. Bouras-Vallianatos, Galen in Byzantine Medical Literature, in: P. Bouras-Vallianatos – B. Zipser (Hrsg.), Brill's Companion to the Reception of Galen, Brill's Companions to Classical Reception 17. Leiden 2019, 86–91.

46 Vgl. generell hierzu die Übersicht bei P. Carrick, Medical Ethics in the Ancient World. Georgetown 2001; zu Kompilationstechnik und Zielsetzung der frühbyzantinischen Sammelwerke vgl. Bennett 2000, 280: »In turn, the sixth- and seventh-century Byzantine scholar-physicians, Aëtios of Amida, Paul of Aegina and Alexander of Tralles drew extensively on Galen, his predecessors, and his near-contemporaries in their own medical compendia, but they did more than copy these sources. They selected and utilized their material with skill, adapting it to the medical practice of their times. Their achievement was to contain and refine the sum of medical knowledge within more manageable proportions than had existed hitherto. Their books continued to be copied in subsequent centuries, and provided the material for the compilations and handbooks of the tenth and eleventh centuries.« Wenn Bennett die byzantinischen Ärzte als »Arzt-Gelehrte« (»scholar-physicians«) bezeichnet, so trifft dies genau den Kern ihres Wesens; er beschreibt ihre Tätigkeit sehr treffend als unausgesetzten Epitomisierungsprozeß mit dem Ziel »to contain and refine the sum of medical knowledge within more manageable proportions than had existed hitherto« (Bennett 2000, 280).

47 Nicht mehr ganz so moderat, sondern eher in deutlichen Worten bringt der in der 2. Hälfte des 11. Jh. praktizierende byzantinische Arzt Symeon Seth seine Kritik an den berühmten Vorgängern, insbesondere an Galen, zum Ausdruck, wenn er in seinem *Antirrhetikos* dessen Lehrmeinung und Persönlichkeit scharf attackiert. Eine derartig unverblümte Galenkritik ist jedoch innerhalb der byzantinischen Medizin eher selten und verkörpert weniger eine allgemeine Tendenz zur Kritikfreudigkeit als vielmehr einen individuellen kühnen Versuch, die Zeitgenossen aufzurütteln und zu selbständiger Reflexion überlieferter Doktrinen zu veranlassen – ein Versuch, der allerdings in Resignation endet. Der *Antirrhetikos* ist in der 2. Person Singular gehalten; Symeon Seth spricht Galen direkt an und erweckt damit den Eindruck eines wissenschaftlichen Diskurses. Generell zur Galenkritik während der byzantinischen Zeit vgl. K.-H. Leven, s.v. *Galenkritik*, in: Antike Medizin, 321 f., der sie ebenfalls als eine eher periphere Erscheinung einschätzt.

48 Vgl. z.B. AlexTrall., De febr. 1 (I, 297 Pu; Brunet I, 6), worin, in Ergänzung zu Galens Therapievorschlag, eine der individuellen Konstitution des jeweiligen Patienten angepasste Mischung der empfohlenen Einreibung propagiert wird.

Im Zentrum seines medizinischen Denkens stehen zwei Prinzipien, welche für ihn seine wissenschaftliche Methodik (εὐμέθοδος) gleichermaßen wie seinen medizinethischen Leitfaden verkörpern, nämlich der Wahrheitsbegriff (ἀλήθεια) und die empirische, häufig experimentell fundierte Praxiserfahrung (πεῖρα). Für die gegenwärtige Untersuchung entscheidend ist die Tatsache, dass sich gerade mit der von Alexander vertretenen empiriebasierten, quellenkritischen und wissenschaftlich-methodischen Medizinkonzeption auch die Integration alternativer Therapiemöglichkeiten, bis hin zu Iatromagie und Amulettgebrauch vereinbaren lässt, allerdings unter der Voraussetzung einer entsprechenden empirischen Bestätigung bzw. medizinethischen Rechtfertigung. Genau dieser Ansatz Alexanders, der sich in all seinen Facetten innerhalb der byzantinischen medizinischen Gebrauchsliteratur als singulär erweist, macht sein Werk zur zentralen Quelle für die motiv- und rezeptionsgeschichtliche Analyse iatromagischer Alternativ- bzw. Begleittherapien, denn es gibt bislang kein vergleichbares Werk, das sämtliche Bereiche des medizinischen Denkens, Galenismus und individuell reflektierte Quellenkritik, enzyklopädisches Rezeptionswesen und praktisch-empirische Erfahrungswerte anhand von Fallbeispielen, angewandte wissenschaftliche Methodik (διορισμός) verbunden mit Empathie gegenüber individuell variablen Patientenbefindlichkeiten, medizinethisches Verantwortungsbewusstsein und Aufgeschlossenheit gegenüber der gesamten therapeutischen Vielfalt zu einer ähnlich homogenen Einheit kombiniert hat.

Mit Alexander von Tralleis begegnet eine Form des Galenismus, welche sich deutlich von seiner alexandrinischen Ausprägung[49] in Form einer didaktisch fokussierten Kommentierung ausgewählter Schriften Galens sowie diese ergänzende Texte aus dem *Corpus Hippocraticum* unterscheidet, indem Galens Behandlungsmethoden nunmehr kritisch hinterfragt und die Feststellung deutlicher Diskrepanzen zwischen eigener Erfahrung und galenischer Doktrin durchaus mit Erstaunen konstatiert werden (θαυμαστῶς).[50] Dieses Erstaunen ist es auch, das den eigentlichen Denkanstoß darstellt und die Suche nach geeigneten Vergleichsmomenten initiiert, wobei die kritische Auseinandersetzung mit solchen Aussagen bei Galen, welche Alexander vor dem Hintergrund seiner langjährigen Praxiserfahrung als erstaunlich, da praxis- und realitätsfremd erschienen, in gewisser Hinsicht die Form einer wissenschaftlichen Debatte annehmen: Galens Aussagen werden paraphrasiert, Alexander äußert sein Erstaunen und versucht dann anhand von Fallbeispielen eine

49 Vgl. I. Garofalo, s.v. *Galenismus*, in: Antike Medizin, 319–321 mit ausführlicher Bibliographie.

50 Guardasole 2004b, 219 verweist auf Theodor Puschmanns ausführliche Einleitung zu seiner Edition der *Therapeutika* Alexanders (Puschmann I, 75–286), worin Galens Einfluss auf Alexanders *Therapeutika* minutiös analysiert wurde, indem sie jedoch Alexanders eigenen Ansatz hervorhebt, der insbesondere in seiner Galenkritik manifest wird.

adäquate, da empirisch probate Modifikation der entsprechenden Therapie vorzunehmen.[51]

In diesem Zusammenhang stellt sich dann aber sogleich die Frage, ob die Integration von Iatromagie bzw. iatromagischen Behandlungsmodalitäten in Alexanders medizinisches Schrifttum nicht auch als Ausdruck seiner individuellen Loslösung aus der galenistischen Autoritätenfixierung nach alexandrinischem Muster zu verstehen sein könnte? Dass diese Loslösung jedoch keineswegs einen Bruch mit der autoritätenbasierten Tradition bedeutete, sondern nur deren kritische Reflexion nach ihrem eigenen Vorbild, zeigt ein Blick auf Galens subjektiven, zum Teil äußerst kritischen und gelegentlich nicht unpolemischen Umgang mit Lehrmeinungen, die von seiner eigenen Auffassung abweichen oder gerade auch mit Quellen, welche iatromagische Elemente als Bestandteil der Heilkunde postulieren.

Jacques Jouannas beispielhafte Analyse[52] einiger diesbezüglicher Textpassagen innerhalb des galenischen Schrifttums veranschaulicht hinreichend Galens quellenkritische Methode, doch auch, gerade in Hinblick auf die Anwendung und experimentelle Erprobung diverser heilkräftiger Amulette, seine diesbezügliche Umorientierung nach einer geraumen Zeitspanne, verbunden mit einer beachtlichen Revision seines anfänglich ausschließlich negativen Urteils über solche therapeutischen Hilfsmittel. Ein entsprechender Vergleich mit Alexanders Werk zeigt, dass dieser Galens im Zusammenhang mit den Amuletten praktizierte Methode der empirisch-experimentellen Wahrheitsfindung auf seine Quellenkritik insgesamt anwendet, wobei stets der aristotelische Wahrheitsbegriff[53] (ἀλήθεια) Maßstab und medizinethische Richtlinie für Alexanders kritische Analyse der überlieferten, aber auch der zeitgenössischen Therapieansätze bildet. Resultierend aus einer solchen Kompilationstechnik ergibt sich, dass Alexander zwar dem Galenismus verpflichtet bleibt, dessen Postulate aber nicht mehr apodiktisch gelten, sondern, gemessen an der individuellen, durch entsprechende Fallbeispiele belegten Empirie (διὰ πείρας), nunmehr verhandelbar werden.[54]

---

51 Vgl. Guardasole 2004b, 221; ergänzend vgl. ferner AlexTrall., De febr. 1 (I, 305 Pu; Brunet I, 11 f.), wo die Richtigkeit von Galens therapeutischer Empfehlung zwar bestätigt wird, doch nicht deren Anwendung bei Reflux, weshalb Alexander das Anwendungsgebiet auf Dyskrasie einschränkt. Ein ähnlich quellenkritisches Abwägen zwischen traditionellen Therapiemaßnahmen und eigener Erfahrung begegnet gelegentlich auch bei Aetios von Amida, so z.B. AetAmid. I, 166 (I, 76,13–23 Olivieri).

52 Jouanna 2011, 47–77 und Kap. 2.6.3.

53 Vgl. die ausführliche Analyse dieses Begriffes und seiner Anwendung bei Alexander von Tralleis durch Guardasole 2004b, 219–234, bes. 222 f.

54 Hippokrates und Galen erscheinen bei Alexander zumeist als θειότατοι, wobei das respektvolle Epitheton die Kritik keineswegs ausschließt; vgl. Guardasole 2004b, 221 mit entsprechenden Belegstellen in Anm. 6: zu Hippokrates AlexTrall., Ther. V, 6 (II, 211,21 Pu.), zu Galen AlexTrall., Ther. V. 4 (II, 155,2 Pu.). Ein weiteres Beispiel liegt in AlexTrall., De febr. 7 (I, 421 Pu.) vor, wo Galen sogar mangelnder διορισμός in Bezug auf Arzneimittel gegen das Quartanfieber vorgeworfen wird: ἐξέθετο δὲ καὶ ὁ θειότατος Γαληνός, ἀλλ' οὐδὲν φαίνεται προσδιορισάμενος [...].

Vor diesem Hintergrund erweist sich die byzantinische Medizin hinfort als keineswegs statisch und erstarrt[55], sondern im Gegenteil als Wegbereiterin eines neuen, quellenkritisch-reflektierenden Ansatzes in Hinblick auf medizinethische Vorgaben und ein revidiertes Arzt-Patienten-Verhältnisses, worin dem individuellen Patientenwillen stärkere Beachtung geschenkt wird. Alexanders Interpretation der medizinischen Kompilationstätigkeit als wissenschaftlich-kritische Debatte und lebendige Auseinandersetzung mit den jeweiligen Quellenaussagen beinhaltet bemerkenswerte neue Impulse für das medizinische Denken und Schrifttum, aber auch für die ärztliche Praxis und den Umgang mit den einzelnen Patienten, und dies nicht nur in Hinblick auf die Integration iatromagischer Alternativtherapien. Gerade deren Eingliederung in Alexanders therapeutisches Spektrum bedeutet somit keinen Rückschritt in abergläubisch-archaische Verhaltensmuster, sondern eine ebenbürtige, da διὰ πείρας bestätigte Behandlungsalternative, deren Anwendung als alleiniges Heilmittel oder in Kombination mit anderen Behandlungsformen dem Ermessen des Therapeuten in Absprache mit dem Patienten anheimgestellt wird.

Wenn Jan Assmann von einer »›Gedächtnisgeschichte‹ des religiösen Antagonismus«[56] spricht, ließe sich überlegen, ob das medizinische Denken der frühbyzantinischen Zeit, gerade in der Form, wie es sich bei Alexander von Tralleis präsentiert, in Hinblick auf den Umgang mit iatromagischen Überlieferungen analog dazu als medizinisch-therapeutischer Antagonismus angesprochen werden kann? Wenn Ägypten als Sinnbild einer »überwundenen Vergangenheit«[57] verstanden wird, wie stellt sich die Rolle Ägyptens dann im Kontext ägyptischstämmiger iatromagischer Motive dar? Verkörpert Ägypten hier etwa die mythische Verankerung, eine unterschwellig vorhandene, doch mittlerweile gänzlich unbewusst gewordene traditionelle Einbindung, aufgrund deren archaischer Notation und langer Dauer eine gewisse Zuversicht und Hoffnung impliziert wird? Diese Ägypten-Duplizität bzw. -Ambivalenz wird in der europäischen Geistesgeschichte bis in die frühe Neuzeit hinein eine bedeutende Rolle spielen, wie Jan Assmann und Florian Ebeling[58] vielerorts beispielhaft zeigen konnten.

---

55 Guardasole 2004b, 220 f. untersucht Alexanders Kompilationstechnik speziell vor dem Hintergrund der, wie ihre Analyse hinreichend belegen kann, zu revidierenden Aussage, die byzantinische Medizin sei statisch und bestünde nur aus unreflektierten Galenexzerpten.

56 Assmann 1998, 23.

57 Assmann 1998, 25.

58 z.B. J. Assmann, Religio Duplex. Ägyptische Mysterien und Europäische Aufklärung. Berlin 2010; Ebeling 2009, beide mit ausführlicher weiterführender Bibliographie.

3.1.2 Der Wahrheitsbegriff als medizinethisches Prinzip bei Alexander von Tralleis

Medizinethischer Leitfaden und Fundament der Galenkritik stellt für Alexander von Tralleis der aristotelische Wahrheitsbegriff (ἀλήθεια) dar, wie Alessia Guardasoles ausführliche Analyse der entsprechenden Passage aus Alexanders *Therapeutika* deutlich zeigt[59]:

AlexTrall., Ther. V, 4 (II, 153–155 Pu.)

καὶ θαυμάζω, πῶς αὐτὸς οὐδενὶ τῶν ἐμψυχόντων ἠδυνήθη χρήσασθαι, ἀλλὰ ταῦτα μὲν ἔφυγεν. ἐχρήσατο δὲ μᾶλλον τῇ θερμαινούσῃ ἀγωγῇ – 'τήν τε γὰρ Μιθριδάτειον αὐτοῖς παρεῖχον', ὡς αὐτός φησι, 'καὶ τὴν ἀθανασίαν καὶ τὴν ἔτι μᾶλλον ξηραίνειν δυναμένην θηριακήν' – καὶ πάσαις ταῖς ἄλλαις ἀντιδότοις ταῖς πρὸς τοὺς ἀσθματικοὺς ἀναγεγραμμέναις διὰ δριμέων τινῶν καὶ λεπτυνόντων συγκειμέναις φαρμάκων. οὐ μόνον ἐφ' ἑνὸς ἀνδρός, ἀλλὰ καὶ ἐπὶ πλειόνων ἑωρακέναι αὐτά φησιν· οὐδένα δὲ δυνηθῆναι τῶν τὰ τοιαῦτα παθόντων, ἐκφυγεῖν τὸν θάνατον, ἀλλὰ πάντας ἀπολέσθαι ὀλίγῳ πλείονα χρόνον ἢ ἐλάττονα διαρκέσαι δυνηθέντας. ἀλλ' ὄντως ἀληθές ἐστιν ἐκεῖνο τὸ λεχθὲν ὑπὸ αὐτοῦ περὶ Ἀρχιγένους· 'χαλεπὸν γὰρ ἄνθρωπον ὄντα μὴ καὶ διαμαρτάνειν ἐν πολλοῖς, τὰ μὲν ὅλως ἀγνοήσαντα, τὰ δὲ κακῶς κρίναντα, τὰ δὲ καὶ ἀμελεστέρως γράψαντα.' καὶ ταῦτα δὲ λέγειν οὐκ ἂν ἐτόλμησα περὶ τηλικούτου ἀνδρὸς εἰς σοφίαν, εἰ μὴ τό τε ἀληθὲς αὐτὸ θαρρῆσαί με προετρέψατο καὶ τὸ σιωπῆσαι πάλιν ἐσεβὲς ἐνόμισα· καταλαμβάνων γὰρ ἰατρὸς τὸ δοκοῦν αὐτῷ καὶ μὴ λέγων ἀδικεῖ τὰ μεγάλα καὶ ἀσεβεῖ καὶ μεγάλῳ πταίσματι περιβάλλων ἑαυτὸν ἑκὼν λανθάνει. ἀλλ' ἐκεῖνο δεῖ πράττειν, ὅπερ, φησίν, Ἀριστοτέλης εἴρηκε· 'φίλος μὲν ὁ Πλάτων, φίλη δὲ καὶ ἡ ἀλήθεια. δυοῖν δὲ προκειμένων προκριτέον τὴν ἀλήθειαν.'

Ich wundere mich freilich, dass er [sc. Galen] kein kühlendes Mittel verordnen mochte, sondern dieselben vermied und lieber eine erwärmende Heilmethode einschlug. ›Ich gab den Kranken‹, sagt er, ›die Mithridates-Arznei, sowie auch die Athanasia-Medicin und den Theriak, welcher die Trockenheit noch vermehrt.‹ Er verordnet überhaupt Medicamente, welche gegen die Kurzathmigkeit empfohlen werden und aus scharfen und verdünnenden Arzneistoffen zusammengesetzt sind, und behauptet, dass er die erwähnte Thatsache nicht blos bei einem einzigen Manne, sondern bei mehreren Kranken beobachtet habe. Aber Keiner von allen Denen, bei welchen eine derartige Katastrophe eintrat, konnte dem Tode entgehen, sondern Alle gingen zu Grunde, nachdem sie es längere oder kürzere Zeit ausgehalten hatten. Hier gilt daher in Wahrheit jenes Wort, welches Galen über Archigenes sprach: ›Er war ein Mensch, und es ist deshalb schwer anzunehmen, dass er sich nicht in manchen Dingen geirrt haben sollte, da er Manches überhaupt gar nicht gekannt, Anderes unrichtig gedeutet oder nur oberflächlich beschrieben hat.‹ Zwar hätte ich nicht gewagt, dies von einem Manne zu sagen, der in wissenschaftlicher Hinsicht so hoch dasteht, wenn nicht die Wahrheit mir Muth eingeflösst und ich das Schweigen für eine Sünde gehalten hätte. Denn wenn der Arzt sich eine Ansicht bildet und sie nicht ausspricht, so thut er grosses Unrecht, handelt frevelhaft und bringt sich durch sein Stillschweigen freiwillig in grossen Schaden. Man muss dabei den Grundsatz befolgen, welchen, wie er sagt, Aristoteles ausgesprochen hat: ›Lieb ist mir Plato,

59 Guardasole 2004b, 222.

lieb ist mir aber auch die Wahrheit, und wenn es sich um die Beiden handelt, so muss man der Wahrheit den Vorzug geben.‹
[Übers.: Puschmann II, 152–154]

Alexander verleiht seinem Erstaunen Ausdruck (καὶ θαυμάζω), dass Galen in ähnlichen Fällen niemals kühlende Medikationen verordnet habe[60], welche seiner eigenen, durch etliche Fallbeispiele hinreichend belegbaren Praxiserfahrung (ὃ δὲ ἐγὼ ἐθεασάμην[61]) zufolge, dem Patientenwohl und letztlich auch dem angestrebten Heilerfolg wesentlich besser entsprächen. Die zitierte Textpassage ist beispielhaft sowohl für Alexanders kritische Methode, wie auch für seine medizinethischen Prinzipien: seine Kritik an Galens (der am Kapitelanfang respektvoll als θειότατος bezeichnet wird) Behandlungsmethode orientiert sich an dessen eigener gegenüber Archigenes geäußerter Kritik (χαλεπὸν γὰρ ἄνθρωπον ὄντα μὴ καὶ διαμαρτάνειν ἐν πολλοῖς, τὰ μὲν ὅλως ἀγνοήσαντα, τὰ δὲ κακῶς κρίναντα, τὰ δὲ καὶ ἀμελεστέρως γράψαντα), welche Alexander nun analog auf Galens therapeutische Maßnahmen überträgt.

Um eine Autorität wie Galen überhaupt zu kritisieren, bedarf es gravierender Gründe, welche, laut Alexander, ausschließlich durch medizinethische Richtlinien gegeben sind: das Schweigen des Arztes aus Rücksicht auf Galens Autorität würde in diesem Falle in maßgeblichem Schaden für den Patienten resultieren und stellt somit einen wesentlichen Verstoß (ἀδικεῖν) gegen das medizinethische Prinzip dar, dass der Arzt dem Patienten nützen, aber niemals schaden dürfe (καταλαμβάνων γὰρ ἰατρὸς τὸ δοκοῦν αὐτῷ καὶ μὴ λέγων ἀδικεῖ τὰ μεγάλα καὶ ἀσεβεῖ καὶ μεγάλῳ πταίσματι περιβάλλων ἑαυτὸν ἑκὼν λανθάνει).[62] Als Grundlage eines solchen ethisch rechtfertigbaren Handelns zitiert Alexander eine Passage aus der *Nikomachischen Ethik* des Aristoteles, worin genau der Konflikt zwischen Autorität und Wahrheit als oberstes Grundprinzip ethischen Handelns zum Ausdruck kommt:

---

60 Vgl. eine ähnliche Textpassage mit denselben Kritikpunkten: AlexTrall., Ther. V, 5 (II, 203 f. Pu.).
61 AlexTrall., Ther. V, 4 (II, 153 Pu.).
62 Vgl. AlexTrall., De febr. 1 (I, 307 Pu; Brunet I, 12 f.), worin Alexander deutlich darauf hinweist, dass Unwissen der Ärzte oftmals mehr Schaden als Nutzen hervorbringt: [...] οἱ πολλοὶ τῶν ἰατρῶν [...] οὐκ εἰδότες, ὅτι μειζόνως ἀδικοῦσιν ἤπερ μᾶλλον ὠφελοῦσι τοῖς κάμνοντας. Vgl. ferner die Definition des Arztes bei Aetios von Amida als jemand, der über die Werke der Natur Bescheid weiß und es liebt, in jeder Hinsicht zu nützen, also zu helfen: Ὅτι χρὴ τὸν ἰατρὸν ἐπιστήμονα τῶν τῆς φύσεως ἔργων εἶναι καὶ τί ὀφείλει ἐρωτᾶν. (Aet.Amid. V, 1 [II, 6,15 Ol.]), wobei er diese seine Charakteristik durch ein entsprechendes Zitat aus dem hippokratischen Prognostikon unterstreicht: διὸ χρὴ γεγυμνασμένον κατὰ τὸ Προγνωστικὸν Ἱπποκράτους καὶ τὰ ἄλλα τὸν ἰατρὸν εἶναι ἐπίστασθαί τε τὰ τῆς φύσεως ἔργα, 'φύσιες γὰρ ζῴων ἰητροί'· συνεργεῖν δὲ δεῖ τῇ φύσει πρὸς σωτηρίαν ἀγωνιζομένην πρὸς τὴν νόσον. οὕτως γὰρ ἡ φύσις σύμμαχον λαβοῦσα τὸν ἰατρὸν τὰ δέοντα ποιοῦντα αὐτόν τε τὸν ἄρρωστον πειθήνιον καὶ μηδὲν ἐν τῇ διαίτῃ ἁμαρτάνοντα περιγένοιτο ἂν τῆς νόσου· συνεργοὺς δὲ εἶναι χρὴ καὶ τοὺς ὑπηρέτας καὶ τοὺς ἔξωθεν πρὸς τὸ μηδὲν ὑπεναντίον γενέσθαι τοῖς καλῶς πραττομένοις. (Aet. Amid. V, 1 [II, 6,15–23 Ol.]).

φίλος μὲν ὁ Πλάτων, φίλη δὲ καὶ ἡ ἀλήθεια. δυοῖν δὲ προκειμένων προκριτέον τὴν ἀλήθειαν.[63]

In ihrer sorgfältigen Analyse der Verwendung des ἀλήθεια-Begriffes bei Alexander von Tralleis erläutert Alessia Guardasole eingehend und anhand zahlreicher Belege die Herkunft des obenstehenden Zitates aus Aristoteles' *Nikomachischer Ethik* sowie dessen unmittelbaren Kontext. Im weiteren Verlauf ihrer Untersuchung ordnet sie die Textpassage in den Zusammenhang der spätantiken Platon- und Aristotelestradition ein, wobei sie auf die Diskussion dieser Passage sowie des zugrundeliegenden Wahrheitsbegriffes gerade in der neuplatonischen Philosophie des 6. Jh. n.Chr. hinweist.[64] Die Lesart, welche Alexander hier verwendet, findet sich analog bei Johannes Philoponos, dem zeitgenössischen Neuplatoniker.[65] Alessia Guardasole weist weiterhin darauf hin, dass in sämtlichen Untersuchungen zum neuplatonischen Wahrheitsbegriff bzw. zu der zitierten Textpassage aus Aristoteles' *Nikomachischer Ethik* die Testimonie bei Alexander von Tralleis allerdings stets fehlt, wofür sie die während der Renaissance einsetzende Zuschreibung des *Dictum* an Galen, in dessen Werk es mehrfach erscheint, verantwortlich macht.[66]

Der besondere Stellenwert, den der durch die zitierte Textpassage vermittelte ἀλήθεια-Gedanke gerade im Werk Alexanders von Tralleis einnimmt, hängt mit dessen Neuorientierung im Umgang mit der galenistischen Tradition und generell Galens *auctoritas* vor dem Hintergrund einer empirisch bedingten und medizinethisch legitimierten Galenkritik sowie, daraus resultierend, einem revidierten Arzt-Patienten-Verhältnis zusammen. Unzulänglichkeiten des autoritativen Vorgängerwissens bzw. gravierende Therapiefehler, welche erheblichen Schaden des Patienten nach sich ziehen können, werden nun erstmals angesprochen und vor dem

63 Vgl. Guardasole 2004 b, 222–227 mit eingehender Analyse dieser Textpassage. Guardasole weist darauf hin, dass das Zitat bei Alexander bislang in der Forschung um diese Aristoteles-Stelle unberücksichtigt geblieben sei, obgleich gerade sie wichtige Impulse für deren Tradition bis in die Renaissance geben und zudem zur Klärung etlicher, bislang noch problematischer Aspekte der Tradierung dieser Textpassage beitragen könne. Vgl. auch AlexTrall., De febr. 6 (I, 389 Pu.), wo sich Alexander in seiner experimentellen Beweisführung auf Aristoteles beruft: δέδεικται γὰρ τοῦτο Ἀριστοτέλει καὶ αὐτῇ τῇ πείρᾳ.

64 Guardasole 2004b, 223 f. mit Anm. 10 und Verweis auf Elias, In categ. 122.

65 Guardasole 2004b, 224 mit entsprechendem Zitat.

66 Guardasole 2004b, 224–226. Mit dieser Argumentation ist m.E. jedoch die Tatsache, dass die Diskussion um den aristotelischen ἀλήθεια-Begriff gerade im 6. Jh. n.Chr., mit Johannes Philoponos und Alexander von Tralleis, wieder erneut aufgenommen wird, nicht hinlänglich geklärt. Auf die Zuschreibung des *Dictum* an Galen sowie die mehrfache Bezugnahme darauf in seinem Schrifttum nimmt Symeon Seth in seinem *Antirrhetikos* Bezug, wenn er Galen als φιλαλήθης bezeichnet: Sym. Seth., Antirrhetikos, 45. In eben diesem *Antirrhetikos* weist Symeon Seth verstärkt auf argumentative und logische Widersprüche in den Werken Galens hin und wirft ihm deshalb unwissenschaftliche Geschwätzigkeit (πολυλογία) vor; dasselbe tut bereits Alexander – nur wesentlich moderater –, wenn er Galen unkritisches Therapieverhalten (ἀπροσδιορίστως) vorwirft: AlexTrall., De febr. 5 (I, 373 Pu; Brunet I, 54).

Hintergrund der eigenen therapeutischen Erfahrung diskutiert: οὐδένα δὲ δυνηθῆναι τῶν τὰ τοιαῦτα παθόντων, ἐκφυγεῖν τὸν θάνατον, ἀλλὰ πάντας ἀπολέσθαι ὀλίγῳ πλείονα χρόνον ἢ ἐλάττονα διαρκέσαι δυνηθέντας. Galens *auctoritas* konnte die Patienten, von denen in der zitierten Textpassage die Rede ist, nicht vor dem letalen Ausgang bewahren – dies hätte einzig durch eine sofortige Änderung der Behandlungsform bewirkt werden können, wie Alexander deutlich macht.[67] Den zuvor diskutierten Wahrheitsbegriff als ausschließliches Vehikel für therapeutische Maßnahmen greift Alexander anderenorts erneut auf,[68] wenn er Galens Behandlungsmethode bei Eintagesfieber kritisiert, da seine Praxiserfahrung genau das Gegenteil, nämlich eine kühlende Therapie, als wesentlich effektiver und sinnvoller gezeigt hatte:

AlexTrall., De febr. 1 (I, 301 Pu.)

[...] καὶ θαυμάζειν ἐπέρχεταί μοι, πῶς ὁ θειότατος Γαληνὸς ἐν τῇ θεραπευτικῇ πραγματείᾳ τοῖς θερμαίνουσι κεχρημένος φαίνεται· [...] ἐγὼ δὲ ταῦτα οὐδαμῶς ἁρμόζειν ἡγοῦμαι τοῖς ἔχουσι θερμοτέραν διάθεσιν καὶ ταῦτα λέγω οὐδαμῶς εἰς ἀντιλογίαν ἀφορῶν, ἀλλ' ὅτι μοι τὸ ἀληθὲς οὕτως ἐφάνη ἔχον. δεῖ δὲ τὸ ἀληθὲς παντὸς προτιμᾶν ἀεί· [...].

Es kommt mir sonderbar vor, dass der grosse Galen in seiner ›Therapeutik‹[69] erhitzende Mittel empfiehlt; [...]. Ich halte dieses Verfahren bei heissen Krankheitszuständen für durchaus unpassend, und behaupte dies keineswegs blos aus Lust am Widersprechen, sondern weil mir dies die Wahrheit zu sein scheint. Die Wahrheit soll man aber stets höher als alles Andere achten.
[Übers.: Puschmann I, 300; Brunet I, 9]

Alexanders Kritik beschränkt sich allerdings nicht nur auf Galen und die mit seinem Namen verbundene Überlieferung bzw. Tradition, sondern richtet sich gleichermaßen gegen verantwortungslose, d.h. nicht reflektierende Ärztekollegen, welche nicht namentlich genannt werden, doch es ist anzunehmen, dass es sich um Zeitgenossen handeln dürfte – Alexander bezeichnet sie als »unwissenschaftlich« (οἱ κακῶς ἔχοντες λόγου[70]):

67 Vgl. Guardasole 2004b, 227.

68 Dieser Beleg fehlt bei Guardasole.

69 Vgl. Galen, De san. tuend. IV, 7 (VI, 284 Kühn) und Galen, meth. med. IX, 5 (X, 576 Kühn).

70 Aetios von Amida unterscheidet deutlich zwischen Laienärzten, wissenschaftlich ausgebildeten Ärzten sowie unseriösen ›Quacksalbern‹. Der Laienarzt ist daran erkennbar, dass er in erster Linie versucht, Symptome zu lindern und sein Unwissen durch Sympathiebezeugungen dem Patienten gegenüber zu verbergen sucht: ὁ δὲ ἰδιώτης ἰατρὸς θεωρῶν τὴν ζάλην τῶν συμπτωμάτων ταράττεται καὶ μετὰ τῶν οἰκείων τοῦ κάμνοντος τὴν συμφορὰν ὀδύρεται, διὰ δὲ τῆς συμπαθείας τὴν ἀμαθίαν κρύπτει. ἰατροῦ γε μήν ἐστι γενναίου μὴ ταράττεσθαι μηδ' ἀγνοεῖν τὸ μέλλον ἀποβήσασθαι, ἀλλ' ἐκ τῶν παρόντων προγιγνώσκειν οὐ μόνον ὅτι κρίσις μέλλει γίγνεσθαι, ἀλλὰ καὶ ὁποία τις ἔσεσθαι μέλλει. (AetAmid. V, 23 [II, 15,12–17 Ol.]). Unseriöse Ärzte hingegen – Aetios betont, dass ihm durchaus solche

AlexTrall., Ther. I, 13 (I, 521–523 Pu.)

Δεῖ δὲ μετὰ τοῦ φαρμακεύειν καλῶς ἐθέλειν προσέχειν καὶ τῇ διαίτῃ ὡς ἀναγκαιοτάτῃ μάλιστα. πολλοὶ γὰρ ἀμελοῦσι καὶ οὐκ ἴσασιν, ὅσα δύναται βλάψαι καὶ ὠφελῆσαι ἡ δίαιτα τὸν κάμνοντα. εἴθε δὲ, κἂν τὸ φαρμακεύειν ὀρθῶς ἠπίσταντο, καὶ καιρὸν ἐζήτουν ἢ τάξιν ἢ ποιὸν ἢποσόν. ἀλλ' οὐδενὶ τούτων προσέχοντες καθ' ἑκάστην εἴσοδον παρέχουσι πράγματα τοῖς σπλάγχνοις ἢ διαβρέχοντες ἢ καταπλάττοντες ἢ σκευάζοντες ἐν παντὶ καιρῷ καὶ πλήθους ὄντος, ἔσθ' ὅτε καὶ ἀπεψίας, καὶ ταῦτα σαφῶς βοῶντος τοῦ σοφωτάτου Γαληνοῦ, ὡς οὔτε καταπλάσμασιν οὔτε καταιονήμασιν ἐν παντὶ καιρῷ δεῖ κεχρῆσθαι, εἰ μὴ ἐπὶ μόνων ἐκείνων, οἷς οὐδὲν ἐν ὅλῳ τῷ σώματι ἁλᾶται περιττὸν, τοῖς δ' ἄλλοις ἅπασι κακὸν ἔσχατον. ἀλλὰ ταῦτα μὲν οἱ κακῶς ἔχοντες λόγου πράττουσιν. ἡμεῖς δ' ὅσα μεμαθήκαμεν ἐκ τῶν παλαιῶν, ἅμα δὲ καὶ εἴ τι πράττειν ἡμᾶς ὀρθῶς ὑπαγορεύει ὁ λόγος, ἤδη λέγωμεν. πτισάνη μὲν οὖν πρῶτον ἁπάντων ὡς ἐν διαίτῃ τοῖς φρενιτικοῖς προσφερέσθω βοήθημα, καλῶς μάλιστα προεψομένη.

Neben der medicinischen Behandlung, die man einschlägt, soll man seine Aufmerksamkeit einer zweckmässigen Diät widmen, weil dies ausserordentlich wichtig ist. Viele vernachlässigen nämlich diesen Punkt gänzlich und wissen gar nicht, welchen Schaden und Nutzen die Lebensweise des Kranken bringen kann. Möchten doch die Aerzte, welche die Arzneimittel ganz richtig anzuwenden verstehen, auch immer die Zeit, die Reihenfolge, die Qualität und die Quantität derselben in's Auge fassen. Aber darum kümmern sie sich nicht; bei jedem Besuch bereiten sie dem Unterleib Beschwerden, indem sie ihn mit Uebergiessungen oder Pflastern quälen, oder fortwährend Verordnungen treffen, selbst wenn der Kranke einen vollen Leib hat und bisweilen sogar, wenn er an Unverdaulichkeit leidet. Schon der weise Galen erklärt sehr bestimmt, dass weder Pflaster, noch nasse Umschläge zu jeder Zeit angewendet werden dürfen, sondern nur in solchen Fällen, wo der Kranke keine excrementitiellen[sic] Stoffe im Leibe hat, dass sie aber in allen übrigen Fällen das grösste Uebel sind. Aber so handeln allerdings auch nur unwissenschaftliche Aerzte. Wir wollen nun die Ansichten der alten Aerzte, soweit sie uns bekannt sind, und die wissenschaftlichen Principien, nach denen sich die Handlungsweise des Arztes richten soll, erörtern. Was die Diät der an Phrenitis Leidenden anlangt, so ist ihnen als Heilmittel vor allen Dingen der Gerstenschleim, besonders wenn er vorher gehörig gekocht worden, zu empfehlen. [Übers.: Puschmann I, 520–522; Guardasole 2004b, 227.]

Personen bekannt seien – tadeln die aufgrund wissenschaftlicher Methode gebotenen Behandlungsmaßnahmen aufs Heftigste, doch erweisen sich ihre Therapieverordnungen in den meisten Fällen für die Patienten nicht nur als schädlich, sondern in etlichen Fällen sogar als tödlich: ἐφ' ὧν γὰρ ἀνέλπιστος ἡ σωτηρία, μάταιον ἂν εἴη διαβάλλειν τοῖς ἰδιώταις τὰ πολλοὺς σώζοντα βοηθήματα. ἔγωγ' οὖν οἶδά τινας ἰατροὺς ἀμεθόδους μιμησαμένους τὰ ὑφ' ἡμῶν πραττόμενα πράγματα, τοιούτοις χρησαμένους βοηθήμασιν ἐπὶ τῶν πάντως τεθνηξομένων οὔτ' ἀνύσαντάς τι καὶ τὴν εὔκαιρον αὐτῶν χρῆσιν ὕποπτόν τε καὶ φοβερὰν ἐργασαμένους. ἀλλ' ἡμεῖς δηλονότι καὶ καιροὺς καὶ βοηθήματα γράφομεν ἐπὶ τῶν σωθῆναι δυναμένων, ὥσθ' ὅσοι γε τῶν νοσούντων ἀνίατοί εἰσιν, οὔτε καιρὸς ἐπιτήδειος οὔτε βοηθήματα τούτοις ἐστίν. (AetAmid. V, 78 [II, 55,23–56,2 Ol.]). Insbesondere kritisiert Aetios hier die leeren Versprechungen, mit denen die unseriösen Ärzte die Hoffnung unheilbarer Patienten schüren, ohne diese dann *de facto* auch erfüllen zu können.

Die Fokussierung dieser Textpassage zeigt, dass es Alexander neben dem Wahrheitsbegriff auch ganz entscheidend auf die Einhaltung der wissenschaftlichen Prinzipien und Richtlinien innerhalb der medizinischen Praxis ankommt; bezugnehmend auf die geschilderte Situation, nämlich die Berücksichtigung einer zweckmäßigen Diätetik, betont er, dass sich gerade hierin Galens Postulat hinsichtlich der richtigen Anwendung von Umschlägen und Zugpflastern als zutreffend erwiesen hat und diejenigen, die ihm zuwiderhandeln, eben keinen Anspruch auf Wissenschaftlichkeit und damit auf Vertrauenswürdigkeit im medizinethischen Sinne erheben dürfen. Galens Epitheton in diesem Kontext ist hier übrigens σοφώτατος, nicht das zumeist verwendete θειότατος, wobei letzteres insbesondere im Kontext der von Alexander geübten Galenkritik anzutreffen ist. Die zitierte Forderung Galens, bei therapeutischen Applikationen unbedingt auf den richtigen Zeitpunkt und die entsprechenden Begleitumstände zu achten, findet sich in *De methodo medendi* XI, 15 (X, 780–789 Kühn); Alexander von Tralleis präsentiert Galen hier als ›Rufer in der Wüste‹[71], was gewissermaßen ein kompilationstechnisches und quellenkritisch-interpretatorisches Novum darstellt: ganz im Sinne eines wissenschaftlichen Diskurses treten hier Tradition und Gegenwart, repräsentiert durch einschlägige Quellen und deren *auctoritas* sowie durch eigene Empirik und Handlungsweisen zeitgenössischer Kollegen, in einen permanenten Dialog, der von dem aristotelischen ἀλήθεια-Begriff und dessen praktischer Umsetzung innerhalb einer neu sich formierenden Auffassung von Medizinethik getragen ist.

Auch in Alexanders Hippokrates-Rezeption spielt eben dieser ἀλήθεια-Begriff eine prominente Rolle; so konstatiert er als ὁ ἀληθὴς λόγος Ἱπποκράτους die Berücksichtigung sämtlicher Ursachen und Umweltfaktoren, welche von nosologischer Bedeutung sein können,[72] und die dann wiederum zur Entwicklung der zutref-

---

71 Guardasole 2004b, 228; zur gesamten Analyse dieser Textpassage vgl. Guardasole 2004b, 227 f. Ähnliche Kritikpunkte vgl. AlexTrall., De febr. 2 (I, 321 Pu; Brunet I, 21), wo sehr deutlich auf die Schädigung der Patienten durch unsachgemäße Behandlungsmethoden hingewiesen wird: ἐγὼ γοῦν ἐπί τινος ἐρυσίπελας ἔχοντος καὶ νοσοῦντος καυσώδη καὶ συνεχῆ πυρετὸν οἶδα δεδωκὼς τὸ ψυχρὸν ὕδωρ καὶ παρ' αὐτὸ σβέσας τὸ σφοδρὸν τοῦ πυρετοῦ ἐκτός τε κινδύνου ποιήσας τὸν κάμνοντα κινδυνεύοντα διαφθαρῆναι ὑπὸ τῶν ἀκαίρων καταπλασμάτων καὶ ἐνεμάτων, ὡς εἰώθασι πάντοτε προσφέρειν ἐπὶ πάντων οἱ ἰατροί. Vgl. auch Aetios von Amida VI, 92 (II, 240,10–11 Olivieri), worin Aetios der von Galen empfohlenen Behandlung bei Polypen in der Nase vor allen anderen Therapien (inklusive der iatromagisch fundierten Amuletttherapie mittels φυσικά) eindeutig den Vorzug gibt: ἐγὼ δὲ Γαληνὸς ἐπὶ τῶν ἐν ῥισὶ πολύπων τε καὶ ὀζαινῶν εὗρον εὐδοκιμοῦντα τὰ ὑπογεγραμμένα.

72 AlexTrall., Ther. I, 10 (I, 469 Pu.), Guardasole 2004b, 228. Vgl. auch AlexTrall., De febr. 3 (I, 333 Pu; Brunet I, 29 f.), worin ein hippokratisches Aphorismon (Hipp., Aph. 16, Sect. II [IV, 474 Littré]; Hippokrates wird hier als ὁ σοφὸς πρεσβύτης bezeichnet) der galenischen (Galen ist ὁ θειότατος) Therapieanweisung, deren Richtigkeit Alexander bezweifelt (οὐκ οἶδα [...]), gegenübergestellt wird; in Anschluss daran äußert Alexander seine eigene, durch Fallbeispiele gestützte Meinung (ἐμοὶ γοῦν φαίνεται κάλλιον).

fenden Therapie herangezogen werden müssen, was, laut Alexander[73], nicht einmal Galen selbst immer berücksichtigt hätte, so beispielsweise im Rahmen seiner Fiebertherapie. Der Galen zur Last gelegte Fehler besteht Alexander zufolge in diesem konkreten Fall darin, eine Therapie zu empfehlen, ohne vorher die notwendige qualitative Unterscheidung der das Fieber verursachenden Phlegmasorte vorgenommen zu haben, letztere jedoch sei unerlässlich für die richtige Entscheidung hinsichtlich der Medikation.[74]

Ein vergleichbares Beispiel, bei dem der Vorwurf an Galen ähnlich lautend ist, begegnet im Kontext des Viertagefiebers[75]. Im weiteren Verlauf belegt Alexander seine Kritik anhand etlicher Fallbeispiele. Von besonderem Interesse, worauf Alessia Guardasole[76] explizit hinweist, ist in diesem Zusammenhang das Postulat Alexanders bezüglich der unbedingten Verantwortlichkeit einer *auctoritas*: die medizinethische Verantwortung, die sich aus derartigen Anweisungen ableitet, besteht eben gerade darin, dass es sich dabei nicht um intellektuelle Spielereien bzw. *Progymnasmata* handelt, sondern um Anweisungen, die eine praktische Umsetzung zur Folge haben und unmittelbar auf den Zustand des Patienten, letztendlich auf sein Leben, einwirken. Und genau diese medizinethische Verantwortung ist der Grund für Alexander, in seinem Werk derartig viele Beispiele aus seiner Praxiserfahrung heranzuziehen, wobei er zusätzlich betont, dass jegliche Therapie, die aus traditioneller Überlieferung übernommen wird, vor ihrer Anwendung persönlich erprobt sein muss[77] – das ist ein experimenteller Ansatz, der sehr modern klingt und gerade in jüngster Zeit, in Zusammenhang mit der umstrittenen Anwendung des noch nicht hinreichend erprobten Medikaments ZMapp im Rahmen der Ebola-Therapie, für Schlagzeilen gesorgt hat.

Ein weiteres Textbeispiel bezieht auch die Amuletttherapie mit ein und gibt als Quelle ein heute verlorenes Werk von Galen hinsichtlich der medizinischen Praxis zur Zeit Homers an; die Textpassage ist, wie Alessia Guardasole[78] betont, von außerordentlicher Bedeutung. Konkreter medizinischer Anlass ist eine Therapie gegen Nierensteine (vgl. auch Kap. 4.5.1):

73 AlexTrall., De febr. 6 (I, 387 Pu.); Guardasole 2004b, 228 mit franz. Übers. und griech. Text in Anm. 22.

74 Vgl. Guardasole 2004b, 228 f.

75 AlexTrall., De febr. 7 (I, 421 Pu.); Guardasole 2004b, 229 mit franz. Übers. und griech. Text in Anm. 24.

76 Guardasole 2004b, 229.

77 Zahlreiche Belege hierfür, z.B. AlexTrall., Ther. I, 12 (I, 507 Pu.); I, 15 (I, 551 Pu.) in Zusammenhang mit der ›Epilepsie‹, wo Alexander Galens Beispiel, De loc. affect. III, 11 [VIII, 194 Kühn], durch ein eigenes Fallbeispiel quasi aktualisiert.

78 Guardasole 2004b, 230 (franz. Übers. auf S. 230 f. und griech. Text in Anm. 27 auf S. 231).

AlexTrall., Ther. XI, 1 (II, 473–475 Pu.)

ἐπειδὴ δὲ καί τινες τῶν ἀρχαιοτέρων καὶ τῶν τὰ φυσικὰ περὶ ἀντιπαθείας γραψάντων ἐξέθεντο τινὰ καὶ τοὺς ἤδη τεχθέντας ἐπαγγελλόμενα θρύπτειν παραδόξως λίθους καὶ τοῦ λοιποῦ μηκέτι τίκτεσθαι συγχωρεῖν, ἀναγκαῖον ἐνόμισα καὶ τούτων ἐκθέσθαι τινὰ καὶ μάλιστα διὰ τοὺς φιλαρέτους ἕνεκα τοῦ σῶσαι ἄνθρωπον καὶ δυνηθῆναι νικῆσαι πάθος· καλὸν γὰρ νικᾶν καὶ πάσῃ μεχανῇ βοηθεῖν. ἔτι δὲ καὶ ὁ θειοτάτος Γαληνὸς μηδὲν νομίσας εἶναι τὰς ἐπῳδὰς ἐκ τοῦ πολλοῦ χρόνου καὶ τῆς μακρᾶς πείρας εὗρε μεγάλως δύνασθαι αὐτάς. ἄκουσον οὖν αὐτοῦ λέγοντος, ἐν ᾗ περὶ τῆς καθ' Ὅμηρον ἰατρικῆς ἐξέθετο πραγματείας· ἔχει δὲ οὕτως· 'ἔνιοι γοῦν οἴονται τοῖς τῶν γραῶν μύθοις ἐοικέναι τὰς ἐπῳδάς, ὥσπερ κἀγὼ μέχρι πολλοῦ· τῷ χρόνῳ δὲ ὑπὸ τῶν ἐναργῶς φαινομένων ἐπείσθην εἶναι δύναμιν ἐν αὐταῖς· ἐπί τε γὰρ τῶν ὑπὸ σκορπίου πληγέντων ἐπειράθην ὠφελείας, οὐδὲν δ' ἧττον κἀπὶ τῶν ἀμπαγέντων ὀστῶν ἐν τῇ φάρυγγι δι' ἐπῳδῆς εὐθὺς ἀναπτυομένων. καὶ πολλὰ γενναῖα καθ' ἕκαστόν εἰσι καὶ ἐπῳδαὶ τυγχάνουσαι τοῦ σκοποῦ'. εἰ οὖν καὶ ὁ θειοτάτος Γαληνὸς μαρτυρεῖ καὶ ἄλλοι πολλοὶ τῶν παλαιῶν, τί κωλύει καὶ ἡμᾶς, ἅπερ ἔγνωμεν ἐκ πείρας καὶ ὅσα ὑπὸ φίλων γνησίων, ταῦτα ἐκθέσθαι ὑμῖν;

Da jedoch einige meiner Vorgänger, welche über das Wesen der Antipathie geschrieben haben, einige Mittel angeführt haben, welche die bereits vorhandenen Steine wider Erwarten zu zerbröckeln und die Entstehung neuer Steine zu verhindern versprechen, so halte ich es für nothwendig, einige derselben hier zu besprechen, hauptsächlich aus Rücksicht auf jene ehrenhaften Männer, deren Lebensaufgabe es ist, den Menschen zu heilen und die Krankheit zu besiegen. Es ist freilich herrlich, den Sieg davon zu tragen und in jeder Weise Hilfe spenden zu können. Auch der ruhmreiche Galen, welcher doch die Zaubersprüche für nichts achtete, hat im Verlauf der Zeit und durch lange Erfahrung gefunden, dass sie mächtige Kräfte besitzen. Es ist deshalb interessant, zu hören, wie er sich in der Abhandlung ›über die ärztliche Behandlung bei Homer‹ darüber ausgesprochen hat. Die Stelle lautet folgendermassen: ›Manche glauben, dass die Zaubersprüche den Märchen der alten Weiber gleichen, wie auch ich es lange Zeit that. Ich bin aber mit der Zeit und durch ihre augenscheinlichen Wirkungen zu der Ueberzeugung gelangt, dass in ihnen Kräfte wohnen; denn ich habe ihren Nutzen bei Skorpionstichen kennen gelernt und ebenso auch bei Knochen, welche im Schlunde stecken geblieben waren und in Folge des Zauberspruches sofort wieder ausgehustet wurden. Viele Mittel sind in jeder Beziehung vortrefflich und die Zauberformeln erfüllen ihren Zweck.‹ Wenn demnach sowohl der grosse Galen, als auch noch viele andere Aerzte des Alterthums dies bezeugen, warum sollten wir Euch nicht Das, was wir aus eigener Erfahrung kennen gelernt und von glaubwürdigen Freunden gehört haben, hier mittheilen?
[Übers.: Puschmann II, 472–474]

Alexander betont hier deutlich, dass sogar Galen, ungeachtet seiner heftigen Kritik am Amulettwesen und dessen Befürwortern (so z.B. an einem Arzt namens Pamphilos, den er heftig kritisiert[79]), den Amuletten (φυσικά) und rituellen Formeln

79 Vgl. die ausführliche Analyse der entsprechenden Textstellen bei Jouanna 2011, 56–60 und Kap. 2.6.3.

(ἐπῳδαί[80]) eine gewisse Heilkraft beimisst, die jedoch, wie Galen an einigen Beispielen experimentell belegt, einzig auf der Materie, nicht jedoch auf dem Amulettcharakter selbst beruht.[81] Alessia Guardasole weist darauf hin, dass Galen auch andernorts Interesse an iatromagischen Therapieansätzen zeigt, so beispielsweise hinsichtlich einer Behandlungsmethode gegen Skorpionstiche in *De simpl. med.* X, 2 (XII, 289 Kühn) und *De inaequali intemperie* lib. 6 (VII, 745 Kühn), wo die vorige Thematik wieder aufgegriffen wird, sehr wahrscheinlich sogar in unmittelbarer Bezugnahme auf *De simpl. med.* X, 2 (XII, 289 Kühn).[82]

Die Tradition einer iatromagischen Behandlung in Verbindung mit Verletzungen durch giftige Tiere, insbesondere Schlangen und Skorpione, ist motivgeschichtlich von besonderem Interesse, da dieser Themenbereich bereits in den altägyptischen Texten einen herausragenden Stellenwert einnahm und hauptsächlich rituell therapiert wurde (vgl. Kap. 2.3). Vor diesem Hintergrund ist Alexanders Aufgeschlossenheit gegenüber Amuletten und Iatromagie als alternative Therapiemöglichkeit bzw. Komplementärtherapie auch als Ausprägung seiner medizinethischen Vorstellung bzw. seiner Auffassung eines therapiefördernden Arzt-Patienten-Verhältnisses zu verstehen:

AlexTrall., De febr. 7 (I, 409 Pu.)[83]

ἰατροῦ γοῦν τοῦτό ἐστιν ἀρίστου ἔργον, τὸ θερμὸν μὲν ψῦξαι, τὸ δὲ ξηρὸν ὑγρᾶναι, τὸ δὲ ψυχρὸν θερμᾶναι καὶ τὸ ὑγρὸν ξηρᾶναι, καὶ ἁπλῶς εἰπεῖν τὰ ὄντα πάθη νικῆσαι τοῖς ἐναντίοις χρώμενον καὶ πάντα τὰ δέοντα περιποιῆσαι καὶ πάσῃ τέχνῃ καὶ παντὶ λόγῳ σῶσαι τὸν κάμνοντα, καθάπερ ἐν πολέμῳ πολιορκούμενον· [...].

Darin besteht die Aufgabe eines tüchtigen Arztes, dass er das Heisse zu kühlen, das Trockene zu befeuchten, das Kalte zu erwärmen und das Feuchte zu trocknen, kurz die bestehenden Leiden durch ihr Gegentheil zu besiegen versteht, dass er Alles, was dazu erforderlich ist, aufbietet und den Kranken wie eine im Kriege belagerte Stadt mit allen Mitteln der Kunst und Wissenschaft zu retten sucht.
[Übers.: Puschmann I, 408]

Der zitierte Aufgabenkatalog eines verantwortungsbewussten Arztes nach Auffassung Alexanders basiert auf den Regeln der Humoralpathologie und verwendet eine in der hippokratisch-galenischen Tradition sehr häufige Metapher aus dem Kriegswesen.[84]

---

80 Hier sogar unter Verwendung des ›archaischen‹ Terminus; vgl. Jouanna 2011, 57.

81 Jouanna 2011, 61–67 und Kap. 2.4 u. 2.6.3.

82 Guardasole 2004b, 232.

83 Guardasole 2004b, 232 mit franz. Übers. und griech. Text in Anm. 29.

84 Zu dieser Metapher und ihrer Tradition vgl. Guardasole 2004b, 232 Anm. 30 mit ausführlicher Bibliographie; vgl. ferner AlexTrall., De febr. 1 (I, 311 Pu; Brunet I, 15), wo die Aufgabe eines verantwortungsbewussten Arztes (ἀρίστου ἰατροῦ) folgendermaßen geschildert wird: τοῦτο γάρ ἐστι καὶ ἀρίστου ἰατροῦ, τὸ ζητεῖν ἅπαντα καὶ πολυπραγμονεῖν καὶ μετὰ προσδιορισμοῦ προσφέρειν τὰ βοηθήματα. Zu ἄριστος ἰατρός als Topos vgl. Zipser 2004, 42, die auf Hipp. Progn. 1 (II, 110 Littré) als

Alexanders Schrift über die Fieber beinhaltet eine weitere höchst interessante Passage, die den Umgang mit den Anweisungen medizinischer Autoritäten, respektive Galen, bei seinen zeitgenössischen Kollegen in Rom schildert, wobei sich mangelnde Praxiserfahrung mit generellem Unverständnis und daraus resultierender Fehlinterpretation der galenischen Anweisungen paart.[85] Konkreter Anlass ist Alexanders diätetische Empfehlung, Patienten, die unter Dreitagesfieber leiden, den Verzehr von Melonen anzuempfehlen, da dieser sich seiner Erfahrung gemäß nicht als schädlich, sondern im Gegenteil, sogar als heilungsfördernd erwiesen hat. Diese Maßnahme stieß unter Alexanders römischen Kollegen auf deutliche Ablehnung, gekoppelt mit dem Vorwurf, dem Patienten bewusst zu schaden, wobei sich die Kollegen auf Galen beriefen. Alexander jedoch kann nachweisen, dass hier ein grundlegendes Missverständnis der galenischen Aussage, die sich auf Cholera und eben nicht auf das Dreitagesfieber bezieht, vorliegt, welches es zum Wohle des Patienten aufzuklären und restlos auszuräumen gilt. Alessia Guardasole weist explizit auf diese Textpassage und deren Aussage hin, indem sie sie sogar als »Juwel« bezeichnet.[86] Hier gibt es keinen Widerspruch zwischen galenischem *Dictum* und dem Wahrheitsbegriff, sondern fehlerhaft ist die Auslegung durch die Ärztekollegen im 6. Jh., worauf Alexander unmissverständlich hinweist.

Byzantinische Galenkritik beinhaltet demnach sehr viele unterschiedliche Facetten, von eindeutiger Widerlegung aufgrund von Erfahrungswerten über eine Art Dialogsituation und gegenseitiges Abwägen bis hin zu einer ›Rehabilitation‹ Galens und dem Nachweis seiner fehlerhaften Interpretation durch Zeitgenossen. Diese sorgfältige und wissenschaftlich fundierte Quellenkritik der byzantinischen Ärzte orientiert sich stets an medizinethischen Prinzipien, dem Wahrheitsbegriff (ἀλήθεια) sowie dem Patientenwohl.

Ein immer wiederkehrendes Thema in der byzantinischen Medizin ist der Widerspruch zwischen medizinethischen Prinzipien und finanziellem Aspekt, was häufig Anlass zu massiver Kritik an der Ärzteschaft insgesamt bzw. an einzelnen Vertretern bot – eine Kritik, die in vielen Fällen aus den Reihen der Ärzte selbst kam. So erörtert Aetios von Amida beispielsweise ausführlich das Missverhältnis in der Behandlung wohlhabender und armer Patienten, indem er sagt, dass vielfach die Ärmeren effektiver therapiert würden als die Reichen, da letztere aus reiner

frühesten Beleg für diese Wortverbindung und den darin implizierten medizinethischen Gehalt verweist. Ein weiterer Schlüsselbegriff innerhalb von Alexanders Galen-, aber auch generellen Ärztekritik ist προσδιορισμός, worunter er die häufig vernachlässigte wissenschaftlich exakte ätiologische Methodik, aber auch die Separation sowie den gezielten Einsatz der diversen therapeutischen Wirkstoffe versteht.

85 AlexTrall., De febr. 5 (I, 373–375 Pu.); Guardasole 2004b, 233 mit franz. Übers. und griech. Text in Anm. 34, mit Analyse der Textpassage auf S. 233 f.; vgl. auch Kap. 3.2.

86 Guardasole 2004b, 233.

Gewinnsucht oftmals übertherapiert würden und demzufolge unter der Behandlung wesentlich mehr leiden müssten.[87]

Auch Alexander von Tralleis rät, gerade bei der Medikation, zu einem maßvollen Abwägen, denn nicht immer sei die teuerste Arznei auch die wirkungsvollste:

AlexTrall., Ther. V, 5 (II, 205–207 Pu.)

ἐγὼ γοῦν οἶδα πολλάκις ἄνευ τῆς θηριακῆς καὶ τῶν ἄλλων τῶν πολυτελῶν ἀντιδότων ἰασάμενος πολλοὺς τοῖς ἀδήκτοις χρησάμενος φαρμάκοις καὶ μάλιστα τῷ λίθῳ τῷ αἱματίτῃ. [...] εἰ δὲ μὴ εὐποροίη τις τοῦ λίθου τοῦ αἱματίτου, κεχρήσθω τῇ Ἀρμενίᾳ βώλῳ καλλίστῃ οὔσῃ ἢ τῇ Σαμίᾳ ἢ τῇ Λημνίᾳ σφραγῖδι, ἐὰν ᾖ γνησία. οἱ γὰρ νῦν πηλὸν φυροῦντες, εἶτα τροχίσκους ἀναπλάττοντες ὡς Λημνίαν σφραγιδα παρέχουσι τοῖς ἰατροῖς. οἱ δ' ἀποτυγχάνοντες ὡς ψευσαμένων περὶ αὐτὴν καταμέμφονται τῶν ἀρχαίων [...].

Ich erinnere mich, dass ich viele Kranke häufig ohne Theriak und ohne die anderen kostspieligen Arzneien geheilt habe, indem ich milde Medicamente und besonders den Blutstein (Rotheisenstein) anwandte. [...] Wenn man nicht genügend mit Blutstein versehen ist, so mag man die Armenische Thonerde (Bolus Armeniaca), welche ganz vortrefflich ist, oder die Samische oder die Lemnische Siegelerde, wenn sie ächt ist, anwenden. Manche kneten nämlich Thon, machen dann Pastillen daraus und bringen sie den Aerzten als Lemnische Siegelerde. Wenn Diese damit keine Erfolge erzielen, so schimpfen sie auf die Alten, als ob sie von ihnen in Betreff der Wirkung getäuscht worden wären. [Übers.: Puschmann II, 204–206]

Alexander belegt im weiteren Verlauf dieser Textpassage anhand von Fallbeispielen, dass seine vorsichtige Medikation (ἄνευ τῆς θηριακῆς καὶ τῶν ἄλλων τῶν πολυτελῶν ἀντιδότων ἰασάμενος πολλοὺς τοῖς ἀδήκτοις χρησάμενος φαρμάκοις) in vielen, auch in anfänglich hoffnungslos erscheinenden Fällen, für Linderung und letztendlichen Heilerfolg gesorgt habe. Ferner weist Alexander auf Fälle von Medikamentenschwindel hin, vor denen sich der Therapeut in Acht nehmen muss: Betrüger[88] würden den Ärzten angebliche Heilerdepastillen verkaufen (οἱ γὰρ νῦν πηλὸν φυροῦντες, εἶτα τροχίσκους ἀναπλάττοντες ὡς Λημνίαν σφραγῖδα παρέχουσι τοῖς ἰατροῖς), die jedoch mit dem wirklichen Therapeutikum nicht das Geringste zu tun haben, weshalb die Behandlung auch erfolglos bleibt (οἱ δ ἀποτυγχάνοντες). Ist man auf solche Pseudotherapeutika hereingefallen, nützt es nichts, über die angebliche Nutzlosigkeit traditioneller medizinischer Überlieferungen zu schimpfen (ὡς ψευσαμένων περὶ αὐτὴν καταμέμφονται τῶν ἀρχαίων), das sei nämlich eine völlig fehlgeleitete Ärztekritik, da einzig die genaue Überprüfung der entsprechenden

87 AetAmid. III, 175 (I, 346,26–347,28 Ol.).

88 Zu Betrügereien und Scharlatanerie im Bereich der Medizin vgl. die ausführliche Untersuchung von Boudon 2003, 109–131. Speziell Medikamentenschwindel wird bereits von Dioskurides angeprangert, insbesondere in Zusammenhang mit Opiaten: Diosk. IV, 64,5–6.

Arzneimittel Aufschluss über deren Seriosität bzw. tatsächliche Wirkung erbringen und damit Abhilfe schaffen könne.

Gerade auch aus diesem Grund, weil eben unseriöse Ärzte oder Pharmazeuten versuchen würden, mit dem Leiden der Patienten lukrative Geschäfte zu machen und nur ihre eigene Bereicherung im Sinne haben, wenden sich insbesondere reiche Patienten (καὶ μάλιστα τῶν πλουσίων) verstärkt alternativen Heilmethoden zu, aus Misstrauen gegenüber der Möglichkeit, unter dem Mantel einer angeblich traditionell basierten Therapie unlauteren Behandlungsmethoden zum Opfer zu fallen. Alexander greift diese Thematik auf und betont die Verpflichtung (ἀναγκάζουσιν ἡμᾶς) eines verantwortungsbewussten und damit im Sinne seiner medizinethischen Prinzipien seriösen Arztes (ἄριστος ἰατρός[89]), diese Problematik ernst zu nehmen und den Patientenwunsch zu respektieren, doch sei es unbedingt erforderlich, auch auf dem Gebiet der iatromagischen Alternativtherapeutik genau abzuwägen, welche Informationen es wert sind, weitergegeben zu werden, da sie entweder durch Autopsie empirisch-experimentell bewährt (ὧν τε αὐτὸς ἔσχον πεῖραν) oder seitens vertrauenswürdiger Quellen sanktioniert seien (ὅσα παρὰ φίλων ἀληθινῶν: zu beachten ist bei dieser Referenz die Wiederaufnahme des ἀλήθεια-Begriffes; vgl. oben in diesem Kapitel):

AlexTrall., Ther. VIII, 2
(II, 375 Pu.; Guardasole 2006, 567)

οἶδα μὲν οὖν, ὅτι ταῖς εἰρημέναις μεθόδοις χρώμενός τις οὐ μὴ δεηθῇ τινος ἔξωθεν ἄλλης ἐπικουρίας. ἀλλ' ἐπειδὴ τῶν περιοδευομένων πολλοὶ καὶ μάλιστα τῶν πλουσίων οὔτε πίνειν ὅλως θέλουσι φάρμακον οὔτε κλύσμασι θεραπεύειν τὴν γαστέρα, διὰ δὲ περιάπτων φυσικῶν ἀναγκάζουσιν ἡμᾶς ἀποπαύειν αὐτῶν τὴν ὀδύνην, ἐσπούδασα καὶ περὶ τούτων ἐκθέσθαι ὑμῖν, ὧν τε αὐτὸς ἔσχον πεῖραν καὶ ὅσα παρὰ φίλων ἀληθινῶν ἔγνων ὠφελεῖν δύνασθαι.

Ich weiss, dass man bei Anwendung der angegebenen Heilmethode keine weitere äussere Hilfe nöthig hat. Da aber viele Kranke, besonders wenn sie reich sind, weder Arzneien einnehmen, noch Klystiere anwenden lassen wollen und uns zwingen, durch wunderthätige Amulete den Schmerz zu beseitigen, so werde ich mich bemühen, auch hierüber mitzutheilen, was ich durch eigene Erfahrung und was ich durch glaubwürdige Freunde als nützlich kennen gelernt habe.
[Übers.: Puschmann II, 374]

Die Furcht vor medizinisch-pharmazeutischem Betrug, ärztlichem Versagen oder langandauernden, schmerzhaften Therapieverläufen ohne erkennbare Erfolgsaussichten stellen weitere Beweggründe für eine zumindest teilweise Abkehr von herkömmlichen Heilmethoden und Hinwendung zu Alternativtherapien und Iatromagie dar:

89 Vgl. Zipser 2004, 42.

AlexTrall., De febr. 7 (I, 437 Pu.)

ἱκανὰ μὲν οὖν εἰσι καὶ τὰ εἰρημένα βοηθήματα καὶ ὁ σύμπας τῆς διαίτης τρόπος, εἴ τις ὅλως ἐπιμόνως ἐθέλει χρήσασθει, τὸν πολυχρόνιον τεταρταῖον ἰάσεται. ἐπειδὴ δέ τινες ὄντες ὀλίγωροι καὶ φοβούμενοι τὸ χρονίζειν καὶ παροξυσμοῖς πολλοῖς ἁλίσκεσθαι βούλονται ἅπασι κεχρῆσθαι, καὶ φυσικοῖς ἅμα καὶ περίαπτοις, ἀναγκαῖον ἐνόμισα διὰ τοὺς τοιούτους ἐκθέσθαι καὶ περὶ τούτων, εἴ τι καὶ ἡμῖν ἐκ τοῦ μακροῦ χρόνου καὶ πείρας ἠδυνήθη γνωσθῆναι.

Die genannten Heilmittel sind ausreichend, und die diätetischen Vorschriften werden, wenn sie der Kranke mit voller Ausdauer befolgen will, die hartnäckigsten Quartanfieber heilen. Da aber Manche theils aus Nachlässigkeit, theils aus Furcht vor einer längeren Dauer des Leidens und den vielen Anfällen alle Mittel und zwar sowohl diejenigen, welche durch ihre Natur wirken, als die Amulete, angewendet wissen wollen, so halte ich es für nothwendig, aus Rücksicht auf diese Leute unsere während einer längeren Zeit gesammelten Erfahrungen auf diesem Gebiete hier mitzutheilen.
[Übers.: Puschmann I, 436]

Alexander geht hier also ganz explizit auf einen entsprechenden Patientenwunsch (τινες ὄντες [...] βούλονται) nach alternativen, durchaus auch aus dem Bereich der Iatromagie stammenden Heilmethoden ein, indem er versucht, diesen gemäß der rationalen Vorgaben der wissenschaftlichen Methodik zu erfüllen.

Die iatromagisch basierten Arzneimittel werden hier den herkömmlichen Therapeutika und Medikationen als Komplementärverordnungen zur Seite gestellt und folgendermaßen charakterisiert: sie sind einerseits φυσικά, d.h. durch die ihnen eigene Naturbeschaffenheit wirksam, ohne weiteres pharmazeutisches Zutun, andererseits περίαπτα, womit die Applikationsform (Umhängen bzw. Umbinden) erläutert wird, quasi als Variante zu anderen äußerlich anzuwendenden Applikationsformen wie Umschlägen, Salbenpflastern, Auflagen oder Einreibungen. Der von Alexander stets berücksichtigte Patientenwunsch nach alternativen Therapiemaßnahmen beschränkte sich jedoch keineswegs auf iatromagische Anwendungen, sondern äußerte sich auch, wie aus den *Therapeutika* deutlich zu ersehen ist, in anderen Bereichen, wo er gleichermaßen einen verbindlichen Leitfaden bei der Suche nach alternativ wirksamen, aber dem Patienten besser bekömmlichen oder auch nur angenehmeren Mitteln hervorrief:

AlexTrall., Ther. I, 13 (I, 523 Pu.)

πτισάνη μὲν οὖν πρῶτον ἁπάντων ὡς ἐν διαίτῃ τοῖς φρενιτικοῖς προσφερέσθω βοήθημα, καλῶς μάλιστα προεψομένη. διδόσθω δὲ ὁ χυλὸς αὐτῆς μόνος· εἰ δὲ μὴ ἡδέως ἔχοιεν, σὺν τοῖς κόκκοις αὐτὴν λαμβανέτωσαν ἄνευ τινὸς ἐδέσματος· εἰ δὲ ἡδέως ἔχοιέν τι, προσπλέκεσθαι ἁρμόζει μόνον ὑδρόμελι μικρὸν ἢ ὑδροῤόσατον ἢ ῥοδόμηλον. [...] εἰ δὲ μὴ ἡδέως ἔχοιεν τὴν πτισάνην – πολλοὶ γὰρ οὐδὲ τοῦ ὀνόματος αὐτῆς ἡδέως

Was die Diät der an Phrenitis Leidenden anlangt, so ist ihnen als Heilmittel vor allen Dingen der Gerstenschleim, besonders wenn er vorher gehörig gekocht worden, zu empfehlen. Sie sollen die flüssige Brühe trinken; nur dann, wenn ihnen dieselbe widersteht, dürfen sie sie mit den Körnern, aber ohne irgend welche andere Speise, geniessen. Wenn sie ihnen einigermassen schmeckt, so kann man ein wenig

ἀκούουσιν – ἐπιδιδόναι αὐτοῖς δεῖ τὸν τοῦ βρώμου χυλόν, εἰ εὑρίσκοιτο, ἢ χίδρου. εἰ δὲ καθ' ὅλον τὰ ῥοφήματα ἀποστρέφεται, ἄρτον εἰς θερμὸν ὕδωρ βεβρεγμένον ἐπιδίδου· οὐκ ἔλαττον γὰρ αὐτοὺς ὠφελήσει τῶν ῥοφημάτων.

Honigwasser, Rosenhonigwasser oder Rosen-Quitten-Saft hinzusetzen. [...] Wenn die Kranken den Gerstenschleim nicht gern trinken, – denn Viele mögen nicht einmal den Namen desselben nennen hören – so soll man ihnen Haferschleim, wenn er zu haben ist, oder geröstete Weizengraupe reichen. Wenn sie überhaupt einen Widerwillen gegen alle Schleimsäfte hegen, so gebe man ihnen in heissem Wasser aufgeweichtes Brot. Dies wird ihnen ebensoviel nützen, als die Schleimsuppen.
[Übers.: Puschmann I, 522]

Die Beschreibung von iatromagischen Therapeutika als φυσικά impliziert zudem die während der byzantinischen Zeit aufgrund von nach wie vor kursierenden Überlieferungen wie beispielsweise den *Kyraniden* (vgl. Kap. 2.4.6) durchaus noch äußerst lebendige Vorstellung von Sympathie- und Antipathiekräften, welchen die gesamte Materie unterworfen ist. Deren Nutzbarmachung für die Heilkunde wiederum blickt ebenfalls auf eine lange und immer differenzierter werdende Tradition zurück, die zwar iatromagischen Grundsätzen folgt, jedoch keineswegs die negative Konnotation von γοήτεια[90] besaß (vgl. Kap. 2.2). Dass auch Alexander von Tralleis mit dieser Tradition gut vertraut war und deren heilkundliche Anwendung als durchaus ernsthaft zu erwägende Bereicherung der herkömmlichen Arzneimitteltherapie und Diätetik empfand, veranschaulicht folgende Textpassage:

90 Gegen diesen Vorwurf verwahrt sich der byzantinische Arzt ganz vehement, selbst wenn er sich mit iatromagischen Traditionen aus rein wissenschaftlichem Interesse auseinandersetzt. So erläutert Aetios von Amida, dass er die Anwendung von singularitätsmagischen Ingredienzien, wie z.B. Fledermaus- oder Froschblut, wissenschaftlich untersucht und für wirkungslos befunden habe, jedoch damit keinesfalls den Anschein von γοήτεια erwecken wolle: τῇ πείρᾳ δὲ βασανίσας τῶν νυκτερίδων τὸ αἷμα καὶ βατράχων καὶ κροτώνων ὡς τρίχας ψιλούντων, ψευδὲς εὗρον, ὥσπέρ καὶ ἑτέρων ζῴων· οὐδὲ πειράζειν ἤμελλον ἔχων φάρμακα ἐπιτηδειότερα καὶ εὐποριστότερα πρὸς ἕκαστον πάθος. ἐφυλαττόμην δὲ καὶ γοητείας δόξαν ἀπενέγκασθαι. (AetAmid. II, 85 [I, 179,27–180,4 Ol.]. Dass der Vorwurf der γοήτεια tatsächlich auch konkret gegen Ärzte erhoben werden konnte, zeigt das Beispiel des möglicherweise jüdischen Wanderarztes Timotheos im 6. Jh. n.Chr., der mit der medizinischen Versorgung des schwerkranken Kaisers Justin II. (520–578, reg. 565–578 n.Chr.), für den jedoch jede ärztliche Hilfe zu spät kam, betraut wurde: Dimitroukas 1997/I, 172 f.; vgl. dazu auch E. Kislinger, Der kranke Justin II. und die ärztliche Haftung bei Operationen in Byzanz, JÖB 36 (1986) 39–44 (allerdings ohne auf den Arzt Timotheos und die etwaigen Vorwürfe ihm gegenüber näher einzugehen).

AlexTrall., Ther. VIII, 2
(II, 375 Pu; Guardasole 2006, 567)

καὶ τοὺς ἀρίστους δὲ τῶν παλαιῶν εὕρομεν μαρτυρήσαντας, ὅπως μηδὲ ἡ τέχνη ἄπειρος εἶναι νομισθῇ καὶ ἀσυμπαθὴς μήτε οἱ περιοδεύοντες ἀφιλόκαλοί τε καὶ ἀσυμπαθεῖς εἶναι δόξωσιν, ὡς ἀγνοοῦντες τὰ τῆς φύσεως ἀσυμπαθῆ τε καὶ συμπαθῆ.	Wir haben gefunden, dass die berühmtesten Aerzte des Alterthums der Ansicht huldigen, dass die Wissenschaft keineswegs unabhängig von der Erfahrung und von der Sympathie ist, und dass die Aerzte sich den höheren Bestrebungen und den Gefühlsverwandtschaften nicht verschliessen dürfen, da sie ja sehr wohl wissen, dass es auch im Leben der Natur Feindschaften und Freundschaften gibt. [Übers.: Puschmann II, 374]

Alexanders Ansicht zufolge widerspricht also die Sympathielehre keineswegs dem wissenschaftlich-rationalen Ansatz innerhalb der Medizin, sondern die Kunstfertigkeit (τέχνη) des Therapeuten zeigt sich gerade darin, dass er es versteht, die Sympathielehre mit dem empirischen Moment zu verbinden (μηδὲ [...] ἄπειρος εἶναι νομισθῇ καὶ ἀσυμπαθής) und daraus die für den Patienten förderlichste Therapiemethode zu entwickeln.

Barbara Zipser[91] hat zweifelsohne Recht, wenn sie darauf hinweist, dass der πεῖρα-Begriff und seine Anwendung innerhalb der byzantinischen medizinischen Gebrauchsliteratur sicherlich »nicht methodisch im Sinne der empirischen Sekte« zu verstehen sein kann, doch wird ihre Definition als »Gemeinplatz medizinischer Kompendien« in ausschließlich »rechtfertigende[r] Funktion« dem empirischen Verständnis byzantinischer Ärzte m.E. nicht ganz gerecht. Insbesondere bei Alexander von Tralleis wird nämlich deutlich, dass der πεῖρα-Begriff, gepaart mit der aristotelischen Idee von ἀλήθεια als Legitimationsprinzip ethischen Handelns angesehen wird und sich somit zusehends zum Leitfaden schlechthin des wissenschaftlichen Arztes (ἰατρὸς εὐμέθοδος) entwickelt hat. Die anhand zahlreicher Fallbeispiele gewonnene Empirie eröffnet nicht nur einen neuen Blick auf individuelle Patientenkonstitutionen, sondern veranlasste den Arzt und Therapeuten nunmehr auch zur kritischen Auseinandersetzung mit den einschlägigen medizinischen Überlieferungen, woraus letztendlich eine empirisch fundierte und medizinethisch legitimierte Autoritätenkritik erwuchs, welche sich wiederum unter anderem auch in therapeutischer Aufgeschlossenheit gegenüber heilkundlichen Alternativen (wie beispielsweise sympathiebasierte iatromagische Traditionen, die jedoch ebenfalls einer kritisch-empirischen Prüfung unterzogen werden) und deren partieller Integration in eigene Therapievorschläge manifestierte. Der πεῖρα-Begriff wird damit zu einer Form medizinischer Methodik, die sich nicht mehr auf reine Rezeption

91 Zipser 2004, 43.

beschränkt, sondern auf Fortschrittlichkeit und Sublimierung des diagnostischen und therapeutischen Spektrums abzielt.

AlexTrall., Ther. I, 14
(I, 507 Pu.; Guardasole 2006, 614)

[...] καὶ ἄλλα δὲ πολλὰ εὑρήσεις κείμενα τοῖς παλαιοῖς, ἀλλ᾽ ἀρκεῖ μόνα ταῦτα πλείστην δεδωκότα πεῖραν. [...] Τούτοις καὶ τοῖς ὁμοίοις τούτων δεῖ κεχρῆσθαι τὸν εὐμέθοδον ἰατρόν.

Man wird bei den Alten noch viele andere Mittel angeführt finden, aber die genannten, die sich durch eine lange Erfahrung bewährt haben, sind ausreichend. [...] Solche und ähnliche Mittel muß der wissenschaftlich gebildete Arzt anwenden.
[Übers.: Puschmann I, 506]

Nicht die Vielzahl der Arzneimittel ist demnach für den Heilerfolg entscheidend, auch nicht die jeweilige Referenz, sondern einzig und allein ihr Erfahrungswert. Voraussetzung für eine passende, d.h. exakt auf das jeweilige Leiden abgestimmte Therapie ist die sorgfältige Diagnose unter Berücksichtigung sämtlicher Faktoren, da nur sie allein die richtige Heilmethode vorgeben kann:

AlexTrall., Ther. II (II, 5 Pu.)

ἐπεὶ οὖν διάφορά ἐστι τὰ αἴτια, πρὸς ἕκαστον αὐτῶν ἀνάγκη τὸν τεχνίτην ἐφαρμόζεσθαι. ἡγείσθω δὲ ἡ διάγνωσις ὁδηγοῦσα εἰς τὴν ὀρθὴν θεραπείαν.

Da demnach verschiedene Ursachen Schuld sein können, so muss der wissenschaftliche Arzt eine jede einzelne in geeigneter Weise berücksichtigen. Die Diagnose soll uns den Weg zu einer richtigen Heilmethode zeigen.
[Übers.: Puschmann II, 4]

Ferner ist es entscheidend, bei der Untersuchung jedes auch nur kleinste Anzeichen zu berücksichtigen, denn nur in genauer Kenntnis der Krankheitsursache lässt sich eine exakte Diagnose erstellen:

AlexTrall., Ther. I, 16 (I, 575–577 Pu.)

πρόσεχε οὖν ἀκριβῶς, ποῖον μέν ἐστι τὸ πάσχον ἢ πόθεν ἔσχε τὴν ἀρχὴν ἢ ἀπὸ ποίου δέχεται σπονδύλου ἢ νεύρου. κἀκείνῳ τὴ θεραπείαν προσφέρειν, καὶ μὴ ὡς οἱ πολλοὶ τοῖς συμπτώμασι ἐθέλειν ἀπομάχεσθαι μόνον, τὰ μὲν οὖν [...] μόρια οὕτω δεῖ διαγινώσκειν προσέχοντα τῇ ἀνατομικῇ θεωρίᾳ.

Man achte daher genau darauf, welche Beschaffenheit der leidende Theil hat, wie die Krankheit entstanden ist, oder von welchem Wirbelknochen oder Nerven sie ausging, und widme demselben seine ärztliche Sorgfalt. Man darf nicht, wie die meisten Aerzte, nur die Symptome bekämpfen wollen, sondern man muss die [...] Theile mit Hilfe der wissenschaftlichen Anatomie untersuchen.
[Übers.: Puschmann I, 574–576]

Eine überstürzt eingeleitete Therapie in Unkenntnis der genauen Krankheitsursachen und ohne sorgfältig erwogene Diagnose kann in manchen Fällen, aufgrund der Ambivalenz vieler Arzneimittel, mehr Schaden als Nutzen verursachen, weshalb der verantwortungsbewusste Arzt stets genau abzuwägen hat, bevor er eine Entscheidung trifft:

AlexTrall., Ther. I, 13
(I, 527 Pu.; Guardasole 2006, 632–634)

οὐκ ἐνδέχεται γὰρ τὸ ὠφελοῦν μὴ κατά τι καὶ βλάπτειν. ἰατροῦ δ' ἐστὶ τὸ μετρεῖν καὶ κρίνειν τὰ τοιαῦτα. ἐν ποσότητι γὰρ ἅπαντα συμμέτρως καὶ ποιότητι καὶ τάξει καὶ καιρῷ προσφερόμενα πάντα κατορθοῦται τὰ τῆς τέχνης καὶ τέλος ἐπιφέρει χρηστόν.

Denn es ist natürlich, dass das Nützliche in manchen Beziehungen auch schädlich wirkt. Die Aufgabe des Arztes ist es, dies zu erwägen und dann die Entscheidung zu treffen. Denn wenn alle Mittel mit Mass und mit Rücksicht auf ihre Quantität und Qualität, ihre Reihenfolge und die passende Zeit angewendet werden, dann wird die Wissenschaft Erfolge erzielen und zu einem günstigen Resultate führen.
[Übers.: Puschmann I, 526]

Die ärztliche Entscheidung besitzt insofern verbindliche Gültigkeit und medizinethische Berechtigung, wenn sie auf einer Kombination aus theoretischem Wissen und praktischer Erfahrung beruht, wobei im Zweifelsfalle – und das zeigt bei Alexander ganz deutlich die Galenkritik und, damit verbunden, die Diskussion um den aristotelischen Wahrheitsbegriff (s.o., in diesem Kap.) – die Empirik die Theorie dominieren muss. Die Entscheidungsgrundlage des sorgfältigen Abwägens, exakter Ursachenfindung und genauen Diagnostizierens ist insbesondere auch bei psychischen Erkrankungen von außerordentlicher Wichtigkeit, denn gerade da kommt es darauf an, wie Alexander schildert, die genaue Erkenntnis über Krankheitsursache und -verlauf mit therapeutischer Erfahrung zu kombinieren, um in jedem Einzelfall die individuell geeignete Behandlungsmethode anzuwenden:

AlexTrall., Ther. I, 17 (I, 607 Pu.)

οὕτως οὖν εἰ μὴ πολύν τινα χρόνον εἴη λυμαινόμενον τὸ πάθος, ἰᾶσθαι δεῖ τὰς τοιαύτας φαντασίας παντὶ τρόπῳ καὶ πάσῃ ἐπινοίᾳ χρώμενον, καὶ μάλιστ' εἰ ἀπό τινος φανερᾶς καὶ οἷον προκαταρκτικῆς αἰτίας εἴη τὴν ἀφορμὴν ἡ διάθεσις ἐσχηκυῖα.

In solcher Weise muss man derartige Wahn-Ideen heilen, wenn das Leiden noch nicht zu lange Zeit seinen schädlichen Einfluss ausübt. Man darf dabei kein Mittel versäumen und muss erfinderisch sein, namentlich wenn die Ursache der Krankheit klar ist und gleichsam auf früheren Verhältnissen beruht.
[Übers.: Puschmann I, 606]

Auch hier entspricht es Alexanders medizinethischen Prinzipien, nicht in der Theorie zu verharren, sondern jeden Erkrankungsbefund aus seiner individuellen Genese heraus zu beurteilen und an entsprechenden Erfahrungswerten zu messen, wobei es gegebenenfalls nicht nur möglich, sondern situationsbedingt sogar unbedingt erforderlich sein kann, auch zu ungewöhnlichen Behandlungsmaßnahmen zu greifen, wenn diese Hoffnung auf Heilung implizieren. Im Rahmen dieses gesamtheitlichen, sowohl theorie- wie auch empiriebasierten patientenorientierten Heilkonzeptes versteht sich Alexanders Interesse an iatromagischen Traditionen und volksmedizinischen Überlieferungen als wesentlicher Bestandteil seiner Auffassung einer für beide Seiten befriedigenden Interaktion zwischen Arzt und Patient, und keineswegs als Rückschritt in archaisch-abergläubische Verhaltensmuster.

Die byzantinische Rezeption der vielfältigen iatromagischen Motive ist kein linearer Prozeß, sondern ganz deutlich individuell geprägt und stark abhängig von den einzelnen Rezipienten, die sowohl Ärzte wie auch medizinische Laien sein konnten. Im Zentrum des Rezeptionsgeschehens stehen schriftliche Überlieferungen, bei denen es sich zumeist um interkulturelle Kompilationen bzw. Textsammlungen (vgl. I.4) handelte, wie sie die gräkoägyptischen magischen Papyri, das hermetische Schrifttum oder auch die *Kyraniden* verkörpern. Jeffrey Spiers eingehende Untersuchung[92] einer Vielzahl von Amuletten aus dem 6. Jh. n.Chr., die zumeist im syrisch-palästinensischen Raum gefunden wurden, bestätigt hinlänglich seine Annahme von ganz konkreten Vorlagenbüchern, in denen sowohl bildliche Motive wie auch Textformeln niedergelegt waren, auf welche die jeweiligen Amuletthersteller bzw. Werkstätten zurückgreifen konnten. Derartige Vorlagenbücher könnten eventuell sogar auf koptische Ritualhandbücher zurückgehen, wie sie von David Frankfurter, Marvin W. Meyer, Paul Mirecki und Richard Smith eingehend beschrieben und analysiert wurden.[93] Hinzukommen orale Traditionen landesspezifischer ›Iatromagica‹ bzw. volksmedizinischer Praktiken, welche von dementsprechend interessierten byzantinischen Ärzten während diverser Studien-, Forschungs-, aber auch beruflich bedingter (so beispielsweise Ärzte, die Feldzüge oder Gesandtschaften begleiteten) Reisen[94] in Erfahrung gebracht und aufgezeichnet wurden.

---

92 Spier 2014, 43–66; vgl. auch Spier 1993, 25–62 mit einer umfassenden Analyse mittel- und spätbyzantinischer Amulette und deren typologischen, epigraphischen und ikonographischen Merkmale (Katalog in Appendix I auf S. 51–59) vor dem Hintergrund ihrer frühbyzantinischen Vorläufer (Appendix II auf S. 60–62).

93 Meyer – Smith 1994, 159–341. Eine nicht unbedeutende Rolle dürfte auch die nach wie vor lebendige Tradition des Apollonios von Tyana (vgl. Kap. 2.4.1) gespielt haben, wie eine Passage aus dem 10. Buch der Chronik des Johannes Malalas (6. Jh.) zeigt, wo Apollonios' Wirken während der Regierungszeit Kaiser Domitians beschrieben wird, unter anderem auch die ihm zugeschriebene Herstellung von τελέσματα: Chron. Joh. Malalas, X, 51 (CFHB 35, 199–201).

94 Alexander von Tralleis betont in seinen *Therapeutika* stets seine ausgedehnte Reisetätigkeit sowie den damit verbundenen Zugewinn an medizinischem Wissen; Zweifel an der Authentizität dieser Reisen werden derzeit diskutiert, so beispielsweise durch Langslow 2006, 1–3 mit Anm. 5, der mutmaßt, es handele sich bei Alexanders Reisen um einen literarischen *Topos*; dagegen wiederum Brunet I, 15–23; Nutton 1996, 483; Dimitroukas 1997/I, 170 f.; Guardasole 2004, 93; Guardasole

Manche der während der byzantinischen Zeit überlieferten Amulette bzw. iatromagischen Formeln lassen noch recht deutlich genuin altägyptische Wurzeln erkennen, wobei es in diesem Falle nicht immer eindeutig nachvollziehbar ist, inwieweit die ursprüngliche Quelle tatsächlich noch bewusst nachvollzogen und verstanden wurde bzw. überhaupt identifiziert werden konnte. Unterschiedliche Überlieferungslinien und -wege, aber auch die Durchmischung mit nichtägyptischen Quellen ergeben somit *in toto* ein Gesamtbild synkretistischer Prägung, aus welchem nur noch vereinzelte Motivstränge deutlich herausragen, so beispielsweise die in der altägyptischen *Gliedervergottung* basierte und mit spätantiken Sympathievorstellungen angereicherte Dekanmelothesie (vgl. Kap. 2.3) sowie das bereits in den gräkoägyptischen rituellen Papyri häufig auftretende Eselsmotiv[95], hinter dem sich der oftmals eselsgestaltig dargestellte altägyptische Gott Seth verbirgt (vgl. Kap. 2.4). Nicht nur auf ägyptischen Quellen basieren dürfte das mehrfach verwendete Motiv einer iatromagischen Funktion von Ziege und Ziegenbock, doch ist ein gewisser Einfluss des Amunwidders und damit verbundener Rituale auch keineswegs auszuschließen (vgl. Kap. 4.10.1).

Die maßgebliche Textgrundlage für eine Veranschaulichung der byzantinischen Rezeption altägyptischer iatromagischer Motive stellt das medizinische Schrifttum Alexanders von Tralleis dar, da dessen Bandbreite an therapeutischen Alternativen iatromagischer Prägung weder in der zeitgenössischen noch nachfolgenden medizinischen (Gebrauchs-)Literatur übertroffen wird. Dies steht sicherlich mit seiner individuellen Fokussierung auf medizinethische Prinzipien sowie seiner deutlich reformierten Auffassung des Arzt-Patienten-Verhältnisses in Zusammenhang, die beide als singuläre Erscheinung innerhalb der byzantinischen Gebrauchsliteratur zu werten sind.

Iatromagische Traditionen treten üblicherweise in den Texten zumeist nur als eine Art Randerscheinung auf, keineswegs jedoch als eine tatsächlich den regulären Maßnahmen gleichberechtigte Komplementärtherapie. So weist Aetios von Amida, der im 6. Jh. in Konstantinopel vielleicht als Leibarzt Justinians I. (482–565, reg. 527–565 n.Chr.) praktiziert hatte, zwar gelegentlich auf iatromagische Rezeptbestandteile oder exorzistische Formeln hin, jedoch bleibt er stets darauf bedacht, diese Thematik nicht überzustrapazieren und verwahrt sich von vornherein gegen jeglichen Anschein von Zauberei im Sinne von γοήτεια; zugleich aber warnt er eindringlich vor Scharlatanen und Betrügern, die mit allerlei ›Bühnenzauber‹ und ge-

2006, 570 und insbesondere Vallejo Girvés 2008, 145–160, welche sämtlich von einer realen Reisetätigkeit ausgehen: vgl. Kap. 3.2.1.

95 Zu Esel und Nilpferd als tiergestaltige (weibliche) Krankheitsdämonen vgl. W. Westendorf, Beiträge aus und zu den medizinischen Texten, ZÄS 96 (1970) 147 f. unter Bezugnahme auf Pyramidentexte Spruch 324 (§§ 520a–524d) und ebd. S. 145 mit Verweis auf eine einen *Incubus*-Dämon symbolisierende Eselsfigur aus Ton bzw. Fayence.

fälschten Amuletten gutgläubige Patienten um ihr Geld bringen möchten.[96] Die von Aetios kolportierten Beispiele aus dem Bereich der Iatromagie rekurrieren jedoch, ganz im Gegensatz zu Alexanders Angaben, nicht auf konkret fassbare iatromagische Motive oder einzelne Traditionslinien. Anders als Alexander empfiehlt Aetios keine iatromagische Komplementärtherapie, sondern lässt nur am Rande vornehmlich christliche ›Iatromagica‹ einfließen, wie beispielsweise eine Art früher ›Blasiussegen‹, biblische *historiolae* mit exorzistischer Funktion oder auch eine Art ›Segen‹, der im Namen des Gottes Abrahams, Isaaks und Jakobs – dies deutet auf einen synkretistischen jüdisch-christlichen Hintergrund, der möglicherweise im koptischen Milieu anzusiedeln sein könnte, wie dies vergleichbare Formeln[97] wahrscheinlich machen – zur Wirksamkeitssteigerung von Salben, ἔμπλαστρα etc. dienen soll. Aetios bezieht sich hierbei entweder auf entsprechende Passagen bei Galen (dies insbesondere hinsichtlich der Anwendung von animalischen Körperflüssigkeiten oder Exkrementen als Bestandteil von Rezepturen[98]), oder aber bedient sich christlicher Exorzismen und Heiligenanrufungen, wie im untenstehenden Rezept zur Extraktion eines verschluckten Gegenstandes:

Aet. Amid. VIII, 54 (II, 488,16–22 Ol.)

Πρὸς ὀστοῦ κατάποσιν καὶ πρὸς ἀναβολὴν τῶν καταπειρομένων εἰς τὰ παρίσθμια. προσέχων τῷ πάσχοντι ἀνθρώπῳ ἄντικρυς καθεζομένῳ καὶ ποιήσας αὐτὸν προσέχειν σοι λέγε· ἄνελθε, ὀστοῦν, εἴτε ὀστοῦν ἢ κάρφος [...] ἢ ἄλλο ὁτιοῦν, ὡς Ἰησοῦς Χριστὸς Λάζαρον ἀπὸ τοῦ τάφου ἀνήγαγε, καὶ ὡς Ἰωνᾶν ἐκ τοῦ κήτους. Ἄλλο. κατέχων τὸν λάρυγγα τοῦ πάσχοντος λέγε· Βλάσιος ὁ μάρτυς ὁ δοῦλος τοῦ θεοῦ λέγει· ἢ ἀνάβηθι, ὀστοῦν, ἢ κατάβηθι.

Bei einem verschluckten Knochen und zum Bewegen von Dingen, die im Schlund hängengeblieben sind. [Der Therapeut] muss dem Patienten gegenübersitzen und zu ihm sprechen: Komm herauf, Knochen, sei es ein Knochen oder eine Gräte [...] oder etwas anderes, wie Jesus Christus den Lazarus aus dem Grabe heraufgeholt hat und wie Jona aus dem Walfisch [herausgekommen ist]. Eine andere Rezitation. Umfasse den Hals des Patienten und sprich: der Märtyrer Blasius, Diener Gottes, sagt: komm herauf, Knochen, oder komm herab. [Übers. d. Verf.]

---

96 Zu Amuletthherstellern und Händlern in der frühbyzantinischen Zeit vgl. Dickie 2001, 304–321; zu diversen Randerscheinungen auf dem Gebiet der Medizin vgl. Boudon 2003, 109–131.

97 Ein koptischer Text aus dem 11./12. Jh. erwähnt ebenfalls eine Rezitation, die über einem verschluckten Knochen zu sprechen sei, um diesen aufzulösen: Cod. Wien K 8303 (Rainer AN 197; 11./12. Jh.), V. Stegemann, Die koptischen Zaubertexte der Sammlung Papyrus Erzherzog Rainer Wien, Sitzungsberichte der Heidelberger Akad. Wiss., Phil.-Hist. Klasse (Heidelberg 1934) 79–82; W. Till, Zu den Wiener koptischen Zaubertexten, Orientalia 4 (1935) 219; Übers.: M. Meyer, in: Meyer – Smith 1994, 90 f.

98 Vgl. ausführlich dazu Kap. 4.4.1.

Die zitierte Textpassage beschreibt zwei unterschiedliche (exorzistische) Maßnahmen, die alternativ angewendet werden können, wobei nicht gesagt wird, ob die Auswahl der jeweils passenden Methode dem Therapeuten vorbehalten bleibt, oder dem Patienten selbst überlassen werden kann – auch dies ein deutlicher Unterschied zu Alexanders Vorgaben, die den Patienten ganz klar an der Entscheidung für die jeweilige Therapiemethode beteiligen.

Im weiteren Verlauf wird die Arzt-Patientenkonstellation beschrieben: die beiden sitzen sich gegenüber (ἄντικρυς), indem sich der Therapeut direkt an den personifizierten verschluckten Gegenstand, was auch immer er sei (εἴτε ὀστοῦν ἢ κάρφος [...] ἢ ἄλλο ὁτιοῦν), wendet und diesen konkret anspricht, unter Anwendung zweier klassischer, in den biblisch-christlichen Bereich transferierter *historiolae*: analog zu Lazarus' Erweckung aus dem Grabe[99] sowie zu Jonas Wiedergeburt aus dem Bauch des Walfisches möge der verschluckte Gegenstand den Körper des Patienten verlassen. Alternativ dazu besteht auch die Möglichkeit, nicht selbst als Artikulant des Exorzismus aufzutreten, sondern eine Mittlerfigur einzuschalten – auch dies ein bereits im ägyptischen Ritual häufig belegter Brauch (vgl. Kap. 2.3), der dann, in christlicher Zeit, zur Mittlerfunktion von Heiligen transformiert wird.

Die von Aetios gewählte Mittlerperson, der Hl. Blasius[100], stellt hier allerdings eine Besonderheit dar: gerade für den angesprochenen Kontext war dieser Heilige nämlich besonders prädestiniert, wie die *Legenda Aurea* berichtet[101], da er, von Beruf ursprünglich Arzt, im 3. Jh. n.Chr. das Amt des Bischofs von Sebaste bekleidete und entweder unter Kaiser Diokletian (236/245–312, reg. 284–305 n.Chr.) oder Licinius (265–325, reg. 308–324 n.Chr.) das Martyrium erlitt. Die spezielle Verbindung des Hl. Blasius zu Halsproblemen allerdings rührt von einer ihm zugeschriebenen Wunderheilung her, die ebenfalls die *Legenda Aurea* überliefert:

---

99 Zu Lazarus und dessen kultischem Kontext vgl. W. Puchner, Studien zum Kulturkontext der liturgischen Szene. Lazarus und Judas als religiöse Volksfiguren in Bild und Brauch, Lied und Legende Südosteuropas, Band 1 [Österr. Akad. Wiss., philos.-hist. Klasse, Denkschriften 216] (Wien 1991) 17–59 und 34–36 (zum Reliquienkult); 48–54 (Lazarus im Volksbrauch), doch ohne Bezugnahme auf volksmedizinische Analogien. Der biblische Auferweckungsruf »Lazarus, komm heraus« (Joh. 11,43) findet häufige Anwendung in griechischen Sprichwörtern, Redewendungen und auch im Volkslied: Puchner, a.a.O., 210 mit Anm. 790 und 791, doch ebenfalls ohne Erwähnung einer Übertragung in den medizinisch-exorzistischen Kontext.

100 Vgl. J. Schäfer, s.v. *Blasius*, in: Ökumenisches Heiligenlexikon, https://www.heiligenlexikon.de/BiographienB/Blasius.htm (Letzter Zugriff: 23.06.2016).

101 Jacobi a Voragine, Legenda Aurea, vulgo historia lombardica dicta, rec. Th. Graesse (Dresden [3]1890; repr. Osnabrück 1969), s.v. *De sancto Blasio*, 167–169 (Kap. 38).

Legenda Aurea, 38 (ed. Graesse, 167)

Tunc mulier quaedam filium suum morientem, in cuius gutture os piscis transversum erat, ad pedes eius attulit et, ut sanaretur, eum lacrimis postulabat. Sanctus vero Blasius super eum manus imponens oravit, ut puer ille et omnes, qui in eius nomine aliquid peterent, sanitatis beneficium obtinerent, et statim sanatus est.	Da war ein Weib, das brachte ihren Sohn dar, dem war eines Fisches Gräte in seiner Kehle stecken geblieben, daß er dem Tode nahe war; und bat mit weinenden Augen um Hilfe. Sanct Blasius legte seine Hände auf den Kranken und betete, daß dieser Knabe gesund würde, und alle, die sonst in Blasii Namen um Heilung bäten; und alsbald war er gesund. [Übers.: R. Benz[102]]

Auf diese Legende gründet sich letztendlich die seit dem 14. Jh. bezeugte Verehrung des Hl. Blasius als Nothelfer, der speziell bei Halserkrankungen angerufen wird, eine Vorstellung, die sich im Volksglauben insbesondere in Form des ›Blasiussegens‹, der jedoch erst ab dem 16. Jh. belegt ist, erhalten hat:

> Auf das volkstümliche Wunder der Heilung des Jungen mit der Fischgräte geht seit dem 16. Jahrhundert der Brauch des ›Blasiussegens‹ zurück, wobei zwei geweihte Kerzen gekreuzt vor den Hals gehalten werden, was bei Halsschmerzen, Ersticken und anderen Halserkrankungen helfen soll. Das Segenswort lautet im Benediktionale: ›Auf die Fürsprache des heiligen Blasius bewahre dich der Herr vor Halskrankheit und allem Bösen‹ oder ›Der allmächtige Gott schenke dir Gesundheit und Heil; er segne dich auf die Fürsprache des heiligen Blasius durch Christus, unsern Herrn‹. Das Brauchtum, am 3. Februar sich ›den Hals segnen‹ zu lassen, hat sich über Jahrhunderte gehalten; Februar ist der Monat, dem schon die alten Römer den Namen ›Februarius‹, ›Fiebermonat‹ gegeben haben.[103]

Betrachtet man nun den bei Aetios überlieferten ›Blasius-Exorzismus‹, so erscheint es als recht wahrscheinlich, dass hier eine frühe Form des ›Blasiussegens‹ vorliegt, allerdings nicht in prophylaktischer, sondern in konkret therapeutischer Funktion. Aetios' Erwähnung ist insofern singulär, als die Verehrung des Hl. Blasius im Osten zwar bereits im 6. Jh. einsetzt, aber nicht in seiner Funktion als Arzt und Nothelfer bei Halsproblemen, sondern ausschließlich als Schutzpatron des Viehbestandes. Eine Verehrung als Arzt ist erst ab dem 9. Jh. im Westen belegt, weshalb der bei

102 https://www.heiligenlexikon.de/Legenda_Aurea/Blasius.html (Letzter Zugriff: 23.06.2016).
103 J. Schäfer, s.v. *Blasius*, in: Ökumenisches Heiligenlexikon, https://www.heiligenlexikon.de/BiographienB/Blasius.htm (Letzter Zugriff: 23.06.2016). In Braunschweig wird ein Arm- und Handreliquiar des Hl. Blasius aus dem 11. Jh. aufbewahrt (Herzog Anton Ulrich-Museum, Inv. MA 60), das unter anderem die Darstellung einer schlangenfüßigen Figur (»Anguipède«) zeigt, die aus spätantiken Darstellungen, gelegentlich auch in Verbindung mit Abrasax, wohlbekannt ist und zumeist in ein gnostisches Umfeld eingeordnet wird, vgl. Á.M. Nagy, Étude sur la transmission du savoir magique. L'histoire post-antique du schéma anguipède (Ve–XVIIe siècles), in: Dasen–Spieser 2014, 131–155, bes. 138 mit fig. 4 (S. 139) und ausführlicher Bibliographie in Anm. 25.

Aetios erwähnte ›Blasiussegen‹ entweder eine spätere Interpolation[104] oder tatsächlich ein früher Beleg für eine entsprechende Blasiusverehrung im byzantinischen Osten ist, der damit die bislang vorherrschende Meinung deutlich revidieren würde.[105]

Im Gegensatz zu Aetios, der auf die Ursache, warum überhaupt Gegenstände wie Knochen oder Fischgräten verschluckt werden und im Halse steckenbleiben, gar nicht eingeht, sondern sich ausschließlich auf die entsprechende Therapie bzw. Extraktionsmaßnahme konzentriert, nennt das *Testamentum Salomonis* einen konkreten dämonischen Verursacher solcher Schadensfälle: verantwortlich ist der im 18. Kapitel auftretende 31. Dekangott namens Rhyx Aleureth; die Gegenmaßnahme besteht in einer entsprechenden rituellen Handlung, allerdings in diesem Falle ohne verbalen Exorzismus:

TestSal. XVIII, 35 (ed. McCown, 58)

35. ὁ πρῶτος καὶ τριακοστὸς ἔφη· ʻἐγὼ Ῥὺξ Ἀλευρὴθ καλοῦμαι. ὀστέα ἰχθύος καταπίνων, ἐάν τις ⟨τοῦ⟩ αὐτοῦ ἰχθύος ὀστέον ἐπιθήσει εἰς τὰ βύζια τοῦ πάσχοντος, εὐθὺς * ἀναχωρῶʼ.

35. Der einunddreißigste sagte: ›Ich heiße Rhyx Aleureth. Wenn man Fischgräten verschluckt, wenn man eine Gräte desselben Fisches auf die Brust des Patienten legt, weiche ich sofort.‹ [Übers. d. Verf.; vgl. Busch 2006, 229]

---

104 Nach Mitteilung von Irene Calà, die derzeit eine kritische Gesamtedition des *Tetrabiblos* vorbereitet, gibt es für diese Annahme nach dem derzeitigen Stand ihrer Kollation des handschriftlichen Materials keinerlei Anhaltspunkte. Ich möchte an dieser Stelle Frau Calà sehr herzlich für ihre stete Hilfs- und Gesprächsbereitschaft danken; gerade in Hinblick auf die äußerst komplizierte Überlieferungssituation des *Tetrabiblos* haben sich die zahlreichen Gespräche und Korrespondenzen mit ihr als äußerst erhellend erwiesen.

105 Eine ähnlich aufgebaute rituelle Beschwörung zum Zweck der Entfernung eines Pfeiles überliefert im 13. Jh. der Chirurg Teodorico Borgognoni (†1298), obgleich er selbst von der Wirksamkeit nicht allzu überzeugt scheint: »It does not trouble me to write down at the end of this chapter certain empirical experiments, although they have not been tested by me, experiments which I know certain experienced men swear by. Therefore, for the purpose of drawing out an arrow, let there be said thrice, on bended knee, The Lord's Prayer (that is, the paternoster), and when these have been said, let the arrow be grasped with both hands joined as they are, and let be said, ›Nicodemus drew out the nails from our Lord's hands and feet, and let this arrow be drawn out‹, and it will come out forthwith.‹«: M.R. McVaugh, medicine before the Plague: Practitioners and Their Patients in the Crown of Aragon, 1285–1345 (Cambridge 1993) 320, zit. nach W.H. York, Health and Wellness in Antiquity through the Middle Ages (Santa Barbara, California et al. 2012) 58; vgl. auch A. Jacoby, Rez. von M. Ginzburger, Die Medizin und Hygiene der Juden in Elsaß-Lothringen, Elsässische Monatsschrift für Geschichte und Volkskunde, Jahrgang 1912, 286 mit dem Hinweis auf entsprechende Parallelen an Knochenextraktionen mittels Beschwörungen im Pap. London/Leiden, im Talmud und bei Marcellus. In diesem Kontext verweist Jacoby explizit auf die Passage bei Aetios und den Blasiussegen. Im Gegensatz hierzu wird dieses Problem von den meisten byzantinischen Ärzten rein manuell gelöst; vgl. PaulAeg. VI, 32 (II, 69 f. Heib.), wo der verschluckte Gegenstand mittels eines speziellen, als ἀκανθοβόλος bezeichneten Instruments extrahiert wird.

Mit Aetios von Amida und Alexander von Tralleis erweist sich das 6. Jh. n.Chr. als herausragend, was die Integration iatromagischer Elemente in das medizinische Schrifttum angeht, doch kommt dies nicht von ungefähr, wie an den vorausgehenden Ausführungen deutlich gemacht werden konnte, sondern steht in engem Zusammenhang mit der kritisch-empirischen Überprüfung der Aussagen medizinischer Quellen und Autoritäten, der Konsultation praxisbezogener Fallbeispiele sowie der sich daraus entwickelnden Reform des Arzt-Patienten-Verhältnisses vor dem Hintergrund einer Neufokussierung medizinethischer Prinzipien. Die im 6. Jh., insbesondere mit Alexander von Tralleis einsetzende Reflexion medizinischer Überlieferungen und deren kritische Betrachtung stand am Beginn eines in den folgenden Jahrhunderten zunehmenden Epitomisierungsprozesses, wie David C. Bennett diese Entwicklung treffend beschrieben hat[106], dessen Ergebnis sich in einer Vielzahl rein gebrauchsorientierter Texte niederschlug, welche vorwiegend im Kontext von Krankenhäusern und Arztpraxen kursierten und zumeist anonym überliefert sind. Diese Texte zeichnen sich durch Benutzerorientiertheit, Kürze und unbedingter Fokussierung auf anwendungsrelevante Empirik aus und bieten intensive Einblicke in die medizinische Praxis ihrer Zeit, wobei sie oftmals auch Spuren iatromagischer Traditionen oder religiös fundierte therapeutische Maßnahmen (Exorzismen, geweihte Substanzen) wiederaufgreifen und mit rationalmedizinischen Therapieverordnungen vermengen oder diesen zur Seite stellen[107], jedoch nicht in derart systematischer Form wie bei Alexander von Tralleis, sondern eher sporadisch. Dass solche Texte, die sich entweder auf heilkundliche Einzelthemen wie bestimmte Krankheitserscheinungen (Fieber, Augenleiden, Verdauungsprobleme, Gicht) oder Abhandlungen zu diagnostischen Themen (Uroskopien, Pulstraktate) konzentrieren, oder aber rein als listenartige Zusammenstellungen von Rezepten, Medizinal- und Badeverordnungen, Applikationsformen (Heiltränke, Salben, Umschläge, Räucherungen, Klistiere etc.) sowie kleineren chirurgischen Eingriffen (Aderlass) vorliegen, oftmals kaum in zeitgenössischen Handschriften erhalten sind, sondern zumeist nur in Kopien des 14. oder 15. Jhs., zeigt den intensiven und kontinuierlichen Gebrauch dieser Schriften als Behandlungsgrundlage und -leitfaden.[108]

Mit dem auf Geheiß des byzantinischen Kaisers Konstantinos Porphyrogennetos angefertigten medizinischen Kompendium des Theophanes ›Nonnos‹ Chrysobalan-

106 Bennett 2000, 280.

107 Nicht unbedingt jedoch als ›letztes Hilfsmittel‹, wenn die ›Schulmedizin‹ zu versagen drohte, wie Bennett 2000, 281 vermutet, sondern durchaus auch unabhängig davon, als reguläre Alternative und gelegentlich sogar in Entsprechung eines diesbezüglichen Patientenwunsches, nach Alexanders Vorbild.

108 Vgl. Bennett 2000, 280–282.

tes[109], das drei medizinische Sektionen beinhaltet, darunter die nach dem Vorbild der Nachschlagewerke des 6. und 7. Jhs. abgefasste therapeutische *Epitome de curatione morborum* in 297 Kapiteln *a capite ad calcem*, sowie einem Werk über akute und chronische Krankheiten, das einem Romanos zugeschrieben wird und größtenteils auf einer unter dem Namen Theophilos überlieferten *Ἀποθεραπευτική*[110] (therapeutisches Handbuch) basiert, besitzt auch das 10. Jh. zwei herausragende therapeutische Kompendien.[111]

Während die *Epitome* des Theophanes ›Nonnos‹ Chrysobalantes sehr deutlich an den entsprechenden Vorgängern des 6. und 7. Jhs. orientiert bleibt, nicht nur strukturell in ihrer Gliederung nach jeweiliger Symptomatik, Krankheitsursachen und Therapievorschlägen, sondern auch inhaltlich, indem sie eben diese Quellen weitläufig exzerpiert hat, zeigt Romanos' Werk bei gleicher Quellenlage und Kompilationstechnik eine weitaus konkretere Praxisorientierung, was möglicherweise auch seiner Funktion als medizinischer Aufsichtsrat des Myrelaion-Hospitals in Konstantinopel und damit seiner weitaus größeren Praxisnähe geschuldet sein mag.[112]

Beide Texte veranschaulichen deutlich den mittlerweile eingetretenen Wandel innerhalb des medizinischen Schrifttums, indem sie als Repräsentanten einer gewandelten, stärker empirisch fokussierten Medizinauffassung bewusst in Distanz zur akademischen Abhandlung treten und damit die von Alexander von Tralleis im 6. Jh. begonnene Schwerpunktverlagerung weiter vertiefen: das klinisch-praktische Spektrum wird ausgeweitet, indem einzelnen Krankheitsbildern und Symptomatiken mehrere therapeutische Alternativen zugeordnet werden, wobei die verzeichneten Rezepte keineswegs statisch sind, sondern, je nach Bedarf, aufgrund neuer Erfahrungswerte aus der laufenden Praxis oder auch in Einklang mit aktuellen Fallbeispielen und deren empirischem Zugewinn variabel sein können und dies auch sollen. Erfahrungsbasierte und aus intensiver Patientenbeobachtung gewonnene Modifikationen – häufig gekennzeichnet durch den bereits aus Alexanders *Therapeutika* wohlbekannten Vermerk διὰ πείρας – werden entweder bereits bei der

109 R. Volk, s.v. *Theophanes Chrysobalantes*, in: Antike Medizin 851 f. mit Bibl. Eine moderne textkritische Edition ist von Barbara Zipser, London, angekündigt.

110 H. Diels, Die Handschriften der antiken Ärzte II: Die übrigen griechischen Ärzte außer Hippokrates und Galenos, APAW (Berlin 1906; repr. Leipzig 1970) 101; Teiledition: A.P. Kousis, The Apotherapeutic of Theophilos according the Laurentian Codex plut. 75, 19, Πρακτικὰ τῆς Ἀκαδεμίας Ἀθηνῶν 19 (1944), 35–45; Ankündigung einer gesamten Edition des Textes durch A.M. Ieraci Bio, Sur une Ἀποθεραπευτική attribué à Théophile, in: A. Garzya – J. Jouanna (Hrsg.), Storia e ecdotica dei Test Medici Greci. Atti del II Convegno Internazionale, Parigi 24–26 maggio 1994 [Collectanea 10] (Neapel 1996) 191–205. Zu Überlieferungsgeschichte, Abhängigkeitsverhältnis und Verankerung der beiden Redaktionen innerhalb der Xenonika-Texte vgl. Bennett 2017, 81–105.

111 Die folgenden Ausführungen orientieren sich an Bennett 2000, 283–286.

112 Bennett 2000, 284; Bennett 2017, 84.

Abschrift eingebracht und somit die jeweilige Redaktion laufend aktualisiert, oder aber nachträglich als Glossen und Ergänzungen *in margine* notiert, wobei gelegentlich auch iatromagische Traditionen, Exorzismen oder Hinweise auf Wunderheilungen Erwähnung finden.

Evident bleibt dabei nach wie vor der unmittelbare Bezug zu entsprechenden Krankheitsbildern bzw. Symptomatiken, welche quasi ›prädestiniert‹ für eine derartige Alternativtherapie scheinen, so beispielsweise Anfallsleiden, welche trotz der Rationalisierungsversuche des *Corpus Hippocraticum* (vgl. Kap. 2.6.1 u. 4.10.1) ihren Sonderstatus als ›Heilige Krankheit‹ nie ganz verloren haben.[113] Auch Theophanes ›Nonnos‹ Chrysobalantes greift im Zusammenhang mit ›Epilepsie‹ auf iatromagische Traditionen zurück, die er – ganz nach Alexanders Vorbild – als Alternative zur Disposition stellt, wobei nahezu sämtliche dieser Rezepte dem ›Epilepsie‹-Kapitel der *Therapeutika* Alexanders von Tralleis entnommen sind (vgl. Kap. 4.10.2).[114]

3.1.3 Okkultismus und Iatromagie im 10./11. Jh.

Gerade im 10./11. Jh. lässt sich innerhalb byzantinischer Intellektuellenkreise ein wachsendes Interesse an Okkultismus feststellen[115], dessen Grundlagen wohl sicher-

113 Zur ›Epilepsie‹ im Alten Ägypten vgl. Fischer-Elfert 2000, 117–129 und Fischer-Elfert, 2005a, 91–163; für den byzantinischen Bereich Leven 1995, 17–57 und insbesondere Makris 1995, 363–404 mit einem konzisen und auf einer Vielfalt unterschiedlichster Quellen basierenden kulturgeschichtlichen Überblick über das Phänomen ›Epilepsie‹ während der gesamten byzantinischen Zeit (vgl. ausführlich dazu Kap. 4.10.2). Bennett 2000, 286 stellt in diesem Zusammenhang die Frage, worauf sich die nach wie vor beibehaltene diagnostische und therapeutische Sonderstellung von Anfallsleiden gründet, möglicherweise damit, dass sie sich den zur Verfügung stehenden humoralpathologischen Erklärungsmustern entzogen und man sie deshalb in den übernatürlichen Bereich einordnete? M.E. dürfte auch die zu beobachtende Vielzahl und Vehemenz der Symptome bei solchen Anfällen zu entsprechenden Schlussfolgerungen (dämonische Besessenheit etc.) beigetragen haben. Wenn Bennett im weiteren Verlauf zu bedenken gibt, dass das Kapitel 36 (περὶ ἐπιληψίας) bei Theophanes ›Nonnos‹ Chrysobalantes, welches die iatromagisch fundierten Therapien solcher Anfallsleiden überliefert, eine spätere Interpolation nach dem Vorbild Alexanders von Tralleis sein könnte, so lässt sich dies ausschließlich durch eine Sichtung und Überprüfung des entsprechenden Handschriftenmaterials entscheiden, die den Rahmen dieser Untersuchung sprengen würde, doch sicherlich in der von Barbara Zipser angekündigten Neuedition berücksichtigt werden wird; zur Beurteilung terminologischer Entsprechungen bei Theophanes Chrysobalantes und Leon Iatrosophistes vgl. Makris 1995, 393.

114 Theoph. cur. morb. 36 (I, 144–164 Bernard). Vgl. Guardasole 2004, 94 f., 98; eine ausführliche Analyse dieser Textpassagen im Vergleich mit den entsprechenden Stellen bei Alexander von Tralleis vgl. Kap. 4.10.2.

115 Vgl. Magdalino – Mavroudi 2006, 11, wo »occult science as a distinct category of Byzantine intellectual culture« bezeichnet wird, was in mancher Hinsicht wohl auch für die byzantinische Rezeption iatromagischer Traditionen gelten kann. Auch die folgende Aussage: »[...] though until

lich dem Einfluss von Überlieferungen wie der *Kyraniden* oder des *Testamentum Salomonis* (vgl. Kap. 2.4.5 u. 2.4.6) verdankt werden, welche die Bedeutung kosmischer Sympathien und deren Wechselwirkungen mit Mensch und Materie ins Zentrum ihrer kosmologischen Betrachtungen stellen. In dieser Hinsicht existieren deutliche Parallelen zu iatromagischen und iatroastrologischen Tendenzen innerhalb der Medizin, denn auch hier beruhen zahlreiche therapeutische Verordnungen auf der Aktivierung und Nutzbarmachung von Sympathiekräften in Form jeglicher *materia medica* inhärenten Naturkräften. Deren Konzentration und Verwendbarkeit innerhalb von Rezepten und therapeutischen Anweisungen wird aufgrund von gelegentlich alchemistisch anmutenden Maßnahmen bewerkstelligt, indem insbesondere durch extreme Reduktion (langsames Einkochen, Verbrennen zu Asche etc.) der Aggregatszustand verändert und damit die immanenten Vitalkräfte verdichtet werden, gelegentlich noch unter Zuhilfenahme von astrologischen Direktiven, wie beispielsweise bestimmten Lunarphasen (v.a. bei abnehmendem Mond) oder Tageszeiten (v.a. bei Sonnenaufgang), mit denen in Einklang die Aktion am vorteilhaftesten durchgeführt werden soll.

Der byzantinische Universalgelehrte Michael Psellos[116], der sich bewusst in die Nachfolge des antiken Philosophentums und dessen gesamtheitlichen wissenschaftlichen Anspruches einreihte, beschränkte sich in seinen Recherchen keineswegs nur auf die offensichtlichen und leicht zugänglichen Quellen, sondern leistete auch einen ganz entscheidenden Beitrag zur Weitertradierung okkulter und apokrypher Überlieferungen. Sein Gesamtwerk offenbart eine eingehende, größtenteils autodidaktisch erworbene Kenntnis von Spezialliteratur im Bereich der Sympathielehre – so neben Proklos[117] und weiteren einschlägigen Texten der neuplatoni-

very recently far more effort has gone into the editing of texts than into evaluating their contents and contextualising their authors« kennzeichnet zumindest teilweise auch die byzantinische medizinische Gebrauchsliteratur, wobei jedoch der nach wie vor dringende Bedarf an zuverlässigen textkritischen Editionen auf der Basis von modernen Editionstechniken und die damit verbundene Forschungstätigkeit keineswegs geschmälert werden soll – eine Vielzahl der relevanten Text sind nach wie vor unediert –, doch stellt die kulturhistorische und rezeptionsgeschichtliche Analyse der überlieferten Texte auch auf dem Gebiet der byzantinischen medizinischen Gebrauchsliteratur nach wie vor ein Desideratum dar. Vorliegende Untersuchung unternimmt daher den Versuch, anhand einer motivgeschichtlichen Analyse die byzantinische Rezeption iatromagischer Traditionen in einem größeren kulturhistorischen Kontext zu fassen und möchte damit einen Beitrag zu einem solchen, von Magdalino und Mavroudi angeregten Evaluations- und Kontextualisierungsprozess leisten.

116 R. Volk, s.v. *Psellos, Michael* in: Antike Medizin 2005, 735 f.

117 Zur besonderen Rolle von Proklos als Referenz für Psellos vgl. Psellos, Chron. VI, 38 (hrsg. u. übers. v. D. Del Corno et al., Mailand 1984); Magdalino – Mavroudi 2006, 20; umfassend zu dieser Thematik vgl. D.J. O'Meara, Michael Psellos (Kap. 6), in: S. Gersh (Hrsg.), Interpreting Proclus. From Antiquity to the Renaissance (Cambridge 2014) 165–181; generell zur Proklos-Renaissance im 11. und 12. Jh. in Byzanz vgl. den konzisen Überblick von M. Trizio, Eleventh- to twelfth-century Byzantium (Kap. 7), in: S. Gersh (Hrsg.), Interpreting Proclus. From Antiquity to the Renaissance (Cambridge

schen Tradition sicherlich auch die *Kyraniden*-Überlieferung –, Dämonologie (hier bildet das *Testamentum Salomonis* eine entscheidende Quelle), Hermetismus und Lapidarien-Überlieferung[118], sowie auf den Gebieten der Medizin, (Iatro-)Astrologie und Alchemie.

Im Rahmen vorliegender Untersuchung interessiert außerdem sein Verhältnis zu den jeweiligen Quellen, wenn er mehrfach betont, nicht nur auf genuin griechische Quellen zu rekurrieren, sondern auch chaldäische, ägyptische und insgesamt orientalische Überlieferungen in seine Recherchen miteinbezogen zu haben. Sein Rezeptionskonzept erhebt gewissermaßen universellen Anspruch und ist damit in gewisser Hinsicht auch einzigartig, nicht nur innerhalb der byzantinischen Gelehrtenwelt, sondern im gesamten mittelalterlichen Kosmos.[119] Speziell für den Bereich der Iatromagie bedeutet deren Verankerung in einem umfassenden System kosmischer Sympathien und Antipathien ihre Einbindung in ein neuplatonisch fundiertes Philosophiekonzept[120] und damit eine Art philosophischer Legitimation als reguläre, sympathiebasierte Komplementärtherapie, die sich eben durch diese Fundamentierung wesentlich von der negativ konnotierten Magievorstellung (γοήτεια) unterscheidet. Dieses philosophisch geprägte Idealbild zeigen insbesondere die internen Quellen, nämlich die Schriften, welche sich direkt mit der entsprechenden Materie und deren Umsetzung befassen – im konkreten Fall also die einschlägigen Zeugen

2014) 182–215. Für einen Überblick über Psellos' diesbezügliches philosophisches Schrifttum vgl. Moore 2005, 273–340.

118 Eine Art Reaktivierung dieser Tradition stellt Michael Psellos' Abhandlung über die Qualitäten der Steine (*Περὶ λίθων δυνάμεων*) dar: P. Galigani (Hrsg.), Il ›De Lapidum Virtutibus‹ di Michele Psello. Introduzione, testo critico, traduzione e commento [Quaderni dell'Istituto di Filologia Classica ›Giorgio Pasquali‹ dell'Universitá degli Studi di Firenze 7] Florenz 1980; B. Baldwin, Michael Psellus on the Properties of Stones, Byzantinoslavica 56 (1995) 397–405 (mit engl. Übers.); vgl. Moore 2005, 262 f. (Nr. PHI.47).

119 Vgl. die Zusammenfassung bei Magdalino – Mavroudi 2006, 20 f., die m.E. weit über den Bereich der okkulten Wissenschaft hinaus allgemeine Gültigkeit besitzt: »Psellos took his epistemology, like his cosmology, from the Neoplatonic philosophers of Late Antiquity, particularly the ›Divine Proclus‹. He followed them in believing that the sympathetic or antipathetic connections between stars, men, animals, plants and minerals could be manipulated to affect and predict future events, and that images could be worked on to compel their prototypes. Like them, he regardes these connections as the proper concern of the philosopher, and accepted that the key to learning them lay in the ›barbarian‹ wisdom of the ancient civilisations of the Near East, notably Chaldaea and Egypt. In short, his concept of occult science was based on a model which was several centuries old, and which was fundamental not only to Byzantine tradition, but also to that of Islam, the medieval west, and the European Renaissance. In these traditions, various kinds of magic and divination were associated in ways which both reflect their special, occult status and their connection with other types of learning.« Letzteres gilt in besonderem Maße auch für die byzantinische Rezeption iatromagischer Traditionen, Quellen und Strömungen.

120 Psellos betont den Neuplatonismus als gemeinsames Bindeglied sämtlicher Wissenschaftsbereiche: vgl. Duffy 1995, 83–90.

iatromagischer Rezeption innerhalb der byzantinischen medizinischen Gebrauchsliteratur –, während die externen Quellen (Gerichtsakten, patristische und hagiographische Texte, literarische Dokumente) eine skeptischere und oftmals deutlich negative Sichtweise auf okkulte Phänomene im weitesten Sinne bieten.[121]

Spätbyzantinische Textsammlungen machen deutlich, dass auch die Heilkunde durchaus ihren Platz innerhalb des Spektrums okkulter Wissenschaften besaß, denn medizinische Texte wurden insbesondere in spätbyzantinischer Zeit oftmals im Kontext mit astrologischen, botanischen, alchemistischen und ›magischen‹ Schriften im weitesten Sinne überliefert, wie aus der ›okkultistischen Enzyklopädie‹ des Cod. Paris. gr. 2419[122] aus dem 15. Jh. n.Chr. (um 1462) deutlich hervorgeht, aber ebenso die von Johannes Staphidakes[123] für den St. Panteleeimon-Xenon in Konstantinopel kopierten Texte, welche neben Botanik und Medizin auch astrologische und magische Traktate enthalten.[124]

Die gelegentlich bereits in der mittel- und insbesondere dann in der spätbyzantinischen Zeit kursierenden astrologischen Listen bezeichnen Ärzte als Personen, die unter dem Einfluss des Planeten Merkur geboren sind und damit bereits die Befähigung zu einer Vielzahl intellektueller und wissenschaftlicher Tätigkeiten in die Wiege gelegt bekommen hätten, weshalb vornehmlich sie dafür prädestiniert seien, sich mit zahlreichen Wissensgebieten außerhalb der reinen Medizin zu beschäftigen, wie das Beispiel eines Arztes gegen Ende des 14. Jhs., der vielleicht mit Johannes Abramios[125] gleichgesetzt werden kann, zeigt, der zugleich praktizierender Arzt und professioneller Astrologe gewesen ist, außerdem Handschriftenkopist, wobei ihm auch – und hier schließt sich gewissermaßen zumindest ein Teil des großen Kreises – eine *Kyraniden*-Abschrift zugewiesen werden kann. Gerade diese, gegen Ende des 14. Jhs. nachgewiesene Abschrift einer Fassung der *Kyraniden* belegt zudem die unausgesetzte Lektüre dieses Werkes während der gesamten byzantinischen Zeit und seinen festen Platz innerhalb ihrer universellen, nicht nur auf das Gebiet der Heilkunde beschränkten, intellektuellen Wissensrezeption.

Allerdings bietet die Beschäftigung mit den okkulten Wissenschaften auch eine Menge an Konfliktpotential, was einerseits aus Äußerungen innerhalb medizinischer Schriften zu ersehen ist, worin zwar iatromagische Möglichkeiten erwähnt werden, sich der Autor gleichzeitig aber vehement gegen den Vorwurf der γοήτεια verwahrt (so die oben zitierte Textpassage aus Aetios' *Tetrabiblon*; vgl. Kap. 3.1.2), andererseits sich auch in einer gewissen Scheu bzw. Zurückhaltung manifestiert,

121 Vgl. Magdalino – Mavroudi, 21.

122 Catalogus codicorum astrologorum graecorum (CCAG) VIII, 1,20–63 (Nr. 4).

123 Prosopographisches Lexikon der Palaiologenzeit (PLP), 26735.

124 Catalogus codicorum astrologorum graecorum (CCAG) VIII, 3,27–32 (Nr. 43) und 4,68–70 (Nr. 88); vgl. Magdalino – Mavroudi 2006, 23–25.

125 Prosopographisches Lexikon der Palaiologenzeit (PLP), 59; vgl. auch Magdalino – Mavroudi 2006, 25–27.

die Dinge beim Namen zu nennen, wie sie in den Schriften des 10./11. Jhs. häufig zu beobachten ist. So betont Psellos stets ein rein akademisches Interesse an Iatromagie, Iatroastrologie, Amulettwesen und noch so mancher anderen Sparte der okkulten Wissenschaften, versichert aber wiederholt, dass die praktische Ausübung dieser Dinge für ihn keineswegs in Frage käme.[126]

Vergleicht man den hier geschilderten Umgang mit okkulten Phänomenen im weitesten Sinne und die sehr unverhohlene Herangehensweise bei Alexander von Tralleis, so gelangt man zu dem Ergebnis, dass unterschiedliche Maßstäbe angelegt wurden: wenn iatromagische Therapeutika für Alexander den Stellenwert einer regulären Komplementärtherapie besitzen, deren Anwendung auf Patientenwunsch hin durchaus mit seinen medizinethischen Prinzipien vereinbar ist, so ist dies gewissermaßen eine Ausnahmeerscheinung, die unter Alexanders Nachfolgern keineswegs mehr mit gleicher Freimütigkeit behandelt wird. Theophanes ›Nonnos‹ Chrysobalantes, für welchen Alexanders *Therapeutika* eine wesentliche Quelle darstellen, exzerpiert nahezu ausschließlich die rationalmedizinischen Verordnungen; einzig in Zusammenhang mit der ›Epilepsie‹ und deren Therapie macht er eine Ausnahme und übernimmt auch etliche iatromagische Therapievorschläge (vgl. Kap. 3.1.2 und 4.10.2).[127] In den nachfolgenden medizinischen Texten bleibt die Iatromagie eher eine Randerscheinung; erst in den spätbyzantinischen Iatrosophien (vgl. Kap. 3.3), deren Charakteristikum eine individuelle Mischung aus rationalmedizinischen Therapieansätzen, iatromagischen Traditionen und Hausmitteln ist, leben einige der iatromagischen Traditionen wieder auf, allerdings häufig unter anderen Prämissen und in gewandeltem Kontext[128].

Michael Psellos und seiner intensiven Beschäftigung mit dieser Thematik ist es zu verdanken, dass die Dämonologie im Schrifttum des 11. Jhs. einen bedeutenden Aufschwung erlebte, der maßgeblich für sämtliche nachfolgende Behandlungen dieser Thematik werden sollte. Basierend auf der neuplatonischen Kosmologie,

---

126 Zahlreiche solcher Bezugnahmen lassen sich in Psellos' Briefkorrespondenz finden, wie Volk in seiner ausführlichen Analyse hinreichend zeigen konnte: Volk 1990, 29–34 und *suo loco.* Zu entsprechenden ›Vorsichtsmaßnahmen‹ gegen den Verdacht, sich mit illegalen Dingen zu beschäftigen, seitens der beiden byzantinischen Gelehrten Michael Psellos und Michael Italikos vgl. auch die grundlegende Übersichtsstudie von J. Duffy, Reactions of Two Byzantine Intellectuals to the Theory an Practice of Magic: Michael Psellos and Michael Italikos, in: Maguire 1995, 83–97 mit Edition eines entsprechenden Briefes von Michael Italikos an einen andernorts nicht belegten Tziknoglos (S. 96 f.); vgl. ferner Leven 2005, 53–63 zu Michael Italikos' Korrespondenz bezüglich einer Kaisermünze als Amulett gegen die Pest. Zur »substitutiven Praxis« einer »Realpräsenz« von Körpern als Bilder vgl. H. Bredekamp, Theorie des Bildakts. Frankfurter Adorno-Vorlesungen 2007 (Berlin ^{3}2013) 212.

127 Vgl. Guardasole 2004, 98.

128 Vgl. Cod. Taur. B.VII.18, Rezept 256 (Περὶ φίλτρου, ed. Valentino, 174), wo eine vormalige Anwendung gegen ›Epilepsie‹ nun zu einem Rezept für einen Liebestrank mutiert ist; vgl. ausführlich dazu Kap. 4.10.2.

jedoch wohl ebenso mit präziser Kenntnis der Kyranidenüberlieferung sowie der Dämonologie des *Testamentum Salomonis*, stellt Psellos' Dämonologie[129] eine umfassende Kompilation des gesamten diesbezüglichen Wissens dar. Die Dämonen definiert er, analog zu den spätantiken Ausläufern der ägyptischen Dekanlehre (vgl. Kap. 2.4 u. 4.1), als Personifizierungen kosmischer Sympathien und Antipathien, welche auf den ersten Blick zusammenhanglose Objekte aufgrund eben dieser inhärenten Kräfte miteinander verbinden können und dann diese Vereinigung auf ein aus solchen Objekten geschaffenes Kompositum (z.B. ein Amulett) übertragen können. Dies folgt exakt dem Prinzip der in der 1. *Kyranis* enthaltenen Amulette, für deren Herstellung sämtliche vier, ein Kapitel konstituierenden Elemente (Pflanze, Vogel, Fisch und Stein) zu einer wirkkräftigen Einheit, quasi als Essenz ihrer konzentrierten Sympathiewirkung, kombiniert werden (vgl. Kap. 2.4.6).

Psellos' Darlegung des Phänomens der Bauchrednerei trägt nicht nur ebenfalls dämonologische Züge, sondern verdeutlicht auch eine Verbindung zwischen der platonischen Lehre von den Seelenteilen mit den gräkoägyptischen Dämonenvorstellungen (vgl. Kap. 2.4.3):[130] der für die Bauchrednerei verantwortliche Dämon

---

129 Moore 2005, 297 (PHI. 118). Editionen: P. Gautier, Collections inconnues ou peu connues de textes pselliens, in: Miscellanea Agostino Pertusi I–II, Rivista di studi bizantini e slavi 1 (1981) 58 f. Nr. 8; D.J. O'Meara, Michaelis Pselli Philosophica minora. Opuscula psychologica, theologica, daemonologica II (Leipzig 1989) 158 f., Nr. 45; ital. Übers.: U. Albini, Michele Psello, Sull'Attività dei Demoni. Introduzione e note di F. Albini [Alkaest. L'universo Magico, Esoterico e Simbolico. Studi sulla Storia del Pensiero Magico Esoterico e Simbolico] Genua 1985. Vgl. Magdalino – Mavroudi 2006, 29–31. Zu einer späteren Datierung des Psellos zugeschriebenen Werkes *περὶ δαιμόνων* ins 13. oder 14. Jh. vgl. P. Gautier, Le *De daemonibus* du Pseudo-Psellus, REB 38 (1980) 105–194. Generell zu dämonologischen Vorstellungen bei Michael Psellos, aber auch bei Michael Italikos vgl. Spier 1993, 50 mit Bibliographie in Anm. 146 und Joannou 1971, 41–47.

130 A. Littlewood, Michael Psellos and the Witch of Endor, JÖB 40 (1990) 225–231 mit Edition (S. 228–231) von Psellos' Epistel *πρὸς τοὺς μαθητὰς περὶ τῆς ἐγγαστριμύθου* (Cod. Const. Camarlot. 61 [olim 64], 12./13. Jh., hier bes. ff. 161v–163r/162v–164r); vgl. auch Magdalino – Mavroudi 2006, 30 f. mit dem Hinweis, Psellos' Interesse an diesen, bis in den Alten Orient zurückführenden dämonologischen Traditionen entspräche exakt seinem Wunsch nach eindeutiger Identifikation der einzelnen Dämonen und deren Verantwortlichkeit, ganz nach dem Vorbild des *Testamentum Salomonis*: »[...] shows what he, following the Late-Antique Neoplatonists, sought in the occult wisdom supposedly emanating from ancient Egypt and Babylon: the proper identification of the demons who operated the system of cosmic sympathy, and whose existence was only vaguely, if reliably, attested by Christian theology and Greek philosophy.« Zur platonischen Seelenlehre vgl. Plat. Polit. IV, 435–442 und Plat. Tim., 69–72; zur Rezeption bei Galen vgl. Galen PHP III, 1 (170,21–23 de Lacy) und PHP VI, 1 (366–426 de Lacy), Galen, Quod an. mor. corp. temp. sequ. V (IV, 787 Kühn) und Galen, UP IV, 13 (I, 227 f. Helmreich); zur byzantinischen Rezeption vgl. Grimm-Stadelmann 2008, 359. Vgl. auch L. Brisson, The Philosopher and the Magician (Porphyry, *Vita Plotini* 10.1-13). Magic and Sympathy, in: Antike Mythen, 189–202, bes. 191–194 mit konzisem Überblick über Plotins Seelenvorstellung, ausgehend von einer Welt- und Individualseele, welche sich im Körper verbinden, so dass die körperlichen Seelen als Reflexionen der übergeordneten Weltseele zu verstehen sind: »the sensible universe is an image of all the rational principles possessed by the world soul.« In diesem kosmolo-

würde demnach in den menschlichen Körper eindringen und den Bauchraum besetzen, welcher wiederum aufgrund seiner zentralen Position in sympathetischer Verbindung zu Gehirn, Herz und Leber[131], den klassischen drei Seelenteilen gemäß der platonischen Lehre, steht. Von dieser Position aus sei es ihm dann möglich, den gesamten menschlichen Organismus zu beherrschen und den solcherart besessenen Menschen zur Ausführung seines dämonischen Willens zu zwingen.

Bereits im spätantiken Alexandreia entwickelten sich auf der Basis entsprechender philosophischer, insbesondere neuplatonischer Strömungen in Verbindung mit gräkoägyptischen Quellen, wie beispielsweise dem hermetischen Schrifttum, die sog. *Iatromathematica* als fachwissenschaftliche Disziplin, deren Ziel es war, anhand einer Verbindung zwischen Medizin und Astrologie aussagekräftige Prognosen, häufig auch in Form von individuellen Horoskopen, zu erstellen.[132] Aus diesem alexandrinischen Umfeld ging auch der Gelehrte, Arzt, Astrologe und Alchemist Stephanos von Athen/Alexandreia[133] (6./7. Jh. n.Chr.) hervor, der von Kaiser Herakleios (575–641, reg. 610–641 n.Chr.) nach Konstantinopel berufen wurden, um für ihn sowohl ein persönliches wie auch ein politisches (über den Islam) Horoskop zu stellen.[134] Damit steht Stephanos am Beginn einer iatromathematischen Tradition, die während des gesamten byzantinischen Zeitalters eine wesentliche Rolle spielte, indem sie nicht nur befürwortet, sondern auch gelegentlich heftig angegrif-

---

gischen Kontext funktioniert dann auch die Sympathie, als übergeordnetes, universal immanentes und im Prinzip unbeeinflussbares Verbindungssystem, worauf magische Praktiken mit Hilfe von diversen Dämonen versuchen, individuellen Einfluss zu gewinnen.

131 Vor diesem Hintergrund ist es wohl auch zu verstehen, wenn die Leber in iatromagischen Rezepturen eine herausragende Rolle als Therapeutikum spielt: nach der platonischen Lehre ist sie als ἐπιθυμητικόν der Sitz der Triebhaftigkeit und damit auch der Vitalkraft, welche durch entsprechende Rezeptverordnungen via Übertragung beim Patienten aktiviert werden soll; vgl. die einschlägigen Beispiele innerhalb der Textanalysen: Kap. 4 *suo loco*. Zu Bauchraum und Gedärmen als Aufenthaltsort schädlicher Dämonen vgl. auch P. Schreiner, Stadt und Gesetz – Dorf und Brauch. Versuch einer historischen Volkskunde von Byzanz: Methoden, Quellen, Gegenstände, Beispiele [Nachrichten der AkadWiss. zu Göttingen, 1. Philolog.-Hist. Klasse 2001/9] (Göttingen 2001) 622 mit ausführlicher Bibliographie in Anm. 197 und 198.

132 Vgl. Papathanassiou 1999, 357–376; Rovati 2018, 9–132.

133 Zu Stephanos von Alexandreia und seiner mutmaßlichen Gleichsetzung mit Stephanos von Athen vgl. K.-H. Leven, s.v. *Stephanos v. Athen*, in: Antike Medizin 2005, 828, sowie die einschlägige und anhand von zahlreichen Textbeispielen minutiös belegte Untersuchung von W. Wolska-Conus, Stéphanos d'Athènes et Stéphanos d'Alexandrie. Essai d'identification et de biographie, REB 47 (1989) 5–89, welche die angenommene Identifikation mit großer Wahrscheinlichkeit aus dem überlieferten Schrifttum heraus bestätigen kann. Vgl. außerdem M. Papathanassiou, https://www.encyclopedia.com/people/philosophy-and-religion/philosophy-biographies/stephanus-alexandria und Ead., Stephanos of Alexandria: A Famous Byzantine Scholar, Alchemist and Astrologer, in: Magdalino – Mavroudi, 163–203.

134 Vgl. Papathanassiou 1999, 357 f.

fen wurde.[135] Einer der nachdrücklichsten Befürworter der Iatroastrologie war Kaiser Manuel I. Komnenos (1118–1180, reg. 1143–1180 n.Chr.)[136], der sich selbst im Rahmen seines intensiven Engagements in der klinisch-praktischen Heilkunde nicht nur mit der traditionellen Quellenbasis aufs Beste auskannte, sondern auch ein weites Spektrum an Spezialquellen konsultierte, so dass ihm sogar einige innovativen Therapiekonzepte und Medikationen zugeschrieben wurden.[137]

3.1.4 Krankheitsdämonen, Schadenszauber und Fluchformeln

Innerhalb der byzantinischen Medizin spielt die Dämonologie nachweislich eine herausragende Rolle: so werden (Krankheits-)Dämonen nicht nur für individuelle Krankheiten verantwortlich gemacht, sondern ebenso auch – und dies in ganz besonderem Maße – für kollektive Erkrankungsphänomene wie beispielsweise Seuchen und Epidemien.[138] Einzig wirksames Mittel gegen solche Krankheitsdämonen sind wiederum iatromagische Praktiken, insbesondere Exorzismen und entsprechende Rituale, wovon gerade in hagiographischen Überlieferungen häufig die Rede ist: so berichtet beispielsweise die Vita des Theodoros von Sykeon aus dem 6. Jh. über Personen, die Amulette herstellen und (exorzistische) Heilrituale durchführen.[139] In diesem Zusammenhang taucht auch verstärkt wieder die Vorstellung von

---

135 Zahlreiche entsprechende Quellen und deren Diskussion bei Papathanassiou 1999, 359 f.

136 Vgl. Papathanassiou 1999, 360, 370–372 und J. Lascaratos – S. Marketos, A little-known emperor-physician: Manuel I Comnenus of Byzantium (1143–1180), Journal of Medical Biography 4 (1996) 187–190.

137 J. Lascaratos – S. Marketos, A little-known emperor-physician: Manuel I Comnenus of Byzantium (1143–1180), Journal of Medical Biography 4 (1996) 188 unter Bezugnahme auf die diesbezüglichen Schilderungen von Eustathios von Thessalonike und Johannes Kinnamos.

138 Vgl Prokop, Bell. pers. II, 22 (ed. Haury I, 251), der in seinem Bericht über den Verlauf der ›Justinianischen Pest‹ in Konstantinopel ganz offensichtlich auf die Einwirkung von Krankheitsdämonen verweist, indem er deren Umherschweifen innerhalb der Stadt schildert und ebenso die fatalen Auswirkungen ihrer Berührung als Infektionsmedium: vgl. Kap. 4.9. Allgemein zu Krankheiten mit dämonischem Ursprung vgl. Pradel 1907, 330–361; zu gnostischen Dämonenvorstellungen bei Plotin vgl. L. Brisson, The Philosopher and the Magician (Porphyry, *Vita Plotini* 10.1-13). Magic and Sympathy, in: Antike Mythen, 189–202, bes. 197 f.

139 Vita des Theodoros von Sykeon, § 143 (E. Dawes – N.H. Baynes (Übers.), Three Byzantine Saints [Crestwood, NY 1977] 181); vgl. Frankfurter 2002, 165 und Vakaloudi 2000, 187 mit Anm. 28 und einer umfassenden Bibliographie zur Thematik byzantinischer Exorzismen bzw. eines Krankheitsbildes als Folgeerscheinung von Sünde, wodurch der Mensch den Dämonen ein optimales Angriffsziel bietet; Vakaloudi 2003, 173–200 mit Gewichtung auf unterschiedliche Formen von Exorzismen in den byzantinischen Heiligenviten, vornehmlich des 4. Jh. n.Chr. Zur Fabrikation und Anwendung exorzistischer Amulette und deren Erwähnung bei den Kirchenvätern vgl. Vakaloudi 2000, 193 f. mit Anm. 54–58 und zahlreichen Textbeispielen. Zur diesbezüglichen Rechtslage vgl. S. Troianos, Zauberei und Giftmischerei in mittelbyzantinischer Zeit, in: G. Prinzing – D. Simon (Hrsg.), Fest und

γοήτεια und diversen, aufgrund negativer menschlicher Einwirkung verursachten Schadenszaubern auf: nicht alleine Dämonen gelten als Krankheitsverursacher, sondern insbesondere auch Personen, die mit diesen im Bunde sind und aufgrund ›schwarzmagischer‹ Handlungen – die entsprechenden Texte verwenden in diesem Zusammenhang oftmals den Begriff φάρμακον, womit keine konkret fassbare Arznei, sondern eine Art von ›seelischer Giftmischerei‹ gemeint ist – Unheil aller Art heraufbeschwören können, welches ausschließlich mittels Exorzismen und entsprechender Amulette abgewendet werden kann.[140]

Zahlreiche der in griechischer oder koptischer Sprache überlieferten Fluchtexte[141] stammen aus Ägypten und benennen ganz konkrete Krankheitssymptome – zumeist Tumorerkrankungen oder Fieber mit letalem Ausgang, oftmals aber auch Impotenz[142] –, welche den Empfänger der Verwünschung treffen sollen, zumeist als Bestrafung für ein Vergehen gegen den Absender. Charakteristisch für viele solcher Texte ist die Kombination aus christlichen Anrufungen mit unchristlichen Verfluchungen, was den antik-paganen Ursprung dieser Formeln und deren rezente ›Christianisierung‹ verdeutlicht, wie das Beispiel eines Tumorfluches aus Achmim im 4./5. Jh. n.Chr. veranschaulicht:

Alltag in Byzanz (München 1991) 37–51 mit Anm. auf den Seiten 184–188; zum Umgang mit Zauberern und Hexen im byzantinischen Rechtssystem vgl. P. Schreiner, Stadt und Gesetz – Dorf und Brauch. Versuch einer historischen Volkskunde von Byzanz: Methoden, Quellen, Gegenstände, Beispiele [Nachrichten der AkadWiss. zu Göttingen, 1. Philolog.-Hist. Klasse 2001/9] (Göttingen 2001) 620–623.

140 Ein Beispiel für solch ein exorzistisches Amulett liegt im Pap. Osl. col. XI, 260–263 vor: λύσατε πᾶν φάρμακον γενόμενον κατ' ἐμοῦ τοῦ (δεῖνα) ὅτι ὁρκίζω ὑμᾶς κατὰ τῶν μεγάλων καὶ φικτρῶν ὀνομάτων οὗ⟨ν⟩ οἱ ἄνεμοι φρίζουσιν καὶ αἱ πέτραι ἀκούσαντες διαρήσσονται. (zit. nach Vakaloudi 2000, 188); vgl. Vakaloudi 2000, 188 mit weiteren Belegstellen und ebenso Vakaloudi 2003, 172–200. Als Gegenmittel bzw. Prophylaktikum gegen solche Verfluchungen wird häufig eine Art von ›Universalamuletten‹ angewandt, welche sich nicht auf einzelne Symptomatiken festlegen, sondern kollektiven Schutz gegen sämtliche denkbaren Formen von Krankheit und Unheil gewährleisten; die Gleichsetzung der Begriffe φαρμακεία und μαγεία findet sich bereits bei Platon, vgl. Kap. 2.6.

141 Vgl. C.A. Faraone – D. Obbink, *Magica Hiera*. Ancient Greek Magic and Religion. New York 1991; H.S. Versnel, Fluch und Gebet – magische Manipulation versus religiöses Flehen? Religionsgeschichtliche und hermeneutische Betrachtungen über antike Fluchtafeln [Hans-Lietzmann-Vorlesungen 10] Berlin u.a. 2009; zu lateinischen Fluchtafeln vgl. D. Urbanová, Latin Curse Tablets of the Roman Empire [Innsbrucker Beiträge zur Kulturwissenschaft. Neue Folge, 17] Innsbruck 2018.

142 Spätbyzantinische Iatrosophien erweisen sich in dieser Hinsicht oftmals als ambivalent, d.h. sie können sowohl Formeln für derartige Schadenszauber wie auch ihr Gegenmittel, die entsprechenden Exorzismen, enthalten, so Cod. Taur. B.VII.18, Kap. 165 (Schadenszauber zur Verursachung von Impotenz, ed. Valentino, 136) und Kap. 255 (Ritual gegen Erektionsstörungen, ed. Valentino, 174). Für den altorientalischen Kontext vgl. G. Zisa, *Nīš Libbi* Therapies. The Loss of Male Sexual Desire in Ancient Mesopotamia, unpubl. Diss. München 2018. Ich danke Herrn Zisa sehr herzlich für die Erlaubnis der Einsichtnahme in sein noch unpubliziertes Manuskript.

Jac[o]b ††† Michael, Gabriel, Souleel! The sickle that comes forth from heaven must come down for destruction in the form of an ulcerous tumor. The father of Hetiere (?), who is in the father, you must bring (him) away by the method of an ulcerous tumor. Fifty-four hundred martyrs, ⟨you must bring (him) away⟩ by the method of an ulcerous tumor. Mary, who bore Jesus, you must bring (him) away by the method of an ulcerous tumor. Souleel, Gabriel, you must bring him away by the method of an ulcerous tumor. Arise in your anger, in a painful end. My lord Jesus, you must bring him away by the method of an ulcerous tumor. My holy father Zechariah, you must bring (him) away by the method of an ulcerous tumor. ††† Every [...], you must bring (him) down to a painful end, ... against the father of Hetiere (?). Jacob. (verso) You must bring (him) down to a [painful] end. My lord, you must [bring] him [away by the method of an] ulcerous tumor.[143]

Um sicher zu gehen, dass der jeweilige Fluch sein Opfer auch tatsächlich trifft und entsprechend schädigt, war es jedoch nicht unbedingt notwendig, sich auf eine einzige Symptomatik bzw. ein einzelnes Unheil festzulegen, wie entsprechende Texte zeigen, die eine Art von ›Universalflüchen‹ enthalten, wo sämtliche schwerwiegenden Krankheitssymptome aufgelistet sind, welche den Empfänger entweder kollektiv oder in einer von den angerufenen superioren Mächten getroffenen Auswahl befallen sollen.

Bei dem zitierten Beispiel in koptischer Sprache aus dem 6./7. Jh. n.Chr. interessiert neben der zehnfach multiplizierten Siebenzahl nicht nur die mit dämonologischen Elementen verbundene Engelsbeschwörung, sondern auch die Tatsache, dass das Opfer mit den Verwünschungen zumindest vorerst nicht zu Tode gebracht werden soll, sondern zunächst ›nur‹ massiv geschädigt: dem Absender des Fluches bleibt es vorbehalten, diesen im Falle eines Einlenkens (Wiedergutmachung?) zu lösen und den Empfänger von den genannten Krankheitssymptomen wieder zu befreien:

[...]nas, Psatael, I adjure you, Ennael, whose left hand is raised upon the chariot of the holy father, and Asaroth, the great guardian angel, who protects the tabernacle of the almighty father. I swear today, angel of the holy altar, that neither are you free nor are you at liberty to go up to god, nor to make offerings or to offer worship to the true judge, nor to approach the lord, until you have stood upon the body of N. child of N. and brought upon it suffering and sickness and illness and rheum and fever and pain and weariness and depression and chills and tumors and demonic madness and seventy different diseases. Let them come and bring them down upon the body of N. child of N. all the days of its life, such that neither sorcerer nor sorceress can help it or heal it out of my clutches until I myself, N. child of N., have mercy on it. Act and complete for me the full will of my mind, the desire of my soul, by your mighty power. Asmodeus the demon! Yea, yea, at once, at once! ...th! Phelloth! Athes! At once, at once![144]

143 Pap. IFAO Cairo (ed. R. Rémondon, Un papyrus magique copte): Meyer – Smith 1994, 207 f.; Übers.: R. R. Ritner, in: Meyer – Smith 1994, 208.

144 Pap. Yale 1800, krit. Edition des koptischen Textes: Meyer – Smith 1994, 353–355; Übers.: S. Emmel, in: Meyer – Smith 1994, 215 f. Vgl. Meyer – Smith 1994, 215 mit Verweis auf die *editio prin-*

Die beiden obenstehenden Textbeispiele aus dem koptischsprachigen Bereich zeigen die Vorgehensweise, aber auch die mögliche Variationsbreite innerhalb solcher Verfluchungen, wobei zumeist Dämonen als ausführende Organe des Fluchgebers, meist eines γοήτης, der in eigenem Interesse oder für einen Auftraggeber handelt, agieren.[145]

Bereits in frühbyzantinischer Zeit existierten ausführliche Dämonenlisten[146] und, damit verbunden, etliche Versuche zu deren Klassifizierung in Kategorien. So kombinierte Johannes Lydos (490–560 n.Chr.) dämonologische Vorstellungen mit den Grundzügen der Humoralpathologie, indem er Feuer-, Luft-, Wasser- und sublunare Dämonen als Verursacher diverser Fiebererkrankungen bezeichnete.[147] All diesen dämonologischen Konstrukten lag wiederum die altägyptisch basierte Dekanmelothesie (vgl. Kap. 2.4) und deren sympathetisch-kosmologische Interpretation zugrunde[148], doch ebenso auch die Reduzierung dieser Dekane auf reine Krankheitsverursacher bzw. negative Dämonen im *Testamentum Salomonis*[149].

Festzuhalten bleibt, dass Exorzismen innerhalb der byzantinischen Kultur omnipräsent waren und eine Art theologisch fundierter Heilkunde zur Bekämpfung von Krankheitsdämonen darstellten. Die amulettbasierten Komplementärtherapien, wie sie Alexander von Tralleis überliefert, vermengen solche dämonologisch-exorzistischen Traditionen mit den mutmaßlichen iatromagischen Qualitäten einer sympathetisch-kosmologisch fundierten *materia medica*, wodurch ein weniger theologisch als vielmehr heilkundlich konzentrierter, gesamtheitlich physisch-psychischer Therapieansatz zustande kommt. Hagiographisch-theologisch überlieferte Exorzismen und Wunderheilungen unterscheiden sich demnach von den iatromagischen Reminiszenzen der medizinisch-therapeutischen Gebrauchsliteratur, weil letztere mit physisch diagnostizierbaren Krankheitsätiologien und nicht mit transzendenten Vorstellungen von Sünde und menschlichem Fehlverhalten argumentiert.

---

ceps dieses Textes in: Appendix »Previously Unpublished Coptic Texts of Ritual Power in the Beinecke Library, Yale University.«

145 Diese Dämonen werden in byzantinischen Texten gerne auf ägyptische bzw. orientalische Ursprünge zurückgeführt, wie die einschlägigen diesbezüglichen Untersuchungen von Vakaloudi deutlich machen, z.B. Vakaloudi 2000, 185.

146 Vakaloudi 2003, 175; Vakaloudi 2000, 186 mit Anm. 22 unter Verweis auf das *Heilige Buch des Hermes an Asklepios*; vgl. Kap. 2.4 und Quack, Manuskript Dekane, Kap. 2.2.4 u. 2.3.9.

147 Vakaloudi 2000, 185 Anm. 20: Joh. Lydus, Ἡ περὶ μηνῶν πραγματεία, ed. R. Wünsch, Ioannis Lydi Liber de mensibus, editio stereotypa editionis prima 1898 [Stuttgart 1967] IV, 130.

148 Vakaloudi 2000, 185 f. mit Anm. 21 unter Verweis auf Origenes, *Κατὰ Κέλσου*, ed. M. Borret, Origène, Contre Celse IV (Livres VII et VIII), SC 150 (Paris 1969) VIII, 58; Vakaloudi 2000, 186 mit Anm. 25.

149 Vgl. Kap. 2.4.5; Vakaloudi 2000, 186 f. mit Anm. 27: TestSal., 51–59; A. Vakaloudi, Αποτροπαϊκά Φυλακτά της Πρώτης Βυζαντινής Περιόδου: Η Λειτουργία των Απεικονίσεων και των Επωδών. Ο ρόλος των Χριστιανών Αγίων, Βυζαντινά 19 (1998) 207–224; Vakaloudi 2003, 176.

3.1.5 Iatromagische Referenzen

Die textimmanente Quellensituation spiegelt die Dichotomie zwischen rationalmedizinischen und iatromagischen Traditionen insofern wider, als galenistisch verankerte Überlieferungen zwar den weitaus größten Raum innerhalb der medizintheoretischen, diagnostischen und therapeutisch-pharmakologischen Ausführungen einnehmen, etliche Referenzen jedoch auch auf deren iatromagisch-volksheilkundliche Grundlagen hinweisen. Letztere bedienen sich zumeist legendärer Namen orientalischer Weiser, insbesondere Nechepso und Ostanes, welche als eine Art Emanation einer übergeordneten Hermes-Trismegistos-Vorstellung (vgl. Kap. 2.4.2) zu verstehen sind. Während Referenzen auf Nechepso(s) – bei Manetho die gräzisierte Lesart des protosaitischen Pharao Nekauba (reg. 678–671 v.Chr.)[150] – zweifelsohne auf gräkoägyptische Ursprünge hinweisen, wird Ostanes gemeinhin als persischer Astrologe des 5. vorchristlichen Jhs. und geistiger Nachfolger des Zoroaster verstanden;[151] manche Quellen siedeln ihn aber auch in Alexandreia an.[152] Der Überlieferung zufolge soll er der Lehrer des vorsokratischen Philosophen Demokrit (460/459–371 v.Chr.) gewesen sein, welcher des Ostanes Lehren im Bereich der Astrologie und Magie in Griechenland verbreitet gemacht haben soll.[153] Auch in den gräkoägyptischen Papyri erscheint Ostanes des Öfteren als Korrespondent unterschiedlicher »Propheten« und Hierogrammaten; zahlreiche magische Formeln und Amulette werden durch seinen Namen sanktioniert.[154]

Diese magisch-legendäre Quellensituation wird auch innerhalb der byzantinischen medizinischen Literatur beibehalten, indem zahlreiche, und nicht nur iat-

150 Zu dieser Annahme vgl. Kap. 2.4 und Th. Schneider, Lexikon der Pharaonen (Düsseldorf 2002) 176. Eher unwahrscheinlich ist die Identifikation mit dessen Nachfolgern, Necho I. (reg. 671–664 v.Chr.), oder Necho II. (reg. 610–595 v.Chr.), dem ersten König der Saitendynastie, da beide nicht in magischem Kontext belegt sind: Th. Schneider, Lexikon der Pharaonen (Düsseldorf 2002) 169–170. Alternativ könnte die Nechepso-Tradition auch mit dem in der gräkoägyptischen Tradition stets als »Magier« bezeichneten König Nektanebos II. (reg. 359–341 v.Chr.) in Zusammenhang stehen, der innerhalb der demotischen Überlieferung wie auch im griechischen Alexanderroman eine Rolle spielt: F. Hoffmann – J.F. Quack, Anthologie der demotischen Literatur [Einführungen und Quellentexte zur Ägyptologie 4] (Berlin/Münster 2007) 165 f.

151 Sezgin 1996, IV, 51.

152 Vgl. M. Hutter, s.v. *Ostanes*, in: RAC 26 (2015) 626–634; Ullmann 1972, 184.

153 Bakalude 2001, 61 f; vgl. Ullmann 1972, 179 in Zusammenhang mit der Quellensituation des *Kitāb al-Ḥabīb*, das einen aus der Kontamination unterschiedlicher Quellenstränge und pseudepigraphischer Referenzen kompilierten Text aufweist. Ullmanns Fazit: »Der Verfasser war sich [...] der Identität der durch die verschiedenen Namensformen repräsentierten Personen nicht bewußt«, dürfte in hohem Maße auch für die iatromagische Quellensituation der byzantinischen medizinischen Gebrauchsliteratur Gültigkeit besitzen.

154 Vgl. PGM I, 135 (Ostanes tritt hier als Korrespondent eines thessalischen Magiers namens »Pitys« auf, welchen er um Rat hinsichtlich der Beschwörung und Befragung eines Totendämons befragt); PGM II, 66.

romagische Rezepte nach wie vor auf Nechepso und Ostanes zurückgeführt werden, deren Namen hier als eine Art Gütesiegel fungieren. Zu Recht verweist Vivian Nutton im Zusammenhang mit der Quellensituation griechischer medizinischer Texte auf den besonderen Stellenwert der in Ägypten aufgefundenen griechischsprachigen medizinischen Papyri, welche sich außer auf Galen und Dioskurides noch auf eine Vielfalt weiterer, bislang namentlich völlig unbekannter oder auch überhaupt anonym bleibender Quellen berufen und ein anschauliches Bild des medizinischen Alltags im gräkorömischen Ägypten vermitteln.[155]

Das Bild der zeitgenössischen Medizin, das hier tradiert wird, ist keinesfalls statisch, sondern geprägt von praxisorientierter Empirik und einer deutlichen Koexistenz von rationalmedizinischen und iatromagischen Therapiemaßnahmen. Gelegentlich lässt sich sogar eine deutliche Betonung der traditionellen altägyptischen Heilkunde in den Texten feststellen, wie im Falle eines pharmakologischen Handbuches, das im Kloster des Apa Jeremias in Saqqara gefunden wurde.[156]

Inwieweit auch Krankenhäuser, deren Existenz im Ägypten des 6. nachchristlichen Jhs. zwar vermutet wird, deren Beleglage und genaue Funktion jedoch noch ungeklärt ist, bei der Tradierung medizinischer Überlieferungen eine Rolle spielten, lässt sich ebenfalls nur mutmaßen, jedoch bislang noch nicht nachweisen.[157] Die Frage Vivian Nuttons, ob der in den Papyri geschilderte medizinische Alltag sowie die hier manifeste Symbiose diverser heilkundlicher Traditionen rein auf Ägypten bezogen bleibt, also eine Art Sonderstellung markiert, oder für die gesamte antike Welt beispielhaft sein kann,[158] lässt sich aus der derzeitigen Beleglage nicht eindeutig beantworten.

Das Schrifttum Alexanders von Tralleis sowie etliche Reminiszenzen bei Aetios von Amida verdeutlichen jedoch, dass innerhalb der entsprechenden byzantinischen Literatur des 6. nachchristlichen Jhs. zumindest noch ein gewisser Anteil solcher Überlieferungen bekannt war und unter bestimmten Voraussetzungen auch weitergegeben wurde. Präferenzen bzw. Fokussierungen innerhalb der Kompilationstechnik byzantinischer medizinischer Texte sind zumeist von ganz konkreten

155 Nutton 2007, 5/13–8/16. Zu den medizinischen Papyri vgl. I. Andorlini, Prescription and Practice in Greek Medical Papyri from Egypt, in: H. Froschauer – C. Römer (Hrsg.), Zwischen Magie und Wissenschaft. Ärzte und Heilkunst in den Papyri aus Ägypten [Nilus. Studien zur Kultur Ägyptens und des Vorderen Orients 13] (Wien 2007) 23–33 mit Verweis auf den Online-Katalog der medizinischen Papyri (http://promethee.philo. ulg.ac.be/cedopal/index.htm [M.-H. Marganne]), welche völlig zu Recht diese Papyri als »willkommenes Zeugnis, um die Entwicklung und gegenseitige Beeinflussung beider Kulturen zu begreifen« bezeichnet: Andorlini 2007, 33.

156 Nutton 2007, 10/18 f.; vgl. ferner Pap. Thmouis I, 123,1 und 128,4 (zit. bei Nutton 2007, 12/20 f.).

157 Nutton 2007, 10/18. Einen Anhaltspunkt für die Existenz solcher Krankenhäuser bietet ein Krankenorakel des 6. Jhs., das aus einem solchen Kontext stammt: PGM II, 216; vgl. Kap. 2.5.1 mit Vollzitat.

158 Nutton 2007, 13/20 f.

und klar formulierten Zielsetzungen bestimmt, welche dann wiederum Auswirkungen auf sekundär-illustrierendes Quellenmaterial haben: so unterscheiden sich enzyklopädische Zusammenstellungen im Sinne einer optimierten Auslese deutlich von gebrauchsorientierten Nachschlagewerken, die zu einem bestimmten Zweck, wie als Praxis-Leitfaden, zur Mitnahme auf Reisen oder als Hausbuch kompiliert wurden.[159] Diagnostisch-therapeutische Sammelwerke, wie die *Therapeutika* Alexanders von Tralleis hingegen, beabsichtigen die Ergänzung vorhandenen Quellenmaterials durch individuelle Empirik und entsprechend illustrative Fallbeispiele, weshalb sie neben ihrer Funktion als praktischer Leitfaden auch einen gewissen reflektierend-didaktischen Anspruch implementieren – eine Intention, die zweifelsohne der synkretistischen Rezeption diverser und gelegentlich sogar konträrer Überlieferungsstränge der ägyptischen Papyri bzw. »texts of ritual power« am nächsten kommt.

3.2 Alexander von Tralleis und die Synthese zwischen rationaler Medizin und iatromagischen Traditionen

Der Jurist und Historiker Agathias ›Scholastikos‹ aus Myrina (ca. 532–582 n.Chr.)[160] berichtet im 5. Buch seines Geschichtswerks (ca. um 557 n.Chr.) über eine Arztfamilie aus dem kleinasiatischen Tralleis, deren insgesamt fünf Söhne es sämtlich, jeweils in ihrem spezifischen Wissensgebiet, zu einflussreichen Positionen gebracht hatten.[161] Agathias' Hauptaugenmerk liegt hierbei auf dem Architekten Anthemios, unter dessen Leitung die im Nika-Aufstand (Januar 532 n.Chr.) zerstörte Hagia Sophia wiederaufgebaut wurde, doch erwähnt er auch die anderen Brüder namentlich: den Grammatiker Metrodoros, den Juristen Olympios, sowie Dioskuros und Alexander, wohl den jüngsten der Brüder, welche beide als Ärzte reüssierten, so Alexander ab einem nicht näher spezifizierten Zeitpunkt in Rom.[162] Die beiden letztgenannten treten somit in die beruflichen Fußstapfen ihres Vaters Stephanos, welcher als Arzt in Tralleis praktiziert hatte. Alexanders *Therapeutika* nehmen gelegentlich Bezug auf von Stephanos präferierte Arzneimittel, die sich in der Praxis bewährt hatten

159 Vgl. Zipser 2004, 46, Anm. 10.

160 W. Brandes, s.v. *Agathias*, in: http://www.uni-leipzig.de/gwzo/wissensdatenbank/artikel.php?ArtikelID=38.0000 (Letzter Zugriff: 07.07.2016).

161 R. Keydell (ed.), Agathiae Myrinaei historiarum libri quinque [CFHB 2] (Berlin 1967) V, 6, 5; A. Alexakes (ed.), Ἀγαθίου Σχολαστικοῦ Ἱστορίαι. Εἰσαγωγή, Μετάφραση, Σχόλια [Κείμενα Βυζαντινῆς Ἱστοριογραφίας. Ἐπιστημονική Διεύθυνση Σειράς] (Athen 2008) 652 f.; vgl. Langslow 2006, 1 und-Guardasole 2004, 82 mit Anm. 4.

162 Agath. Hist. V, 6,5 (ed. Keydell): ἅτερος δὲ ἐν τῇ πρεσβύτιδι Ῥώμῃ κατῴκησεν ἐντιμότατα μετακεκλημένος.

und deshalb von Alexander in sein eigenes therapeutisches Konzept übernommen wurden:

AlexTrall., Ther. IV (II, 139 Pu.)

Ἄλλο ἀναγαργάρισμα συναγχικοῖς, ᾧ ἐχρήσατο Στέφανος ὁ πατήρ μου κἀγώ, καλόν.	Ein anderes treffliches Mittel zum Gurgeln, welches mein Vater Stephanus und ich bei Halsentzündungen zu verordnen pflegten [...]. [Übers.: Puschmann II, 138]

Agathias' Schilderung enthält jedoch keine konzise Biographie Alexanders oder nähere Details zu seinem beruflichen Umfeld und genauem Wirkungskreis. Somit sind die präzisen Lebensdaten, die wiederholt mit einer Zeitspanne zwischen ca. 525–605 n.Chr. angegeben werden, rein spekulativ, da sie sich weder aus Agathias' Bericht über die Familie, noch aus Alexanders Werk in irgendeiner Form bestätigen lassen, wie David R. Langslows detaillierte Ausführungen deutlich machen.[163] In Zusammenhang mit der Datierungsfrage verweist allerdings bereits Edward Milwards auf Aetios von Amida (Anfang 6. Jh.) und Paulos von Aigina (7. Jh.) als unge-

163 Vgl. Langslow 2006, 1 Anm. 5 mit ausführlicher Bibliographie; seine Liste lässt sich noch um etliche Angaben ergänzen, so z.B. F. Kudlien, s.v. *Alexander of Tralles*, in: C.C. Gillispie (Hrsg.), Dictionary of Scientific Biography (New York 1970–1980) I, 121; Tusculum-Lexikon 1982, 38 (hier wird mit 525 n.Chr. nur das Geburtsdatum angegeben, jedoch kein Todesdatum); A.A. Fourlas, s.v. *A. v. Tralleis*, in: LMA I, 381; A. Garzya, s.v. *Alexander v. Tralles*, in: Antike Medizin 2005, 27 f.; Alexakes 2008, 655 Anm. 24. Zu beachten ist, dass sich weder Milwards 1734, 18–25, noch Puschmann I (1878) 75–87, oder Brunet I, 1–48 in ihren Erläuterungen zu den Lebensumständen Alexanders auf eine genaue Datierung festlegen; sämtlich argumentieren sie zwar aufgrund von Quellen und Testimonien für eine Datierung ins 6. Jh. (Milwards 1734, 24 plädiert dabei für eine Blütezeit ungefähr um 550 n.Chr.), doch betonen sie gleichermaßen auch den Mangel an exakten Angaben, weshalb sie nur von einer wahrscheinlichkeitsbasierten Hypothese ausgehen. Langslow 2006, 1 gibt zusätzlich noch zu bedenken, dass Agathias' Bericht keinerlei chronologische Relation zwischen Alexanders Tätigkeitsschwerpunkt in Rom und den dargelegten Ereignissen um 557 n.Chr. erkennen lässt, obgleich Agathias' Ausführungen den Anschein erwecken, dass Alexander zu diesem Zeitpunkt vielleicht gar nicht mehr am Leben war. Die zahlreichen, gelegentlich recht farbenfrohen Schilderungen zu Alexanders angeblicher Tätigkeit als Militärarzt sowie zu mutmaßlichen Kontakten zu Papst Gregor I. (540–604, pont. 590–604 n.Chr.) hinsichtlich des Wütens der Pest in Rom (590 n.Chr.) gehören laut Langslow 2006, 1 Anm. 5 eindeutig ins Reich der »handbook-mythology« und sind durch keine verlässlichen Quellenangaben bestätigt. Gerade letztere Behauptung, Papst Gregor habe Alexander aufgrund der Pest als medizinischen Beistand nach Rom geholt, entbehrt jeglicher Grundlage, da Papst Gregor, wie die hervorragende quellenanalytische Untersuchung von A.T. Hack, Gregor der Große und die Krankheit [Päpste und Papsttum 41] (Stuttgart 2012) 9–35 eindeutig zeigen konnte, jegliche Form von Krankheit und insbesondere die Pest in Rom ausschließlich als theologisch-spirituelle Herausforderung und keinesfalls als medizinische Aufgabe betrachtete, weshalb die Hinzuziehung eines Arztes aus seiner Sicht völlig unnötig war. Vgl. auch V. Nutton, s.v. *Alexander Trallianus*, DNP 1 (1996) 483 f., mit einer Datierung um 565 n.Chr. und Zipser 2007, 29 mit einem Datierungsvorschlag in die Mitte des 6. Jhs. n.Chr.

fähren zeitlichen Rahmen:[164] so findet sich gegen Ende von Alexanders Fieberschrift[165] einmal ein Zitat aus dem 5. Buch von Aetios' *Tetrabiblon*,[166] Paulos von Aigina wiederum zitiert Alexander als Referenz für etliche Rezepte[167].

Einen wichtigen Anhaltspunkt in der Datierungsfrage bieten jedoch drei Hinweise auf Therapiemaßnahmen, die Jakobos Psychrestos (Wende 5./6. Jh. n.Chr.) zugeschrieben werden und laut David R. Langslow aufgrund ihres parallelen Erscheinens auch in der lateinischen Alexander-Überlieferung tatsächlich als genuin gelten dürfen.[168] Vorausgesetzt, diese Reminiszenzen an Jakobos Psychrestos sind wirklich authentisch, würden sie David R. Langslows Datierung Alexanders in den Anfang, höchstens in die Mitte des 6. Jhs. unterstützen und damit zugleich eine Abfassung der *Therapeutika* vor 542 n.Chr. wahrscheinlich machen.[169]

Alexanders Schrifttum bietet selbst kaum biographische Hinweise; so erfahren wir aus dem Prooimion, das der Schrift über die Fieber vorangestellt ist, dass es sich bei Alexanders Aufzeichnungen um – dem Wunsch seines Freundes Kosmas entsprechend – ein Alterswerk handelt (διὸ καὶ γέρων λοιπὸν πειθαρχῶ καὶ κάμνειν οὐκέτι δυνάμενος), in dem er nach seinem Ausscheiden aus dem Berufsleben seine praktischen Erfahrungen als Arzt niedergelegt hatte (συντάξας τὰς μετὰ πολλῆς τριβῆς ἐν ταῖς τῶν ἀνθρώπων νόσοις καταληφθείσας πείρας).[170]

164 Milwards 1734, 18–25.
165 AlexTrall., De febr. 7 (I, 437–439 Pu.).
166 AetAmid. V, 89 (II, 69,14–70,23 Ol.). Bereits Puschmann (I, 437) bezweifelt allerdings die Authentizität dieses Unterkapitels; dieselbe Skepsis bei Langslow 2006, 1 mit Anm. 6, der die fragliche Textpassage für einen späteren Einschub hält.
167 Milwards 1734, 22 f.
168 AlexTrall., Ther. XII (II, 565 und II, 570 Pu.); Ther. V, 4 (II, 163 Pu.) mit einer kurzen Eulogie auf Jakobos Psychrestos. Vgl. auch Langslow 2006, 1 f. mit Anm. 7. Zu Jakobos Psychrestos vgl. K.-H. Leven, s.v. *Jakobos Psychrestos*, in: Antike Medizin 2005, 466 mit einer Datierung ins 5. Jh. n.Chr., in die Regierungszeit Kaiser Leons I. (457–474 n.Chr.).
169 Langslow 2006, 2 mit Anm. 10, worin er weiter ausführt, dass es unter diesen Voraussetzungen auch nicht verwunderlich wäre, dass in Alexanders Schriften die ›Justinianische Pest‹ keinerlei Erwähnung findet. Da die zeitgenössischen medizinischen Quellen allerdings auch keine Informationen über diese Seuche, ihren Verlauf und ihre verheerenden Auswirkungen beinhalten, muss Alexanders Schweigen dazu nicht unbedingt als *terminus ante quem* für die Abfassung seines Werkes zu werten sein. Die von Langslow vorgeschlagene frühere Datierung Alexanders wäre jedoch auch in Hinblick auf die lateinische Fassung der *Therapeutika* äußerst stimmig: Langslow 2006, 2.
170 Eine andere Textpassage greift die genannten Aspekte nochmals auf, wobei Alexander explizit betont, dass er im Rahmen seines Schrifttums auf Wunsch von Freunden und Ärztekollegen seine therapeutischen Erfahrungen unter anderem auch deshalb mitteilen wolle, um die entsprechenden Überlieferungen dadurch zu ergänzen: οἶδα μὲν γὰρ ὅτι καὶ τοῖς παλαιοῖς εἴρηται περὶ τούτων, καὶ μηδεὶς διὰ τοῦτο μέμψεται. καὶ γὰρ ὅσα καὶ ἡμῖν δέδωκεν ὁ χρόνος καὶ ἡ μακρὰ πεῖρα γνῶναι, ταῦτα δίκαιον ἐνόμισα τοῖς αἰτήσασιν ἡμᾶς φίλοις καὶ ἰατροῖς ἐκθέσθαι, ὀλίγα μὲν ὄντα, μεγάλην δὲ

AlexTrall., Prooimion (I, 289 Pu.)

Αἰτήσαντί σοι, Κοσμᾶ φίλτατε, τὰς ἐκ πείρας ἡμῖν πολλάκις ἀνυσθείσας ἐπὶ διαφόρων νοσημάτων ἐκθέσθαι θεραπείας ἑτοίμως ὑπήκουσα χάριτας ἀμφοτέροις εἰκότως ὁμολογῶν σοί τε καὶ τῷ σῷ πατρὶ τῆς εἰς ἐμὲ παρ' ὑμῶν φιλοφρόνως ἑκάστοτε γενομένης εὐνοίας· ὁ μὲν γὰρ ἐξ ἀρχῆς εὐθὺς οὐ μόνον ἐν τοῖς ἔργοις τῆς τέχνης, ἀλλὰ καὶ τῶν κατὰ βίον πραγμάτων ἁπάντων δεξιὸς ὑπουργὸς ἐγένετο· σὺ δὲ μετὰ βαρβάρων τὴν ἀναστροφὴν μὲν ποιούμενος διὰ τὴν τῶν βιασαμένων ἡμᾶς πραγμάτων περίστασιν παριδεῖν οὐκ ἐκαρτέρησας· διὸ καὶ γέρων λοιπὸν πειθαρχῶκαὶ κάμνειν οὐκέτι δυνάμενος τοῦτο τὸ βιβλίον ἔγραψα συντάξας τὰς μετὰ πολλῆς τριβῆς ἐν ταῖς τῶν ἀνθρώπων νόσοις καταληφθείσας πείρας, τέρψει δὲ πολλοὺς εὖ οἶδα τῶν εἰς φθόνον μὴ θελόντων βλέπειν τό τε εὐμέθοδον τῶν θεωρημάτων καὶ τὸ σύντομον ἅμα καὶ σαφὲς τῆς λέξεως. ἐσπούδασα γάρ, ὡς ἐνδέχεται, κοιναῖς καὶ μᾶλλον εὐδήλοις χρήσασθαι λέξεσιν, ἵνα καὶ τοῖς τυχοῦσιν ἐκ τῆς φράσεως εὔλυτον εἴη τὸ σύνταγμα.	Du hast mich einst aufgefordert, liebster Cosmas, meine reichen Erfahrungen auf dem Gebiete der Heilkunde zu veröffentlichen, und ich komme Deinem Wunsche gerne nach, da ich Euch Beiden, Dir sowohl wie Deinem Vater, für das mir jederzeit bewiesene, herzliche Wohlwollen mit Recht zu hohem Danke verpflichtet bin. Dein Vater war mir nicht blos in meiner ärztlichen Praxis, sondern auch in allen sonstigen Lebenslagen von jeher ein hilfreicher Gönner. Und auch Du hast, selbst als Du im Auslande lebtest, trotz aller mich bedrängenden Verhältnisse und Schicksalsschläge treu an mir festgehalten. Deshalb will ich jetzt, da ich als Greis nicht mehr im Stande bin, die Mühen der Praxis zu ertragen, Deinem Verlangen entsprechen und ein Buch schreiben, in welchem ich die in meiner langen ärztlichen Thätigkeit gewonnenen Erfahrungen in der Heilkunst zusammenstellen werde. Ich hoffe, dass Vielen, wenn sie neidlos die Sache betrachten, die wissenschaftliche Begründung der Sätze und die Kürze und Bestimmtheit der Darstellung Freude machen wird. Denn ich habe mich bemüht, soviel als möglich in schlichten, vor Allem aber klaren Worten zu schreiben, damit das Buch für Jedermann leicht verständlich sei. [Übers.: Puschmann I, 288]

Was die Identität des Adressaten dieses Prooimions, eines gewissen Kosmas, anlangt, so muss dessen Identifikation mit Kosmas Indikopleustes (1. Hälfte 6. Jh. n.Chr.)[171], dem vielleicht weitgereisten Verfasser einer christlichen Topographie (*Τοπογραφία Χριστιανική*), aufgrund mangelnder Details, welche eine solche Annahme entsprechend stützen könnten, pure Spekulation bleiben.[172] Aus dem Text geht lediglich hervor, dass Kosmas' Vater wohl einer von Alexanders Lehrer gewesen war, der ihn von Anfang an nicht nur in beruflicher Hinsicht, sondern auch

δύναμιν περιέχοντα. (AlexTrall., De febr. 5; I, 385 Pu.); sehr selbstbewusst betont er dabei abschließend den Wert (μεγάλην δὲ δύναμιν περιέχοντα) seiner Ausführungen.

171 P. Schreiner, s.v. *K. Indikopleustes*, in: LMA V, 1457 f.

172 Eine solche Identifizierung findet sich bei Puschmann I, 83 Anm. 1 und Brunet I, 34 f.; Langslow 2006, 2 Anm. 12 weist auf deren spekulativen Charakter hin. Vallejo Girvés 2008, 155 f. setzt diese Identifikation als »lógicamente« voraus, ohne deren rein hypothetischen Charakter auch nur zu erwähnen, geschweige denn, zu hinterfragen.

generell unterstützt und gefördert hatte (ὁ μὲν γὰρ ἐξ ἀρχῆς εὐθὺς οὐ μόνον ἐν τοῖς ἔργοις τῆς τέχνης, ἀλλὰ καὶ τῶν κατὰ βίον πραγμάτων ἁπάντων δεξιὸς ὑπουργὸς ἐγένετο). Mit dieser Passage ließe sich nun die Vermutung verknüpfen, dass – angenommen, bei Kosmas handelt es sich tatsächlich um den vermutlich aus Alexandreia stammenden Kosmas Indikopleustes – Alexander in Alexandreia studiert haben und Kosmas' Vater einer der dort lehrenden Iatrosophisten gewesen sein könnte.

Eine Studienzeit in Alexandreia hätte Alexander sicherlich auch die Möglichkeit geboten, mit der dort ansässigen gräkoägyptischen Kultur – und vielleicht auch mit dem Iatrosophisten und Astrologen Stephanos von Athen/Alexandreia (vgl. Kap. 3.1.3) – in Berührung zu kommen und dadurch etliche Traditionen, Überlieferungen sowie Quellensammlungen heilkundlich-iatromagischer Motive kennenzulernen, die dann später, gestützt auf entsprechende Schriftquellen, in Form einer Auswahl von iatromagischen Amuletten und Rezepturen in sein Werk Eingang gefunden haben. Doch nicht nur iatromagische Motive in Zusammenhang mit Amuletten lassen auf mögliche Berührungspunkte Alexanders mit (alt)ägyptischen Überlieferungen schließen, sondern auch eine vor diesem Hintergrund besonders interessante Textpassage im 5. Kapitel seiner Fieberschrift, und zwar im Kontext mit dem Dreitagefieber. Alexander spricht hier nämlich von im Körper umherwandernden Krankheitsstoffen, über deren Bewegung die meisten Ärzte keinerlei Kenntnis besitzen, was häufig zu Fehleinschätzungen und, damit verbunden, falscher Behandlung führt:

AlexTrall., De febr. 5 (I, 381 Pu.)

Γνωριεῖς δὲ τὴν ὑποκειμένην ὕλην ἀναλυομένην ὑπὸ τῆς εὐκράτου ἢ ὑγραινούσης διαίτης ἐκ τοῦ πρῶτον ἀκίνητον οὖσαν τρόπον τινὰ νῦν ἄρχεσθαι κινεῖσθαι καὶ ἄλλοτε εἰς ἄλλον μεταβαίνειν τόπον, ὁτὲ μὲν εἰς τὸ στόμα τῆς γαστρὸς καὶ τὰ ἔντερα, ἔσθ' ὅτε δὲ καὶ εἰς τὰ ἄρθρα ἢ περὶ τὸ δέρμα. τὸν ἐπιστήμονα οὖν ἐπισκέπτεσθαι ὀξέως δεῖ τῇ κινήσει ταύτῃ τῶν χυμῶν καὶ διδόναι τι τῶν εἰρημένων ὑπηλάτων, πρὸ τοῦ φθάσαι τοὺς χυμοὺς βλάβην πλανωμένους ἐργάσασθαι, εἰς ἕν τι κατασκήψαντας τῶν ἐπικαίρων μορίων. ἀλλὰ τούτων οὐδὲν ἴσασιν οἱ πολλοὶ τῶν ἰατρῶν, ἅτε μὴ διαγινώσκειν σπουδάζοντες τὰς κινήσεις τῶν χυμῶν, ὅθεν τὰ ἐναντία πράττουσιν.

Die durch die lauwarme oder befeuchtende Nahrung bewirkte Lösung des zu Grunde liegenden Krankheitsstoffes wird man daran erkennen, dass derselbe, der zuerst gewissermassen unbeweglich war, jetzt anfängt, sich zu bewegen, und sich bald dahin, bald dorthin, bald in den Magenmund und die Eingeweide, bald in die Gelenke oder in die Haut begibt. Ein verständiger Arzt muss diese Bewegung der Säfte scharf beobachten und eines der erwähnten Abführmittel geben, bevor die herumschweifenden Säfte dadurch, dass sie sich in einem wichtigen Organe festsetzen, Schaden verursachen. Doch davon wissen die meisten Aerzte nichts, weil sie sich nicht die Mühe geben, die Bewegungen der Säfte zu studiren, und deshalb thun sie das Gegentheil.
[Übers.: Puschmann I, 380]

Solche im Körper umherwandernden Krankheitsstoffe erwähnen ägyptische Quellen zur Heilkunde unter der Bezeichnung *wḫdw*, die als eine Art nicht näher spezifizierter Schadstoffe beschrieben werden, welche sich über das Gefäßsystem im gesamten Körper verbreiten können.[173] Möglicherweise hat Alexander dieses Konzept, eventuell sogar in Verbindung mit der hippokratischen περίττωμα-Lehre, worauf er im vorausgehenden Textabschnitt Bezug nimmt,[174] während seines Studiums in Alexandreia kennengelernt; sein umfassendes Interesse nicht nur an den konventionellen, sondern an sämtlichen existenten Heilmethoden unterscheidet ihn damit von den erwähnten πολλοὶ τῶν ἰατρῶν, welche mangels Aufgeschlossenheit in den ›alten Gleisen‹ verharren und deshalb nichts über alternative Körperkonzepte und darauf basierende mögliche Therapieformen wissen (wollen?).

Weiterhin erwähnt Alexanders Prooimion schwierige Lebensabschnitte, Schicksalsschläge und Phasen einer nicht näher spezifizierten Bedrängnis (διὰ τὴν τῶν βιασαμένων ἡμᾶς πραγμάτων περίστασιν παριδεῖν οὐκ ἐκαρτέρησας), während derer Kosmas stets treu zu seinem Freund gehalten und ihn nach Kräften, selbst vom Ausland aus, unterstützt habe, weshalb Alexander nun gerne seinem Wunsch nach einer zusammenfassenden Darstellung seiner praktischen und therapeutischen Erfahrungen entspricht. Alexanders Aufzeichnungen, insbesondere seine Schrift über die Fieber und die *Therapeutika*, lassen hinter so manchen der genannten Schwierigkeiten massive Konflikte mit Kollegen erahnen, denn obgleich er seine

173 So lautet der Beginn des medizinischen Pap. Ebers: »Anfang vom Buch des Umherziehens der Schmerzstoffe in jeder Körperstelle des Mannes« (GdM IV/1, 7). Zur Belegsituation des ägyptischen Wortes vgl. Hannig 1995, 214, wo auch eine Form *wḫdt* angeführt wird, die als Name einer Krankheits- bzw. Schmerzdämonin nachgewiesen werden kann; vgl. ausführlich Nunn 1996, 61 f., der auf den häufigen Gebrauch dieses Konzeptes in einer Vielzahl von medizinischen Papyri, aber auch auf eine gewisse Korrelation zu dem hippokratischen περίττωμα-Konzept hinweist: »*Perittoma* was the pathological counterpart of *kopros*, which was the normal state of the faeces. The Egyptian parallel would be that *wekhedu* was the pathological state of the bowel contents, in contrast to *hes* which means normal faeces. [...] The concepts of *wekhedu* and *perittoma* accord well with modern ideas of toxaemia arising from abnormal growth of commensal aerobic organisms in the small bowel.« (Nunn 1996, 62). Die altägyptische Therapie zur Bekämpfung und Eindämmung dieser *wḫdw* bestand in der Verabreichung unterschiedlicher Arten von Abführmitteln. Vgl. ferner R. Hannig – O. Witthuhn, Kap. 2.2.1 (Schmerzstoffe), in: Janowski – Schwemer 2010, 219–221. Ritner 2007, 217 f. weist explizit darauf hin, dass das ägyptische Konzept der *wḫdw* sowohl von Herodot (II, 77) wie auch von Diodor (I, 82) ausführlich rezipiert wurde, und vermutet, dass es auf diese Weise in der griechischen Heilkunde Fuß fassen konnte; ferner argumentiert er mit Nachdruck für eine Kohärenz zwischen dem ägyptischen *wḫdw*- und dem hippokratischen περίττωμαKonzept, indem er Assoziationen zur knidischen Medizinschule herstellt: Ritner a.a.O., 218 Anm. 40. Unter diesen Voraussetzungen war es, laut Ritner a.a.O., 218, in der alexandrinischen ›multikulturellen Gesellschaft‹ (um einen modernen Terminus zu bemühen) durchaus möglich, die Sprachbarriere zu überwinden: »[...] and – in Alexandria – elicited the development of new syringes for enemas, and so increased Greek clientele for Egyptian enema specialists that Greek-speaking interpreters trained in Demotic Egyptian were necessary« (mit ausführlicher weiterführender Bibliographie in Anm. 44).

174 AlexTrall., De febr. 5 (I, 381 Pu.): πῶς οὖν δεῖ συντόμως ὑποκαθαίρειν, ὅτε μάλιστα θεάσῃ τοὺς χυμοὺς ἤδη διαχεομένους καὶ ἤδη λοιπὸν ὀργῶντας, ὥς φησιν ὁ θειότατος Ἱπποκράτης.

dem Wahrheitskonzept (ἀλήθεια) und damit insbesondere seinen individuellen medizinethischen Prinzipien geschuldete Kritik an Galens Therapeutik stets äußerst vorsichtig und moderat formuliert, scheut er jedoch keineswegs die scharfe Auseinandersetzung mit den zeitgenössischen Kollegen, denen er in etlichen Fällen grobe Missachtung der medizinethischen Prinzipien, Unverständnis und Ignorantentum vorwirft (vgl. Kap. 3.1.2).[175]

Ein anschauliches Beispiel für einen solchen Konflikt zwischen Alexander und seinen Kollegen findet sich im 5. Kapitel der Fieberschrift, wo es um Pro und Contra von Behandlungsmethoden mittels gekühlter Melonen geht.[176] Alexander referiert seine Therapiemethode anhand von Fallbeispielen und schildert in diesem Zusammenhang den heftigen Diskurs mit einem anwesenden Kollegen, welcher sogar den Vorwurf erhob, Alexander würde leichtfertig das Leben des Patienten aufs Spiel setzen:

AlexTrall., De febr. 5
(I, 373 Pu; Guardasole 2004b, 233 f. Anm. 34)

ἐγὼ γοῦν οἶδα πολλάκις οὐ συγχωρήσας ἔτι παροξυνθῆναι τοὺς νοσοῦντας, πέπονας ψυχρισθέντας καλῶς πρὸ μιᾶς ὥρας τῆς εἰσβολῆς προσενέγκασθαι κελεύσας καὶ πάλιν εὔκρατον ἐπάνω τοῦ πέπονος ἐπιπίνειν πολὺ ἐπιτρέψας καὶ ὅσον ἦν δυνατόν. ἠκολούθησεν οὖν μετ' οὐ πολὺ τοῦ πιεῖν ἐνίοις μὲν ἱδρὼς, ἄλλοις δὲ χολῆς πλῆθος διὰ γαστρός. εὗρον δ' ἐγὼ πολλοὺς τῶν ἐν Ῥώμῃ ἰατρῶν οὐδ' ὄνομα τολμῶντας ὀνομάσαι τῶν πεπόνων ὡς χολὴν τικτόντων αὐτῶν. ἐμοὶ γοῦν ἐπιτάξαντί ποτέ τινι καὶ διψῶντι σφοδρῶς καὶ καυσουμένῳ καὶ κεκοπωμένῳ ὄντι προσενέγκασθαι πέπονος ἐπεβόησέ τις παρὼν ἰατρός· 'ἄνθρωπε, τί θέλεις ἀποκτεῖναι τὸν κάμνοντα μᾶλλον; οὐ μεμάθηκας, ὅτι ὁ πέπων χολὴν τίκτει; ἀνάγνωθι τὸ 'περὶ τροφῶν' Γαληνοῦ καὶ εὑρήσεις, ἔνθα λέγει φανερῶς, ὅτι χολερικοὺς ἀποτελεῖ βρωθεὶς ὁ πέπων'. ἔκαμον οὖν ἐγὼ οὐ μικρῶς, ἵνα δυνηθῶ πεῖσαι τοὺς παρακολουθεῖν δυναμένους, ὅτι οὐ χολὴν ἐνταῦθα λέγει τίκτειν αὐτοὺς, ἀλλὰ χολέραν ποιεῖν.

Ich erinnere mich, dass ich die Kranken häufig vor den Fieberanfällen bewahrt habe, indem ich sie eine Stunde vorher tüchtig abgekühlte Melonen nehmen liess und ihnen befahl, auf die Melonen so viel laues Wasser, als ihnen möglich sei, zu trinken. Es trat nun nicht lange nach dem Trinken bei dem Einen Schweiss, bei dem Anderen eine reichliche Galle-Entleerung durch den Stuhlgang auf. Ich habe in Rom viele Aerzte getroffen, welchen nicht einmal den Namen ›Melonen‹ auszusprechen wagten, weil dieselben Galle erzeugen sollen. Als ich einst Jemandem, welcher sehr an Durst litt, brennende Hitze hatte und schon entkräftet war, Melonen zu nehmen verordnete, rief ein Arzt, der gerade anwesend war: ›Mensch! Willst du den Kranken durchaus tödten? Weisst du nicht, dass die Melone Galle erzeugt? Lies doch Galen's Abhandlung über die Nahrungsmittel! Dort wirst du finden, dass er deutlich erklärt, dass der Genuss der Melone cholerisch macht.‹ Ich hatte nun keine geringe Mühe, Diejenigen, welche mich zu verstehen im Stande waren, zu überzeugen, dass Galen hier nicht die Galle, sondern die Cholera meint.
[Übers.: Puschmann I, 372; Guardasole 2004b, 233 mit franz. Übers.]

175 Vgl. Langslow 2006, 7.
176 Eine eingehende Analyse dieser Textstelle findet sich bei Guardasole 2004b, 233 f.

Aus dieser Textpassage geht sehr deutlich hervor, mit welchen Schwierigkeiten Alexander während seines Praxisalltages zu kämpfen hatte und dass seine medizinethischen Prinzipien sowie seine fortwährende Suche nach Modifikation und Optimierung der überlieferten therapeutischen Maßnahmen vor dem Hintergrunde einer angestrebten dauerhaften Verbesserung des Patientenwohls und, damit zusammenhängend, der erzielten Heilerfolge nicht immer auf ungeteilte Anerkennung stießen. Wieviel an Ablehnung und Ignoranz seitens seiner römischen Kollegen er ertragen musste, kommt recht deutlich in der Formulierung zum Tragen, dass er nur unter großen Mühen und auch nur denjenigen, welche über die entsprechenden intellektuellen Fähigkeiten verfügten (ἔκαμον οὖν ἐγὼ οὐ μικρῶς, ἵνα δυνηθῶ πεῖσαι τοὺς παρακολουθεῖν δυναμένους), die Integrität seiner reformierten Therapeutik plausibel machen konnte – wobei sehr wahrscheinlich weniger die Intelligenz, sondern vielmehr der mangelnde Verständniswille seitens seiner Gegner das entscheidende Hindernis darstellte. Gerade auf solche Situationen, die während Alexanders aktiven Berufsleben wohl keine Seltenheit gewesen sein dürften, nimmt sehr wahrscheinlich die besagte Formulierung des Prooimions, διὰ τὴν τῶν βιασαμένων ἡμᾶς πραγμάτων περίστασιν παριδεῖν οὐκ ἐκαρτέρησας, Bezug und bringt zugleich rückblickend das hohe Maß an Dankbarkeit gegenüber Kosmas zum Ausdruck, welcher sich trotz zahlreicher Querelen und wohl auch vehementer Intrigen niemals von Alexander abgewandt hatte.

3.2.1 Alexanders mutmaßliche Reisetätigkeit

Eine ausgeprägte Reisetätigkeit Alexanders während der justinianischen Feldzüge, vielleicht als ärztlicher Begleiter (Leibarzt?) des Kaisers selbst oder seiner Generäle Belisar und Narses wurde bislang bei der Betrachtung seines Werkes stets als unumstößliche Tatsache gewertet[177] und erst 2006 durch David R. Langslow in Zweifel gezogen[178]. Als konkrete Belege für eine derartige Reisetätigkeit werden stets folgende Stellen im ›Epilepsie‹-Kapitel‹ der *Therapeutika* herangezogen, wo Alexander die

177 Diese These vertritt bereits Brunet I, 15–23 in einer minutiösen, allerdings hypothetischen Rekonstruktion von Alexanders Biographie anhand sämtlicher mutmaßlicher Reiseetappen, und, an dessen Ausführungen orientiert, auch Dimitroukas 1997/I, 170 f.; ebenso Nutton 1996, 483: »[...] A. reiste durch Italien, Afrika, Gallien, Spanien, möglicherweise mit den Truppen des Justinian, sowie durch den ganzen ägäischen Raum, bevor er sich in Rom als praktischer Arzt und Lehrer der Medizin niederließ.«; vgl. dazu auch Guardasole 2004, 93: »Sa méthode ›scientifique‹ de citation des sources ou des pays où il a appris les différents remèdes, nous permet de reconstruire une partie de sa vie et, faute de témoignages explicites sur sa carrière, de supposer qu'il suivit l'empereur Justinien et/ou son chef Bélisare pendant leurs campagnes de guerre« mit Anm. 41 und expliziter Bezugnahme auf Brunet. Vgl. ebenso Guardasole 2006, 570 ohne Erwähnung von Langslows Kritik.

178 Langslow 2006, 2 f.

persönliche Erfahrung und Akquise von neuer *materia medica* aus Tuscien[179], Korfu, Gallien und Spanien beschreibt:

AlexTrall. I, 15
(I, 563–656 Pu.; Guardasole 2006, 666–669, 670–673)

Ἄλλο· Ἔλαβον καὶ τοῦτο ἐν Τουσκίᾳ παρ ἀγροίκου τινὸς λέγοντος κατὰ τύχην ἀπηλλάχθαι· [...].	Noch ein anderes Mittel. Ich habe dasselbe in Tuscia von einem Bauer erfahren, welcher behauptete, dass Jemand zufällig dadurch von dieser Krankheit geheilt worden sei.
Ἄλλο, ὅπερ ἔλαβον παρὰ Κερκυραίου ἀγροίκου.	Ein anderes Mittel, welches ich von einem Landmann in Corcyra erfahren habe [...].
Ἕτερον, ὅπερ ἔλαβον ἐν Γαλλίᾳ[180].	Ein anderes Mittel lernte ich in Gallien kennen.
Ἐν δ' Ἱσπανίᾳ πρὸς ἐπιληπτικοὺς τοῦτ' ἔμαθον.	In Spanien lernte ich folgendes Mittel gegen die Epilepsie kennen. [Übers.: Puschmann I, 562–564]

David R. Langslow allerdings hält diese Aussagen für suspekt, da sie ausschließlich im ›Epilepsie‹-Kapitel‹ und dann auch noch unter der Rubrik ›Wundermittel‹ erscheinen; er gibt deshalb zu bedenken, dass es sich bei den diesbezüglichen Angaben gar nicht um genuine Reiseerfahrungen handeln könne, sondern vielmehr um eine Bezugnahme auf Dioskurides' Reisetätigkeit als literarisches Vorbild.[181] David R. Langslows Kritik ist in jedem Fall zu berücksichtigen, da die Hinweise auf weitere diesbezügliche Passagen in Alexanders *Therapeutika* bei Ioannis Ch. Dimitroukas[182] nicht unbedingt die angenommene Reisetätigkeit bzw. eigene Betrachtung landesüblicher Heilbräuche stützen können, wie das folgende Beispiel zeigt:

179 Mittelitalien, etwa das Gebiet der heutigen Toscana, Nordlatium und Umbrien. Die Handschriften divergieren hier deutlich: ein Teil überliefert tatsächlich ἐν Τουσκίᾳ, andere wiederum haben die Lesart ἐν Τουρκίᾳ und wieder andere ἐν γῇ Περσῶν, vgl. Puschmann I, 563 Anm. 8.

180 Bei diesem Arzneimittel handelt es sich um Hahnenhoden, welche dem Patienten verabreicht werden sollen. Diese Medikation begegnet bei Alexander des Öfteren und in ganz unterschiedlichem Kontext (z.B. AlexTrall., Ther. V, 5; II, 193 Pu. als Mittel gegen Blutspeien), jedoch stets ohne Hinweis auf eine damit in Verbindung stehende Reiseerfahrung.

181 Langslow 2006, 3.

182 Dimitroukas 1997/I, 170 unter Bezugnahme auf Brunet I, 14: »Anläßlich des Schluckaufs gedenkt er seiner Überfahrt nach Kyrenaika und anlässlich der Saugnäpfe [...] kommt er schließlich auf die Gewohnheiten der armenischen Bevölkerung zu sprechen.«

AlexTrall. VII, 9 (II, 319 Pu.)

ὁ μὲν οὖν σοφώτατος Δίδυμος εἶπεν ἐν τῇ ὀκτατόμῳ αὐτοῦ βίβλῳ οὕτω καλουμένῃ. Φυσικὰ πρὸς τοὺς λύζοντας. [...] ἐν δὲ Κυρήνῃ καὶ τοῦτ' ἔμαθον ἄλλο· [...].	Der gelehrte Didymus hat in seinem sogenannten achtbändigen Werke die folgenden angeführt: Wundermittel gegen den Schlucken. [...] In Kyrene habe ich auch folgendes Mittel kennen gelernt [...]. [Übers.: Puschmann II, 318]

Ioannis Ch. Dimitroukas bezieht in seiner Argumentation die Passage ἐν δὲ Κυρήνῃ καὶ τοῦτ' ἔμαθον ἄλλο auf Alexander selbst, der hier einen persönlichen Eindruck schildere, doch ist die Aussage zumindest ambivalent, da die vorausgehende Referenz auf das achtbändige Werk eines Didymos ebenso die Möglichkeit offenlässt, dass es sich um eine paraphrasierende Aufzählung der von Didymos überlieferten Wundermittel handelt und Alexander das erwähnte Rezept nicht zwingend selbst in Kyrene kennengelernt haben muss.

Trotz David R. Langslows begründeter und fundierter Einwände hält sich die Auffassung von Alexanders Reisetätigkeit hartnäckig: so bezeichnet Margarita Vallejo Girvés, ohne auch nur David R. Langslows Argumentation zu erwähnen, die *Therapeutika* als »Reisebuch« und Alexander als singuläre Persönlichkeit eines reisenden Arztes, der seine Kenntnisse über landesübliche *materia medica* stets in Konversation mit der einheimischen Bevölkerung zu erweitern suchte.[183] Im Verlauf ihres Beitrages stellt sie die These auf, Alexander habe Justinians Generäle als deren Leibarzt auf ihren Feldzügen begleitet und solchermaßen sein Wissensspektrum erweitern können – eine Mutmaßung, die bereits von Ioannis Ch. Dimitroukas in Anlehnung an Félix Brunets diesbezügliche Thesen sowie von Alessia Guardasole aufgestellt worden ist.[184]

183 Vallejo Girvés 2008, 145–160, insbesondere 148: »porque los *Therapeutica* son [...] un libro de viajes o, al menos, el libro de un médico viajero que refleja, como él mismo reconoce, lo que ha conocido en sus viajes y en los sitios que ha visitado.« Ausführliche Überblicksbibliographie zu Ethno- und Volksmedizin vgl. Vallejo Girvés 2008, 147 mit Anm. 7.

184 Brunet I, 15–23; Dimitroukas 1997/I, 170 f.: »Nach der plausiblen Hypothese Brunets nahm Alexandros als Leibarzt des Stabschefs Belisar und später des Admirals Liberios an den Kriegszügen Justinians teil (Afrika 533–535, Sizilien 535, Toscana fiel 539 in byzantinische Hände, bei Zurückschlagung eines fränkischen Angriffs kam er nach Gallien, 540 wurde er in Rom ›in honore erectus‹, 543 kam er nach Thrakien und Kerkyra, nach 552 nach Spanien) [...]. Als Leibarzt des Generals hatte Alexandros viel freie Zeit, die Praktiken und Heilmittel der Volksmedizin gründlich zu studieren und sich zu eigen zu machen. Allem Anschein nach tat er es mit ungewöhnlicher Begeisterung.«; Guardasole 2004, 93 wie oben, Anm. 786. Zu ähnlichen Schlussfolgerungen bezüglich Alexanders Reisetätigkeit wie Dimitroukas und Guardasole kommt Vallejo Girvés 2008, 151–154, allerdings ausschließlich auf Brunets diesbezügliche Ausführungen gestützt und ohne die neueren Untersuchungen zu erwähnen, auch ohne Reflexion der von Langslow vorgebrachten Kritikpunkte. Meiner Ansicht nach sollte, ausgehend von dem Text der *Therapeutika* und der darin enthaltenen Formulie-

Im Gegensatz zu Alexanders angeblicher Reisetätigkeit, die mangels ausreichender Belege spekulativ bleiben muss, erscheint die Annahme, Alexander habe sein Lebensende in Rom verbracht und dort auch die *Therapeutika* als Alterswerk verfasst, sowohl aus dem oben zitierten Prooimion wie auch aus weiteren Passagen innerhalb der *Therapeutika*, und nicht zuletzt aus Agathias' Berichterstattung, evident.[185] Zahlreiche Hinweise im Text lassen darauf schließen, dass sich Alexanders Klientel wohl zu einem großen Teil aus wohlhabenden und einflussreichen Kreisen der römischen Gesellschaft rekrutiert hat: so beschreibt er gelegentlich die Lebensumstände seiner Patienten und empfiehlt kostspielige Kuraufenthalte, achtet jedoch stets darauf, dass die Behandlungskosten ein realistisches Maß nicht übersteigen.[186]

3.2.2 Alexanders Œuvre

Neben den zwölf Bücher umfassenden *Therapeutika*, die zweifelsohne als Hauptwerk Alexanders anzusehen sind, existieren noch etliche weitere medizinische Schriften, die ihm zugeschrieben werden.[187] Als authentisch gilt die Schrift über die Fieber (*Περὶ πυρετῶν*) in sieben Kapiteln, die nicht nur stilistisch und strukturell eine Einheit mit den *Therapeutika* bildet, sondern auch in sämtlichen vollständig erhaltenen griechischen Handschriften wie auch der lateinischen Überlieferung stets als Bestandteil der *Therapeutika* überliefert wird.[188] Auch im Fall des an einen nicht näher identifizierbaren Theodoros adressierten Lehrbriefes über die Eingewei-

rungen, Langslows Argumentation unbedingt stärker in Betracht gezogen werden als bisher, und eine tatsächliche Reisetätigkeit Alexanders zumindest als fragwürdig, in jedem Falle aber als nicht nachweisbar eingestuft werden. Die in den *Therapeutika* erwähnten ethnopharmakologischen Arzneimittel und Rezepturen müssen nämlich keineswegs auf Vor-Ort-Autopsie beruhen, sondern können problemlos auch aus literarischen wie oralen Traditionen exzerpiert sein.

185 Die entsprechenden Textbelege und deren Diskussion finden sich allesamt bei Langslow 2006, 3. Als weiteren Hinweis darauf, dass es sich bei den *Therapeutika* sicherlich um ein Alterswerk handelt, könnte eine Passage im 12. Buch zu werten sein, worin Alexander darauf hinweist, dass es dem aktiv praktizierenden Arzt unmöglich sei, eine Menge Literatur zu sichten, um passende Rezepte zu finden, weshalb er nun diese Aufgabe übernommen habe und das Resümee seiner Recherchen als hilfreiche Handhabe für den Praxisgebrauch nun präsentiere: ἵνα δὲ μὴ ζητοίη τις ἀναλέγεσθαι τὰ σύνθετα τῶν βοηθημάτων ἐξ ἑτέρων ἀρχαίων, ἀναγκαῖον ἐνόμισα παραθέσθαι καὶ τούτων τὰς σκευασίας. ὁ γὰρ ἐν τοῖς ἔργοις ἀσχολούμενος ἰατρὸς οὐδὲ τοῖς τῶν παλαιῶν ἐντυγχάνειν εὐκαιρεῖ πολλοῖς συγγράμμασιν. (AlexTrall., Ther. XII; II, 537 Pu.). Eine Lehrtätigkeit Alexanders ist aus dem Text der *Therapeutika* nicht nachweisbar und muss somit hypothetisch bleiben: Langslow 2006, 3 f.

186 Zahlreiche Textbeispiele bei Langslow 2006, 3 mit Anm. 24 und 25. Sicherlich für beträchtliche Erfahrung mit wohlhabenden Patienten spricht auch Alexanders Aussage, diese würden oftmals lieber Amulette zu Rate ziehen als die üblichen Medikationen: AlexTrall., Ther. VIII, 2 (II, 375 Pu.); AlexTrall., Ther. XII (II, 579 Pu.).

187 Guardasole 2004, 82 f. mit Anm. 5 (Bibliographie); Langslow 2006, 4 f.

188 Langslow 2006, 4.

dewürmer (*Περὶ ἑλμίνθων*) besteht der übereinstimmenden handschriftlichen Überlieferung zufolge sowie stilistisch und strukturell kein Zweifel an Alexanders Autorschaft.[189] Problematisch hingegen und sicherlich keine authentischen Schriften Alexanders sind die beiden Bücher *Περὶ ὀφθαλμῶν*[190], ein diagnostischer Traktat über Veränderungen an Puls und Urin während Fiebererkrankungen[191], sowie ein *Dynameron*[192].

Die Struktur der *Therapeutika* folgt dem bis heute gültigen klassischen Schema *a capite ad calcem*[193]:

I. Kopf: Alopezie und diverse Haarprobleme sowie unterschiedliche Formen von Ausschlag bzw. Schorf/Grind, diverse Ausprägungen von Kopfschmerz und Migräne sowie neurologische Erkrankungen (Epilepsie, Parese, Melancholie)
II. Augen
III. Gehörorgane
IV. Angina
V. Atemwegserkrankungen: Husten, Lungenentzündung etc.
VI. Pleuritis
VII. Gastroenterologie
VIII. Cholera und Koliken

189 Langslow 2006, 4. Aus dem Text geht allerdings hervor, dass dieser Theodoros wohl in Ägypten ansässig war – möglicherweise ein weiterer Hinweis auf einen Ägyptenbezug Alexanders und den Fortbestand eventuell während seines Studienaufenthaltes dort geknüpfter Kontakte? – und sein Interesse an einer funktionierenden Wurmtherapie wohl mit den ortsüblichen Gegebenheiten in Zusammenhang stand. Zu diversen altägyptischen Wurmkuren und -therapien vgl. GdM IV/1, 110–116 mit zahlreichen Beispielen aus dem Pap. Ebers.

190 *Περὶ ὀφθαλμῶν* ist als Interpolation in zahlreichen griechischen Handschriften der *Therapeutika* überliefert, gelegentlich ist nicht nur von zwei, sondern drei Büchern die Rede. Zipser 2004 konnte überzeugend nachweisen, dass es sich bei *περὶ ὀφθαλμῶν* nicht um eine authentische Schrift Alexanders handelt und bestätigt damit die bereits von Puschmann I, 107, geäußerten Zweifel. Vgl. auch Langslow 2006, 4 mit kurzem Überblick über die Authentizitätsdiskussion; Guardasole 2004, 82 führt *περὶ ὀφθαλμῶν* unter den nicht gesicherten Zuschreibungen an Alexander, allerdings ohne auf die entsprechende Argumentation der mit dieser Schrift verbundenen Problematik einzugehen.

191 Ausführlich hierzu vgl. Langslow 2006, 4 f. Der Text ist in nur einer griechischen Handschrift aus dem 15. Jh. überliefert, doch fand in seiner lateinischen Fassung große Verbreitung; die lateinischen Handschriften überliefern mindestens zwei unterschiedliche Textversionen.

192 Vgl. Guardasole 2004, 83 mit Anm. 5, wo sie den Hinweis auf die Untersuchung von G. Matino, Una raccolta di ricette in un manoscritto dell'Escorial, in: A. Garzya – J. Jouanna (Hrsg.), Storia e ecdotica dei testi medici greci. Actes du IIe Coll. int., Paris, 24–26 mai 1994 [Collectanea 10] (Neapel 1996) 335–350 gibt, der dieses *Dynameron* stichhaltig als Exzerpt aus Aetios von Amidas *Tetrabiblion* und damit nicht als authentische Schrift Alexanders darlegt; bei Langslow 2006, 4 f. dagegen bleibt das *Dynameron* unerwähnt.

193 Vgl. die Übersicht bei Guardasole 2004, 84. Zur ursprünglichen Herkunft des Strukturprinzips *a capite ad calcem* aus der Rhethorik und speziell zu seiner Anwendung als Gliederungsprinzip medizinischer Texte vgl. Grimm-Stadelmann 2008, 43 Anm. 221 mit Bibliographie; einen Bezug zwischen diesem Prinzip und der altägyptischen *Gliedervergottung* stellte bereits Pradel 1907, 352 f. her.

IX. Leber; Ruhr
X. Hydropsie
XI. Nieren und Urogenitalsystem
XII. Gelenkleiden; Podagra

Daraus wird ersichtlich, dass die *Therapeutika* ein breites Spektrum an Diagnose- und Therapiemöglichkeiten vornehmlich innerer Erkrankungen bieten. Ihr Ziel ist es, dem praktizierenden Arzt wie auch dem interessierten Laien eine gebrauchsorientierte Handhabe, basierend auf dem reichen Erfahrungsschatz des Verfassers, zur Verfügung zu stellen, wobei insbesondere die essentielle Bedeutung einer exakten, symptombezogenen Anamnese und umsichtigen Diagnose als für den Therapieerfolg unbedingt erforderlich betont wird.[194]

Am Beispiel der als »Parese« bezeichneten halbseitigen Körperlähmung erläutert Alexander seine Diagnoseprinzipien und verbindet dies mit einer deutlichen Kritik an all denjenigen Ärztekollegen, welche sich ausschließlich auf Symptombehandlung konzentrieren, ohne die möglichen Ursachen der Erkrankung zu berücksichtigen:

AlexTrall., Ther. I, 16 (I, 575 f. Pu.)

διαγνοὺς οὖν πρότερον, πόθεν ἤρξατο καὶ πόθεν ἡ αἰτία συνέβη, οὕτως ἔρχου ἐπὶ τὴν θεραπείαν· ἀμήχανον γὰρ ἀγνοοῦντα τὸ αἴτιον ἢ καὶ τὸ πάθος ἐκκόψαι δυνηθῆναι τὴν ἐνοχλοῦσαν διάθεσιν. [...] πρόσεχε οὖν ἀκριβῶς, ποῖον μέν ἐστι τὸ πάσχον ἢ πόθεν ἔσχε τὴν ἀρχὴν ἢ ἀπὸ ποίου δέχεται σπονδύλου ἢ νεύρου. κἀκείνῳ τὴν θεραπείαν προσφέρειν, καὶ μὴ ὡς οἱ πολλοὶ τοῖς συμπτώμασιν ἐθέλειν ἀπομάχεσθαι μόνον, τὰ μὲν οὖν παραθέντα μόρια οὕτω δεῖ διαγινώσκειν προσέχοντα τῇ ἀνατομικῇ θεωρίᾳ.

Zunächst muss man nach dem Ausgangspunkt und der Entstehungs-Ursache der Krankheit forschen, bevor man die Heilung unternimmt. Denn wenn man nicht die Ursache und das Wesen der Krankheit genau kennt, so ist es unmöglich, das böse Leiden zu heilen. [...] Man achte daher genau darauf, welche Beschaffenheit der leidende Theil hat, wie die Krankheit entstanden ist, oder von welchem Wirbelknochen oder Nerven sie ausging, und widme denselben seine ärztliche Sorgfalt. Man darf nicht, wie die meisten Aerzte, nur die Symptome bekämpfen wollen, sondern man muß die gelähmten Theile mit Hilfe der wissenschaftlichen Anatomie untersuchen.
[Übers.: Puschmann I, 574 f.]

Das Patientenwohl[195] muss stets im Mittelpunkt des ärztlichen Handels stehen, traditionelle Überlieferungen sollen Anhaltspunkte bieten, doch müssen sie stets vor dem Hintergrund eigener Praxiserfahrung reflektiert und, wenn nötig, auch revidiert werden.

194 Langslow 2006, 6; Guardasole 2004, 87–89.
195 Gestützt auf seine reichhaltige persönliche Erfahrung ist Alexander von Tralleis stets bestrebt, seinen Patienten eine individuelle, an ihrer speziellen Symptomatik orientierte Therapie zu verordnen; vgl. dazu Guardasole 2006, 565 mit Textbeispielen, so z.B. AlexTrall., Ther. I, 10 (I, 465–485

Besonders deutlich wird dies an Alexanders Illustration der Unterscheidung zwischen echtem und unechtem Tertianfieber, wo er anhand eines Fallbeispiels, bei dem er selbst zwar Augenzeuge (αὐτόπτης), doch nicht der behandelnde Arzt gewesen war, den um Haaresbreite letalen Ausgang einer auf einer entsprechenden Fehldiagnose beruhenden Therapie schildert:

AlexTrall., De febr. 5 (I, 379 Pu.)

ἐγὼ γοῦν αὐτόπτης ἐγενόμην τούτων ἐπί τινος γέροντος, ὃς ἤμει ξανθὴν χολήν, ἐξέκρινε δὲ καὶ διὰ γαστρὸς ὡσαύτως ἐπύρεσσέ τε σφοδρῶς· καὶ διὰ τοῦτο ὁ παροξυσμὸς εἰσέβαλε μετὰ ῥίγους σφοδροῦ καὶ ἡ παρακμὴ μεθ' ἱδρώτων ἐγένετο πολλῶν· κατέσχε δὲ τὸ μῆκος ὥρας που δέκα ἢ δώδεκα τοῦ παροξυσμοῦ. τούτου οἱ μὲν ἄλλοι τῶν ἑταίρων, ὅτι γέρων ἦν τῇ ἡλικίᾳ, ἐκέλευον αὐτῷ ἀπόζεμα πίνειν ἅπαντά τε πράττειν ἐκεῖνα, ὅσα τοῖς νόθοις ἐστὶ, φασὶν, ἐπιτήδεια. καὶ ὀλίγου δεῖν ἀπώλετο πίνων τὰ διὰ τοῦ ὑσσώπου καὶ ὀριγάνου καὶ γλήχωνος ἀποζέματα, εἰ μή τις αὐτὸν ἥρπασε ταχέως κινδυνεύοντα κελεύσας αὐτὸν καὶ πεπόνων προσενέγκασθαι καὶ θριδάκων καὶ πτισάνης μηδὲν ἐχούσης περίεργον καὶ πᾶσαν τὴν ἄλλην δίαιταν ὑγραίνουσαν καὶ ψύχουσαν ὡς ἐπὶ γνησίου τριταίου, μὴ ἀπατηθεὶς ἐκ τῆς ἡλικίας ὅτι γέρων ἦν, ἀλλὰ μᾶλλον τῇ ὅλῃ κράσει. τὴν ἐξ ἀρχῆς πυρώδη δυσκρασίαν ἦν ἐσχηκώς, ἣν ἄλλοι ὀλίγου δεῖν ἅπαντες ἔμειναν ἀκριβῶς αὐτὴν διαφυλάττοντες. δεῖ οὖν μάλιστα τῇ φύσει προσέχειν τοῦ νοσοῦντος καὶ τοῖς προηγησαμένοις, οὐδὲν δ' ἧττον, ἀλλὰ καὶ πάντων πλέον τῷ εἴδει τοῦ πυρετοῦ. ἐγὼ δὲ οὐδὲ τὴν τῶν νόθων τριταίων ἐπαινῶ δίαιταν ἐπὶπάντων οὖσαν ἀληθῆ καὶ συμφέρουσαν, ἣν ὁ Γαληνὸς ἐν τοῖς πρὸς Γλαύκωνα φιλόσοφον προστάττων φαίνεται, ἐμβαλεῖν πάντως ἐν τῇ πτισάνῃ πεπέρεως ἢ ὀριγάνου ἢ ὑσσώπου· καὶ γὰρ ἐπισφαλῆ τὰ τοιαῦτα ὡς ἐπὶ τὸ πολὺ καὶπυρετοὺς ἐξάπτοντα σφοδροτέρους, ἔτι δὲ μᾶλλον εἴπερ καὶ ἡ κρᾶσις εὑρεθῇ τοῦ σώματος θερμοτέρα καὶ φλέγμα ἔλαττον τῆς χολῆς καὶ μὴπάνυ χρῇζον τῶν θερμαινόντων.

Ich bin selbst Augenzeuge eines derartigen Falles gewesen. Es handelte sich dabei um einen Greis, welcher hellgelbe Galle ausgebrochen und desgleichen auch durch den Stuhlgang ausgeschieden hatte und stark fieberte. Der Anfall war in Folge dessen mit heftigem Frost verbunden, und es stellte sich im Stadium des Nachlasses ein reichlicher Schweiss ein; der Anfall dauerte ungefähr 10 bis 12 Stunden. Einige seiner Freunde riethen ihm, weil er schon bejahrt sei, ein Decoct zu trinken und alles Das zu thun, was gegen das unächte Tertianfieber empfohlen wird, und beinahe wäre er an den Ysop (Hyssopus L.?)-, Dosten (Origanum L.)- und Polei (Mentha Pulegium L.)-Decocten zu Grunde gegangen, wenn ihn nicht Jemand noch rasch der Gefahr entrissen hätte, indem er ihm Melonen (Cucumis Melo L.), Lattich (Lactuca sativa L.) und ohne Zuthat bereiteten Gerstenschleim, wie überhaupt nur lauter befeuchtende und kühlende Nahrung geniessen liess, gerade wie es beim ächten Dreitagefieber geschieht. Derselbe hatte sich nicht durch das hohe Alter des Kranken bestimmen lassen, sondern mehr seine ganze Constitution berücksichtigt. Der Kranke litt nämlich von jeher an einer heissen Dyskrasie, welche die Anderen fast sämmtlich sorgfältig aufrecht erhalten hatten. Man muss daher seine Aufmerksamkeit namentlich auf die Natur des Kranken und die vorausgegangenen veranlassenden Momente richten, aber auch ebenso sehr, ja noch mehr auf die Form des Fiebers achten. Ich kann die Behandlung des unächten Tertianfiebers, wie sie Galen in seinem dem Philosophen Glaukon gewidmeten Werke vorschreibt, wenn er sagt, man solle in

Pu.) und Guardasole 2006, 566, wo nochmals betont wird, dass Alexanders Therapievorschläge – und deren Wert – stets von Erfahrung bestimmt und begründet sind.

den Gerstenschleim in jedem Falle Pfeffer (Piper L.), Dosten (Origanum L.) oder Ysop (Hyssopus L.) schütten, durchaus nicht in jeder Hinsicht als richtig und zweckmässig anerkennen. Denn derartige Mittel sind meistens gefährlich und entflammen das Fieber noch stärker. Dies ist noch mehr der Fall, wenn die Säfteconstitution des Körpers zu heiss und weniger Schleim als Galle vorhanden ist, so dass durchaus kein Bedürfnis nach erwärmenden Mitteln vorliegt. [Übers.: Puschmann I, 378]

Das Fallbeispiel zeigt ganz deutlich, dass Galens therapeutische Anweisungen nicht blindlings, kraft seiner Autorität, angewandt werden dürfen, sondern von Fall zu Fall und in Entsprechung zu der individuellen Konstitution des jeweiligen Patienten sowie eventuell auch in Abgleich mit dessen Vorgeschichte abzuwägen und stets neu zu überprüfen sind. Gerade dieses ständige Abwägen, sozusagen eine fortwährende Nutzen-Schadensanalyse zugunsten des Patienten, steht für Alexander ganz eindeutig im Mittelpunkt der ärztlichen Pflichtausübung:

AlexTrall., Ther. I, 13 (I, 527 Pu.)

μετρεῖν οὖν τήν τε προσδοκωμένην βλάβην [...] καὶ τὴν ὠφέλειαν, κἂν ᾖ πλείονα τὰ ἐπιτρέποντα [...] δεῖ καταφρονοῦντα τῆς ἐλάσσονος βλάβης. οὐκ ἐνδέχεται γὰρ τὸ ὠφελοῦν μὴ κατά τι καὶ βλάπτειν. ἰατροῦ δ' ἐστὶ τὸ μετρεῖν καὶ κρίνειν τὰ τοιαῦτα. ἐν ποσότητι γὰρ ἅπαντα συμμέτρως καὶ ποιότητι καὶ τάξει καὶ καιρῷ προσφερόμενα πάντα κατορθοῦται τὰ τῆς τέχνης καὶ τέλος ἐπιφέρει χρηστόν.

Man muss den Schaden, den man [...] befürchtet, gegen den Nutzen abwägen, und wenn die Vortheile [...] grösser sind, so soll man [...] sich um die geringeren Nachtheile nicht kümmern. Denn es ist natürlich, dass das Nützliche in manchen Beziehungen auch schädlich wirkt. Die Aufgabe des Arztes ist es, dies zu erwägen und dann die Entscheidung zu treffen. Denn wenn alle Mittel mit Mass und mit Rücksicht auf ihre Quantität und Qualität, ihre Reihenfolge und die passende Zeit angewendet werden, dann wird die Wissenschaft Erfolge erzielen und zu einem günstigen Resultate führen. [Übers.: Puschmann I, 526]

Die zitierte Textpassage liest sich fast wie ein modernes Plädoyer zur Medikamentenverabreichung unter Inkaufnahme eventueller Nebenwirkungen, wenn die erzielten therapeutischen Resultate dies rechtfertigen oder sogar erfordern. Für Alexander liegt die Gewichtung auf einer fallbezogenen Urteilsfindung durch umsichtiges Abwägen (μετρεῖν καὶ κρίνειν), welches er als unbedingte Aufgabe eines gewissenhaften und auf das Patientenwohl bedachten Arztes betrachtet. In der Erfüllung dieser ärztlichen Pflicht sei demnach auch jegliche Traditionsverbundenheit bzw. der durchaus als richtig und notwendig empfundene Respekt vor den Autoritäten als sekundär anzusehen und gegebenenfalls zu ignorieren.

Wenn Vivian Nutton also konstatiert, dass Alexander zwar dem Galenismus verpflichtet ist, diesen jedoch nicht dogmatisch vertritt,[196] so beschreibt er damit exakt den individuellen, empirisch ausgerichteten Charakter der *Therapeutika* sowie deren Intention. Von singulärer Bedeutung ist hierbei die Kombination aus Alexanders breiter, weit über das hippokratische und galenische Schrifttum hinausgehender Kenntnis der medizinischen Spezialliteratur[197] mit iatromagischen und volksmedizinischen Überlieferungen sowie seiner eigenen langjährigen Erfahrung als praktizierender Arzt, welche den Überlieferungswerten stets als Leitfaden und medizinethische Richtlinie übergeordnet wird.[198]

Alexanders Sprache ist gekennzeichnet von prägnanter Deutlichkeit und klarer, leicht verständlicher Ausdrucksweise, wie auch bereits im *Prooimion* angekündigt: [...] τέρψει δὲ πολλοὺς εὖ οἶδα τῶν εἰς φθόνον μὴ θελόντων βλέπειν τό τε εὐμέθοδον τῶν θεωρημάτων καὶ τὸ σύντομον ἅμα καὶ σαφὲς τῆς λέξεως. ἐσπούδασα γάρ, ὡς ἐνδέχεται, κοιναῖς καὶ μᾶλλον εὐδήλοις χρήσασθαι λέξεσιν, ἵνα καὶ τοῖς τυχοῦσιν ἐκ τῆς φράσεως εὔλυτον εἴη τὸ σύνταγμα.[199] Ausdrücklich betont wird die wissenschaftlichen Anforderungen entsprechende Strukturierung (εὐμέθοδος hier und des

196 Nutton 1996, 483 und darauf Bezug nehmend Langslow 2006, 9; Guardasole 2004, 85 f.

197 Eine Auflistung der exzerpierten Autoren findet sich bei Guardasole 2004, 92 f. und Langslow 2006, 6, der gerade diesen bewussten Eklektizismus Alexanders als herausragenden Unterschied zu anderen Zeugnissen der medizinischen Gebrauchsliteratur hervorhebt: »Alexander has been held to stand out from his contemporaries through a degree of eclecticism and originality, doctrinal independence reflecting his own experience, and the courage to speak his own mind.« Seine stets erkennbare Urteilsautonomität unterscheidet ihn somit deutlich von einem bloßen Kompilator: »his authorial persona (and personality) are ever present, he frequently recommends his own remedies (I, 547,2; II, 345 und 427,5), and throughout his work the most important factor in his analyses and determinant of his prescriptions is his own personal experience, πεῖρα.« (Langslow, a.a.O.); dazu auch Guardasole 2006, 564 und Guardasole 2004, 85 f. mit Bezugnahme auf AlexTrall., Ther. I, 12 (I, 507 Pu.): Καὶ ἄλλα δὲ πολλὰ εὑρήσεις κείμενα τοῖς παλαιοῖς, ἀλλ' ἀρκεῖ μόνα ταῦτα πλείστην δεδωκότα πεῖραν als zentraler Aussage in Hinblick auf Alexanders Einschätzung des Verhältnisses von Überlieferung und Empirie. Einige der von Alexander zitierten Autoren sind Archigenes von Apameia, Apollonios von Kition, Asklepiades d. J. (ὁ φαρμακεύς), Servilios Damokrates von Athen, Didymos von Alexandreia, Dioskurides, Erasistratos, Marsinos, Moschion, Ostanes, Philagrios, Rufus von Ephesus, Theodoros Priskianos, Xenokrates von Aphrodisias, Straton von Beirut, Zalachthes: Guardasole 2004, 92 f. jeweils mit biographischen Daten und kurzer Bibliographie.

198 Hier spielt der bereits oben ausgeführte (Kap. 3.1.2) ἀλήθεια-Begriff die entscheidende Rolle, vgl. hierzu ausführlich Guardasole 2004b, 222–227; Guardasole 2006, 564 f. und Duffy 1984, 25: »He chooses truth over authority, and the deciding factor is always experience«. Duffy gelangt deshalb zu dem durchaus überzeugenden Fazit: »Alexander should be trusted, and that his manual may be believed to contain genuine reflections of medical practice in the author's day.« (Duffy 1984, 27). Die eigene Erfahrung kann somit, laut Alexander, im Idealfall stets die entsprechenden Überlieferungen ergänzen und aktualisieren, womit sie einen wesentlichen Beitrag zur Weiterentwicklung der Medizin im Sinne des Patientenwohles leisten kann: z.B. AlexTrall., De febr. 5 (I, 373 Pu; Guardasole 2004b, 233 f. Anm. 34).

199 AlexTrall., Prooimion (I, 289 Pu.) und Duffy 1984, 27.

Öfteren innerhalb der *Therapeutika* als eine Art *terminus technicus*) sowie die Klarheit (σαφήνεια) der Erörterung. In diesem Zusammenhang von besonderem Interesse ist der explizite Hinweis darauf, dass Alexander sich weitgehend darum bemüht (ἐσπούδασα), nicht wie sonst üblich, eine gelehrte, an Galen ausgerichtete Kunstsprache zu verwenden, sondern tatsächlich eine eingängige, leicht verständliche und der tatsächlich gesprochenen Sprache angenäherte Diktion wählt (κοιναῖς καὶ μᾶλλον εὐδήλοις χρήσασθαι λέξεσιν), um zu gewährleisten, dass seine Ausführungen tatsächlich von Jedermann (τοῖς τυχοῦσιν) bei Bedarf nachvollziehbar sind.

Die sorgfältigen linguistischen Untersuchungen von Barbara Zipser konnten zeigen, dass Alexander diesem seinem Anspruch tatsächlich zumindest größtenteils gerecht wurde; Charakteristika seiner spezifischen Fachsprache sind die häufige Verwendung von ἐπί mit Genitiv für ein Krankheitsbild oder eine Patientengruppe sowie διά mit Genitiv für eine Behandlungsmethode; Kombinationen daraus sind möglich.[200] Die anatomische Terminologie der *Therapeutika* orientiert sich an den gängigen, primär galenbasierten Begriffen byzantinischer medizinischer Gebrauchsliteratur.[201] Was die Gesamtstruktur der *Therapeutika* betrifft, so bemerkt David R. Langslow zu Recht, dass sie sich streckenweise als recht uneinheitlich darstellt; so sind einige Partien sorgfältig durchkomponiert und vollendet, andere wiederum wirken nicht ganz komplett und erinnern vielmehr an Notizen oder Exzerptsammlungen, die einfach nur weitestgehend unsystemtisch aneinandergereiht wurden.[202]

Nicht nur die Vielzahl an griechischsprachigen Quellen zu den diversen medizinischen Spezialthemen, die Alexander in seine Kompilation integriert hat, sondern auch etliche Reminiszenzen an lateinische Autoren sind insbesondere vor dem Hintergrund der Rezeption iatromagischer Motive und Überlieferungen in die *Therapeutika* von Bedeutung.[203] In diesem Zusammenhang verweist John Scarborough

---

200 Zipser 2005, 229.

201 Ausführlich hierzu Zipser 2004, 49–52 mit detailliertem Überblick über Quellen und entsprechender Referenzliteratur.

202 Langslow 2006, 6.

203 Vgl. die Zusammenfassung bei Brunet I, 199: »Cette variété nuancée de la matière médicale des Alexandrins provoqua l'éclosion d'ouvrages thérapeutiques, antidotaires, euporistes, dynameron, formulaires. Ils répandirent les formules égyptiennes dans l'Empire romain et les transmirent aussi bien dans Celse que dans Scribonius Largus et Galien. A côté de ces livres écrits par des médecins, des herboristes appelés rhizotomes consignèrent dans leurs traités sur les plantes les proprietés superstitieuses que les idées populaires y avaient attachées au cours des siècles. Par eux, tout le bagage de la sorcellerie, de la magie et de l'empirisme fut mêlé à la botanique médicale. Les Nicandre, Cratevas, Andreas, Iollas, Niger et le rhizotome le plus célèbre, Dioscoride, renforcèrent donc la passion pour la thérapeutique de l'influence mystérieuse des mythes, des légendes, de la magie, de l'occultisme, du mysticisme de l'Égypte ancienne, de la Perse, de la Chaldée, de la Phénicie et de la Judée dont les fils se mêlaient dans cette ville cosmopolite d'Alexandrie. En croyant enrichir de ressources nouvelles l'art de guérir, on l'entraîne à une polypharmacie obscure.« Brunet hebt hier nicht nur die unterschiedlichen Gattungen der medizinischen Quellen hervor, sondern

auf die Begründung der Integration iatromagischer Rezepturen bei Cornelius Celsus (fl. ca. 14–37 n.Chr.) und Scribonius Largus (fl. ca. 41–54 n.Chr.) aufgrund ihrer positiven Wirkung auf die Psyche des Patienten, wodurch die Heilungschancen in Einzelfällen erheblich gesteigert werden konnten.[204] Sicherlich darf eine Kenntnis dieser Autoren, aber auch der entsprechenden Ausführungen von Plinius und Marcellus (vgl. Kap. 2.6), bei Alexander, dessen Lebens- und Berufsmittelpunkt ja Rom war, vorausgesetzt werden, weshalb es naheliegend scheint, dass er ebendiese Werke exzerpiert und um eigene Forschungsergebnisse bzw. Erfahrungen auf dem Gebiet der iatromagischen Anwendungen und des Amulettwesens ergänzt hat. Er schildert dabei nicht nur deren Nutzen in Abhängigkeit von der konstitutionellen und psychischen Verfassung der einzelnen Patienten, sondern entwirft zugleich auch ein Psychogramm dieser Patientengruppe, das nicht allzu weit von der heutigen Esoterik-Klientel (wohlhabend, mit gewissen Vorbehalten gegenüber der Schulmedizin) entfernt scheint.

3.2.3 Forschungsstand zu Alexander von Tralleis

Der aktuelle Forschungsstand zu Alexander von Tralleis und seinem Werk, insbesondere zu den *Therapeutika*, wird vor allem von zwei einschlägigen Untersuchungen geprägt, nämlich der minutiösen und nach wie vor maßgeblichen Analyse der handschriftlichen Überlieferung der *Therapeutika* von Barbara Zipser[205] sowie David

betont zudem auch die ägyptischen Wurzeln iatromagischer Traditionen sowie die spezielle Verbindung Alexanders zu den Werken von Celsus und Scribonius Largus. Ferner postuliert Brunet ein sicherlich nicht von der Hand zu weisendes gegenseitiges Abhängigkeitsverhältnis zwischen Iatromagie, Botanik und *materia medica*, das bereits bedeutende Pharmakologen wie Dioscurides erkannt und sich zu Eigen gemacht hatten. Als Kulminationszenrum der unterschiedlichen kulturellen, traditionellen und religiös-philosophischen Strömungen, welche dann wiederum in iatromagischen Vorstellungen ihren Niederschlag fanden, nimmt er wohl zu Recht Alexandreia, den mutmaßlichen Studienort Alexanders, an.

204 Vgl. Scarborough 1995, 20 mit besonderem Hinweis auf Celsus, De Medicina IV, 7,5 und Scribonius Largus, Compositiones 17; vgl. auch Machold 2010, 64–66, der anhand von der in Kapitel 152 der *Compositiones* enthaltenen Differenzierung zwischen einem empirisch erprobten und einem als abergläubisch empfundenen Rezept die Frage stellt, inwieweit Scribonius Largus seine diesbezüglichen Ausführungen aufgrund empirischer Beweislage oder glaubwürdigen Zeugenaussagen bestätigt gefunden hatte oder sich ausschließlich auf literarische Reminiszenzen stützt. Scribonius' Behauptung, er habe diverse Rezepturen aufgrund eines entsprechenden Patientenwunsches in seine Sammlung aufgenommen, entspricht exakt den nahezu gleichlautenden Aussagen bei Alexander von Tralleis.

205 Zipser 2005, 211–234. Die Untersuchung der handschriftlichen Überlieferung von Alexanders *Therapeutika* entstand im Zuge ihrer 2004 publizierten Dissertation zu Ps.-Alexanders ophthalmologischer Schrift: Zipser 2004. Für ein kurzes biographisches und überlieferungsgeschichtliches Resümee vgl. Zipser 2007, 29 f.

R. Langslows Monographie zur lateinischen Überlieferung der *Therapeutika*[206], beides mittlerweile unverzichtbare Referenzwerke bei der Beschäftigung mit Alexander von Tralleis und seinem medizinischen Schrifttum.

Die erste und nach wie vor gültige kritische Edition der *Therapeutika* wurde von dem Arzt Theodor Puschmann gegen Ende des 19. Jhs. in drei Bänden publiziert.[207] Theodor Puschmanns Edition bildet

> eine Zwischenstufe zwischen den Methoden der alten Drucke und der Handschriften [...], obwohl sie zunächst den Ansatz der stemmatischen Methode verfolgt,

da er zwar sämtliche damals bekannten und ihm zugänglichen griechischen Handschriften kollationiert hatte, doch seinen Text auf Basis der *vulgata* oftmals beliebig und ohne die unterschiedlichen Überlieferungsstränge zu berücksichtigen nach anderen Textzeugen auskorrigierte bzw. ergänzte.[208]

Theodor Puschmanns Edition versteht die Fieberschrift *περὶ πυρετῶν* als Bestandteil der *Therapeutika*, was laut David R. Langslow sicherlich nicht falsch ist und sich zumindest anhand der lateinischen Überlieferung gut nachvollziehen lässt.[209] Methodisch problematisch ist laut Barbara Zipser die Tatsache, dass die von Theodor Puschmann vorgenommene Anordnung der Texteinheiten der *Therapeuti-*

---

206 Langslow 2006; vgl. auch seinen auf dem internationalen Kongress in Triest, Oktober 2001, gegebenen Vorbericht dazu: Langslow 2004, 177–192.

207 Alexander von Tralles. Original Text und Übersetzung nebst einer einleitenden Abhandlung. Ein Beitrag zur Geschichte der Medicin von Dr. Theodor Puschmann. Zwei Bände, I (Wien 1878) – II (Wien 1879); Th. Puschmann (Hrsg. u. Übers.), Nachträge zu Alexander Trallianus. Fragmente aus Philumenus und Philagrius nebst einer bisher noch ungedruckten Abhandlung über Augenkrankheiten. Nach den Handschriften herausgegeben und ins Deutsche übersetzt [Berliner Studien für classische Philologie und Archaeologie 5/2] Berlin 1886 (repr. Wiesbaden 1975). Vgl. Guardasole 2004, 83 Anm. 5 und Zipser 2004, x f. mit eingehender Rezension dieser Edition. Zur *editio princeps* der *Therapeutika* und deren Verhältnis zu Puschmanns Edition vgl. Guardasole 2004a, 323–337. Brunets französische Übersetzung liegt der Cod. Paris 2201 zugrunde und weist einige geringfügige strukturelle Änderungen gegenüber Puschmanns Edition auf; so stellt Brunet seiner Textgrundlage zu Folge den Brief über die Eingeweidewürmer zusammen mit der Fieberschrift an den Beginn, gefolgt von den 12 Büchern der *Therapeutika*: F. Brunet, Œuvres médicales d'Alexandre de Tralles, 4 vols. Paris 1933–1937. Die Neuedition des 1. Buches der *Therapeutika* von Alessia Guardasole im Rahmen des Sammelbandes »Medici Bizantini« nimmt weder auf Zipsers noch auf Langslows Ausführungen zur Textüberlieferung Bezug: Guardasole 2006, 557–679. Vgl. außerdem F. Wallis (Hrsg.), Medieval medicine: a reader. Readers in medieval civilizations and cultures 15. Toronto 2010. Vgl. Langslow 2006, 13–17 mit einem Überblick der bislang vorliegenden Editionen des griechischen Textes. Von besonderer Bedeutung ist die Tabelle auf den Seiten 15 f., welche einen Vergleich der Edition Puschmanns mit den griechischen Handschriften nach Zipser beinhaltet und solchermaßen die Problematik der Edition Puschmanns veranschaulicht, die wohl vorrangig darin begründet liegt, dass er weder die griechischen noch die lateinischen Handschriften in Autopsie kollationiert hat.

208 Zipser 2004, x mit Anm. 2.

209 Zipser 2004, x und ebenso auch Guardasole 2004, 83 Anm. 7; Langslow 2006, 4 f.

ka sowie der Fieberschrift mit keinem der drei Überlieferungszweige übereinstimmt, d.h. auf einer redaktionellen Entscheidung Theodor Puschmanns beruht, die aus der Textüberlieferung nicht zu bestätigen ist.[210]

Barbara Zipser unterscheidet 18 Handschriften (10.–17. Jh. n.Chr.), die den Text der *Therapeutika* überliefern,[211] und sich in vier Überlieferungsstränge einteilen lassen, welche einen gemeinsamen Archetyp besitzen, der wohl zwischen dem 10. und 14. Jh. n.Chr. anzusetzen ist.[212] Die äußerst komplizierte und verzweigte Überlieferungsgeschichte der *Therapeutika* zeigt sehr anschaulich die vielfältigen Schwierigkeiten, die mit der Tradierung von Gebrauchstexten verbunden sind: die unterschiedlichen Redaktionen sind deshalb so zahlreich, da sie die große Beliebtheit des Textes, aber auch seine rege Verwendung in der Praxis widerspiegeln, weshalb er stets in neuen Redaktionen an die jeweils aktuellen Erfordernisse angeglichen, ergänzt und entsprechend emendiert wurde.[213]

Barbara Zipsers Analyse zeigt zwei grundlegend divergierende Bearbeitungen des Textes, deren zeitlicher Rahmen zwischen dem 10. und 14. Jh., vielleicht aber auch im oder nach dem 11. Jh. n.Chr. liegen dürfte.[214] Gerade die Komplexität der Überlieferungsgeschichte der *Therapeutika* macht eine Neuedition des Textes nach modernen textkritischen und kodikologischen Kriterien dringend erforderlich; Barbara Zipsers Vorarbeiten liefern hierfür ganz klare Richtlinien:

> für eine kritische Edition [müssen, Anm. d. Verf.] Vertreter aller Überlieferungszweige berücksichtigt werden; in den meisten Passagen ist allerdings von einem zweisträngigen Überlieferungszweig [...] auszugehen. Für eine genauere Untersuchung der Versionen müssen die alte lateinische Übersetzung sowie alle Zeugen hinzugezogen werden.[215]

210 Zipser 2004, x f.; zu seiner Methodik äußert sich Puschmann I, 87–108, bes. 102 f.

211 Übersicht über die einzelnen Handschriften, deren Beschreibung, textkritische Analyse und Stemma bei Zipser 2004, xi–xlv; vgl. ferner Zipser 2005, 211–216.

212 Zipser 2004, xxxvii. Die erste Druckfassung des Textes wurde 1548 in Paris, wohl auf Basis der Handschrift Cod. Paris. 2201 (15. Jh.), erstellt: Zipser 2004, xvii. Zur Datierungsproblematik vgl. Zipser 2004, xxviii: »Über die Entstehungszeit der Versionen kann man zumindest aus den nachkollationierten Passagen nichts schließen – sie können ein Produkt des vierzehnten Jhs. sein oder auch eine zweite Ausgabe des Textes, die noch zu Lebzeiten des Autors erstellt wurde.«; Langslow 2006, 13 referiert Zipsers Ergebnisse.

213 Zipser 2004, xix; vgl. auch Zipser 2004, xxviii: »Das absolute Fehlen von verderbten Passagen, aus denen sich ein klares Stemma erstellen ließe, weist darauf hin, daß an diesem Text gearbeitet wurde [...] Die als Hyparchetypen bezeichneten Handschriftengruppen rücken somit in die Nähe von eigenständigen Versionen [...].«; vgl. Zipser 2005, 225 mit der Annahme von mindestens 3 Redaktionen des Textes nach dem 10. Jh., wobei sich die Frage nach dem Einfluss dieser Textredaktionen auf die divergierende Anordnung der einzelnen Bücher, aber auch nach deren Abhängigkeit von dem jeweiligen Rezipientenkreis stellt.

214 Zipser 2004, xxx f.

215 Zipser 2004, xxviii. Langslow 2006, x und 13 unterstreicht gerade in Hinblick auf die Superiori-

Besagte lateinische Fassung, deren älteste Textzeugen sehr wahrscheinlich bereits vor 900 n.Chr. datieren,[216] und deren Verhältnis zur griechischen Überlieferung hat David R. Langslow einer detaillierten Analyse unterzogen,[217] wobei er drei grundlegende Unterschiede zwischen der griechischen und der lateinischen Textfassung hervorhebt:

1) die lateinische Fassung beinhaltet Material, das in der griechischen Fassung nicht vorhanden ist;
2) die griechische Fassung beinhaltet Material, das in der lateinischen Fassung nicht vorhanden ist;
3) korrespondierende Textpassagen unterscheiden sich in beiden Fassungen deutlich.[218]

Die lateinische Textfassung der *Therapeutika* besitzt in hohem Maße kompilatorischen Charakter; Auslassungen gegenüber der griechischen Textfassung betreffen häufig die iatromagischen Therapeutika, doch nicht in solchem Maße, dass von einer deliberativen und systematischen ›Bereinigung‹ des Textes auszugehen wäre.[219]

---

tät der Textvorlage der lateinischen Übersetzung die Notwendigkeit einer Neuedition unter Einbeziehung eben dieser lateinischen Fassung.

216 Zipser 2004, xxxvii; Zipser 2005, 216. Langslow 2006, 36 vermutet eine Abfassungszeit der *versio latina* bereits im 6. nachchristlichen Jh., also nur unwesentlich später als das (verlorene) griechische Original, möglicherweise in Rom oder Ravenna. Der früheste Textzeuge der *versio latina*, der Cod. Paris. lat. 9332, datiert um 800 n.Chr. Den kompletten Text überliefern insgesamt 21 Handschriften (9.–17. Jh. n.Chr.), daneben existiert eine Vielzahl an Exzerpten und Textfragmenten; Langslow 2006, 37.

217 Langslow 2006.

218 Langslow 2006, 20 f. Mögliche Ursachen für diese Divergenz könnten in einem Missverständnis der griechischen Vorlage durch den/die Urheber der lateinischen Fassung begründet liegen, ebenso aber auch in einer abweichenden Fassung der griechischen Textvorlage sowie in späteren Textredaktionen und deren Emendationen.

219 Langslow 2006, 24–35. Speziell zu den iatromagischen Rezepten vgl. Langslow 28 f.: »In Puschmann's edition no fewer than fifteen pages are occupied by treatments for epilepsy, conventional (I, 545–557) and magical (I, 567,18–573,14), resuming about a page from home and then translating to the end. A similar pattern is seen in remedies against coughing, which also claim fifteen pages of the Greek text (II, 157–185). Of these pages the Latin version translates the first five (II, 157,1–167,2), and then cuts almost ten pages of Greek, retaining only the very last two recipes in this very long chapter (II, 185,26–34). It is important to note that, while the remedies against epilepsy are mixed, conventional and magical, none of the treatments prescribed by Alexander for coughing are labelled as φυσικά, ›natural‹, medico-magical remedies: in this case at least, the abbreviation of the Greek text was not prompted by the desire to eliminate unconventional therapies from the Latin version. Thorndike observes correctly (History, I, 584 = Thorndike 1923, 584, Anm. d. Verf.) that the Latin Alexander omits ›many, although not all, of the chapters devoted to physical ligatures‹, but overstates her[sic] case in concluding that ›the early medieval translator and adapter, instead of retaining and emphasizing the superstition of the past, has largely purged his text of it‹. It is true that the majority of the Greek medico-magical passages discussed by Thorndike (History, I, 579–584 = Thorndike 1923, 579–584, Anm. d. Verf.) do not appear in the Latin version (z.B. I, 567,18–573,14

Charakteristisch für Alexanders *Therapeutika* ist zweifelsohne seine singuläre Rezeption iatromagischer Überlieferungen und Motive und deren Integration in sein Werk als therapeutische Alternative bzw. Komplementärverordnung.[220] Ebenfalls singulär ist die Tatsache, dass solche iatromagische Alternativen bei Alexander keineswegs als Aberglaube abgetan bzw. als Placebo- oder Pseudomedikation geringgeschätzt werden, sondern eine der Schulmedizin gleichgeordnete Rolle als ernstzunehmende Alternative, aber auch komplementär zu herkömmlichen Behandlungsmethoden einnehmen. Dies wird im Text durchgehend betont und entsprechend erläutert, wie die folgenden Beispiele zeigen:

---

und II, 473,28–475,24, Anm. d. Verf.), but enough magic survives in the Latin to throw serious doubt on the very idea of a deliberate purging.«

220 Dieser Aspekt ist nach wie vor viel diskutiert; vgl. eine Zwischenbilanz der verschiedenen ambivalenten Meinungen bei Duffy 1984, 26: »It is usual to react with disappointment to this aspect of Alexander's work; it is seen as the flaw in what otherwise is a praiseworthy document, an embarrassing blot on a good record. But there is another way of looking at it. Even without arguing for what might be the psychological soundness of Alexander's approach, we may admire the man's candor. For it must have taken a certain amount of courage to openly associate oneself with such practices, at the risk of ridicule and loss of intellectual respectability. Apart from this, the student of the realities of Byzantine life in the sixth century has reason to be grateful to him, because he reveals quite a lot about the place of superstition and magic in a part of Byzantine society where we might not have expected it.« Den letzten Teil von Duffys Argumentation hebt auch Bennett 2000, 281 nochmals hervor: »Meanwhile, magic, folklore, and therapies founded in Christian beliefs are increasingly present. Some scholars have seen references to amulets, charms, and holy oils or waters as a dilution of the rational medicine of antiquity with magic ingredients and exotic recipes. But can there be an objection to magic and religion in medicine in an age when curative powers were also ascribed to herbalists, wise women, and saintly intervention? Alexander of Tralles prescribed amulets for patients when, as he wrote, ›there is nothing [else] that avails in the medical art‹ (Anm. 8: II 319 Pu.). He added, ›it is a fine thing to prevail [over disease] and render help with every means [available]‹ (Anm. 9: II 474 f. Pu.).« Was Bennett hier klar hervorhebt, ist die Integration iatromagischer Heilkonzepte in bestimmte medizinische Anwendungen, offensichtlich sogar ohne zu einer Kollision mit dem Christentum zu führen. Allerdings lässt Alexander vielerorts erkennen, dass er, anders als von Bennett postuliert, iatromagische Therapiemöglichkeiten nicht nur dann zu Rate zieht, wenn alle sonstigen Methoden versagen, sondern häufig auch ganz gezielt und jeweils von Krankheitsbild und Patientenkonstitution bzw. -wunsch abhängig zum Einsatz bringt; vgl. ausführlich dazu die detaillierten Analysen in Kap. 4.

AlexTrall., Ther. I, 15
(I, 557–559 Pu.; Guardasole 2006, 662)

ἀλλ' οὐδὲν οὕτως εὗρον ἐπὶ τῶν κεχρονικότων ἐπιληπτικῶν, ὡς τοῦτο μάλιστα τὸ καθάρσιον. καὶ πολλοὺς οἶδα θεραπευθέντας ὑπὸ τούτου καὶ μόνου τῶν ἀπογνωσθέντων παρὰ τῶν ἄλλων ἰατρῶν. [...] Ταῦτα μὲν οὖν εἴρηται περὶ τῶν ἐπιληπτικῶν, ὅσα τε ἡμεῖς ἔγνωμεν καὶ ἡ μακρὰ πεῖρα ἐδίδαξεν. ἀλλ' ἐπειδὴ τοῖς φυσικοῖς καὶ περιάπτοις χαίρουσί τινες καὶ τούτοις κεχρῆσθαι ζητοῦσι καὶ κατὰ τὸ ἀληθὲς αὐτῶν τυγχάνουσι τοῦ σκοποῦ, πρέπον ἐνόμισα τοῖς φιλομαθέσι καὶ περὶ τούτων ἐκθέσθαι τινά, ὥστε τὸν ἰατρὸν πανταχόθεν εὔπορον εἶναι εἰς τὸ βοηθεῖν δύνασθαι τοῖς κάμνουσιν. [...] μετὰ δὲ τοὺς παροξυσμοὺς τὴν μὲν ὅλην ἀνασκευὴν τοῦ πάθους τοῖς περὶ ταῦτα πεπονημένοις ἰατροῖς ἐπιτρεπτέον. τὰ δὲ δίχα περισσῆς περιεργίας ποιοῦντας πειρᾶσθαι πράττειν.

Wenn die Epilepsie schon längere Zeit dauerte, fand ich nichts so vortrefflich als das erwähnte Abführmittel. Viele, welche von anderen Aerzten bereits aufgegeben waren, sind, wie ich weiss, nur durch dieses Mittel allein geheilt worden. [...] Damit ist der Gegenstand ziemlich erschöpft; ich habe angeführt, sowohl was ich selbst über die Epilepsie wusste, als auch, was mich eine lange Erfahrung gelehrt hat. Da jedoch Manche an den Wundermitteln und an Amuleten Freude haben, dieselben anzuwenden wünschen und damit auch wirklich zum Ziele kommen, so hielt ich es für passend, mich darüber Denen gegenüber, die sich dafür interessiren, auszusprechen, damit der Arzt in der Lage sei, in jeder Weise seinen Kranken zu helfen. [...] Ist der Anfall vorüber, so muss die ganze Behandlung der Krankheit den darin geübten Aerzten überlassen werden. Ohne übertriebene Pedanterie muss Alles versucht und angewendet werden.
[Übers.: Puschmann I, 556–558]

Gerade dieses Textbeispiel zeigt besonders deutlich die von Alexander angestrebte Zusammenarbeit zwischen Schulmedizin und iatromagischer Alternativheilkunde: das von ihm vorgeschlagene und vorausgehend ausführlich beschriebene Abführmittel habe, wie er aus seiner Praxiserfahrung wisse, auch in recht aussichtlosen Fällen geholfen und wäre damit seine erste Empfehlung. In manchen Fällen jedoch hätten sich iatromagisch basierte Anwendungen als wirksam erwiesen (κατὰ τὸ ἀληθὲς αὐτῶν τυγχάνουσι τοῦ σκοποῦ), weshalb er diese nun auf den expliziten Wunsch mancher (τίνες –: daraus geht nicht sicher hervor, ob sich dies auf Patienten oder andere Ärzte bezieht) hinzufüge, da es vor allen Dingen erforderlich sei, den Patienten auf jede Weise zu helfen. Nach Abklingen des epileptischen Anfalles jedoch müsse die Behandlung wiederum den Fachleuten übertragen werden (τοῖς περὶ ταῦτα πεπονημένοις ἰατροῖς) – das heißt, Alexander zieht zwar eine zeitweilige Komplementärtherapie, auch mit iatromagischen Mitteln, durchaus in Betracht, spricht sich jedoch eindeutig für deren Kombination mit der Schulmedizin aus. Eben diese Verbindung aus sämtlichen zur Verfügung stehenden therapeutischen Methoden zeichne den verantwortungsbewussten, aber auch rational-wissenschaftlich denkenden Arzt aus:

AlexTrall., Ther. I, 15
(I, 571–573 Pu.; Guardasole 2006, 676 f.)

ταῦτα μὲν εἴρηται τοῖς παλαιοῖς ὡς φυσικῶς δρᾶν δυνάμενα. ὅσα δ' ἡμεῖς ἐξεθέμεθα, κατὰ μέθοδος εἴρηται. καὶ δεῖ πανταχόθεν βοηθεῖν τὸν ἐπιστήμονα καὶ φυσικοῖς χρώμενον ἐπιστημονικῷ λόγῳ καὶ μεθόδῳ τεχνικῇ καὶ τὸ λεγόμενον πάντα κινεῖν τὰ καλῶς σπεύδοντα μακρᾶς νόσου καὶ μοχθηρᾶς ἀπαλλάξαι τὸν κάμνοντα. ἐγὼ δὲ φιλῶ πᾶσι κεχρῆσθαι. διὰ δὲ τοὺς πολλοὺς τοὺς ἐν τῷ νῦν χρόνῳ ἀμαθεῖς ὄντας καταμέμφεσθαι τοῖς χρωμένοις τοῖς φυσικοῖς, ἔφυγον συνεχῶς χρῆσθαι τοῖς φύσει δρᾶν δυναμένοις καὶ ἔσπευσα τεχνικῇ μεθόδῳ περιγενέσθαι τῶν νοσημάτων. καὶ οἶδα οὐ μόνον ἐπιληπτικὰς νόσους, ἀλλὰ καὶ ἄλλα νοσήματα πολλὰ διὰ διαίτης καὶ φαρμακείας ἰαθέντα. διὸ καὶ νῦν βουλεύω καὶ τὸν θέλοντα περιγενέσθαι τῆς ἐπιληψίας ταύτῃ μᾶλλον τῇ νῦν εἰρημένῃ κεχρῆσθαι διαίτῃ καὶ φαρμακείᾳ, καὶ οὐκ ἀποτεύξεται.

Diese Steine besitzen, wie unsere Vorfahren behaupten, eine natürliche Heilkraft; was wir hier gesagt haben, ist wissenschaftlich begründet worden. Der verständige Arzt darf kein Mittel unbeachtet lassen und muss ebenso mit der Naturheilkraft, als mit wissenschaftlichen Gründen und der kunstgerechten Methode Bescheid wissen. Er muss, wie man zu sagen pflegt, Alles in Bewegung setzen, was den Kranken von dem langwierigen und widerwärtigen Leiden vollständig zu befreien im Stande ist. Ich pflege alle Mittel anzuwenden; da jedoch die jetzt herrschende Zeitrichtung aus Unwissenheit der natürlichen Heilkraft entgegentritt, so habe ich es vermieden, fortwährend solche Heilmittel zu verordnen, die durch ihre Naturkraft wirken, und mich bemüht, durch eine rationelle ärztliche Behandlung die Krankheiten zu beseitigen. Ich weiss auch, dass nicht nur die Epilepsie, sondern auch viele andere Krankheiten durch die Lebensweise und die Arzneien geheilt worden sind. Daher rathe ich jetzt Demjenigen, der von der Epilepsie befreit werden will, sich nach der vorher beschriebenen Lebensweise zu richten und die Heilmittel anzuwenden; dann wird die Heilung nicht misslingen.
[Übers.: Puschmann I, 570–572]

Alexander spricht sich hier ganz klar (ἐγὼ δὲ φιλῶ πᾶσι κεχρῆσθαι) für die Applikation sämtlicher zur Verfügung stehender Therapiemöglichkeiten (καὶ φυσικοῖς χρώμενον ἐπιστημονικῷ λόγῳ καὶ μεθόδῳ τεχνικῇ) aus, obgleich sein persönlicher Fokus auf der Anwendung diätetischer Maßnahmen und medikamentöser Verordnungen (διὰ διαίτης καὶ φαρμακείας) liegt; dahingehend lautet sodann auch sein abschließender Rat (καὶ νῦν βουλεύω) in Hinblick auf ein erfolgversprechendes (οὐκ ἀποτεύξεται) therapeutisches Vorgehen im Falle der ›Epilepsie‹.

Aus der zitierten Textpassage geht allerdings aber auch ganz deutlich hervor, dass seine Aufgeschlossenheit gegenüber unkonventionellen Therapieansätzen nicht immer nur auf Beifall stößt (καταμέμφεσθαι τοῖς χρωμένοις τοῖς φυσικοῖς), weshalb er darauf bedacht ist, ›den Bogen nicht zu überspannen‹ und sich in erster Linie auf rationelle Heilmethoden konzentriert (ἔφυγον συνεχῶς χρῆσθαι τοῖς φύσει δρᾶν δυναμένοις καὶ ἔσπευσα τεχνικῇ μεθόδῳ περιγενέσθαι τῶν νοσημάτων).[221] Dennoch kann er sich nicht enthalten, seinen Tadlern Unwissenheit (ἀμαθεῖς ὄντας) vorzuwerfen, und dies wohl nicht so sehr, weil sie Iatromagie kategorisch ablehnen, sondern vielmehr, weil sie sich generell kategorisch neuen Therapiemöglichkeiten und deren experimenteller Erprobung verschließen.

Von besonderer Wichtigkeit ist es allerdings, so Alexander, auch bei der Anwendung alternativheilkundlicher Maßnahmen stets die wissenschaftlichen Richtlinien zu befolgen:

AlexTrall., Ther. VII, 9 (II, 319 Pu.)

πολλὰ δὲ μὴ καταφρονεῖν, ἀλλὰ πάντα προσάγειν μετὰ καὶ τῆς ἄλλης θεραπείας, ἣν ἡ τέχνη παρακελεύεται πράττειν.	Man darf gewisse Dinge nicht geringachten, sondern man muss Alles anwenden und bei der Behandlung zugleich die übrigen Vorschriften beobachten, welche die Wissenschaft gibt. [Übers.: Puschmann II, 318]

Alexander verwahrt sich auch in diesem Kontext erneut gegen die Geringschätzung und Missachtung alternativer Heilmethoden (μὴ καταφρονεῖν) und betont deren Zusammenwirken mit herkömmlichen Therapiemethoden innerhalb eines rationalwissenschaftlichen Rahmens: nur unter diesen Voraussetzungen sei die Gesamttherapie auch erfolgversprechend.

Vielfältige Anhaltspunkte im Text der *Therapeutika* lassen erkennen, dass der zuvor erwähnte Tadel an Alexanders Vorgehensweise (καταμέμφεσθαι τοῖς χρωμένοις τοις φυσικοις) nicht nur nicht ausblieb, sondern sich gelegentlich sogar in konkreten Vorwürfen der Gottlosigkeit (ἀσέβεια) manifestierte, was für den derart Beschuldigten nicht ungefährlich war, wie etliche diesbezügliche Prozesse zeigen.[222]

221 Vgl. Nutton 1984, 8, der Alexanders Hinweis »that he could have included in his books many more sympathetic remedies, chants and charms, but was prevented from so doing« eher theologischen Anfeindungen als solchen vonseiten seiner Arztkollegen zuschreibt. Meiner Meinung nach sollten Alexanders vielfältige Konflikte mit seinen römischen Kollegen, worauf der Text der *Therapeutika* ja vielerorts explizit Bezug nimmt, auch in dieser Hinsicht nicht unterschätzt werden, da die geäußerte Kritik ja eben genau auf die ›unkonventionelle‹ Behandlungsmethode Alexanders abzielt. Auf diese Textpassage bezieht sich wohl auch Nutton 1984, 26, wenn er Alexanders Courage und Durchsetzungsvermögen gegenüber seinen Fachkollegen lobt.

222 Vgl. M.T. Fögen, Balsamon on Magic: From Roman Secular Law to Byzantine Canon Law, in: Maguire 1995, 99–115; P. Schreiner, Stadt und Gesetz – Dorf und Brauch. Versuch einer historischen Volkskunde von Byzanz: Methoden, Quellen, Gegenstände, Beispiele [Nachrichten der AkadWiss. zu Göttingen, 1. Philolog.-Hist. Klasse 2001/9] (Göttingen 2001) 619. Guardasole 2004, 92 zieht unter Berufung auf AlexTrall., Ther. VII, 9 (II, 319 Pu.) die Möglichkeit eines entsprechenden Vorwurfes an Alexander in Betracht, da die Unterlassung sämtlicher Therapiemöglichkeiten, die dem Wohl des Patienten zuträglich sein könnten, dort als ἀσεβές bezeichnet wird. Diese Formulierung ist jedoch singulär innerhalb der *Therapeutika* und beinhaltet m.E. weniger eine Selbstverteidigung Alexand-

Das *Movens* für Alexanders therapeutische Kombination aus Schulmedizin und iatromagisch geprägter Alternativheilkunde dürfte wohl sicher nicht nur sein persönliches Interesse an derartigen heilkundlichen Alternativen gewesen sein, sondern vor allem medizinethische Prinzipien und, in Verbindung damit, eine neuartige Auffassung des Verhältnisses zwischen Arzt und Patienten: dem Patientenwunsch soll stattgegeben werden, um aufgrund von psychischer Stimulation die Heilungschancen zu erhöhen; Medikamentenunverträglichkeiten werden ebenso in Betracht gezogen wie unspezifizierte Ängste der Patienten und deren Angehörigen.

Die psychische Komponente nimmt bei Alexander generell eine dominante Stellung ein,[223] nicht nur im Falle von iatromagischen Empfehlungen. Im Rahmen seiner Ausführungen zur Melancholie und deren Therapiemöglichkeiten schildert Alexander anhand zahlreicher Fallbeispiele seine psychologischen Behandlungsgrundsätze, die einerseits auf entsprechender Erfahrung basiert sind, andererseits für ein äußerst feines Einfühlungsvermögen in die jeweilige Konstitution, Veranlagung und geistige Verfassung, aber auch in die vorausgehende Lebensgeschichte seiner Patienten spricht. Psychologische Überlegungen bedingen demnach zwar zweifelsohne Alexanders situationsbezogenen Rückgriff auf iatromagische Alternativen bei manchen Krankheitsbildern oder auch Patientenveranlagungen, doch prägen sie insgesamt sein Medizinverständnis im Umgang mit den Patienten, wie folgendes Beispiel, das nichts mit Iatromagie zu hat, zeigt:

ers gegenüber solchen Vorwürfen als vielmehr eine drastische Schuldzuweisung bei entsprechender ärztlicher Unterlassung. Mit Rücksicht auf das Prooimion (AlexTrall., Prooimion; I, 289 Pu.) und die darin angesprochene, nicht näher ausgeführte Zwangslage (διὰ τὴν τῶν βιασαμένων ἡμᾶς πραγμάτων περίστασιν), in die Alexander geraten war, lässt sich ein von Guardasole vermuteter dementsprechender Anklagepunkt oder sogar ein eventuelles Gerichtsverfahren allerdings auch nicht ausschließen, wenngleich solches aus dem überlieferten Schrifttum nicht unmittelbar zu beweisen ist. Ganz eindeutig belegen derartige Textstellen, aber auch insgesamt die häufige Bezugnahme auf ›Iatromagica‹ bei Alexander, dass zu seiner aktiven Zeit, im 6. Jh., die Diskussion zwischen Schulmedizin und ›Alternativheilkunde‹ nicht nur vehement wiederauflebte, sondern sogar ebenso lebhaft im Gange gewesen sein muss wie heutigen Tages; vgl. auch Guardasole 2004, 82. Dieser Aspekt ist insbesondere im Vergleich zu der in hippokratischer Tradition stehenden strikten Ablehnung jeglichen ›Aberglaubens‹ innerhalb der Medizin noch im 4. Jh., wie sie z.B. Oreibasios apodiktisch fordert, von Interesse und mag vielleicht auch in Zusammenhang mit der historischen Situation während Justinians Regierungszeit stehen.

223 Vgl. Garzya 1997, 41 und 89, worin er die Theorie vertritt, bei Alexanders iatromagischer Komplementärtherapeutik handele es sich um eine psychologisch fundierte Stimulation, die als ›Notlösung‹, in schwierigen bzw. aussichtslosen Fällen anzuwenden sei. Die psychologische Komponente einer solchen Alternativheilkunde ist sicherlich unbestritten; ihre Beschränkung als ›psychologische Notmaßnahme‹ steht allerdings nicht unbedingt stets in Einklang mit dem Text; vgl. auch Guardasole 2006, 567 mit Bezugnahme auf Garzyas Argumentation.

AlexTrall., Ther. I, 17 (I, 605 f. Pu.)

εἰ μὲν οὖν ἀρξάμενον εἴη τὸ νόσημα διὰ λύπην ἢ φροντίδα τινὰ προηγησαμένην ἢ ψυχικὸν ἄλλο πάθος, ὑπονοεῖν χρὴ τότε πρὸς τὸ τῆς φαντασίας εἶδος ἢ λόγον ἢ ἄλλο τι τῶν ἀθρόαν ἐργάζεσθαι τὴν μεταβολὴν δυναμένων. πλεῖστοι γὰρ οὕτως ἰάθησαν ἀκούσαντές τινα λόγον ἢ καὶ ἑωρακότες καὶ ἀκούοντες, ὧν ἐπεθύμουν τυχεῖν. [...] ἰᾶσθαι δεῖ τὰς τοιαύτας φαντασίας παντὶ τρόπῳ καὶ πάσῃ ἐπινοίᾳ χρώμενον, καὶ μάλιστ' εἰ ἀπό τινος φανερᾶς καὶ οἷον προκαταρκτικῆς αἰτίας εἴη τὴν ἀφορμὴν ἡ διάθεσις ἐσχηκυῖα.

Wenn die Krankheit von vorausgegangenem Kummer oder Sorgen oder von einem anderen Seelenleiden herrührt, dann muss man die Form und den Inhalt der Wahn-Ideen, sowie die anderen Momente in's Auge fassen, welche eine plötzliche Umwandelung derselben herbeizuführen im Stande sind. Die Mehrzahl solcher Kranke wurde gewissermassen dadurch geheilt, dass sie irgendein Wort hörten oder etwas sahen, wonach sie sich sehnten. [...] In solcher Weise muss man derartige Wahn-Ideen heilen [...]. Man darf dabei kein Mittel versäumen und muss erfinderisch sein, namentlich wenn die Ursache der Krankheit klar ist und gleichsam auf früheren Verhältnissen beruht.
[Übers.: Puschmann I, 604 f.]

All dies entspricht wiederum Alexanders generellem Grundsatz, dass der verantwortungsvolle Arzt sämtliche Methoden zu bedenken habe, die in irgendeiner Weise zum (physischen, aber auch psychischen) Wohl des Patienten beitragen können – die individuelle Meinung des Arztes selbst ob der Wissenschaftlichkeit der angewandten Therapiemethoden ist dabei sekundär.[224] Diesen seinen Standpunkt legitimiert Alexander sowohl anhand des aristotelischen ἀλήθεια-Begriffes und dessen Anwendung innerhalb der Medizin (vgl. Kap. 3.1.2) wie auch unter Berufung auf die Autorität entsprechender Quellen: so bezieht er sich gerade in Hinblick auf iatromagische Traditionen und die Verwendung bestimmter Amulette auf Galen, der zwar mit Kritik an diesen Praktiken nicht spart, gelegentlich jedoch selbst die experimentell erwiesene Wirksamkeit mancher Amulette bestätigt hat.[225]

Alexanders wissenschaftlich-kritische, stets genau abwägende Haltung zeigt sich auch darin, dass er Galens Ablehnung gegenüber Ärzten, welche iatromagische Behandlungsformen in ihre Therapeutik miteinbeziehen, nicht unvoreingenommen teilt, sondern diese Überlieferungen ebenso in Erwägung zieht. So zitiert er wieder-

224 Vgl. Duffy 1984, 26. Insofern stimme ich hier auch nicht mit Vakaloudi 200, 194 überein, wenn sie die Meinung vertritt, Alexander »was influenced by the superstitious absurdity or he was forced to accept the given situation and blend his pharmaceutic methods with apotropaic magical practices, in order to make them more persuasive«. Im Gegenteil verstehe ich Alexanders gelegentlichen und gezielten Rückgriff auf iatromagische Motive nicht als Aberglauben, sondern vielmehr als ein gesamtheitliches, Körper und Seele gleichermaßen umfassendes Heilkonzept, das bestimmte Traditionen und Motive rezipiert, um damit eine den heilkundlichen Praktiken altorientalischer Kulturen vergleichbare Symbiose aus Medizin und Psychologie zu erzielen; vgl. dazu auch Ritner 2007, 214.

225 Ausführlich hierzu Jouanna 2011, 61–67. Vgl. auch Thorndike 1923, 166 f.; Nutton 1984, 8 mit Bibliographie; Temkin 1991, 123.

holt aus einem verlorenen Werk eines Archigenes, bei dem es sich wohl um denselben handeln dürfte, den Galen an mehreren Stellen in seinem umfangreichen Schrifttum scharf kritisiert. Dieses Vorgehen Alexanders lässt ganz deutlich eine äußerst couragierte Urteilsautonomie erkennen und erweist ihn, wie bereits oben ausgeführt, als Vertreter eines ›aufgeklärten‹, reflektierenden Galenismus, geleitet von einem Streben nach Erkenntnis und Wissenszugewinn im Dienst seiner Fachdisziplin.[226]

Weniger Alexanders iatromagische Komplementärtherapie als vielmehr seine auf praktischer Erfahrung und konkreten Fallbeispielen beruhende Therapeutik sollte in der Folge eine der maßgeblichen Quellen für vergleichbare Kompilationen werden, wie z.B. für die einschlägigen Kapitel aus Paulos' von Aiginas umfangreichem Praxis-Kompendium, das umfangreiche Rezeptbuch des Theophanes ›Nonnos‹ Chrysobalantes, die medizinischen Sammelwerke des »Aktuarios« Johannes Zacharias, aber auch für das *Dynameron* des Nikolaos Myrepsos sowie für zahlreiche *Iatrosophia*.[227]

Doch auch im lateinischen Westen wurde Alexander von Tralleis gelesen, exzerpiert und rezipiert, wie die Vielzahl der überlieferten lateinischen Handschriften der *Therapeutika* beweist.[228] Ferner hat sich der französische Gelehrte und Medizinprofessor in Montpellier und Paris, Jacques Despars (1380–1458), der insbesondere für

226 Zu dieser Schlussfolgerung kommt auch bereits Ullmann 1970, 252, der einen Bogen von Alexanders ›Iatromagica‹ zur magischen Naturbetrachtung im Islam schlägt. Alexanders Haltung in Hinblick auf iatromagische Komplementärtherapien steht für Ullmann im Einklang mit der Begrenztheit der Erkenntnismöglichkeiten des mittelalterlichen Menschen und hat nichts mit Aberglaube oder Wundersucht zu tun. Zu diesem Ergebnis führt die intensive Textbetrachtung zweifelsohne und ließe sich m.E. sogar noch dahingehend erweitern, als sich Alexanders Haltung sogar als Versuch eben einer Loslösung aus diesen Grenzen der Erkenntnismöglichkeiten darstellt und damit das ›normale‹ Spektrum einer mittelalterlichen Medizinpraxis deutlich überschreitet. Wie Langslow 2006, 8 deutlich ausführt, war sich Alexander des unkonventionellen Charakters seiner ›Alternativtherapie‹ durchaus bewusst und betont gerade deshalb stets und wiederholt die ethische Verpflichtung des Arztes, dem Patienten mit sämtlichen zur Verfügung stehenden Mitteln Hilfe zu leisten. Langslow, a.a.O. schließt demnach auch mit einem eindeutigen Plädoyer für Alexanders Vorgehensweise: »If some find this a weak justification for employing magic and superstition [...], Alexander's defence of his approach provides further testimony to his own doctrinal independence, his intellectual courage in speaking out, and his emphasis on the well-being of the patient, and important evidence of on the one hand a more conservative medical establishment and on the other a greater openness to ›non-conventional medicine‹ among the upper classes than seems to be generally supposed.«

227 Zu Pro und Contra von Alexanders mutmaßlichem Einfluss auf islamische Medizinbücher vgl. Ullmann 1970, 253, der insbesondere die Lithotherapie hervorhebt, aber auch einzelne, bei Alexander überlieferte ›Iatromagica‹, wie z.B. die Heilwirkung des durchgeschwitzten Hemdes einer gebärenden Frau innerhalb der Fiebertherapie (vgl. Kap. 4.9).

228 Vgl. Langslow 2004, 177–192 und seine ausführliche Monographie zu dieser Thematik: Langslow 2006.

seinen Avicennakommentar (1498) berühmt wurde, intensiv und in einer separaten Abhandlung mit Alexanders *Therapeutika* auseinandergesetzt,[229] und der Nürnberger Arzt und Humanist Hartmann Schedel (1440–1514) widmete ihm in seiner *Weltchronik* von 1493 sogar einen eigenen Kurzeintrag:

> Alexander der artzat diser zeit von wegen der groeße seiner sinnreichigkeit. Ein fuerst der artzt gehalten. hat die lere der gantzen ertznei in dreyen buechern außgetrueecket.[230]

3.3 Die spät-und postbyzantinischen *Iatrosophia*

Als letzte Ausläufer der byzantinischen medizinischen Gebrauchsliteratur gelten die primär therapeutisch-pharmakologisch ausgerichteten Rezeptbücher, die vornehmlich aus der spät- und postbyzantinischen Zeit (die bislang bekannten Textzeugen datieren zwischen dem 10. und 19. Jh.) überliefert sind.[231] Diese sog. *Iatrosophia* kombinieren einfach umsetzbare, häufig der Volksmedizin entlehnte ›Hausmittel‹

229 J. Despars, Expositio interlinearis in practicam Alex. Tralliani, Venedig 1522. Vgl. Langslow 2006, 10 f. Zu Jacques Despars vgl. D. Jacquart, Le regard d'un médecin sur son temps: Jacques Despars (1380?-1458), in: Bibliothèque de l'école des chartes 138/1 (1980) 35–86 (http://www.persee.fr/doc/bec_0373-6237_1980_num_ 138_1_450189; letzter Zugriff:10.08.2016).

230 H. Schedel, Weltchronik. Nachdruck [der] kolorierten Gesamtausgabe von 1493. Einleitung und Kommentar von S. Füssel (Augsburg 2004) fol. CXXXVI (6. Weltzeitalter) und S. 664. Generell zu Hartmann Schedel vgl. F. Fuchs, s.v. *Schedel, Hartmann*, NDB 22 (2005) 600–602.

231 Hunger II, 1978, 304; Garzya 1981, 136 f.; Ieraci Bio 1982, 40–42; Oikonomou-Agorastu 1982, 13–31 (Einleitung); I.G. Christakis, Ἀρρώστιες, βγαρτά, πονέματα, γιατροσόφια στο πρώτο μέσο του 20ου αιώνα στην περιοχή Μύθων Ιεράπετρας, in: Ιστρορική και Λαογραφική Εταιρεία Ρεθύμνης (ed.), Λαϊκή ιατρική: Διεθνές επιστημονικό συνέδριο, Ρέθυμνο 8–10 δεκεμβρίου 2000, Πρακτικά. Rethymnon 2003, 689–702; Touwaide 2007, 147–173; A. Tselikas, Τὰ Ἑλληνικὰ γιατροσόφια: Μία περιφρονημένη κατηγορία χειρογράφων, in: Th. Diamantopoulos (Hrsg.), Ἰατρικὰ Βυζαντινὰ Χειρόγραφα, Athen 1995, 57–70, bes. 58–61 mit einem Schätzwert von wohl mehr als 240 überlieferten Textzeugen zwischen dem 15. und 19. Jh.; Chr. Papadopoulos, Post-Byzantine Medical Manuscripts: New Insights into the Greek Medical Tradition, its Intellectual and Practical Interconnections, and our Understanding of Greek Culture, Journal of Modern Greek Studies 27 (2009) 107–130, bes. 109 spricht sogar von über 250 Textzeugen allein zwischen dem 17. und 19. Jh.; zum wohl spätesten Textzeugen aus dem 20. Jh. vgl. Theodorakis (ed. Clark) 2011; vgl. ferner Valentino 2016, 15–56 (Einleitung) mit einem konzisen Überblick zu Herkunft, Quellen und Kompilationstechnik dieser Texte. Die Erschließung dieser Textgruppe ist nach wie vor in einem beklagenswerten Zustand, da nur ein äußerst geringer Teilbestand bislang ediert und damit der Forschung zugänglich ist, vgl. A. Touwaide, A Census of Greek Medical Manuscripts from Byzantium to the Renaissance [Medicine in the Medieval Mediterranean 6] London/New York 2016, *suo loco*; Id., Towards a Catalogue of Greek Medical Manuscripts, in: P. Degni et al. (Hrsg.), Greek Manuscript Calaloguing. Past, Present, and Future [Bibliologia 48] (Turnhout 2018) 145–155 und Cod. Taur. B.VII.18 (ed. Valentino), 7 f. Sowohl Alain Touwaide wie auch Danilo Valentino sei an dieser Stelle ganz herzlich für zahlreiche wertvolle Hinweise und interessante Gespräche zu den *Iatrosophia*, ihrer textkritischen Erschließung und ihrem Stellenwert innerhalb der byzantinischen medizinischen Gebrauchsliteratur gedankt.

mit regulären Rezepten und Anwendungen der griechisch-byzantinischen medizinischen Tradition, unter deutlicher Integration iatromagischer und astrologisch basierter Heilmethoden[232].

Der Gattungsbegriff »Iatrosophi(o)n« steht in Zusammenhang mit dem neugriechischen Wort γιατροσόφι, womit nicht nur das Rezeptbuch, sondern auch die entsprechende Therapiemethode bezeichnet werden kann.[233] *Iatrosophia* können als therapeutische Kompendien bzw. Notizen entweder aus dem Besitz eines einzelnen, häufig sogar durch namentliche Signatur bezeichneten Arztes stammen und damit Zeugnis für die jeweiligen Anforderungen von dessen individueller privater Ordination ablegen, oder aber Ergebnisse der Kollaboration einer Ärztegemeinschaft festhalten, wie sie z.B. in einem Hospitalumfeld angesiedelt ist.[234] Daneben erinnern sie zudem an ›Hausbücher‹, indem sie Ratschläge zu Haushaltsführung, Schädlingsbekämpfung, Landwirtschaft oder Viehzucht und Haustierhaltung erteilen.[235] Manche *Iatrosophia*, so z.B. auch das von Ioanna Oikonomou-Agorastu edierte *Iatrosophi(o)n* Cod. Par. Gr. 2316 aus dem 15. Jh. n.Chr., weisen einen relativ hohen Anteil an iatromagischen Anwendungen auf,[236] wobei einige davon Beschwörungen bzw. Rezepturen nach dem Vorbild der gräkoägyptischen »texts of ritual power« (vgl. Kap. 2.7.1) beinhalten.

---

232 Hierzu vgl. die mit ausführlichen laographischen Untersuchungen verbundenen Editionen von D.B. Oikonomidos, Ἐξορκισμοὶ καὶ ἰατροσόφια ἐξ ἠπειρωτικοῦ χειρογράφου, in: Ἐπετερὶς τοῦ Λαογραφικοῦ Ἀρχείου 8 (1956) 14–40 (Edition eines ins Jahr 1862 datierten *Iatrosophions*); B. Skoubaras, Μαγικὰ καὶ ἰατροσοφικὰ ἐρανίσματα ἐκ θεσσαλικοῦ κώδικος, in: Ἐπετερὶς τοῦ Κέντρου Ἐρεύνης τῆς Ἑλληνικῆς Λαογραφίας 18/19 (1967) 71–115 (Edition eines *Iatrosophions* vom Ende 17./Anfang 18. Jh.); K. Oikonomos, Δύο ἠπειρωτικὰ γιατροσόφια, in: Δωδώνη 7 (1978) 239–301 (Edition zweier *Iatrosophia* vom Ende des 19. Jh., jeweils mit neugriechischer Übers.). Für diese und weitere Literaturangaben danke ich Danilo Valentino sehr herzlich.

233 Ein Überblick über Etymologie und entsprechende Bibliographie bei Valentino 2016, 15 f. Zur sprachgeschichtlich exakteren Bezeichnung »Iatrosophin« vgl. die entsprechenden Erläuterungen bei Oikonomou-Agorastu 1982, 30 f. und Barbara Zipser (Johannes Physicus, 9).

234 Zu den *Xenonika* vgl. Bennett 2017; die Analyse von deren Verhältnis zu den *Iatrosophia* ist nach wie vor ein Desiderat der Forschung. Der auffälligste Unterschied zwischen den beiden Textgruppen liegt in dem vorrangig professionellen Anspruch der *Xenonika* und, dadurch bedingt, einer dementsprechenden Fokussierung der Quellengrundlage.

235 Oikonomou-Agorastu 1982, 13 bezeichnet sie deshalb auch – wohl nicht ganz zutreffend, da allzusehr verallgemeinernd – als »übersichtliche medizinische Hausbücher, die im Laufe der Jahrhunderte sowohl mit verschiedenen medizinischen Ratschlägen als auch mit Beschwörungsformeln, Heilzaubern und allem möglichen abergläubischen Material angereichert wurden.« Die häufige, nicht nur bei Oikonomou-Agorastu 1982, sondern auch sonst mehrfach zu findende Bezugnahme auf »abergläubische[s] Material« oder ›Aberglaube‹ überhaupt ist m.E. vor dem motiv- und rezeptionsgeschichtlichen Hintergrund der iatromagischen Reminiszenzen entschieden zu revidieren: es handelt sich hierbei keineswegs um Aberglauben, sondern vielmehr um ein kulturhistorisches Phänomen, das bestimmten therapeutischen Zielsetzungen diente.

236 Oikonomou-Agorastu 1982, 22.

In ihrer jeweils individuellen Mischung aus klassisch-traditionellen, spätantiken und frühbyzantinischen Quellen sowie zeitgenössischen Strömungen verkörpern die *Iatrosophia* gerade im Bereich der Heilkunde sehr persönliche Adaptionen eines nahezu ausschließlich praktisch orientierten Medizinverständnisses. Im Großen und Ganzen folgt ihr Aufbau dabei einer einheitlichen Grundstruktur, gegliedert nach Krankheitsbildern bzw. Symptomatiken, wobei das für medizinische Kompendien allgemein übliche Gliederungsprinzip *a capite ad calcem* zwar häufig, jedoch nicht verpflichtend angewandt wird. Der Titel der einzelnen Lemmata beinhaltet zumeist eine Kurzcharakteristik des Anwendungsbereiches, gelegentlich auch eine Zuschreibung der nachfolgenden Rezepte oder therapeutischen Maßnahmen an mutmaßliche Quellen. Solche Projektionen müssen allerdings stets durchaus kritisch auf ihre Authentizität hin überprüft werden, da die Lemmata sehr häufig den legendären medizinischen Autoritäten Galen und Hippokrates zugeschrieben werden, um der Verordnung Gewicht zu verleihen, allerdings ohne tatsächlich aus den zitierten Referenzwerken zu stammen. Hinzukommt, da die exzerpierten Quellen meist anonym bleiben und deshalb nur sekundär erschlossen werden können, was jedoch nicht immer gelingt.

Häufigste Quellen der *Iatrosophia* sind die byzantinischen medizinischen Kompendien (Aetios von Amida, Alexander von Tralleis, Paulos von Aigina, Theophanes ›Nonnos‹ Chrysobalantes, die *Geoponika*, Symeon Seth oder Nikolaos Myrepsos); Referenzen auf mythische Weise und angebliche ›Magier‹ wie Nechepso und Ostanes beruhen mit großer Wahrscheinlichkeit auf entsprechenden Hinweisen in ebendiesen byzantinischen Kompendien und repräsentieren wohl keine eigenständigen Rechercheergebnisse der Kompilatoren der Iatrosophien.

Weitaus schwieriger verhält es sich mit Aussagen über eine etwaige Rezeption iatromagischer Überlieferungen durch die *Iatrosophia*, da diese sowohl durch Vorbilder innerhalb der byzantinischen Kompendien motiviert sein, wie auch das individuelle Betätigungsfeld und persönliche Interessengebiet des einzelnen Kompilators widerspiegeln kann. Hinzukommt, dass Anteil und Einfluss iatromagischer Quellen, wie beispielsweise der gräkoägyptischen Überlieferungen und einschlägiger Textsammlungen, so der hermetischen Schriften, der Lapidarien, der *Kyraniden* oder des *Testamentum Salomonis* mit seiner dekanmelothetisch basierten Dämonologie (vgl. Kap. 2.4.5), oftmals nur indirekt und auf dem Weg der Motivanalyse erschlossen werden kann, da die Textzeugen selbst explizite Hinweise auf ein entsprechendes Schrifttum vermeiden, sondern lieber den Eindruck einer oralen Überlieferung ›durch Hörensagen‹ vermitteln.

Die Dynamik einer lebendigen und laufend aktualisierten Überlieferungskontinuität vermitteln die *Iatrosophia* ganz besonders prägnant – und zeigen hierbei deutliche Parallelen etwa zur entsprechenden Rezeption der *Therapeutika* Alexanders von Tralleis (vgl. Kap. 3.2 und – *suo loco* in den Textanalysen – Kap. 4): so handelt es sich bei einigen Textzeugen ganz eindeutig um individuell adaptierte Reproduktionen älterer Rezeptsammlungen. Kennzeichen derartiger Aktualisierungsprozesse sind insbesondere im Bereich der Paläographie (Koexistenz mehrerer Schreiberhände) und der Linguistik (unterschiedliche Sprachebenen, lexikographische Präferenzen und Aktualisierungstendenzen) zu beobachten, hin und wieder aber auch in der willkürlich erscheinenden Aneinanderreihung ähnlicher bis beinahe gleichlautender Rezepte als Indikatoren diverser Kompilationsphasen.[237]

Die Lemmata selbst enthalten primär Anweisungen zur Kombination und Applikation unterschiedlichster *materia medica* und deren therapeutischen Effekten, manchmal sogar mit ausführlichen Erfahrungsberichten zu ihrer jeweiligen Wirkung. Als individuelle Zeit- und Praxisdokumente verkörpern die spät- und postbyzantinischen *Iatrosophia* nicht nur eine eigenständige Gattung innerhalb der byzantinischen medizinischen Gebrauchsliteratur, sondern spiegeln gleichermaßen therapeutische Präferenzen ihrer jeweiligen Epochen wider.

Gerade vor diesem Hintergrund sind die *Iatrosophia* auch für die rezeptionsgeschichtliche Analyse iatromagischer Motive von großer Bedeutung, da sie deren epochenspezifische Fokussierung, Adaption und eventuelle Transformationen gerade aufgrund ihrer historisch und zeitgeschichtlich geprägten Entwicklungsdynamik nachvollziehbar werden lassen. Den bislang existierenden wissenschaftlichen Bearbeitungen der *Iatrosophia* und ihrer Überlieferungs- und Wirkungsgeschichte soll im Rahmen vorliegender Untersuchung ein möglicher weiterer Aspekt hinzugefügt werden, ausgehend von der Fragestellung nach ihrer motivgeschichtlichen Relation zu entsprechenden Passagen aus den gräkoägyptischen magischen Papyri, aber auch zu den koptischen rituellen Handbüchern sowie zu den in byzantinischen Texten oftmals erwähnten ominösen ›Zauberbüchern‹.

3.3.1 Gräkoägyptisch-koptische Handbücher

Der ›Große Pariser Zauberpapyrus‹ (P IV)[238] ist nicht nur das einzige erhaltene Handbuch praktisch anwendbarer bzw. angewandter Magie[239], sondern veranschaulicht zudem sehr deutlich den motivgeschichtlichen Synkretismus im römerzeitlich-spätantiken Ägypten sowie die Kompilationstechnik, die solchen Textsammlungen zugrunde liegt. Teilweise in griechischer und teilweise in koptischer Sprache abgefasst, basiert P IV auf zahlreichen älteren Quellen, die vermutlich ägyptischen Tempelbibliotheken entstammen, und ist mit äußerster Sorgfalt, unter Angabe divergie-

237 Vgl. Oikonomou-Agorastu 1982, 13 und ausführlich mit zahlreichen Textbeispielen Valentino 2016, 27–41.

238 PGM I, 64–181: Paris, Bibl. Nationale, Suppl. grec 574/Pap. Anastasi 1073, wohl frühes 4. Jh. n.Chr.; in der Folge bezeichnet als P IV; vgl. Kap. 4.2.

239 Van der Horst 2007, 173: »With its more than 50 documents *PGM IV* is the single most comprehensive handbook for magical practices known from the ancient world.«; vgl. Kap. 2.4.4.

render Lesarten, Marginalien und Querverweise, jedoch ohne redaktionelle Eingriffe, zusammengestellt.[240]

Inhaltlich impliziert P IV das gesamte Spektrum gräkoägyptischer Magie: Anweisungen für divinatorische Praktiken, Liebeszauber, Fluchtexte sowie Exorzismen und Rezitationen unterschiedlicher Couleur stehen neben iatromagischen Rezepten und praktischen Anweisungen zur Herstellung von Amuletten, Gemmen, magischen Tränken, Pflanzenhebungen sowie Hinweisen zu Erstellung, Aufzeichnung und richtigem Gebrauch von Zaubersprüchen.[241] Altägyptische Gottheiten und Dämonen treten neben Mitgliedern des klassisch griechischen Pantheons ebenso in Erscheinung wie jüdisch-christliche Motive (Engel, Erzengel, Cherubim, Seraphim) und biblische Namen (Iaô, Adonai, Sabaôth, Moses, Salomon sowie alttestamentliche Patriarchen wie Abraham, Isaak und Jakob). Doch nicht nur die angerufene Götterwelt unter Einschluss mächtiger – paganer wie christlicher – Mittlerfiguren, sondern auch die verwendeten *voces magicae* sind ein Abbild des vorherrschenden Synkretismus, indem sie gleichermaßen ägyptische, griechische, hebräische und aramäische Elemente enthalten. Die zahlreichen Amulettfunde[242] sowie mehrsprachige Parallelversionen (griechisch, koptisch und aramäisch) mancher Textpassagen bestätigen die durchgehend praktische Anwendung der Instruktionen.

Die literarische Form der in P IV zusammengefassten Texte divergiert zum Teil äußerst stark; so finden sich neben klaren Anweisungen zur Durchführung bestimmter Rituale und Herstellung der notwendigen Amulette und Paraphernalia auch instruktive Briefe angeblicher ägyptischer Magier (z.B. PGM I, 76–80, 134–138) an ihre Auftraggeber sowie metrische Hymnen eindeutig griechischen Ursprunges[243] und Homerzitate (PGM I, 88, 100, 138) in ritueller Funktion. Gerade die erwähnten Hymnen sind rezeptionsgeschichtlich von besonderem Interesse, da auch die ungefähr zeitgleich kompilierten *Kyraniden* solche enthalten.[244]

Um vergleichbare Textsammlungen wie die des ›Großen Pariser Zauberpapyrus‹ dürfte es sich wohl bei den bereits in frühbyzantinischer Zeit angeprangerten ›Zauberbüchern‹ gehandelt haben, welche im Besitz von angeblichen ›Schwarzmagiern‹

240 Van der Horst 2007, 173 f.

241 Brashear 1995, 3414: »Recipes and instructions for making gems, charms, amulets, figurines, and potions are intermingled with divination by numbers, dice or Homeric verses. Amatory magic follows hard on execration, exorcism or magico-medical recipe. Hecate, Kore, Apollo, Aphrodite, and Athena are invoked along with Ereschigal, Adonai, Jehovah and Jesus. Suddenly there appears a snatch of classical Greek poetry, but it is interlarded with *voces magicae*. A Coptic section succeeds a Greek one. It is sometimes difficult to find any unifying principle whatsoever.«; diese Textpassage ist ebenfalls zitiert bei van der Horst 2007, 175.

242 Vgl. Schlumberger 1892, 73–93; Vikan 1984, 65–86; Spier 1993, 25–62; Spier 2014, 43–66.

243 Zu letzteren vgl. van der Horst 2007, 175 f. Vgl. z.B. auch eine Hymne an Selene: PGM I, 140–146.

244 Vgl. Brashear 1995, 3420–3422; Kaimakis 1976, 5.

(γοήτες), die damit Unheil anrichten bzw. Krankheiten verursachen konnten, erwähnt werden.[245] Anders als in westlicher Vorstellung handelt es sich bei solchen γοήτες nicht um überirdische Dämonenwesen, sondern um Menschen, die kraft derartiger Textvorlagen magische Kenntnisse besaßen und diese zu negativen Zwecken nutzten. Die Unschädlichmachung solcher Personen zielte nicht auf deren Vernichtung, sondern auf ihre Bekehrung ab, so dass sie der Magie abschworen – im Zuge dessen wurden allerdings die ›Zauberbücher‹ zerstört.[246]

Nach demselben Prinzip, doch primär konzentriert auf medizinische Fragestellungen, funktionieren die erhaltenen rituellen Handbücher aus koptischer Zeit, so beispielsweise der in nur sieben kleinen Pergamentblättern erhaltene Cod. Michigan 136,[247] der eine Vielzahl von volkstümlichen ›Hausmitteln‹ und rituellen Texten zur Bekämpfung ganz unterschiedlicher Krankheitsbilder und -symptomatiken (Kopf-, Zahn- und Ohrenschmerzen, Augenleiden, Fieber, Schüttelfrost, Abdominalleiden und innere Organe, Hauterkrankungen, gynäkologische und pädiatrische Probleme, Erkrankungen des Bewegungsapparates und der Gelenke, Hämorrhoiden und Analfisteln bis hin zu psychischen und mentalen Leiden) enthält.

Die angebotenen Rezepturen bewegen sich im Bereich einer iatromagisch durchmischten *materia medica* deutlich ethnopharmakologischer Prägung, wobei sich die Einnahmeverordnungen zumeist an astronomischen Regeln orientieren. Daneben begegnen zahlreiche Beschwörungen und Exorzismen, die entweder der iatromagischen Aktivierung bestimmter Grundsubstanzen (*materia medica*, aber auch Salböl oder Metalle zur Amulettherstellung) dienen oder aber Anrufungen an diverse, einem synkretistischen Pantheon entnommene Gottheiten darstellen, welche formal stark divergieren können: einerseits handelt es sich um kurze, häufig nur zweizeilige Prosatexte, andererseits aber auch um ausführliche, metrisierte und bewusst auch sprachlich archaisierende Hymnen, die Motive der ägyptischen Mythologie aufgreifen (z.B. Z. 60–114 mit Fokus auf den Reproduktionskräften ägyptischer Götter in einer Geburtsbeschwörung), diese gelegentlich in Form von *historiolae* spezifizieren, manchmal aber auch nur thematisch ansprechen. Daneben begegnen Zitate, vornehmlich aus den homerischen Epen (z.B. Z. 41–44 = Ilias 3, 33–35), sowie eine Vielzahl an *voces magicae* und Vokalserien in unterschiedlicher graphischer Anordnung.

Bemerkenswert ist ferner die intratextuelle sprachliche Diskrepanz, die sich sowohl im Koptischen mit der Verwendung bewusst archaisierenden altkoptischen Vokabulars manifestiert, wie auch in etlichen zwischengeschalteten griechischen Textpassagen, die entweder als Zitate in der Originalsprache, dem Griechischen,

245 Vakaloudi 2003, 191.
246 Vakaloudi 2003, 192 f. mit Textbeispielen.
247 Ed. Worrell, 17–37; aktualisierte engl. Übers.: M. Meyer, in: Meyer – Smith 1994, 83–90 mit Kurzkommentar auf S. 83.

belassen oder aber ins Koptische übersetzt wurden, wobei der nicht originalsprachliche Charakter solcher Textpassagen unverkennbar ist.[248] Gerade in dieser linguistischen Hinsicht,[249] aber auch in Hinblick auf die häufig recht willkürlich wirkende Aneinanderreihung einer Vielzahl unterschiedlichster, diversen Bereichen der regulären Medizin, der Volksheilkunde sowie der Iatromagie und -astrologie entnommenen und auf vielfältigem Quellenmaterial basierenden Rezeptanweisungen, lassen sich durchaus – zumindest formale und rezeptionsgeschichtliche – Parallelen zu den spätbyzantinischen *Iatrosophia* herstellen.

Das altägyptische Pantheon ist im Cod. Michigan 136 mit drei Hauptvertretern für (Iatro-)Magie und Heilkunde (vgl. Kap. 2.3) repräsentiert: Isis, Amun und Thot, auf dessen *Heilige Bücher*, und damit die hermetische Tradition (vgl. Kap. 2.4.2) explizit hingewiesen wird.[250] Im Gegensatz zu den anderen ägyptischen Gottheiten erscheint Isis nochmals separat in einer Amulettformel, aus welcher nicht ganz klar hervorgeht, ob sie sich auf eine gynäkologische Problematik oder allgemein auf Leibschmerzen bezieht:

> I invoke you, great Isis, ruling in the perfect blackness, mistress of the gods of heaven from birth [*voces magicae*] make the womb of N. whom N. bore attain the (condition) from god and be without inflammation, without danger, always without pain, now 2 (times), at once, 2 (times)! Dip a tuft of white wool. Put it under it, and immediately attend to the healing.[251]

Für einen gynäkologischen Kontext spricht, dass Isis hier als »Herrin der vollkommenen Finsternis« bezeichnet wird, eine Wendung, die eine Verbindung zu dem Motiv der griechisch-archaischen Uterusexorzismen (vgl. Kap. 4.8) herstellt, welche in standardisierter Form häufig auf entsprechenden Amuletten zu finden sind und sicherlich auf einheitlichen Vorlagen, vielleicht sogar auf eben solchen rituellen Handbüchern, basieren.[252]

Eindeutig gynäkologisch – nämlich eine Kombination aus Geburtsrezitation und Milchsegen – ist hingegen der inhaltliche Rahmen, in welchem die anderen ägyptischen Götter Amun, Thot und Horus erscheinen.[253] Auch hier wurde eine Hymne in die Rezeptabfolge des Handbuches integriert, wobei diese, der Geburtsthematik gewidmet, sogar den zentralen Teil des rituellen Handbuches des Cod. Michigan 136 ausmacht. Ihr erster Abschnitt bezieht sich vorrangig auf den Geburtsvorgang an sich, wobei die Beschwörung zugleich einen reibungslosen Ablauf ga-

---

248 Meyer – Smith 1994, 83.

249 Zur sprachlichen Vielfalt der spätbyzantinischen *Iatrosophia* vgl. Oikonomou-Agorastou 1982, 27–29 und Valentino 2016, 43–51.

250 Cod. Michigan 136, 5; Übers.: M. Meyer, in: Meyer – Smith 1994, 85: »the books of Thoth with me.«

251 Cod. Michigan 136, 2 f. ; Übers.: M. Meyer, in: Meyer – Smith 1994, 84.

252 Vgl. hierzu ausführlich Spier 2014, 43–66; ähnliche ambivalente Beispiele auch in Kap. 4.8.

253 Cod. Michigan 136, 5–7; Übers.: M. Meyer, in: Meyer – Smith 1994, 85–87; der Text ist vollständig wiedergegeben in Kap. 2.4.

rantieren, aber auch im übertragenen Sinne generell gegen Unfruchtbarkeit schützen soll. Der zweite Teil der Hymne hingegen beinhaltet einen ausführlichen und mit zahlreichen mythologischen Anspielungen unterstützten Milchsegen; durch die zweimalige Erwähnung von Abydos wird zudem auf den Osirismythos angespielt.

Eine indirekte Rolle spielt der altägyptische Gott Thot auch im Rahmen der Verordnungen des Cod. Michigan 136 gegen diverse Hautkrankheiten: die aus unterschiedlichen Ingredienzien gemischten Einreibungen müssen nämlich mit einer Ibisfeder – Ibis ist das heilige Tier bzw. die animalische Inkarnation Thots – appliziert werden:

> For the skin disease that makes crusty skin peel: a shoot of artemisia (?), four staters of soda of arsenic. Grind them together. Apply them with an ibis feather. For a skin disease on the person's face: frankincense from abroad, seven palm fibers (?), along with a black sheep, a burned horn of the sheep, a little pure urine, a lok of sour vinegar. Put them in a new, blackened [...], bake them together. Apply them with an ibis feather.[254]

Außerdem enthält das rituelle Handbuch konkrete Rezeptanweisungen, meist in Verbindung mit astronomischen Einnahmeverordnungen. Iatromagische und ›normale‹ *materia medica* werden hierbei kombiniert:

> For a spleen, a proven salve. From early morning until the sixth hour of the day: barley meal and lard from pigs and very sour vinegar; salt. For eyelids, that they not swell: blood of bats and blood of shrimp, when the moon is waning. [...][255]

Als Ursache von Geisteskrankheiten wird dämonische Einwirkung vorausgesetzt und ein stelenförmiges Amulett dagegen verordnet; dessen exorzistische Wirkung wird nicht allein durch die spezielle Form, sondern ebenso auch durch die Vielzahl an magischen Symbolen, welche in das Stelenfeld integriert werden, garantiert:

> For those who will be sick in their mind(s), if their mind(s) oppress them and they have a demon: His stele makes the get better. / (signs) / (signs and letters in a stele-shaped area) / CHOUBAROCH / Those you are sick, grant healing / Write it on a vulva-stone.[256]

Analog zu den spät- und postbyzantinischen *Iatrosophia* beinhaltet auch das rituelle Handbuch des Cod. Michigan 136 etliche Rezepte, um das Haus von diversen Schädlingen zu befreien. Zu diesem Zweck wird eine Art Insektenspray aus unterschiedlichen Ingredienzien hergestellt, das im gesamten Haus versprüht werden soll:

---

254 Cod. Michigan 136, 12; Übers.: M. Meyer, in: Meyer – Smith 1994, 89.

255 Cod. Michigan 136, 2 f. ; Übers.: M. Meyer, in: Meyer – Smith 1994, 84. Zu Fledermausblut als iatromagisch wirksamer Substanz vgl. AetAmid. II, 85 (I, 179,27–180,4 Ol.) und generell zu Phänomenen aus dem Bereich der Singularitätsmagie: Machold 2010, 68 f.

256 Cod. Michigan 136, 11; Übers.: M. Meyer, in: Meyer – Smith 1994, 88.

> For all vermin that you want to remove from your house: a little galbanum, a little sulfide of arsenic, a little fat from goats. Place it on a coal like a [...] poultice of bad laurel. Put it in the water until it dissolves, and sprinkle it around the house.[257]
> [...]
> A [...] that is in the house: white lead. Put it into salt water. Sprinkle it in the house.[258]

Das *Iatrosophion* des Cod. Taur. B.VII.18 nennt im 242. Kapitel vergleichbare Rezepte, wobei im ersten Falle ein Insektenspray auf Korianderbasis verwendet wird (κολίανδρον τρίψας ῥάνον τὸν οἴκον). Die Alternative dazu wäre eine ausschließlich iatromagisch basierte Anwendung (σκαντζοχοίρου στέαρ ἄλειψον τὴν σκοῦπαν); eine weitere Alternative besteht darin, pures Wasser zu versprühen, dies jedoch mit einem magischen Ritual zu verknüpfen, wobei zu bestimmten Zeitpunkten (abends und morgens) exorzistische Formeln rezitiert werden müssen (ἢ λαβὼν ὕδωρ ῥάνον τὸν οἶκον λέγων οὕτως [...] καὶ τὸ πρωῒ ἀπόλυσον αὐτοὺς λέγων [...]):

Cod. Taur. B.VII.18, Kap. 242
(ed. Valentino, 166)

Εἰς τὸ διῶξαι ψύλλας ἀπὸ οἴκου Κολίανδρον τρίψας ῥάνον τὸν οἴκον καὶ φεύγουσιν. ἢ σκαντζοχοίρου στέαρ ἄλειψον τὴν σκοῦπαν καὶ ἐπίθες αὐτὴν ἐν γωνίᾳ τοῦ οἴκου σου καὶ συναχθήσονται ὅλοι ἐκεῖσε. ἢ λαβὼν ὕδωρ ῥάνον τὸν οἶκον λέγων οὕτως· τῇ νυκτὶ ταύτῃ, ψύλλοι, κοιμηθῆτε, καὶ τὸ πρωῒ ἀπόλυσον αὐτοὺς λέγων· σκορπίσθητε, ψύλλοι, σκορπίσθητε.	Um die Flöhe aus dem Haus zu vertreiben Zerreibe Koriander und besprenge das Haus und sie suchen das Weite. Oder reibe den Besen mit Stachelschweinfett ein und lege ihn in eine Ecke deines Hauses und alle werden sich da versammeln. Oder nimm Wasser und besprenge das Haus und sag das: ›Schlaft, Flöhe, in dieser Nacht‹ und am Morgen schick sie weg und sag ›Zerstreut euch, Flöhe, zerstreut euch‹. [Übers.: Valentino 2016, 167]

Bereits der ägyptische medizinische Pap. Ebers (vgl. Kap. 2.3) kennt derartige Methoden zur Schädlingsbekämpfung im Haus, wobei auch hier explizit Flöhe als zu vertreibendes Ungeziefer genannt werden, ebenso wie im zuvor zitierten Kapitel des Cod. Taur. B.VII.18:

> Anfang von den Heilmitteln, um Flöhe aus dem Hause zu vertreiben: Du sollst es (regelmäßig) besprengen mit einer Natronlösung, bis (sie) sich entfernen. Weiter: Flohkraut (?), werde über Holzkohle zermahlen; werde das Haus gehörig damit bestrichen, bis (sie) sich entfernen.[259]

---

257 Cod. Michigan 136, 11; Übers.: M. Meyer, in: Meyer – Smith 1994, 89.

258 Cod. Michigan 136, 13; Übers.: M. Meyer, in: Meyer – Smith 1994, 89.

259 Pap. Ebers 840 (97,15–16), 841 (97,16–17); Übers.: Fischer-Elfert 2005, 82. Zur Schädlingsbekämpfung im alten Ägypten vgl. grundlegend H. Levinson – A. Levinson, Die Ungezieferplagen und Anfänge der Schädlingsbekämpfung im Alten Orient, Anzeiger für Schädlingskunde, Pflanzenschutz, Umweltschutz 63/5 (Juli 1990) 81–96.

Das im Cod. Taur. B.VII.18 als Insektenprophylaktikum verwendete Stachelschweinfett besitzt ebenfalls eine ungefähre Entsprechung im Pap. Ebers, wenn das Fett eines Pirols gegen Insektenstiche oder das eines Katers gegen Ratten und Mäuse empfohlen wird:

> Anderes zu verhindern, dass eine Fliege sticht: Fett eines Pirols; werde (der Körper) damit eingerieben. Anderes zu verhindern, dass Ratten/Mäuse sich irgendetwas nähern: Fett eines Katers, werde an alles Mögliche getan.[260]

Wie die zitierten Textbeispiele zeigen konnten, beinhalten nicht nur die *Iatrosophia*, sondern ebenso auch bereits die koptischen rituellen Handbücher ein äußerst breit gefächertes Anwendungsgebiet diverser Rezepturen und Verordnungen, die sich nicht ausschließlich auf den heilkundlichen Bereich beschränken.

Anders als bei den byzantinischen *Iatrosophia* lassen die koptischen rituellen Handbücher hingegen häufig deutliche Fokussierungen erkennen, so ist der ins 6./7. Jh. n.Chr. datierende Pap. London Hay 10391[261] stark der jüdisch-biblischen Tradition verhaftet, wie die verwendeten *historiolae* und Zitate aus den Psalmen deutlich machen. So dient beispielsweise Elias' Jordanüberschreitung (Könige 2,8)[262] als Exorzismus gegen Blutfluss, oder ein Zitat aus Psalm 70,1[263] als Heilmittel gegen unspezifizierte Leiden im Kopfbereich.

Fragmente eines undatierten rituellen Handbuches, Pap. Cairo 45060[264], die bei Ausgrabungen in Theben in einem Krug unter dem Fußboden einer Mönchszelle gefunden wurden, belegen nicht nur, dass derartige Aufzeichnungen tatsächlich in den ägyptischen Klöstern existierten, aufbewahrt und vielleicht sogar kopiert wurden, jedenfalls aber ebendiese Verwendung fanden, auf welche die Klage des Klostervorstandes Schenute im 5. Jh. n.Chr. Bezug nimmt (vgl. Kap. 2.5.1). Der erwähnte Pap. Cairo 45060 beinhaltet neben häufigen Instruktionen zur Einhaltung astronomischer Vorgaben zudem noch ein in Hinblick auf die byzantinischen Texte interessantes Phänomen, nämlich den mehrfachen, explizit geäußerten Hinweis darauf,

260 Pap. Ebers 845 (97, 20–21), 847 (98, 1–2); Übers.: Fischer-Elfert 2005, 82.

261 Kropp KZT I, 55–62; II, 40–53; Übers.: D. Frankfurter – M. Meyer, in: Meyer – Smith 1994, 263–269; Komm.: Meyer – Smith 1994, 263.

262 »† For a discharge or a flow of blood: As Elijah, about to cross the Jordan River on foot, raised his staff with commands that the Jordan be like dry land, so also, lord, you must drive the discharge from N. child of N., through (the) power of the one in whose hand are the keys of heaven, Lagar Gar Gar Aromarkar.« (Übers.: D. Frankfurter – M. Meyer, in: Meyer – Smith 1994, 267).

263 »The head. Aknaelekou. [...] in the Psalm: God, give heed to my help; I have been saved through your right hand, Abracha Abrachao Abrachaoth.« (Übers.: D. Frankfurter – M. Meyer, in: Meyer – Smith 1994, 267). Zu Psalmen als Amulettrezitationen bzw. -inschriften vgl. Pradel 1907, 321 f.

264 Kropp, KZT I, 50–54, II, 31–40; Übers.: M. Meyer, in: Meyer – Smith 1994, 270–273 mit Komm. auf S. 263.

dass die zu bestimmten (Heil-)Zwecken hergestellten Amulette zur Aktivierung ihrer iatromagischen Kräfte in Badeöfen verbrannt werden müssen:

> † For a sickness [...]: Write the amulets on the twenty-fifth of the month. Throw it into the oven of a bath. [...] For eye disease (?): Take a bronze coin; catch a blue-green iridescent fly. Write with it the first name of the prayer. You must prepare it on the sixth of the month. Make it full of vinegar. Throw it into the oven of a bath.[265]

Die Vorstellung von (Krankheits-)Dämonen, die in öffentlichen Bädern hausen und deren Einflussnahme durch rituelle Verbrennung von Amuletten oder exorzistischen Schriftsätzen verhindert bzw. aufgehoben werden kann, findet sich als sehr häufiges Motiv in der byzantinischen Vorstellungswelt, weshalb sich hier ein gemeinsamer motiv- und rezeptionsgeschichtlicher Hintergrund als durchaus wahrscheinlich erweist.

Der zwischen dem 4. und 6. nachchristlichen Jh. anzusetzende, aus 20 Seiten bestehende koptische Cod. Michigan 593 enthält eine Liste unterschiedlicher Rezepturen und Verordnungen, welche gemeinhin als Handbuch eines koptischen ›Zauberers‹ betrachtet werden.[266] Die Liste beinhaltet 32 Vorschriften nach Iatrosophienart angeordnet und aufgelistet, wobei die Besonderheit dieser Verordnungen darin besteht, dass mit ein- und derselben Rezitation unterschiedliche Flüssigkeiten (Salböl, Wasser, Essig, Wein etc.) iatromagisch aufgeladen werden und sie somit ihre jeweils situationsgebunden bzw. symptomatisch erforderliche Heilkraft entwickeln und entsprechend fokussieren können. Die Rezepte beziehen sich gleichermaßen auf physische und psychische Leiden[267]; die iatromagische Wirkung beruht nicht alleine auf der Rezitation der »great secret names«[268] und deren Macht, sondern gleichermaßen auch auf den Sympathiekräften der zudem involvierten *materia medica*.

Paul Mireckis Analyse des Cod. Michigan 593 zeigt deutlich, dass sich die Anweisungen nicht ausschließlich in rituell-iatromagischen Rezepturen erschöpfen, sondern daneben auch einschlägige medizinische Kenntnisse des Kompilators verraten, die sicherlich in der klassischen Galentradition verwurzelt sein dürften[269] – und dies stellt wiederum eine Verbindung her zu den byzantinischen *Iatrosophia* mit ihrer eigentümlichen Mischung aus ›Schulmedizin‹, Volksheilkunde und Iatromagie.

265 Übers.: M. Meyer, in: Meyer – Smith 1994, 271.
266 Text und Übers.: P.A. Mirecki, in: Meyer – Smith 1994, 304–313, bes. 305–307; Komm.: P.A. Mirecki, in: Meyer – Smith 1994, 293–303.
267 P.A. Mirecki, in: Meyer – Smith 1994, 299.
268 P.A. Mirecki, in: Meyer – Smith 1994, 305.
269 P.A. Mirecki, in: Meyer – Smith 1994, 298 f.

3.3.2 Legenden und *historiolae* als Referenzen für (Universal-)Amulette

Eine vor allem in spätantik-koptischen Texten vielfach als äußerst wirkmächtiges (Universal-)Amulett benutzte *historiola* stellt die von Eusebius von Caesarea überlieferte Abgarlegende[270] dar. Dabei handelt es sich um eine Überlieferung, in deren Zentrum die plötzliche und vehemente Erkrankung Abgars V. (reg. 4 v.Chr. – 7 n.Chr. und 13–50 n.Chr.)[271], des Königs von Edessa, seine diesbezügliche Korrespondenz mit Jesus Christus und seine anschließende wundersame Heilung aufgrund seines unverbrüchlichen Glaubens steht. In der spätantiken und mittelalterlichen Rezeption dieser Legende spielt sowohl der Briefwechsel wie auch das *Mandylion* eine zentrale Rolle. Die angeblich von Eusebius aufgefundenen und in seiner Kirchengeschichte publizierten Originalbriefe Christi verselbständigten sich sehr rasch in der Form von heilkräftigen Universalamuletten.[272]

Auch das einem nicht näher spezifizierten Gregor zugewiesene undatierte[273] und auf 16 Seiten erhaltene koptische Handbuch des Cod. Leiden Anastasi 9[274] beinhaltet den Brief Abgars an Jesus als zentralen Teil, in der Funktion eines Universal-Apotropaions gegen sämtliche Krankheiten:

> A prayer and exorcism that I wrote, I, Gregory, the servant of the living god, to become an amulet for every one who will receive and read it, making it destroy every operation that comes about by villainous people, whether sorcery, or incantations, or binding of people by various diseases, or jealousy, or envy, or lack of success, that is, one does not find a task to perform – in general, every [task] for which we are skilled and those for which we are not skilled, and [every] task [that] comes about due to meddling [people] or crooked [people or through] vil-

270 Eusebius, Hist. eccl. I, 13, worin Eusebius behauptet, die originalen Briefe Jesu an Abgar in den edessenischen Archiven aufgefunden und aus dem Syrischen übersetzt zu haben.

271 Zu Abgar und der mit ihm verbundenen Legende vgl. F.W. Bautz, s.v. *Abgar V., mit dem Beinamen Ukkâmâ (»der Schwarze«)*, in: Biographisch-Bibliographisches Kirchenlexikon I (1975, ^{2}1990) 8 f.; zur frühchristlichen Rezeption der Abgarlegende vgl. ausführlich A. Mirkovic, Prelude to Constantine. The Abgar Tradition in Early Christianity. Frankfurt et al. 2004.

272 Etliche Beispiele für diese Tradition im Koptischen und Griechischen finden sich bei Kropp, KZT II, 72–79; vgl. auch Á. Mihálykó, Griechische und koptische Texte der spätantiken ägyptischen christlichen magischen Tradition, in: E. Juhász (Hrsg.), Byzanz und das Abendland I: Begegnungen zwischen Ost und West [Antiquitas – Byzantium – Renascentia V. Bibliotheca Byzantina I] (Budapest 2013) 365; Z. Szegvári, Le Supplementum Graecum 116 de la Bibliothèque Nationale de Vienne: un rouleau byzantin d'exorcisme, in: E. Juhász (Hrsg.), Byzanz und das Abendland II. Studia Byzantino-Occidentalia [Antiquitas – Byzantium – Renascentia XII. Bibliotheca Byzantina II] (Budapest 2014) 249–251.

273 Die (nach wie vor umstrittene) Datierung von Eusebius' Kirchengeschichte an das Ende des 3. bzw. Beginn des 4. Jhs. n.Chr. liefert den *terminus post quem* für die Datierung des Cod. Leiden Anastasi 9.

274 W. Pleyte and P.A.A. Boeser, Manuscrits coptes du musée d'antiquités des Pays-Bas à Leide (Leiden 1897) 441–479; Kropp, KZT II, 72–79, 81–85, 161–175, 220–221; III, 210; Übers.: R. Smith, in: Meyer – Smith 1994, 314–322 mit Komm. auf S. 311–313.

lainy. [...] / I invoke you, lord god almighty: [You must give] salvation and [healing] and purification at [the place] where this [prayer] is deposited, whether (to) a man or woman, free or slave, little children or those at the breast, or even all the livestock. [...] / [...] I am Gregory, the servant of the living god. I invoke all you violent deeds, by the great fearful name of the father of our lord Jesus Christ, the god of Abraham and Isaac an Jacob, all at once, whether they be magic, or idols, or they be in places of worship, or in any places to which you have been sent to produce terror and convulsions and dumbness and deafness and speachlessness and disgrace and pains of every kind. And whether you are nearby or you are far away, be afraid of the name of the lord, and retreat from wherever this prayer shall be read or deposited and from all those who belong there. [...] / Holy trinity, spare every one who has this seal, and those who have this prayer, and every place in which it is published, and become for them an amulet and aid, a cure-all for every pain of any sort. The holy trinity must be with us. [...] / Abgar, the king of the city of Edessa, writing to the great king, the son of the living god, Jesus Christ: Greetings! Some people, honored and worthy of faith, have related about you to me that the world has been very worthy, in our time, of your good visit through your manifestations. This, our inferior race, among whom you visited, is completely saved by means of your love of humankind, which is from the ages. So when I heard these things, I firmly believed without doubt. And at the same time they said that you perform great healings without medicines or herbs, and they have lasted for a while. The blind, and the disabled, and the mute, and the hearing impaired, and those who are lepers, you truly cleanse by the word of your mouth. And the demons are departing in fear and trembling, acknowledging your glorious name publicly. And you authoritatively command the dead: They are leaving the graves after having been buried. These deeds reveal you, causing all flesh to know you, for you are the only begotten son of god, and there is no other except you. [...] We beg you therefore, I and the people worshipping you, that you trouble yourself and come to us for the sake of your wholeness and the health of our numerous illnesses, and that your name may be proclaimed over us, O lord, and the city will serve as your throne all the days of its life.[275]

Gregors Amulett in Gebetsform ist zugleich exorzistisch-prophylaktisch wie auch konkret heilkräftig und schließt nicht nur physische, sondern ebenso auch eine große Anzahl psychisch-depressiver Leiden mit ein. Die Identität Gregors, der sich im Textverlauf mehrfach als »Diener des lebendigen Gottes«, sprich Diener Christi, bezeichnet, ist nach wie vor ungeklärt; Richard Smith schlägt eine Identifizierungsmöglichkeit entweder mit Gregor von Nazianz (329–389 n.Chr.) oder Gregor Thaumaturgos (ca. 212–270 n.Chr.) vor[276]. Letzterer könnte aufgrund seiner Verbindung zu Edessa und seiner überlieferten Funktion als erklärter Wundertäter und Visionär[277] als Referenz eines solchen Gebetsamuletts eventuell in Frage kommen, doch ein Blick auf das spätbyzantinische *Iatrosophion* Cod. Taur. B.VII.18 verleiht auch der Einbindung Gregors von Nazianz in einen ähnlichen heilkräftig-iatromagischen Kontext große Wahrscheinlichkeit, denn Kapitel 251 dieses *Iatrosophions* beschreibt

275 Cod. Leiden Anastasi 9, 1r–11v; Übers. R. Smith, in: Meyer – Smith 1994, 315–320.
276 R. Smith, in: Meyer – Smith 1994, 313.
277 Altaner – Stuiber 1978, 211 f.; F.W. Bautz, s.v. *Gregor Thaumaturgos (der Wundertäter)*, in: Biographisch-Bibliographisches Kirchenlexikon II (1990) 338 f.

eine eben diesem Gregor zugeschriebene Salzmischung, die als Universalheilmittel gegen alle möglichen Leiden wirksam sein soll:[278]

Cod. Taur. B.VII.18, Kap. 251 (ed. Valentino, 172)

Ἕτερον ἁλάτιον σκευασθὲν παρὰ τοῦ ἁγίου Γρηγορίου τοῦ θεολόγου
Ὅπερ ὀφθαλμίαν οὐ ποιεῖ ἕως γήρας, ὀδόντας ἀναλγή τους συντηρεῖ, βήχας παύει, τρίχας ἀρρεύστους ποιεῖ, τὸν νοῦν ὀξύνει, ὀξυδορκίαν ποιεῖ, φλέγμα, χολὴν, χυμὸν διαλύει, ποδαλγίαν καὶ σπλῆναν ἰᾶται. [...] ταῦτα πάντα κοπανίσας κα⟨ὶ⟩ σείσας βάλε καὶ ἅλας ἡμέτερον καλὸν λίτραν μίαν καὶ χρῶ ἐν ταῖς τροφαῖς ὡς βούλει.

Anderes von Gregorios dem Theologen zubereitetes Salz
Es lässt keine Augenentzündung bis ins Alter entstehen, es hält die Zähne schmerzlos, es lässt den Husten aufhören, es verhindert Haarausfall, es schärft den Verstand, es macht scharfen Blick, es löst Schleim, Galle und Säfte, es heilt Fußgichtschmerzen und Milz. [...] zerstoße und siebe sie [sc. die Zutaten, Anm. d. Verf.] und füge auch ein Pfund von unserem guten Salz hinzu und verwende es in den Speisen, wie du willst. [Übers.: Valentino 2016, 173]

Danilo Valentino weist darauf hin, dass eine vergleichbare Salzmischung tatsächlich in den Schriften Gregors von Nazianz überliefert ist und das unmittelbare Vorbild für das Rezept im Cod. Taur. B.VII.18 darstellt.[279] Die Referenz für den im Text genannten »Theologen Gregor« (παρὰ τοῦ ἁγίου Γρηγορίου τοῦ θεολόγου) dürfte somit eindeutig auf Gregor von Nazianz abzielen, womit sich Richard Smiths Annahme, den Rezitator des oben zitierten Gebetsamuletts aus dem Cod. Leiden Anastasi 9 sowohl mit Gregor Thaumaturgos wie auch mit Gregor von Nazianz zu identifizieren, um eine weitere Komponente ergänzen lässt.

---

278 Eine in vergleichbarer Weise als ›Universalheilmittel‹ wirksame Salzmischung wurde im 17. Jh. von dem chiotischen Arzt und (Iatro-)Chemiker Konstantinos Rodokanakes (1635–1685) am Hofe des englischen Königs Charles II. (1630–1685, reg. 1660–1685) entwickelt und in einer gelehrten Abhandlung beschrieben: »Alexicacus: Spirit of Salt of the World, Which vulgarly prepar'd is call'd The Spirit of Salt. or The transcendent Virtue of the True Spirit of Salt Long look'd for, and now Philosophically prepared and purified from all hurtful or Corroding Qualities, far beyond any thing yet known to the World: being both safe and pleasant for the use of all Men, Women, and Children. By Constantine Rhodocanaces, *Grecian* of the Isle *Chios*, and one of his majesty's Chymists, which is the sole author and inventor of the Spirit. In a Physical Laboratory in London, next door to the *Three Kings Inne* in *Southampton Buildings*, near the *Kings Gate* in *Holborn*. Where all manner of Chymical preparations are carried on without any Sophistication or abuses whatsoever. *This third Edition is enlarged with some extraordinary Testimonies, Advertisements, and rare Medicaments. By His Majesties special Direction and Allowance.* Πᾶν ἀγαθὸν ἑαυτοῦ τοῖς ἄλλοις ἐστὶ κοινωνικόν. London, Printed by R.D. in the Year 1664«; vgl. K.I. Amantos, Τα γράμματα εις την Χίον κατά την Τουρκοκρατίαν 1566–1822, Σχολεία και λόγιοι [Βιβλιοθήκη Ιστορικών Μελέτων] (Athen 1976) 68–71 und I. Grimm-Stadelmann, Byzantinische Arztgelehrte (Iatrosophisten) in postbyzantinischer Zeit, Revue des Études Sud-Est Européennes 57/1-4 (2019) 273–299, bes. 298 f.

279 Greg. Naz., Ἁλ. σκευ. 1, 1: ἁλάτιον σκευασθὲν ὑπὸ τῆς ἐνέργειας τοιάσδε: Valentino 2016, 172.

Der im 2. Weltkrieg verloren gegangene Pergamentcodex Heidelberg Kopt. 686 enthielt ein 16 Seiten umfassendes, ziemlich spätes (2. Hälfte 10. Jh. n.Chr.) rituelles Handbuch in koptischer Sprache, dessen Besonderheit die Vermischung der altägyptischen *Gliedervergottung* bzw. Dekanmelothesie (vgl. Kap. 2.4) mit den im spätantiken Ägypten weit verbreiteten Engelskulten darstellt.[280] Der Text beinhaltet ein ausführliches Heilritual über Wasser und Öl, womit der Patient zur Abwendung und zum weiteren Schutz gegenüber sämtlicher physischer und psychischer Leiden übergossen werden soll. Der Rezitator wird hier mehrfach als »imago Dei«[281] bezeichnet, und gerade aus diesem Grunde soll nun, im konkreten Krankheitsfall, Gottes Gnade aktiviert werden:

> So now, my lord, have mercy upon your likeness and your image and listen to my cry, and take away all the suffering from N child of N, whether it is a severe illness or an attack of a demon. Let them come out of him at the moment that he is washed with this water and is anointed with this oil.[282]

Die Beschwörung soll bewirken, dass sich Gottes Heilkraft in dem im Ritual verwendeten Wasser und Öl konzentriert und damit ihren therapeutischen Effekt auf den Patienten ausüben kann:

> I adjure you today by your names and your powers and your figures and your amulets, which are written in heaven, which terrify the authorities of darkness, that you send them upon the water and the oil, and bless them and consecrate them, so that if they are poured upon N. child of N., all the suffering that is in his body may come out of him, and he may be filled with strength and power, and may flourish like the tree of life growing in the middle of paradise. [...] Come in a marvelous way, come upon this water and this oil, breathe upon them and fill them with holy spirit, so that if they are poured upon N. child of N., all the suffering that is in his body may come out of him.[283]

Die nachfolgende Beschwörung folgt dem Prinzip der altägyptischen *Gliedervergottung*, indem jedes einzelne Körperteil des beschworenen Wesens mit einer bestimmten Gottheit, im hier vorliegenden Fall einem Engel, gleichgesetzt und damit, quasi *pars pro toto* in Übertragung auch auf den Patienten, unter dessen speziellen Schutz gestellt wird:

> I adjure you today by the stars of light, by your two eyes, Thol and Thoran.
> I adjure you today by the breath of life that comes from your nostrils, the name of which is Stoel.

280 Text: Übers. M. Meyer, in: Meyer – Smith 1994, 326–341 mit Komm. auf S. 323–325; vgl. auch Grimm – Grimm-Stadelmann 2010, 57–61.
281 Zu dieser insbesondere in der christlichen Anthropologie vorherrschenden Vorstellung vgl. Grimm-Stadelmann 2008, 50–52 mit Bibliographie.
282 Cod. Heidelberg Kopt. 686, 3 f.; Übers.: M. Meyer, in: Meyer – Smith 1994, 328.
283 Cod. Heidelberg Kopt. 686, 4–6; Übers.: M. Meyer, in: Meyer – Smith 1994, 329 f.

> I adjure you today by Ephemeranion, which is your tongue.
> I adjure you today by Tekauriel, which is your mouth.
> I adjure you today by your teeth, which are Oriskos.
> I adjure you today by your head, which is Orasiel.
> I adjure you today by the image of the cross of light that is over your head, which is Sitoriel.
> I adjure you today by the crown of light that is about your neck, the name of which is Lelael.
> I adjure you today by Orphamiel, which is the (?) finger of your right hand.
> I adjure you today by your hands, Anramuel, your right hand, Antrakuel, your left hand.
> I adjure you today (by) your two feet, Thaoth, Thaotha.[284]

Die Beschwörung endet sodann mit einer Reminiszenz an Jesu Wunderheilungen:

> I adjure you today by the signs and wonders that he worked in the middle of the whole inhabited world, in the name of Jesus.
> The dead arise in the name of Jesus.
> The demons come out of a person in the name of Jesus.
> The lepers are cleansed in the name of Jesus.
> The blind can see in the name of Jesus.
> The lame can walk in the name of Jesus.
> The one who is paralyzed can arise, his foot can move, in the name of Jesus.
> Those who do not talk can speak in the name of Jesus.[285]

Die hier vorliegende Kombination eines Wasser- und Ölrituals mit einer an der altägyptisch fundierten Dekanmelothesie orientierten Engelmelothesie zeigt nicht nur den deutlichen Einfluss auf gräkoägyptischen Quellen basierender, synkretistischer Textsammlungen wie den *Kyraniden* oder des *Testamentum Salomonis*, sondern ebenso, dass diese Motive und die damit verbundenen Traditionen auch in späterer Zeit, gegen Ende des 10. nachchristlichen Jhs., noch unvermindert rezipiert wurden. Das Heidelberger Handbuch macht zudem deutlich, dass eine solche Rezeption nicht alleine einem griechischsprachigen Rezipientenkreis vorbehalten war, sondern die Parallelität der griechischen und koptischen Motivrezeption auch noch während der mittel- und spätbyzantinischen Epoche beibehalten wurde.

Nicht nur die Rezeption iatromagischer Motive oder die Konsultation eines weitgehend identischen Quellenfundamentes stellen eine deutliche Gemeinsamkeit zwischen den koptischen rituellen Handbüchern und den byzantinischen *Iatrosophia* dar, sondern in hohem Maße auch ihre eindeutige Gebrauchsorientiertheit innerhalb einer zwischen Individualordination und Hospitalskontext divergierenden Praxisbezogenheit.

Anders als die erhaltenen Textzeugen aus dem koptischen Bereich weisen die byzantinischen Handschriften häufig mehrere Redaktionen ein und desselben Basistextes auf, welche sich nicht nur inhaltlich, sondern auch sprachlich vehement

284 Cod. Heidelberg Kopt. 686, 6 f.; Übers.: M. Meyer, in: Meyer – Smith 1994, 331 f.
285 Cod. Heidelberg Kopt. 686, 11 f.; Übers.: M. Meyer, in: Meyer – Smith 1994, 335 f.

unterscheiden können, abhängig von Kompilator und aktuellem Rezipienten- bzw. Einsatzbereich. Ein interessantes Beispiel hierfür ist das einem Arzt namens Johannes zugeschriebene Handbuch, *Therapeutika* betitelt[286], eine medizinische Kompilation mit volkssprachlichem Kommentar, die wohl zwischen der 2. Hälfte des 13. Jh. und dem Anfang des 14. Jh. n.Chr. zu datieren ist. Diese *Therapeutika* sind in zwei gravierend unterschiedlichen Hauptversionen überliefert ist: in einer dem klassischen Stil und Sprachgebrauch verhafteten Fassung (Cod. Monac. graec. 551; 15. Jh. n.Chr.) sowie einer weiteren, in zahlreichen Handschriften (13.–15. Jh. n.Chr.) überlieferten volkssprachlichen Version. Beide Versionen bezeichnen sich explizit als *Iatrosophia*, ihr Inhalt sowie die Struktur des jeweiligen Textes basiert in hohem Maße auf Theophanes ›Nonnos‹ Chrysobalantes und ihre Einbindung in einen wie auch immer gearteten Xenonskontext besitzt laut Barbara Zipser hohe Wahrscheinlichkeit.[287]

Obgleich die Identität des Kompilators oder Redaktors nicht zu eruieren ist, spricht sehr viel für eine Datierung ins 13. Jh., wohl nach dem 4. Kreuzzug; Barbara Zipser vermutet zudem eine inselgriechische (vermutlich Zypern) Herkunft des Textes.[288] Ganz in der Iatrosophientradition steht seine Ausrichtung rein auf die praktische Anwendung der Medizin hin, auf ein scholastisch-theoretisches Konzept wird gänzlich verzichtet. Eine Besonderheit dieses *Iatrosophions* und in Hinblick auf die Textgattung recht ungewöhnlich ist die in beiden Versionen ursprünglich nahezu völlige Absenz iatromagischer Reminiszenzen, obgleich solche in späteren Handschriften sekundär interpoliert wurden.[289] Vor diesem Hintergrund ist die in der Londoner Wellcome Library aufbewahrte Handschrift MSL 14 (14. Jh.) von besonderer Bedeutung, da sie nicht nur eine nahezu vollständige Fassung der volkssprachlichen Version der *Therapeutika* beinhaltet, sondern insgesamt ein komplettes spätbyzantinisches medizinisches Handbuch in zwei unterschiedlichen Redaktionen, A und B, konstituiert.[290] Die beiden Redaktionen unterscheiden sich dahingehend, dass A sämtliche Hinweise auf iatromagische Anwendungen ›hinausediert‹, während B diese komplett übernimmt, darunter auch eine eindeutige Reminiszenz an

286 Edition: B. Zipser (Hrsg.), John the Physician's Therapeutics. A Medical Handbook in Vernacular Greek [Studies in Ancient Medicine 37] Leiden/Boston 2009 (zit. als Johannes Physicus). Zur Überlieferungsgeschichte und dem mutmaßlichen historischen Umfeld vgl. Johannes Physicus, 4–44 mit ausführlicher Handschriftenbeschreibung, sowie Nutton – Zipser 2010, 265–268.

287 Johannes Physicus, 13 und Nutton – Zipser 2010, 268 mit Verweis auf Bennett 2003.

288 Johannes Physicus, 4–13. Hierfür spricht insbesondere der Charakter der Londoner Handschrift MSL 14: sie zeigt einen starken Wechsel zwischen gelehrtem byzantinischem Idiom, durchsetzt mit volkssprachlichen Elementen, enthält aber ebenso auch lateinische Einschübe: laut Nutton und Zipser verweist gerade die Existenz dieser drei Sprachstufen auf eine mutmaßliche Entstehung auf Zypern: Nutton – Zipser 2010, 270.

289 Ausführlich mit Textbeispielen Johannes Physicus, 43.

290 Johannes Physicus, 15 f. und insbesondere Nutton – Zipser 2010, 261–270 mit ausführlicher Beschreibung und medizinhistorischer Einordnung der Handschrift MSL 14.

zwei Kapitel aus der 4. *Kyranis*.[291] Auf den ersten Blick erscheinen beide Redaktionen als eine zufällige Zusammenstellung unterschiedlicher Exzerpte, doch bei genauerer Betrachtung lassen sich Zusammenhänge bzw. eine logische Abfolge der Texte innerhalb der Handschrift erkennen, wobei prognostische, phlebotomische und embryologische Texte überwiegen, daneben aber auch eine Einführung ins Verständnis des menschlichen Körpers in zwei Texten existiert. Der zweite Teil der Redaktion A, eine von therapeutischen Anweisungen gefolgte Rezeptsammlung, enthält die zuvor erwähnten *Therapeutika* des Johannes Physicus.

Ganz am Ende der Tradition der byzantinischen *Iatrosophia* steht das von Patricia A. Clark edierte, handschriftlich als persönliches Notizbuch überlieferte Rezeptbuch des heilkundigen Kreters Nikolaos Konstantinos Theodorakis aus Meronas im Amari-Tal, entstanden wohl um 1930.[292] Diese Art von *Iatrosophia* waren vor allem in Dorfgemeinschaften in Gebrauch, vornehmlich im Besitz von Heilpraktikern (?), Hebammen, Priestern und Mönchen – d.h. auch der Klerus war nach wie vor in Heilmaßnahmen involviert, wie bereits im koptischen Ägypten (vgl. Kap. 2.5.2). Im Vorwort zu ihrer Edition gibt Patricia A. Clark eine kurze Charakteristik solcher neuzeitlicher Iatrosophia:

> Increasingly, in many the content epitomized from ancient sources became diluted and the medical advice supplemented with a whole host of additional information from popular medicine [...]. Magic words, cabbalistic signs, spell and biblical lore were juxtaposed with advice on plants, on sleep, with brontology, dietetics, earthquake prediction, astrology, phlebotomy and

291 Kyr. IV, 13 und IV, 73; Nutton – Zipser 2010, 263 f. Außerdem begegnen neutestamentliche *historiolae*, Engelsanrufungen, *voces magicae* sowie Kryptographien; interessant ist zudem der mehrfach auftretende Verweis auf unsichtbare Tinte, deren Herstellung möglicherweise von ähnlichen Rezepturen in den gräkoägyptischen Papyri inspiriert sein dürfte. Vgl. Nutton – Zipser 2010, 269 f.: »In some ways, even the content of the scholia differs between both parts; in B mostly magical and religious charms and spells can be found, whereas in A later hands mainly substituted missing headings and corrected some passages. [...] Magical and religious elements such as the scholia in B are not uncommon in Byzantine medicine and can be found in a variety of other witnesses. The fact that some of these scholia were written in invisible ink, however, is to my knowledge unique.« Zu magischen Tinten und deren Herstellung vgl. Vakaloudi 2000, 204 f. mit Hinweis auf eine entsprechende Anweisung in Pap. Osl. col. XI, 257 f., wo es um eine »Myrrhentinte« geht: γρ(άφε) ζμυρνομελαίνῳ; ebenso wurde auch Blut häufig als Tinte verwendet – die Assoziation zu Goethes *Faust* ist naheliegend. Die Farbe der Tinte war ebenfalls abhängig vom angestrebten Ziel: Vakaloudi 2000, 205. Generell zu Tintenrezepten in der byzantinischen Zeit vgl. P. Schreiner – D. Oltrogge, Byzantinische Tinten-, Tuschen- und Farbrezepte [Österr. AkadWiss., Phil.-Hist. Klasse, Denkschriften 419. Veröffentlichungen der Kommission für Schrift- und Buchwesen des Mittelalters Reihe IV Band 4] Wien 2011, bes. 79 f. mit Textbeispielen zu Geheimtinten auf Basis von Zwiebel- und/oder Gallapfelsaft; zu vergleichbaren arabischen Rezepten vgl. L. Raggetti, *Cum grano salis*. Some Arabic Ink Recipes in their Historical and Literary Context, Journal of Islamic Manuscripts 7 (2016) 294–338.

292 P.A. Clark (Hrsg./Übers.), A Cretan Healer's Handbook in the Byzantine Tradition. Text, Translation and Commentary. Farnham/Burlington 2011 (zit. als Theodorakis), 1.

> arcane agricultural, veterinary or bee-keeping lore. Changes took place too at the level of language and style, for often such books were compiled and copied by and for lay people. Vernacular Greek predominates, but here again variety is key, as ancient and medieval Greek words or phrases and those from the Bible and Orthodox liturgy, mingle with Hellenized Turkish or Italian and lexica listing Latin, Arabic, Turkish – even Russian equivalences. Depending upon the social status and education of the writer(s) a *iatrosophion* may be legible or illegible, more or less learned or barbaric or an assemblage of any of these side by side.[293]

Die vorausgegangenen Textbeispiele konnten anhand zahlreicher motiv- und rezeptionsgeschichtlicher Parallelen zwischen den gräkoägyptisch-koptischen rituellen Handbüchern und den (spät-)byzantinischen Iatrosophia zeigen, dass sich trotz der mehrfach thematisierten, mit der Bekehrung ihrer Besitzer einhergehenden Verfolgung und Vernichtung der nicht näher spezifizierten ›Zauberbücher‹ ein hoher Anteil an einschlägigem Textmaterial bis in die spätbyzantinische Zeit erhalten haben dürfte. Insbesondere im Bereich der Heilkunde wurden zahlreiche iatromagische Motive beibehalten, geringfügig transformiert und in wechselndem Kontext wiederholt. Wenn die koptischen ›Zauberbücher‹ lange Listen von mehr oder weniger iatromagisch-sympathetischen Anwendungen, Rezepturen und exorzistischen Rezitationen überliefern, so lässt sich darin eine gewisse, nicht nur strukturelle, sondern ebenso auch inhaltliche Konformität mit den byzantinischen *Iatrosophia* erkennen: auch diese enthalten listenartige Aufzählungen diverser Symptomatiken und Krankheitsbilder sowie deren therapeutische Bekämpfung. Gerade in Hinblick auf Auswahl und Wiederholung bestimmter iatromagischer Motive (Isis und Horus-Thematik, Gliedervergottung bzw. Dekanmelothesie, iatromagische Aufladung von *materia medica* mittels spezieller Rezitationen und damit verbundene Rituale, Herstellung von Amuletten unter astrologischen Prämissen etc.) lassen sowohl die koptischen wie auch die byzantinischen Textzeugen eine eindeutige Verankerung in der gräkoägyptischen Tradition sowie deren einschlägigen Überlieferungen erkennen.

Ausgehend von der byzantinischen medizinischen Gebrauchsliteratur bis hin zu den spät- und postbyzantinischen *Iatrosophia* lässt sich die Quellensituation bzw. die Rezeptionswege iatromagischer Motive und Inhalte somit folgendermaßen veranschaulichen:

293 Theodorakis, 5.

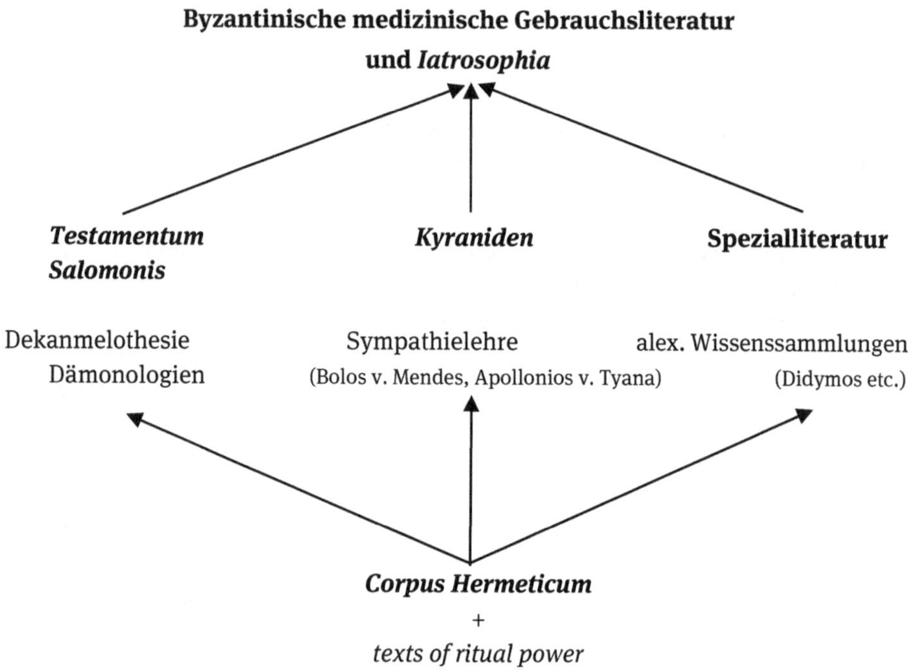

Grundlage der Rezeption sind die gräkoägyptischen Überlieferungen, wie beispielsweise das *Corpus Hermeticum* und insbesondere die »texts of ritual power«, in denen die Motivvielfalt gesammelt und konzentriert wurde. Von hier aus fanden Einzelmotive bzw. Motivketten Eingang in die alexandrinischen Wissenssammlungen sowie in die beiden spätantiken Kompilationen der *Kyraniden* und des *Testamentum Salomonis*, welche während der gesamten byzantinischen Epoche – und sehr wahrscheinlich auch darüber hinaus – intensiv rezipiert wurden, und dies nicht nur im Bereich der Heilkunde.

4 Textanalysen

Im folgenden Abschnitt soll nun, ausgehend von den in den *Therapeutika* Alexanders von Tralleis erwähnten ›Iatromagica‹, die der byzantinischen Rezeption zugrundeliegenden iatromagischen Motive, Traditionen und Strömungen im Einzelnen analysiert und rezeptionsgeschichtlich nachvollzogen werden. Zunächst ist jedoch noch ein kurzer Überblick über die hauptsächlich vorkommenden Kategorien iatromagischer Motive erforderlich, die sich in zwei Gruppen fassen lassen: zur ersten Abteilung, Sprache und Gestik, gehören sämtliche Rezitationen, Exorzismen und Ritualhandlungen, aber auch der gesamte Bereich iatromagischen Formelschatzes, während die zweite Abteilung sämtliche gegenständlichen ›Iatromagica‹, wie insbesondere Amulette und Reliquien, beinhaltet.

Im Falle von Alexanders *Therapeutika* überwiegen eindeutig die gegenständlichen Ausprägungen von ›Iatromagica‹; Rezitationen und Sprachformeln begegnen ausschließlich im Verbund mit entsprechenden Ritualhandlungen, wodurch entweder Amulette adäquat in Szene gesetzt oder *materia medica* iatromagisch aktiviert wird, doch niemals separat. Iatromagie erfüllt bei Alexander stets die Funktion einer Komplementärtherapie, weshalb sie nicht durchgehend, sondern nur punktuell bei einzelnen Krankheitsbildern ergänzend empfohlen wird, so bei manchen Fiebererkrankungen (AlexTrall., De febr. VI, 7 = I, 407,1–10 und 437,5–24 Pu.; vgl. Kap. 4.9), bei Schluckauf (AlexTrall., Ther. VII, 9 = II, 319,12 Pu.; vgl. Kap. 4.4.4), Koliken (AlexTrall., Ther. VIII, 2 = II, 375,20–377,31 Pu.; vgl. Kap. 4.4) und Nierenleiden (AlexTrall., Ther. XI, 1 = II, 475,18–24 Pu.; vgl. Kap. 4.5) sowie bei Gelenkerkrankungen, respektive Podagra (AlexTrall., Ther. XII = II, 579,13–585,24 Pu.; vgl. Kap. 4.6).[1] Eine besonders herausgehobene Rolle nimmt hierbei die Betrachtung von Anfallsleiden ein (AlexTrall., Ther. I, 15 = I, 557,12–573,4 Pu.; vgl. Kap. 4.10), da nur hier nicht allein iatromagische Therapievorschläge, sondern auch entsprechende Methoden zu Diagnose- und Prognosezwecken angeführt werden.[2]

Therapeutische Alternativen aus dem Bereich der Iatromagie sind bei Alexander vornehmlich sympathetisch basiert und werden deshalb als φυσικά bezeichnet, im Sinne von Anwendungen, die aufgrund ihrer speziellen, ihnen sympathetisch impliziten Natur wirksam sind. Solche φυσικά erscheinen demnach nicht losgelöst, son-

1 Guardasole 2004, 94; Guardasole 2004b, 232 mit Anm. 32.

2 Guardasole 2004, 98 vermutet wohl zu Recht, dass diese Sonderstellung des ›Epilepsie‹-Kapitels innerhalb der *Therapeutika* dem besonderen Stellenwert solcher Anfallsleiden geschuldet sein dürfte. Dass auch Theophanes ›Nonnos‹ Chrysobalantes, der zahlreiche Zitate aus Alexanders *Therapeutika* in sein Rezeptbuch integriert hatte, ausschließlich die auf Epilepsie bezogenen ›Iatromagica‹ übernommen hatte, unter Verzicht auf sämtliche anderen iatromagischen Komplementärtherapeutika, unterstreicht Guardasoles Annahme.

https://doi.org/10.1515/9783110619041-004

dern folgen den Richtlinien konventioneller *materia medica*, indem sie sich in dieselben Kategorien einteilen lassen, nämlich in metallische, mineralische, animalische und pflanzliche Substanzen sowie menschliche Körperflüssigkeiten (Urin, Schweiß, Sperma, Blut etc.).[3] Aus diesem Grunde ist auch eine Integration der φυσικά in herkömmliche Rezepturen möglich, ferner auch ihre Vermischung mit konventionellen Substanzen. Im Unterschied zu diesen ist jedoch die Gewinnung und Weiterverarbeitung der *materia iatromagica* speziellen Regeln unterworfen: sie unterliegt zunächst strikter Geheimhaltung[4] und ist ferner an astrologische Gesetzmäßigkeiten[5] gebunden, die konsequent eingehalten werden müssen, andernfalls kann die erwünschte Wirkung nicht garantiert werden.

Gegenständliche Amulette können entweder selbständig, kraft ihrer Natur, wirken und werden aus diesem Grunde unmittelbar dem leidenden Körperteil bzw. Organ appliziert, oder aber die dem Trägermaterial implizite Wirkung kann noch durch Beschriftung mit *voces magicae*, archaischen Formeln, astrologischen Symbolen und dergleichen verstärkt bzw. konzentriert/komprimiert werden.[6] Bei derartigen Kompositamuletten lassen sich zumeist zwei unterschiedliche Gruppen von Trägermaterialien unterscheiden, zum einen diverse Metalle (Gold, Silber, Bronze, Blei) und Mineralien (Edel- und Halbedelsteine), zum anderen verschiedene Beschreibstoffe wie Papyrus, Pergament, Blätter (insbesondere Lorbeer- oder Olivenblätter[7]) oder Stoffstreifen (Leinen[8]).[9] Von besonderer Wichtigkeit war hierbei die ›Jungfräulichkeit‹ des Trägermaterials, d.h. es durfte keinesfalls zuvor benutzt und in manchen Fällen nicht

3 LiDonnici 2002, 359–364; Guardasole 2004, 94–97; Jouanna 2011, 55.

4 Vgl. AlexTrall., Ther. VIII, 2 (II, 377,24–27 Pu.), sogar mit Referenz auf einen entsprechenden Passus im *Corpus Hippocraticum*: Hipp., Lex. 5 (IV, 642,4 f. Littré); vgl. Guardasole 2004, 97.

5 Guardasole 2004, 97 f.

6 So z.B. ein dem Erzbischof von Thessalonike, Johannes, zugeschriebenes Pergamentamulett (6. Jh. n.Chr.), das über und über mit magischen Zeichen und Symbolen, περιεργίας γράμματα, bedeckt war: P. Lemerle, Les plus anciens recueils des miracles de Saint Démetrius et la pénetration des Slaves dans les Balkans [BHG 1, 547h] Paris 1979, I: Le texte, I. Τοῦ ἁγίου Ἰωάννου ἀρχιεπισκόπου Θεσσαλονίκης ὕμνος εἰς Θεὸν καὶ τὸν πανένδοξον ἀθλοφόρον Δημήτριον ἐν μερικῇ διηγήσει τῶν θαυμάτων, pp. 50–165; II. Second recueil ou recueil anonyme, pp. 167–241; 15. 61; Vakaloudi 2000, 195 f.; Jouanna 2011, 56.

7 Vgl. ein entsprechendes Fieberamulett in: PGM II, 213 f. und ein ebensolches bei Alexander von Tralleis: AlexTrall., De febr. 6 (I, 407 Pu.); vgl. Kap. 4.9. Zu beschrifteten Lorbeerblättern als Amulette gegen Schlaflosigkeit vgl. GMP 1992, 123a, 48–50 und Kap. 4.9; zur Sonderstellung des Olivenbaums in Zusammenhang mit der Gyllou-Legende vgl. Z. Szegvári, Le Supplementum Graecum 116 de la Bibliothèque Nationale de Vienne:un rouleau byzantin d'exorcisme, in: E. Juhász (Hrsg.), Byzanz und das Abendland II. Studia Byzantino-Occidentalia [Antiquitas – Byzantium – Renascentia XII. Bibliotheca Byzantina II] (Budapest 2014) 207–252, bes. 242: der Olivenbaum ist gesegnet, weil er den die Dämonin verfolgenden Heiligen als einziger der befragten Bäume deren Aufenthaltsort verrät.

8 Leinenstreifen gegen Atembeschwerden: PGM II, 208 f.

9 Zu den Amulettmaterialien vgl. ausführlich Vakaloudi 2000, 194–205.

einmal berührt worden sein, situationsabhängig auch die Farbe (rote Farbe war aufgrund ihres apotropäischen Charakters besonders beliebt; vgl. Kap. 2.3 und PGM II, 201 f. in Zusammenhang mit einem Amulett gegen Husten) oder die Herkunft der Tierhaut, woraus das Pergament gewonnen wurde (so galt beispielsweise Hyänenhaut – aufgrund der Lautanalogie zwischen dem hustenähnlichen Bellen der Hyäne und der zu bekämpfenden Symptomatik – als besonders wirksames Trägermaterial für Hustenamulette: PGM II, 206 f.).

Sämtliche derartigen Amulette wurden entweder zusammengerollt direkt am Körper oder um den Hals getragen.[10] Dem Amulettcharakter von beschrifteten Blättern könnte möglicherweise ein ägyptisches Motiv zugrunde liegen, das sich um den heliopolitanischen *jšd*-Baum[11], wohl einen Perseabaum, zentriert. Dieser Baum findet im ägyptischen Totenbuch (Spruch 17) Erwähnung, indem seine nächtliche Spaltung während des Kampfes gegen die Feinde des Sonnengottes Re beschrieben wird. Unter Thutmosis I. (reg. ca. 1504–1492 v.Chr.), wird er in besondere Beziehung zum ägyptischen Königtum gesetzt, indem verschiedene Gottheiten, darunter auch Thot, auf seinen goldenen Blättern den Königsnamen notieren, um damit dem jeweiligen Herrscher eine langandauernde und prosperierende Regierungszeit zu garantieren. Dieses ursprünglich königliche Privileg wurde später im Totenkult auch auf die Untertanen ausgedehnt, und dadurch zur Garantie für Wiedergeburt und ewiges Leben; in manchen Texten erhält der *jšd*-Baum auch noch zusätzlich eine kosmologische Komponente.

Zahlreiche motivgeschichtliche Verbindungen zu ägyptischer Mythologie und entsprechenden Überlieferungen eröffnen die diversen metallischen Trägermaterialien für Amulette.[12] Mit dem Trägermaterial Gold verbinden sich beispielsweise zahlreiche Aspekte, welche auch im iatromagischen Kontext von Bedeutung sind: zum

10 Vgl. Pinch 1994, 118; Vakaloudi 2000, 196.

11 L. Kákosy, s.v. *Ischedbaum*, LÄ III, 182 ff.; R. Germer, s.v. *Persea*, LÄ IV, 942 (mit ausführlicher Bibliographie); R. Germer, Handbuch der ägyptischen Heilpflanzen [Philippika. Marburger altertumskundliche Abhandlungen 21] (Wiesbaden 2008) 35–37 (*jšd*) und 130 (*Persea*, *šwꜣb*). Zu diesem Motiv vgl. ferner I. Grimm-Stadelmann, Heilung im Kontext von Regeneration und Sympathielehre: Zur Rezeption ägyptischer Motive in der byzantinischen medizinischen Gebrauchsliteratur, in: M.-L. Monfort – M. Witt (Hrsg.), Quid est Modestia? Mélanges de Médecine Ancienne en l'Honneur de Klaus-Dietrich Fischer, Medicina nei Secoli (i. Druck).

12 Allgemein zu spätantiken und byzantinischen Metallamuletten vgl. R.D. Kotansky, Greek Magical Amulets. The Inscribed Gold, Silver, Copper and Bronze Lamellae I: Published Texts of Known Provenance [Abhandlungen der Nordrhein-Westfälischen Akademie der Wissenschaften. Sonderreihe Papyrologica Coloniensia 22.1] Opladen 1994; C. Morrison, Amulettes et talismans, mode d'emploi: rituels, incantations et sortilèges. Outremont (Québec) 1999; Schlumberger 1892, 73–93; Metallamulette für spezielle Symptomatiken: R.D. Kotansky, Two Amulets in the Getty Museum: A Gold Amulet for Aurelia's Epilepsy and an Inscribed Magical Stone for Fever, ›Chills‹, and Headache, J.P.

einen sein solarer Charakter und damit aber auch die Verbindung zu himmlischen Sphären, quasi als Mittlermedium zwischen diesseitiger und jenseitiger Welt, ferner seine in der gesamten antiken, spätantiken und ansatzweise auch noch mittelalterlichen Vorstellungswelt verbreitete Eigenschaft, organisches, von ihm bedecktes Material vor der Verwesung zu bewahren[13], und nicht zuletzt seine altägyptische Charakteristik als »Fleisch der Götter«[14]. Wohl eine Kombination aus all diesen Motiven, Überlieferungen und Vorstellungen machte das Gold auch im Bereich der Heilkunde zu einem äußerst wirkmächtigen und wertvollen Medium, dem man regenerierende, verjüngende und generell lebensverlängernde Kräfte zuschrieb, und aus diesem Grunde auch die Macht, Krankheitserreger aus dem Körper zu vertreiben. Vor diesem Hintergrund ist es nicht erstaunlich, dass sich zahlreiche Goldamulette erhalten haben, die, wie ihre Inschriften belegen, gegen unterschiedliche Symptomatiken und Leiden zum Einsatz kamen. Häufig sind hierbei Universalamulette mit allgemein gehaltenen, gegen jegliche denkbaren Formen von Krankheiten und negativen Einflüssen gerichteten Formeln, doch finden sich auch gelegentlich auf spezielle Ziele hin ausgerichtete Goldamulette, so vornehmlich gegen Fieber und Kopfschmerzen.

Neben Edelmetallen wie Gold und Silber sind auch weniger edle Metalle oder Legierungen wie Kupfer, Bronze, Zinn und Blei[15] als Trägermaterialien für diverse Amulette belegt; der Gebrauch von Kupfer lässt sich eindeutig mit der spätantiken Salomonslegende (vgl. Kap. 2.4.5) in Verbindung zu bringen, denn eine Version dieser Legende besagt, dass Salomon die von ihm besiegten Dämonen in Kupfergefäße

---

Getty Museum Journal 8 (1980) 181–187; R.D. Kotansky, A Silver Phylactery for Pain, J.P. Getty Museum Journal 11 (1983) 169–178; M. Sieburg, Ein griechisch-christliches Goldamulett gegen Augenkrankheiten, Bonner Jahrbücher 118 (1909) 158–304.

13 Vgl. ausführlich hierzu K. Parlasca, Bedeutung und Problematik der Mumienporträts und ihr kulturelles Umfeld, in: K. Parlasca – H. Seemann (Hrsg.), augenblicke. Mumienporträts und ägyptische Grabkunst aus römischer Zeit. Ausstellungskatalog Frankfurt 30.01.–11.04.1999 (München 1999) 30–32.

14 Hannig 1995, 403 (*jr nbw ḥꜥw nṯrw*); Pyramidentexte, Spruch 723: »O NN hier, erhebe dich auf deinen ehernen Knochen und deinen goldenen Gliedern! Dieser dein Leib gehört einem Gott, er kann nicht verfaulen, er kann nicht vergehen, er kann nicht verwesen.« (J. Assmann – A. Kucharek, Ägyptische Religion. Totenliteratur [Frankfurt am Main/Leipzig 2008] 57); im Pap. Westcar wird die Geburt eines Sohnes des Sonnengottes folgendermaßen beschrieben: »Da glitt das Kind auf ihre Arme, ein Knabe von einer Elle Länge [...] und mit festen Knochen. Das Namensschild seiner Glieder war aus Gold, sein Kopftuch aus echtem Lapislazuli.« (E. Brunner-Traut, Altägyptische Märchen [München [8]1989] 52); und zu Beginn des *Buches von der Himmelskuh* wird der gealterte Sonnengott selbst beschrieben: »[...] denn Seine Majestät [Re] war ja alt geworden, und seine Knochen waren Silber, seine Glieder waren Gold, sein Haar aus echtem Lapislazuli.« (E. Hornung, Der ägyptische Mythos von der Himmelskuh. Eine Ätiologie des Unvollkommenen [Göttingen 1982] 37).

15 Vgl. Pap. Osl. col. VII, 178; zur Vielzahl der byzantinischen Bleiamulette vgl. die einschlägigen Untersuchungen von Spier 1993, 25–62 und Spier 2014, 43–66; vgl. auch Moreau 2000, 20 f.

sperrt, aus denen sie nicht aus eigener Kraft entkommen können:[16] demnach eignet Kupfer eine besonders apotropäische bzw. dämonozide Komponente, die sich auch positiv in der Heilkunde auswirkt, speziell gegen von Dämonen verursachte Krankheiten. Ambivalent ist hingegen die Verwendung von Eisen: einerseits gilt es als zauberbrechende Substanz und wird deshalb häufig als Apotropaikum – auch innerhalb von Ritualen zum Schutz des Ritualisten selbst – verwendet, andererseits werden ihm diverse iatromagische Qualitäten zugesprochen[17], welche sich möglicherweise auf ein ägyptisches Motiv in Verbindung mit einer astrologischen Komponente zurückführen lassen. Bereits seit den Pyramidentexten und den Opferlisten des Alten Reiches nämlich spielt das als *bjꜣ* bezeichnete Meteor-Eisen eine wichtige Rolle im der Auferstehung des Verstorbenen dienenden Mundöffnungsritual, da es als himmlisches Material und damit als Gewähr zur Überwindung des Todes galt.[18]

Amulette aus Metall sind hauptsächlich in Form von Medaillen belegt, welche sowohl oval oder rund, wie auch hexagonale und, letzteres insbesondere im iatromagischen Kontext, oktagonale[19] Gestalt besitzen können. Die jeweiligen Gravuren wurden individuell, situations- und patientenspezifisch ausgewählt und aufgebracht, sehr wahrscheinlich orientiert an speziell dafür vorhandenen Vorlagenbüchern, welche sich vermutlich aus Textsammlungen wie den gräkoägyptischen Papyri oder den spätantik-koptischen rituellen Handbüchern konstituiert haben.[20] Neben den Objekten selbst belegen zahlreiche Textpassagen, unter anderem sogar bei den Kirchenvätern, deren Herstellung und Verwendung.[21] Die eingravierten Zeichen zeugen deutlich von der Synthese aus paganer und christlicher Symbolik, wobei sehr häufig Sterne als kulturenübergreifend magisch-astrologische Himmelssymbole zu finden sind, vielleicht jedoch auch als Hinweis auf eine der vielen Manifestationen der altorientalischen Heilgottheit Gula.[22] Neben den Medaillen erfreute sich die Ring- bzw.

---

16 Vgl. Suppl. Mag. I, ed. Daniel – Maltomini, Papyrologica Coloniensia XVII, 1 [Köln 1989] 24, Fr. B, p. 68 und Nr. B2. Kupfer besitzt zudem auch die Eigenschaft, iatromagische Energien zu bündeln: Machold 2010, 63 und Anm. 257.

17 Vgl. Plinius, NH 33–35; ein ausführlicher Überblick über die vielfältige Bedeutungshistorie: I. Mundle, s.v. *Erz*, RLAC VI (1966) 475–491 mit Bibliographie; zur zauberbrechenden Eigenschaft von Eisen vgl. Machold 2010, 63. Zu Ringfassungen aus Eisen und Gold sowie deren planetarischen Bezug vgl. Quack, Manuskript Dekane, Kap. 2.3.9.

18 Nicht nur in semantisch-etymologischer Hinsicht beispielhaft die Wortfelduntersuchung von E. Graefe, Untersuchungen zur Wortfamilie *bjꜣ*. Dissertation Univ. Köln 1971.

19 Vgl. B. Pitarakis, Light, Water and Wondrous Creatures. Supernatural Forces of Healing, in: Pitarakis 2015, 50 f., wo auch die Oktagonalform als zentrale Architekturform für spätantik-byzantinische Monumentalbaptisterien im 4. Jh. mit astrologischen Assoziationen erklärt wird.

20 Zur Herleitung solcher Vorlagenbücher aufgrund von Amulettformeln vgl. Spier 2014, 43–66.

21 Vakaloudi 2000, 198 mit zahlreichen Beispielen.

22 Zu Gula und ihren Erscheinungsformen vgl. B. Böck, The healing goddess Gula. Towards an understanding of ancient Babylonian Medicine, Leiden et al. 2014; vgl. auch Reiner 1987, 33 f. und W.K. Prentice, Magical Formulae, 138. Zu dem häufig achtstrahligen Sternensymbol auf iatromagischen

Armbandform großer Beliebtheit, deren Rundung auf das ägyptische Uroboros-Motiv, einem Ewigkeitssymbol, anspielt, und damit eine Art ›Rundumschutz‹ gegen dämonische und sonstige negative Einflüsse bewirken konnte.[23] Amulettringe können entweder ganz aus Metall bestehen und mittels spezieller Gravuren einem bestimmten Wirkungsbereich zugewiesen werden[24], oder aber Fassungen für heilkräftige Edelsteine (Gemmen) bzw. Miniaturreliquiare sein.[25] Gerade in Zusammenhang mit Gemmen und deren vielfältigen Wirkungs- und Anwendungsbereichen spielen die spätantiken Textsammlungen, so vornehmlich die *Kyraniden*, aber auch die hermetischen Schriften und Lapidarien (vgl. Kap. 2.4.6), eine entscheidende Rolle.[26]

Heilkräftige Amulette sind gerade während der frühbyzantinischen Epoche nicht nur im privaten Bereich angesiedelt, sondern auch in vielfältigen Erscheinungsformen in Wallfahrtszentren (z.B. Jerusalem, Menuthis, Seleukia) belegt, einerseits als Votivgaben zum Dank für erfolgreiche Wunderheilungen[27], andererseits in Verbindung mit Wundertätern, wie beispielsweise dem Säulenheiligen Symeon: münzenförmige Medaillons aus Lehm mit einem Abbild des Heiligen und einer entsprechenden Inschrift wurden an die Pilger ausgegeben; ihre speziell medizinische Funktion leitet sich von Symeons Eigenschaft als heiliger Arzt ab.[28]

Amulettringen vgl. H. Maguire, VIII: Magic and Geometry in Early Christian Floor Mosaics and Textiles, in: H. Maguire, Rhetoric, Nature and Magic in Byzantine Art [Variorum Collected Studies Series CS 603] (Aldershot et al. 1998) 265–274, der die diversen Ringsymboliken u.a. auch mit entsprechender Mosaikornamentik in Relation setzt.

23 Vgl. Vakaloudi 2000, 199 f. mit zahlreichen Beispielen.

24 Vakaloudi 2000, 199. Ein häufiges Ringmotiv ist das des ›Heiligen Reiters‹, einer Salomonallegorie; vgl. Kap. 2.4.5.

25 Greg.Nyss., Βίος Μακρίνης 30, 8–21 und F.J. Dölger, Das Anhängekreuzchen der hl. Makrina und ihr Ring mit der Kreuzpartikel [Antike und Christentum III, 2] (Münster i. Westf. 1932) 81–116; Vakaloudi 2000, 200 mit Anm. 14 und 204. Zu heilkräftigen Gemmen vgl. Plinius, NH 36 f. und den ausführlichen Überblick mit zahlreichen Textbeispielen bei Vakaloudi 2000, 200 f.; zu christlichen Gemmen vgl. Vikan 1984, 81.

26 Vakaloudi 2000, 202; vgl. auch E. Bowie, Names and a Gem: Aspects of Allusion in Heliodorus' *Aethiopica*, in: D. Innes – H. Hine – Chr. Pelling (Hrsg.), Ethics and Rhetoric. Classical Essays for Donald Russell on his Seventy-Fifth Birthday (Oxford 1995) 269–280. Derzeit das Standardwerk für magische Gemmen ist S. Michel, Die Magischen Gemmen. Zu Bildern und Zauberformeln auf geschnittenen Steinen der Antike und Neuzeit [Studien aus dem Warburg-Haus 7] Berlin 2004 mit zahlreichen Text- und Bildbeispielen. Vgl. außerdem M.G. Lancellotti, Problèmes méthodologiques dans la constitution d'un *Corpus* des gemmes magiques, in: La Magie II, 153–166.

27 Vikan 1984, 66 f. mit Verweis auf Theodoret, Graecarum affectionum curatio VIII, 64 (ed. Raeder 1904; repr. 1969, 1 f.).

28 Vikan 1984, 67 f. Die Wunderheilungen erfolgen aufgrund der *Eulogia* des in Münzform gepressten heiligen Staubes; die Symeonamulette konnten sowohl in einem realen therapeutischen Kontext eingesetzt, wie auch vorbeugend als Prophylaktikum verwendet werden. Zu den Inschriften vgl. Vikan 1984, 69 f.

Die Vielfalt und der Formenreichtum byzantinischer medizinischer Amulette stellt ein kulturenübergreifendes, von sozialen Schichten und religiösen Einstellungen völlig unabhängiges Phänomen dar, das Gary Vikan recht treffend mit einer Art ›iatromagischen Hausapotheke‹ vergleicht, auf deren Ingredienzien im Krankheitsfalle zurückgegriffen werden konnte, entweder als ausschließliche Alternative zur Schulmedizin oder, wie bei Alexander von Tralleis, als komplementärtherapeutische Ergänzung:

> As a group they evoke a world of supernatural medicine as pervasive as it was multifaceted: they span the Mediterranean, from Sicily through Greece and Asia Minor to Syria-Palestine and Egypt; they span society, from anonymous lead and bronze through silver to personalized gold [...] many were items of mass production (from stamps or molds), while those that were not (e.g. the armbands, rings, and intaglios) represent extensive, substantially undifferentiated series. [...] Moreover, those ›object types‹ constitute, *in toto*, an affectively complete medicine chest, whose remedies were as varied in their mode of application as they were in their medical applicability: there are clays to be powdered and drunk or, as paste, rubbed on the body – and oils and waxes to be used in the same way; there are amuletic lockets and ampullae in which to carry these pills and potions, stamps with which to make them, and censers to swing while they're being used; there are large medico-magical silver bands for the arm, smaller ones for the finger, and single silver discs to be hung around the neck – or, for those of lesser means, bronze and lead equivalents; there are styptic gemstones for the purse and ›health‹ jewelry for newlyweds; and there are, finally, votives to ask for the preservation of health, and votives to give thanks when lost health has been restored. Harnessed in our hypothetical Early Byzantine medicine chest are the pharmaceutical powers of a truly democratic pantheon which, at once Judeo-Christian and Greco-Egyptian, can accommodate the coexistence of Christ and the Chnoubis, St. Symeon and King Solomon, and the cross and the *pentalpha*.[29]

Festzuhalten bleibt, dass sich trotz der großen Bandbreite an unterschiedlichen Erscheinungsformen die byzantinische Iatromagie, sei es in Form von Texten und Rezitationen oder von Amuletten und entsprechender *materia medica*, niemals in Kollision zu christlichen Normen begibt; jegliche Art von Schadenszauber wurde als ἀσέβεια vehement abgelehnt. Iatromagie galt in Byzanz als Vehikel und neben der Schulmedizin als mögliche Alternative, sich schadensverursachender Krankheitsdämonen, deren überall verbreitete Existenz vorausgesetzt wurde, zu entledigen, nicht aber als Mittel, mit Hilfe ebendieser Dämonen selbst Schaden zu verursachen. Die Einwirkung maligner Dämonen äußerte sich in vielfältigen symptomatischen Erscheinungsformen, die meist in Zusammenhang mit mentalen, psychischen und neurologischen Krankheitsbildern standen, und, laut byzantinischer Vorstellung, eine spezielle Therapie unter Einbeziehung von Exorzismen und iatromagischen Anwendungen erforderten:

---

29 Vikan 1984, 85.

> It seems that the Byzantines were deeply affected by the theory, which had its origin in Egyptian, Babylonian and Hebraic beliefs, that the demons were the source of all illnesses. As it was attested in the sources, mostly mental or neurological and neurochemical diseases with symptoms as uncontrollable twitches, jerks, writhings, thrashings, swearing, cursing, singing, use of racial and ethnic epithets, and especially epilepsy with a scale of symptoms from complete unresponsiveness to external stimuli to dangerous grand mal seizures, were attributes to some malign and exteral force such as the devil or demons, either acting on their own or summoned by a powerful magician. To the second diagnoses led some specific symptoms, which appeared only when a magician was involved, such as depression, anguish, delirium. The patient was in constant agony, his heart was in pain or suffered from hysteria having pain in the pharynx, chills, vomiting, nausea, spasms in the larynx, oesophagus, stomach or intestines. All these symptoms, which today are diagnosed as neurosis, neurological, neuromuscular or psychological disorders, were characterized as demonic possession and the patients had to undergo exorcism, sometimes in combination with practical curative means, in order to be cured.[30]

Solche Rezitationen und Exorzismen finden sich bereits in großer Zahl in den spätantik-koptischen »texts of ritual power« (vgl. Kap. 2.7.1), wobei deren Kombination aus paganen und christlichen Motiven, Heillegenden, *historiolae* und Anspielungen auf Wunderheilungen, aber auch ihre Aufzeichnungsform (›Schwundschemata‹, Kreuzform, Durchmischung mit wiederum teilweise beschrifteten Zeichnungen etc.) häufig übernommen wurde.[31]

Die nachfolgenden Textanalysen veranschaulichen die Verbindung iatromagischer Motive mit einzelnen Krankheitsbildern bzw. Symptomatiken sowie deren möglicherweise ägyptische Herkunft und ihre rezeptive Integration in die byzantinische medizinische Praxis. Ausgangspunkt der motivgeschichtlichen Analysen sind die einschlägigen Passagen aus Alexanders von Tralleis *Therapeutika*, deren mutmaßliche Quellen und Vorbilder ebenso erläutert werden wie etwaige geistesgeschichtliche und motivimmanente Parallelen ohne direkten Vorbildcharakter. Abschließend wird auf die Übernahme und/oder Transformation einzelner Motive in mittel- und spätbyzantinischer Zeit hingewiesen werden. Eine weitere Fragestellung der Analyse bezieht sich auf die symptombezogene Ausrichtung iatromagischer Komplementärtherapien und inwieweit auch in diesem Bereich motivbezogene Traditionslinien nachvollziehbar sind.

---

30 Vakaloudi 2003, 173.

31 Zu Aufbau und Struktur der gräkokoptischen »texts of ritual power« vgl. Meyer – Smith 1994, 29; speziell zu der häufig in ihnen thematisierten Kombination aus ›realen‹ Krankheitsbildern und dämonischen Einwirkungen, und damit dem fließenden Übergang zwischen herkömmlicher und ritueller Therapie, vgl. Meyer – Smith 1994, 107. Eine solche Tendenz lässt sich häufig auch bei zeitgleichen jüdischen Amuletten aus Ägypten beobachten: L.H. Schiffman – M.D. Swartz, Hebrew and Aramaic Incantation Texts from the Cairo Genizah (Sheffield 1992) 46 f.

4.1 Kopf

Die unterschiedlichen im Griechischen gebräuchlichen Bezeichnungen für »Kopfschmerz« listet Pollux, Onom. II, 41 folgendermaßen auf:

> καὶ τὰ μὲν κεφαλῆς νοσήματα κεφαλαία καὶ κεφαλαλγία καὶ καρηβαρία καὶ ἡμικρανία, ἡμίκραιρα καὶ ἴλιγγος καὶ σκοτοδινίασις καὶ σκοτοδινία,

was durchaus auf eine Differenzierung zwischen diffusem Kopfschmerz (κεφαλαία[32] καὶ κεφαλαλγία[33]), schwerem Kopf wie bei einer Betäubung (καρηβαρία[34]), Migräne (ἡμικρανία, ἡμίκραιρα[35]), Schwindelgefühl (ἴλιγγος[36]) bzw. Vertigo (σκοτοδινίασις καὶ σκοτοδινία[37]) schließen lässt.

Betrachtet man die Beleglage dieser Begriffe, so fällt auf, dass das Wortfeld ἡμικρανία/ἡμίκραιρα erst ab Galen belegt ist[38] und insbesondere in den byzantinischen Texten erscheint, welche sich jeweils ausführlich den unterschiedlichen Erscheinungsformen, Ursachen und Therapiemöglichkeiten des Kopfschmerzes widmen.[39] Alexander von Tralleis definiert den Kopfschmerz eindeutig als Krankheitssymptom: ἡ κεφαλαλγία σύμπτωμά ἐστιν[40], dem eine Vielzahl von Ursachen zugrunde liegen kann, so beispielsweise äußere Einwirkungen wie Kopfverletzungen, Sonneneinstrahlung, übermäßiger Alkoholgenuss, ein körperinternes Säfteungleichgewicht oder Fieber. Die stets humoralpathologisch-diätetisch basierte Therapie konzentriert sich auf die jeweils zugrundeliegende Ursache und fokussiert auf kühlende Einreibungen und Umschläge in Verbindung mit diätetischen Maßnahmen; gelegent-

32 LSJ 944: »Inveterate headache«, bei Galen.
33 LSJ 945: Corp. Hipp., Galen.
34 LSJ 878: Corp. Hipp., Galen; καρηβαρία wird auch von den Nachwirkungen übermäßigen Alkoholgenusses verwendet.
35 LSJ 772: beide Galen; als Adjektiv häufig in den byzantinischen Sammelwerken, bes. Aetios und Paul. Aeg.; einmal bei AlexTrall., Ther. I, 12 auch ἡμίκρανον.
36 LSJ 828: Corp. Hipp.
37 LSJ 1615: Corp. Hipp., häufig als Synonym zu ἴλιγγος verwendet.
38 Anders als bei Nunn 1996, 93 postuliert: »The Hippocratic corpus also refers to unilateral headache, using the word ›hemicrania‹ [...].«
39 AetAmid. VI, 40–54 (II, 183–199 Ol.), AlexTrall., Ther. I, 10–12 (I, 465–507 Pu.); PaulAeg. III, 5 (I, 141–144 Heib.). Bei Plinius, NH 29, XXXVI (ed. König, 29/30,84 f.) hingegen ist nur von unspezifizierten »dolores capitis« die Rede.
40 AlexTrall., Ther. I, 10 (I, 465 Pu.).

lich, vornehmlich bei chronischem Kopfschmerz, setzt sie auch auf reinigende Maßnahmen mittels Aderlass, Brechmitteln und Klistieren.[41] Mit κεφαλαία bezeichnet Alexander von Tralleis den chronischen Kopfschmerz, wobei seine Beschreibung deutliche Anklänge an die heutige Definition von Migräne zeigt:

AlexTrall., Ther. I, 11 (I, 485 Pu.)

Δεινόν τι πάθος καὶ ἐπώδυνον ἰσχυρῶς, ὥστε καὶ τὰς ῥίζας αὐτὰς ὀδυνᾶσθαι τῶν ὀφθαλμῶν. ἔστι δὲ καὶ χρόνιον καὶ ἐπὶ μικραῖς προφάσεσιν ἑτοίμως παροξυνόμενον· τῶν γὰρ ἐχόντων τοῦτο τὸ πάθος οἱ μὲν ὑπ'οἴνου πόσεως ὀλίγον ἀκρατεστέρου, οἱ δὲ ὑπό τινος ὀσμῆς οἷον στύρακος ἢ λιβάνου, τινὲς δὲ καὶ ὑπ' αὐτῆς τῆς αὐγῆς τοῦ φωτὸς πλήττονται, ὥστε ἐν σκότει μᾶλλον αἱρεῖσθαι διάγειν ἤπερ ἐν φωτί. γίνεται δὲ τοῦτο μάλιστα τὸ πάθος καὶ διὰ φλεγμονὴν χρονίαν τοῦ περικρανίου ὑμένος ἢ τῶν μηνίγγων, καὶ δι' ἔμφραξιν δὲ καὶ διὰ πλῆθος ὠμοτέρων καὶ παχυτέρων χυμῶν, ἔσθ' ὅτε δὲ καὶ διὰ πολλὴν δριμύτητα χυμῶν ἐγκειμένων ἐν τῷ βάθει·

[Der chronische Kopfschmerz; Anm. d. Verf.] ist ein schweres und sehr schmerzhaftes Leiden, welches sich sogar auf die Augenwurzeln ausdehnt. Die Krankheit hat einen chronischen Charakter und ruft bei der geringsten Veranlassung sofort Anfälle hervor. Denn Diejenigen, welche mit diesem Uebel behaftet sind, werden bald durch den Genuss eines einigermassen starken Weines, bald durch irgend welchen Geruch, z.B. durch den von Storax oder Weihrauch (Olibanum), manchmal auch durch den Lichtglanz afficirt, so dass sie sich lieber in der Dunkelheit, als im Hellen aufhalten. Dieses Leiden tritt hauptsächlich in Folge einer chronischen Entzündung der Knochenhaut des Schädels oder der Gehirnhäute, sowie in Folge von Verstopfung und Uerberfluss an zu unverdauten und zu dicken Säften auf; bisweilen wird es auch durch zu grosse Schärfe der in der Tiefe lagernden Stoffe hervorgerufen.
[Übers.: Puschmann I, 485]

Ἡμικρανία hingegen bezeichnet bei Alexander von Tralleis den halbseitigen, insbesondere vom Hinterkopf ausgehenden Schmerz[42], dessen Ursache häufig in einer Dys-

41 AlexTrall., Ther. I, 11 (I, 493 Pu.) wird die Zusammensetzung eines reinigenden »Niesemittels« (ἔρρινον κεφαλῆς καθαρτήριον) auf Schwarzkümmel- und Ammoniaksalzbasis beschrieben, das der Patient in einer »Büchse aus Horn« (ἀνελόμενος οὖν εἰς πυξίδα κερατίνην) bei sich tragen und nach Bedarf anwenden soll. Die »Büchse aus Horn«, die auch Plinius als optimale Aufbewahrungsmöglichkeit für iatromagische Substanzen, insbesondere Aschepulver, erwähnt (Plinius, NH 29, XXXIX [ed. König, 29/30,102]) verstärkt als tierisches Produkt die iatromagische Heilwirkung (zusätzliche Aktivierung von Vitalitätskräften; vgl. Kap. 2.2). Vielleicht wurden auch noch die als Universalheilmittel gerühmten, diversen Heiligen zugeschriebenen Salzmischungen des spätbyzantinischen *Iatrosophions* Cod. Taur. B.VII.18, Kap. 250 und 251 (ed. Valentino, 170–172) in solchen Behältnissen aufbewahrt?

42 AlexTrall. I, 12 (I, 499 Pu.); vgl. auch PaulAeg. III, 5,1 (I, 141,4–6 Heib.) unter Bezugnahme auf Galen XII, 91: [...] δοκοῦσί τε πλήττεσθαι τὴν κεφαλήν, οἱ μὲν ἅπασαν, οἱ δὲ κατὰ θάτερον μέρος, οὓς

funktion innerer Organe (Milz, Galle, Magen) zu suchen ist und mittels Emetika behandelt wird. Alexander übernimmt in diesem Falle nicht die von Ps.-Galen empfohlene iatromagische Salbe:

Ps.-Galen, rem par. III (XIV, 502 Kühn)

Πρὸς ἡμικρανίαν δόκιμον. Λαβὼν γῆς ἔντερα ιε΄. κόκκους πεπέρεως ιε΄. ὄξους τὸ ἀρκοῦν· λειώσας ὁμοῦ χρῖε.	Ein bewährtes Rezept gegen Hemikranie. Nimm 15 Erdwürmer, 15 Pfefferkörner und ausreichend Essig, pulverisiere es und trage es (als Salbe) auf. [Übers. d. Verf.; vgl. Thorndike 1923, 175]

Ein Äquivalent[43] besitzt das griechische ἡμικρανία bzw. ἡμικράνιον in den ägyptischen medizinischen Texten, wo Kopfschmerz bzw. Migräne als »Hälfte des Kopfes« (*gs-tp*[44]) bezeichnet wird. Kühlende Umschläge sowie Einreibungen mit unterschiedlichen Salbenmischungen stellen auch in der ägyptischen Heilkunde einen wesentlichen Bestandteil der Kopfschmerz- bzw. Migränetherapie dar[45], doch parallel dazu, und das ist der entscheidende Unterschied zu den griechischen Texten, finden sich auch zahlreiche Anleitungen für Exorzismen und Amulette gegen diffusen Kopfschmerz sowie speziell gegen Migräne (*gs-tp*). Während der Pap. Ebers (um 1525 v.Chr.)[46] mit folgender Salbe gegen Migräne:

> Ein anderes (Heilmittel) für die Krankheit im halben Kopf. Schädel des Welses, werde zerkocht in Öl/Fett; werde der Kopf damit gesalbt (*gs*) an vier Tagen[47]

nur am Rande den Bereich der Iatromagie streift – der zu Salbe verarbeitete Schädel des Welses könnte in den Bereich der Singularitätsmagie verweisen, da animalische Vitalitätskräfte zu Heilzwecken genutzt werden (vgl. Kap. 2.2) –, bewegen sich die

---

καὶ ἡμικρανικοὺς ὀνομάζουσι. Zu ἡμίκρανον als Dämonenname, gleichbedeutend mit πόνος κεφαλῆς bzw. πονοκέφαλος vgl. Pradel 1907, 345 f.

43 Nunn 1996, 37 und 93: »This is one of the very few possible links between Egyptian and Greek medicine, but the name might well have arisen independently in the two countries.«; Fischer-Elfert 2005, 132.

44 Hannig 1995, 907; Nunn 1996, 93: »The Egyptian specification of *ges-tep* leaves very little doubt that migraine was intended.«

45 GdM III, 52.

46 Vgl. H.W. Fischer-Elfert, Papyrus Ebers und die antike Heilkunde. Akten der Tagung vom 15.–16. März 2002 in der Albertina/UB der Universität Leipzig [Philippika 7] Wiesbaden 2005.

47 Pap. Ebers 250: GdM IV/1, 36 (Übers.) und GdM IV/2, 48 (Erl.) mit dem Hinweis, dass dieselbe Therapie auch gegen einen Stachel im Körper empfohlen wird, was als mögliche Beschreibung des stechenden (?) Schmerzes bei Migräne interpretiert werden kann. Vgl. auch Nunn 1996, 33 und 93. Eine ähnliche Salbe, wobei allerdings kein Wels, sondern ein Zitterrochen (τούρπαινα bzw. νάρκη) in Öl gekocht und dann zu Salbe verarbeitet wird, kennt Alexander von Tralleis im Rahmen der Gelenktherapie (vgl. Kap. 4.6).

Therapievorschläge des Pap. Chester Beatty V (1. Hälfte des 12. Jh. v.Chr.)[48] ganz eindeutig im iatromagischen Bereich, indem Exorzismen rezitiert werden und eine mit entsprechenden Schutzgottheiten bemalte Leinenbinde als Umschlag mit Amulettfunktion zum Einsatz kommt:

> Amulett der Beschwörung eines halben Kopfes: O Re, o Atum, o Schu, o Tefnut, o Geb, o Nut, o Anubis, Vorderster der Balsamierungshalle, o Horus, o Seth, o [Isis], o Nephthys, o Große Neunheit, o Kleine Neunheit: Kommt, auf dass ihr sehet euren Vater, der eintritt, umgürtet vom (Sonnen-)Glanz, um die Infektion der Sachmet zu betrachten, die eingetreten ist, um den Feind, Jenen, Wiedergänger (und) Wiedergängerin, Widersacher (und) Widersacherin zu erretten, die (= die Infektion) im Gesicht des N.N., geb. von N.N., ist. Rezitation über (der Figur eines) Krokodils aus Ton, mit Getreidekörnern in natura in seinem Maul (= als Zähne), mit einem Auge aus Fayence, eingelegt in seinen Kopf. Man soll ⟨es⟩ *verknoten (?) und ein Abbild der Götter als Vignette (lit. ›in Schrift/Malerei‹) auf einen Streifen weißen Leinens anfertigen; werde an seinen Kopf gegeben. Rezitation ⟨über⟩ einem Abbild des Re, des Atum, von Schu, der Mehyt, des Geb, der Nut, des Anubis, des Seth, der Isis, der Nephthys, einer Oryx-Antilope mit einer Figur ⟨des Horus (?)⟩ stehend auf ihrem Rücken, mit ihrem Speer (in der Hand).[49]

Bei den Schutzgottheiten des Amuletts handelt es sich um sämtliche Vertreter des Pantheons von Heliopolis; als Verursacherin des Leidens wird die löwenköpfige Heilgöttin Sachmet explizit genannt. Die implizierte Heilwirkung des Amuletts setzt hierbei auf eine doppelte Präsenz der Schutzgottheiten: zum einen werden sie einzeln angerufen und ihr jeweiliges Abbild auf eine Leinenbinde, die dem Patienten um den Kopf gelegt wird, gezeichnet, zum anderen aber wird die gesamte Rezitation zusätzlich noch über separaten rundplastischen Figuren dieser Gottheiten oder ihrer tiergestaltigen Äquivalente gesprochen.

Auffällig ist hierbei die Ambivalenz mancher Gottheiten: Seth, der Götterfeind schlechthin und Verursacher so mancher Krankheit, wird hier zwar als Mitglied des Pantheons und damit auch als Schutzgottheit angerufen, andererseits aber zeigt die Erwähnung der von Horus rituell getöteten, dem Seth und seinem Wirkungsbereich, der Wüste, zugeordneten Oryxantilope, dass die latent von Seth ausgehende Gefahr ebenso wie die rituellen Gegenmaßnahmen im Bewusstsein des Rezitators präsent sind.

Das nachfolgende[50], ebenfalls der Migränetherapie zugehörige Amulett, verwendet ebenfalls eine mit den Bildnissen der entsprechenden Schutzgottheiten bemalten Leinenbinde, die dem Patienten um den Kopf gelegt wird, doch wird die entsprechende Rezitation hier nurmehr über eben diese vignettierte Binde gesprochen, ohne Erwähnung von zusätzlichen figürlichen Amuletten:

---

48 Pap. Chester Beatty V vs. 4,1–9 und 4,10–6,4: GdM IV/1, 36 (Übers.) und GdM IV/2, 48 (Erl.); Nunn 1996, 37.

49 Fischer-Elfert 2005, 39 f. mit Komm. auf S. 132 f.

50 Pap. Chester Beatty V vs. 4,10–6,4 mit Variante auf Pap. Deir el-Medineh I vs. 7,5–8,8; Übers.: Fischer-Elfert 2005, 40 f. mit Komm. auf S. 133; GdM IV/1, 36 (Übers.) und GdM IV/2, 48 (Erl.).

Ein anderes Amulett der Unterdrückung einer halben Schläfe: Betreffs des Kopfes des N.N., geb. von N.N., (das ist) der Kopf des Osiris Wennefer, auf dessen Kopf die 377 Götter, (nämlich) Uräen, gegeben wurden. Sie speien Feuer zu dem Zwecke, dass du den Kopf des N.N., geb. von N.N., wie den (Kopf des) Osiris verlassest. Solltest du die Schläfe des N.N., geb. von N.N., nicht [verlassen], dann werde ich deinen [Ba] verbrennen, deinen Leichnam in Brand setzen; dann werde ich deine Ohren schlagen, [...] sich freut über dich (?), dann werde ich dafür sorgen, dass du (von) Bewusstlosigkeit überwältigt wirst. Wenn du ein Gott bist, dann werde ich [deine] Kultkapelle umstürzen, dann werde ich dein Grab attackieren, um dich am Empfang von Weihrauch zu hindern, [...]; um dich am Empfang von Wasser(libationen) zu hindern zusammen mit den fähigen [Ba's/Achu-Verklärten], um dich nicht unter die Gefolgsleute des [Horus] mischen zu lassen. Solltest du meinen Worten nicht gehorchen, dann werde ich den Himmel umstürzen lassen, dann werde ich Feuer an die Herren von Heliopolis legen, dann werde ich den Kopf eines Rindes abschneiden, das aus dem (Tempel-)Vorhof der Hathor weggenommen wird, dann werde ich den Kopf eines Nilpferdes im (Tempel-)Vorhof des Seth abschneiden, dann werde ich Sobek eingehüllt in einer Krokodilshaut dasitzen lassen, dann werde ich Anubis eingehüllt in einer Hundehaut dasitzen lassen, dann werde ich den Himmel an seinem Mittelpunkt aufbrechen, dann werde ich die 7 Hathoren in Rauch/Feuer auffliegen lassen, dann werde ich [die Hoden des Horus] abschneiden, dann werde ich blenden das Auge des Seth. Dann wirst du aber schon herauskommen aus der Schläfe des N.N., geb. von N.N., und ich werde dir (Variante: nicht) ihre [...] das Schutzamulett bereiten, indem ihre Namen ausgesprochen werden an diesem Tage. Rezitation über diesen Götter(bilder)n, gemalt [auf] feinstes Leinen; werde gegeben [an die Schläfe]/den Hals des Patienten.[51]

Dieses Amulett enthält etliche, vor dem Hintergrund einer iatromagischen Traditionsbildung recht interessante Details: zunächst wird der Kopf des Patienten mit dem ägyptischen Totengott Osiris Wennefer gleichgesetzt, um dessen Haupt feuerspeiende Uräen einen regelrechten Schutzschild bilden, vergleichbar den Cherubim und Seraphim, die um Jahwes Thron versammelt sind[52]. Eine derartige Gleichsetzung beinhaltet den Aspekt der Immunisierung durch Vergöttlichung[53] ebenso wie die Zuordnung des erkrankten Körperteils zu einer ganz bestimmten Schutzgottheit, welche die ausschließliche rituelle Verantwortung für diesen Körperteil übernimmt.

Der Text konkretisiert außerdem den Sitz der Schmerzempfindung in der Schläfe des Patienten. Der anschließende mehrteilige Exorzismus richtet sich gegen den Krankheitsverursacher, wobei für alle Fälle vorgebeugt wird: handelt es sich um einen Gott, so droht ihm der Ritualist mit der Zerstörung seiner Kultstätten und Vernichtung seiner tiergestaltigen Manifestationen, handelt es sich hingegen um einen Dämon oder Totengeist, so richtet sich die rituelle Bedrohung im Wesentlichen gegen dessen Grabstätte, deren Zerstörung den Ausschluss vom Kultgeschehen zur Folge hat.

51 Fischer-Elfert 2005, 40 f.

52 Zur Analogie zwischen Uräen und Seraphim vgl. O. Keel, Wirkmächtige Siegeszeichen im Alten Testament. Ikonographische Studien zu Jos 8,28; Ex 17,8–13; 2 Kön 13,14–19 und 1 Kön 22,11 [Orbis Biblicus et Orientalis 5] (Göttingen 1974) 38; O. Keel – Th. Staubli, Im Schatten Deiner Flügel. Tiere in der Bibel und im alten Orient. (Freiburg/Schweiz 2001) 60.

53 Fischer-Elfert 2005, 133.

Entsprechend ägyptischer Vorstellung benötigt gerade der Kopf besonderen Schutz, da er aufgrund seiner sieben Öffnungen (Augen, Nasenlöcher, Ohren und Mund) für dämonische Angriffe geradezu prädestiniert ist: feindliche Dämonen dringen über den Kopf gewaltsam in den menschlichen Körper ein, setzen sich dort fest und stellen so eine dauerhafte Bedrohung bzw. Schädigung der Gesundheit dar.[54] Kopfschmerzen oder Migräne werden demnach als Anzeichen dämonischer Angriffe verstanden und stehen am Beginn vielerlei, zumeist innerer Krankheiten, weshalb sich die Therapie auch in erster Linie auf die Vertreibung der bereits eingedrungenen Dämonen konzentriert, häufig, wie die zitierten Texte belegen, unter Zuhilfenahme konkreter rundplastischer Amulettfiguren. Seiner besonders exponierten Position als primäres Angriffsziel feindlicher Dämonen verdankt der Kopf auch seine exorzistisch-rituelle Zuordnung zu besonders potenten, hierarchisch hochstehenden Gottheiten, welche mit seinem Schutz betraut werden, nämlich den beiden Regenten von Himmel und Unterwelt: Osiris als Beherrscher des Totenreiches, und damit einer *per se* dämonisch geprägten Sphäre, sowie Re als Sonnengott, Himmelskönig und Lebensspender – die Kontamination eines unter dem Schutz des Re stehenden Kopfes durch Krankheitsdämonen könnte demnach eine kosmische Katastrophe zur Folge haben, wie sie der im Pap. Leiden I (19. Dynastie, ca. 1200 v.Chr.) überlieferte Exorzismus eindrucksvoll beschreibt:

> Eine andere Beschwörung des Kopfes: O Feind, Jener (= Seth), Wiedergänger, Wiedergängerin, Widersacher, Widersacherin: Steigt nicht hinab auf den Kopf des N.N., geb. von N.N., ⟨das ist⟩ der Kopf des Re höchstpersönlich, der das Land erleuchtet (und) die Menschheit belebt. Hüte dich, dass Re die Nacht hungrig verbringen muss. Hüte dich, dass die Götter die Trauerfrisur anlegen müssen, dass es zu einer totalen Finsternis kommt, die beiden Himmel (?) vereinigt, das Wasser (= der Nil) vom Lande geraubt.[55]

Neben der rituellen Identifizierung des Patientenkopfes mit einer Schutzgottheit oder deren Kopf bieten die ägyptischen Texte auch die Möglichkeit der iatromagischen Krankheitsübertragung: so offeriert in der ebenfalls im Pap. Leiden I überlieferten *historiola* die zauberkundige Göttin Isis ihren eigenen Kopf anstelle des schmerzenden ihres Sohnes Horus, des mythologischen Musterpatienten schlechthin (vgl. Kap.

54 Vgl. Fischer-Elfert 2005, 132; Westendorf 1999/1, 369, 380; vgl. auch A. Jacoby, Rez. von M. Ginzburger, Die Medizin und Hygiene der Juden in Elsaß-Lothringen, Elsässische Monatsschrift für Geschichte und Volkskunde, Jahrgang 1912, 284 f. mit Hinweis auf Cod. Paris, BnF, Ms. gr. 2316: »Es heißt dort etwa: ›ich beschwöre auch (nämlich die bösen Geister) bei dem Erzengel Michael, der begegnete der ›Behexung‹ und fragte sie: Woher kommst du und wohin gehst du? Sie aber antwortete ihm: Ich gehe, um sieben Wasserquellen zu verschließen, die Tennen zu verbrennen, Staub aufzuwirbeln und Sehnen und Knochen zu zermalmen‹ usw., worauf Michael sie beschwört und daran hindert.« Mit den »sieben Wasserquellen« sind sehr wahrscheinlich die sieben Öffnungen des Kopfes gemeint, wodurch die Krankheitsdämonen in den Patientenkörper eindringen können.

55 Pap. Leiden I, 348: Fischer-Elfert 2005, 35 f. mit Komm. auf S. 131.

2.3) – allerdings nicht unvorbereitet, denn sie besitzt ein siebenfaches Knotenamulett, das die Schmerzen vom Kopf weg zu den Füßen hin, also an das entgegengesetzte Körperende, verlagern und damit, weil Kopfschmerzen am Fußende wirkungslos sind, die Heilung bewerkstelligen soll:

> Eine andere Beschwörung des Kopfes: ›Kopf, Kopf!‹, sagt Horus. ›Schläfe!‹, sagt Thot. ›Komm (?) zu mir, Mutter Isis, Tante Nephthys! Gib mir deinen Kopf als Ersatz für meinen Kopf, für meine Schläfe!‹ ›Schaut mich (= Isis) (nur) an, ihr Menschen! Hört mich an, ihr Götter! Wegen meines Sohnes Horus ist zu mir gesagt worden: ›Lass mir deinen Kopf bringen zum Ersatz für meinen Kopf!‹ ⟨Ich⟩ habe einen Faden vom Saume des *nedj*-Gewebes mitgebracht, angefertigt mit 7 Knoten, gefügt an den linken Fuß des N.N., geb. von N.N. Das, was an die Unterseite (seines Körpers) gegeben wurde, wird der Heilung der Oberseite (seines Körpers) dienen. Wo ist er? Zu mir (?), (du,) den die Götter suchen!‹ Dieser Spruch werde rezitiert über einem Faden vom Saum des *nedj*-Gewebes, angefertigt mit 7 Knoten, gegeben an den linken Fuß des Patienten.[56]

Auch in diagnostischer Hinsicht ist dieses Amulett von Interesse, da Patient Horus sich zunächst über diffuse Kopfschmerzen beklagt, die von Thot, dem Götterarzt[57], in der Schläfe verortet werden und möglicherweise auf Migräne hindeuten. Doch Thots diagnostische Spezifizierung des Schmerzzentrums lässt die Vermutung zu, dass auch bereits die ägyptischen medizinischen Texte, ebenso wie die späteren griechischen, zwischen unterschiedlichen Erscheinungsformen von Kopfschmerz differenziert haben.

Eine analoge Differenzierung auch in therapeutischer Hinsicht findet allerdings erst in den griechischen Texten statt, verbunden mit dem zunehmenden Verblassen iatromagischer Therapien. Die innerhalb der ägyptischen Heilkunde stark verbreitete therapeutische Maßnahme, den Kopf unter den rituellen Schutz einer mächtigen Gottheit zu stellen, um zu verhindern, dass Krankheitsdämonen sich seiner bemächtigen und solcherart Zugang zum Körper finden, klingt in zahlreichen christlichen Texten noch an, wenn Christus selbst gelegentlich als »Haupt des Körpers« bezeichnet wird.[58]

Das Motiv der 7 Knoten begegnet auch in einer assyrischen Beschwörung, in Kombination mit der apotropäischen Wirkung der Farbe Rot und einem konkret beschriebenen Ritual, allerdings nicht als Kopfschmerz-, sondern als Augentherapie:

> [...] a cure for an eye affliction required that the healer take threads of red and white wool and tie seven knots in each, and then placing the red thread over the injured eye and the white thread over the healthy eye he should recite a charm such as this one: ›O clear eye, O doubly clear eye, O eye of clear sight! O painful eye, O doubly painful eye, O eye of painful sight! A pair they are

---

56 Pap. Leiden I, 348: Fischer-Elfert 2005, 35 mit Komm. auf S. 131.

57 Zu Thots Wesen und Funktion vgl. Kap. 2.3 u. 2.4; vgl. G. Bąkowska-Czerner et. al. (Hrsg.), The wisdom of Thoth. Magical texts in ancient mediterranean civiliations. Oxford 2015.

58 Vgl. PGM I, 114 einen entsprechenden Exorzismus zum Schutz des Kopfes, und vgl. dazu auch Theophil., hom. fabr. IV, 16 (ed. Grimm-Stadelmann, 172).

> one eye, yet a mountain is set as a bar between them ... (on) their surface a knot is tied, (on) their under parts a wall is built‹.[59]

Der Ritualist platziert demnach Büschel von roter und weißer Wolle[60], jeweils mit 7 Knoten versehen, auf die beiden Augen des Patienten, wobei die rote Wolle auf dem erkrankten Auge zu liegen kommt, anschließend spricht er die Rezitation. Als Universalamulett, ohne auf eine bestimmte Symptomatik festgelegt zu sein, begegnet das siebenfache Knotenmotiv wiederum in einem spätantik-koptischen rituellen Handbuch, wobei die sieben Knoten hier in Analogie zu der siebenfachen Anrufung des Erzengels Gabriel gesetzt werden:

> So when you make 7 strings, whether of warp or of woof, bind them and make 7 knots, and look toward the east and say 7 (times), Lord Gabriel, Lord Gabriel, Lord Gabriel, heal the patient.[61]

Ausgehend vom Kopf funktionieren auch ägyptische ›Universalamulette‹, d.h. Rezitationen, die zum Schutz der einzelnen Körperteile und -organe vor jeglichem ungesunden Dämoneneinfluss gesprochen werden. Sie beinhalten Aufzählungen sämtlicher Körperglieder und -organe, welche jeweils unter den Schutz einer bestimmten Gottheit gestellt werden; dieser Vorgang der *Gliedervergottung*[62] ist bereits seit den Pyramidentexten[63] (ca. 3. Jtsd. v.Chr.) bekannt und findet in spätantiken und byzantinischen Texten als Melothesie seine iatroastrologische Entsprechung:

> Die Zuordnung von himmlischer Größe und menschlichem Körperteil [...] geht auf die ägyptische Tradition der sogenannten Gliedervergottung[64] zurück. Diese dürfte schon ursprünglich stellar geprägt gewesen sein und ist spätestens seit dem Hellenismus mit der Vorstellung von den 36 Dekanen verschmolzen worden, wodurch eine Dekanmelothesie zustande kam [...].[65]

---

59 R. Campbell Thompson, Assyrian Medical Texts (London 1924) 31; W.H. York, Health and Wellness in Antiquity through the Middle Ages (Santa Barbara, CA et al. 2012) 46 f. Vgl. zu Fadengewinden und Knoten: Vakaloudi 2000, 203 mit Belegen bei Basileios d. Gr. (Sc. Gr. Or., 907B–C) und Johannes Chrysostomos (Πρὸς Κορ. IB', 105 f.; Εἰς Ματθαῖον Ὁμιλία OB', PG 58, col. 669), sowie der Annahme von jüdischem Einfluss, in Verbindung mit Textpassagen vornehmlich aus religiösen Texten, auch im Kontext ägyptischer Praktiken: Pinch 1994, 111 und 118; wichtig ist auch hier der Einfluss von Farben als Apotropaika, v.a. der Farbe Rot. Zur Farbe Rot in Ägypten vgl. R.K. Ritner, The Mechanics of Ancient Egyptian Magical Practice, Studies in Ancient Oriental Civilization 54 (1993) 147 f.

60 Zu den vielfältigen Heilwirkungen der Wolle im iatromagischen Kontext vgl. Plinius, NH 29, IX–X (ed. König, 29/30, 34–40).

61 Cod. Michigan 136, 8; Worrell 1935, 17–37; Übers.: M. Meyer, in: Meyer – Smith 1994, 87 mit Komm. auf S. 83.

62 Grundlegend hierzu Quack 1995, 97–122; vgl. auch Kap. 2.3 u. 2.4.

63 Vgl. zwei Textbeispiele bei Quack 1995, 109 f.

64 Vgl. die entsprechende Erläuterung bei Quack 1995, 104 f. mit Überblick über den diesbezüglichen Forschungsstand.

65 Quack 1995, 98.

Eine Schlüsselposition innerhalb der melothetischen Überlieferung nimmt das gnostische *Apokryphon Johannis* (ca. 5. Jh. n.Chr.) ein, worin unter anderem die Entstehung der einzelnen Teile des menschlichen Körpers auf den Einfluss von 72 Engeln zurückgeführt wird, einer Duplizierung der 36 ägyptischen Dekane[66]. Eine Inschrift im römerzeitlichen Tempel von Esna[67] markiert erstmals explizit auch einen für die menschliche Gesundheit wesentlichen Aspekt der Dekane, indem sie als Pfeile schießende und somit potentiell (gesundheits-)schädigende Dämonen im übertragenen Sinne in die Nähe der durch das Verschießen von Pfeilen Krankheiten und Seuchen verursachenden Göttin Sachmet gerückt werden. Das traditionsbildende Konzept eines gravierenden Einflusses der Dekangottheiten auf Struktur und Konstitution des menschlichen Körpers basiert laut Joachim F. Quack im Wesentlichen auf den ägyptischen Gliedervergottungstexten, deren »textliche Heimat [...] einerseits funeräre Texte, in denen sie den Toten in eine Sphäre des Göttlichen einbetten« sind, »andererseits magische Texte, in denen sie zum Schutz der Einzelglieder des lebenden Menschen dienen«[68] – und gerade letzterer Aspekt ist genau derjenige, der bis in die byzantinische Zeit hinein im iatromagischen Kontext, insbesondere bei Exorzismen und Amulettanwendungen, zu entscheidender Bedeutung anwachsen sollte, und zwar in Symbiose mit der Vorstellung von einer Einwirkung kosmischer Sympathien und Antipathien auf die gesamte irdische Materie, der wiederum die aus der ionischen Naturphilosophie erwachsene und im Neuplatonismus weiter ausgebaute Lehre von der Analogie zwischen Makro- und Mikrokosmos zugrunde liegt.

Die konkrete iatromagische Anwendung melothetischer Traditionen lässt sich beispielsweise in den im Pap. Leiden I überlieferten Universalrezepten beobachten, welche den gesamten Körper unter göttlichen Schutz stellen und somit gegen externe Krankheitseinflüsse, vornehmlich feindliche Dämonen, immunisieren sollen:

Pap. Leiden I, 348 rt. 4,10–6,4

Eine andere (Beschwörung): Der Schutz des N.N., geb. von N.N., ist der Schutz jenes Kopfes des Heil-Erwachenden (= Osiris), Atums, des Vaters der Götter. Der Schutz der linken Schläfe ist der Schutz jener Schläfe des Atum. Der Schutz seines rechten Auges ist der Schutz jenes Auges des Atum, das die Dämmerung verjagt nach der Finsternis. Der Schutz seines linken Auges ist der

Pap. Leiden I, 348 rt. 6,4–8,7

Zurück Feind, Jener (= Seth), Wiedergänger, Wiedergängerin usw., die dem N.N., geb. von N.N., dieses Leiden verursachen. Du (= Dämon XY) sagst, dass du Wunden schlagen willst an diesem seinem (= N.N.s) Kopf, um dir Zutritt zu verschaffen in diesem seinem Scheitel/Stirn, um diese seine Schläfen zu knacken. Lass ab, weiche vor der augenblicklichen Attacke seines Blickes! Er

66 Ausführlich zu deren ägyptischer Genese, Funktion und Verankerung in der ägyptischen Astronomie vgl. Quack 1995, 99 f. und Quack, Manuskript Dekane. Zur Erklärung des Zustandekommens der Verdoppelung der Dekanzahl auf 72 in hellenistischer Zeit vgl. ebenso die umfassenden Erläuterungen bei Quack, 1995, 100–103 mit zahlreichen Textbelegen.

67 Zitiert bei Quack 1995, 100 mit Anm. 18.

68 Quack 1995, 104.

Schutz jenes Auges des Horus, das den Neumond vertreibt. Der Schutz seiner ⟨rechten⟩ Nasenhöhle ist der Schutz jener beiden Nasenflügel des Thot, aus dem die Maat für die Götter hervorgeht. Der Schutz seiner linken Nasenhöhle ist der Schutz jener Nasenhöhle der Nut. Der Schutz ⟨... ist der Schutz⟩ der blockierten Höhle in Hermopolis. Der Schutz seines Mundes ist jener Schutz der Neunheit des Atum. Der Schutz ⟨...(?)⟩ ist (die Schlange) Djeser-tep in Hut-weret (Ort ndl. Hermoupolis = heutiges Ashmunein). Seine Oberlippe ist Isis. Seine Unterlippe ist Nephthys. Sein Nacken ist eine (?) Göttin. Seine Zähne sind Schlachtermesser. Seine *Kiefer (?) sind Osiris. ... Seine Finger sind die lapislazulifarbenen Schlangen, die Kinder der Selqet. Seine beiden Seiten sind die Doppelfeder des Min. Sein Rücken ist das Rückgrat des Geb. Sein Bauch/Rumpf ist Nut, welche die (Heh-)Götter (einst) aufrichteten. Seine Hinterbacken sind die beiden Paviane (hier: Isis und Nephthys?). Sein Phallus ist Baba. Seine Hoden sind der Samen der Mandragora (= *autumnalis Bertol.*). Seine Schenkel sind Isis und Nephthys. Seine Füße sind die Sohlen von Schu, wenn er den See überquert, wenn er das Meer befährt. Es gibt kein Glied an ihm, das leer wäre von einem Gott, der sein Siegel auf das, was er vorgefunden hat, aufdrückt, wobei die *Amulette von Heliopolis verschlossen (?) in seiner (= des N.N.?) Hand sind.

Rezitation über Tonkugeln; (es) werden die Glieder des Patienten beschworen wegen seines Leidens bei der Rezitation dieses Spruches ⟨gegen⟩ eine stehlende Wiedergängerin in Gestalt eines Klageweibes (?).

Werde damit gewischt, werde platziert unter den Kopf des Patienten. Nicht kann ihn (dann) ein Wiedergänger, eine Wiedergängerin suchen.[69]

(= der Blick) wehrt deine augenblickliche Attacke ab, er vertreibt deine Ejakulationen, deinen (Gift-)Samen, deine Verletzungen, deine Verdauungsprodukte, deine Einschnürungen, deine Übeltaten, deine Torturen, deine schmerzenden Entzündungen, deine tödliche Bettlägrigkeit, Hitze (und) Feuer (= Fieber), alles Übel, von dem du gesagt hast: ›Er (= N.N.) soll es erleiden!‹, entsprechend dem du (dann auch) gehandelt hast. Komm herauf auf die Erde, ⟨nimm⟩ deine Ejakulationen mit dir, deinen (Gift-)Samen mit dir, deine Verdauungsprodukte mit dir, deine Verletzungen mit dir, deine Übeltaten mit dir, deine Ausflüsse mit dir, dein Nest mit dir, deine Löcher/Öffnungen mit dir, deine Fäulnis mit dir, alle deine Übel mit dir, die du ihm bereitet hast in Gestalt eines Übels in diesem seinem Fleisch, in diesem seinem Leib, in all diesen seinen Gliedern, mit dir (hinweg). N.N., geb. von N.N.: Re öffnet dir deinen Leib (und) erhält dein Fleisch am Leben. Seine (= des N.N.) Glieder sind lebendig/aktiv, (aber) dein (= des Dämons) Giftsamen wird blockiert. Nicht werdet ihr (= alle potentiellen Dämonen) euer Maul öffnen, nicht werdet ihr (= die Gefäße des N.N.) die *Ausflüsse des Bösgesichtigen (= Apophis?) annehmen, die eines Feindes, von Jenem (= Seth), eines Wiedergängers, einer Wiedergängerin usw., der Übel verursacht, der plante in euch einzudringen, um sich unter euch zu mischen, um sich unter euch zu begeben, wegen deines (= des Dämons XY) Wunsches, diesen seinen (= des N.N.) Körper zu zerstören, diese seine Glieder, um seine Gefäße zu schwächen, um seine Augen zu blenden, um Zittern (= Schüttelfrost; Epilepsie?) in ihm entstehen zu lassen in diesem seinem Fleisch, in diesem seinem Körper, in all diesen seinen Gliedern. Spei aus (= N.N.), was du von all diesem Übel eines Feindes, eines Jenen (= Seth), eines Wiedergängers, einer Wiedergängerin usw. angenommen hast, denn es ist N.N., geb. von N.N., der als Re erschienen ist. Sein Schutz ist dieses sein Auge. Dieses bewahrt ihn vor allem Bösen (und) Üblen, vor allen üblen Verletzungen, vor allem üblen Verborgenen eines Feindes, eines Jenen, eines Wiedergängers, einer Wiedergängerin

69 Übers.: Fischer-Elfert 2005, 36 f. mit Komm. auf S. 131 f.

> usw., sollten sie irgendwas Böses (und) Übles gegen N.N., geb. von N.N., unternehmen. [O] Re hier, König des Himmels, der in die Unterwelt eintritt, der (eher) Leben als Tod schafft in der Flammeninsel (= Osthimmel?), der als der Große hervorgeht, von selbst entstanden. O Re, der in [...] dauert, indem er in [...] ist am Tage (?) des Dauerns (?) des Re an der Spitze des Lichtlandes (= Horizontes). Seine Mächte (= Hypostasen des Sonnengottes) sind auferstanden, wobei die Neunheit in Jubel ist, wenn sie Re an der Spitze der Götter sieht, mit seiner Neunheit dicht um ihn herum. Möge er (= Re) seine Feinde fällen! O Re, siehe du bist erschienen, ba-haftig, kraftvoll, machtvoll, beim Fällen deiner Feinde. Hau nieder, mögest du deine Feinde abwehren (und) zerschneiden, (o) Re! (Nun) hast du den Wiedergänger, die Wiedergängerin usw. niedergehauen, hast du (sie) abgewehrt, hast du (sie) zerschnitten, denn das sind doch deine Feinde, (o) Re, Herr-bis-an-die-Grenze!
> Rezitation über einer Figur des Re; gemalt mit dem Blut des *Abdju*-Fisches auf einem Streifen von Königsleinen; werde dem Patienten an seinen Kopf gegeben. Das ist ein(e Methode zum) Vertreiben von Feinden. Wende es nicht an bei einem anderen außer bei dir selbst.[70]

Der Unterschied zwischen den beiden Texten besteht darin, dass das erste Textbeispiel eine Generalimmunisierung des Körpers insgesamt beinhaltet, das zweite hingegen einen bereits im Eindringen in den Patientenkörper begriffenen Krankheitsdämon – der sich über den Kopfbereich Zutritt verschaffen will, weshalb dieser Körperteil besonderen Schutzes bedarf – konkret abwehrt, indem die mit den Körpergliedern melothetisch verbundenen Schutzgottheiten eine Art apotropäischen Schild bilden. Derartige Rezitationen enthalten zumeist nur eine Auswahl an einzelnen Körperteilen, welche *pars pro toto* den Gesamtschutz des jeweiligen Patienten implizieren; seltener sind Texte, die tatsächlich, in Analogie zur zugrundeliegenden Dekanzahl, 36 Gliedmaßen aufzählen, wie beispielsweise ein Exorzismus, welcher verhindern soll, dass sich ein bereits in den Körper eingedrungenes Gift dort festsetzen kann, sondern möglichst rasch wieder ausgeleitet wird; das Gift wird hier personifiziert und vom Rezitator direkt angesprochen:

70 Übers.: Fischer-Elfert 2005, 37–39 mit Komm. auf S. 132.

Du sollst nicht in seinem Scheitel stehen. / Thot ist gegen dich, der Herr des Scheitels. / Du sollst nicht in seiner Stirn stehen. / Die Zauberreiche ist gegen dich, die Herrin der Stirn. / Du sollst nicht in seinen Augen stehen. / Horus Mekhenti-Irti ist gegen dich, der Herr der Augen. / Du sollst nicht in seinen Ohren stehen. / Geb ist gegen dich, der Herr der Ohren. / Du sollst nicht in seiner Nase stehen. / Die Atmende in Heseret ist gegen dich, die Herrin der Nase. / Du sollst nicht in seinen Lippen stehen. / Anubis ist gegen dich, der Herr der Lippen. / Du sollst nicht in seinen Zähnen stehen. / [...] / Du sollst nicht in seinen Schläfen stehen. / Die Tag- und die Nachtbarke sind gegen dich, die Herren der Schläfen. / Du sollst nicht in seinem Kinn stehen. / Min, der mit hohen Federn, ist gegen dich, der Herr des Kinnes. / Du sollst nicht in seinem Nacken stehen. / Wadjet ist gegen dich, die Herrin des Nackens. / Du sollst nicht in seiner Kehle stehen. / Die Gesangsgöttin ist gegen dich, die Herrin der Kehle. / Du sollst nicht in seinem Arm stehen. / Nut, die Gebärerin der Götter ist gegen dich, die Herrin des Armes. / Du sollst nicht in seiner Schulter stehen. / Schepsi in [Hermopolis ist gegen dich], der Herr der Schulter. / Du sollst nicht in seinem Oberarm stehen. / Month ist gegen dich, der Herr des Oberarms. / Du sollst nicht in seinen Fingern stehen. / Ptah-Nun der älteste, der [die Götter] schuf, ist gegen dich, der Herr der Finger. / Du sollst nicht in seiner Achselhöhle stehen. / Geb, Vater der Götter, ist gegen dich, der Herr der Achselhöhle. / Du sollst nicht in seinen Rückenwirbeln stehen. / Re ist gegen dich, der Herr der Rückenwirbel. / Du sollst nicht in seinen Seiten stehen. / Seth ist gegen dich, der Herr der Seiten. / Du sollst nicht in seinem Magen stehen. / Re-Harachte ist gegen dich, der Herr des Magens. / Du sollst nicht in seiner Leber, seiner Milz, seiner Lunge, seinem Herzen, seinen Nieren, / seinen Eingeweiden, seinen Rippen und allem Fleisch seines Bauches stehen. / Amsti, Hapi, Duamutef und Kebehsenuef sind gegen dich, die Götter der Eingeweide. / Du sollst nicht in seinem Hinterteil stehen. /Hathor ist gegen dich, die Herrin des Hinterteils. / Du sollst nicht in seinem Penis stehen. / Horus ist gegen dich, der Herr des Penis. / Du sollst nicht in seinem Perinäum stehen. / Seth ist gegen dich, der Herr des Perinäums. / Du sollst nicht in seinem Oberschenkel stehen. / Month ist gegen dich, der Herr des Oberschenkels. / Du sollst nicht in seinem Knie stehen. / Sia ist gegen dich, der Herr des Knies. / Du sollst nicht in seinem Unterschenkel stehen. / Nefertem ist gegen dich, der Herr des Unterschenkels. / Du sollst nicht in seinen Fußsohlen stehen. / Der Herr des *Ṯbw.t* ist gegen dich, der Herr der Fußsohlen. / Du sollst nicht in seinen Nägeln stehen. / Anukis ist gegen dich, die Herrin der Nägel. / Du sollst nicht in der Bißwunde stehen. / Selkis ist gegen dich, die Herrin der Bißwunde.[71]

Die Aufzählung der einzelnen Körperteile folgt bereits in den ägyptischen Texten dem Schema *a capite ad calcem*, das bis heute in der Medizin verbindlich ist. Scheitel und Stirn, als besonders exponierte und damit auch gefährdete Stellen, sind hier unter den speziellen Schutz des Heilgottes *per se*, Thot höchstpersönlich, sowie Isis in ihrer Eigenschaft als »Zauberreiche« gestellt, das heißt, den beiden göttlichen Inkarnationen der Heilkunde insgesamt, nämlich den transzendenten Vertretern von Medizin und Magie (vgl. Kap. 2.3). Die speziell medizinisch-iatromagische Ausrichtung dieser Tradition wird in der hellenistischen Epoche geprägt, wenn »das Konzept der ägyptischen Dekane mit der ebenfalls ägyptischen Tradition der Gliedervergottung verbunden« wird, »indem jedem Dekan die Herrschaft über einen bestimmten Körperteil zu-

71 Mischtext nach Quack auf der Basis von Pap. Chester Beatty VII vs. 2,5/5,6: Quack 1995, 107–109 mit Anm. 63 zur Textkonstitution, Übers. auf den Seiten 108 f.

gewiesen wird, dessen Krankheit oder Heilung er bewirken kann.«[72] Beispielhaft für die dahingehende Traditionsbildung im heilkundlichen Bereich ist die diesbezügliche Aussage des alexandrinischen Neuplatonikers Celsus (2. Hälfte 2. Jh. n.Chr.):

> Daß unter diesen bis zu den Geringsten eine Kraft lebendig ist, die jedem einzelnen gegeben ist, dürfte einer aus den Lehren der Ägypter lernen. Denn danach haben den Leib des Menschen 36 Dämonen oder Götter des Äthers erhalten, der in ebensoviele Teile aufgeteilt ist. Der eine hat den Auftrag, diesen, der andere jenen Körperteil zu verwalten als Schutzgott. Und sie kennen auch die Namen der Dämonen in ihrer einheimischen Sprache; so nennen sie den einen z.B. Chnoumen und Chnachoumen, einen anderen Knat, Sikat, Biou, Erou, Erebiou, Rhamanor und Rheianoor, und wie diese sonst alle in ihrer Sprache heißen. Und sie rufen diese herbei und heilen so die Krankheiten der Körperteile.[73]

Dieses Konzept bildet das Fundament für zahlreiche Adaptionen in hellenististischen, gräko-ägyptischen und spätantiken, vornehmlich astrologisch-iatromagischen Texten, bis weit in die byzantinische Epoche hinein. Entscheidend für die Überlieferung und dementsprechende Traditionsbildung sind die gräkoägyptischen Papyri (ca. 1.–4. Jh. n.Chr.; vgl. Kap. 2.4.4), welche das melothetische Konzept wiederum mit unterschiedlichen magischen Anwendungen keinesfalls ausschließlich auf den medizinischen Bereich beschränkt kombinieren und somit ein weites Feld an verfügbaren Einsatzmöglichkeiten schaffen, wie beispielsweise die Applikation von Dämonennamen an die einzelnen Gliedmaßen magischer bzw. rituell verwendeter Figürchen[74].

In diesem Zusammenhang wurde ferner auch das Ausmaß eines entsprechenden ägyptischen Einflusses auf Platons Werk, vornehmlich auf die Kosmologie des Timaios, vielfach untersucht und diskutiert.[75] Bei all dem bleibt festzuhalten, dass das ursprünglich ägyptische Konzept des Dekaneinflusses auf die menschlichen Körperteile und den aus ihnen konstituierten, mit dem Makrokosmos in sympathetischer Verbindung stehenden Gesamtorganismus nicht nur eine reichhaltige und dauerhafte astrologische Tradition begründet hat, sondern ebenso die wesentliche Basis jeglicher iatromagischer Heilkunde und Therapeutik darstellt. Von hier aus lassen sich die fundamentalen Elemente der Iatromagie ableiten: Sympathielehre, gezielte Exorzismen und Amulettanwendungen aufgrund der Kenntnis von astraldämonischem Einfluss auf menschliche Körperbefindlichkeiten sowie die Verwendung ritu-

72 Quack 1995, 111 mit Anm. 82.

73 Orig. c. Cels. 8, 58 (Übers. W. Gundel, Dekane 373, zit. bei Quack 1995, 111 f.). Vgl. M. Borret (Hrsg.), Origène, Contre Celse I–V. Paris 1967–1976 (griechischer Text mit französischer Übersetzung); M. Marcovich (Hrsg.), Origenes: Contra Celsum libri VIII. Leiden 2001 (maßgebliche textkritische Edition); H.E. Lona, Die »Wahre Lehre« des Kelsos. Freiburg 2005 (deutsche Übersetzung mit ausführlichem Kommentar); M. Fiedrowicz (Einleitg. und Komm.) – C. Barthold (Übers.), Origenes, Contra Celsum – Gegen Celsus [Fontes Christiani 50] Freiburg i.Br. et al. 2011/2012 (griechisch-deutsch, in drei Teilbänden).

74 Vgl. dazu Quack 1995, 112 mit entsprechenden Beispielen aus PGM IV, 304 f., sowie PGM IV, 2374–2440.

75 Quack 1995, 113 mit einer knappen Übersicht über den diesbezüglichen Forschungsstand.

eller Formeln, Namensformen und *voces magicae* mit Bestandteilen diverser paganer Dämonen- und Götternamen, sowie später dann vermischt mit jüdisch-christlichen Engels-, Gottes- und Heiligennamen in vielfältigen Kombinationsvarianten.

Die überlieferten Texte lassen eine unterschiedliche Gewichtung dieser Elemente erkennen, so konzentriert sich das *Testamentum Salomonis* (ca. 4. Jh. n.Chr.; vgl. Kap. 2.4.5) auf die astralen Dämonen selbst und deren Einwirkung auf den menschlichen Körper, indem es unter namentlicher Nennung eines jeden einzelnen die Krankheiten auflistet, die von dem jeweiligen Dämon verursacht werden, gleichzeitig aber auch das entsprechende Gegenmittel – meist die Anrufung eines (Erz-)Engels – mitliefert:

TestSal. XVIII, 6 (ed. McCown, 52)

ὁ δεύτερος ἔφη· ‘ἐγὼ Βαρσαφαὴλ καλοῦμαι. ἡμικράνους ποιῶ τοὺς ἀνθρώπους τοὺς ἐν τῇ ὥρᾳ μου κειμένους. ὡς δὲ ἀκούσω· Γαβριήλ, ἔγκλεισον Βαρσαφαήλ, εὐθὺς ἀναχωρῶ’.

Der zweite sprach: ›Ich heiße Barsaphael. Ich verursache bei den Menschen [...], die in meinem Zeitabschnitt liegen, Schmerzen in einer Kopfhälfte. Wenn ich höre: Gabriel, sperre Barsaphael ein, dann weiche ich sogleich.‹
[Übers. der Verf.; vgl. Busch 2006, 224]

Der Verursacher von Migräne ist also ein Dämon namens Barsaphael, der sich allerdings bei der Anrufung des Erzengels Gabriel augenblicklich zurückzieht und den Patienten freigibt. Ähnlich wird Auftreten und Reaktion des ihm vorausgehenden Dämons Rhyax geschildert, welcher für diffusen Kopfschmerz zuständig ist und sich durch die Anrufung des Erzengels Michael vertreiben lässt:

TestSal. XVIII, 4 f. (ed. McCown, 51 f.)

Κἀγὼ δὲ Σολομῶν προσκαλεσάμενος τὸ ἓν πνεῦμα εἶπον αὐτῷ· ‘σὺ τίς εἶ’; ὁ δὲ ἔφη μοι ‘ἐγὼ δεκανὸς α´ τοῦ ζωδιακοῦ κύκλου, ὃς καλοῦμαι ‘Ῥύαξ[76]. κεφαλὰς ἀνθρώπων ποιῶ ἀλγεῖν καὶ κροτάφους σαλεύω. ὡς μόνον ἀκούσω· Μιχαήλ, ἔγκλεισον ‘Ῥύαξ, εὐθὺς ἀναχωρῶ’.

Dann rief ich, Salomo, den einen Geist herbei und sprach zu ihm: ›Wer bist du?‹ Er antwortet mir: ›Ich bin der Dekan 1 des Sternkreises und heiße Widder [...]. Ich wirke Schmerzen in den Köpfen der Menschen und reize ihre Schläfen. Höre ich nur: Michael, sperre Rhyax ein, dann weiche ich sogleich.‹
[Übers. der Verf.; vgl Busch 2006, 223 f.]

Vor dem Hintergrund der zuvor (vgl. Kap. 2.4) erläuterten ägyptisch basierten Dekanmelothesie ist diese Textpassage von besonderem Interesse, da der »Widder« oder auch »Rhyax« sich auf Salomons Frage nach seiner Identität hier explizit als »erster Dekan des Zodiakos« ausweist, der Kopfschmerzen hervorruft und »die Schläfen erschüttert« (wörtl.: κροτάφους σαλεύω) bzw. im Schläfenbereich lokalisierbaren

76 Busch 2006, 223 Anm. 3 lehnt die Textkonstitution McCowns 1922, 52 hier ab und korrigiert den Namen »Rhyax« zu »Widder«; vgl. dazu auch Quack, Manuskipt Dekane, Kap. 2.3.9.

Schwindel verursacht: auch dies folgt ägyptischer Tradition, wonach Kopf und Schläfen den ersten Angriffspunkt für Krankheitsdämonen darstellen und demzufolge besonderen Schutzes bedürfen (vgl. entsprechende Textbeispiele in Kap. 2.4.5).

Die *Kyraniden* (ca. 1.–4. Jh. n.Chr.; vgl. Kap. 2.4.6) wiederum überliefern keine Dämonologie, sondern konzentrieren sich auf Sympathiezusammenhänge, orientiert an den Buchstaben des griechischen Alphabets. Von Bedeutung für den iatromagischen Kontext ist vornehmlich die 1. *Kyranis*, welche in alphabetischer Reihenfolge jeweils eine Pflanze, einen Vogel, einen Fisch und ein Mineral nennt, die untereinander sympathetisch verbunden sind, und entweder alleine oder in Kombination als Heilmittel für diverse Krankheitssymptome fungieren. Jedes Kapitel schließt mit der Anweisung, aus allen vier Bestandteilen ein besonders wirksames Amulett herzustellen:

> Jedes Kapitel fängt mit der Überschrift στοιχεῖον an. Es folgen die Namen der in diesem Kapitel besprochenen Dinge, dann eine kurze Beschreibung jedes einzelnen und die magisch-medizinische Anwendung; am Schluß gibt es in der Regel die Anweisung für die Herstellung eines Talismans, in dem die vier Elemente zusammen verwendet werden.[77]

Die 1. *Kyranis* unterscheidet in Kapitel 16 (π)[78] zwar nach wie vor zwischen diffusem Kopfschmerz und Migräne (τὰς περιωδυνίας τῆς κεφαλῆς καὶ ἡμικρανίον πόνον), doch funktioniert das empfohlene Amulett gleichermaßen gegen beide Beschwerdeformen:

Kyr. I, 16,38–42
(ed. Kaimakis, 82; Ruelle, 35; Waegeman 1987, 119)

Εἰς δὲ τὸν πορφυρίτην λίθον γλύψον τὸ πτηνόν, καὶ παρὰ τοὺς πόδας τὸ κηρύκιον· ὑπὸ δὲ τὸν λίθον ἀκρόπτερον τοῦ πτηνοῦ· καὶ κατακλείσας φόρει πρὸς τὰς περιωδυνίας τῆς κεφαλῆς καὶ ἡμικρανίον πόνον. ποιεῖ δὲ ἐπὶ τῶν ῥευματιζομένων τοὺς ὀφθαλμούς. ἐν ἀποκρούσει σκεύαζε τῆς σελήνης καὶ τὸν δακτύλιον καὶ τὸ κολλούριον.

In den Porphyrit graviere den Vogel ein und unter seinen Füßen die Meerschnecke; unter den Stein eine Flügelfederspitze des Vogels. Trage es [sc. das Amulett; Anm. d. Verf.] in eine Fassung eingeschlossen gegen Kopfschmerzen und Migräne. Es hilft auch gegen Ausflüsse aus den Augen. Bereite den Ring und das Kollyrium bei abnehmendem Mond.
[Übers. d. Verf. in Anlehnung an Delatte, 76 (lat.), de Mély, 58 (frz.), Waegeman 1987, 119 (engl.); vgl. auch Kitāb Ǧiranīs, 67 und 132 (arab./deutsch)]

77 Kaimakis 1976, 4.

78 Kyr. I, 16 (ed. Kaimakis, 80–82); Kitāb Ǧiranīs, 132 f. (mit ausschließlicher Betonung der Anwendung gegen Augenleiden, keine Kopfschmerztherapie); Ruelle, 34 f.; Delatte, 73–76; Waegeman 1987, 119–134.

Laut Maryse Waegeman[79] hat insbesondere dieses Kapitel der 1. *Kyranis* nicht nur zahlreiche spätere iatromagische Therapeutika entscheidend beeinflusst, so z.B. die kombinierten Rezepte gegen Kopfschmerzen und Augenbeschwerden, welche die Codizes Paris. gr. 2419, f. 264 und Bonon. 3632, f. 353 überliefern, sondern es stellt zudem auch die wohl maßgebliche Quelle für das sog. *Hermolaos-Kollyrium* dar, das während der gesamten byzantinischen Epoche, angefangen bei Alexander von Tralleis[80] und Aetios von Amida[81] bis hin zu Nikolaos Myrepsos[82], in Gebrauch war.

Die drei Bestandteile des Amuletts, nämlich πορφυρίων πτηνόν (Vogel: Purpurhuhn, *Porphyrio porphyrio*), πορφυρίτης λίθος (Mineral: *Porphyrit*), πορφύρα θαλασσία (Fisch: Purpurschnecke?[83]) verbinden sich hier zu einem iatromagisch wirksamen Amulett, doch besitzen sie auch individuelle therapeutische Qualitäten, so soll das rohe Fleisch der πορφύρα, auf die Stirn aufgelegt, Migräne vertreiben: Σάρκα δὲ ὠμὴν τῆς πορφύρας καταπλάσας μέτωπον ἡμικρανίαν ἀπαλλάσσει.[84] Normalerweise besteht ein solches Kompositamulett in der 1. *Kyranis* aus sämtlichen vier Ingredienzien des entsprechenden Kapitels, doch hier fehlt die Pflanze, πολύγονος βοτάνη (Knöterich, *Polygonum aviculare*), was bei Berücksichtigung ihres sonstigen iatromagischen Kontextes äußerst erstaunlich ist, gilt sie doch innerhalb der antiken *materia medica* als eine Art Universalheilmittel gegen zahlreiche und vielfältige Krankheiten, insbesondere aber gegen Augenleiden und Kopfschmerzen.[85] So empfiehlt Plinius beispielsweise gegen Kopfschmerzen das Aufsetzen einer Art Kappe aus Polygonum, gegen Augenleiden hingegen soll es als Amulett um den Hals gehängt werden.[86] Die Gewinnung des Heilkrautes und seine iatromagische ›Aufladung‹ beschreibt das als Pseudo-Apuleius überlieferte Herbarium (Urtext wohl 4. Jh. n.Chr.) folgendermaßen:

79 Waegeman 1987, 120.

80 AlexTrall., Ther. II (II, 21 Pu.) als Bestandteil einer längeren Liste unterschiedlicher Kollyrien vornehmlich gegen Augenentzündungen, mit genauer Angabe der Ingredienzien und Maßangaben.

81 Aet.Amid. VII, 7 und 9 (II, 260 f. Ol.) nur Erwähnung, ohne genauere Rezeptangabe.

82 Dynameron XXIV, 23.

83 Waegeman 1987, 119: »purple shellfish, *Murex trunculus*«; de Mély, 57: »pourpre de mer«; zur iatromagischen Bedeutung der Purpurschnecke v.a. im Zusammenhang mit Augenleiden vgl. Waegeman 1987, 122–126 mit ausführlicher Analyse und Quellenvergleich.

84 Kyr. I, 16 (ed. Kaimakis, 82,36 f.).

85 Galen XII, 573 f. (Kühn) nennt Archigenes als Referenz für Kopfschmerzamulette aus Polygonum.

86 Plinius, NH 27, 114 und 117; vgl. Waegeman 1987, 127 f. Bereits Platon, Charmides, 155 erwähnt eine – leider nicht näher spezifizierte – Pflanze, die in Verbindung mit einer speziellen Beschwörung (φάρμακον) gegen Kopfschmerzen wirken soll. Interessant ist hier der Aspekt, dass die Pflanze nur zusammen mit der Beschwörung die gewünschte Heilwirkung hervorbringt, was wiederum an die antike Definition Definition von Heilkunde als untrennbare Kombination aus Medizin und Magie bzw. Ritus denken lässt (vgl. Kap. 2.3).

Ps.-Apul. 18, 4

Ad oculorum vitia vel dolores. Herba proserpinaca, vadis ad herbam ante solis ortam vel occasum et circumscribis eam cum anulo aureo et dicis tollere te eam remedium oculis; vadis ibi postero die ante solis ortum, sublatam circumdabis collo, proficiet diligenter.

Bei Leiden oder Schmerzen der Augen. Was die *herba proserpinaca* betrifft, so sollst du vor Sonnenaufgang zu der Stelle, wo das Kraut wächst, gehen und diese (Stelle) mit einem Goldring umschreiben und sprich: ich werde dich als Augenheilmittel heben; am nächsten Tag sollst du dorthin zurückkommen, vor Sonnenaufgang, und die Pflanze heben, sodann um den Hals hängen; es wird ausgezeichnet nützen.
[Übers. d. Verf.][87]

Plinius ist wohl auch die Quelle für Theodorus Priscianus (4./5. Jh. n.Chr.), wenn auch dieser empfiehlt, gegen (diffuse) Kopfschmerzen einen Kranz aus Polygonum zu tragen:

Theod. Prisc., Phys. 4 (ed. Rose, 251)

Herba polygono coronatus quam quis luna descrescente sustulerit dolore capitis caret.[88]

Wer einen Kranz aus Polygonum trägt, das bei abnehmendem Mond gesammelt wurde, wird frei von Kopfschmerz sein.
[Übers. d. Verf.]

Maryse Waegeman weist in diesem Zusammenhang auf die mit der Assoziation zum abnehmenden Mond gegebenen Parallele zu dem oben zitierten *Kyraniden*-Amulett hin, wo explizit betont wird, dass sowohl der Amulettring wie auch das Augenkollyrium bei abnehmendem Mond herzustellen seien: ἐν ἀποκρούσει σκεύαζε τῆς σελήνης καὶ τὸν δακτύλιον καὶ τὸ κολλύριον.[89]

Das erhoffte Ergebnis, nämlich die Heilung – im konkreten Beispielfall die Befreiung von den Kopfschmerzen bzw. dem Augenleiden impliziert hier bereits die Terminologie, denn ἀποκρούειν[90] wird in den medizinischen Texten häufig verwendet,

87 Vgl. Waegeman 1987, 127: »In cases of eye-diseases or aches one should, by dawn or sunset, border by a golden ring the area where knot-grass is growing. Then one should say: ›I lift up this remedy of the sore eye‹. On the third day then the herb should be taken up and put around the neck.« Vgl. außerdem eine ähnlich beschriebene Pflanzenhebung in den gräkoägyptischen Papyri, PGM I, 168 und Kap. 2.4.4.

88 Vgl. Waegeman 1987, 127.

89 Kyr. I, 16,38–42 (ed. Kaimakis, 82); Ruelle, 35; Waegeman 1987, 119 mit Komm. auf S. 127: »[...] it is exactly during that particular phase of the moon resembling the purpose one pursues that magical actions have to come about. So to drive away headaches or eye-diseases, one will count on the cooperation of the moon in decline: one will therefore gather herbs, prepare a collyrium or make the magical ring that might help, while the moon is waning.«

90 LSJ 204.

um anzuzeigen, dass eine Krankheitserscheinung oder -symptomatik vollständig zum Verschwinden gebracht werden soll, so beispielsweise, wenn Alexander von Tralleis die Wirkung des *Hermolaos-Kollyriums* folgendermaßen beschreibt: θαυμαστῶς ἀποκρούει καὶ λεπτύνει φλεγμονάς[91], vergleichbar mit dem sog. ›Schwundschema‹[92] der magischen Papyri.

Der Mondsymbolik entspricht in dem zitierten *Kyraniden*-Amulett eine etymologisch verankerte Sonnensymbolik, welche sich in der Synonymentsprechung πορφύρεος[93] – φοῖνιξ[94] (beide in der Bedeutung »purpurfarben«) und der sich daraus ergebenden Analogie zwischen dem Purpurhuhn πορφυρίων πτηνόν und dem legendären Vogel Phönix, dessen Bildnis auf zahlreichen iatromagischen Gemmen zu finden ist[95], manifestiert. Die Sympathiewirkung des *Kyraniden*-Amuletts beruht demnach auf den kombinierten Kräften der beiden Himmelsaugen, Sonne und Mond, und erweist sich demnach auch, neben seiner Fähigkeit, Kopfschmerzen und Migräne zu heilen, als besonders wirkmächtiges Therapeutikum gegen jegliche Form von Augenleiden.[96]

Die Herkunft des Porphyrsteines, wie in der 1. *Kyranis* beschrieben, könnte einen Hinweis auf Ägypten beinhalten: Πορφυρίτης λίθος γνωστὸς μάλιστα ἐν τῇ μελανίτιδι γῇ[97], wenn hinter dem ἐν τῇ μελανίτιδι γῇ des Textes die gräzisierte Form der hieroglyphischen Schreibung für Ägypten als schwarzerdiges, fruchtbares Land, *Kmt*[98], anzunehmen ist.[99] Die Schreibung des Wortes *Kmt* mit dem Zeichen eines Krokodilsschwanzes lässt vermuten, dass auch Horapollon, wenn er den Krokodilsschwanz als Hieroglyphensymbol für »Dunkelheit« erläutert, zumindest noch eine zumindest vage Vorstellung um die Verbindung von der Hieroglyphe und der Farbe Schwarz besessen haben musste, auch wenn ihm die hieroglyphische Schreibung für »Ägypten« sicherlich nicht mehr präsent war:

91 AlexTrall., Ther. II (II, 21 Pu.); ebenso Waegeman 1987, 127 f.: »It is not a coincidence that the Greek word for the waning of the moon ἀπόκρουσις, ἀποκρούειν also means ›to expell a disease‹ and that Alexander of Tralles precisely uses the word in connection with the collyrium of Hermolaos.«

92 Vgl. Willer 2015, 293 f.

93 LSJ 1451 f.

94 LSJ 1948.

95 Vgl. Waegeman 1987, 126–128; Michel 2004, 322.

96 Vgl. auch Waegeman 1987, 128.

97 Kyr. I, 16 (ed. Kaimakis, 80,6); Waegeman 1987, 120–122.

98 Hannig 1995, 883.

99 Waegeman 1987, 120 f. weist zwar auf einen möglichen Zusammenhang mit μέλας, »schwarz«, hin, entscheidet sich jedoch für die auf einer parallelen Bezeichnung des Porphyrsteines als καιρωμαίον postulierte Herkunft aus Karmanien.

Horap. I, 70 (ed. Thissen, 40)

Σκότος δὲ λέγοντες κροκοδείλου οὐρὰν ζωγράφουσιν, ἐπειδὴ οὐκ ἄλλως εἰς ἀφανισμὸν καὶ ἀπώλειαν φέρει ὁ κροκόδειλος οὗ ἐὰν λάβηται ζῴου εἰ μὴ τῇ οὐρᾷ τῇ ἑαυτοῦ διαπληκτίσας ἄτονον παρασκευάσει· ἐν τούτῳ γὰρ τῷ μέρει ἡ τοῦ κροκοδείλου ἰσχὺς καὶ ἀνδρεία ὑπάρχει.

Wenn sie von *Dunkelheit* sprechen, malen sie einen Krokodilsschwanz; das Krokodil hat nämlich, wenn es ein Tier ergreift, keine andere Möglichkeit, es zu töten und zu vernichten, als es mit seinem Schwanz zu attackieren und außer Gefecht zu setzen. Denn in diesem Körperteil liegt die Kraft und die Stärke des Krokodils.
[Übers.: Thissen 2001, 41.]

Einen eindeutigen Ägyptenbezug erkennt auch David M. Bain[100] in der Formulierung des *Kyraniden*-Textes ἐν τῇ μελανίτιδι γῇ, da sie etliche, zweifellos auf Ägypten zu beziehende Parallelen in den gräkoägyptischen magischen Papyri, aber auch anderen Texten sowie den *Kyraniden* selbst besitzt. Die von David M. Bain angeführte Textpassage PGM IV, 798 f. (PGM I, 100) lokalisiert eine bestimmte Pflanze namens Kentritis, ἐν τοῖς μέρεσι τῆς μελάνης γῆς, wobei es sich um eine wörtliche Übersetzung des ägyptischen *kmt* handelt.[101] Da es sich laut David M. Bain bei μελανίτης γῇ um einen esoterischen *terminus technicus* handelt[102], passt dieser nicht nur ausgezeichnet zu den *Kyraniden*, die häufig geheime Namen und Alternativbezeichnungen verwenden, sondern ebenso gut zu den gräkoägyptischen Papyri sowie der allgemeinen Tendenz, Ägyptisches als ›Geheimwissen‹ zu mystifizieren.

Kapitel 4 der 1. *Kyranis*, gewidmet dem Buchstaben δ: Στοιχεῖον δ´. δρακόντιος βοτάνη, δενδροκολάπτης πτηνόν, δράκων ἰχθύς, δενδρίτης λίθος εὔγνωστος[103] enthält einige weitere Anwendungen sowohl gegen diffusen Kopfschmerz wie auch gegen Migräne, darunter auch ein Amulett, gefertigt aus einer Feder des Spechtes zusammen mit einem Stückchen des Dendritsteines. Amulettcharakter besitzt ebenfalls der Samen der Pflanze, indem er, am Körper des Patienten getragen, sowohl Kopfschmerzen (hier ohne nähere Spezifizierung) vertreibt, wie auch die Sehkraft schärft. Die Kombination aus Spechtfeder und einem Bestandteil des Fisches als Salbe verarbeitet und aufgetragen vertreibt nicht nur jegliche Form von Kopfschmerzen, sondern heilt sie sogar in kürzester Zeit:

100 Bain 2003, 191–218.

101 Bain 2003, 191–194 mit zahlreichen weiteren Belegstellen in chronologischer Ordnung: sieben weitere Belegstellen, davon fünf innerhalb der *Kyraniden* selbst, eine im *Compendium aureum* und eine weitere bei Olympiodor unterstreichen Bains Annahme, die er noch weiter, mittels einer ausführlichen linguistischen Analyse (S. 194–199) sowie noch etlichen parallelen Belegen, die thematische Bezüge enthalten (S. 200–204), festigen kann.

102 Bain 2003, 205; zu dem Wert der *Kyraniden* als Quelle für singuläre bzw. anderweitig verlorene Überlieferungen vgl. Bain 2003, 209.

103 Kyr. I, 4 (ed. Kaimakis, 39–42).

Kyr. I, 4 (ed. Kaimakis, 40,24–28)

Τῆς οὖν δρακοντίου βοτάνης τὸ σπέρμα φορούμενον ὀξυωπίαν παρέχει· κεφαλαλγίας τε ἀπαλλάσσει ἀλγούσας βραχύ. πτερὸν δὲ τοῦ ζῴου μετ' ὀλίγου λίθου κεφαλαλγίαν καὶ ἡμικρανίαν ἀπαλλάσσει περιαπτόμενον. ὁμοίως πτερὸν τοῦ ζῴου καὶ ὀλίγον τοῦ ἰχθύος κοπέντα καὶ λειωθέντα καὶ περιχριόμενα πᾶσαν κεφαλαλγίαν ἰῶνται ταχέως.

Der Samen der *Drakontion*-Pflanze bewirkt, wenn man ihn (als Amulett) trägt, Scharfsichtigkeit; er beseitigt aber auch Kopfschmerzen nach Kurzem. Eine Feder des Vogels zusammen mit einem bisschen des Steines beseitigt Kopfschmerzen und Hemikranie, als Amulett umgehängt. Gleichermaßen heilt eine Feder des Vogels und ein bisschen des Fisches, zerstoßen und pulverisiert und als Salbe aufgetragen jeglichen Kopfschmerz rasch.
[Übers. d. Verf.]

Auch in der 2. *Kyranis* finden sich vergleichbare Kopfschmerztherapien, hier unter Nutzbarmachung der speziellen Vitalkräfte tierischer Organe (vgl. Kap. 2.2) – in den beiden Textbeispielen handelt es sich konkret um Fuchshoden und Ziegeneingeweide –, die, in ein Tuch eingehüllt, um den Kopf gelegt werden, in der Art eines heilkräftigen Umschlages mit Amulettcharakter (περιάψῃ):

Kyr. II, 2
(Περὶ ἀλώπεκος, ed. Kaimakis, 116,37–39)

Ὁ δὲ ὄρχις λεῖος σὺν κηρωτῇ, παρωτίδας ὠφελεῖ. ἐὰν δέ τις τὸ μόριον αὐτοῦ ἐνειλήσας ῥάκει περιάψῃ τῇ κεφαλῇ, πάντα πόνον κεφαλῆς καὶ ἡμικράνιον καὶ σκοτώματα ἰᾶται.

Der (Fuchs)hoden nützt, pulverisiert und mit Wachs vermischt, bei Ohrgeschwulsten. Wenn man das Organ aber in ein Tuch wickelt und um den Kopf bindet, heilt es jegliche Form von Kopfschmerz, Hemikranie und Schwindelgefühl.
[Übers. d. Verf.]

Ganz explizit betont wird hier, dass der iatromagische Umschlag jegliche Form von Kopfschmerzen heilt, wobei der Text ganz genau zwischen (sehr wahrscheinlich diffusem) Kopfschmerz, Migräne und Schwindelgefühl differenziert. Auch das zweite Textbeispiel behält die Differenzierung bei, allerdings beschränkt auf diffusen Kopfschmerz und Migräne: [...] ἐν ῥάκει δεθέντα παύει πᾶσαν κεφαλαλγίαν καὶ ἡμικρανίαν ἐπιχριόμενα τοῖς κροτάφοις.[104]

Neben solchen Textsammlungen mit einerseits iatromagisch-sympathetischer Schwerpunktsetzung wie den *Kyraniden*, andererseits dämonologischer Ausrichtung wie dem *Testamentum Salomonis* sind im Zeitraum zwischen dem 1. und 4. Jh. n.Chr. eine große Anzahl magischer Papyri und Amulette in griechischer, demotischer und koptischer Überlieferung entstanden. Basierend auf gräkoägyptischen Traditionen

104 Kyr. II, 8 (Περὶ γῆς ἔντερα, ed. Kaimakis, 129–131, bes. 131,55 f.); vgl. Ps.-Galen, rem. par. III (XIV, 502 Kühn).

kombinieren sie dämonologische und sympathetische Elemente mit christlich-jüdischem Gedankengut, je nach individueller Intention bzw. geistesgeschichtlicher Lokalisierung. Ein aussagekräftiges Beispiel für eine derartige Symbiose findet sich bei einem Amulett gegen Kopfschmerzen[105], wohl aus dem 2. Jh. n.Chr., worin sich zahlreiche Motive zu einer neuen Einheit verbinden. Der 15zeilige Text lautet folgendermaßen:

Amulett London (ed. Kotansky, 37–46)

ἀπόστρεφε, /2 Ἰησοῦ, τὴν /3 Γοργῶπα [η..] /4 καὶ τῇ παιδίσ-/5κῃ σου, τὴν /6 κεφαλαρλ-/7γίαν εἰς δό-/8ξαν ὀνόμα-/9τός σου, Ἰαω Ἀ-/10δωναὶ Σαβα-/11ώθ[106], ιι [*erasure* ?][107] /12 [ο ……] /13 Οὐριήλ *traces* [*erased*] /14 [π ι ρ .. ω] /15 Οὐριήλ, Γαβρι-/16ήλ.

Jesus, wehre die *Gorgopas* (»the Grim-Faced One«) ab und, deiner Dienerin zugunsten, ihre Kopfschmerzen zum Ruhm deines Namens, IAŌ ADŌNAI SABAŌTH, III ***, OURIĒL ***, {OURIĒL}, GABRIĒL.
[Übers. d. Verf., bas. auf Kotansky 2002, 37]

Jesus wird hier angerufen, um zugunsten einer Patientin einen weiblichen Kopfschmerz-Dämon zu vertreiben; der Exorzismus wird durch die Anrufung heiliger Namen bekräftigt. Die verwendete Beschwörungsformel basiert auf der exorzistischen Tradition, eine Schutzgottheit gegen Angriffe feindlicher Dämonen zu Hilfe zu rufen; die Unterstützung und Bekräftigung dieser Formel durch die begleitende Anrufung unterschiedlicher Engel, im konkreten Falle Ouriel und Gabriel[108], erinnert an die Dämonologie des *Testamentum Salomonis*, wo ebenfalls die krankheitsverursachenden Dämonen durch die Anrufung bestimmter (Schutz-)Engel zum sofortigen Rückzug veranlasst werden.

105 Goldene *Lamella*, evtl. aus Kleinasien oder Syrien, heute Privatsammlung London, ed. Kotansky, 37–46. Die deutlich sichtbaren Falzspuren weisen darauf hin, dass die *Lamella* ursprünglich mehrfach gefaltet in einer Amulettkapsel getragen wurde: Kotansky 2002, 37–39.

106 Die Namensabfolge lautet üblicherweise Ἰάω Σαβαώθ Ἀδωναί; der Text hat hier eine Umstellung vorgenommen: Kotansky 2002, 40.

107 Möglicherweise bezeichnen die drei senkrechten Striche einen Rezitationsvermerk?

108 Auffällig ist hier die Abwesenheit von Ῥαφαήλ, des für Heilung zuständigen Engels *par excellence*, der in vergleichbaren Belegen häufig mit Gabriel und Ouriel eine Triade bildet: Kotansky 2002, 40.

Die hier zu exorzierende Dämonin allerdings ist namentlich nicht belegt, lässt sich jedoch, wie Roy Kotanskys eingehende Analyse[109] schlüssig zeigen kann, aufgrund von etymologischen und motivgeschichtlichen Überlegungen[110] als eine Parallelfigur zur in ähnlichem Kontext häufig belegten Migränedämonin Antaura[111] mit dem Namen Γοργώψ identifizieren, als Personifikation oder mythische Repräsentation der ihr zugeordneten Krankheit, wobei die Namensähnlichkeit mit der legendären Gorgo Medusa der griechischen Mythologie durchaus eine Rolle spielt:

> A severed Medusa or Gorgon head, would be an appropriate folkloric representation of the headache itself, which would have been ›sympathetically‹ understood as an independent entity to be warded off; it is a demonic figure that comes from without, approaching the sufferer just as the Antaura demon does when she arises out of the sea groaning like a hind or a cow.[112]

Der synkretistische Aspekt wird gerade hier besonders deutlich, indem Jesus Christus den ›klassischen‹ Bezwinger der Gorgo, Perseus, ersetzt:

> On our *lamella*, Ἰησοῦς may well have supplanted the mythological figure of Περσεύς, as slayer of the Gorgon, *par excellence*[113].

Das zitierte Amulett ist ein anschauliches Beispiel dafür, wie im Rahmen der überlieferten Traditionen synkretistische Mechanismen greifen und dadurch die Möglichkeit geboten ist, ganz individuelle Fokussierungen vorzunehmen.

109 Kotansky 2002, 40–43.

110 Kotansky 2002, 42: »The usual spelling of the female mythological figure (often in poetry) is either ἡ Γοργώ (gen. Γοργοῦς), or ἡ Γοργών (gen. Γοργόνος, acc. Γοργόνα; along with the plural forms, Γοργόνες, acc. Γοργόνας, etc.). A feminine and masculine form, ὁ/ἡ γοργώψ (gen. γοργῶπος, acc. γοργῶπα), which seems to be what we have here, is defined in LSJ s.v. as ›grim-eyed‹; ›fierce-eyed‹. It occurs only twice, both times in Euripides. [...] In the magical papyri, a ›Gorgonian head‹ (τὸ γοργόνειον κάρα) is to be depicted on an engraved iron fetter (PGM IV. 3137 f.), and in PGM IV. 1404 a netherworld three-headed goddess is addressed as the ›dreaded, grim-faced (γοργῶπι) Persephone-Kore.‹ The unpublished index to Preisendanz also refers to the demon Γοργοπιός [...].«

111 Vgl. ein von Kotansky, GMA I, 13, 58–71 ediertes Migräneamulett (silberne *Lamella*), das eine Beschwörung gegen Antaura trägt; K. Prümm, Religionsgeschichtliches Handbuch für den Raum der altchristlichen Umwelt. Hellenistisch-römische Geistesströmungen und Kulte mit Beachtung des Eigenlebens der Provinzen (Rom 1954) 399 f.; Pradel 1907, 268 f. unter Bezugnahme auf einen Hemikranie-Exorzismus im *Iatrosophion* Cod. Marc. gr. app. II, 163, sowie Z. Szegvári, Le Supplementum Graecum 116 de la Bibliothèque Nationale de Vienne: un rouleau byzantin d'exorcisme, in: E. Juhász (Hrsg.), Byzanz und das Abendland II. Studia Byzantino-Occidentalia [Antiquitas – Byzantium – Renascentia XII. Bibliotheca Byzantina II] (Budapest 2014) 207–252 zu dem Mythenkreis um Gyllou/Antaura als dämonische Verursacher von Kopfschmerzen.

112 Kotansky 2002, 42.

113 Kotansky 2002, 43; generell zum Perseusmythos und dessen Anwendungsformen vgl. T. Gantz, Early Greek Myth. A Guide to the Literary and Artistic Sources (Baltimore/London 1993) 304–307.

Die Vielzahl der in den gräkoägyptischen Papyri überlieferten Kopfschmerzsprüche und -rezepte arbeitet mit *voces magicae* und/oder steten Wiederholungen[114], was ebenfalls an ägyptische Rezitationsvermerke denken lässt, wo der Rezitator aufgefordert wird, die entsprechende Formel mehrfach zu wiederholen, um ihr den notwendigen Nachdruck zu verleihen. Die schriftliche Niederlegung derartiger Beschwörungen beruht ursprünglich genau auf dieser Vorstellung, eine durch ebensolche schriftliche Fixierung gegebene dauerhafte Wiederholung herzustellen und somit, im Idealfall, ewige Kontinuität zu gewährleisten.

In den spätantiken Überlieferungen treten Kopfschmerzamulette häufig in Kombination mit Fieberamuletten auf, was aus medizinischer Sicht recht sinnvoll erscheint, da Fieber häufig von Kopfschmerzen begleitet wird. Universalamulette erbitten Heilung des Patienten von allen Krankheiten und negativen Einflüssen unter gesonderter Nennung von Kopfschmerz und Fieber, wie bei diesem, für einen Patienten namens Megas ausgefertigten Amulett:

> A † O By Jesus Christ heal Megas whom D... bore [of] every disease, and pain of the head and the temples, and fever, and shivering fever. A † O.[115]

Ein weiteres, einer Frau gehörendes Heilamulett, betont ebenfalls die erbetene Schutzfunktion gegen diverse Fieber, Kopfschmerzen und jegliche Form von Schadenszauber. Zur Bekräftigung der Amulettfunktion werden *historiolae* angeführt, so die Passion Christi in Kurzform zu Beginn und die Heilung von Petrus' Schwiegermutter – ein äußerst beliebtes Sujet für neutestamentliche *historiolae*. Die Amulettfunktion ist hier um den Namen Jesu zentriert:

> [...] virgin Mary, and was crucified by Pontius Pilate, and was buried in a tomb, and arose on the third day, and was taken up to heaven, and ... Jesus, because then you healed every infirmity of the people and every disease ..., Jesus, ... believe ... because then you went into the house of Peter's mother-in-law [when she was] feverish, [and] the fever left her; so also now we beseech you, Jesus, now also heal your handmaid who wears your [holy] name from every disease and [from every] fever and from a shivering fever and from a headache and from all bewitchment and from every evil spirit, in the name of father and son and holy spirit.[116]

Eine vermutlich erste Synthese aus den im spätantiken Milieu kursierenden iatromagischen Einzeltraditionen (vornehmlich der magischen Papyri) und Textsammlungen

114 Entsprechende Textbeispiele bei Versnel 2002, 119 f.

115 Pap. Amsterdam 173 (4./5. Jh. n.Chr.); Übers.: M. Meyer, in: Meyer – Smith 1994, 38.

116 Pap. Berlin 21230 (5./6. Jh. n.Chr.); Übers.: M. Meyer, in: Meyer – Smith 1994, 39. Vgl. K. Prümm, Religionsgeschichtliches Handbuch für den Raum der altchristlichen Umwelt. Hellenistisch-römische Geistesströmungen und Kulte mit Beachtung des Eigenlebens der Provinzen (Rom 1954) 400 mit Hinweis auf ein Pariser *Iatrosophion*, das einen Kopfschmerzexorzismus mit der Schädelstätte *Golgatha* verbindet.

findet sich bei zwei lateinischen Autoren an der Wende des 4. zum 5. Jhs., Marcellus[117] und Theodorus Priscianus[118], welche beide, allerdings in recht unterschiedlicher Form, iatromagisch basierte *materia medica* und Therapieanweisungen in ihre Handbücher integriert haben.

Marcellus benutzte als Hauptquelle ein unter der Bezeichnung *Medicina Plinii* überliefertes und sehr wahrscheinlich zu Beginn des 4. Jh. n.Chr. vornehmlich aus Buch 20–32 der *Historia Naturalis* Plinius' des Älteren[119] kompiliertes therapeutisches Kompendium sowie das Arzneibuch (*Compositiones*) des Scribonius Largus[120], das er streckenweise nahezu wörtlich ausschrieb. Theodorus Priscianus hingegen basierte sein primär auf die Heilkräfte der Natur konzentriertes therapeutisches Kompendium (*Euporista*) in vier Büchern auf galenische Schriften sowie, speziell im 3., gynäkologisch fokussierten Buch, auf entsprechende Schriften Sorans.[121] Der für den iatromagischen Kontext interessanteste Teil dieses Werks, das 4. Buch, das die *physica remedia*, nämlich die ›Wundermittel‹, d.h. die iatromagischen Therapieanwendungen, behandelte, ist nurmehr fragmentarisch zu einem ganz kleinen Teil erhalten: das Vorwort (*Praefatio*) sowie ein Kapitel über Kopfschmerzen und ein weiteres über ›Epilepsie‹. Anzunehmen ist jedoch, dass gerade diese *Physica* des Theodorus Priscianus eine wesentliche Rolle innerhalb der Tradition iatromagischer Therapeutik gespielt haben, vermutlich auch noch in byzantinischer Zeit. Während im lateinischsprachigen Westen im 4. und 5. Jh. n.Chr. die Beschäftigung mit Iatromagie und iatromagisch geprägter Therapeutik augenscheinlich florierte und die Integration iatromagischer und volksmedizinischer Überlieferungen einen wesentlichen Bestandteil medizinischer Handbücher ausmachte, stand der griechischsprachige Osten zunächst ganz im Zeichen hippokratischer Rationalität und, damit einhergehend, vehemeter Ablehnung jeglichen ›Aberglaubens‹ innerhalb der Medizin, wie es exemplarisch in den Kompilationen des Oreibasios[122] (um 325–395/396 n.Chr.) niedergelegt ist. Dieser, der Leibarzt des Kaisers Julianos Apostata (331/332–363, reg. 361–363 n.Chr.), gilt als Begründer einer wissenschaftlich fundierten Galen- und Hippokratesrezeption sowie als Vorreiter der byzantinischen medizinischen Kompendien.

Zum Thema Kopfschmerzen finden sich bei Marcellus zahlreiche Ratschläge für prophylaktische, aber auch therapeutische Maßnahmen unter Anwendung diverser

117 K.-D. Fischer, s.v. *Marcellus Empiricus*, Antike Medizin 2005, 591 f. mit dem Hinweis, dass die ihm häufig zugeordneten Beinamen »Empiricus« oder auch »Burdigalensis«, nach seinem mutmaßlichen Herkunftsort Bordeaux, nicht original belegt, sondern neuzeitlich sind.

118 S. Ihm, s.v. *Theodorus Priscianus*, Antike Medizin 2005, 850 f.

119 J. Hahn, s.v. *Plinius der Ältere*, Antike Medizin 2005, 714 f.

120 J. Hahn, s.v. *Scribonius Largus*, Antike Medizin 2005, 786; Machold 2010.

121 Vgl. dazu grundlegend K.-D. Fischer, Sorani quae feruntur *Quaestiones medicinales*. Lateinischer Text beider Versionen mit dt. Übers. und Anm. [Textos Médicos. Ediciones Críticas de la Escuela de Traductores de Toledo 1] Cuenca 2017.

122 Antike Medizin 2005, 659 f.

iatromagischer Rezepturen, die etliche Verbindungen zu dem Überlieferungsfeld um die *Kyraniden* erkennen lassen. Die (iatro-)magische Komponente liegt hierbei in erster Linie in der Auswahl, Kombination und Anwendungsweise der entsprechenden *materia medica* begründet; erst sekundär kommen verbale Beschwörungen hinzu. Laut Marcellus besitzen Steine, welche unterschiedliche Tiere entweder in ihrem Kopf oder in ihrem Magen haben, besondere prophylaktische wie auch therapeutische Qualitäten als Amulett zur Vorbeugung bzw. Heilung diffuser und chronischer Kopfschmerzen (auch Marcellus kennt die Differenzierung zwischen den unterschiedlichen Erscheinungsformen des Kopfschmerzes). Die *Kyraniden* kennen ähnliche Anwendungen, allerdings nicht im Rahmen einer Kopfschmerztherapie.[123] Dass manche iatromagische Anwendungsformen nicht durchgehend auf ein Krankheitsbild beschränkt bleiben, sondern den Kontext wechseln können, zeigt das Beispiel der »Schwalbensteine«[124], die bei Marcellus sowohl in der Kopfschmerz-, Augen- wie auch Fiebertherapie verankert sind, und dann im 6.Jh. bei Alexander von Tralleis speziell gegen Anfallsleiden eingesetzt werden:

Marcell. med. I, 68 (CML V, 70,12–16)

Herundinum pulli lapillos in ventriculis habere consuerunt, ex quibus qui albi maxime fuerint, si in manu etiam singuli teneantur aut circa caput lino nectantur, veterrimos et diutinos capitis mulcent dolores, nisi contactu terrae lapillorum potentia minuantur.

Schwalbenjunge pflegen in ihrem Magen kleine Steine zu haben; wenn von ihnen diejenigen, die besonders weiß sind, auch einzelne, in der Hand gehalten oder am Kopf mit einem Faden befestigt werden, lindern sie die chronischsten und anhaltenden Kopfschmerzen, falls nicht die Kraft der Steinchen durch eine Berührung mit der Erde gemindert wird. [Übers.: CML V, 71]

AlexTrall., Ther. I, 15
(I, 561 Pu.; Guardasole 2006, 664)

῎Αλλο· Καὶ τοῦτο θαυμαστῶς ποιεῖ· ἐν τοῖς νεοττοῖς τῶν χελιδόνων ἀνατμηθεῖσιν εὑρίσκονται λιθάρια δύο, ὧν τὸ μὲν ἓν μέλαν, τὸ δ’ ἕτερον λευκόν. τὸ μὲν οὖν λευκὸν καταπεσόντος τοῦ ἐπιληπτικοῦ ἐπιτίθει καὶ ἐγείρεις αὐτόν, τὸ μέλαν δὲ λαβὼν περίαπτε δέρματι. τὰ δὲ λιθάρια ταῦτα λέγεται διδόναι τὰς χελιδόνας τῷ πρώτῳ νεοττῷ, ἅπερ οὐ καλῶς εὑρίσκονται, εἰ μὴ διὰ τῆς ἀνατομῆς τῶν νεοττῶν ἁπάντων.

Auch folgendes Mittel übt eine wunderbare Wirkung aus. Wenn man junge Schwalben (*Hirundo*) aufschneidet, so findet man in ihrem Inneren zwei Steinchen, von denen das eine schwarz, das andere weiss ist. Legt man nun das weisse Steinchen auf, sobald ein Epileptiker darniedergestürzt ist, so kommt er wieder zu sich; das

123 Vgl. Kap. 4.5 (Innere Organe) mit einem Amulett gegen Schwindsucht in der 1. *Kyranis*, Kap. 22 (Kyr. I, 22,23–31; ed. Kaimakis, 102; Ruelle, 44 f.; Waegeman 1987, 175) und dem Hinweis auf ein Amulett gegen Schwindsucht, S. 317 f. Zu den Steinen im Kopf der Dorade und deren Heilkraft vgl. außerdem Kyr. IV, 74,3 f.

124 Zu den »Schwalbensteinen« und ihren vielfältigen iatromagischen Anwendungen vgl. Ewers 2009, 109. Weitere Belege bei Dioskurides II, 60 und Plinius, NH 11, 79 und 30,27: Puschmann I, 560 Anm. 2 und Guardasole 2006, 665 Anm. 160.

schwarze Steinchen nehme man und binde es dem Kranken auf die Haut. Man erzählt, die Schwalben gäben diese Steinchen nur ihrem ersten Jungen; man findet sie deshalb nicht leicht und nur dann, wenn man sämmtliche Junge öffnet.
[Übers.: Puschmann I, 560]

Marcell. med. VIII, 45 (CML V, 124,31–126,1)

Hirundinis ventriculo scisso albi ac nigri lapisculi inveniuntur; qui si lupino aureo includantur et collo suspendantur, omnem dolorem oculorum perpetuo avertent; sed et contra quartanas prosunt croceo linteo vel panno involuti linoque ad collum validiore suspensi.

Wenn der Magen einer Schwalbe aufgeschnitten wird, finden sich darin weiße und schwarze Steinchen; wenn sie in einer goldenen Lupine eingeschlossen und an den Hals gehängt werden, wenden sie für immer jeden Augenschmerz ab; aber auch gegen Viertagefieber nützen sie, wenn sie in ein gelbes Leinentuch oder in einen Lappen eingewickelt und mit einem stärkeren Faden an den Hals gehängt werden.
[Übers.: CML V, 125–127]

Wie die zitierten Textbeispiele erkennen lassen, differenziert Alexander von Tralleis gegenüber Marcellus spezifische Wirkungsweisen des schwarzen und des weißen Steinchens, wobei letzterem eine unmittelbare therapeutische Qualität zugewiesen wird (das Auflegen des weißen Steinchens beendet den Anfall), ersteres dagegen eher prophylaktische Funktion besitzt, indem sein Umbinden den Patienten vor einer Wiederholung des Anfalles schützen soll. Der bei Marcellus betonte Aspekt, dass eine Berührung mit der Erde die iatromagische Kraft der Steinchen schmälern bzw. sogar aufheben könne, fehlt bei Alexander, der allerdings wiederum den Faktor der Erstgeburt (nur das erstgeborene Schwalbenjunge besitzt diese Steine) hinzufügt. Marcellus lokalisiert die Steine eindeutig im Magen der Schwalben(jungen), Alexander hingegen allgemein im Inneren der Tiere.

Ferner empfiehlt Marcellus, zur Heilung von Kopfschmerzen einen Weißdornzweig an den Kopf zu binden: Ramus spinae albae alligatus capiti efficaciter medetur [...][125], womit eine äußerst starke Allegorie verbunden ist, nämlich mit Christi Dornenkrone, worauf Marcellus an anderer Stelle explizit hinweist: Herba salutaris, id

125 Marcell. med. I, 45 (CML V, 68,1–2 mit Übers. auf S. 69).

est spina alba, qua Christus coronatus est [...].[126] Abgesehen von den analogiebasierten besonderen Heilkräften, die dem Weißdorn zugeschrieben werden (Marcellus verwendet diese Pflanze in unterschiedlichen Rezepten), ist die Bekränzung des Kopfes mit Heilkräutern in der iatromagischen Kopfschmerztherapie nicht ungewöhnlich und wird in der byzantinischen Zeit fortgesetzt, so z.B. bei Aetios von Amida, der eine auf Archigenes[127] basierende Therapieanweisung wiedergibt, die eine Kombination aus Bekränzung und Einreibung, vermischt mit Essig und Rosenwasser oder -öl, beinhaltet; die Heilpflanze hier ist allerdings nicht Weißdorn, sondern Eisenkraut[128], mit dem Beinamen »Heilige Pflanze«, der zu therapierende Kopfschmerz ist nicht näher spezifiziert:

Aet.Amid. I, 318 (I, 120,7–11 Ol.)

Περιστερεὼν ὀρθός. Ταύτην ἱερὰν βοτάνην καλοῦσι· κεφαλαλγίαν δὲ ἄκρως ἀπαλλάσσει, φησὶν Ἀρχιγένης, στεφανουμένη καὶ λεῖα μετ' ὄξους καὶ ῥοδίνου ἐπιχριόμενη. καὶ ἑψομένη δὲ ἐν ἐλαίῳ καὶ ἐμβρεχομένης τῆς κεφαλῆς ἴᾶται πᾶσαν χρονίαν κεφαλαλγίαν καὶ τὰς ῥεούσας τρίχας ἐπέχει.[129]

Das aufrechte Eisenkraut. Dieses heißt auch ›Heiligkraut‹; laut Archigenes beseitigt es effektiv Kopfschmerzen, entweder als Kranz, oder pulverisiert mit Essig und Rosenöl als Salbe aufgetragen. In Öl gekocht, wenn man damit den Kopf benetzt, heilt es jeglichen chronischen Kopfschmerz und verhindert auch Haarausfall. [Übers. d. Verf.]

Eine recht außergewöhnliche ›Heilpflanze‹ gegen Kopfschmerzen findet bei Marcellus mehrfach Erwähnung:

Marcell. med. I, 41–43 (CML V, 66,22–29)

Herba in capite statuae cuiuslibet nasci solet; ea decrescente luna sublata capitique circumligata dolorem tollit. Emigranio etiam efficaciter medetur, si in panno rufo lino rufo ligata capiti vel temporibus alligetur.

Auf dem Kopf jeder beliebigen Statue pflegt Gras zu wachsen; es beseitigt, bei abnehmendem Mond gepflückt und um den Kopf herumgebunden, den Schmerz. Auch Migräne heilt es wirk-

---

126 Marcell. med. XXIII, 29 (CML V, 400, 12–14); vgl. Ewers 2009, 35.

127 Archigenes von Apameia (2. Hälfte 1. Jh. n.Chr. – 1. Hälfte 2. Jh. n.Chr.), der in Rom unter Kaiser Trajan als Arzt tätig war und dessen Werk nurmehr fragmentarisch überliefert ist: C. Oser-Grote, s.v. *Archigenes v. Apameia*, Antike Medizin, 80; Guardasole 2006, 652 Anm. 137 mit Bibl.: C. Brescia, Frammenti medicinali di Archigene [Collana di studi greci 27] (Neapel 1955) 20–24; A.D. Mavroudis, Αρχιγένης Φιλίππου Απαμεύς. Ο βίος καί τα έργα ένος Έλληνα γιατρού στην αυτοκρατορική Ρώμη [Πονήματα 3] Athen 2000 (insb. S. 50, 88–95, 159 und 222).

128 LBG, s.v. *περιστερεών, ὁ: Eisenkraut, Verbena supina*, mit Belegen bei Galen XII, 435 etc. und Oribas. XIV 23,3 etc.

129 Vgl. eine ähnliche, ebenfalls auf Archigenes zurückgehende Kopfschmerztherapie bei Ps.-Galen, rem. par. I (XIV, 321 Kühn), ebenfalls unter Verwendung von Polygonum; vgl. auch Thorndike 1923, 175.

sam, wenn es, mit einem roten Faden zusammengebunden, in einem roten Tuch an Kopf oder Schläfen gebunden wird.
[Übers.: CML V, 67]

Marcell. med. II, 20 (CML V, 78,27–29)

Herba vel hedera in capite statuae cuiuslibet nasci solet; ea si in panno rufo acia rufa vel lino rufo ligata capiti vel temporibus alligetur, mirum remedium emicranio vel eterograniis praestabit.	Auf dem Kopf jeder beliebigen Statue pflegt Gras oder Efeu zu wachsen; wenn er mit einem roten Nähfaden oder einer roten Schnur in einem roten Tuch eingebunden am Kopf oder an den Schläfen befestigt wird, stellt er ein wunderbares Heilmittel gegen Migräne dar. [Übers.: CML V, 79]

Bei dieser Empfehlung vermischen sich unterschiedliche iatromagische Motive, die zur Verstärkung der beabsichtigten Heilzwecke kombiniert werden: die astrologische Komponente der Gewinnung der *materia medica* bei abnehmendem Mond (wobei das Abnehmen des Mondes zugleich auch das Schwinden der Krankheit symbolisieren soll), die apotropäische Wirkung der Farbe Rot[130], sowie der durch die in den Rezepten als essentieller Faktor erwähnten Statuen, die, als Relikte einer paganen, nicht mehr nachvollziehbaren Vergangenheit, den singularitätsmagischen Aspekt (vgl. Kap. 2.2) verkörpern. Bei der Pflanze selbst, hier als nicht näher spezifizierte *herba* bezeichnet, im zweiten Rezept dann Efeu (*hedera*) als Alternative, dürfte es sich sehr wahrscheinlich um ein rankendes Gewächs (allerdings kein Moos) handeln, das antike Relikte zu überwuchern pflegt – eine Eigenschaft, die durchaus auch auf das *Polygonum* der *Kyraniden* zutreffen könnte, so dass eine dahingehende Verbindung zumindest anzunehmen ist.

Neben den genannten und vergleichbaren materiell basierten Therapeutika spielt auch der durchaus weitverzweigte Komplex an Beschwörungen, Exorzismusformeln und Wortsuggestion im Bereich der Kopfschmerztherapie eine bedeutende

130 Vgl. Ewers 2009, 42 f. und 89 f.; Grimm-Stadelmann 2014, 230 und Kap. 2.3. Nach ägyptischer Vorstellung besitzt die Farbe Rot deutlich negative Konnotation, aufgrund ihrer Verbindung zu Seth einerseits, andererseits aber auch zu diversen Unterweltsdämonen, die in den entsprechenden Quellen häufig als »rot«, »rothaarig« oder auch »rotäugig« bezeichnet werden; vgl. dazu ausführlich und mit zahlreichen Belegstellen Ritner 1993, 147 f. Hinzukommt, dass das Adjektiv »rot« im Ägyptischen auch als Synonym für »schlecht«, »böse« verwendet werden kann: Wb 5, 488, 4. Vor diesem Hintergrund lässt sich der sukzessive Bedeutungswandel der Farbe Rot hin zu einem starken Apotropaikon, wie es bis heute z.B. in der Volkskunde belegt ist (dazu vgl. N. Gockerell, Amulettgebrauch im Alpenraum, in: A. Grimm – S. Schoske (Hrsg.), Isisblut & Steinbockhorn. Amulett und Talisman in Altägypten und im Alpenraum [Schriften aus der Ägyptischen Sammlung 11] (München 2010) 3–24, bes. 15, 18) als eine Form der Similemagie (vgl. Kap. 2.2) interpretieren, mit zusätzlicher Steigerung durch die Christusanalogie.

Rolle. In Kombination mit unterschiedlichen Gegenständen bewirken verbale Beschwörungen deren iatromagische ›Aufladung‹, was bedeutet, dass völlig belanglose Objekte, wie beispielsweise schlichte Kieselsteine, in Verbindung mit entsprechenden Formeln und/oder ritueller Gestik eine Aufwertung zu heilkräftiger *materia medica* erfahren, wie bei Marcellus geschildert:

Marcell. med. I, 54 (CML V, 68,18–21)

Cum intrabis urbem quamlibet, ante portam lapillos, qui in via iacebunt, quot volueris collige dicens tecum ipse ad capitis dolorem te remedium tollere, et ex his unum capiti alligato, ceteros postergum iacta nec retro respice.

Wenn du eine beliebige Stadt betrittst, hebe vor dem Tor Steinchen auf, die auf dem Weg liegen, so viel du willst, indem du bei dir selbst sagst, du hebest ein Heilmittel gegen Kopfschmerz auf, und von ihnen binde einen an den Kopf, die übrigen wirf hinter dich, und sieh nicht zurück. [Übers.: CML V, 69]

Die Beschwörung besteht hier zum größten Teil in der Autosuggestion – und damit der iatromagischen ›Aufladung‹ –, es handele sich bei den aufgehobenen Kieselsteinen um ein wirkkräftiges Heilmittel[131]; die rituelle Gestik ist dreiteilig und umfasst (1) das Umbinden eines Steines um den leidenden Körperteil, als direkt auf die Krankheitssymptome einwirkendes Amulett, (2) das Wegwerfen der übrigen gesammelten Steine nach hinten, als symbolisches Abstreifen und Zurücklassen der Krankheit, sowie (3) das unbedingte Vermeiden, zurückzublicken, als endgültige Verabschiedung von der zurückgelassenen Symptomatik.

In den Bereich der Singularitätsmagie gehören auch die sog. *voces magicae*, Laut- bzw. Wortkombinationen, die sich zumeist nicht auf den ersten Blick erschließen lassen, gelegentlich mit (ägyptischen?) Dämonennamen in Verbindung gebracht werden bzw. Bestandteile dieser enthalten könnten, teilweise aber auch linguistisch überhaupt nicht einzuordnen sind, und einen prominenten Platz innerhalb von Beschwörungen, Exorzismen, aber auch innerhalb von Amulettformeln einnehmen (vgl. Kap. 2.7).

Die oben erwähnten Beispiele zeigen deutlich, dass iatromagische Kopfschmerztherapie fester Bestandteil spätantiker Textsammlungen wie der *Kyraniden* und dem *Testamentum Salomonis* ist, und ebenso auch in den entsprechenden lateinischen Überlieferungen (Plinius, Marcellus) eine wichtige Rolle spielt.

Innerhalb der byzantinischen medizinischen Literatur hingegen existiert so gut wie keine iatromagische Behandlung von Kopfschmerzen; einige wenige, vereinzelt

131 Vgl. Versnel 2002, 113 mit Analyse eines vergleichbaren Textes aus den magischen Papyri (Heim 1892, Nr. 29): Die Effektivmachung bzw. ›Aufladung‹ der *materia medica* geschieht durch eine Wort-Aktion und die erhoffte Heilfunktion beruht demnach weniger auf der Art der *materia medica*, sondern vielmehr auf der ihr durch Worte, Formeln oder Gestik initiierten Wirkung.

auftretende Bezugnahmen auf iatromagische Behandlungsmethoden, wie beispielsweise der oben erwähnte Kranz aus Eisenkraut bei Aetios, treten ausschließlich in Kombination mit empirischen Therapieanweisungen, quasi als eine Art Begleittherapie auf, wobei gerade bei dem zitierten Beispiel aus Aetios' Werk die aromatherapeutische Komponente die iatromagische wahrscheinlich sogar überwiegen dürfte. Generell versuchen die byzantinischen Ärzte vielmehr, den vielfältigen Ursachen der unterschiedlichen Formen von diffusem und chronischem Kopfschmerz sowie von Migräne mit rationalen Methoden auf den Grund zu gehen, wobei sie genau zwischen einem generellen Säfteungleichgewicht, organischen Leiden und äußeren Einwirkungen (Sonneneinstrahlung, übermäßiger Alkoholgenuss), aber auch Kopfschmerzen als Begleiterscheinung komplexerer Krankheitsbilder, vornehmlich Fiebererkrankungen, unterscheiden.[132]

Erst in den spätbyzantinischen *Iatrosophia* ist eine Rückbesinnung auf die iatromagische Kopfschmerztherapie mittels Exorzismen und Gebeten, Ritualen und einschlägigen Amuletten festzustellen, wie die nachfolgenden zwei Beispiele aus einem Rezeptbuch des 15./16. Jhs., das der Cod. Paris. gr. 2316 überliefert, anschaulich zeigen; unverkennbar ist dabei die Orientierung an gräkoägyptischen iatromagischen Traditionen, wie sie die gräkoägyptischen magischen Papyri widerspiegeln:

Cod. Paris. gr. 2316, Kap. 183
(ed. Oikonomou-Agorastu, 35 und 108 [Komm.])

Περὶ πόνον κεφαλῆς, ἡμικράνου:
Φράψας χαρτίν· Ὕδωρ ⟨ὅρ⟩κιον· ἀνατολή, ἄρκτος, δύση καὶ μεσημβρία· ὁ Θεὸς Ἀβραάμ, ὁ Θεὸς Ἰσαάκ, ὁ Θεὸς Ἰακὼβ λέγων τὸν δαίμονα καὶ τὸ κράνιον ⟨φεῦγε⟩ ἀπὸ τῆς κεφαλῆς τοῦ δούλου τοῦ Θεοῦ ὁδεῖνα.

Gegen Kopfschmerz, Migräne
Schreibe auf ein Stück Papier: Wasser⟨rit⟩ual: Osten [lit. Sonnenaufgang; Anm. d. Verf.], Norden, Westen [lit. Sonnenuntergang; Anm. d. Verf.] und Süden; Gott Abrahams, Gott Isaaks, Gott Jakobs, möge dem Dämon und dem [personifizierten; Anm. d. Verf.] Kopfschmerz befehlen, aus dem Kopf des Gottesdieners NN zu fliehen.
[Übers. d. Verf.]

132 Vgl. beispielsweise Aet. VI, 40–54 (II, 183–199 Ol.): ursachenbezogene Rezepte gegen diverse Formen von Kopfschmerz; AlexTrall. I, 10–12 (I, 465–507 Pu.): Differenzierung in extern beeinflussten, chronischen sowie halbseitigen (Migräne) Kopfschmerz, Therapievorschläge sind an der jeweiligen Diagnose orientiert; PaulAeg. III, 4 und 5 (I, 137–144 Heib.): Darlegung der unterschiedlichen Erscheinungsformen von Kopfschmerz sowie deren jeweilige, ursachenspezifische Behandlung. Alexander weist zudem explizit darauf hin, dass es Pflicht eines rational-wissenschaftlichen Arztes sei, Kopfschmerzen ihrer Ursache nach zu erkennen und sodann mit entsprechenden Medikationen, insbesondere Einreibungen und Salben, zu behandeln: AlexTrall., Ther. I, 12 (I, 507 Pu.): τούτοις καὶ τοῖς ὁμοίοις τούτων δεῖ κεχρῆσθαι τὸν εὐμέθοδον ἰατρόν.

Das Amulett bezieht sich auf ein nicht näher erläutertes Wasserritual[133] in Verbindung mit den vier Himmelsrichtungen, die neben ihrer astrologischen Komponente auch stellvertretend für die vier Körpersäfte stehen können. Die Beschwörung richtet sich konkret an den Gott des Alten Testaments (Gott Abrahams, Isaaks und Jakobs), der außerdem, in seiner Eigenschaft auch als Gott Salomons, dessen Macht über die vielfältigen Dämonen impliziert und somit der Beschwörung zusätzlichen Nachdruck verleiht.

Sowohl das Wasserritual, das an entsprechende Parallelen im ägyptischen Kultgeschehen (in Zusammenhang mit den ›Horusstelen‹ und *statues guérisseuses*, vgl. Kap. 2.3) denken lässt, wie auch die Vorstellung von krankheitsverursachenden Dämonen bzw. dem personifizierten Leiden selbst als dämonische Erscheinungsform verweist motivgeschichtlich in den Rahmen gräkoägyptischer Überlieferungen, selbst wenn dies dem Kompilator des Rezeptbuches nicht mehr bewusst gewesen sein dürfte.

Ein ähnliches Wasserritual begegnet in demselben Cod. Paris. gr. 2316, Kap. 38 unter dem Titel *Περὶ ὁρμόπονον*[134] und in Verbindung mit einem Gebet. Auffällig ist hier der mehrmalige Hinweis auf unbedingte Geheimhaltung dieses Rituals: es darf nur durchgeführt werden, wenn alle anderen schlafen (ὅταν κοιμηθοῦν οἱ πάντες), so dass niemand Kenntnis davon bekommt (μὴ εἰδότος τινός).

Das zweite Beispiel aus dem Cod. Paris. gr. 2316 erteilt Anweisung für ein beidseitig mit *voces magicae* zu beschriftendes Amulett, speziell gegen Migräne:

Cod. Paris. gr. 2316, Kap. 188
(ed. Oikonomou-Agorastu, 81 und 151 [Komm.])

⟨Π⟩ερὶ ἡμικράνου: Γράψον οὕτως ἀριστερά· ἄνδελ θάμα ψαβῆ τοῦ ἀναθᾶς ἀναλαδᾶ ἀνθοαλβανὰ βαλλαγγὰ βαραββᾶ. Εἰς τὸ δεξιὸν γράψον· κοραφὶμ ἀρχαμερὶ καρινικρὰ καὶ δῆσον εἰς τὸν τράχηλον τοῦ πάσχοντος.	Gegen Migräne: Schreibe folgendermaßen auf die rechte Seite: ἄνδελ θάμα ψαβῆ τοῦ ἀναθᾶς ἀναλαδᾶ ἀνθοαλβανὰ βαλλαγγὰ βαραββᾶ. Auf die linke Seite schreibe: κοραφὶμ ἀρχαμερὶ καρινικρά und binde es [sc. das Amulett; Anm. d. Verf.] um den Hals des Patienten. [Übers. d. Verf.]

133 Für eine Kulturgeschichte des Wassers in der Antike in all seinen Facetten und Spielarten vgl. grundlegend die diesbezügliche nach wie vor exzellente Quellenanalyse von Klaus Alpers, Wasser bei Griechen und Römern. Aspekte des Wassers in Leben und Denken des griechisch-römischen Altertums, in: H. Böhme, Kulturgeschichte des Wassers (Frankfurt a.M. 1988/[6]1993) 65–98. Zur Rolle des Wassers als *Alexikakon* in diversen Heilritualen vgl. B. Pitarakis, Light, Water and Wondrous Creatures. Supernatural Forces of Healing, in: Pitarakis 2015, 45, 53.

134 Oikonomou-Agorastu 1982, 41 mit Komm. auf S. 118; vgl. Kap. 4.6.

Die Zusammenstellung der *voces magicae* auf der – ausführlicheren – rechten Seite suggeriert aufgrund des Artikels im Genitiv (τοῦ) ein syntaktisches Gefüge; die Lautverbindungen selbst lassen eine Vorliebe für anlautendes α- und β- erkennen, denen auf der linken Seite kein anlautendes γ-, sondern κ- entspricht. Die Reihung der rechten Seite endet mit βαραββᾶ, worin Ioanna Oikonomou-Agorastu keine Verbindung zu dem neutestamentlichen »Barrabas«[135] annehmen möchte, doch ist die rein lautliche Assoziation sicherlich vorhanden – inwiefern sie für die Amulettformel tatsächlich von Bedeutung war, ist nicht zu entscheiden, da Kontext und Bedeutung der verwendeten *voces magicae* derzeit nicht zu erschließen sind.

Zahlreiche spät- und postbyzantinische *Iatrosophia* enthalten Gebete, die speziell gegen Kopfschmerzen gerichtet sind, und eine Vielzahl an Motiven aus den gräkoägyptisch-koptischen »texts of ritual power« mit biblischen, insbesondere neutestamentlichen Motiven verknüpfen. Häufig begegnet das Motiv des Migränedämons, zumeist in weiblicher Gestalt, als Spielart des Antaura/Gyllou-Motivs[136] und stets verbunden mit einer *Historiola*, worin entweder Jesus Christus selbst oder diverse Heilige (u.a. Sisinnios und Sisinodoros) als Exorzisten fungieren.[137] Gerade in den *Iatrosophia* findet sich des Öfteren die Personifikation der Symptomatik selbst, Ἡμικρανία (weiblich) bzw. Ἡμίκρανον (geschlechtsneutral), als dämonischer Schmerzverursacher[138], der durch eine Aneinanderreihung biblischer Motive, insbesondere aus der Passion

135 Vgl. Mt 27,15–26; Mk 15,6–15; Lk 23,18; Joh. 18,39–40; Oikonomou-Agorastu 1982, 151. Vgl. andererseits London Ms. Or. 6796(4). 6796 (kopt.), wo »Baraba« als »Lichtwolke, die vor Jao Sabaoth steht« Jesus Christus auf seiner Höllenfahrt begleitet: Kropp, KZT II, 57 f.

136 Vgl. Z. Szegvári, Le Supplementum Graecum 116 de la Bibliothèque Nationale de Vienne: un rouleau byzantin d'exorcisme, in: E. Juhász (Hrsg.), Byzanz und das Abendland II. Studia Byzantino-Occidentalia [Antiquitas – Byzantium – Renascentia XII. Bibliotheca Byzantina II] (Budapest 2014) 237–248.

137 In diese Richtung geht auch ein noch unpubliziertes *Iatrosophion* (Rep. I., 92), das in der Leipziger Stadtbibliothek aufbewahrt wird und ein ausgezeichnetes Beispiel für die unausgesetzt kontinuierliche Tradition solcher Texte bietet. Die beteiligten Schreiberhände sind zwischen dem 14. und 17. Jh. n.Chr. zu datieren; eine Schreiberhand aus dem 14./15. Jh. hat noch zwei Gebete zur Befreiung von Migräne eingefügt, in denen Jesus Christus um Heilung angerufen wird, unter ausführlicher Bezugnahme auf Kreuzigungs- und Auferstehungsmotiv. Für den Hinweis auf diese Gebete und die Erlaubnis zur Einsichtnahme in den Text und ihre ebenfalls noch unpublizierte kodikologische Analyse der gesamten Handschrift danke ich Friederike Berger sehr herzlich. Für Parallelen zu solchen Gebeten vgl. A. Vassiliev, Anecdota Graeco-Byzantina. Moskau 1893, S. LVII–LXVIII, 331 (das dort widergegebene Gebet gegen Rheuma und Kopfschmerz ist auch auf Lateinisch überliefert) und A. Jacoby, Rez. von M. Ginzburger, Die Medizin und Hygiene der Juden in Elsaß-Lothringen, Elsässische Monatsschrift für Geschichte und Volkskunde, Jahrgang 1912, 284 f. Zu sehr viel älteren diesbezüglichen Quellen siehe B. Böck, Das Handbuch Muššu'u »Einreibung«, Eine Serie sumerischer und akkadischer Beschwörungen aus dem 1. Jt. v.Chr. [CSIC] (ohne Ort, 2007) 44 und B. Böck, Kap. 2.16 »Muššu'u –Beschwörungen«, in: Janowski – Schwemer 2010, 147–152, sowie N.P. Heeßel, Kap. 2.3. »Erkrankungen des Kopfes«, in: Janowski – Schwemer 2010, 45–52.

138 Vgl. Pradel 1907, 345 f.

Christi (Kreuzigungssymbolik, Golgatha etc.), gebannt wird. Interessant ist in diesem Zusammenhang ein weiteres *Iatrosophion* (16. Jh. n.Chr.), das in der Biblioteca Marciana in Venedig aufbewahrt wird,[139] und nicht nur das Motiv der personifizierten Symptomatik als dämonisches Wesen verwendet, sondern zugleich auch eine Art terminologischen Katalog an Synonymen bzw. verwandten Krankheitssymptomen liefert, wobei die Begleiterscheinungen von Migräne (Augensyndrom, Tränenfluss, Schwindelgefühl) minutiös erfasst sind. Als Mittel des Exorzismus, den Jesus Christus diesmal selbst durchführt, fungiert eine *transplantatio morbi,* welche zusätzlich noch mit einer konkreten Drohung[140] verbunden wird:

Cod. Marc. gr. app. II 163

Εὐχὴ ἠμικράνη εἰς πονοκεφάλι· Ἡμίκρανον ἐξήρχετο ἀπὸ θάλασσαν κρουόμενον καὶ βρυχούμενον καὶ ὑπήντησε αὐτῷ ὁ κύριος ἡμῶν Ἰησοῦς Χριστὸς καὶ εἶπεν αὐτῷ· ποῦ ὑπάγεις, κράνιον καὶ ἡμικρὰν καὶ πονοκεφάλι καὶ ὀφθαλμόπονον καὶ νεμοπύρωμα καὶ δάκρυα καὶ λεύκωμα καὶ κεφαλοσκότωσις; καὶ ἀπεκρίθη ὁ πονοκέφαλος πρὸς τὸν κύριον ἡμῶν Ἰησοῦν Χριστόν· ὑπάγομεν, ἵνα καθίσωμεν εἰς τὴν κεφαλὴν τοῦ δούλου ⟨τοῦ θεοῦ⟩ ὁ δεῖνα· καὶ ὁ κύριος ἡμῶν Ἰησοῦς Χριστὸς λέγει πρὸς αὐτόν· βλέπε, μὴ ὑπάγε εἰς τὸν δοῦλόν μου, ἀλλὰ φεύγετε καὶ ὑπάγετε εἰς τὰ ἄγρια ὄρη καὶ ἀνέβητε εἰς ταύρου κεφαλήν, ἐκεῖ κρέας φάγετε, ἐκεῖ αἷμα πίετε, ἐκεῖ ὀφθαλμοὺς διαφθείρετε, ἐκεῖ κεφαλὴν σκοτώσατε, κυμαίνετε, διαστρέψατε· εἰ δὲ καὶ παρακούσατέ μου, ἐκεῖ σε ἀπολέσω εἰς τὸ καύσιον ὄρος, ὅπου κύων οὐκ ὑλακτεῖ ὅ τε ἀλέκτωρ οὐ φωνεῖ· ὁ πήξας ὅριον ἐν τῇ θαλάσσῃ, στῆσον τὸ κράνιον καὶ ἡμικράνιον καὶ τὸν πόνον ἐκ τῆς κεφαλῆς καὶ τοῦ μετώπου καὶ τῶν βρεφάρων ⟨καὶ τῶν⟩ μυελῶν ἀπὸ τοῦ δούλου τοῦ θεοῦ ὁ δεῖνα· στῶμεν καλῶς, στῶμεν μετὰ φόβου ⟨θεοῦ⟩, ἀμήν.

Migränegebet bei Kopfschmerz: Die Migräne stieg aus dem Meere lärmend und brüllend, und es begegnete ihr unser Herr Jesus Christus und sprach zu ihr: Wohin bringst du Schädelschmerz, Migräne, Kopfschmerz, Augenweh, Entzündung, Tränen, weißen Star und Schwindel? Und es antwortete der Kopfschmerz unserem Herrn Jesus Christus und sprach: Wir gehen uns niederlassen in das Haupt des Gottesknechtes N.N. Und unser Herr Jesus Christus sagt ihm: Siehe, ziehet nicht zu meinem Diener, sondern fliehet und ziehet in die wilden Berge; in einem Stierkopf laßt euch nieder! Dort möget ihr Fleisch fressen, dort Blut trinken, dort die Augen zerstören, dort den Kopf schwindeln machen, umkehren, aufwühlen. Wenn du aber nicht auf mich hörst, werde ich dich dort vernichten im Gebirge, wo kein Hund bellt und kein Hahn kräht. Der den Felsen im Meere festigt, banne Schädelweh, Migräne und den Schmerz aus dem Kopf, Stirne, Brauen und Mark von dem Gottesknecht N.N. Lasset uns in Tugend und Gottesfurcht verharren, Amen!‹
[Übers.: Prümm 399 f.[141]]

139 Cod. Marc. gr. app. II 163 (olim Nanianus 225; vgl. Morelli, 414): Pradel 1907, 267 f.
140 Zur Götterbedrohung als magische ›Waffe‹, um dem Ansinnen entsprechend Nachdruck zu verleihen, vgl. Leitz 2002, 61 f. und Kap. 4.3.3.
141 K. Prümm, Religionsgeschichtliches Handbuch für den Raum der altchristlichen Umwelt. Hellenistisch-römische Geistesströmungen und Kulte mit Beachtung des Eigenlebens der Provinzen. Rom 1954; Ergänzung der Übers. durch Verf.

4.1.1 Zahnheilkunde

Die Zahnheilkunde konstituiert in der antiken und ebenso der byzantinischen Medizin kein eigenständiges Fachgebiet, sondern wird stets zusammen mit dem Kopfbereich abgehandelt. Die frühbyzantinischen medizinischen Handbücher kennen hinsichtlich der Zähne keine iatromagische Komplementärbehandlung, sondern arbeiten ausschließlich mit Mundspülungen auf Essigbasis, schmerzlindernden Pflanzentinkturen (häufig auch unter Beimischung von Opiaten), gelegentlich auch mit chirurgischen Maßnahmen im Falle von Zahnextraktionen.

Im 26. Kapitel des 2. Buches seines medizinisch-praktischen Handbuches überliefert Paulos von Aigina mehrere Zusammensetzungen für Mundspülungen, die Zahnschmerzen lindern, lockere oder brüchige Zähne festigen sollen, aber auch gegen entzündetes Zahnfleisch wirksam sind. Große Bedeutung misst Paulos der Zahnreinigung[142] als Prophylaktikum gegen Zahnschmerzen und Entzündungen im Mundraum bei, weshalb er etliche Rezepte für die Herstellung unterschiedlicher Zahnpulver liefert.

Anders sieht es bei den ungefähr zeitgleichen koptischen Überlieferungen aus, wenn als Heilmittel gegen Zahnschmerzen eine Spülung mit Eselsmilch empfohlen wird: »Gegen Zahnschmerzen spüle mit einem Becher warmer Eselsmilch deinen Mund aus. Es wird aufhören.«[143] Der iatromagische Charakter dieser Empfehlung erscheint hier in abgeschwächter Form, doch durch die Analogie mit dem schadensverursachenden ägyptischen Gott Seth, dessen gelegentliche Inkarnation der Esel ist (vgl. Kap. 2.3, 4.8 u. 4.10), zumindest latent vorhanden und im Bewusstsein der Rezipienten präsent, wofür auch die Datierung dieses Motivs spricht.

Fälschlicherweise als iatromagisch verstanden wurde ein Konkokt aus χαμαιλέων μέλας, das im 2. Buch der ps.-galenischen Schrift *De remediis parabilibus* (ed. Kühn XIV, 311–581) sowohl gegen Zahnschmerzen wie auch zur Schädlingsbekämpfung, und zwar speziell gegen Mäuse, empfohlen wird: ἄλλο. χαμαιλέων μέλας διακλυζόμενος παύει ὀδονταλγίας. τοῦτο καὶ μῦς κτείνει.[144] Damit ist jedoch keinesfalls ein »schwarzes Chamäleon«[145] gemeint, sondern ein Absud der in diversen Rezepten häufig verwendeten (Heil-)Pflanze *Cardopatium corymbosum* (L.)[146], die auch

---

142 PaulAeg. I, 28 (I, 22 Heib.) empfiehlt regelmäßige Zahnreinigung nach dem Essen: δεῖ δὲ καὶ μετὰ δεῖπνα διακαθαίρειν τοὺς ὀδόντας.

143 Cod. Michigan 136, 12: Worrell 1935, 13; M. Meyer, in: Meyer – Smith 1994, 89 mit engl. Übers.: »For teeth that hurt: a small amount of warm milk from an ass. Wash out your mouth with it, and they will get better.«

144 Ps.-Galen, De rem.par. II, 3 (XIV, 427 Kühn).

145 So irrtümlich Thorndike 1923, 175: »A cooked black chameleon performs the double duty of curing toothache and killing mice [...].«

146 LSJ 1975. Es handelt sich um eine Pflanze, die im nordöstlichen Mittelmeerraum sehr häufig vorkommt, insbesondere auf Kreta.

Plinius (HN 22, 47) erwähnt. Ist eine Zahnextraktion nicht zu vermeiden, so beschreibt Paulos von Aigina minutiös die erforderliche chirurgische Vorgehensweise, die bei ihm ebenfalls auf iatromagische Zutaten verzichten kann:

PaulAeg. VI, 28 (II, 66 Heib.)

28. Περὶ ἐξαιρέσεως ὀδόντων.
Περιχαράξαντες ἕως φατνίου τὸν ὀδόντα τῇ τε ὀδοντάγρᾳ κατὰ μικρὸν διασείσαντες ἐξελκύσομεν. εἰ δὲ βεβρωμένος εἴη, λεπτῷ μοταρίῳ πρῶτον δεῖ τὸ βρῶμα αὐτοῦ ἀποσφηνοῦν, ἵνα μὴ θραύηται ὑπὸ τοῦ ὀργάνου σφιγγόμενος. μετὰ δὲ τὴν ἀφαίρεσιν ἁλσὶν λεπτοτάτοις τὰ περιλειφθέντα σαρκία ἐμπάσαντες ἀποτήξομεν· ὕστερον δὲ οἴνῳ ἢ ὀξυκράτῳ διακλυζέσθωσαν ἄχρις ἀποθεραπείας. ἐπειδὴ δὲ καὶ περιττοί τινες ὀδόντες παραφύονται, τοὺς μὲν προσπεφυκότας τῷ φατνίῳ διὰ τῶν σμιλιωτῶν ἐκκόψωμεν, τοὺς δὲ μὴ προσπεφυκότας διὰ τῆς ὀδοντάγρας κομισώμεθα. εἰ δὲ ὑπεραυξηθείη τις τῶν ὀδόντων ἢ καὶ ἀποθραυσθείη ποτέ, ῥιναρίῳ τὸ ἐξέχον ἢ τὸ περιττὸν αὐτοῦ δαπανήσωμεν καὶ τὰς προσκειμένας αὐτοῖς, ὡς εἰκός, λεπίδας τῷ κυαθίσκῳ τῆς μήλης ἢ ξυστηρίῳ ἢ τῷ ῥιναρίῳ διακαθάρωμεν.

Kap. 28. Vom Ausziehen der Zähne.
Nachdem wir den Zahn rings herum bis auf die Zahnzelle (Φάτνιον) abgeschabt haben, rütteln wir ihn ein wenig mit der Zahnzange (ὀδοντάργα) und ziehen ihn dann heraus. Wenn er aber angefressen ist, muss man vorher die zerfressene Stelle mit feiner Charpie ausfüllen, damit er nicht durch den Druck der Zange zerbrochen wird. Nach dem Herausnehmen entfernen wir die zurückgebliebenen Fleischstückchen durch Aufstreuen von ganz feinem Salz, nachher spülen wir bis zur vollen Heilung mit Wein oder Honigmeth aus. Wenn aber irgend welche überzähligen Zähne nebenbei hervorwachsen, so meisseln wir sie mit dem Meissel (σμηλιωτός) heraus, die nicht angewachsenen nehmen wir mit der Zange weg. Wenn ferner ein Zahn übermässig vergrössert ist oder vielleicht auch schon zerbrochen ist, so nehmen wir das Ueberragende oder das Ueberflüssige mit einer kleinen Feile weg und räumen die etwa anhängenden Splitterchen mit dem breiten Ende des Skalpells oder mit dem Schabmesser (ξυστήριον) oder mit der Feile aus.
[Übers.: Berendes 491 f.]

Eine koptische Rezeptsammlung aus dem 9. Jh.[147] beinhaltet zwei Rezepte für (ätzende?) Tinkturen, mittels derer Zahnextraktionen leicht und ganz ohne chirurgische Maßnahmen ausgeführt werden können. Ein iatromagischer Kontext ist hier nicht unmittelbar gegeben, obgleich am Ende von Kapitel 151 explizit der wundersame Charakter der Rezeptur hervorgehoben wird. Die beiden Rezepte unterscheiden sich maßgeblich in der Anzahl der erforderlichen Ingredienzien; während Rezept Nr. 151 mit nur zwei Zutaten, weißem (?) Germer und Galle, auskommt, benötigt das Rezept Nr.

147 E. Chassinat, Un papyrus médical copte [Mémoires publiés par les membres de l'Institut français d'archéologie orientale du Caire 32] (Kairo 1921) 272 (Kap. CLI) und 292 (Kap. CLXXXIV); Übers.: Till 1951, 124–126.

184 eine Vielzahl an Ingredienzien, liefert aber auch noch eine genaue Beschreibung des Extraktionsvorganges:

Pap. Kairo Kopt. CLI (Chassinat, 272)	Pap. Kairo Kopt. CLXXXIV (Chassinat, 292)
Ein Zahn, daß er ohne Zange und Eisen(instrument) (heraus)geht. Weißer (?) Germer und Galle gib an die Stelle des Ortes, wo der Zahn ist, den du herausnehmen willst. Du wirst dich wundern. [Übers.: Till 1951, 124]	Ein Zahn oder ein Stockzahn, daß er ohne Eisen(instrument) herausgeht. Absud der Pflanze namens Malabathron, Akazienblättersaft, (ein) Teil spanische Fliege, ›Mauszitronen‹-Milch, wilde Raute. Verreibe es gut, gib es an die Stelle der Wurzel des Stockzahnes oder des Schneidezahnes, lasse es eine Weile dort, fasse ihn mit Finger und Daumen, er wird schnell herausgehen. [Übers.: Till 1951, 125 f.]

Die pseudogalenische Schrift *De remediis parabilibus* beinhaltet im 2. Buch eine große Anzahl vergleichbarer Rezepturen gegen Zahnprobleme jeder Art (Ps.-Galen, De rem. par. II [XIV, 426–431 Kühn]), darunter auch Vorschläge zur nichtoperativen Zahnextraktion. Bei den meisten Empfehlungen handelt es sich ebenfalls um pflanzliche Tinkturen auf Essig- oder Gallenbasis, womit das Zahnumfeld bestrichen werden soll, um die Extraktion ohne chirurgisches Instrumentarium zu ermöglichen; aus diesem Grunde ist es auch naheliegend, zwischen *De remediis parabilibus* und den koptischen Texten ein Abhängigkeitsverhältnis zu vermuten.

Gelegentlich begegnen in der pseudogalenischen Schrift auch Anwendungen, die manchmal ganz eindeutig, manchmal mehr oder weniger in den Bereich der Iatromagie gehören; so ist der iatromagische Kontext bei einem Rezept für schmerzloses (dieser Aspekt wird extra betont) Zahnziehen ohne Inanspruchnahme operativer Maßnahmen, sondern mit Hilfe von Eidechsenblut, ganz offensichtlich.[148] Eher am Rande hingegen zwischen Iatromagie und Volksheilkunde (?) bewegt sich ein weiteres pseudogalenisches Rezept, dem zufolge der zu extrahierende Zahn mit Würmern, die aus einem Kohlkopf gesammelt wurden, umgeben wird; von besonderer Wichtigkeit ist dabei die Lage des Zahnes: ist er am Oberkiefer gelegen, so nehme man die Würmer von der Oberseite des Kohlkopfes, am Unterkiefer hingegen die unteren:[149]

148 Ps.-Galen, De rem. par. II, 10, unter ausdrücklicher Betonung des Verzichtes auf (chirurgische) Eisengeräte: [ι΄. Χωρὶς σιδήρου ἀπόνως ἆραι ὀδόντας.] Περιπλάσας ζύμην ἔασον αὐτὸν ὀλίγον· εἶτα περίχυσον αὐτὸν σαύρας αἵματι, καὶ ἐκπεσεῖται. (XIV, 430 Kühn). Zur Rolle der Eidechse in der Iatromagie vgl. A.D. Nock, The Lizard in Magic and Religion, in: Z. Steward (Hrsg.), Essays on Religion in the Ancient World I (Oxford 1972) 271–276, sowie die einschlägigen Textbeispiele in Kap. 4.2; vgl. auch die Eidechsendarstellungen auf den Gemmen: Michel 2004, 264.

149 Vgl. auch Thorndike 1923, 175. Zur erstaunlichen Wirkung von Würmern der Kohlraupe als Zahnextraktionsmittel vgl. auch Plinius, NH 30, VIII (ed. König, 29/30, 130): nam urucae brassicae eius contactu cadunt.

Ps.-Galen, rem. par. II, 11 (XIV, 430 Kühn)

[ια΄. Ὥστε αὐτόματον ἐκπεσεῖν.]
[...] ἄλλο. περιχαράξας τὸν ὀδόντα κάμπαις ταῖς εὑρισκομέναις ἐπὶ ταῖς ἀκρέμοσι τῶν βοτανῶν καὶ κραμβῶν κατάχριε, φυλασσόμενος τοὺς ἄλλους ὀδόντας· εἰ δὲ τοὺς κάτω ἆραι θέλεις, ταῖς εὑρισκομέναις ὑποκάτω χρῶ.

[11. Dass er (sc. der Zahn) automatisch herausfällt]
[...] ein anderes (Rezept). Umgib den Zahn mit Würmern, die man auf den Feldern findet, nämlich jene, die man oben auf den Kohlköpfen oder auch auf anderen Pflanzen findet und reibe sie ein; schütze aber die anderen Zähne. Wenn du einen (Zahn) unten ausziehen willst, verwende die an den unteren Blättern gefundenen (Würmer). [Übers. d. Verf.]

Würmer begegnen auch in byzantinischen Texten im Rahmen iatromagischer Anwendungen, was wohl mit ihrem chthonischen Aspekt zusammenhängen dürfte – so beispielsweise in einem Rezept gegen ›Epilepsie‹, das Alexander von Tralleis (AlexTrall., Ther. I, 15) überliefert oder in einem Liebestrank aus dem spätbyzantinischen *Iatrosophion* Cod. Taur. B.VII.18 (vgl. Kap. 256); beide Male stammen die ›therapeutischen‹ Würmer allerdings aus dem Gehörn von Ziegen.[150]

Ebenso wenig wie in der byzantinischen medizinischen Gebrauchsliteratur gehörte in den ägyptischen medizinischen Überlieferungen die Zahnbehandlung in den Bereich der Iatromagie; die einschlägigen Texte kennen auch hier primär Mundspülungen, Tinkturen zum Einreiben und zur Festigung des Zahnfleisches sowie (kräftigende) Kaumittel.[151]

Amulette gegen Zahnschmerzen finden sich dagegen in koptischen Aufzeichnungen[152] sowie in den spätbyzantinischen *Iatrosophia*, so beispielsweise ein Amulett aus Schlangenzähnen, das der Cod. Paris. gr. 2316 gegen Zahnschmerzen empfiehlt: Πρὸς τὸ ἀπόνως ἐβγάλαι τοὺς ὀδόντας· Ἐχίδνης τοὺς ὀδόντας περίαπτε τῷ τραχήλῳ αὐτοῦ.[153] Das *Iatrosophion* des Cod. Taur. B.VII.18 widmet sich in mehreren Kapiteln (79–91, ed. Valentino, 90–98) ausführlich den Zähnen, wobei die diesbezüglichen Rezepte und Verordnungen nahezu wörtlich den entsprechenden Abschnitten der

150 Diverse Gebete, um den σκώληξ, den »Zahnwurm«, zu exorzieren, finden sich im *Iatrosophion* Cod. Marc. gr. app. II, 163 (Pradel 1907, 264–266 und generell zum σκώληξ ebd., 361). Vgl. ferner A. Jacoby, Rez. von M. Ginzburger, Die Medizin und Hygiene der Juden in Elsaß-Lothringen [Elsässische Monatsschrift für Geschichte und Volkskunde, Jahrgang 1912] 285 ebenfalls zu spätbyzantinischen Beschwörungen gegen »Würmer in den Zähnen«, worunter sehr wahrscheinlich Karies oder Mundfäule zu verstehen ist.
151 GdM IV/1, 65–67.
152 So wird ein schmerzender Backenzahn explizit in einem Universalamulett gegen Fieber, Bauchschmerzen und Gebärmutterprobleme erwähnt: Pap. Berlin 8324 (ohne Dat.), ed. Beltz 1983, 74; A. Erman, Aegyptische Urkunden aus den koeniglichen Museen zu Berlin, Koptische Urkunden I (Berlin 1904) 16; Kropp, KZT II, 215 f.; Übers.: M. Meyer, in: Meyer – Smith 1994, 91 mit Komm.
153 Cod. Paris. gr. 2316, Kap. 128, ed. Oikonomou-Agorastu, 63 mit Komm. auf S. 138.

pseudogalenischen Schrift *De remediis parabilibus* entlehnt sind, darunter auch ein iatromagisches Rezept, worin geröstete Stierleber gegen Karies angewandt wird (Kap. 90, ed. Valentino, 98).

Eine gewisse Parallelität zu den koptischen Extraktionsverordnungen ist im 91. Kapitel des Turiner *Iatrosophions* festzustellen, wenn, ebenfalls basierend auf Ps.-Galen, De rem. par. II, 11 (XIV, 430 f. Kühn), schadhafte Zähne durch entsprechende Tinkturen gelockert und extraktionsfähig gemacht werden:

Cod. Taur. B.VII.18, Kap. 91 (ed. Valentino, 98)

Θεραπεία εἰς τοὺς ὀδόδντας
Ἀμμωνιακὸν βάλε εἰς θερμὸν καὶ ποιήσας ὡς κηρὸν κατάπλασσε τὸν ὀδόντα ὥρας δύο. ἢ κισσοῦ μέλανος φύλλα λειώσας καὶ περιχάραξε, ἐπίβαλε καὶ ἔασον ὥρας δύο καὶ ἀνασπάσεις αὐτὸν τοῖς δακτύλοις. εἰ δὲ βούλει καὶ ξηράνας κόψον καὶ ἕξεις αὐτὸ ἐν ὅλῳ τῷ καιρῷ. ἢ σανδαράχην ἐν ὄξει τρίψας χρησίμως ἔασον ξηρανθῆναι καὶ χρῶ ξηρῷ αἱμάξας τὴν μύλην, ἐάσας γὰρ βραχὺ καὶ ἑλκύσεις τοῖς δακτύλοις αὐτήν. ἢ κόκκους κνιδίου μίξας μετὰ χαλβάνης περίπλασσε τῷ πάσχοντι καὶ παρὰ χρῆμα πεσεῖται.

Therapie für die Zähne
Tu Ammoniaksalz in warmes Wasser und mach es wie Wachs und lege es als Pflaster für zwei Stunden auf den Zahn. Oder zerreibe Blätter von schwarzem Efeu fein und löse das Zahnfleisch ringsherum, tu sie darauf und lass sie für zwei Stunden und du kannst ihn (den Zahn) mit den Fingern herausziehen. Wenn du willst, trockne sie auch und zerkleinere sie und du wirst sie für alle Zeit haben. Oder zerreibe ordentlich Sandarak in Essig und lass das Pulver trocken werden und verwende das, nachdem du den Backenzahn blutig gemacht hast, du lässt das kurz einwirken und kannst mit deinen Fingern herausziehen. Oder mische Samen von Seidelbast mit Galvanharz und lege sie um den kranken (Zahn) herum und sogleich wird er herausfallen.
[Übers.: Valentino 2016, 99]

Zusammenfassend lässt sich also festhalten, dass innerhalb der byzantinischen Medizin iatromagische Anwendungen im Bereich der Zahnheilkunde nur in Ausnahmefällen und erst in den spätbyzantinischen *Iatrosophia* in Erscheinung treten; die Quelle dafür ist nahezu ausschließlich die pseudogalenische Schrift *De remediis parabilibus*.

4.2 Augen

Auch in Zusammenhang mit den diversen Augenleiden und deren Therapie betonen die byzantinischen Ärzte die eminente Wichtigkeit einer genauen, ursachenbasierten Diagnose[154], und es klingt fast nach einem modernen Grundsatz ärztlicher Praxis, wenn Alexander von Tralleis, konkret bezogen auf Augenleiden, doch weit darüber hinaus, quasi als Leitfaden für das ärztliche Handeln überhaupt, konstatiert:

AlexTrall., Ther. II (II, 3 f. Pu.)

[...] εἰ οὖν ὀδύναι σφοδραὶ καὶ ἀκαρτέρητοι περιέχουσι τοὺς ὀφθαλμούς, ὡς μὴ δύνασθαι καρτερεῖν τὸν πάσχοντα, μὴ ὡς πολλοὶ τοῖς ναρκωτικοῖς σκευαζομένοις θαρρήσῃς κολλουρίοις· πολλοὶ γὰρ καὶ αὐτὸ τολμήσαντες ἐγχέειν τὸ ὄπιον πρὸς τῷ μηδὲν ὅλως παρηγορῆσαι τὴν ὀδύνην ἔτι καὶ μεγάλως ἔβλαψαν. ἐπισκέπτεσθαι οὖν δεῖ τὴν ποιοῦσαν αἰτίαν καὶ πρὸς αὐτὴν ἀποβλέποντα οὕτω καὶ τὸ τῆς θεραπείας ὁρίζειν εἶδος· οὐ γάρ ἐστιν ἓν τὸ ποιοῦν αἴτιον, ἀλλὰ πολλὰ καὶ ποικίλα. καὶ πλῆθος ὕλης ἐπιρρέον μόνον οἶδε αἴτιον, ἀλλὰ πολλὰ καὶ ποικίλα. καὶ πλῆθος ὕλης ἐπιρρέον μόνον οἶδε ποιεῖν ὀδύνην καὶ ποιότης, πολλάκις δὲ καὶ τὸ συναμφότερον, καὶ ποιότης ἅμα καὶ ποσότης. θεωρεῖται δὲ καὶ πόθεν ὁρμᾶται τὸ ἐπιρρεῦσαν, ἆρά γε ἐξ ὅλου τοῦ σώματος ἢ ἐκ μόνης τῆς κεφαλῆς, καὶ πότερον διὰ τῶν ἀρτηριῶν ἐκχεύμενον ἢ ἀπὸ τῶν φλεβῶν καὶ οἷον ἄρα τὸ ἐπιρρέον ἐστίν· ἤτοι γὰρ αἷμα μᾶλλον ἢ χολὴ ἢ φλέγμα ἢ μελαγχολικὸς χυμός ἐστι τὸ ἐπιρρεῦσαν ἢ πνεῦμα φυσῶδες· καὶ πότερον εἷς ἐστιν ὁ λυπῶν χυμὸς ἢ δύο συμπεπλεγμένοι· ἐνδέχεται γὰρ καὶ ἕνα μόνον ἐπιρρεύσαντα ποιῆσαι φλεγμονὴν καὶ ὀδύνην σφοδρὰν καὶ δύο ἅμα καὶ σύνθετον ἐργάσασθαι τὸν ὄγκον. ἐπεὶ οὖν διάφορά ἐστι τὰ αἴτια, πρὸς ἕκαστον αὐτῶν ἀνάγκη τὸν τεχνίτην ἐφαρμόζεσθαι. ἡγείσθω δὲ ἡ διάγνωσις ὁδηγοῦσα εἰς τὴν ὀρθὴν θεραπείαν.

Wenn also starke, unerträgliche Schmerzen die Augen ergreifen, so dass es der Kranke nicht mehr aushalten kann, dann darf man sich nicht, wie es meistens geschieht, auf narkotische Salben verlassen. Viele haben es sogar gewagt, Opium einzuträufeln und haben den Schmerz dadurch nicht nur nicht gelindert, sondern dem Kranken sehr geschadet. Man muss also die veranlassenden Ursachen in's Auge fassen und unter Berücksichtigung derselben die Heilmethode feststellen. Die Ursache des Leidens ist nicht immer dieselbe, sondern es gibt deren viele und mannigfache. Sowohl die zu den Augen strömende Menge des Krankheitsstoffes, als seine Beschaffenheit kann den Schmerz hervorrufen. Oft wirken auch beide Ursachen, die Qualität und die Quantität, in Gemeinschaft. Man wird ferner untersuchen, woher die Krankheit den Zufluss erhält, ob aus dem ganzen Körper, oder nur vom Kopfe, ob er ferner durch die Arterien fliesst, oder von den Venen stammt, und welcher Art schliesslich der zufliessende Krankheitsstoff ist. Es kommt nämlich darauf an, ob der Zufluss vorzugsweise aus Blut, Galle, Schleim, schwarzgalligem Saft oder aufblähenden Gasen besteht, und ob der Schmerz nur durch einen einzigen Krankheitsstoff, oder ob er durch zwei erzeugt worden ist, welche zusammenwirken. Denn es ist ebenso möglich, dass nur ein Stoff hinzuströmt und die Entzündung und die starken Schmerzen hervorruft, wie auch, dass zwei Säfte zusammenwirken, die dann eine complicierte Geschwulst verursachen. Da demnach verschiedene Ursachen Schuld sein können, so muss der

---

154 Vgl. Guardasole 2004, 86: »La première étape indispensable pour un médecin face à son patient c'est pour Alexandre un diagnostic exact et complet de la maladie, par le biais d'un examen très attentif des symptômes et de l'étiologie de la maladie [...].«

wissenschaftliche Arzt eine jede einzelne in geeigneter Weise berücksichtigen. Die Diagnose soll uns den Weg zu einer richtigen Heilmethode zeigen.
[Übers.: Puschmann II, 2 f.]

Die zitierte, Alexanders Ausführungen über diverse Augentherapien einleitende Passage, enthält etliche markante Gesichtspunkte: zunächst einmal die diagnostische Rückführung der Augenleiden auf unterschiedliche Formen humoralpathologischer Störungen bzw. Blockaden, vergleichbar den Ursachen für Kopfschmerzen, andererseits sein Postulat, dass nur die korrekte Diagnose einen erfolgreichen Therapieverlauf gewährleisten kann, andernfalls dem Patienten mehr Schaden als Nutzen zugefügt würde.

Interessant ist ferner die bewusste Verwendung von τεχνίτης, um hier, im konkreten Falle, die wissenschaftlich-rationale Ausrichtung des Therapeuten zum Ausdruck zu bringen, im Sinne eines aufgrund seiner Ausbildung befähigten Praktikers im Gegensatz zum Laien, ὁ ἰδιώτης.[155] Dies ist außergewöhnlich, denn τεχνίτης bezeichnet im medizinischen Kontext zumeist den medizinischen »Handwerker«, der zwar kunstfertig und fähig ist, doch kein medizintheoretisches Wissen besitzt, wie der ἔμπειρος[156], der Wissen mit entsprechender praktischer Erfahrung verbindet. Gerade im Falle Alexanders ist diese terminologische Abstufung nicht unwichtig, da der Erfahrung (πεῖρα) in seinen *Therapeutika* ein besonders herausragender Stellenwert zugemessen wird.

Dem rational-wissenschaftlichen Standpunkt gemäß konzentriert sich die byzantinische Augenheilkunde primär auf empirische Therapien, deren wesentlicher Bestandteil diverse Augensalben und Kollyrien sind[157]; in manchen Fällen werden auch reinigende Maßnahmen, so beispielsweise ein gezielt positionierter Aderlass[158], z.B. an der Schulterader[159], empfohlen. Eine Verbindung zur Iatromagie kommt in der Augenheilkunde vornehmlich über die jeweils verwendete *materia medica* zustande, da oftmals iatromagische, vorzugsweise sympathiebasierte Ingredienzien den Mischungen zugesetzt werden, jedoch kaum Amulette zum Einsatz kommen. Die iatromagi-

155 LSJ 1785. Zu dieser Wortbedeutung im medizinischen Bereich vgl. Galen VI, 155 (Kühn) und XVIII/2, 245 (Kühn); opp. ἰδιώτης, ὁ ἔμπειρος.

156 LSJ 544, vgl. Galen, san. tuend. III, 8 (VI, 204 Kühn).

157 Aetios von Amida, der der Augenheilkunde das gesamte 7. Buch seiner Kompilation (AetAmid. VII, 1–117 [II, 253–399 Ol.]) widmet, erwähnt neben dem Aderlass auch chirurgische Maßnahmen: AetAmid. VII, 37, 62, 64, 74.

158 AetAmid. VII, 8 (II, 260 Ol.).

159 AlexTrall., Ther. II (II, 5 Pu.): Εἰ μὲν οὖν αἱματικόν σοι φανείη τὸ τὴν φλεγμονὴν ἐργασάμενον αἴτιον, τέμνειν χρὴ τὴν φλέβα τὴν ὠμιαῖαν. [Übers.: Puschmann II, 4: »Wenn man also die Ursache der Entzündung im Blute zu suchen hat, so wird man die Schulterader öffnen.«].

schen Zusätze der diversen Rezeptmischungen fokussieren zumeist auf tierische Organe, vornehmlich Galle und Leber, wie entsprechende Beispiele aus Alexanders *Therapeutika* veranschaulichen:

AlexTrall., Ther. II (II, 47 Pu.)

Ἄλλο πρὸς ἀμβλυωπίαν καὶ ἀρχομένας ὑποχύσεις.
Δαφνίδων λελεπισμένων δραχ. κʹ λείωσον μετ' οὔρου παιδὸς ἀφθόρου σὺν κόμμεως δραχ. βʹ, ἔγχριε τοὺς μὲν ὑποκεχυμένους μετ' οὔρου, τοὺς δ' ἄλλους μεθ' ὕδατος. Ἄλλο. χολὴν ὑαίνης μετὰ μέλιτος καὶ κονύζης ἔγχριε. Ἄλλο. χολὴν πέρδικος μετὰ μέλιτος καὶ χυλοῦ μαράθρου ἔγχριε. πάνυ καλὸν καὶ πρὸς τὰς ἀρχομένας ὑποχύσεις καὶ ὁ Πρωτεὺς τὸ κολλούριον καὶ ὁ θαλασσερὸς καλούμενος πρὸς ἀμβλυωπίας καὶ ἀρχομένας ὑποχύσεις καὶ πύλους σμήχει. Ἄλλο. χολὴ ἀετοῦ καλῶς ποιεῖ καθ' ἑαυτὴν καὶ μετὰ μέλιτος ἐγχριομένη. Χρὴ γραφῆναι καὶ τὸ τοῦ προφήτου ὑγροκολλούριον.

Ein anderes Mittel gegen Sehschwäche und beginnenden Staar.
20 Drachmen geschälter Lorbeeren werden in dem Urin eines unschuldigen Kindes zerrieben und mit 2 Drachmen Gummi vermischt. Bei den am Staar Leidenden wird Urin, bei den Uebrigen Wasser vor dem Einreiben hinzugesetzt. Oder man nehme Hyänengalle und reibe sie mit Honig und Alant (Inula L.) ein. Ebenso wird auch Rebhuhn (Perdrix cinerea L.)-Galle mit Honig und Fenchel (Foeniculum officinale All.)-Saft gebraucht. Ganz vortrefflich bei beginnendem Staar ist ferner das Proteus-Kollyrium; auch das sogenannte Meerwasser-Kollyrium wird gegen Sehschwäche und beginnenden Staar, sowie zur Beseitigung schwieliger Stellen empfohlen. Ebenso günstig wirkt die Galle des Adlers (Aquila L.), sowohl wenn sie allein, als wenn sie mit Honig eingerieben wird. Erwähnen muss ich auch noch die feuchte Salbe des Propheten.
[Übers.: Puschmann II, 46]

AlexTrall., Ther. II (II, 49 Pu.)

Ἄλλο πρὸς τὸ αὐτό.
Ἧπαρ τράγειον ὀπτήσας τὸν ἐκ τῆς ὀπτήσεως ἰχῶρα συνάγαγε καὶ οὕτως ἔγχριε αὐτούς, αὐτὸ δὲ τὸ ἧπαρ ἐσθίειν δίδου καὶ τὸν ἀτμὸν τοῖς ὀφθαλμοῖς ὀπτουμένου κέλευε ἀνεῳγόσι δέχεσθαι.

Ein anderes Mittel gegen dasselbe Uebel
[sc. Nachtblindheit; Anm. d. Verf.].
Man brate Bocksleber, sammele das beim Schmoren ausfliessende Blutwasser und träufele dasselbe in die Augen. Die Leber selbst soll der Kranke essen und den Bratenduft sich in die geöffneten Augen ziehen lassen.
[Übers.: Puschmann II, 48]

Dasselbe Rezept begegnet ebenso in dem spätbyzantinischen *Iatrosophion* Cod. Taur. B.VII.18, jedoch in seiner ursprünglichen Langfassung:

Cod. Taur. B.VII.18, Kap. 72 (ed. Valentino, 86)

Περὶ νυκτάλωπος. Ἧπαρ τράγειον ὀπτήσας καὶ ἐν τῇ ὀπτήσει τὸν ἀπορρέοντα ἰχῶρα συναγαγὼν ἔγχριε καὶ αὐτὸ τὸ ἧπαρ δίδου ἐσθίειν. ἢ χολὴ αἰγεία ἢ αἷμα περιστερᾶς ἐγχριόμενον. ἢ ἧπαρ

Über Nachtblinde. Brate Ziegenbockleber und sammle beim Braten die austretende Flüssigkeit und reibe sie ein und gib (dem Patienten) die Le-

αἰγὸς ἑνεψῶν κέλευε ἀτενίζειν εἰς τὴν χύτραν καὶ δέχεσθαι τὴν ἀτμίδα τοῖς ὀφθαλμοῖς.

ber selbst zu essen. Oder reibe mit Ziegengalle oder mit Taubenblut ein. Oder koche Ziegenleber und lassen den Patienten in den Kochtopf starren und den Dampf mit den Augen aufnehmen. [Übers.: Valentino 2016, 87]

Die gemeinsame Quelle liegt auch hier wiederum in der pseudogalenischen Schrift *De remediis parabilibus*,[160] worauf das Turiner *Iatrosophion* wortwörtlich rekurriert, Alexander von Tralleis hingegen in abgekürzter Form.

Die oben zitierten Rezepte gegen diverse Formen von Sehschwäche machen sich nach Art singularitätsmagischer Praktiken (vgl. Kap. 2.2) animalische Vitalitätskräfte in Form der als *materia medica* verwendeten tierischen Organe zunutze, wobei im ersten Textbeispiel, dem Rezept gegen Sehschwäche und beginnenden Star, eine empfohlene Salbenmischung mit dem »Urin eines unschuldigen Kindes« (λείωσον μετ' οὔρου παιδὸς ἀφθόρου) angerührt wird.

In diesem Motiv vereinigen sich zwei Überlieferungslinien, wobei die eine direkt zu Galen und seiner ausführlichen Abhandlung[161] über die Heilkraft menschlicher und tierischer Körperausscheidungen führt – auch hier spielt die Übertragung körperinterner Vitalkräfte auf den jeweiligen Patienten die entscheidende Rolle –, die andere hingegen auf die gräkoägyptischen Papyri verweist, wo das Motiv des unschuldigen Kindes insbesondere in divinatorischen Riten stark betont wird[162], da sich das Kind, das gerade aufgrund seiner Unschuld für die meisten Dämonen als unangreifbar gilt, besonders gut als Medium und damit als Mittlerfigur zwischen irdischer und übersinnlicher Welt eignet. Diesen Aspekt macht sich auch die obenstehende Rezeptempfehlung zunutze, indem die Verwendung des Kinderurins als Vehikel des Salbenauszuges doppelte Wirksamkeit gewährleisten soll, einerseits mittels der Nutzbarmachung der heilkräftigen Vitalkräfte direkt aus dem Körperinneren, andererseits aufgrund seiner motivgeschichtlich bedingten apotropäischen Konnotation.

Ganz am Ende der Empfehlungen zur Behandlung von Sehschwäche und beginnendem Star erwähnt Alexander beiläufig ein Hygrokollyrium, das einem nicht näher bezeichneten »Propheten« zugeschrieben wird: Χρὴ γραφῆναι καὶ τὸ τοῦ προφήτου ὑγροκολλούριον[163]. Weder die Zusammensetzung dieser Salbenmischung noch ihre

---

160 Ps.-Galen, rem. par. I (XIV, 350 Kühn), vgl. Valentino 2016, 86 (App.). Vgl. ferner Ps.-Galen, rem. par. I, II, 10, III (XIV, 349, 413, 498 Kühn) mit weiteren iatromagischen Augenrezepten; vgl. auch Thorndike 1923, 175.

161 Galen, simpl. med. X, 15 (XII, 285 Kühn).

162 So zum Beispiel PGM I, 180–182.

163 Die üblicherweise verwendete Form lautet κολλύριον; im Corp. Hipp. begegnet des Öfteren auch κολλούριον, vgl. LSJ 972 mit entsprechenden Belegstellen. Die medizinische Terminologie verwendet hauptsächlich die Form »Kollyrium«, seltener auch »Kollyrion«, vgl. O. Dornblüth, Klinisches Wörterbuch [13/14]1927, s.v. *Kollyrium* (https://www.textlog.de/15510.html; letzter Zugriff: 17.09.2019). Unter

exakte Anwendungsform noch Details zur Provenienz des Rezeptes werden näher erläutert; es bleibt bei dem bloßen, unkommentierten Hinweis auf die Existenz eines solchen Kollyriums.

Die Identität des besagten »Propheten« lässt sich wohl am wahrscheinlichsten im Umkreis der ägyptischen Hierogrammaten vermuten, die unter der Bezeichnung »Propheten« gerade in den gräkoägyptischen Papyri des Öfteren als Referenzen erwähnt werden. In den gräkoägyptischen Überlieferungen begegnet das Motiv des Propheten als eine heilkräftige, mit weissagerischen Fähigkeiten ausgestattete Mittlerfigur zwischen Menschen- und Götterebene (vgl. Kap. 2.3), wenn z.B. der heliopolitanische Prophet Pachrates vor Hadrian seine Zaubermacht mittels eines komplexen Rauchopfers bezeugt[164].

Die byzantinische Perspektive auf solche »Propheten« verharrt nicht im ägyptischen Hierogrammatentum, sondern setzt sich aus unterschiedlichen Teilbereichen zusammen, wobei Vorstellungen von orientalischen μάγοι, die als Propheten galten, ebenso wie die biblischen Propheten, aber auch antike Sehertraditionen eine wesentliche Rolle spielen. Gerade die oben zitierte Verbindung der Prophetenreferenz mit einer Augensalbe lässt an das Motiv des blinden Sehers (z.B. Teiresias) denken, dessen physische Blindheit den Schlüssel zu seinem divinatorischen Vermögen darstellt, quasi als Konzentration auf eine nicht irdische Sphäre und damit eine Sehfähigkeit weit über das rein physisch-irdische Vermögen hinaus – und dies beschreibt wiederum exakt den Wirkungsbereich der Hierogrammaten-»Propheten« der gräkoägyptischen Papyri.

Im konkreten Fall unterstützt die geschilderte motivgeschichtliche Anbindung sowie entsprechende Textparallelen bei Aetios von Amida, welcher gerade im Bereich der Augenheilkunde häufig die ägyptische Provenienz seiner Rezeptempfehlungen insgesamt oder aber der beteiligten *materia medica* betont, die naheliegende Annahme, dass auch der bei Alexander erwähnte anonym bleibende »Prophet« vermutlich einen zwar nicht näher spezifizierbaren, doch sicherlich gräkoägyptischen Hintergrund besitzen dürfte. Bei Aetios ist außerdem eine besondere Gewichtung auf mineralische *materia medica* mit ägyptischer Provenienz innerhalb der Augenheilkunde zu beobachten; eines seiner Kollyrien bedient sich des ägyptischen Königs Ptolemaios als Referenz.[165] Im Gegensatz zu Galen, welcher bis auf ganz wenige Ausnahmen die ägyptische Heilkunde und damit verbundene Therapievorschläge keineswegs als Gütesiegel, sondern eher im Gegenteil als ausgesprochenes Negativum begreift[166], ist die ägyptische Provenienz für Aetios, zumindest im Bereich der

---

Kollyrien versteht man lokale Augenmittel wie Salben und flüssige Lösungen zum Eintropfen oder Spülen.

164 PGM I, 148.

165 AetAmid. II, 16 (I, 161,28–162,5 Ol.); AetAmid. VII, 104 (II, 364,17–19 Ol.) und AetAmid. VII, 114 (II, 384,1–9 Ol.).

166 Vgl. Jouanna 2004, 1–21.

Augenheilkunde, Garant für besondere Heilkraft bzw. traditions-, und damit auch erfahrungsbasierte Wirksamkeit der jeweiligen Therapeutika.

Die ägyptischen medizinischen Papyri, insbesondere der Pap. Ebers, überliefern eine breite Palette unterschiedlichster Rezepte gegen diverse Augenleiden, die hauptsächlich mineralische Ingredienzen enthalten, gelegentlich aber auch iatromagische Bestandteile wie Kot[167], Galle, Leber oder Blut von unterschiedlichen Tieren.[168] Die je nach Rezept leicht variierenden Ingredienzien werden zu Salbenmischungen bzw. Tinkturen verarbeitet, womit die Augen bestrichen, beträufelt oder auch in Form eines Salbenumschlages behandelt werden; die Heilkraft der *materia medica* wird in manchen Fällen noch durch Beschwörungen verstärkt:

> Ein anderes (Heilmittel) für das Beseitigen von Albugines (*sḥḏw*) in den beiden Augen. Es ist Lärm im südlichen Himmel seit der Nacht ⟨und⟩ Unwetter im nördlichen Himmel. Ein Haufen ist ins Wasser gefallen. Die Rudermannschaft des Re schlägt ihre Landepflöcke ein, weil die Köpfe ins Wasser gefallen sind. Wer ist es denn, der ihn holen wird, ihn finden wird? Ich bin es, der ihn holen wird; ich bin es, der ihn finden wird. Ich habe eure Köpfe geholt, ich habe eure Nacken geknotet, ich habe eure Abgeschnittenen auf ihrer ⟨richtigen⟩ Stelle befestigt. Ich habe euch geholt, um zu beseitigen die Einwirkung eines Gottes, eines Toten, einer Toten. Beliebig fortzusetzen. Werde gesprochen über: Galle der Schildkröte, werde zerschlagen in Honig, werde an die Außenseite der beiden Augen gegeben.[169]

Diese Beschwörung zur iatromagischen Aktivierung der *materia medica* arbeitet mit einer mythologischen *historiola*, die von chaotischen Zuständen in beiden Himmelssphären berichtet, worin die Rudermannschaft der Sonnenbarke des Re involviert ist. Deutlich wird hierbei, dass die ägyptische Vorstellung Augenleiden auf das negative Einwirken von männlichen oder weiblichen Totendämonen zurückführt, welche mittels Exorzismen, aber auch gegenständlichen und beschrifteten Amuletten – wie im folgenden Textbeispiel – vertrieben werden sollen:

> Spruch für die *šꜣrw*-(*šl*-)Krankheit.
> O Toter, Tote, die machen *šꜣrw*-Krankheit, Verschleierung ⸢in⸣ diesen meinen ⸢beiden⸣ Augen! Ihr sollt nicht machen *šꜣrw*-Krankheit, Verschleierung, Schwachsichtigkeit in mir. [Das Weitere ist sehr zerstört. Der Spruch soll über einem beschriebenen und dann in Bier gegebenen Amulett gesprochen werden. Die Schlußanweisung lautet:] Es werden seine beiden Augen gerieben mit seiner Hand (nämlich dessen), der unter der *šꜣrw*-Krankheit ⟨leidet⟩. Dann sieht er sofort.[170]

Nicht nur die Tatsache, dass hier ein gegenständliches, nicht näher beschriebenes Amulett mit der exorzistischen Rezitation kombiniert und somit ein iatromagisches

167 Vgl. dazu ausführlich Kap. 4.3.
168 GdM IV/1, 41–61.
169 Pap. Ebers 360: GdM IV/1, 49.
170 Pap. London (BM 10059), 34: GdM IV/1, 50.

Kompositritual geschaffen wird, macht den zitierten Text in iatromagisch-medizinhistorischer Hinsicht besonders interessant, sondern insbesondere auch die Schlussanweisung, die den Patienten selbst aktiv in die rituelle Handlung einbindet. Als besonders wirkungsvolle mythologische Parallele, gerade im Bereich der Augenheilkunde, wurde die Legende von der magischen Heilung des Horusauges durch Thot[171] empfunden, weshalb sie, als iatromagisch wirksame *historiola*, häufig die Applikation von Augenmitteln unterstützen konnte, wie in dem folgenden Textbeispiel:

> Spruch für das Geben eines Heilmittels an die beiden Augen.
> O dieses Auge des Horus, das geschaffen (*snṯ*) haben die Seelen von Heliopolis, das gebracht hat Thot aus ⟨der Stadt⟩ [...], aus dem großen Hause, da in Heliopolis ist, das in ⟨der Stadt⟩ Pe ist, das in ⟨der Stadt⟩ Dep ist. Was man dazu sagt: Willkommen, dieses Auge des Horus, das Herrliche, das im Auge des Horus ist, das gebracht ist, um zu beseitigen die Einwirkung eines Gottes, die Einwirkung einer Göttin, eines Gegners, einer Gegnerin, eines Toten, einer Toten, eines Feindes, einer Feindin, die sich feindlich entgegenstellen diesen beiden Augen des Mannes, der unter meinen Fingern ist. Schutz hinten, Schutz,⌈es kommt⌉ Schutz. Man sagt diesen Spruch viermal, ⌈während⌉ man ein Heilmittel an die beiden Augen gibt. [172]

Der Patient wird hier sehr anschaulich als »der Mann, der unter meinen Fingern ist« bezeichnet[173]; die Rezitation in Kombination mit der rituellen Handlung (Applikation des Heilmittels) wird demnach alleinig vom behandelnden heilkundigen Ritualisten durchgeführt, diesmal ohne aktive Mitwirkung des Patienten.

Alexanders oben zitiertes, der pseudogalenischen Schrift *De remediis parabilibus* entnommenes Heilmittel gegen Nachtblindheit beruht auf drei unterschiedlichen Anwendungsformen der alleinigen *materia medica*, in diesem Fall Bocksleber, deren Vitalkräfte hier singularitätsmagisch zu ganz gezieltem Einsatz in sämtlichen drei Aggregatszuständen, fest, flüssig und gasförmig, gebracht werden, indem nicht nur die gebratene Leber vom Patienten gegessen werden muss, um deren Heilkraft vollständig in sich aufzunehmen, sondern auch der beim Braten ausgetretene blutig-wässrige Fond als Augentropfen sowie der aufsteigende Dampf als Augenräucherung verwendet wird. Ein weiterer Heilaspekt dürfte in der singularitätsmagischen Bedeutung der Leber in Kombination mit dem Bock begründet liegen, denn die stark sexuell geprägte Konnotation des letzteren in Verbindung mit der Leber als dem Körperorgan, das

171 Vgl. W. Westendorf, s.v. *Horusauge*, LÄ III, 48–51 und I. Grimm-Stadelmann, Mythos, Magie und Medizin: Der altägyptische Heilgott und ›Götterarzt‹ Thot, in: Münchner Ärztliche Anzeigen 19 (2012) 17.

172 Pap. London (BM 10059), 22: GdM IV/1, 60 f.

173 GdM III, 74.

nach der platonischen Seelenlehre als ἐπιθυμητικόν, also triebhaft-animalisch, definiert ist[174], sorgt noch für eine zusätzliche Verstärkung der bei diesem Rezept erhofften vitalisierenden Dynamik.

Augensalben, die iatromagische Ingredienzien beinhalten, finden sich ebenfalls in den spätbyzantinischen *Iatrosophia*. So überliefert das Rezeptbuch des Cod. Paris. gr. 2316 beispielsweise ein Rezept gegen Sehschwäche bzw. Erblindung, das verschiedene iatromagische Motive vereinigt: die im iatromagischen Kontext ohnehin äußerst beliebte Schwalbe (vgl. Kap. 4.1 u. 4.10) wird hier stellvertretend geblendet, wobei die Krankheit rituell vom Patienten auf sie übertragen wird (*transplantatio morbi*, vgl. Kap. 2.2), sodann geköpft, ihr Kopf pulverisiert und als Basis einer Augensalbe verwendet:

Cod. Paris. gr. 2316, 39
(ed. Oikonomou-Agorastu, 41)

Περὶ τυφλώσεως. Πίασον χελιδόνας πουλὶν καὶ τύφλωσον αὐτὸ μὲ τὸ βελόνι καὶ σημάδευσον αὐτὸ καὶ ἀνεὶ λαβωθῇ καὶ ἐξόψῃ, κόψον τὴν κεφαλὴν αὐτοῦ καὶ ξήρανον καὶ τρίψας λίαν καὶ συχνῶς ἐπίθετε τοὺς ὀφθαλμοὺς μετὰ κοχλιστῆρος καὶ ἴαται.

Bei Erblindung. Nimm eine Schwalbe und blende sie mit einer Nadel, sodann zeichne sie und entlasse sie, gebunden und ohne Augen, hierauf schlage ihren Kopf ab, trockne und pulverisiere ihn, hierauf gib (das Pulver) mit einem gewundenen Gegenstand (wie ein Schneckenhaus?) oftmals auf die Augen und (das Leiden) wird geheilt.
[Übers. d. Verf.]

Ebenfalls eine *transplantatio morbi* mittels eines Vogels – in diesem Falle keine Schwalbe, sondern ein Sperling – überliefert das koptische rituelle Handbuch des Pap. Kairo 45060:

> Betreffs eines Wimpernlosen (?).
> (Nimm dir) etwas alten Essig. Pack dir einen Spatzen (?). Schreib darauf den ersten Namen des Gebetes (προσευχή). Füll seine Augen mit altem Essig. Nimm sie heraus. Er soll gehen (?). Du sollst es aber (δέ) zurüsten am 8. des Mondes.[175]

Die Heilwirkung kommt hier nicht durch Bereitung einer iatromagisch aufgeladenen Salbe oder Kollyriums zustande, wie bei dem vorhergehenden Textbeispiel, sondern mittels eines Rituals, in dessen Zentrum der Vogel steht. Der Ritus erfordert keine Tötung des Vogels, sondern seine Freilassung, quasi als stellvertretender Krankheitsträger, der das entsprechende Leiden mit sich fortnehmen soll (›Sündenbockprinzip‹, *transplantatio morbi*; vgl. Kap. 2.2). Die rituelle Beschriftung des Vogels mit einem

174 Zur platonischen Trichotomielehre und deren Anwendung innerhalb medizinischer Körperkonzepte vgl. Grimm-Stadelmann 2008, 359.
175 Kropp, KZT II, 32; vgl. auch Meyer–Smith 1994, 380 f.

nicht näher spezifizierten Gebetstext könnte eventuell die rezeptionsgeschichtliche Grundlage für das Motiv der an ihre Blendung anschließenden ›Zeichnung‹ (σημάδευσον) der Schwalbe im Pariser *Iatrosophion* sein.

Der Einsatz von Essig als *materia medica* begegnet sowohl in der Kopfschmerz-, wie auch der Augentherapie.[176] Ungeklärt bleibt die Augenkrankheit, um die es in diesem Ritual geht: das Wort ΟΥΑΚΒΑΛ, das der koptische Text überliefert, könnte eventuell von dem Verbum ΟΥΟϬ[ΟΥΕϬ] (»wegfressen«, »verzehren«) abzuleiten oder mit ΚΑΚΒΑΛ (»wimpernlos«) in Verbindung zu bringen sein und würde demnach eher auf eine Erkrankung der Augenhöhle bzw. des Brauenbereichs schließen lassen.[177] Astrologisch eher ungewöhnlich ist die abschließende Anweisung, die rituelle Handlung am Monatsachten durchzuführen.

Sowohl die pseudogalenische Schrift *De remediis parabilibus* wie auch die byzantinischen Texte befassen sich intensiv mit den Augenbrauen und -wimpern, wobei entweder deren zu große Dichte oder aber das Gegenteil, ihr Ausfall, mit diversen, iatromagisch beeinflussten Anwendungen bekämpft wird. So empfiehlt besagte pseudogalenische Schrift, die allzu dichten Brauenhaare zunächst mit der Wurzel auszuzupfen und die Stelle sodann mit Wanzenblut, als Alternative Hundeblut oder Ziegen(bocks)galle mit Kohlsaft vermischt, einzureiben. Das spätbyzantinische *Iatrosophion* des Cod. Taur. B.VII.18 hingegen, das den pseudogalenischen Text nahezu wortwörtlich übernommen hat, ersetzt das Hundeblut mit der bereits bei Alexander von Tralleis im Kontext von Augenrezepten (AlexTrall., Ther. II; II, 46 f. Pu.) erwähnten Hyänengalle:[178]

Ps.-Galen, rem. par. I (XIV, 349 Kühn)	Cod. Taur. B.VII.18, Kap. 67 (ed. Valentino, 84)
Πρὸς τὰς ἐπιφυομένας ἐν τοῖς βλεφάροις τρίχας. Προεκτίλας τὰς τρίχας ἐκ ῥιζῶν αἵματι κόρεως κατάχριε, καὶ οὐ μὴ φυήσονται· ἢ κρότωνος ἀπὸ <u>κυνὸς αἵματι</u> ἄκρως ποιεῖ. χρῶ δὲ ἐκ ῥιζῶν τίλλων τρίχας, ἢ χολῇ τραγείᾳ, τίλλων εὐθέως κατάχριε· ἢ αἰγείᾳ χολῇ μετὰ χυλοῦ κράμβης.	Περὶ διπλὰς τρίχας γενομένας ἐν τοῖς ὀφρύσιν Προτίλας τὰς τρίχας ἐκ ῥιζῶν αἵματι κορέου κατάχριε καὶ οὐ μὴ φυήσονται. ἢ <u>χολὴ ὑαίνης</u> ἢ χολὴ τράγεια μετὰ χυλοῦ κράμβης εὐθέως κατάχριε.

176 Vgl. Pap. Oxyrrhynchos 1384: PGM II, 215 f.; B.P. Grenfell – A.S. Hunt, The Oxyrrhynchus Papyri, 11, 238–241; Meyer–Smith 1994, 31. Eine Kombination aus Eidechse und Essig gegen Augenleiden überliefert ein Rezept des koptischen rituellen Handbuches Cod. Michigan 139, 12 (ed. Worrell, 36): »A great lizard: In this way, while it is still fresh, burn it, grind it with vinegar, put it with incense. Put it on eyes that have dicharge. They will get better.« (Übers.: M. Meyer, in: Meyer–Smith 1994, 89).

177 Zur möglichen Ableitung von ΟΥΑΚΒΑΛ vgl. Kropp, KZT II, 36, 31 und Meyer–Smith 1994, 381, 31.

178 Zur Differenzierung zwischen Hunde- und Hyänengalle vgl. auch Plinius, NH 29, 38 (ed. König, 29/30, 88), der sich auf Apollonios von Pitane beruft, welcher zur Behandlung des grauen Stars der Hundegalle den Vorzug gab: suffusionem oculorum canino felle malebat quam hyaenae curari Apollonius Pitanaeus cum melle, item albugines. Generell ausführlich zur Hyäne in iatromagischen Anwendungen vgl. Plinius, NH 28, 92–106.

Blut, das von Goethes Mephisto bezeichnend als »ganz besonderer Saft« (Goethe, *Faust* I, 2) bezeichnet wird, gilt innerhalb der Iatromagie in vielerlei Hinsicht als äußerst wirkmächtige Substanz (vgl. Kap. 2.2) und Bereicherung jeglicher *materia medica*; stammt es zudem noch von unheimlichen oder nachtaktiven Geschöpfen (Hyäne, Fledermaus, Eule, Kröte etc.), lässt sich dadurch seine singularitätsmagische Wirksamkeit noch zusätzlich steigern. Darauf rekurriert auch das koptische Ritualhandbuch Cod. Michigan 136 mit einem entsprechenden Rezept gegen geschwollene Augenlider unter Verwendung von Fledermausblut: »For eyelids, that they not swell: blood of bats and blood of shrimp, when the moon is waning.«[179] Ein explizit als Φυσικόν bezeichnetes Rezept gegen Wimpernausfall überliefert auch Aetios von Amida, unter Berufung auf Philumenos.[180]

Transplantatio morbi in Verbindung mit der apotropäischen Kraft der Farbe Rot, dem Keuschheitsmotiv, sowie einer deutlich astrologisch-solaren Komponente prägt die lateinische iatromagische Überlieferung bezüglich diverser Augenleiden, insbesondere Augenfluss (*epiphora*) und Triefäugigkeit (*lippitudo*), sehr stark, wie aus Marcellus' einschlägigen Rezeptempfehlungen ersichtlich ist. Er betont, dass es sich bei seinen Rezepten ausschließlich um empirisch-experimentell erprobte Heilmittel handelt[181], was zumindest auf eine zugrundeliegende Tradition nach galenischem Vorbild[182] schließen lässt. Die einzelnen Rezepte beinhalten bekannte Motive, so beispielsweise das rote Tuch, in das iatromagisch wirksame Materie eingewickelt und damit amulettwirksam gemacht wird:[183]

179 Cod. Michigan 136, 12; Übers.: M. Meyer, in: Meyer – Smith 1994, 89. Zu beachten ist hier wiederum die astrologische Komponente, womit die therapeutische Wirksamkeit noch zusätzlich gesteigert werden soll: die Einreibung soll bei abnehmendem Mond erfolgen und solchermaßen das Schwinden der Krankheit astrologisch festigen.

180 AetAmid VIII, 43 (II, 463,4–13 Ol.): Φυσικόν. φυσικὸν Φιλουμένου πρὸς κιονίδα κεχαλασμένην. πίσσαν ὑγρὰν λαβὼν μόλυνον τὸ ἄκρον τοῦ ἀντίχειρός σου, καὶ διαστείλας τοῦ βρέγματος τὰς τρίχας, διάχριε τὸ πισσάριον καὶ ἀναδραμεῖται ἡ σταφυλή. εἰ δέ τις ἀνενόχλητος ἀπὸ σταφυλῆς καὶ ἀντιάδων ἐθέλοι διαμένειν, ἐν τοῖς διαλείμμασιν ἑκάστης ἡμέρας ἅμα τοῦ λούεσθαι καὶ ἐκ τοῦ θερμοῦ ἀνελθεῖν, ψυχροῦ ὕδατος βρόχον καταπινέτω. τὸ δ' αὐτὸ καὶ πρὸς βῆχας καὶ πλευροῦ πόνον καὶ στομάχου πλάδοις πολλοῖς ἥρμοσεν· διὰ τῶν προειρημένων τοίνυν εἰς τὸ κατὰ φύσιν ἐπανάγειν προσήκει τὸν γαργαρεῶνα παντὶ τρόπῳ καὶ μὴ σπεύδειν ἐκτέμνειν.

181 Marcell. med. VIII, 20 (CML V, 120,15–16): Ad epiphoras et lippitudines oculorum remedia de experimento et physica diversa. (Übers.: CML V, 121: »Aus der Erfahrung gewonnene und verschiedene natürliche Heilmittel gegen Augenfluss und Triefen der Augen.«).

182 Jouanna 2011, 61–67.

183 Vgl. eine ebensolche Praktik mit einem Skarabäus bei Alexander von Tralleis als Amulett gegen Quartanfieber: AlexTrall., De febr. 7 (I, 437 Pu.); Grimm-Stadelmann 2014, 225–234, bes. 230.

Marcell. med. VIII, 26 (CML V, 122,13)

Colofonii modicum foenicio inliga et collo lipientis suspende; statim proderit.

Binde ein wenig Kolophonharz in ein rotes Tuch, und hänge es an den Hals des Triefäugigen; es nützt sofort.
[Übers.: CML V, 123]

Ein Beispiel für die Kombination sämtlicher erwähnter Motive in einem Rezeptkomplex überliefert ebenfalls Marcellus, wobei hier eine Eidechse[184] das iatromagische Vehikel der komplex angelegten und mit verschiedlichen anderen Motiven symbiotisch verbundenen *transplantatio morbi* darstellt:

Marcell. med. VIII, 49–52[185] (CML V, 126,7–31)

Lacertam viridem excaecatam acu cuprea in vas vitreum mittes cum anulis aureis, argenteis, ferreis et electrinis, si fuerint, aut etiam cupreis, deinde vas gypsabis aut claudes diligenter atque signabis et post quintum vel septimum diem aperies; lacertam sanis luminibus invenies. Quam vivam dimittes, anulis contra lippitudinem ita uteris, ut non solum digito gestentur, sed etiam oculis crebrius adplicentur, ita ut per foramen anuli visus transmittatur. Observandum sane imprimis, ut in loco nitido atque herbido defundatur ampulla et, cum lacerta discesserit, tum anuli colligantur; observandum etiam, ut luna vetere, id est a luna nona decima in vicensimam quintam, die Iovis Septembri mense capiatur lacerta atque ita remedium fiat, sed ab homine maxime puro atque casto.

Eine grüne Eidechse, die mit einer Kupfernadel geblendet worden ist, legt man zusammen mit Ringen aus Gold, Silber, Eisen und Elektron, falls (solche) vorhanden sind, oder auch aus Kupfer in ein Glasgefäß, vergipst danach das Gefäß oder verschließt es sorgfältig, versiegelt es und öffnet es nach vier oder sechs Tagen; man findet die Eidechse mit gesunden Augen. Man läßt sie lebend laufen, die Ringe wendet man in der Weise gegen Triefäugigkeit an, daß sie nicht nur am Finger getragen, sondern auch öfter einmal an die Augen gehalten werden, in der Weise, daß man den Blick durch die Öffnung des Ringes richtet. Es ist freilich besonders darauf zu achten, daß die Flasche an einem freundlichen und grasbewachsenen Platz ausgeschüttet wird und daß dann, wenn sich die Eidechse entfernt hat, die Ringe aufgesammelt werden; es ist auch zu beachten, daß die Eidechse bei abnehmendem Mond, d.h. vom neunzehnten bis zum fünfundzwanzigsten Tag nach Neumond, am Tag des Iupiter im September gefangen und in dieser Weise das Heilmittel bereitet wird, jedoch von einem äußerst reinen und keuschen Menschen.

184 Zur Bedeutung der Eidechse im (iatro-)magischen Kontext vgl. A.D. Nock, The Lizard in Magic and Religion, in: Z. Steward (Hrsg.), Essays on Religion in the Ancient World I (Oxford 1972) 271–276. Die Asche einer Eidechse, gemischt mit Essig und Weihrauch, spielt auch im koptischen rituellen Handbuch des Cod. Michigan 136 eine wichtige Rolle: Cod. Michigan 136, 12; Übers.: M. Meyer, in: Meyer – Smith 1994, 89; Machold 80–82 (Asche als Steigerung der Vitalkräfte).

185 Vgl. auch Plinius, NH 29, 38 (ed. König, 29/30, 94 f.) mit einem ganz ähnlichen Eidechsen-Ritual gegen Augenleiden.

Lacerti viridis, quem ceperis die Iovis luna vetere mense Septembri aut etiam quocumque alio, oculos erues acu cuprea et intra bullam vel lupinum aureum claudes colloque suspendes; quod remedium quamdiu tecum habueris, oculos non dolebis. Lacertum sane eodem loco, in quo ceperis, dimittes.

Einer grünen Eidechse, die man am Tag des Jupiter bei abnehmendem Mond im September oder auch in jedem beliebigen anderen (Monat) gefangen hat, sticht man die Augen mit einer Kupfernadel aus, schließt sie in einer Kapsel oder einer goldenen Lupine ein und hängt sie an den Hals; solange man dieses Heilmittel bei sich trägt, hat man keine Augenschmerzen. Die Eidechse läßt man freilich an derselben Stelle, an der man sie gefangen hat, laufen.

Vel etiam si sanguinem de oculis eius lana munda excipias eamque phoenicio convolvas colloque suspendas, uteris efficacissimo adversum oculorum dolorem remedio.

Oder auch wenn man das Blut von ihren Augen mit sauberer Wolle auffängt, diese in ein rotes Tuch einwickelt und an den Hals hängt, verwendet man (damit) ein sehr wirksames Heilmittel gegen Augenschmerzen.

Cancri oculus subtiliter sublatus et in phoenicio conligatus colloque suspensus lippitudini incipienti medetur, si tamen remedium a casto homine fiat.

Das Auge eines Krebses, das vorsichtig herausgenommen, in ein rotes Tuch eingebunden und an den Hals gehängt wird, heilt beginnende Triefäugigkeit, jedoch nur wenn das Heilmittel von einem keuschen Menschen zubereitet wird.

De manu sinistra muscam capies et, dum capies, dicere debebis nomen eius, cui remedium facturus es, ⟨et⟩ te ad curandos oculos eius muscam prendere, tum vivam eam ligabis in linteo et suspendes collo dolentis nec retro respicies.

Mit der linken Hand fängt man eine Fliege und muß, während man sie fängt, den Namen dessen sagen, für den man das Heilmittel bereitet, und daß man, um seine Augen zu heilen, die Fliege ergreift, dann bindet man sie lebend in ein Leinentuch ein, hängt sie an den Hals des Patienten und schaut nicht zurück.
[Übers.: Marcell. med., CML V, 127]

Die astrologische Bindung der Eidechse an Sonne und Mond, den beiden Himmelsaugen, spielt in Rezepten gegen Augenleiden eine bedeutende Rolle, wie die Textbeispiele zeigen. Die Zusammenfassung sämtlicher, bei Marcellus erwähnter Motive, also dem der geblendeten und wieder sehend werdenden Eidechse sowie ihrer solaren Komponente, ferner die Ringe und ihre rituelle Verwendung in Form einer Amulettgemme[186], findet sich in der 2. *Kyranis*:

186 Zu Gemmen mit dem Bild einer Eidechse und dem abnehmenden Mond vgl. Plinius, NH 29, 129 f.; Aelian N.A. V, 47; ferner Waegeman 1987, 127 f. und Michel 2004, 157; vgl. auch J. Leclant, Recherches sur les monuments Thébains de la XXVe dynastie dite éthiopienne [Institut Français d'Archéologie Orientale. Bibliothèque d'Étude XXXVI] (Kairo 1965) 124. Zur ägyptischen – für die iatromagische Tradition sicherlich bedeutsamen – terminologischen Zuordnung der Eidechsen zur Familie der Schlangen (*ḥfꜣw*) und damit verbundenen Ritualen (»Das Einfangen aller Eidechsen in der [östlichen]

Kyr. II, 14,22–31 (ed. Kaimakis, 140)

Τὴν ἡλιακὴν σαύραν ἐὰν τῇ δεξιᾷ χειρὶ ἀγρεύσας ποιήσῃς περόνας β' ἢ χρυσᾶς ἢ ἀργυρᾶς καὶ δι' αὐτῶν τυφλώσῃς τὴν σαύραν, βάλλε εἰς χύτραν ἔχουσαν γῆν παρθένον· εἶτα ἔασαι ἐπὶ ἡμέρας θ', καὶ μετὰ ταῦτα ἀνοίξας τὴν χύτραν εὑρήσεις βλέπουσαν τὴν σαύραν. ταύτην μὲν ἀπόλυε ζῶσαν, τὰς δὲ περόνας ποίησον δακτυλίους καὶ φόρει. ἐν μὲν τῇ δεξιᾷ τὴν τὸν δεξιὸν ὀφθαλμὸν ἐκβαλοῦσαν, ἐν δὲ τῇ εὐωνύμῳ τὸν εὐώνυμον, κατακλείσας ἐν αὐτοῖς λίθον ἴασπιν ἔχοντα γλυφὴν σαύραν ἐπὶ κοιλίαν ἡπλωμένην καὶ ὑποκάτωθεν τὸ ὄνομα τοῦτο: ›χουθεσουλε‹, καὶ φόρει. ἀβλαβὴς γὰρ ἔσῃ ἐξ ὀφθαλμῶν ἐναντίων πάντα τὰ ἔτη σου, καὶ ὀφθαλμιῶντας ἰάσεις τῷ δακτυλίῳ περιάπτων.

Wenn du die Sonnen-Eidechse mit der rechten Hand ergriffen hast, sollst du zwei goldene oder silberne Nadeln machen und die Eidechse mit diesen blenden. Sperre sie dann in einen Behälter mit unberührter Erde und lasse sie dort für 9 Tage. Wenn du danach den Behälter öffnest, wirst du die Eidechse sehend finden. Diese lass dann lebendig frei, aus den Nadeln fertige Ringe und trage sie, an der rechten Hand den für das rechte Auge, an der linken den für das linke; fasse in sie hinein einen Jaspis mit dem eingravierten Bild einer Eidechse über die gesamte Wölbung hin ausgebreitet und darunter diesen Namen: ›chouthesoule‹ und trage ihn. Das gesamte Jahr über wirst du vor Augenleiden verschont bleiben und Augenpatienten wirst du mit dem Ring als Amulett heilen.
[Übers. d. Verf.]

Die bekannten Motive werden auf der Gemmengravur noch durch ein Zauberwort, χουθεσουλε, verstärkt, dessen Bedeutung bzw. Etymologie bislang noch nicht erschlossen werden konnte. Die zitierte Textpassage aus der 2. *Kyranis* ist der bislang einzige Beleg für diese Wortschöpfung.[187]

Trotz dieser beachtlichen Anzahl an iatromagischen Alternativen konzentriert sich die byzantinische Augenheilkunde hauptsächlich auf empirische Therapeutik, insbesondere mittels Augensalben und Kollyrien unterschiedlichster Zusammensetzung, gelegentlich aber auch unter Rückgriff auf chirurgische Maßnahmen wie Aderlass und Starstich; iatromagische Hilfsmittel wie Amulette und Exorzismen bleiben größtenteils außer Betracht. Dennoch belegen eine Reihe von Texten deren Existenz unzweifelhaft, am ergiebigsten in den *Kyraniden*, die wiederum eine nicht unmaßgebliche Quelle für spätere byzantinische Ausarbeitungen darstellen.

Wüste«) bereits im Alten Reich vgl. A. Grimm, Das Fragment einer Liste fremdländischer Tiere, Pflanzen und Städte aus dem Totentempel des Königs Djedkare-Asosi. Zu drei bisher unbekannten afrikanischen Toponymen, Studien zur Altägyptischen Kultur 12 (1985) 29–41, bes. 31–35.

187 TLG, s.v.; ein ähnliches Ritual, allerdings unter Verwendung eines Skarabäus, überliefern die gräkoägyptischen Papyri: PGM I, 99, jedoch nicht gegen Augenleiden, sondern mit dem Ziel, Unsterblichkeit zu erlangen.

So überliefert die 1. *Kyranis* im 11. Kapitel[188] ein sympathiebasiertes Bernsteinamulett[189], das gegen sämtliche Augenleiden, schlechtes Sehvermögen und Katarakte Heilwirkung verspricht. Die beteiligten vier Elemente, λίβανος βοτανή (Pflanze: Weihrauch, *Olibanum*), λώβηξ πτηνόν (Vogel: Geier), λύγγουρος λίθος (Stein: Bernstein, de Mély: »Lyngurium«?), λάβραξ ἰχθύς (Fisch: Seewolf?[190]) sind aufgrund ihres übereinstimmenden Anfangsbuchstabens λ durch Sympathie miteinander verbunden und konzentrieren ihre vereinigten Heilkräfte in diesem Amulett:

Kyr. I, 11,20–22 (ed. Kaimakis, 69; Ruelle, 28)

Εἰς δὲ τὸν λύγγουρον λίθον γλύψον γῦπα, καὶ ὑποθὲς ὀλίγον λίβανον καὶ ἀκρόπτερον τοῦ πτηνοῦ καὶ φόρει. ὠφελεῖ γὰρ πρὸς ἀμβλυωπίαν καὶ ὑποχύσεις ὀφθαλμῶν.[191]

In den Bernstein (?) graviere einen Geier, lege ein wenig Weihrauch und eine Flügelfederspitze des Vogels darunter und trage es. Es nützt nämlich gegen schlechtes Sehvermögen und Augenkatarakte.
[Übers. d. Verf.[192]]

Sind Augenprobleme nicht durch evident nachvollziehbare äußere Einwirkungen, wie beispielsweise Verletzungen durch Gegenstände oder Lichteinstrahlung[193], entstanden, werden in den byzantinischen Texten primär die jeweiligen Symptome ausführlich dargelegt und Empfehlungen zu deren Behandlung bzw. Linderung erteilt, ohne genauer auf mögliche Ursachen einzugehen. Die Vielfalt der feststellbaren Symptome sowie ihr oft ungewisser Ursprung führte häufig zu der Annahme dämonischer Einwirkung. Das *Testamentum Salomonis* benennt den mutmaßlich dafür verantwortlichen Dämon als einen der ursprünglich ägyptischen Dekangottheiten namens Artosael, den 3. Dekan im zodiakalen Sternbild des Widders:[194]

---

188 Kaimakis, 68 f.; Kitāb Ǧiranīs, 124 f.; Ruelle, 28; Delatte, 62 f; Waegeman 1987, 89–93.

189 Zu Bernsteinamuletten vgl. N. Gockerell, Amulettgebrauch im Alpenraum, in: A. Grimm – S. Schoske (Hrsg.), Isisblut & Steinbockhorn. Amulett und Talisman in Altägypten und im Alpenraum [Schriften aus der Ägyptischen Sammlung 11] (München 2010) 15 und Waegeman 1987, 90 f.

190 Waegeman 1987, 89: »sea-basse«, *Perca labrax* L.; de Mély, 49: »Loup de mer, poisson de mer et de rivière«.

191 Komm. Waegeman 1987, 89.

192 Übers. basierend auf Delatte, 63 (lat.); de Mély, 52 (frz.); Waegeman 1987, 89 (engl.); Kitāb Ǧiranīs, 63 und 124 (arab./deutsch).

193 In diesem Zusammenhang wird Dionysios, dem Tyrannen von Sizilien, eine recht ungewöhnliche Blendungsmethode als Strafmaßnahme zugeschrieben: Theophil., hom. fabr. IV, 20 (ed. Grimm-Stadelmann, 175).

194 Vgl. Busch 2006, 224. Ein Universalamulett, das der Wiener Pap. Rainer 1 (Wien, G 337) aus dem 6. Jh. n.Chr. überliefert, dient der Abwehr sämtlicher krankheitsverursachender Dämonen, darunter sind neben Fieberdämonen auch solche, die das Sehvermögen schädigen, erwähnt: PGM II, 218 f. und

TestSal. XVIII, 7 (ed. McCown, 52)

ὁ τρίτος ἔφη· ‘Ἀρτοσαὴλ καλοῦμαι. ὀφθαλμοὺς ἀδικῶ σφόδρα. ὡς δὲ ἀκούσω· ‘Οὐριήλ, ἔγκλεισον Ἀρτοσαήλ, εὐθὺς ἀναχωρῶ’.

Der dritte sagte: ›Ich heiße Artosael. Ich füge den Augen heftigen Schaden zu. Wenn ich aber höre: Uriel, sperre Artosael ein, ziehe ich mich sofort zurück.‹
[Übers. d. Verf.; vgl. Busch 2006, 224]

Artosael schädigt demnach die Augen generell, ohne nähere Spezifizierung, und kann durch die Anrufung des Erzengels Uriel vertrieben bzw. exorziert werden. Auf diesen rezeptionsgeschichtlichen Hintergrund stützt sich sehr wahrscheinlich auch das spätbyzantinische Rezeptbuch des Cod. Paris. gr. 2316, wenn es sich in zwei Kapiteln einer solaren Beschwörung bedient, um Scharfsichtigkeit herbeizuführen bzw. Kurzsichtigkeit zu vertreiben. Die Rezitation der entsprechenden Formel verspricht hierbei eine Aneignung der mit der Sonne verbundenen Similekräfte Licht, Helligkeit, Klarheit, und damit letztendlich das erwünschte unbeeinträchtigte Sehvermögen; sie wird verstärkt durch ein abschließendes Gebet an die Heilige Dreieinigkeit. In beiden Fällen richtet sich die bei Sonnenaufgang zu sprechende Rezitation an den Gott des Alten Testaments, der als brennender Dornbusch zu Moses gesprochen und das Volk Israel erleuchtet hat (2 Mose 3,1–5) – eine mehrfache Lichtmetapher, die analog auf das Sehvermögen des Rezitators bzw. des Patienten übertragen werden soll:

Cod. Paris. gr. 2316, Kap. 11
(ed. Oikonomou-Agorastu, 36 und 110 f.
[Komm.])

Περὶ ὀξυδορκίας ἤτοι ἀβλυωπίας. Ἀνατείλαντος τοῦ ἡλίου λέγε οὕτως / Ὁ τὴν βάτον λαμπρύνας, / καὶ τῷ Μωυσεῖ λαλήσας, / καὶ τὸν λαὸν φωτίσας, / φώτισον τὴν πήρωσιν[195] τοῦ δούλου τοῦ Θεοῦ ὁδεῖνα· / εἰς τὸ ὄνομαν τοῦ Πατρὸς καὶ τοῦ Υἱοῦ καὶ του Ἁγίου Πνεύματος, ἀμήν.

Über Scharfsichtigkeit und gutes Sehvermögen. Der Sonne entgegen gewandt sprich folgendermaßen: Du, der du den (Dorn)busch zum Brennen gebracht, mit Moses gesprochen und das Volk erleuchtet hast, erleuchte auch die Blindheit des Dieners Gottes N.N. Im Namen des Vaters, des Sohnes und des Heiligen Geistes, Amen.
[Übers. d. Verf.]

M. Meyer, in: Meyer–Smith 1994, 44 f. (Übers. und Komm.). Eine Parallele zum *Testamentum Salomonis* besteht insofern, als der Text explizit auf den Eid der Geister vor Salomon Bezug nimmt, ferner durch die Gleichsetzung der einzelnen Himmelssphären mit Edelsteinen, welche wiederum sympathetische Bezüge zu den ebenfalls im *Testamentum Salomonis* in Erscheinung tretenden Dekangottheiten aufweisen. Deren sympathetische Verbindung zu bestimmten Mineralien und (Halb-)Edelsteinen ist auch Thema der 1. *Kyranis*: vgl. Kap. 2.4.6.

195 Konkret auf eine Augenschwäche bezogen kann πήρωσις auch Blindheit bedeuten, LSJ 1402 mit Belegen bei Plutarch, Lukian und Damaskios.

Dieselbe lichtmetaphorische Beschwörungsformel wiederholt sich fast wörtlich in einem weiteren (Cod. Paris. gr. 2316, Kap. 282) Rezept gegen »Verdunkelung der Augen« (*Περὶ σκότασιν ὀφθαλμῶν*). Diesmal wird die Rezitation noch zusätzlich mit einem entsprechenden Ritus verbunden: der Patient soll Blut eines Kauzes (?) in die Augen träufeln und sodann, bei Sonnenaufgang, die Beschwörung sprechen:

Cod. Paris. gr. 2316, Kap. 282
(ed. Oikonomou-Agorastu, 98)

Ἔπαρον πούπου αἷμα, ἐπίχριε τοὺς ὀφθαλμοὺς ἀνατέλλοντος τοῦ ἡλίου ⟨καὶ λέγε οὕτως⟩· Ὁ τὴν βάτον φυλάξας ἀλώβητον, καὶ τὸν Μωυσῆ συλλαλήσας, καὶ τὸν λαὸν φωτίσας φωτίσον τὴν ὅρασιν, ἀμήν· γένοιτο, γένοιτο.	Nimm Blut eines Kauzes, träufele es in die Augen der Sonne entgegengewandt ⟨und sprich folgendermaßen⟩: Du, der du den (Dorn)busch unverbrannt bewahrt, mit Moses gesprochen und das Volk erleuchtet hast, erleuchte auch das Sehvermögen, Amen; es möge geschehen, es möge geschehen. [Übers. d. Verf.]

Die Beschwörung von Kap. 282 des Pariser *Iatrosophions* zeigt auch formal eine deutliche Orientierung an der Struktur gräkoägyptischer Amulettformeln, indem der hier verwendete Zusatz γένοιτο, γένοιτο dem sonst üblichen ἤδη, ἤδη, τάχα, τάχα (vgl. Kap. 2.7.5) entspricht.

Die Licht- bzw. Sonnenmetapher verbindet sich hier noch zusätzlich mit der Nutzbarmachung animalischer Vitalkräfte, durch Verabreichung des Blutes eines Eulenvogels, vielleicht eines Kauzes (?), welcher iatromagisch gesehen einerseits aufgrund seines hervorragenden Sehvermögens bei Nacht eine Art dynamoanaloger Similekraft verkörpert, andererseits aber auch, aufgrund seiner Nachtaktivität, der singularitätsmagischen Sphäre des Unheimlichen zugeordnet wird (vgl. Kap. 2.2).

Auch hier vermischen sich zur Verstärkung der erwünschten Heilwirkung mehrere iatromagische Ebenen, wobei die Beschwörung selbst mit ihrer Bezugnahme auf die alttestamentarische Zwiesprache Moses' mit dem brennenden Dornbusch durchaus als spätes Relikt der sowohl gräkoägyptisch wie auch koptisch häufig belegten *historiola* (vgl. Kap. 2.7.7 u. 3.3.2) betrachtet werden kann, ebenso wie der abschließende, die Beschwörung nochmals verstärkende Vermerk γένοιτο, γένοιτο, der wiederum zahlreiche Parallelen in ägyptischen, koptischen und gräkoägyptischen Texten besitzt. Kapitel 282 des Pariser *Iatrosophions* steht demnach zumindest formal exakt innerhalb der gräkoägyptisch-koptischen Tradition iatromagischer Beschwörungen. Das Gebet bzw. Gelübde bei Sonnenaufgang erscheint auch in der lateinischen Überlieferung, wenn Marcellus es als wichtigen Bestandteil zur iatromagischen Aufladung eines Kirschkernamuletts gegen Augenschmerzen erwähnt:

Marcell. med. VIII, 26–27 (CML V, 122,14–18)

Dolorem oculorum ut anno integro non patiaris, cum primum cerasia erunt idonea essui, id est quasi matura, de tribus cerasiis lapillos pertundes et Gaitano lino inserto pro phylacterio uteris, voto prius facto contra solem orientem, quod eo anno cerasia non sis manducaturus.

Damit man ein ganzes Jahr keinen Augenschmerz bekommt, durchbohrt man, sobald die Kirschen zum Essen geeignet, d.h. ziemlich reif sind, von drei Kirschen die Steine und verwendet sie, auf einen gaitanischen Faden gezogen, als Amulett, nachdem zuvor gegen die aufgehende Sonne das Gelübde abgelegt worden ist, daß man in diesem Jahr keine Kirschen essen werde. [Übers.: CML V, 123]

Auch die *transplantatio morbi* in Kombination mit dem solar-astrologischen Aspekt begegnet in der lateinischen Überlieferung, wobei wiederum die Schwalbe als entscheidendes Vehikel zur Krankheitsbeseitigung fungiert:

Marcell. med. VIII, 29–31 (CML V, 122,21–32)

Vitandae perpetuo lippitudinis gratia observa, ut a Kal. Ianuariis eo tempore, quo Kal. Solis die fuerint, etiam hora prima vel octava et deinceps alio die Solis et tertio Solis die similiter collyrio tenui inungaris; tum conversus ad orientem rogabis Deum, ut eo anno dolere oculos tuos non sinat. Cum primum hirundinem audieris aut videris, tacitus ilico ad fontem decurres vel ad puteum et inde aqua oculos fovebis et rogabis Deum, ut eo anno non lippias doloremque omnem oculorum tuorum hirundines auferant. Expertum remedium ad lippitudinem, ne umquam temptetur, si quis observet sine intermissione aut oblivione, ut, quotiens laverit, deducta utrisque manibus ad pedes intimos aqua statim manus ambas ad oculos referat atque ad angulos eorum utraque manu perfricet; et hoc ter facere debebis.

Um für immer der Triefäugigkeit zu entgehen, beachte, daß du dich vom 1. Januar an zu dem Zeitpunkt, an dem jeweils der Erste des Monats auf den Tag des Sol fällt, und zwar zur ersten oder achten Stunde, und danach am zweiten Tag des Sol und am dritten Tag des Sol in ähnlicher Weise mit einer dünnen Augensalbe einreibst; dann bittest du, nach Osten gewandt, Gott, daß er deine Augen in diesem Jahr nicht schmerzen läßt. Sobald du eine Schwalbe hörst oder siehst, läufst du sofort schweigend zu einer Quelle oder zu einem Brunnen, benetzt mit dem Wasser daraus die Augen und bittest Gott, daß du in diesem Jahr nicht an Triefäugigkeit leidest und die Schwalben jeden Schmerz deiner Augen davontragen. Es ist ein erprobtes Heilmittel gegen Triefäugigkeit, um niemals von ihr befallen zu werden, wenn man ohne Unterbrechung oder ohne es zu vergessen darauf achtet, daß man, sooft man badet, beide Hände, nachdem man mit beiden Händen Wasser an die Fußsohlen gebracht hat, sofort an die Augen führt und mit beiden Händen an deren Winkeln reibt; und dies muß man dreimal tun.
[Übers.: CML V, 123]

Pap. Oxyrrhynchos 1384[196] aus dem 5. Jh. überliefert eine Reihe von Rezepten gegen unterschiedliche Beschwerden, unter anderem auch eines gegen Augenleiden:

Pap. Oxyrrhynchos 1384 (PGM II, 216,25–29)

Ἄγγελοι κυρίου ἀνῆρθαν πρὸς μ[έσον] τὸν οὐρανόν, ὀφθαλμοὺς πονο⟨ῦ⟩ντες καὶ σφόγγον[197] κρατοῦντες. λέγι[198] αὐτοῖς ὁ κυρίου· 'τί ἀνήρθατε, ἁγνοί, πανκάθαροι;' 'ἴασιν λαβῖν[199] ἀνῆλθαμεν, Ἰαὼ Σαβαώθ, ὅτι σοὶ δοιναστὸς[200] καὶ οἰσχιρός'.[201]	Engel des Herrn kamen mitten in den Himmel, krank an den Augen und einen Schwamm haltend. Spricht zu ihnen der Sohn des Herrn: ›Warum seid ihr heraufgekommen, ihr Reinen, ganz Reinen?‹ ›Heilung zu erhalten, sind wir hergekommen, Iaô Sabaôth, weil du mächtig bist und stark‹. [Übers.: PGM II, 216; vgl. Meyer–Smith 1994, 31 (engl. Übers.)]

Rezeptionsgeschichtlich von besonderem Interesse ist hierbei die *historiola*, welche die Engel selbst als Patienten ausweist, die bei Jesus Christus Heilung suchen[202], ähnlich wie in den weit verbreiteten ägyptischen *historiolae*, in denen stets Horus, der Musterpatient schlechthin (vgl. Kap. 2.3), Unbill erleidet und bei seiner Mutter Isis, der Zauberkundigen, um Heilung nachsucht. Die heilungssuchenden Engel des Pap. Oxyrrhynchos 1384 führen, als Hinweis auf die Kreuzigung, einen Schwamm mit sich, der gleichzeitig wiederum auf das empfohlene Heilmittel, nämlich Essig – der innerhalb der griechisch-byzantinischen Pharmakologie eine bedeutende Rolle spielt[203] – verweist. Somit verbinden sich in diesem Amulett zwei iatromagisch bedeutsame Aspekte, nämlich der mythologische Präzedenzfall sowie die symptombezogene Heilanwendung mittels Rezept, *materia medica*, oder Ritus, im konkreten Falle hier aufgrund eines mythologisch (durch die Kreuzigung Christi) besonders sanktionierten Heilmittels, nämlich Essig.

Die neutestamentlich bezeugte Macht Christi, Krankheiten aller Art zu heilen, dient auch in einer Vielzahl von Amuletten und Beschwörungen stets als Referenz für

196 PGM II, 215 f.; B.P. Grenfell – A.S. Hunt, The Oxyrrhynchus Papyri, 11, 238–241; Meyer–Smith 1994, 31.
197 σφόγγος statt σπόγγος belegt seit 3. Jh. v.Chr., vornehmlich epigraph.: LSJ 1628.
198 Itazismus: λέγει.
199 Itazismus: λαβεῖν.
200 Itazismus: σὺ δυνατός.
201 οἰσχιρός < αἴσχυρος; αι < οι kein Itazismus, sondern Verschreibung.
202 Vermutlich aus den Apokryphen entlehnt, vgl. PGM II, 216: »may well fr[om] a Jewish, rather than Christian work of an apocalyptic character sim. to e.g. the Apoc. of Baruch or the Asc. of Isaiah.«
203 Diosk. V, 13.

die erwünschte Heilwirkung. Im Unterschied jedoch zu der geistesgeschichtlich äußerst vielschichtig angelegten mittelalterlichen *Christus medicus*-Vorstellung[204] und ihren diversen Ausprägungen besitzt die Berufung auf Christi Heilkraft im iatromagischen Kontext eine deutliche Fokussierung auf den rein körperlichen Aspekt: konkret beschriebene physische Symptome sollen durch die Einflussnahme Christi entweder geheilt oder gelindert werden; die dementsprechenden Gebete weisen starke formale Ähnlichkeiten mit den zugrundeliegenden älteren, christlich transformierten Beschwörungsformeln auf.

Die universale Heilkraft Christi findet in den iatromagischen Überlieferungen insbesondere in Kollektivamuletten, die universalen Schutz vor jeglichen negativen Einwirkungen, sei es Krankheit oder sonstige Unbill, bieten sollen, ihren Niederschlag. Ein derartiges Universalamulett, dessen Wortlaut allerdings einen gewissen Fokus auf die Augenheilkunde impliziert, überliefert ein Ostrakon[205] aus der Sammlung Egger (Paris), das ins 7. oder 8. Jh. n.Chr. datiert wird. Das Amulett beginnt mit einer biblischen *historiola*[206], die auf die Heiltätigkeit Christi Bezug nimmt, und schließt mit dem *Trishagion* sowie dem *Eleeison*:

PGM II, 234

Χριστός. ἐν ⟨τῇ ἐν⟩ τῷ Σωλυὰμ προβατικῇ κολυμβήθρᾳ – ὄνομα αὐτῆς ἑβραϊστὶ Βηδσαϊδά – εὑρέθη ὁ κύριος, ἐν τῇ Στοᾷ τοῦ Σολομῶντος εὑρέθη ὁ δεσπότης. τὸν ἄνθρωπον κατακείμενον λόγῳ ἐθεράπευσεν καὶ τὸν τυφλὸν ἀνέβλεψεν. ὅθεν καὶ ἡμεῖς μετὰ τῶν ἀρχαγγέλων ⟨καὶ⟩ τῶν ἀσωμάτων ⟨ἀγγέλων⟩ ἀναβοῶντες καὶ κεκραγότες καὶ λέγοντες· ἅγιος ὁ θεός, ὃν ἀνυμνοῦσι τὰ χερουβὶν καὶ προσκυνοῦσι οἱ ἄγγελ]οι. ἅγιος ἰσχυρός, ὃν ἐνδοξάζει ὁ χορὸς τῶν

Christus! Im Schafteich in Söloam – sein Name auf hebräisch ist Bêdsaïda – befand sich der Herr, in der Halle des Solomon[207] befand sich der Herr. Den daliegenden Mann hat er mit seinem Wort geheilt und den Blinden wieder sehend gemacht. Darum rufen und kunden und sagen auch wir mit den Erzengeln ⟨und⟩ den unkörperlichen ⟨Engeln⟩ laut: heilig der Gott, den die Cherubin preisen und anbeten die Engel. Heilig, stark ist er, den verherrlicht der Chor der unkörperlichen

204 Vgl. die aktuelle Zusammenfassung der *Christus medicus*-Vorstellung und ihrer kulturhistorischen Auswirkungen bei W. Büttner, Leib- und Seelenärzte. Die heiligen Mediziner der Alten Kirche [Eichstätter Beiträge zum Christlichen Orient 4] (Wiesbaden 2015) 1–7; vgl. Kap. 2.7.2 mit Verweis auf eine Hymne von Romanos Melodos, wo das gräkoägyptisch-koptische Motiv der Höllenfahrt Christi mit der *Christus medicus*-Vorstellung verknüpft wird und die *Arma Christi* als chirurgisches Instrumentarium fungieren.

205 PGM II, 234 f. (mit ausführlicher Bibliographie); H. Leclercq, Amulettes, 1805–1807; Meyer–Smith 1994, 32 f. (engl. Übers. und Komm.).

206 Vgl. Meyer – Smith 1994, 32: »The text refers in a very general way to John 9:1–12«. Joh. 9,1–12 berichtet über die wundersame Heilung eines von Geburt an Blinden, indem Jesus ihm einen Brei aus Speichel und Erde auf die Augen legt und ihm anschließend eine Waschung im Teich Siloah befiehlt. Zur iatromagischen Kraft von Speichel vgl. Vakaloudi 2003, 183–185.

207 Zur »Halle Salomons« vgl. Apostelgeschichte des Lukas 3,11, wo über die Wunderheilung eines Lahmen seitens der Apostel Petrus und Johannes berichtet wird; Petrus' anschließende Ansprache an das staunende Volk erfolgt in der »Halle Salomons«, einem Raum im Tempel von Jerusalem.

ἀσωμάτων ἀγγέλων, ἅγιος, ἀθάν]ατος ὁ [ἐ]ν φ[άτν]ῃ τῶν ἀλόγων γνωρισθείς. ἐλέησον ἡμᾶς.	Engel, heilig, unsterblich, der erkannt ward in der Krippe der vernunftlosen Tiere. Erbarm dich unser. Gnade! [Übers.: PGM II, 234; vgl. Meyer–Smith 1994, 32 f. (engl. Übers.)]

Ein personifiziertes Amulett gegen schmerzende Augen, das der Pap. Berlin 21911[208] aus dem 5. Jh. n.Chr. überliefert, verbindet die christliche Beschwörung mit ägyptischem Hintergrund. Dieser manifestiert sich bereits im Namen des Patienten, Phoibammon, der als Kombination aus dem griechischen Gott Phoibos Apollo und dem ägyptischen Amun eine deutlich solare Komponente besitzt, welche dann wiederum in späteren Beschwörungstexten speziell im Bereich der Augenbeschwerden deutlich in den Vordergrund treten wird, wie die beiden zuvor zitierten Textbeispiele aus dem Pariser *Iatrosophion* Cod. Paris. gr. 2316 (Kap. 11 und 182) gezeigt haben. Adressat der Anrufung hier ist sehr wahrscheinlich die Gottesmutter; der Text schließt mit einem Zitat aus Psalm 91, 1:

> † Having received grace from your only begotten son, stop the discharge, the pains of the eyes of Phoibammon son of Athanasios. One who dwells with the help of the most high [will] abide in the shelter [of the god of] heaven.[209]

Zwei Textpassagen aus Alexanders von Tralleis *Therapeutika* lassen an mögliche ägyptische bzw. im Bereich gräkoägyptischer Iatromagie anzusiedelnde Quellen der jeweils erwähnten Salbenmischungen denken:

AlexTrall., Ther. II (II, 15 Pu.)

Ἄλλο τὸ Μουσάριον καλούμενον ἐκ τοῦ ἱερατικοῦ τόμου.	Die sogenannte Musarion-Salbe, deren Recept einem Priesterbuche entnommen ist. [Übers.: Puschmann II, 14]

208 Meyer–Smith 1994, 32.

209 Übers.: M. Meyer, in: Meyer–Smith 1994, 32 (mit Komm.). Psalm 91 ist betitelt *Unter Gottes Schutz* und betont neben der generellen Schutzfunktion Gottes speziell die Abwehr von Krankheiten und Seuchen, insbesondere der Pest: »Wer unter dem Schirm des Höchsten sitzt und unter dem Schatten des Allmächtigen bleibt, der spricht zu dem Herrn: Meine Zuversicht und meine Burg, mein Gott, auf den ich hoffe. Denn er errettet dich vom Strick des Jägers und von der verderblichen Pest. [...] Seine Wahrheit ist Schirm und Schild, daß du nicht erschrecken mußt vor dem Grauen der Nacht, vor den Pfeilen, die des Tages fliegen, vor der Pest, die im Finstern schleicht, vor der Seuche, die am Mittag Verderben bringt.« Vgl. dazu auch B. Pitarakis, Light, Water and Wondrous Creatures. Supernatural Forces of Healing, in: Pitarakis 2015, 58.

AlexTrall., Ther. II (II, 35 Pu.)

Κολλούριον τὸ οὐράνιον. [...] ὡς ὁ πειραθεὶς ἔλεγεν ὑπὸ θείας ἐπιφανείας ἐν ὀνείροις διδαχθῆναι.

Das Himmels-Kollyrium. [...] Derjenige, welcher dieses Mittel zuerst anwandte, sagte bekanntlich, dass er es im Traum von einer göttlichen Erscheinung erfahren habe.
[Übers.: Puschmann II, 34]

Die Referenz auf ein »Priesterbuch« (*ἱερατικοῦ τόμου*) des ersten Textbeispiels lässt an das hermetische Schrifttum sowie die *Kyraniden* denken, jedenfalls aber an eine wie auch immer geartete ägyptisch-hierogrammatische Verankerung. In den Bereich der theurgischen Medizin, wie sie in den antiken Asklepiosheiligtümern[210], aber auch später dann in christlicher Zeit von diversen Arztheiligen[211] praktiziert wurde, zudem aber auch in die Welt der gräkoägyptischen Papyri führt das zweite Textbeispiel mit seiner Bezugnahme auf die Mitteilung des Salbenrezepts seitens einer göttlichen Traumerscheinung (ὑπὸ θείας ἐπιφανείας ἐν ὀνείροις).

Eine detaillierte Beschreibung solch einer göttlichen Vision überliefert beispielsweise eine Passage aus dem ›Großen Pariser Zauberpapyrus‹ (Bibl. Nat. suppl. gr. 574, vormals Pap. Anastasi 1073; ca. 4. Jh. n.Chr.)[212], wo zudem auch die solare Lichtmetapher sowie das Reinheitsmotiv als entscheidende Faktoren genannt sind. Der Ritualist beschwört die Gottheit zum Zweck der Befragung in nicht näher bezeichneten persönlichen Angelegenheiten:

P IV, 930–1112 (PGM I, 104–110)

σύστασις, ἣν πρῶτον λέγεις πρὸς ἀνατολὴν ἡλίου, εἶτα ἐπὶ τοῦ λύχνου ὁ αὐτὸς λόγος λεγόμενος πρῶτος, ὅταν μαντεύῃ, ἠμφιεσμένος προφητικῷ σχήματι, κούκινα ὑποδεδεμένος καὶ ἐστεμμένος τὴν κεφαλήν σου κλωνὶ ἐλαίας [...] κρατῶν ψῆφον γχξγ ἐπὶ μασθούς, καὶ οὕτως κάλει. λόγος· [...] ἵλαθί μοι, προπάτωρ, καί μοι σθένος αὐτὸς ὀπάζοις. ἔχε συνεστάμενον, κύριε, καὶ ἐπήκοός μοι γενοῦ, δι' ἧς πράσσω σήμερον αὐθοψίας, καὶ χρημάτισόν μοι, περὶ ὧν ἀξιῶ σε, διὰ τῆς αὐτόπτου λυχνομαντίας, δι' ἧς πράσσω σήμερον ἐγώ, ὁ δεῖνα [...]. μετὰ τὸ εἰπεῖν τὴν φωταγωγίαν ἄνυξον τοὺς ὀφθαλμοὺς καὶ ὄψῃ τὸ φῶς τοῦ λύχνου καμαροειδὲς γινόμενον· εἶτα κλειόμενος λέγε [...], καὶ ἀνοίξας ὄψῃ πάντα ἀχανῆ καὶ μεγίστην αὐγὴν ἔσω, τὸν δὲ λύχνον

Empfehlung, die du zuerst gegen Sonnenaufgang sprichst; dann (wird) über das Licht das gleiche erste Gebet gesprochen, wenn du dir wahrsagen läßt gehüllt in Prophetengewand, mit untergebundenen Sandalen aus Bast der Kokospalme, den Kopf bekränzt mit einem Ölzweig [...] halte die Zahl 3663 auf die Brust und rufe so an. Gebet: [...] Sei mir gnädig, Vorvater, und verleih du selbst mir Stärke. Nimm mich als dir empfohlen und erhöre mich durch die persönliche Schau, die mein Zauber heute bezweckt, und offenbare mir, wonach ich dich frage, durch das persönlich geschaute Lichtorakel, das mein, des NN, heutiger Zauber bezweckt [...]. hast du den Lichtbann gesprochen [...], öffne die Augen, und du wirst das Licht der Lampe wie eine Kammer

210 Th. Schnalke, s.v. *Asklepieion*, Antike Medizin 108–110 mit Bibl.

211 Vgl. Grimm-Stadelmann – Locher 2012, 6.

212 Zu Beschreibung, Herkunft und Bibliographie vgl. PGM I, 64–66; vgl. Kap. 3.3.1.

οὐδαμοῦ φαινόμενον. τὸν δὲ θεὸν ὄψῃ ἐπὶ κιβωρίου καθήμενον, ἀκτινωτόν, τὴν δεξιὰν ἀνατεταμένην ἀσπαζόμενον, τῇ δὲ ἀριστερᾷ ⟨κρατοῦντα⟩ σκῦτος, βασταζόμενον ὑπὸ β´ ἀγγέλων ταῖς χερσὶν καὶ κύκλῳ αὐτῶν ἀκτῖνας ιβ.

sich formen sehn; dann sprich mit geschlossenen Augen [...]; und hast du die Augen geöffnet, wirst du alles geweitet und innen gewaltigen Lichtglanz sehn, doch die Lampe nirgends brennen. Den Gott aber wirst du sehn auf einem Kibôrion sitzen, mit Strahlen versehen, die Rechte zum Gruße in die Höhe streckend, in der Linken eine Peitsche, von zwei Engeln mit den Händen getragen und im Kreis um sie 12 Strahlen.
[Übers.: PGM I, 105–111]

Der bei Alexander von Tralleis überlieferte Name »Himmels-Kollyrium« (κολλούριον τὸ οὐράνιον) würde zu einer solcherart beschriebenen Gottesvision passen, ebenso die solare Anbindung bzw. Lichtmetaphorik. Hinzukommt, dass die theurgische Medizin im 6. Jh., aufgrund Kaiser Justinians I. (482–565, reg. 527–565 n.Chr.) Förderung des Kultes der beiden heilkräftigen Märtyrer Kosmas und Damian[213], eine erneute Blüte erlebte, nunmehr allerdings im christlichen Gewande, und zahlreiche Berichte über im Traum erteilte Heilmaßnahmen seitens des heiligen und heilkundigen Brüderpaares weite Verbreitung fanden. Die Ratschläge der Heiligen waren zumeist sehr konkreter Natur, indem operative Maßnahmen befohlen und teilweise sogar von den Heiligenerscheinungen selbst durchgeführt wurden, während der Patient schlief, andererseits aber auch konkrete Medikationsanweisungen im Traum erteilt wurden, die der Patient am nächsten Morgen dann dem behandelnden Arzt mitzuteilen hatte[214]. Nachdem Alexander jedoch keinen Hinweis auf die mögliche Identität des ersten Anwenders dieses Kollyriums gibt, ist es zumindest bis auf Weiteres nicht möglich, die Quellensituation zu präzisieren.

Die Lichtmetaphorik, allerdings diesmal im übertragenen Sinne auch als theologische Erleuchtung verstanden, spielt ebenfalls eine zentrale Rolle in einem Ritual gegen Augenleiden, welches das spätbyzantinische *Iatrosophion* Cod. Par. graec. 2316 überliefert:

213 Justinian führte seine eigene Heilung von der seinerzeit kursierenden Pest auf die Einwirkung der Heiligen zurück, weshalb er für Ausbreitung ihres Kultes und Vermehrung ihnen geweihter Kirchen über das gesamte Reichsgebiet hin sorgte: vgl. Grimm-Stadelmann–Locher, 6.
214 Vgl. K. Heinemann, Die Ärzteheiligen Kosmas und Damian. Ihre Wunderheilungen im Lichte alter und neuer Medizin, nach einem nachgelassenen Manuskript bearb. v. W. Artelt und W.F. Kümmel, Medizinhistorisches Journal 9 (1974) 255–317.

Cod. Par. graec. 2316, Kap. 286
(ed. Oikonomou-Agorastu, 99 f.)

Περὶ πόνον ὀφθαλμῶν ὁποὺ νὰ ἔχῃ ἀσπράδιν ἢ αἶμα ἢ τὸ λεγόμενον φακίν, εἴτε ἄλλος πόνος, οἷος ἂν ἔναιν. Ἂς σφάξουν πετεινὸν καὶ ἂς ἐπάρουν τὴν χολὴν του ταζὴν καὶ ἂς τὴν ζουλήσουν καὶ ὅσον τὴν χολὴν ἂς ἐσμίξουν καὶ κοριτσιακὸν γάλαν καὶ μετὰ χοχλιστήριν ἂς κοχλίζεται, ὅταν {δὲ} θέλῃ νὰ κοιμηθῇ, ἡμέρας δ'· καὶ κερὶν τῶν Φώτων καὶ ἂς τὸ ἄψῃ καὶ ἂς λέγῃ· Κύριε, φωτισμὸς μου καὶ σωτὴρ μου, τίνα φοβηθήσομαι.

Über Augenleiden, die von einem Leukom oder Blut oder dem sog. Gerstenkorn herrühren, oder einem anderen Leiden, was es auch immer sei. Man schlachte einen Vogel und man nehme seine Galle heraus und zerdrücke sie und vermische sie mit Jungfrauenmilch und man lasse es mit einer Muschel (?Schnecke?) kochen, wenn man aber schlafen will, 4 Tage lang. Man füge (dann) Kerzenwachs vom Epiphaniastag hinzu und spreche: Herr, mein Licht und mein Retter, was fürchte ich.
[Übers. d. Verf.]

Auch in diesem Ritual besetzen Blut und Galle eine zentrale Position; hinzu kommt noch eine als κοριτσιακὸν γάλα (»Jungfrauenmilch«) bezeichnete Substanz, wobei es sich um das erste Menstruationsblut einer Jungfrau handeln könnte.[215] Die Verwendung desselben ist bereits in den gräkoägyptischen Papyri häufig belegt, die Analogie zwischen Menstruationsblut und Milch lässt sich allerdings bereits im *Corpus Hippocraticum* nachweisen: dem liegt die Ansicht zugrunde, dass sich das Menstruationsblut während der Schwangerschaft in Milch verwandele und zu den Brüsten emporströme, um dann dem Kinde als Nahrung zu dienen.[216]

Die Lichtmetaphorik wird in diesem Ritual durch die Beiziehung von geweihtem Kerzenwachs noch zusätzlich verstärkt, die abschließende Anrufung bezeichnet Gott als Erleuchter und Retter (φωτισμὸς μου καὶ σωτὴρ μου), der kraft dieser seiner Funktion die Krankheit vertreiben möge.

Iatromagische Augentherapeutik rekurriert demnach auch in byzantinischer Zeit äußerst stark auf gräkoägyptische Vorbilder, in erster Linie auf die – nunmehr ins Christliche übertragene – Lichtmetaphorik, die sich entweder astrologisch oder mittels diverser Rituale manifestiert. Eine wichtige Rolle spielen zudem singularitätsmagisch bedeutsame Substanzen, wie Blut und Galle, sowie die Veränderung des Aggregatszustandes der *materia medica*, meist durch Verbrennung zu Asche. Seltener ist die Verwendung von *voces magicae* und magischen Symbolen, die erst in den spätbyzantinischen Iatrosophien wieder vermehrt in Erscheinung treten.[217]

---

215 Diese Variante bleibt im Kommentar von Oikonomou-Agorastu 1982, 168 unberücksichtigt.

216 Hipp., De morb. vulg. 2, III, 17 (V, 118 f. Littré); Galen, UP XIV, 4, 8 (II, 290–294, 310–313 Helmr.); Theophil., hom. fabr. V, 38 (ed. Grimm–Stadelmann, 203 f.).

217 So z.B. im Cod. Par. graec. 2316, Kap. 263 (ed. Oikonomou-Agorastu, 93 mit Komm. auf S. 163), wo ein Amulett gegen schmerzende Augen (περὶ ὀφθαλμόπονον) beschrieben wird, bestehend aus dem viermaligen Christogramm mit diversen symbolischen Additionen.

4.3 Hals-Nasen-Ohrenleiden

Hals- und Rachenentzündungen, die sich unter dem Oberbegriff ›Angina‹ zusammenfassen lassen, und mit Beklemmungs- bzw. Erstickungsgefühlen verbunden waren, wurden von den byzantinischen Ärzten durchaus als bedrohlich empfunden, wie die nachfolgende Darlegung Alexanders von Tralleis deutlich zeigt. Beschrieben wird hier eine Symptomatik, die in etwa mit dem Erscheinungsbild der *Angina tonsillaris* in Einklang zu bringen sein dürfte:

AlexTrall., Ther. IV (II, 125 Pu.)

Τὸ τῆς συνάγχης πάθος, εἴπερ τι καὶ ἄλλο, τῶν ὀξυτάτων ἐστὶ παθῶν· δίκην γὰρ ἀγχόνης καὶ βρόχου ἀποπνίγειν οἶδε τοὺς κάμνοντας, ὅθεν καὶ συνάγχη τὸ πάθος εἰκότως ὠνομάσθη. ἐπεὶ οὖν ὀξύτατόν ἐστι καὶ εὐθὺς τὸν θάνατον ἐπιφέρει, ἀνάγκη καὶ ὀξέως ἐπὶ τὴν θεραπείαν ὁρμᾶν. ἀλλ' ἐπὶ πάσης ὀρθῆς θεραπείας, ἐπειδήπερ ἀνάγκη προηγεῖσθαι τὴν διάγνωσιν, ἀναγκαῖόν ἐστιν ἐπίστασθαι τήν τε οὐσίαν αὐτὴν τοῦ πάθους καὶ τὰς αἰτίας αὐτοῦ καὶ διαφορὰς καὶ τὴν διάγνωσιν ἑκάστης αὐτοῦ. οἱ μὲν οὖν ἀρχαιότεροι τῶν πάλαι ἰατρῶν, ὡς ἐπὶ τὸ πολύ, πᾶν εἶδος φλεγμονῆς περὶ τὸν λαιμὸν εἴτε ἔνδοθεν εἴτε ἔξωθεν ἀπειλοῦν πνιγμὸν συνάγχην ὠνόμαζον. οἱ ὕστερον δὲ διεῖλον τὴν φλεγμονὴν εἰς τέσσαρας διαφορὰς καὶ τὴν μὲν ἔνδον φλεγμονὴν τῶν μυῶν τοῦ λάρυγγος ἐκάλουν κυνάγχην[218], τὴν δ' ἐκτὸς παρακυνάγχην, ὁμοίως δὲ καὶ τὴν ἔνδοθεν φλεγμονὴν τοῦ φάρυγγος ἐκάλουν συνάγχην, τὴν δ' ἐκτὸς παρασυνάγχην.[219] τούτων οὕτως ἐχόντων λέγωμεν ἤδη καὶ τὴν πρὸς ἕκαστον εἶδος ἁρμόζουσαν θεραπείαν.

Die Halsentzündung gehört, wenn irgend etwas, zu den heftigsten Leiden. Die Kranken gehen in Folge derselben an Erstickung zu Grunde, gerade als ob sie erdrosselt oder erhenkt würden; daher mag das Leiden wohl auch wahrscheinlich den Namen ›Synanche‹ (Zusammenschnürung) haben. Da die Krankheit ungemein heftig auftritt und sofort den Tod herbeiführt, so ist es nothwendig, schleunigst die Cur einzuleiten. Aber da einer jeden richtigen Heilmethode eine richtige Diagnose vorausgegangen sein muss, so ist es erforderlich, das eigentliche Wesen des Leidens, seine Ursachen und Verschiedenheiten, sowie die genaue Unterscheidung einer jeden Form zu kennen. Während die Aelteren der früheren Aerzte gewöhnlich jede entzündliche Erscheinung in der Gegend des Schlundes – mochte sie nun von innen oder von aussen eine Erstickung herbeizuführen drohen – als ›Synanche‹ bezeichneten, unterschieden die Späteren vier verschiedene Arten der Entzündung, indem sie die innere Entzündung der Muskeln des Kehlkopfes ›Kynanche‹, die äussere ›Parakynanche‹, desgleichen die innere Entzündung des Schlundes ›Synanche‹, die äussere ›Parasynanche‹ nannten. Mit Bezug darauf wollen wir jetzt die für jede einzelne Form passende Heilmethode besprechen.
[Übers.: Puschmann II, 124]

218 Die von Alexander referierte Unterscheidung zwischen συνάγχη und κυνάγχη basiert auf Galen, VIII, 248 und XVII/2, 706 (Kühn); beide Begriffe sind bereits im Corp. Hipp. belegt, κυνάγχη mehrfach und in zahlreichen Schriften, συνάγχη in der Variante συνάγχος vornehmlich Hipp. Acut. (vgl. LSJ, s.v.). Die Bezeichnung κυνάγχη gründet sich auf der Vorstellung von einem zuschnürenden Hundehalsband.

219 Die Differenzierung zwischen παρακυνάγχη und παρασυνάγχη findet sich ebenfalls bei Galen, VIII, 248, wo jedoch παρακυνάγχη als unzutreffend zurückgewiesen wird.

Alexander betont auch hier wieder die Relevanz einer sorgfältigen und eingehenden Diagnose als unbedingte Voraussetzung für eine gezielte und wirksame Therapie.[220] Um zu einer solchen Diagnose zu gelangen, ist es für den Arzt unabdinglich, sich ein genaues Bild über Wesen, Genese und Ursachen der Symptomatik zu bilden, stets unter Berücksichtigung der Möglichkeit einer Präsenz unterschiedlicher Ausprägungen bzw. patientenspezifischer Symptomfokussierungen. Auch die konstitutionsabhängige Reaktion des einzelnen Patienten sowie die darauf basierende individuell abgestimmte Verabreichung der jeweiligen Heilmittel, einzeln oder in Kombination, muss von dem behandelnden Arzt genau durchdacht werden, um einen für den Patienten möglichst gefahrlosen Behandlungsverlauf zu gewährleisten:

AlexTrall., Ther. IV (II, 127 Pu.)

δεῖ οὖν προσέχειν ἀκριβῶς, ποῦ μὲν ἐκλῦσαι τὴν δύναμιν τῶν βοηθημάτων, ποῦ δὲ ἐπιτεῖναι χρή, ὅπως τὸ προσαγόμενον βοήθημα γένοιτο ἐναντίον μὲν τῇ κρατούσῃ διαθέσει, οἰκεῖον δὲ καὶ φίλον τῇ ἕξει τοῦ πάσχοντος. εἴπωμεν οὖν ἤδη, ποῖα τῶν βοηθημάτων ἐστὶν ἁπλούστερα καὶ ἀσθενῆ, ποῖα δὲ ἰσχυρότερα, καὶ πότε μὲν αὐτοῖς μικτοῖς δεῖ κεχρῆσθαι, πότε δὲ ἀκράτοις.

Man muss daher sorgfältig darauf achten, in welchen Fällen die Wirkung der Mittel vermindert, und in welchen sie gesteigert werden muss, damit das angewendete Mittel dem herrschenden Zustande entgegen wirkt und auch zugleich der Körperconstitution des Leidenden angemessen und angenehm ist. Wir wollen nun angeben, von welcher Beschaffenheit die einfacheren und schwachen Mittel sind, und welchen Charakter die stärkeren Medicamente haben, und dann erörtern, wann es nothwendig ist, sie mit einander zu verbinden, und wann sie gesondert verordnet werden.
[Übers.: Puschmann II, 126]

Die nachfolgende Aufzählung verschiedener Rezeptmischungen enthält auch das sog. *Besasa*-Mittel (τὸ διὰ βησασᾶ σκευαζόμενον βοήθημα[221]), welches bereits Galen[222] als hervorragendes Medikament gegen Mundraum- und Rachenerkrankungen empfiehlt (ἡ διὰ τοῦ βήσασα στοματικὴ διάχριστος), und für dessen Zusammensetzung er einen gewissen Andromachus als Referenz anführt, von dem er das Rezept wörtlich abgeschrieben habe (ὑπὸ μὲν Ἀνδρομάχου κατὰ λέξιν οὕτω γεγραμμένον); ferner be-

220 Vgl. hierzu Guardasole 2004, 87–89: Alexander betont laufend die unabdingbare Notwendigkeit einer exakten und insbesondere kompletten Diagnose, basierend auf genauer Examinierung der Symptome und der Krankheitsätiologie. In Zusammenhang damit formuliert er seine spezielle Vorstellung eines Ärzteethos, das darauf abzielt, dem Patienten unter Anwendung sämtlicher zur Verfügung stehender Mittel Heilung bzw. Linderung seiner Krankheitssymptome zu verschaffen.
221 AlexTrall. IV (II, 132–139 Pu.); zum Rezept vgl. Galen, comp. med. sec. loc. VI (XII, 938–942 Kühn); Oreib. Synopsis ad Eustath. III, 174 (II, 110 Raeder); Oreib. Coll. med. X, 23,26 (I, 66 Raeder).
222 Galen, comp. med. sec. loc. (XII, 938,5–16 Kühn).

tont er noch explizit seine Wirksamkeit gegen Angina (στοματικὸν πρὸς συνάγχας ἡ διὰ βήσασα, πρὸς τὰ ἀπηλπισμένα ποιοῦσα ἢ χρῶμαι).

Die *Bes(s)asa* oder auch *Harmala*[223] bezeichnete, vielleicht mit der bei Homer erwähnten Zauberpflanze *Moly*[224] identische Pflanze, und ihre Wirkweise als Arzneipflanze beschreibt Dioskurides folgendermaßen[225], wobei interessant ist, dass er ausschließlich auf die Verwendung ihres Samens in einer Rezeptmischung gegen Augenleiden eingeht, mit keinem Wort aber ihre Anwendung gegen Angina erwähnt:

Dioskurides, mat. med. III, 46

καλοῦσί τινες πήγανον ἄγριον καὶ τὸ ἐν Καππαδοκίᾳ καὶ ἐν τῇ κατ' Ἀσίαν Γαλατίᾳ λεγόμενον μῶλυ. ἔστι δὲ θάμνος ἀπὸ μιᾶς ῥίζης πολλὰς ἀναφέρων ῥάβδους, ἔχων φύλλα μακρότερα πολλῷ τοῦ ἄλλου πηγάνου καὶ τρυφερώτερα, βαρύοσμα, ἄνθος λευκὸν ἐπ' ἄκρου τε κεφάλια ὀλίγῳ μείζονα τοῦ ἡμέρου πηγάνου, ἐκ τριῶν μάλιστα μερῶν συγκείμενα, ἐν οἷς σπέρμα ὑπόκιρρον, τρίγωνον, πικρὸν ἱκανῶς πρὸς τὴν γεῦσιν, οὗ καὶ ἡ χρῆσις. φθινοπώρῳ δὲ ἐκπεπαίνεται τὸ σπέρμα, ἁρμόζον πρὸς ἀμβλυωπίας μετὰ μέλιτος λεαινόμενον καὶ οἴνου καὶ χολῆς ἀλεκτορίδων καὶ κρόκου καὶ μαράθου χυλοῦ. καλοῦσι δέ τινες αὐτὸ ἁρμαλά, Σύροι δὲ βήσσασαν, Καππάδοκες δὲ μῶλυ, ἐπειδὴ κατὰ ποσὸν σῴζει τὴν πρὸς τὸ μῶλυ ἐμφέρειαν, τῇ ῥίζῃ μέλαν καὶ τῷ ἄνθει λευκὸν ὑπάρχον. φύεται δὲ ἐν γεωλόφοις καὶ εὐγείοις χωρίοις.

Manche nennen so auch das in Kappadokien und im asiatischen Galata (wachsende) dort so genannte Moly. Es handelt sich um einen von einer Wurzel ausgehenden, Ruten emporsendenden Strauch mit viel größeren und zarteren Blättern als die gewöhnliche Raute; sie riecht durchdringend und hat eine weiße Blüte und an der Spitze ein wenig kleinere Köpfchen als die Gartenraute; sie bestehen meist aus drei Teilen, in denen sich ein gelblicher, dreikantiger Samen befindet, der sehr bitter schmeckt und der im Gebrauch ist. Im Herbst reift der Samen aus; er eignet sich, zerrieben mit Honig, Wein, Hühnergalle, Safran und Fenchelsaft zur Behandlung der Schwachsichtigkeit. Manche nennen sie (die Raute) Harmala, die Syrer Bessasa, die Kappadokier Moly, da es in einem gewissen Maße Ähnlichkeit mit dem Moly – schwarz an der Wurzel und weiß an der Blüte erscheinend – innehat. Sie gedeiht in hügeligem Gelände mit guter Erde.
[Übers.: Aufmesser 2002, 177]

223 Als *Harmala* oder *Peganum harmala* wird das Harmalkraut oder auch Syrische Steppenraute bezeichnet, die bei Dioskurides als »Wilde Raute« (Mat. Med. III, 46) beschrieben wird und bereits in der antiken Heilkunde aufgrund ihrer narkotisierenden Wirkung als Schmerzmittel, aber auch als Halluzinogen eingesetzt wurde.

224 Μῶλυ heißt auch das Zauberkraut, mit dem Kirke die Gefährten des Odysseus in Tiere verwandelt: Homer, Od. X, 305.

225 Vgl. auch die Beschreibung bei Galen, simpl. med. VII, 32 (XII, 82,13–18 Kühn), s.v. *Μῶλυ*, wo speziell die wärmende Eigenschaft der Pflanze zur Eindämmung dickflüssiger und leimiger Säftekonstellationen sowie als Diuretikum hervorgehoben wird: Περὶ μώλυος. Μῶλυ. τινὲς τοῦτο πήγανον ἄγριον ὀνομάζουσιν, ἔνιοι δὲ ἅρμολαν, Σύροι δὲ βησασὰν, ὥσπερ δὴ καὶ οἱ Καππαδόκαι μῶλυ, διότι τῇ ῥίζῃ μέν ἐστι μέλαν, ἄνθος δ' ἔχει γαλακτῶδες. ἡ δύναμις δ' αὐτοῦ λεπτομερής τ' ἐστὶ καὶ θερμὴ κατὰ τὴν τρίτην ἀπόστασιν, ὅθεν καὶ τέμνει τοὺς παχεῖς καὶ γλίσχρους χυμοὺς καὶ διαφορεῖ καὶ ἐπ' οὔρησιν προτρέπει.; ferner auch Galen XII, 101 (Kühn).

Einige Handschriftenrezensionen zu Dioskurides, *De materia medica*, verzeichnen weitere Namensvarianten, unter anderem auch mit einer ägyptischen Referenz:

Diosc. Ped. Med., De mat. med. (rec. e codd. Vindob. med. gr. 1 + suppl. gr. 28; Laur. 73,41 + 73,16 + Vind. 93) III, 45

πήγανον κηπαῖον· Ῥωμαῖοι ῥοῦτα ὀρτήνσις, Αἰγύπτιοι ἐπνουβού, Σύροι ἀρμαλά, οἱ δὲ βησσασά, Ἄφροι χουρμά.

Gartenraute: bei den Römern *ruta hortensis*, bei den Ägyptern *epnoubou*, bei den Syrern *harmala* oder *bessasa*, bei den Afrikanern *chourma*.
[Übers. d. Verf.]

Speziell als Bestandteil von Rezeptmischungen gegen Angina und verwandte Mund- und Rachenentzündungen gewinnt *Bes(s)asa* jedoch erst mit Galen und dessen Rezeption bei den byzantinischen Ärzten an Bedeutung.

Bis auf die nominelle Analogie mit Kirkes Zauberkraut *Moly* (μῶλυ) sowie die bei Dioskurides zusammengefassten ägyptisch-orientalischen Namensvarianten lässt sich noch keine konkret fassbare Einbindung des *Bes(s)asa*-Mittels in einen iatromagischen Kontext feststellen; dieser kommt erst durch Kombination mit anderen Motiven zustande. Galen überliefert eine Reihe von *Bes(s)asa*-Rezepten, deren Anwendungsspektrum weit über die Anginatherapie hinaus eine Vielzahl von Mundraum- und Rachenleiden bis hin zu Verdauungsstörungen wie Durchfall umfasst. Die Samen der *Bes(s)asa*-Pflanze werden hierfür mit zahlreichen anderen Zutaten vermengt, wobei nun auch zwei Faktoren aus dem iatromagischen Bereich eine wichtige Rolle spielen, nämlich die innerhalb der Iatromagie ohnehin bedeutsame Schwalbe (vgl. Kap. 4.2 u. 4.10) sowie das weitreichende Gebiet der Exkremente und der ihnen wegen ihres abstoßenden Charakters zugeschriebenen besonderen Heilkraft aufgrund ihrer singularitätsmagischen Aufladung.

Galen, comp. med. sec. loc. VI
(XII, 941–943 Kühn)

Ἥρα στοματικὴ διὰ τοῦ βήσασα. Στοματικὴ ποιοῦσα πρὸς συνάγχας καὶ φλεγμονὰς παρισθμίων καὶ ἕλκη τὰ γινόμενα ἐν τῷ στόματι, ἁρμόζει δὲ καὶ στοματικοῖς καὶ δυσεντερικοῖς ἄκρως [...] Ἄλλο διὰ χελιδόνων ἄνευ βήσασα στοματικὸν διάχριστον, ὃ Ἀσκληπιάδης ἔγραψε κατὰ λέξιν οὕτως. [...] δεῖ δὲ τὰς χελιδόνας καίειν τὸν τρόπον τοῦτον. ἁλσὶ καταπάσαντες τοὺς νεοττοὺς σὺν τοῖς πτεροῖς βάλλομεν εἰς ἄγγος κεραμεοῦν καὶ τοῦτο φιμώσαντες τίθεμεν ἐπ' ἀνθράκων. χάριν εἰδέναι χρὴ τῷ Ἀσκληπιάδῃ οὕτω σαφῶς γράψαντι, ὅπως κελεύει καίεσθαι τοὺς νεοττοὺς τῶν χελιδόνων. ὅτι τὰ ζῷα αὐτὰ

Ein unfehlbares Heilmittel gegen Mund- und Rachenleiden auf Basis von *Besasa*. Als Mund- und Rachenarznei wirkt es gegen Angina, Mandelentzündungen und Wunden im Mundraum, es wirkt aber auch vorzüglich regulierend bei Abdominal- und Dysenterieleiden [... Ingredienzien: u.a. Samen der *Besasa*-Pflanze und Asche von Schwalbenexkrementen ...] Ein anderes Rezept mit Schwalben, aber ohne *Besasa*, ist ein vortreffliches Mund- und Rachenmittel, das Asklepiades wörtlich folgendermaßen notiert hat [... Ingredienzien: u.a. Asche von wilden Schwalben (χελιδόνων ἀγρίων κεκαυμένων τῆς σποδοῦ) ...]

καὶ μὴ τὸν ἀπόπατον αὐτὸν εἰς τὴν σύνθεσιν τοῦ φαρμάκου παρασκευάζειν ἀξιοῖ. γέγραπται δὲ καὶ τῷ Ἀνδρομάχῳ διὰ χελιδόνων στοματικὸν φάρμακον ὡδί πως αὐτοῖς ὀνόμασιν. Τὸ διὰ χελιδόνων πρὸς συνάγχας, ὡς Ἁρπόκρας. [...] καύσας τοὺς νεοττοὺς μίσγε πάντα καὶ λεάνας χρῶ. σαφῶς καὶ οὕτως ἐνταῦθα τοὺς νεοττοὺς κελεύει καίεσθαι. αὗται μὲν αἱ προγεγραμμέναι δύο διὰ χελιδόνων εἰσὶν ἄνευ τοῦ βήσασα. αἱ δὲ ἄλλαι πρὸ αὐτῶν δύο στοματικαὶ διά τε χελιδόνων καὶ τοῦ βήσασα. τρίτη δὲ ἄλλη συζυγία φαρμάκων ἐστὶν ὁμογενῶν, ἐν ᾗ χωρὶς τῶν χελιδόνων αἱ διὰ τοῦ βήσασα σκευάζονται.

Man muss die Schwalben aber auf folgende Weise verbrennen: wir holen die jungen Vögel aus dem Nest und werfen sie mit ihren Federn in ein tönernes Gefäß, verschließen es und stellen es auf ein Kohlebecken. Man muss das wissen, was Asklepiades so klug aufgeschrieben hat, nämlich dass er befiehlt, die jungen Schwalben zu verbrennen. Denn die Tiere selbst und nicht ihre Exkremente müssen bei der Zusammensetzung des Heilmittels berücksichtigt werden. Aber auch bei Andromachos ist eine Mund- und Rachenarznei mit Schwalben notiert, die auch nach ihnen benannt ist. Das Schwalbenmittel gegen Angina, nach Harpokras [... Ingredienzien: u.a. verbrannte Schwalbenjunge ...] verbrenne die Jungvögel, mische alles und verwende es als Einreibung. Es ist klug, dass auch hier befohlen wird, die Jungvögel zu verbrennen. Diese beiden Vorschriften sind mit Schwalben, aber ohne *Besasa*. Die vorhergehenden beiden Rezepte für Mund- und Rachenarzneien waren mit Schwalben und *Besasa*. Eine dritte Arzneimischung wird ähnlich zubereitet, aber ohne Schwalben und (nur) auf Basis von *Besasa*.
[Übers. d. Verf.]

Im ersten von Galen überlieferten Rezept werden die Schwalbenexkremente zu Asche verbrannt und diese zusammen mit den Samen der *Bes(s)asa*-Pflanze und etlichen anderen Zutaten zu einer Arzneimischung verarbeitet, mit welcher der Patient den Rachen spülen soll. Die beiden anderen, den Ärzten bzw. Pharmazeuten Asklepiades, Andromachos und einem Harpokras zugeschriebenen Rezepte verwenden nicht mehr die Exkremente der Schwalben, sondern verbrennen die Vögel insgesamt zu Asche, wobei Wert darauf gelegt wird, dass ausschließlich die Schwalbenjungen verwendet werden, wahrscheinlich als zusätzliche Verstärkung der ihnen innewohnenden Vitalkräfte, die man sich solcherart zunutze machen kann.[226]

Der Name Harpokras könnte hier ebenfalls von besonderer Bedeutung sein: zum einen verweist er auf ein ägyptisches Umfeld, denn Harpokras oder auch Harpokrates stellt die gräzisierte Namensform des ägytischen *Ḥrw-pꜣ-ẖrd* (»Horus-das-Kind«) dar und bezeichnet somit den jugendlichen Horus, welcher sowohl in den ägyptischen Zaubertexten (vgl. Kap. 2.3 u. 2.4) wie auch in der anschließenden gräkoägyptischen

226 Ein ebensolches Rezept überliefert auch Plinius, NH 30, XII (ed. König, 29/30, 136 f.), in demselben Kontext, als Heilmittel gegen Halsentzündungen.

magischen Tradition häufig als Musterpatient von diversen gesundheitlichen Problemen geplagt und schließlich von seiner Mutter Isis unter Anwendung iatromagischer Riten geheilt wird.

Die unterschwellig anklingende Verbindung der *Bes(s)asa*-Pflanze zu dem homerischen Zauberkraut *Moly*, die Nutzbarmachung der Vitalkräfte der Schwalbe, die in der iatromagischen Überlieferung zahlreiche Parallelen besitzt, ferner die singularitätsmagisch fundierte Überzeugung hinsichtlich der Heilkraft von Exkrementen und letztlich die durch den Namen Harpokras gegebene Andeutung einer möglichen oder vermuteten Verankerung des Rezeptes in der ägyptischen Mythologie bilden hier die vielschichtigen Ebenen eines äußerst breit angelegten iatromagischen Kontextes, worin *materia medica* und Rezept gleichermaßen zu verorten sind.

4.3.1 Exkremente als *materia medica*

Was nun die Funktion von Exkrementen als *materia medica* anlangt, so stützen sich die byzantinischen Ärzte nahezu wortwörtlich[227] auf die entsprechenden Ausführungen Galens, der innerhalb seiner Arzneikunde[228] deren besondere Heilkräfte, ihre Aufbereitung in verschiedenen Rezepten, aber auch ihre für medizinische Zwecke optimale Gewinnung genauestens referiert, wobei die Ernährung des Spenders (unterschiedliche Tiere, aber auch Kinder werden in dieser Funktion genannt) eine entscheidende Rolle spielt. Galens Ausführungen fassen wiederum eine bereits bestehende reichhaltige Tradition zu dieser Thematik zusammen; insbesondere beruft er sich auf einen Pharmazeuten namens Asklepiades[229]:

227 Vgl. z.B. die Definition der Exkremente als *materia medica* bei Aetios von Amida (AetAmid. II, 110 [I, 192 Ol.]): Περὶ κόπρου. Κόπρος διαφορητικωτάτην ἔχει δύναμιν. ἐστὶ δὲ ἡ μὲν τῶν ἀνθρώπων διὰ τὴν δυσωδίαν βδελυρά· βοῶν δὲ καὶ αἰγῶν καὶ κυνῶν, ὅταν ὀστᾶ φάγωσιν, οὔτε δυσώδης ἐστὶ καὶ πεῖραν ἱκανὴν ἔδωκεν οὐχ ἡμῖν μόνοις, ἀλλὰ καὶ πολλοῖς τῶν ἔμπροσθεν ἰατρῶν. ἐγὼ γοῦν καὶ αὐτὸς οἶδα θαυμαστῆς δυνάμεως πειραθεὶς ἀνθρωπείας τε καὶ κυνείας κόπρου.

228 Galen, simpl. med. XX, 18–29 (XII, 290–309 Kühn): Kap. 18: allgemein περὶ κόπρου; Kap. 19: Hundekot; Kap. 20: Menschenkot; Kap. 21: Wolfskot; Kap. 22: Ziegenkot; Kap. 23: Rinderkot; Kap. 24: Schafskot; Kap. 25: Taubenkot; Kap. 26: Hühnerkot; Kap. 27: Gänse- und Schwänekot; Kap. 28: Mäusekot; Kap. 29: Krokodilskot.

229 Vgl. Guardasole 2004, 93 Anm. 37: wohl ein Arzt des 1. Jh. n.Chr. mit Fokus auf Pharmakologie.

Galen, simpl. med. XX, 18 (XII, 290 f. Kühn)

[ιη´. Περὶ κόπρου.] Κόπρος εἴτε κόπρον εἴτ' ἀποπάτημα καλεῖν ἐθέλοις οὐ διοίσει. γίγνωσκε δὲ τὴν οὐσίαν ταύτην διαφορητικωτάτην ἔχειν δύναμιν. ἔστι δ' ἡ τῶν ἀνθρώπων διὰ τὴν δυσωδίαν βδελυρά. βοῶν δὲ καὶ αἰγῶν καὶ χερσαίων κροκοδείλων καὶ κυνῶν, ὅταν ὀστᾶ φάγωσιν, οὔτε δυσώδης ἐστὶ καὶ πεῖραν ἱκανὴν οὐχ ἡμῖν μόνοις, ἀλλὰ καὶ τοῖς ἄλλοις τῶν ἔμπροσθεν ἰατρῶν ἔδωκεν. Ἀσκληπιάδης μέν γε ὁ ἐπικληθεὶς φαρμακείων καὶ τἄλλα μὲν ἅπαντα σύνθετα φάρμακα συνήθροισεν, ὡς πολλὰς βίβλους πληρῶσαι. καὶ κόπρῳ δὲ χρῆται πολλάκις ἐπὶ πολλῶν παθῶν ἀναμιγνὺς, οὐ μόνον τοῖς ἔξωθεν ἐπιτιθεμένοις φαρμάκοις, ἀλλὰ καὶ τοῖς εἴσω τοῦ στόματος λαμβανομένοις.

[18. Über die Exkremente.] Die Terminologie lautet κόπρος, κόπρον oder ἀποπάτημα (Kot, Stuhlgang, Exkremente), ganz nach Belieben. Exkremente besitzen ihrem Wesen nach vielfältigste Wirkkraft. Menschliche Exkremente sind aufgrund ihres üblen Geruches abstoßend. Diejenigen von Rindern, Ziegen, Landkrokodilen und Hunden, wenn sie Knochen gefressen haben, sind nicht übelriechend und ihre Wirkweise basiert auf Erfahrung, nicht nur auf unserer eigenen, sondern auf der aller vorhergehender Ärzte. Asklepiades nämlich, der berühmte Pharmazeut, hat sie in sämtliche zusammengesetzte Heilmittel gemischt, wie viele seiner Schriften bezeugen. Arzneimischungen mit Exkrementen werden gegen vielfältige Leiden verwendet, nicht nur äußerlich, sondern auch oral.
[Übers. d. Verf.]

Die bei Galen folgenden Kapitel 19 bis 29 erörtern minutiös Eigenschaften sowie Anwendungsschwerpunkte und jeweils spezifische Heilwirkung menschlicher und tierischer Exkremente, wobei sich die Bandbreite der infrage kommenden Tiere von Caniden über Paarhufer und Geflügel bis hin sogar zu Krokodilen erstreckt. Der auf der Hand liegende Ägyptenbezug letzterer verweist jedoch weniger auf den Bereich der Iatromagie als vielmehr auf die in der Spätantike vielverbreitete, der legendären ägyptischen Königin Kleopatra VII. (69–30 v.Chr., reg. 51–30 v.Chr.) zugeschriebene Überlieferung insbesondere kosmetischer Rezepte[230], worin Krokodilsexkremente als besonders wertvoller Bestandteil von Hautcrèmes – speziell für das Gesicht – erscheinen:

230 Vgl. Grimm-Stadelmann – Grimm 2013, 111 f. Etliche solcher, angeblich auf Kleopatra zurückgehende Kosmetikrezepte überliefert Aetios von Amida, jedoch ohne Beimischung von irgendwelchen Exkrementen, z.B. AetAmid. VI, 56 (II, 205,1–9 Ol.) ein Rezept gegen Haarausfall mit dem Vermerk Κλεοπάτρα δέ φησι, sodann AetAmid. VIII, 6 (II, 408,18–21 Ol.) eine Körpercreme, die als Ἄλλο σμῆγμα Κλεοπάτρας βασιλίσσης πολυτελὲς εὐῶδες eingeführt wird. Auch Alexander von Tralleis, Ther. I, 1 und 2 (I, 443–451 Pu.) überliefert etliche Rezepturen zur Bekämpfung von Haarausfall, jedoch ohne Verweis auf Kleopatra, allerdings unter Beimengung diverser Arten tierischen Kots oder pflanzlicher wie tierischer Asche.

Galen, simpl. med. XX, Kap. 29 (XII, 308 Kühn)[231]

Τὴν δὲ τῶν χερσαίων κροκοδείλων τούτων τῶν μικρῶν τε καὶ χαμαιρεπῶν κόπρον ἔντιμον αἱ τρυφῶσαι πεποιήκασι γυναῖκες, αἷς οὐκ ἀρκέσει τοῖς ἄλλοις φαρμάκοις τοσούτοις οὖσιν λαμπρόν τε καὶ τετανὸν ἐργάσασθαι τὸ περὶ τὸ πρόσωπον δέρμα, προστιθέασι δ' αὐτοῖς καὶ τὴν τῶν κροκοδείλων κόπρον.

Die Exkremente der auf dem Land lebenden kleinen und echsenartig kriechenden Krokodile verwenden die luxuriösen Frauen als etwas Kostbares, denen die anderen Mittel, die so beschaffen sind, dass sie die Gesichtshaut glänzend und straff machen, nicht genügen, weshalb sie ihnen die Krokodilsexkremente vorziehen.
[Übers. d. Verf.]

Die Verwendung von Hundeexkrementen hingegen konzentriert sich, laut Galen, auf die Anginatherapie, erweist sich jedoch ebenso wirksam in Rezepten gegen Verdauungsstörungen, vornehmlich Dysenterie, oder in der Wundbehandlung, insbesondere gegen langwierige, meist mit eitrigem Sekret verbundene Wunden. Im 19. Kapitel seiner *Simplicia* beschreibt Galen nicht nur den Einsatzbereich, sondern auch die optimale Gewinnung solcher Exkremente:

Galen, simpl. med. XX, Kap. 19 (XII, 291 f. Kühn)

[ιθ΄. Περὶ κυνείας κόπρου.] Ἐγὼ γοῦν οἶδα καὶ αὐτὸς θαυμαστῆς δυνάμεως πειραθεὶς ἀνθρωπείας τε καὶ κυνὸς κόπρου. λέξω δέ σοι περὶ προτέρας τῆς κυνείας, ᾗ συνεχῶς ἐχρῆτό τις τῶν ἡμετέρων διδασκάλων, ὀστᾶ διδοὺς ἐσθίειν κυνὶ μόνα δυεῖν ἐφεξῆς ἡμερῶν, ἐξ ὧν σκληρὰ καὶ λευκὴ καὶ ἥκιστα δυσώδης ἡ κόπρος γίγνεται. ταύτην οὖν λαμβάνων ἐξήραινεν, ὡς ὕστερον ὁπότε βούληται χρῆσθαι λειοῦσθαι ῥᾳδίως. ἐχρῆτο δ' αὐτῇ πρός τε συνάγχας καὶ δυσεντερίας καὶ τὰ παλαιότατα τῶν ἑλκῶν.

[19. Hundeexkremente] Aufgrund eigener Erfahrung weiß ich auch selbst über die erstaunliche (Heil-)Kraft von menschlichem und Hundekot Bescheid. Ich werde dir zunächst über den Hundekot berichten, wie er bei einem unserer Lehrer ständig in Gebrauch war. Wenn man einem Hund ausschließlich Knochen zu fressen gibt, über zwei Tage lang, werden die Exkremente dadurch fest, weiß und weniger übelriechend. Diese (Exkremente) muss man nun trocknen, so dass sie später, wann auch immer man sie verwenden will, leicht zu zerreiben sind. Es (das Kotpulver) wird angewandt gegen Angina, Dysenterie und sehr alte (d.h. langwierige) Wunden.
[Übers. d. Verf.]

231 Vgl. hierzu AetAmid. II, 119 (I, 195 Ol.) mit dem interessanten Vermerk, dass Krokodilsexkremente mittlerweile nicht mehr verfügbar und die Exkremente anderer Tierarten (Falken, Wildgänse, Störche) unbrauchbar seien, wie die Erfahrung gezeigt hat: Περὶ κόπρου χηνὸς καὶ ἱέρακος καὶ πελαργῶν καὶ χερσαίων κροκοδείλων. Ἡ δὲ τῶν χηνῶν καὶ ἱεράκων καὶ πελαργῶν κόπρος καὶ τῶν λοιπῶν, περὶ ὧν οἱ ληρήσαντες ἔγραψαν, ἄχρηστός ἐστιν, ὡς τῇ πείρᾳ ἐκρίθη. ἡ δὲ τῶν χερσαίων κροκοδείλων καὶ δυσπόριστος.

Die nachfolgenden Textpassagen zeigen einige spätantike bzw. frühbyzantinische Adaptionen der obenstehenden Ausführungen Galens zu Gewinnung und therapeutischer Anwendung von Hundeexkrementen.

Oreibasios behält Galens Vorgaben weitgehend bei, der konkrete Anwendungsbereich allerdings bleibt bei ihm beschränkt auf Angina und Atemwegserkrankungen mit Erstickungsgefahr (ἰσχυρότερον τούτου τοῦ φαρμάκου οὐδὲν ἔγνων οὔτε ἐπὶ συναγχικῶν οὔτε ἐπὶ παρισθμίων μεγάλῃ φλεγμονῇ καὶ ἀντιάδων κινδυνευόντων πνιγῆναι); ferner empfiehlt er die Vermischung der zermahlenen Exkremente mit Honig (ἐπὶ δὲ τῆς χρείας ἄνιε μέλιτι καὶ διάχριε).

Aetios von Amida wiederum übernimmt nahezu wortwörtlich Galens Ausführungen zu Gewinnung und sämtlichen Anwendungsbereichen, spricht sich aber mehrmals für eine Integration der pulverisierten Exkremente in die jeweils normalerweise übliche Medikation aus (ἀναμιγνὺς τοῖς ἄλλως ἁρμόττουσι πρὸς τὸ πάθος φαρμάκοις bzw. ἐμίγνυον τῆς κυνείας κόπρου βραχὺ τοῖς πρὸς τὰ τοιαῦτα ἕλκη δοκίμοις φαρμάκοις oder schließlich κἀκείνοις τοῖς φαρμάκοις ἐμίγνυον). Im Rahmen der Dysenterietherapie empfiehlt Aetios die Vermischung des Pulvers mit Milch (ἐπὶ δὲ δυσεντερικῶν τῷ ἀφεψημένῳ γάλακτι διὰ τῶν κοχλάκων ξηρὰν λείαν ἐμβάλλων τὴν κόπρον παρεῖχε λανθάνων τοὺς πολλούς).

Paulos von Aigina konzentriert sich rein auf die Anwendung des Pulvers, vermischt mit Honig, als Salbe gegen Angina (ἡ κυνεία δὲ κόπρος ξηρὰ κοπεῖσα καὶ σὺν μέλιτι διαχριομένη); als mögliche Alternative zu dem Exkrementpulver nennt er die Asche wilder Schwalben (τῶν ἀγρίων χελιδόνων ἡ σποδὸς ὁμοίως).[232]

Der Vergleich der drei früh byzantinischen Kompilationen weist eindeutig Galens oben zitierte Ausführungen zur Verwendung von Hundekot als *materia medica* gegen Angina, Atembeschwerden und Verdauungsstörungen sowie in der Wundmedizin als gemeinsame Quelle aus, zeigt jedoch ganz unterschiedliche Kompilationstechniken bzw. Fokussierungen der byzantinischen Rezeptoren: während Aetios von Amida nicht nur die konkret situationsbezogenen, sondern sämtliche Ausführungen Galens zum Thema Exkremente[233] nahezu wortwörtlich ausschreibt, beschränkt sich Oreibasios auf eine knappe, rein themenbezogene Zusammenfassung ausschließlich im Kontext der Anginatherapie. Ferner vermeidet Oreibasios ganz offensichtlich Galens auf die Wirkung bezogene Bewertung des Rezeptes als θαυμαστός oder θαυμάσιος, die es bereits rein terminologisch in die Nähe iatromagischer Anwendungen rücken würde, sondern begrenzt seine Erörterung ausschließlich auf die nüchterne Darlegung der Zubereitung und des therapeutischen Einsatzbereiches. Aetios von Amida

232 Allerdings überliefert er andernorts noch eine weitere Wundmedizinische Verwendung von Hundekot als Bestandteil einer Salbe gegen Tumore bzw. Schwellungen (πρὸς σκίρρους): PaulAeg. VII, 17 (II, 366 Heib.).

233 AetAmid. II, 110–119 (I, 192–195 Ol.).

hingegen übernimmt Galens Formulierung, es handele sich um ein erfahrungsbasiertes Mittel von wundersamer Wirkkraft (πάνυ πολλὴν ἔχω πεῖραν ὡς θαυμασίου φαρμάκου) und schließt sich Galens Aussage mittels Beibehaltung der ersten Person Singular uneingeschränkt an. Paulos von Aigina hingegen hält sich nicht weiter mit Definitionen auf, sondern reduziert seine Redaktion der Galenquelle rein auf die therapeutisch-medikamentöse Umsetzung, ohne näher auf die Gewinnungsmodalitäten der einzelnen Ingredienzien einzugehen.

Oreib. Synopsis ad Eustath. III, 175 (II, 110 Raeder)

Πρὸς συνάγχην.
Κυνείαν κόπρον λευκὴν λαβὼν ξήρανον καὶ λεάνας σῆσον καὶ ἔχε ἕτοιμον· ἐπὶ δὲ τῆς χρείας ἄνιε μέλιτι καὶ διάχριε. ἰσχυρότερον τούτου τοῦ φαρμάκου οὐδὲν ἔγνων οὔτε ἐπὶ συναγχικῶν οὔτε ἐπὶ παρισθμίων μεγάλῃ φλεγμονῇ καὶ ἀντιάδων κινδυνευόντων πνιγῆναι. ὅταν δ' ὀστᾶ βεβρωκότες ὦσιν οἱ κύνες, λευκή τ' ἐστὶν ἡ κόπρος καὶ ἀρίστη.

AetAmid. II, 111 (I, 192 f. Ol.)

Περὶ κυνείας κόπρου. Λεκτέον δέ σοι πρότερον περὶ τῆς κυνείας, ᾗ συνεχῶς ἐχρῆτό τις τῶν ἡμετέρων διδασκάλων, ὀστᾶ διδοὺς ἐσθίειν κυνὶ μόνα δυοῖν ἐφεξῆς ἡμερῶν, τὴν δὲ ἐν τῇ Γ' ἡμέρᾳ ἐκκρινομένην κόπρον λαμβάνων ἐξήραινε καὶ ἀπετίθετο καὶ ἐπὶ τῆς χρείας ἐλείου. ἐχρῆτο δ' αὐτῇ πρός τε συνάγχας ἀναμιγνὺς τοῖς ἄλλως ἁρμόττουσι πρὸς τὸ πάθος φαρμάκοις. ἐπὶ δὲ δυσεντερικῶν τῷ ἀφεψημένῳ γάλακτι διὰ τῶν κοχλάκων ξηρὰν λείαν ἐμβάλλων τὴν κόπρον παρεῖχε λανθάνων τοὺς πολλούς. τούτων μὲν οὖν τῶν δύο χρήσεων τῆς κυνείας κόπρου πάνυ πολλὴν ἔχω πεῖραν ὡς θαυμασίου φαρμάκου, καθάπερ καὶ ἐπὶ τῶν κακοηθεστάτων ἑλκῶν ἐμίγνυον τῆς κυνείας κόπρου βραχὺ τοῖς πρὸς τὰ τοιαῦτα ἕλκη δοκίμοις φαρμάκοις καὶ σαφῶς ἰσχυρότερον ἑαυτοῦ τὸ φάρμακον ἐγίγνετο· καὶ εἴ που διαφορῆσαί τι καὶ ξηράναι δέοι, κἀκείνοις τοῖς φαρμάκοις ἐμίγνυον.

PaulAeg. III, 27 (I, 204 Heib.)

[...] καὶ ἡ κυνεία δὲ κόπρος ξηρὰ κοπεῖσα καὶ σὺν μέλιτι διαχριομένη κάλλιστόν ἐστι φάρμακον, καὶ ταύτης ἡ λευκὴ μάλιστα, καὶ τῶν ἀγρίων χελιδόνων ἡ σποδὸς ὁμοίως. χρονίζοντος δὲ τοῦ πάθους καὶ τῷ διὰ τοῦ βησασὰ χρηστέον διαχρίσματι, ποτὲ μὲν ἐκλύοντας, ποτὲ δ' αὖ πάλιν ἐπιτείνοντας αὐτοῦ τὴν δύναμιν ἑτέρων φαρμάκων ἐπιμιξίᾳ· [...].

4.3.2 Die *Besasa*-Arznei

Im Kontext der Anginatherapie bezeichnet Alexander von Tralleis[234] die *Besasa*-Arznei als äußerst heilsam (καλὸν βοήθημα: II, 133 Pu.), insbesondere im Falle von »bösartigen und verzweifelten Leiden« (πρὸς τὰς κακοήθεις καὶ ἀπηλπισμένας: II, 133 f. Pu.). Auch hier wird als Applikationsmodus das äußerliche Aufstreichen, als Salbe, empfohlen (διαχριομένη); das komplette Rezept wird nachfolgend angegeben (II, 133 f. Pu.), ebenso auch Namensvarianten der Arznei: »Sie wird auch nach den Schwalben, sowie *Harmala* genannt« (καλοῦσι δὲ αὐτὸ διά χελιδόνων καὶ τὸ διὰ τοῦ ἁρμαλᾶ: II, 133 Pu.; Übers. II, 132 Pu.).

Zur Bereitung der Salbe werden sämtliche Ingredienzien fein zerrieben und sodann mit Honig vermengt; die Wirkung kann variabel, je nach Beimengung additiver Zutaten, verringert oder verstärkt werden. Zur Verstärkung der Wirkung dient die Beimischung von Schwalbenmist oder weißer Hundeexkremente. Soweit folgt Alexanders Empfehlung der galenischen Quelle, doch fügt er, ebenfalls auf Galen (XII, 249 und XIV, 439) basierend, des Weiteren hinzu, dass die Heilwirkung nochmals verstärkt werden könne, »wenn man Menschenkoth, welcher sowohl in unverbranntem, als in verbranntem Zustande angewendet wird, darunter mischt« (εἰ δὲ καὶ ἀνθρώπου μίξειας ἀκαύστου τε καὶ κεκαυμένης, ἔτι μᾶλλον ἰσχυρότερον ἐργάσῃ τὸ φάρμακον: II, 135 Pu.; Übers. II, 134 Pu.).

Im selben Kontext berichtet er weiter von einem Fachkollegen (? τις), der die Wirkung der *Besasa*-Salbe noch zusätzlich steigern konnte, und zwar aufgrund der Kombination dreier – zugegebenermaßen äußerst abstoßender – Ingredienzien, nämlich Exkremente von Hunden und Menschen sowie Elaterium:

AlexTrall., Ther. IV (II, 137 Pu.)

ἰσχυρὸν δέ τις ποιεῖ διάχρισμα ἐπιμιγνύων τῇ ἀντιδότῳ ταύτῃ τρία τινὰ τῇ διὰ τοὺ βησασᾶ. καὶ πολλοὺς ἔσωσεν, ὥστε μὴ φλεβοτομίας ἢ καθάρσεως δεηθῆναι τὸν κάμνοντα. ἦσαν δὲ τὰ τρία ταῦτα κυνεία κόπρος καὶ ἀνθρωπεία καὶ ἐλατήριον ἀνὰ δραχ. β΄ εἰς οὐγ. α΄ τῆς ἀντιδότου τῆς διὰ τοῦ βησασᾶ.

Es hat Jemand eine kräftige Einreibung bereitet, indem er mit dieser Arznei, dem Besasa-Mittel, drei andere Arzneistoffe verband. Er hat dadurch viele Kranke geheilt, so dass sie weder eines Aderlasses, noch der Abführmittel bedurften. Diese drei Substanzen waren: Hundsmist, Menschenkoth und Elaterium, von denen je 2 Drachmen zu einer Unze des Besasa-Mittels hinzugesetzt wurden.
[Übers.: Puschmann II, 136]

Der mutmaßlich zu erwartenden und durchaus verständlichen Weigerung der Patienten, die Applikation einer derart widerlichen Salbe zuzulassen, begegnet er mit dem Hinweis, dass es auch möglich sei, die menschlichen Exkremente wegzulassen

234 AlexTrall., Ther. IV (II, 133–139 Pu.; Übers.: II, 132–138 Pu.).

(εἰ δέ τινες διὰ τὸ βδελυρὸν παραιτοῦνται χρῆσθαι τῇ ἀνθρωπείᾳ κόπρῳ, ἀρκοῦσι καὶ τὰ δύο μόνα, καὶ τὸ ἐλατήριον καὶ ἡ κυνεία κόπρος διαχριομένη· καλῶς γὰρ ποιεῖ μετὰ μέλιτος: II, 137 Pu.; Übers. II, 136 Pu.).

In Anschluss daran zitiert Alexander ausführlich die Anweisungen Galens[235], die erforderlichen weißen Exkremente zu gewinnen, und zwar sowohl von Hunden wie auch von Menschen:

AlexTrall., Ther. IV (II, 137 Pu.)

ἵνα δὲ μὴ δυσώδης ἡ κόπρος ᾖ, πρὸ τριῶν ἡμερῶν ποίει τὸν κύνα ἐσθίειν ὀστᾶ· οὕτω γάρ ἐστι καὶ λευκὴ καὶ οὐ δυσώδης. ποιήσεις δὲ καὶ τὴν ἀνθρωπείαν μὴ εἶναι δυσώδη· τὸ παίδιον, οὗ μέλλεις τὴν κόπρον λαμβάνειν, πρὸ τριῶν ἡμερῶν ὡς μὴ ἄπεπτον, ἀλλὰ σύστασιν εὑρίσκεσθαι ἔχον τὸ διαχώρημα, δεῖ ἐσθίειν θέρμους ἑψηθέντας [...] μὴ πολλούς. δεῖ δὲ καὶ τὸ ἐν τῇ πρώτῃ διαχβρήσει κόπριον ἀπορρίπτειν καὶ τὸ ἐν τῇ δευτέρᾳ, τὸ δὲ ἐν τῇ τρίτῃ λαμβάνειν, καὶ τούτῳ κεχρῆσθαι μὴ ὑγρῷ, ἀλλὰ ξηρῷ μετὰ μέλιτος. ταῦτα καὶ ὁ σοφώτατος Γαληνὸς καὶ Φιλάγριος καὶ ἄλλοι πολλοὶ μαρτυροῦσι τῶν παλαιῶν καὶ ἡ πεῖρα δὲ ἡμᾶς οὕτως ἐδίδαξεν.

Damit der Koth keinen Gestank verbreite, soll der Hund drei Tage vorher Knochen fressen. Dadurch wird nämlich der Mist weiss und verliert den üblen Geruch. Will man auch dem Menschenkoth den übelen Geruch nehmen, so muss das Kind, von dem man den Koth zu benutzen gedenkt, drei Tage zuvor, damit der Stuhlgang nicht unverdaut, sondern zusammenhängend erscheint, gekochte Feigbohnen (Lupinus albus L.?) essen [...] jedoch dürfen sie nicht zu viel essen. Auch soll man die Excremente des ersten Tages wegwerfen und erst die des zweiten und dritten nehmen und dazu verwenden; und zwar dürfen dieselben nicht feucht, sondern müssen trocken sein und mit Honig gebraucht werden. Für diese Methode sprechen sich auch der weise Galen und Philagrius und viele andere Aerzte des Alterthums aus. Die Erfahrung hat uns das Nämliche gelehrt.
[Übers.: Puschmann II, 136]

Obgleich Alexander den Traditions- und Erfahrungswert einer derartigen Salbe betont (ταῦτα καὶ ὁ σοφώτατος Γαληνὸς καὶ Φιλάγριος καὶ ἄλλοι πολλοὶ μαρτυροῦσι τῶν παλαιῶν καὶ ἡ πεῖρα δὲ ἡμᾶς οὕτως ἐδίδαξεν), ist ihm doch bewusst, dass sie sich bei den Patienten keiner großen Beliebtheit erfreut, weshalb er ihnen die Entscheidungsfreiheit zugesteht, die Ingredienzien entweder entsprechend zu reduzieren, oder aber gleich auf eine alternative Medikation, beispielsweise das »Schwalbenmittel«, auszuweichen:

AlexTrall., Ther. IV (II, 137 Pu.)

οἱ δὲ νῦν οὐκ ἐχρῶντο τῇ ἀνθρωπίνῃ διὰ τὸ βδελυρὸν αὐτῆς, τῇ δὲ κυνείᾳ μᾶλλον, ὡς μηδὲν

In unserer Zeit verordnet man keinen Menschenkoth mehr, weil er zu scheusslich riecht,

235 *En détail* und unter Einbeziehung der Gewinnung optimaler weißer menschlicher Exkremente: Galen, simpl. med. XX, 20 (XII, 293–295 Kühn).

ἐχούσῃ δυσῶδες καὶ δυναμένῃ τὸ αὐτὸ ἔργον ποιεῖν. εἰ δὲ μὴ ταύτῃ βούλοιντο χρῆσθαι, τοῖς εἰρημένοις ἡμῖν ἔμπροσθεν διαχρίσμασι καρτερήτωσαν τῷ τε διὰ τῶν χελιδόνων καὶ τῷ λαμβάνοντι τὸν ῥοῦν θαυμασίῳ ὄντι βοηθήματι.

sondern lieber Hundsmist, der nicht den üblen Geruch verbreitet und doch denselben Zweck erfüllt. Wollen die Kranken auch diesen nicht anwenden, so sollen sie bei den von uns vorhin erwähnten bleiben und das Schwalbenmittel, sowie die bewundernswerthe Sumach-Arznei gebrauchen.
[Übers.: Puschmann II, 136]

Im weiteren Verlauf seiner Darlegung äußert sich Alexander auch noch zur therapeutischen Wirksamkeit der *Besasa*-Arznei, respektive der Hundeexkremente, gegen eine Vielfalt von Leiden, darunter auch die bei Galen angesprochenen Verdauungsbeschwerden und zur Wundheilung:

AlexTrall., Ther. IV (II, 139 Pu.)

εἰδέναι δὲ δεῖ, ὅτι τὸ διὰ τοῦ βησασᾶ οὐ μόνον τὰ πρὸς τὸν λαιμὸν πάθη, ἀλλὰ καὶ πολλὰ ὠφελεῖ· καὶ γὰρ καὶ στομαχικὰς καὶ κοιλιακὰς ἰᾶται διαθέσεις καὶ μάλιστα τὰς στομαχικὰς καὶ δυσεντερικάς, καὶ ἐὰν προσλάβῃς καὶ κυνείας κόπρου, ἥτις καὶ αὐτὴ καθ' ἑαυτὴν ἰᾶται δυσεντερίας μιγνυμένη τῷ διὰ τῶν κοχλάκων ἑψηθέντι γάλακτι. οὐδὲν δὲ ἧττον ἰᾶται τὰ παρίσθμια καὶ ἀντιάδας καὶ γαργαρεῶνα φλεγμαίνοντα [...]. πολλὰς δὲ καὶ ἄλλας ἔχει ἀρετὰς καὶ ἡ κυνεία κόπρος· καὶ γὰρ καὶ ἄφθας καὶ ἕλκη παλαιὰ καὶ δυσούλωτα ἰᾶται, ὧν ἁπάντων οὐ δεῖ μνημονεύειν· ἀπὸ γὰρ τῶν εἰρημένων εὑρήσει τις καὶ τὰς ἄλλας ἐνεργείας αὐτῆς.

Es dürfte bekannt sein, dass das Besasa-Mittel nicht nur gegen die Halsleiden, sondern noch gegen viele Krankheiten hilft. Es heilt nämlich Magen- und Unterleibsbeschwerden, und namentlich die Magenleiden und die Ruhr, besonders wenn man noch Hundsmist hinzufügt, welcher schon an sich die Ruhr beseitigt, wenn er mit Milch, die mit Kieselsteinen gekocht worden ist, vermischt wird. Nicht weniger heilsam wirkt derselbe bei Entzündungen und Verhärtungen der Mandeln, sowie bei der Entzündung des Zäpfchens [...]. Der Hundsmist hat noch viele andere Vorzüge. Er heilt nämlich auch Mundgeschwüre, sowie alte und schwer vernarbende Wunden, welche sämmtlich zu erwähnen nicht nothwendig ist; aus dem Gesagten wird man seine übrigen Wirkungen folgern können.
[Übers.: Puschmann II, 138]

Die Kenntnis über die angeblich schmerzlindernde und wundheilende Kraft von Hundekot, aber auch über dessen optimierte Gewinnung, hat sich bis in die spätbyzantinische Zeit zumindest ansatzweise erhalten, wenn z.B. noch das *Iatrosophion* Cod. Taur. B.VII.18 im 152. Kapitel[236] unter den Ingredienzien für ein Pflaster, wohl gegen Menstruationsschmerzen (?), die Asche von weißem Hundekot aufführt:

236 Kapitel 425 des Cod. Panorm. XIII.C.3 überliefert ein Rezept für eine Augensalbe auf der Basis von weißem Hundekot.

Cod. Taur. B.VII.18, Kap. 152 (ed. Valentino, 132)

ἢ κόπρον λευκὴν ἀπὸ κυνὸς θηλείας καῦσον καὶ λαβὼν τὴν σποδιὰν τρίψον ὡς χοῦν καὶ ἀπόθου καὶ ἐπὶ τὰς χρείας προβρέξας τὸν πάσχοντα τόπον οἴνῳ αὐστηρῷ ἐπίπλασσε τὴν σποδιάν.

Oder verbrenne weißen Kot einer Hündin und nimm weiße Asche und zerreibe sie zu Staub und lege sie beiseite. Und wenn es nötig ist, benetze zuvor die leidende Stelle mit saurem Wein und lege die Asche als Pflaster auf. [Übers.: Valentino 2016, 133]

Interessant ist im Turiner *Iatrosophion* die Modifikation gegenüber den frühbyzantinischen und galenischen Quellen, da für dieses Rezept die Exkremente einer Hündin verwendet werden sollen: das weibliche Tier steht dabei in Analogie zur Therapie eines speziellen Frauenleidens.

Gerade im Falle von Angina und Halsbeschwerden mit Atemnot kennt Alexander von Tralleis durchaus wirksame – und sicherlich bei den Patienten wesentlich beliebtere – Alternativen zur *Besasa*-Arznei, unter anderem das bereits erwähnte (vgl. Kap. 3.2) »Familienrezept«, ein rein pflanzliches Gurgelmittel aus der Praxis seines Vaters Stephanos (AlexTrall., Ther. IV [II, 139 Pu.]).

Auch die *Kyraniden*[237] verzichten auf ekelerregende Substanzen und empfehlen gegen Atembeschwerden sowie eine Reihe anderer Leiden ein astromedizinisch basiertes Kompositamulett, das zudem noch den Vorteil besitzt, seinem Träger Erfolg und sexuelle Befriedigung zuzusichern:

Kyr. I, 2,20–26 (ed. Kaimakis, 34; Ruelle, 12)

Λαβὼν οὖν βήρυλλον λίθον γλύψον κορώνην[238] καὶ ὑπὸ τοὺς πόδας αὐτῆς κάραβον καὶ κατακλείσας βράθυος[239] βραχὺ καὶ ὀλίγον τῆς καρδίας τοῦ πτηνοῦ καὶ τὴν λεγομένην ἀφροδίτην τοῦ καράβου, καὶ φόρει ὡς βούλει. ποιεῖ γὰρ πρὸς δυσπνοϊκούς, ἡπατικούς, καὶ νεφριτικούς. ἔστι γὰρ Διὸς ὁ λίθος. τὸν δὲ φοροῦντα ποιήσει ἐπίχαριν, ἐπιτευκτικὸν εἰς ὃ ἂν ἐπιβάληται. ποιεῖ δὲ καὶ εὔνοιαν είς τοὺς γαμοῦντας καὶ ὁμόνοιαν εἰς τὰ ἀνδρόγυνα ὡς λίαν κάλλιστον.

Nimm also einen Beryll und graviere eine Krähe ein und unter deren Füße einen Krebs (*palinurus vulgaris* L.); schließe ferner ein wenig vom Sadebaum (*juniperus sabina*?) und ein bisschen vom Herzen des Vogels sowie den als ›Aphrodite‹ benannten Teil des Krebses, und trage es (als Amulett), wie du möchtest. Es wirkt nämlich bei denen, die an Atemnot leiden sowie bei Patienten mit Leber- und Nierenbeschwerden; denn es ist der Stein des Zeus. Seinen Träger macht es gewinnend und lässt ihn erfolgreich bei all dem, was er unternimmt, sein. Außerdem bewirkt es

237 Kyr. I, 2 (ed. Kaimakis, 33 f. und Ruelle, 12); vgl. Kitāb Ǧiranīs, 56 f. und 111–113; Delatte, 31 f.; Kommentar: Waegeman 1987, 21–26.

238 Zum gräkoägyptischen Hintergrund diverser Rabenvögel vgl. A. Grimm, Aelians Krähe des Königs Mares. Berichte antiker Autoren über den Raben im Lichte altägyptischer Quellen, in: R. Schulz – M. Görg (Hrsg.), Lingua Restituta Orientalis: Festschrift J. Aßfalg [Ägypten und Altes Testament 20] (München 1990) 135–154.

239 Vgl. Diosk. I, 76,7–8, wo diese Pflanze als Diuretikum erwähnt ist.

Harmonie unter den Eheleuten und (sexuelle) Übereinstimmung zwischen Mann und Frau, wie sie besser nicht sein kann.
[Übers. d. Verf.[240]]

Vor allem die 1. *Kyranis*, deren 2. Kapitel das eben zitierte Amulett überliefert, basiert in hohem Maße auf der Dekan- und Zodiakalmelothesie des *Heiligen Buches* des Hermes Trismegistos[241], wie Maryse Waegeman in ihrem Kommentar anhand zahlreicher Textvergleiche sowie inhaltlicher und terminologischer Parallelen plausibel nachweisen kann.[242] In diesem *Heiligen Buch* wird die Erscheinungsform des 2. Dekans des Krebses als geflügelte Frauengestalt beschrieben[243] und mit Lungenleiden assoziiert:

Τοῦ Ἑρμοῦ πρὸς Ἀσκλήπιον ἡ λεγομένη ἱερὰ βίβλος, 15 (ed. Ruelle, 258)

15. δεύτερος δεκανός. Οὗτος ὄνομα ἔχει Οὐφισίτ. μορφὴν δὲ γυναικός, τὸ δὲ ὅλον σῶμα πτηνοῦ καὶ τὰ πτερὰ ἄνω ἡπλωμένα ὡσανεὶ πετόμενος, ἐπὶ δὲ τῆς κεφαλῆς αὐτοῦ ἐπικείμενον πλέγμα. Οὗτος κυριεύει τῶν περὶ τὸν πνεύμονα παθῶν. Γλύψον οὖν τοῦτον ἐν λίθον ἰάσπιδι χλωρίζοντι καὶ ὑποθεὶς βοτάνην σεληνόγονον κατάκλεισον ἐν ᾧ βούλει καὶ φόρει ἀπεχόμενος ὧν ἄν κύων ἅψηται.

15. Zweiter Dekan. Dieser trägt den Namen Ouphisit. Er besitzt die Gestalt einer Frau mit Vogelkörper, mit den Flügeln ausgebreitet wie zum Fluge, mit einem Korb auf dem Kopf. Dieser [sc. Dekan] regiert die Lungenleiden. Graviere diesen also in einen grünlichen Jaspis ein und lege darunter eine Päonienpflanze, und schließe ihn [den Amulettstein] in eine beliebige Fassung ein. Trage ihn unter Vermeidung jeglicher Speise, die ein Hund berührt haben könnte.
[Übers. d. Verf.; vgl. Ruelle 1908, 259]

Im Unterschied zu dem *Heiligen Buch* wird in der zitierten Passage aus dem 2. Kapitel der 1. *Kyranis* kein grüner Jaspis, sondern ein Beryll als Amulett graviert, da dieser als

240 Übers. bas. auf den Übers.: Delatte, 32 (lat.); de Mély, 40 (frz.); Waegeman 1987, 21 (engl.); Kitāb Ğiranīs, 56 f. und 112 (arab./deutsch).

241 Livré Sacré 247–277.

242 Waegeman 1987, 21 f.; vgl. auch A.J. Festugière, La révélation d'Hermès Trismégiste, 140–143. Zur ägyptischen Dekanmelothesie und deren Rezeption in den *Kyraniden* vgl. Kap. 2.4.6. Zur Auswirkung der Dekanmelothesie speziell auf Herstellung und Anwendung (iatro-)magischer Gemmen vgl. Michel 2004, 148–177.

243 Die Beschreibung erinnert an die ägyptischen Schutzgöttinnen, insbesondere, wenn man den »auf dem Kopf befindlichen Korb« mit der *nb*-Hieroglyphe assoziiert, an Nephthys; vgl. E. Graefe, s.v. *Nephthys*, LÄ IV, 457–460; vgl. Michel 2004, 15, wo das Krebsmotiv auf magischen Gemmen als Verbindung zum Mond erläutert wird, weshalb die in Anm. 812 erwähnten Beispiele auch stets dieses Motiv »im Kontext mit den Mondgöttinnen« zeigt: speziell zu Gemmen aus grünem Jaspis in diesem Zusammenhang vgl. Delatte – Derchain 187, Nr. 248; Michel 2004, 162 Anm. 832 mit Verbindung des Krebsmotives auch zum Planeten Venus (hierauf bezieht sich die Erwähnung von ›Aphrodite‹ im oben zitierten *Kyraniden*-Text) sowie in Analogie zum Skarabäusmotiv; vgl. auch Waegeman 1987, 25 Anm. 2.

dem Gott Zeus/Jupiter geweiht gilt (ἔστι γὰρ Διὸς ὁ λίθος).[244] Die Warnung des *Heiligen Buches*, sich von jeglicher Speise fernzuhalten, die ein Hund berührt haben könnte, stellt hier die iatroastrologische Verbindung zwischen dem Hundemotiv und der Atemwegserkrankung her, die in der Terminologie (σύναγχη/κυνάγχη) bereits anklingt.

Nicht nur gegen Angina und andere Atemwegserkrankungen, sondern auch zur Entfernung von Nasenpolypen hat sich die Anwendung von (weißem) Hundekot bewährt, so die Überlieferung bei Aetios von Amida im Kontext mit einem anderen, einem Apollonios[245] zugeschriebenen iatromagischen Wundermittel, bei welchem das noch warme Blut eines Nachtraben (νυκτικόραξ) – Parallelen zu der Krähe (κορώνη) der oben zitierten *Kyraniden*-Überlieferung sind sicherlich kein Zufall – demselben Zweck dienen soll:

---

244 Auch hier ist wiederum die Verbindung zu dem Krebsmotiv evident, da der Krebs als einer der Jupiteraszendenten gilt: Waegeman 1987, 22 f. Der Beryll gilt in späteren Lapidarien auch als wirksam gegen Augenleiden; so unterscheidet Michael Psellos drei verschiedene Beryllarten, die gegen Verspannungen (ἐντάσεις), Krämpfe (σπασμούς), Augenleiden (ὀφθαλμῶν ὀδύνας) und Gelbsucht (ἴκτερον) zur Anwendung gebracht werden: Psellos, PeriLithDyn VII, 38–42 (ed. de Mély – Ruelle, 202); Volk 1990, 141 – von Lungenleiden ist hier allerdings nicht (mehr) die Rede, so dass davon auszugehen ist, dass es sich bei Psellos' Quelle um eine von der des *Kyraniden*-Textes divergierende Lapidarienredaktion handelt.

245 Apollonios, zumeist mit dem Epitheton »Memphites«, erscheint bei Aetios – jeweils basierend auf den einschlägigen Schriften Galens – mehrfach als Referenz für Rezepte ägyptischen Ursprunges, so z.B. AetAmid. VI, 84 (II, 230 Ol.), VII, 22 (II, 270 Ol.). Er ist wohl kaum mit dem von Galen als Schüler des alexandrinischen Anatomen Erasistratos bezeichneten Apollonios Memphites gleichzusetzen: Galen, Introd., c. 10 (XIV, 700 Kühn), sondern gehört wohl eher in den Umkreis des ägyptischen Hermes Trismegistos und steht möglicherweise sogar in Korrelation zu Apollonios von Tyana als θεῖος ἀνήρ (vgl. Kap. 2.4.1). Ein ägyptischer Hintergrund ist jedenfalls mit großer Wahrscheinlichkeit anzunehmen, wofür nicht allein das Prädikat »Memphites« spricht, sondern ebenso eine weitere galenische Textpassage, nämlich aus Galens Schrift über die Gegengifte, wo ebendieser Apollonios »Memphites« als Referenz für ein auf älteren Quellen beruhendes Gegengift gegen sämtliche Verletzungen durch giftige Tiere angeführt wird: Ἄλλη Ὑβριστοῦ Ὀξυῤῥυγχίτου, φάρμακον ἐπιτετευγμένον πρὸς παντὸς ἰοβόλου πληγήν. ἀνεγράφη ὑπὸ Ἀπολλωνίου τοῦ Μεμφίτου. τὰ δὲ τῆς σκευασίας ἔχει οὕτως. [...]. (Galen, de antidot. II [XIV, 188 Kühn]). Der in diesem Text als ursprüngliche Quelle der Rezeptmischung erwähnte Ὑβριστὴς Ὀξυῤῥυγχίτης erscheint hier singulär; Galens Angaben lassen keine Rückschlüsse auf dessen nähere Identität zu. Der Hinweis jedoch auf Oxyrrhynchos – während der hellenistisch-römischen Zeit ein führendes Kulturzentrum – sowie das Sobriquet ὑβριστής, das die betreffende Person als von Hybris (Überhebung über menschliche Grenzen hinaus) regiert charakterisiert, weist zumindest auf eine Gelehrtenpersönlichkeit hin, die sich nicht ausschließlich innerhalb der Konventionen rationaler Wissenschaft bewegt, sondern gleichermaßen auch auf dem Gebiet der (Iatro-)Magie und Astrologie bewandert gewesen sein dürfte. Diese zugegebenermaßen äußerst spärlichen Angaben deuten jedenfalls mit ziemlicher Wahrscheinlichkeit in Richtung des ägyptischen Hermetismus, worin wohl auch besagter Apollonios »Memphites« anzusiedeln sein dürfte.

AetAmid. VI, 92 (II, 240,2–6 Ol.)

Φυσικὸν πρὸς πολύποδα Ἀπολλωνίου. νυκτικόρακα σφάξας[246] περίχριε θερμῷ τῷ αἵματι τὸν πολύπουν. τὸ δὲ λοιπὸν ξήραινε ἐν ἡλίῳ καὶ ἀπόθου καὶ ἐπίπασσε ξηρὸν λεῖον. Ἄλλο τοῦ αὐτοῦ πρὸς τοὺς ἡλκωμένους πόλυπας καὶ ὀζαίνας. κυνεία κόπρος λευκὴ ὄξει λειωθεῖσα καὶ διαχρισμένη ποιεῖ ἄκρως.	Wundermittel des Apollonios gegen Polypen. Töte einen Nachtraben und reibe den Polypen mit dem noch warmen Blut ein. Den Rest trockne an der Sonne, bewahre ihn auf und streue ihn als feines Pulver darauf. Ein anderes (Wundermittel) desselben (Apollonios) gegen langwierige Arten von Nasenpolypen. Weißer Hundekot aufgelöst in Essig und (als Salbe) aufgestrichen wirkt vortrefflich. [Übers. d. Verf.]

Gleichermaßen auf ägyptischen Ursprung wird bei einem weiteren, ebenfalls durch Aetios von Amida überlieferten Rezept gegen Nasenpolypen – hier allerdings von den zuvor genannten Polypen (πρὸς πολύποδα) als σαρκώματα[247] terminologisch unterschieden – verwiesen, wobei die Referenz hier wiederum der legendäre Nechepso (vgl. Kap. 2.4) ist; das Rezept wird nicht als φυσικόν ausgewiesen. Die Hauptingredienzien (metallene Plättchen aus Eisen und Erz, die in einer Salzlösung aufgelöst werden sollen) lassen auf einen iatrochemisch-alchemistischen Kontext schließen.[248]

Festzuhalten bleibt, dass die Verwendung von Exkrementen im therapeutischen Kontext auf eine lange, von Galen zusammengefasste und von den byzantinischen Ärzten nach galenischem Vorbild rezipierte Tradition zurückblicken kann. Ob ihr Ursprung in Zusammenhang mit der altorientalischen ›Dreckapotheke‹ steht, ist aus dem vorhandenen Quellenmaterial nicht mit Sicherheit nachvollziehbar; unzweifelhaft jedoch bleibt ihre auf der medizinischen Nutzbarmachung körperinterner Vitalkräfte beruhende Verankerung im iatromagischen Bereich – auch wenn Galen selbst

246 σφάζω bzw. σφάττω wird im rituellen Kontext auch für das Schlachten eines Opfertieres verwendet: LSJ 1738 mit Belegen seit Homer. Der Opferkontext spielt in der singularitätsmagischen Ausprägung der Iatromagie eine entscheidende Rolle; vgl. Kap. 2.2. Vgl. außerdem den Begriff σφαγολυτία als spezielle Aderlassterminologie in den *Xenonika* (nur dort belegt): Bennett 2017, 100 und die Wiederaufnahme dieser Terminologie in der Rezeptsammlung des Cod. Panorm XIII.C.3, Kap. 311.

247 σάρκωμα bezeichnet eine Fleischwucherung speziell in der Nase: LSJ 1585 mit Beleg bei Galen, def. med. 370 (XIX, 439 Kühn).

248 AetAmid. VI, 92 (II, 239,21–23 Ol.): Νεχεψὼ βασιλέως πρὸς σαρκώματα ἐν μυκτῆρσι. λεπίδα σιδήρου καὶ λεπίδα χαλκοῦ καὶ στυπτηρίαν σχιστὴν ἴσα λεάνας ἐμφύσα ἢ τῇ μήλῃ παράπτου καὶ ἐλλυχνίῳ χρῶ. Das spätbyzantinische *Iatrosophion* Cod. Taur. B.VII.18 kennt ebenfalls diverse Therapiemöglichkeiten bei Nasenpolypen, die in Kapitel 61 zusammengefasst sind, darunter auch eine »Schneckensalbe« (διὰ κοχλίου), bestehend aus zerstoßenen Schnecken, Weihrauch und Myrrhe: ed. Valentino, 78. Quelle hierfür ist wiederum die pseudogalenische Schrift *De remediis parabilibus*, I (XIV, 336 Kühn, zit. bei Valentino 2016, 78, App.); vgl. Plinius, NH 30, 38 (ed. König, 29/30, 184), der einfach nur zerquetschte Schnecken als Heilmittel gegen Nasenbluten empfiehlt; diese sollen allerdings nicht direkt an die Nase gebracht, sondern auf der Stirn platziert werden.

und seine spätantik-byzantinischen Kompilatoren einen solchen entweder gar nicht mehr (z.B. Oreibasios) kenntlich machen, oder nurmehr durch knappe Charakteristiken als θαυμαστός oder θαυμάσιος anklingen lassen.

Das Beispiel der ›Fäkalienapotheke‹ und deren therapeutischer Einsatz in diversen Rezeptmischungen macht deutlich, dass gerade auf dem Gebiet der *materia medica* Tendenzen existieren, welche eine ursprünglich iatromagische Konnotation einzelner Ingredienzien nach und nach ›rationalisieren‹, bis diese den Status eines allgemein anerkannten, traditionell-erfahrungsbasierten Medikaments erhalten, ohne Rücksicht auf ihre ursprünglich iatromagische Herkunft, die zunehmend aus dem Bewusstsein von Arzt und Patient verschwindet. Motivgeschichtlich lassen sich zu dem Thema des therapeutischen Einsatzes diverser Exkrementarten noch einige Bemerkungen anschließen: so beschreibt der galenische Verweis auf Krokodilsexkremente (vgl. Kap. 4.3.1) nicht nur ein durch seine exotische Provenienz außergewöhnliches Mittel, dessen Heilkraft an und für sich bereits in seiner singularitätsmagischen Prägung begründet liegt, sondern erlaubt zudem auch Rückschlüsse auf Galens Rezeption einer ägyptenbasierten oder zumindest in Ägypten sekundär lokalisierten, der legendären Kleopatra zugeschriebenen Kosmetiküberlieferung.[249]

4.3.3 Das Canidenmotiv

Mit der gleichermaßen bei Galen wie auch bei den byzantinischen Ärzten hervorgehobenen erstrangigen Heilqualität der Exkremente diverser Caniden (insbesondere Hund und Wolf) rückt ein weiteres, ebenfalls in der ägyptischen Mythologie verwurzeltes Motiv in den Vordergrund: der schakalsköpfige Gott Anubis spielt insbesondere im Totenkult und als Nekropolenwächter eine wichtige Rolle; ein auf einem Schrein liegender Canide ist das hieroglyphische Zeichen für »Geheimnis« (altägyptisch: *sštꜣ*)[250]. Mit dem Caniden verknüpfen sich demzufolge etliche, in der iatromagischen Anwendung bedeutsame Faktoren der Singularitätsmagie, so an erster Stelle der Geheimhaltungsfaktor, worauf innerhalb der gesamten – nicht nur iatromagischen – Tradition, angefangen bei den gräkoägyptischen Papyri bis in die byzantinische Zeit hinein[251], höchster Wert gelegt wird.

Hinzukommt die ägyptisch-mythologische Verortung des canidengestaltigen Anubis im Nekropolenkontext, der innerhalb der gräkoägyptischen magischen Über-

249 Vgl. Grimm-Stadelmann – Grimm 2013, 111 f.

250 Hannig 1995, 1041 (Zeichenliste nach Gardiner), Nr. E 16. Vgl. auch Nr. E 14–E 19 mit anderen hieroglyphischen Varianten der Canidenschreibung.

251 Vgl. AlexTrall., Ther. VIII, 2 (II, 377 Pu.): ἀλλὰ παρακαλῶ ὑμᾶς, μὴ πρὸς τοὺς τυχόντας ἐμφαίνειν τὰ τοιαῦτα, πρὸς δὲ τοὺς φιλαρέτους καὶ τὰ τοιαῦτα δυναμένους φυλάττειν, ὅθεν καὶ ὁ θειότατος ἰδὼν Ἱπποκράτης παρακελεύεται λέγων· ‘τὰ δὲ ἱερὰ ἐόντα πρήγματα ἱεροῖσιν ἀνθρώποισι δείκνυται, βεβήλοισι δὲ, οὐ θέμις’.; vgl. Guardasole 2004, 95 f. mit Anm. 58.

lieferungen großes Gewicht besitzt: schriftliche Amulette, aber auch Beschwörungen jeder Art, können nämlich an Kraft hinzugewinnen, wenn man sie in Gräbern oder Mumiensärgen platziert, so dass die spezielle οὐσία des Toten zur Wirkung gelangen und dadurch der Amulett- bzw. Beschwörungsformel zusätzlichen und dauerhaften Nachdruck – sozusagen in Ewigkeit – verleihen kann:

> Die Mumie, auf die man diesen Rache(papyrus) legen wird, soll (den Herrn) Tag und Nacht beschwören, (von) ihrer Bahre (an) bis hinab in die Erde, in der man sie begraben wird, nebst allen Mumien, die rings um dieses Grab liegen, indem sie allezeit ausrufen, (was) auf diesem Papyrus steht, bis Gott erhört und uns eilends Recht (schafft)! Amen.[252]

Ein weiterer Bezug zum ägyptischen Nekropolenkontext (und damit zu Anubis als dessen Wächter im weitesten Sinne) lässt sich wiederum konkret innerhalb der iatromagisch konnotierten *materia medica* beobachten, wenn *mumia*, d.h. pulverisierte Mumie, als eine Art Universalheilmittel in zahlreichen Rezeptmischungen bis in die frühe Neuzeit hinein ununterbrochen Anwendung findet.[253] Ähnlich wie bei den Fäkalien enthaltenden Rezeptmischungen verschwindet auch im Falle der *mumia* das Bewusstsein ihres ägyptisch-iatromagischen Hintergrundes zunehmend vor dem ihr zugeschriebenen pharmakologischen Wert.

Einen weiteren Hinweis auf die iatromagisch-dämonologische Konnotation canidengestaltiger Wesen bietet die spätantike Überlieferung des *Testamentum Salomonis*, worin im 18. Kapitel die ägyptischen Dekangottheiten in Gestalt von vornehmlich canidomorphen Dämonen vor Salomons Thron auftreten:

TestSal. XVIII, 1 (ed. McCown, 51)

καὶ ἦλθον πρός με τὰ τριάκοντα ἓξ στοιχεῖα, * αἱ κορυφαὶ αὐτῶν ὡς κύνες ἄμορφοι. ἐν αὐτοῖς δὲ ἦσαν ἀνθρωπόμορφα, ταυρόμορφα, θηριοπρόσωπα, δρακοντόμορφα, σφιγγοπρόσωπα, πτηνοπρόσωπα.

Vor mich traten hin die sechsunddreißig Elementargeister, mit Köpfen wie ungestalte Hunde. Unter ihnen befanden sich aber auch menschengestaltige, stiergestaltige, solche mit Tiergesichtern, drachengestaltige sowie solche mit Sphinx- und Vogelantlitzen.
[Übers. d. Verf.; vgl. Busch 2006, 223.]

252 München, BSB Pap. Copt. Mon. 5, Übers.: Kropp, KZT II, 230; Grimm – Grimm-Stadelmann 2010, 48 mit Anm. 46.

253 Vgl. Grimm – Grimm-Stadelmann 2010, 63; zur ›Mumia‹ als universellem Heilkonzept noch Mitte des 18. Jhs. vgl. die diesbezügliche Abhandlung von A. Tenzelius, Medizinisch-Philosophisch- und Sympathetische Schriften – Medicina Diastatica und Scripta Gemini, Leipzig/Hof 1753 (repr. Freiburg i.Br. 1978) 15–166; vgl. T. Pommerening, Mumia – vom Erdwachs zum Allheilmittel, in: Mumien – Der Traum vom ewigen Leben. Begleitband zur Sonderausstellung »Mumien – Der Traum vom ewigen Leben« in den Reiss-Engelhorn-Museen, hrsgg. v. A. Wieczorek u.a. [Publikationen der Reiss-Engelhorn-Museen 24] (Mainz a.Rh. 2007) 189–199 und S. Bernschneider-Reif, Mumia vera Aegyptiaca – Heilmittel in den Apotheken des Abendlandes, in: Mumien – Der Traum vom ewigen Leben (Mainz a.Rh. 2007) 201–210.

Aus dem Text geht eindeutig hervor, dass die canidomorphen Dämonen offensichtlich den Hauptanteil der dämonischen Erscheinungsformen bilden, wovon sich die extra erwähnten andersgestaltigen Wesen entschieden absetzen. Leider überliefert der Folgetext, worin die einzelnen Dämonen über die diversen Krankheiten, die sie verursachen sowie deren Heilung mittels spezieller Exorzismen, Rechenschaft ablegen, keine weitere, spezifische Dämonenmorphologie. Für Erkrankungen des Hals- und Rachenbereichs zeichnen der 4., 6., 21. und 33. Dekan namens Horopel, Sphendonael, Rhyx Alath und Rhyx Achoneoth verantwortlich:

TestSal. XVIII, 8, 10, 25 und 33 (ed. McCown, 52–58)

8. Ὁ τέταρτος ἔφη· ‘ἐγὼ καλοῦμαι * Ὀροπέλ. λαιμοὺς καὶ συνάγχας καὶ σηπεδόνας ἐπιπέμπω. ὡς δὲ ἀκούσω Ῥαφαήλ, ⸢ἔγκλεισον Ὀροπέλ,⸣ εὐθὺς ἀναχωρῶ’.	8. Der vierte sagte: ›Ich heiße Horopel. Ich verursache in den Kehlen Angina und faulige Entzündungen. Wenn ich aber höre: Raphael, sperre Horopel ein, weiche ich sofort.‹
10. ὁ ἕκτος ἔφη· ‘ἐγὼ Σφενδοναὴλ καλοῦμαι. παρωτίδας καὶ ὀπισθοτόνους ἐμποιῶ. ἐὰν ἀκούσω· Σαβαήλ, ⸢ἔγκλεισον Σφενδοναήλ,⸣ εὐθὺς ἀναχωρῶ’.	10. Der sechste sagte: ›Ich heiße Sphendonael. Ich verursache einen Paroditaltumor und rückwärts gerichtete Spasmen.[254] Wenn ich aber höre: Sabael, sperre Sphendonael ein, weiche ich sofort.‹
25. ὁ πρῶτος καὶ εἰκοστὸς ἔφη· ‘ἐγὼ Ῥὺξ Ἀλὰθ καλοῦμαι. δύσπνοιαν τοῖς νηπίοις ἐμποιῶ. ἐάν τις γράψει· Ῥαριδέρις, καὶ * βαστάζει, εὐθὺς ἀναχωρῶ’.	25. Der einundzwanzigste sagte: ›Ich heiße Rhyx Alath. Ich verursache Atemnot bei Kindern. Wenn man schreibt: Rharideris, und trägt es (sc. als Amulett), weiche ich sofort.‹
37. ὁ τρίτος καὶ τριακοστὸς ἔφη· ‘ἐγὼ καὶ Ῥὺξ Ἀχωνεὼθ καλοῦμαι. ἐν τῷ φάρυγγι καὶ τοῖς παρισθμίοις πόνον ποιῶ. ἐάν τις εἰς φύλλα κισσοῦ γράψει· λεικουργός, βοτρυδὸν ⸢ἀναχωρίς,⸣ εὐθὺς ἀναχωρῶ’.	37. Der dreiunddreißigste sagte: ›Und ich heiße Rhyx Achoneoth. Ich verursache Schmerzen im Rachen und den Mandeln. Wenn man auf ein Efeublatt schreibt: leikourgos, in schwindender Traubenform, dann weiche ich sofort.‹ [Übers. d. Verf.; vgl. Busch 2006, 224–231.]

Die vier genannten Dekane verursachen demnach unterschiedliche Hals- und Atemwegsbeschwerden, wobei nur Horopel eindeutig mit Angina in Verbindung gebracht wird. Die Dämonen sind entweder mit Exorzismen oder Amuletten zu bekämpfen, wobei das Amulett gegen Rhyx Achoneoth in dem in den gräkoägyptischen magischen Papyri häufig belegten ›Schwundschema‹ abgefasst werden soll, um mit der steten Verringerung der Buchstabenzahl des magischen Wortes analog das Schwinden der Krankheit bzw. des sie verursachenden Dämons zu bewerkstelligen (vgl. Kap. 2.7.5). Das magische Wort in diesem Fall, λεικουργός, könnte eine Reminiszenz an

254 Rezension B fügt hinzu: »und Mandelentzündung«; vgl. Busch 2006, 225.

den Athener Rhetor und Politiker Lykurgos (390–324 v.Chr.)[255] darstellen, doch muss dies in Ermangelung entsprechender Belege nur eine vage Vermutung bleiben.

4.3.4 Erkältungskrankheiten

Fest in ägyptischer Tradition verwurzelt ist die Vorstellung von einer dämonischen Genese diverser Erkältungskrankheiten, die im *Testamentum Salomonis* dem 14. der Dekandämonen namens Leroel angelastet wird:

TestSal. XVIII, 18 (ed. McCown, 54)

18. ὁ τέταρτος καὶ δέκατος ἔφη· ‘ἐγὼ Λερωὴλ * καλοῦμαι. ψῦχος καὶ ῥῖγος καὶ στομάχου πόνον ἐπάγω. ἐὰν ἀκούσω· Ἰάζ, μὴ ἐμμείνῃς, ⸢μὴ θερμάνῃς, ὅτι καλλίον ἐστὶ Σολομῶν ἕνδεκα πατέρων,[1] εὐθὺς ἀναχωρῶ’.

18. Der vierzehnte sagte: ›Ich heiße Leroel. Ich verursache Erkältung, Frostschauer und Halsschmerzen. Wenn ich höre: Iaz, verweile nicht, erwärme dich nicht, weil Salomon besser ist als elf Väter, weiche ich sofort.‹
[Übers. d. Verf.; vgl. Busch 2006, 226[256]]

In der ägyptischen Überlieferung tritt der Schnupfen selbst, personifiziert als dämonische Gestalt, in Erscheinung und wird mittels eines Exorzismus aus dem Patientenkörper vertrieben:

> Du mögest ausfließen, Schnupfen, Sohn des Schnupfens, der die Knochen zerbricht, der den Schädel zerstört, der im Knochenmark hackt, der bewirkt, daß krank werden die sieben Öffnungen im Kopf der Gefolgsleute des Re, die sich betend an Thot wenden. Siehe, ich habe dein Heilmittel gegen dich gebracht, dein Schutzmittel gegen dich: Milch einer, die einen Knaben geboren hat; duftender Gummi. Es (sc. das Heilmittel) beseitigt dich; es entfernt dich – und umgekehrt. Komm heraus auf die Erde, verfaule, verfaule, viermal. Werde gesprochen über: Milch einer, die einen Knaben geboren hat; duftender Gummi; werde in die Nase gegeben.[257]

Der zitierte Schnupfenexorzismus aus dem Pap. Ebers verbindet in drei Teilen eine symptombezogene Beschreibung der üblichen Begleiterscheinungen von Erkältungskrankheiten mit einem Rezept, das teils iatromagisch (»Milch einer, die einen Knaben geboren hat«), teils aromatherapeutisch (»duftender Gummi«) fundiert ist und gleichzeitig mit dem Exorzismus gegen die dämonische Personifikation der Krankheit

255 Die mythologische Genealogie seiner Familie und ihre dadurch bedingte kultisch-rituelle Sonderstellung mittels erblichen Priesteramtes, aber auch seine Eigenschaft als auf eine funktionierende Stimme angewiesene Persönlichkeit mag hier eventuell eine Rolle spielen, obgleich Lykurgos im iatromagischen Kontext sonst m.W. nicht erscheint.

256 Vgl. Busch 2006, 226 Anm. 15, wo die »elf Väter« als Dämonen mit eventuell gnostischen Parallelen bezeichnet werden.

257 Pap. Ebers 763: GdM IV/1, 64.

verknüpft wird; der dritte Teil enthält dann den Rezitationsvermerk. Zu beachten ist hier wiederum (vgl. Kap. 4.1) der Hinweis auf die sieben Öffnungen des Kopfes, wodurch ägyptischer Vorstellung zufolge Krankheitsdämonen vorzugsweise in den menschlichen Körper eindringen und die deshalb besonderen Schutz benötigen. Als Autorität wird Thot in seiner Eigenschaft als Gott der Heilkunde und Götterarzt[258] angerufen; der Schnupfendämon wird aufgrund der kombinierten Kräfte der göttlichen Autorität, des Heilmittels sowie der entsprechenden Rezitation gezwungen, den Patientenkörper zu verlassen und sich auf der Erde aufzulösen.

Vergleichbare Exorzismen gegen Erkältungskrankheiten kennen die byzantinischen Ärzte[259] nicht, ihre Therapie beschränkt sich – basierend auf Galens diesbezüglichen Ausführungen[260] – auf diätetische Maßnahmen, Bäder und Erholung, sowie gelegentliches Schröpfen, je nach Körperkonstitution des Patienten und dessen individueller Säftemischung:

AlexTrall., Ther. III, 4 (II, 97–99 Pu.)

Εἰδέναι δὲ δεῖ τοῦτο καθόλου καὶ σπουδάζειν αὐτὸ φυλάττειν, τὸ μὴ ταχέως τῶν ἐπὶ κατάρρῳ συμβαινουσῶν ὀδυνῶν τοπικὰ σπεύδειν προσφέρειν βοηθήματα· μετὰ γὰρ τοῦ μηδὲν ὠφελεῖν ἔτι καὶ μᾶλλον ἐπισπῶνται καὶ προτρέπονται τὴν ὕλην ἐπὶ πλέον εἰς τὰ πεπονθότα φέρεσθαι μετὰ πέψιν. διὸ καὶ λούειν ἐπὶ τῶν τοιούτων χρὴ καὶ σικύαις χρῆσθαι κατὰ τοῦ ἰνίου, καὶ μάλιστ' εἰ καὶ βάρους αἰσθάνοιντο περὶ τὴν κεφαλὴν καὶ ἐρεύθους περὶ τὸ πρόσωπον καὶ εἰ οἰνοπότης ὑπάρχει. εἰ δὲ μηδὲν τούτων εἴη, ξηρὸν δὲ καὶ λεπτὸν τὸ σῶμα καὶ ἐπιρρέον δριμὺ, παχυνούσῃ καὶ εὐκράτῳ κεχρῆσθαι διαίτῃ καὶ ἀναπαύσει καὶ ἡσυχίᾳ, μᾶλλον δὲ καὶ λουτροῖς καὶ τοῖς ὕπνον ποιεῖν δυναμένοις, ἐξ ὧν ἐστι καὶ ἡ διὰ κωδειῶν πέψαι καὶ παχῦναι καὶ ἐπικεράσαι δυναμένη τὰ δριμέα, εἴπερ τι καὶ ἄλλο τῶν φαρμάκων.

Im Allgemeinen soll man die Regel befolgen, bei den in Folge von Katarrhen auftretenden Schmerzen nicht zu hastig örtliche Mittel anzuwenden. Denn abgesehen davon, dass dieselben nichts nützen, ziehen sie den Krankheitsstoff noch mehr herbei und treiben ihn, wenn er reif geworden ist, nur noch stärker in die leidenden Theile. Deshalb muß man in solchen Fällen Bäder und Schröpfköpfe auf das Hinterhaupt verordnen, namentlich wenn der Kranke über ein Gefühl von Schwere im Kopfe klagt, ein geröthetes Antlitz hat und an das Weintrinken gewöhnt ist. Wenn dies nicht der Fall ist, der Körper aber im Gegentheil trocken und schlank und der zufliessende Krankheitsstoff scharf erscheint, so empfehle man eine verdickende und milde Diät, sowie Musse und Ruhe, ganz besonders aber Bäder und schlaferzeugende Mittel, von denen namentlich das Mohnkopfmittel, wenn ir-

258 Vgl. GdM IV/2, 68, sowie I. Grimm-Stadelmann, Mythos, Magie und Medizin: Der altägyptische Heilgott und ›Götterarzt‹ Thot, in: Münchner Ärztliche Anzeigen 19 (2012) 17.

259 Zur Entstehung von Erkältungskrankheiten aufgrund von körperinternen Abfallprodukten (περιττώματα) und deren Verdickung im Kopfbereich vgl. u.a. AetAmid. IV, 66; IV, 71; IV, 72; V, 63; VI, 96 (I, 398 f; II, 37 f.; II, 244–248 Ol.); zur Therapie vgl. AetAmid. VI, 54; VIII, 57 und 60 (II, 196–199; II, 498–502, 507–509 Ol.); PaulAeg. III, 28 und 31 (I, 205–209, 212–216 Heib.).

260 z.B. Galen, sympt. caus. III, 11 (VII, 262 Kühn); meth. med. V, 13 (X, 371 Kühn); simpl. med. IX, 1 (XII, 190 Kühn).

gend ein Medikament, die scharfen Stoffe zur Verdauung, Verdickung und zur richtigen Mischung zu bringen vermag.
[Übers.: Puschmann II, 96–98]

Vor dem Hintergrund einer byzantinischen Rezeption ägyptischer therapeutisch-iatromagischer Motivik könnte die Verwendung von ἐπιρρέον in Alexanders Erörterung zum Katarrh interessante Anknüpfungspunkte bieten: die Vorstellung von flüssigen Krankheits- bzw. Schadstoffen, die sich im Körper des Patienten ausbreiten, erinnert zumindest ansatzweise an die ägyptische Auffassung von den *wḫdw*, worunter man »schmerzhaft wirkende schädliche Stoffe flüssiger Form«[261] verstand, die mittels des Gefäßsystems den Körper durchwandern und auf diese Weise Krankheiten verursachen und für deren körperinterne Ausbreitung sorgen konnten. Das ägyptische *wḫdw*-Konzept ist Alexander nicht unbekannt, wie seine (alexandrinisch basierte?) Adaption der hippokratischen περίττωμα-Lehre (AlexTrall., De febr. 5 [I, 381 Pu.]; vgl. Kap. 3.2) deutlich zeigt. Alexanders erneute Bezugnahme auf ebendiese Vorstellung, nun im Kontext der Erkältungskrankheiten, macht seine mutmaßliche Kenntnis über diese ägyptische Krankheitsvorstellung umso wahrscheinlicher. Die Auffassung von Krankheitsstoffen, die sich über den Körper bzw. in dessen Innerem ergießen, begegnet auch in der mittelalterlichen arabischen Medizinrezeption, so z.B. bei Abu Qurra (um 800 n.Chr.): νοσήματα σώματι ἐπιρεύων«.[262]

Aetios von Amida allerdings überliefert ein iatromagisches, als φυσικόν bezeichnetes Rezept gegen Schnupfen bzw. heftiges Niesen (πταρμούς) speziell bei Kindern: allein die Anwesenheit von Storchenflügeln im Haus soll Erkältungskrankheiten verhindern bzw. beenden:

AetAmid. VI, 98 (II, 249,25–27 Ol.)

Ἀπολλώνιος δὲ φυσικὸν γράφει πρὸς τὸ μὴ πτάρνυσθαι τὰ παιδιά, ‘πελαργοῦ’, φησί, ‘πτερὰ ἔχειν δεῖ ἐν οἰκίᾳ καὶ ἀδύνατον πτάρνυσθαι’.	Apollonios notiert ein Physikon gegen Schnupfen bei Kindern. Er sagt, man solle Flügel eines Storches im Haus haben, und es sei [den Kindern] unmöglich, zu niesen [sc. Schnupfen zu bekommen]. [Übers. d. Verf.]

Referenz hierfür ist wiederum ein – diesmal nicht näher spezifizierter, aber sehr wahrscheinlich, analog zu den zahlreichen anderen Verweisen bei Aetios auf eben diesen, als Apollonios »Memphites« anzusprechender – Apollonios; der im Rezept

261 GdM III, 36.
262 LBG, s.v. *ἐπιρρεύω*: R. Glei – A.Th. Khoury (Hrsg.), Johannes Damaskenos und Theodor Abū Qurra, Schriften zum Islam. Kommentierte griech.-deutsche Textausgabe (Würzburg 1995) 86–165, hier 86, 28 cod.

erwähnte Storch könnte mit dem ägyptischen Ibis, dem heiligen Tier bzw. auch Inkarnation des in der ägyptischen Schnupfenbeschwörung als maßgebliche Autorität angerufenen Heilgottes Thot, gleichgesetzt werden, womit der ägyptische Hintergrund dieses Rezeptes motivgeschichtlich manifest wäre.

4.3.5 Nasenbluten

Nicht nur Schnupfen, sondern auch Nasenbluten ist eine äußerst lästige Erscheinung, die bis in die spätbyzantinische Zeit hinein bevorzugt iatromagisch, d.h. mittels Beschwörungen und Exorzismen bekämpft wurde. So überliefert das spätbyzantinische Rezeptbuch Cod. Par. gr. 2316 noch mehrere unterschiedliche Anwendungen gegen Nasenbluten, darunter in Kapitel 168 zwei alternativ zu verwendende Exorzismen: Γράφε εἰς τὸ μέτωπον αὐτοῦ Ἐλωείμ ὁ Θεὸς βοηθεῖ. Ἄλλον· στῶμεν καλῶς, στῶμεν μετὰ φόβου (ed. Oikonomou-Agorastu, 74 ohne Komm.), wobei in der ersten Variante die Stirn des Patienten mit der exorzistischen Formel beschriftet wird, in der zweiten eine solche nur rezitiert werden soll. Eine vergleichbare Beschwörung findet sich ferner in Kapitel 172, wo ebenfalls die Stirn des Patienten mit einer exorzistischen Formel beschriftet wird: Ἔπαρον ἀπὸ τὸ αἷμαν τῆς μύτης τοῦ ἀνθρώπου, ὁποὺ τρέχει, καὶ γράψον εἰς τὸ μέτωπον αὐτοῦ, ἐὰν ἔνι ἄνδρας· περονύξ, εἰ δὲ ἐστι γυνή· περονίξα (ed. Oikonomou-Agorastu, 76).[263] Dominant in solchen Ritualen gegen Nasenbluten ist das Beschriften der Stirn mit exorzistischen Formeln, was wiederum in Zusammenhang mit der ägyptischen Vorstellung vom Kopf als erstem Angriffsziel feindlicher (Krankheits-)Dämonen stehen könnte: aus diesem Grund muss dieser Körperteil ganz besonders und vorrangig geschützt werden.

4.3.6 Ohrenleiden

Zu den sieben Öffnungen des Kopfes, durch welche feindliche und schadensverursachende Dämonen ins Körperinnere eindringen und dort für Unruhe und Krankheit sorgen können, gehören auch die Ohren. Als therapeutische Maßnahmen gegen diverse Ohrenleiden führen die ägyptischen Texte hauptsächlich Rezeptmischungen für Salben und Spülungen ohne bemerkenswerten iatromagischen Gehalt an; speziell zur Bekämpfung der Dämonen werden Räucherungen empfohlen, deren Ingredienzien fast überwiegend iatromagischer Natur sind:

---

263 Vgl. Oikonomou-Agorastu 1982, 148 mit einer fast wörtlichen Parallele bei Delatte, Anecdota 1, 552; Herkunft und Bedeutung der magischen Worte περονύξ und περονίξα sind bislang noch ungeklärt.

Pap. Berlin 3038, 70	Pap. Berlin 3038, 71	Ostr. Louvre[264]
Räuchermittel ⸢für⸣ das Beseitigen einer Gehörstörung (*hhj.t*), die von außen eingetreten ist. Kot des Katers; Kot des Krokodils; Kot der Schwalbe; Horn des Damhirsches; werde der Mann damit beräuchert. [Übers.: GdM IV/1, 63]	Ein anderes (Heilmittel) für das Entfernen eines Toten im Ohr. *ḫt-ds*-Baum; Stachelschwanz des Skorpions; Flosse (*tnw*) auf dem Rücken des Synodontis-Schall-Fisches; ebenso. [Übers.: GdM IV/1, 63]	⸢...⸣ ein zweites: Horn des Damhirsches 1; werde fein zerrieben. Ein anderes Räuchermittel ebenso wie es (das vorhergehende): Kot des Krokodils 1; ⸢...⸣ *šnj*; Frosch 1; werde das Ohr ⸢damit⸣ beräuchert. Schale der Schildkröte 1; werde das Ohr ⸢damit⸣ beräuchert. [Übers.: GdM IV/1, 63]

Nur Kapitel 71 des Pap. Berlin 3038 nennt als Ursache der Ohrenprobleme explizit einen Totendämon[265], welcher durch entsprechende Maßnahmen – Salben und Räucherungen – zum Verlassen des Patientenkörpers animiert werden soll; die beiden anderen Texte setzen das Bewusstsein der mutmaßlich dämonischen Krankheitsursache stillschweigend voraus, wobei die empfohlenen Maßnahmen wie auch die verwendete *materia medica* keinen Zweifel daran lassen, dass es sich um eine rituell-exorzistisch fundierte Therapieempfehlung handelt.[266]

Die Vorstellung eines dämonischen Ursprungs von Ohrenschmerzen setzt sich bis in die spätantike Überlieferung des *Testamentum Salomonis* fort, wobei hier die ägyptische Tradition mittels der nunmehr zu negativen Dämonen mutierten Dekangottheiten anklingt. Verursacher von Ohrenschmerzen ist der 5. Dekan namens Kairoxanondalon:

TestSal. XVIII, 9 (ed. McCown, 52 f.)

9. ὁ πέμπτος ἔφη· ‘ἐγὼ Καιρωξανονδάλον * καλοῦμαι. ἐμφράξεις ὠτίων ποιῶ. ἐὰν δὲ ἀκούσω· Οὐρουήλ, ⸢ἔγκλεισον Καιρωξανονδάλον,⸣[1] εὐθὺς *ἀναχωρῶ’.	9. Der fünfte sagte: ›Ich heiße Kairoxanondalon. Ich verursache Verstopfungen der Ohren. Wenn ich aber höre: Uruel, sperre Kairoxanondalon ein, weiche ich sofort.‹ [Übers. d. Verf.; vgl. Busch 2006, 224.]

Eine solcherart dämonische Genese der unterschiedlichen Ohrenleiden bleibt bei den byzantinischen Ärzten[267] weitgehend unberücksichtigt, indem sie deren Ursache in

264 Vgl. GdM IV/2, 67 mit Bibliographie.

265 Vgl. GdM III, 33.

266 Das koptische rituelle Handbuch Cod. Michigan 136 erwähnt eine Ohrensalbe auf Basis von Kalbsgalle: Michigan 136, 12; Übers.: M. Meyer, in: Meyer – Smith 1994, 89.

267 Zu den diversen Ohrenleiden und ihrer therapeutischen Behandlung vgl. Oreib. Eclog. med. 10 (IV, 188 f. Raeder); AetAmid. VI, 73–89 (II, 221–234 Ol.); AlexTrall. III, 1–7 (II, 71–125 Pu.); PaulAeg. III, 23 (I, 187–193 Heib.).

einer humoralpathologisch begründeten Dyskrasie vermuten, die zu vielfältigen Symptomen führen kann:

AlexTrall., Ther. III, 1 (II, 71 Pu.)

Ἡ ἀκοὴ πολλοῖς πάνυ καὶ ποικίλοις ὑπόκειται παθήμασι· καὶ γὰρ διὰ ψυχρὰν πολλάκις καὶ θερμὴν δυσκρασίαν, ἔσθ' ὅτε καὶ δι' ἔμφραξιν γλίσχρων χυμῶν καὶ διὰ πνεῦμα φυσῶδες καὶ φλεγμονὴν ἔξωθεν ἢ ἔνδοθεν συστᾶσαν τοῦ πόρου καὶ δι' ἐπιρροὴν θερμοῦ αἵματος χολώδους καὶ δι' ἄλλας αἰτίας πάνυ πολλάς, περὶ ὧν ἁπάντων λεχθήσεται μετὰ τῶν προσηκόντων διορισμῶν. ἀρξώμεθα τοίνυν ἀπὸ τῆς ὀδύνης πρότερον, ἐπειδὴ καὶ μάλιστα τὸ σύμπτωμα τοῦτο πρὸς θεραπείαν ἐγείρει τὴν τέχνην.

Das Gehör ist gar vielen und mannigfaltigen Leiden ausgesetzt. Dieselben entstehen häufig in Folge einer zu kalten oder zu warmen Säfte-Constitution, zuweilen beruhen sie auch auf Stockung zäher Säfte, auf blähenden Gasen und Entzündungen, die ausserhalb oder innerhalb des Gehörganges ihren Sitz haben, ferner auf dem Zufluss heissen, galligen Blutes und auf sehr vielen anderen Ursachen, welche sämmtlich nebst den dazu gehörigen Erklärungen hier besprochen werden sollen. Wir wollen zunächst mit dem Schmerze beginnen, da gerade dieses Symptom hauptsächlich die ärztliche Kunst in Anspruch nimmt.
[Übers.: Puschmann II, 70]

Alexander von Tralleis unterscheidet beispielsweise zwischen Ohrenschmerzen aufgrund von Entzündungen des Gehörgangbereiches (AlexTrall., Ther. III, 1 und 2 [II, 71–87 Pu.]), diversen Geschwüren (AlexTrall., Ther. III, 2 [II, 89–93 Pu.]), Ohrensausen (AlexTrall., Ther. III, 3 [II, 93–97 Pu.]), Würmern in den Ohren (AlexTrall., Ther. III, 3 [II, 97 Pu.]), Ohrenblutungen (AlexTrall., Ther. III, 5 [II, 99 Pu.]), Beeinträchtigungen des Hörorgans und Taubheit (AlexTrall., Ther. III, 6 [II, 101–103 Pu.])[268] bis hin zu Ohrendrüsengeschwulsten (AlexTrall., Ther. III, 7 [II, 105–125 Pu.]).

Die Behandlung derartiger Beschwerden konzentriert sich in erster Linie auf diverse Ohrspülungen, Umschläge und Salbentamponaden bzw. Zugpflaster, die in den Gehörgang eingebracht werden; zusätzlich spielt auch hier die therapiebegleitende Diätetik eine entscheidende Rolle. Mit einem etwas unorthodoxen Therapeutikum beschließt Alexander sein Kapitel hinsichtlich der Schwerhörigkeit bzw. Taubheit:

AlexTrall., Ther. III, 6 (II, 105 Pu.)

τινὲς δὲ οὐ μόνον τούτοις, ἀλλὰ καὶ ἀρτηριοτομίας ὕστερον προσήνεγκαν καὶ σάλπιγγα

Manche Aerzte haben nicht blos diese Mittel verordnet, sondern nachher noch die Arteriotomie

268 Ein Rezept gegen Taubheit, basierend auf einer Salbung mit geweihtem Öl, überliefert auch das spätbyzantinische *Iatrosophion* Cod. Par. gr. 2316, Kap. 244 (ed. Oikonomou-Agorastu, 90 ohne Komm.): Περὶ τὸ μηδὲν ἀκούειν καθόλου· Ἄψον κανδήλαν μὲ τρεῖς σταυροὺς τὸν ἅγιον Ἀκάκιον, καὶ Τατιανὴν καὶ ἄψε τα καὶ ἔπαρον ἐν τῇ κανδήλᾳ ἔλαιον καὶ ἄλειψον τὸν πάσχοντα τὸ οὖς.; vgl. Vakaloudi 2003, 185–188 mit zahlreichen Beispielen für die therapeutische Anwendung von geweihtem Öl.

προσθέντες, εἰς τὸ ἄκρον τῆς σάλπιγγος τὸν πόρον τῆς ἀκοῆς θέντες, οὕτω κατηύλησαν. ἕτεροι δὲ μετὰ μεγάλων κωδώνων ἐκτύπησαν καὶ ἄλλοι ἄλλως ἐχρήσαντο προσεπινοοῦντες. ἐπὶ γὰρ τῶν μεγάλων παθῶν εἰ καὶ μηδὲν ἄξιον λόγου δρᾶν φαίνεται τὰ πολλὰ βοηθήματα, ὅμως δεῖ ἐπινοεῖν καὶ μὴ κατοκνεῖν εἰς τὸ βοηθῆσαι καὶ μηδὲν καταλιμπάνειν· πολλὰ γὰρ οὐ σπανίως ἐκβαίνει παρὰ τὰ προσδοκώμενα.

vorgenommen und dann eine Trompete ergriffen, das Ende derselben an den Gehörgang gesetzt und geblasen. Andere haben mit grossen Schellen Lärm gemacht, und noch Andere haben selbsterfundene Instrumente dazu benutzt. Denn wenn auch in schweren Krankheiten die meisten Mittel keinen nennenswerthen Erfolg zu haben scheinen, so muss man trotzdem darüber nachdenken und darf mit der Hilfe nicht säumen und nichts unterlassen; denn nicht selten verläuft etwas wider Erwarten.
[Übers.: Puschmann II, 104]

Die punktuelle Schalleinwirkung soll befreiend wirken und vermutete Blockaden lösen, doch verbirgt sich dahinter ebenso ein Rest antiker Dämonologie, wonach lauten Geräuschen und jeglicher künstlichen Lärmentwicklung eine exorzistische Wirkung zugeschrieben wird und in entsprechenden Ritualen gezielt eingesetzt werden konnte.[269] Alexander bezieht sich mit dieser seiner Aussage indirekt auf eine vom *Testamentum Salomonis* geprägte, in antiken Vorstellungen wurzelnde spätantike Tradition einer Krankheitsdämonologie und entsprechenden Exorzismuspraktiken.

Doch auch in anderer Hinsicht enthält die obenstehende Textpassage interessante Details, indem sie wiederum eine charakteristische Eigenschaft von Alexanders medizinischem Denken vor Augen führt, nämlich seine immer wiederkehrende (vgl. Kap. 3.1.2 u. 3.2) Reflexion der unterschiedlichen verfügbaren Heilmethoden sowie deren patienspezifische Anwendung. Vor diesem Hintergrund und insbesondere im Zusammenhang mit Alexanders besonderer Auffassung des idealen Arzt-Patienten-Verhältnisses[270] ist gerade der obenstehende Textauszug äußerst aussagekräftig, da aus ihm deutlich hervorgeht, dass Alexander selbst Zweifel an der Wirksamkeit der Geräuschtherapie hegt, diese aber dennoch nicht unerwähnt lassen möchte, eben um keine Therapiemöglichkeit zu versäumen, sei sie auch noch so gering oder unkonventionell.

Er betont zudem, dass gerade die Reflexion über sämtliche Therapieansätze – und dies schließt eindeutig auch die iatromagischen bzw. alternativheilkundlichen mit ein – keineswegs unterbleiben darf, denn nur die Kenntnis über die vielfältigen Möglichkeiten, die dem praktizierenden Arzt zur Verfügung stehen, gewährleistet eine verantwortungsbewusste und erfolgversprechende Behandlung. Dies ist ein Motiv, das sich wie ein roter Faden durch Alexanders Schrifttum zieht und m.E. eine viel komplexere Reflexion des Arztberufes und der damit verbundenen ethisch-moralischen Verpflichtung beinhaltet als nur die reine Verteidigung seines ungewöhnlich

269 Vgl. den rituellen Einsatz von Rassel und Sistrum im ägyptischen Kultkontext: E. Hickmann, s.v. *Rassel*, LÄ V, 150 f. und Ch. Ziegler, s.v. *Sistrum*, LÄ V, 959–963.
270 Vgl. Guardasole 2004, 88.

starken Interesses an Iatromagie und Volksheilkunde gegenüber der sicherlich nicht unwesentlichen Kritik seitens seiner Fachkollegen und Zeitgenossen.[271] Ferner weist die oben zitierte Textpassage auf die hohe Wertschätzung der Empirik bei Alexander hin, denn er propagiert die unbedingte Notwendigkeit, ungeachtet der eigenen Skepsis auch Therapiemöglichkeiten in Erwägung zu ziehen bzw. diese auszuprobieren, die auf den ersten Blick nicht rational fundiert oder sogar unwahrscheinlich erscheinen, »denn nicht selten verläuft etwas wider Erwarten« (πολλὰ γὰρ οὐ σπανίως ἐκβαίνει παρὰ τὰ προσδοκώμενα).

Zur Bekämpfung von übelriechenden Ohrenentzündungen führt Aetios von Amida etliche Rezepte ägyptischer Provenienz an, die zum einen Teil auf entsprechenden Überlieferungen Galens[272] basieren; gegen Wucherungen (ὑπερσαρκώματα) an den Ohren dient ihm als Referenz der bereits andernorts mit einem iatromagisch basierten Rezept gegen Nasenpolypen (vgl. Kap. 4.3.4) zitierte Apollonios »Memphites«.[273] Besagter Apollonios, dessen Epitheton »Memphites« Assoziationen zu dem ägyptischen Heilgott *per se*, dem memphitischen Thot, sowie zu dessen Inkarnation als ebenfalls memphitisch verorteter Hermes Trismegistos, zulässt, dient Aetios außerdem als Referenz für ein Rezept gegen Blutergüsse und Prellungen (πρὸς ὑποσφάγματα καὶ μώλωπας), unter dessen Ingredienzien sowohl der Hämatitstein wie auch das Herzblut eines Esels (αἵματος ὀνείου ἀπὸ καρδίας) firmieren:

AetAmid. VII, 22 (II, 270 Ol.)

Ἀπολλώνιος δὲ ὁ Μεμφίτης πρὸς ὑποσφάγματα καὶ μώλωπας κολλύριον τοιοῦτον ἐκτίθεται· λίθου αἱματίτου, αἵματος ὀνείου ἀπὸ καρδίας, ξηρανθέντος ἐν ἡλίῳ ἴσα, οὔρῳ παιδὸς λείου καὶ καρδαμέας τῆς Ἰβηρίτιδος καλουμένης χυλὸν ἐπιβαλὼν καὶ συλλεάνας ἀνάπλασσε κολλύρια· ἐπὶ δὲ τῆς χρείας μεθ' ἅλμης ἐγχυμάτιζε.

Apollonios Memphites empfiehlt gegen Blutergüsse und Prellungen folgendes Kollyrium: ein Hämatitstein und Herzblut eines Esels werde in der Sonne getrocknet, sodann mit dem Urin eines Kindes vermischt sowie dem Saft des sog. iberischen Kardamon (?) und zu einem Kollyrium gemacht; zur Verwendung gieße man noch Meerwasser hinzu.
[Übers. d. Verf.]

271 Vgl. hierzu Guardasole 2004, 82; 87–89.

272 Galen, comp. med. III (XII, 639 Kühn): Αἰγυπτία πρὸς τὰς αὐτὰς διαθέσεις, κἂν ὦσι συγγεγενημέναι. ♃ ἀμυγδάλων πικρῶν κεκαθαρμένων ♄ β΄. κυάμων Αἰγυπτίων τοῦ ἐντὸς, πεπέρεως λευκοῦ, κρόκου, σμύρνης, ὀπίου ἀνὰ ♄ β΄. λιβανωτοῦ ♄ β΄. ὀμφακίου ♄ δ΄. σχιστῆς ♄ δ΄. καστορίου ♄ β΄. χαλκάνθου ♄ δ΄. ἀφρονίτρου ♄ β΄. ἀναλάμβανε ὄξει ἐναφεψημένων σιδίων, ὡς γλοιοῦ ἔχειν τὸ πάχος. ἐπὶ δὲ τῆς χρήσεως, αὔταρκες λαβὼν τοῦ φαρμάκου καὶ μύρῳ ναρδίνῳ διαλύσας ἐγχυμάτιζε.

273 AetAmid. VI, 84 (II, 230 Ol.): Αἰγυπτία πρὸς τὰς προειρημένας πάσας διαθέσεις, κἂν ὦσι συγγεγενημέναι [...]"Αλλο 'Απολλωνίου Μεμφίτου. καταστέλλει πᾶσαν ὑπερσάρκωσιν χωρὶς πόνου. [...] καταστέλλει καὶ ἐπουλοῖ· ποιεῖ καὶ πρὸς μυκτῆρας ἡλκωμένους ἐξ οἱασδήποτε αἰτίας.

Nicht nur in der ägyptischen Mythologie, sondern insbesondere in den gräkoägyptischen Zaubertexten[274] besetzt der Esel als heiliges Tier bzw. gelegentlich auch als Inkarnation des zumeist negativ konnotierten Gottes Seth (Typhon)[275] – als Schadensverursacher und Unheilstifter *per se* – eine besondere Position. Die rituelle Tötung des Esels bzw. die Integration seiner Bestandteile (Schädelpulver, Blut, Haare, Hufe etc.) in diversen magischen Rezepturen und Amuletten ist nicht alleine Heilzwecken vorbehalten, sondern dient auch in Schadenszaubern und Fluchtexten als starkes Stimulans, als ritueller Frevelakt, wie aus einer entsprechenden Passage eines demotischen magischen Papyrus deutlich wird, wo der Frevel gegen den Esel und damit gegen den Gott Seth selbst direkt der Zielperson des Schadenszaubers angelastet wird:[276]

> [...] ich rufe dich an, Typhon, Seth [...]. Komm zu mir und tritt heran und wirf den NN oder die NN nieder mit Fieberschauer und Hitzewallung! Er selbst hat mir Unrecht getan und das Blut des Typhon vergossen in seinem – oder ihrem – Haus. Deshalb tue ich dieses – übliche (Wendungen).‹.[277]

4.4 Leibschmerzen / Kolik / Verdauungsstörungen

Im 2. Kapitel des 8. Buches seiner *Therapeutika* beschreibt Alexander von Tralleis diverse Diagnose- und Behandlungsmöglichkeiten bei Koliken. Kolik (κωλικὴ διάθεσις) definiert er als krampfartige und heftige Schmerzen im Bereich des Kolons (des sog. Grimmdarms), die sowohl aufgrund eines Säfteungleichgewichtes wie auch durch

---

274 Vgl. z.B. PGM I, 81 (P IV, 256–261), wo sich der Ritualist bei einer Anrufung ebendieses Seth-Typhon mittels eines Amuletts vor der dämonischen Macht schützt, das an einem Riemen aus Eselshaut umgehängt wird: ἔστιν δὲ αὐτὸ τὸ φυλακτήριον, ὃ φορεῖς καὶ ἱστανόμενος πράσσων· εἰς λεπίδα ἀργυρᾶν αὐτὸ τὸ ὄνομα γραμμάτων ρ' ἐπίγραψον χαλκῷ γραφείῳ καὶ φόρει εἴρας ἱμάντι ὄνου.; außerdem PGM I, 135 (P IV, 2014–2016), wo eine getrocknete Eselshaut als Aufzeichnungsmedium für die Beschwörung eines Totendämons dient: λαβὼν ὑμένα ὄνειον καὶ ἀποξηράνας ἐν σκιᾷ ἐπίγραφε ἐπ' αὐτοῦ τὸ ζῴδιον τὸ μηνυθησόμενον καὶ κύκλῳ τὸν λόγον τοῦτον· [Zauberworte]. Diese Motivik erhält sich bis weit in postbyzantinische Zeit; so enthalten mehrere Rezepte im Cod. Panorm. XIII.C.3 Eselsingredienzien: Kap. 102 (Eselshufe und -milch gegen ein langjähriges Augenleukom), Kap. 335 (Eselshufe und -milch gegen Rheumatismus), Kap. 345 (Eselsmilch gegen innere Abszesse).

275 Vgl. Hannig 1995, 1041 f. Nr. E 20 und E 21 (hieroglyphisches Zeichen des Seth-Tieres).

276 Zu dieser Verleumdungstechnik vgl. Quack 2015, 115. Zu Seths Inkorporation als Esel und entsprechenden Rezeptanwendungen vgl. Leitz 2002, 64; zur Götterbedrohung vgl. Leitz 2002, 61 f. Bei Alexander von Tralleis spielt der Esel insbesondere in der iatromagischen Therapie von Anfallsleiden eine bedeutende Rolle: vgl. Kap. 4.10 und dort auch das vollständige Zitat der Textpassage.

277 pMag. LL 23, 1–20: Quack 2015, 114 f. Zur Übers. vgl. ferner J.F. Quack, Demotische magische und divinatorische Texte, in: B. Janowski – G. Wilhelm (Hrsg.), Texte aus der Umwelt des Alten Testaments, NF Band 4. Omina, Orakel, Rituale und Beschwörungen (Gütersloh 2008) 331–385, insbes. 349 f.; vgl. inhaltlich J. Dielemann, Priests, Tongues and Rites. The London-Leiden Magical Manuscripts and Translations in Egyptian Ritual (100–300 CE), RGRW 153 (Leiden/Boston 2005) 130–138.

verschiedene Ursachen, beispielsweise Entzündungen, entstehen können. Die genaue Diagnose ist Alexander zufolge für eine erfolgreiche Behandlung unerlässlich, jedoch mit großen Schwierigkeiten verbunden, da sich eine klare Aussage über Lokalisation und Wesen solcher kolikartigen Bauchschmerzen äußerst kompliziert gestaltet, da diese sowohl auf dem primären Leiden, also der eigentlichen Kolik als einer schmerzhaften Affektion des Kolons, beruhen, ebenso aber auch als Begleit- oder Folgeerscheinung unterschiedlichster Erkrankungen des Bauchinnenraumes sowie der inneren Organe auftreten können:

AlexTrall., Ther. VIII, 2 (II, 335 Pu.)

Δεινόν τι πάθος καὶ ὀδυνηρὸν ἡ κωλικὴ διάθεσις πρὸς τούτοις καὶ τὸ δυσδιάγνωστον ἔχουσα. καὶ τὸ μὲν ἐπιφέρειν τὰς ὀδύνας σφοδρὰς εἰκότως τῷ κώλῳ προσγίνεται διὰ τὸ πυκνὸν εἶναι καὶ παχὺ καὶ νευρῶδες τὸ κῶλον καὶ μηδὲν τῶν ἐκεῖ συρρεόντων εὐχερῶς διαφορεῖσθαι δυνατὸν καθάπερ ἐπὶ τῶν λεπτῶν ἐντέρων. τὸ δὲ δυσδιαγνωστικὸν ἔχει πάλιν ἐκ τοῦ καὶ ἄλλοις μορίοις τοιαῦτα συμπτώματα συμβαίνειν οἷα τοῖς τὸ κῶλον ἀλγοῦσιν. [...] οὐ μόνον διὰ πρωτοπάθειαν τὸ τοιοῦτον γίνεται πάθος, ἀλλὰ καὶ κατὰ συμπάθειαν τῶν γειτνιώντων αὐτῷ μορίων καὶ γὰρ καὶ κύστεως φλεγμαινούσης καὶ νεφρῶν καὶ ἥπατος καὶ σπληνὸς καὶ διαφράγματος καὶ κοιλίας καὶ λαγόνος. ἀλλὰ τὰς μὲν κατὰ συμπάθειαν συμβαινούσας ἐπισχέσεις τῆς γαστρὸς καὶ τῶν ἐντέρων οὐδὲ κωλικὰς δεῖ καλεῖν διαθέσεις [...].

Die Kolik ist ein entsetzliches und schmerzhaftes Leiden, welches ausserdem recht schwer zu erkennen ist. Die heftigen Schmerzen im Grimmdarm entstehen natürlich deshalb, weil derselbe derb, dick und sehnig ist und keiner der dort zusammenströmenden Stoffe sich leicht zertheilen lässt, wie dies in dem Dünndarm möglich ist. Was nun aber die Diagnose anlangt, so liegt die Schwierigkeit darin, dass auch bei anderen Organen derartige Krankheitserscheinungen auftreten, wie bei den Affectionen des Grimmdarms. [...] sie [sc. die Kolik; Anm. d. Verf.] tritt nicht nur als primäres Leiden, sondern auch secundär in Folge von Erkrankungen der dem Grimmdarm zunächst gelegenen Organe auf, z. B. bei Entzündungen der Blase, der Nieren, der Leber, der Milz, des Zwerchfells, des Unterleibes und der Weichen. Doch darf man die in dieser Weise secundär entstandene Verstopfung des Leibes und der Eingeweide keineswegs Kolik nennen [...].
[Übers.: Puschmann II, 334]

Insbesondere fällt die Unterscheidung zwischen Kolik und Nierenleiden sogar erfahrenen Ärzten (τοὺς ἐπιστήμονας ἰατρούς) schwer, so dass es leicht zu schwerwiegenden Behandlungsfehlern kommen kann. Deshalb übermittelt Alexander im folgenden Textabschnitt die wichtigsten Unterscheidungskriterien, welche im Bereich der Schmerzintensität und -ausbreitung, Häufigkeit und Konsistenz des Erbrechens, Urinkonsistenz sowie Erleichterung durch Entleerung liegen:

AlexTrall., Ther. VIII, 2 (II, 337 Pu.)

Πρῶτον μὲν αἱ ὀδύναι τοῖς κωλικοῖς συνεχέστεραι καὶ ἰσχυρότεραι τῶν νεφριτικῶν εἰσιν. ἔπειτα δὲ καὶ οἱ συμβαίνοντες ἔμετοι πλείονές

Zunächst sind die Schmerzen bei der Kolik anhaltender und stärker, als bei Nierenleiden. Fer-

εἰσι καὶ συνεχέστεροι καὶ φλεγματώδεις ἥτε γαστὴρ ἐπέχεται τούτοις πολὺ πλέον ἢ τοῖς νεφριτικοῖς, ὥστε μήτε φύσαν ὅλως διεξιέναι δύνασθαι· οὐ γὰρ μόνον ἐπὶ τῶν κωλικευομένων γίνεται ἡ ὀδύνη περὶ αὐτὸ τὸ κῶλον, ἀλλὰ περιλαμβάνει καὶ ἕτερα περικείμενα μέρη, ἔσθ' ὅτε δὲ καὶ τὴν γαστέρα πᾶσαν, ὅπερ ἐπὶ τῶν νεφριτικῶν οὐ συμβαίνει· ἐρηρεισμένη γὰρ ἐν αὐτοῖς ἡ ὀδύνη οὐ μεταβαίνουσα τόπους ἄλλους καὶ ἄλλους ὁρᾶται, ὥστε σαφὴς καὶ ἐκ τούτων ἔστω σοι ἡ διαφορὰ πρὸς νεφριτικούς. λοιπὸν δὲ καὶ τὰ οὖρα παχύτερα μὲν ἐπὶ τῶν κωλικῶν, ἐπὶ δὲ τῶν νεφριτικῶν ὑδατώδη μὲν ἐν ταῖς ἀρχαῖς, προϊόντος δὲ τοῦ χρόνου ψαμμώδη, ὅπερ ἐπὶ τῶν κωλικῶν οὐ συμβαίνει. καὶ ἐπὶ μὲν τῶν κωλικῶν εὐθὺς μετὰ τὸ συμβῆναι τὴν γαστέρα ἐκκρίνεσθαι παραυτίκα καὶ ἡ ὀδύνη παύεται, ὅπερ ἐπὶ τῶν νεφριτικῶν οὐκ ἀκολουθεῖ, ἀλλὰ καὶ μετὰ τὴν ἔκκρισιν οὐδὲν ἧττον ἐπιμένουσα φαίνεται. καὶ αὕτη μὲν αὐτῶν ἡ διάκρισις.

ner tritt auch das Erbrechen häufiger und andauernder auf; das Erbrochene ist schleimartig, und der Leib ist mehr verstopft, als bei Nierenleiden; so dass nicht einmal die Blähungen ganz vollständig hindurchgehen können. Der Kolikschmerz tritt ferner nicht nur im Grimmdarm selbst auf, sondern er ergreift auch noch andere benachbarte Körpertheile und bisweilen sogar den ganzen Unterleib, was bei Nierenleiden nicht der Fall ist. Denn der Schmerz, welcher bei den letzteren auftritt, sucht nicht, wie man beobachten kann, bald diesen, bald jenen Ort auf, so dass darin ein zweifelloser Unterschied von den Nierenleiden besteht. Ferner ist der Urin bei der Kolik ziemlich dick, bei Nierenleiden aber im Anfang wässerig und später sandartig, was bei der Kolik gar nicht vorkommt. Auch hört bei der Kolik der Schmerz sofort auf, wenn eine Stuhlentleerung erfolgt, was gleichfalls bei Nierenleiden nicht geschieht, bei denen im Gegentheil der Schmerz auch nach der Entleerung nicht nachlässt. Darin liegt also der Unterschied.
[Übers.: Puschmann II, 336]

Mit einer nochmaligen eindringlichen Warnung vor zu leichtfertigem Umgang mit Medikationen ohne entsprechende diagnostische Fundierung beschließt Alexander diesen Abschnitt:

AlexTrall., Ther. VIII, 2 (II, 337 Pu.)

καὶ δεῖ προσέχοντας καὶ διεγνωκότας ἀκριβῶς οὕτως ἐπὶ τὴν θεραπείαν ἔρχεσθαι· τὸ γὰρ ὡς ἔτυχεν ἐπὶ τηλικούτων παθῶν κατατολμᾶν προσφέρειν βοηθήματα μεγίστων κακῶν, ἔσθ' ὅτε καὶ θανάτων αἴτιον γίνεται.

Erst nach genauer Feststellung der Diagnose darf man die Cur unternehmen. Denn wenn man bei derartigen Leiden auf's Gerathewohl Arzneien zu verordnen wagt, so können dadurch grosse Gefahren, bisweilen sogar der Tod herbeigeführt werden.
[Übers.: Puschmann II, 336]

Die von Alexander in der Folge empfohlenen therapeutischen Maßnahmen konzentrieren sich auf diverse kathartische und diätetische Verordnungen, Badekuren, Umschläge und Salbenpflaster sowie orale Verabreichungen in Form von Pillen und Heiltränken; nicht zuletzt empfiehlt Alexander jegliche Form von körperlicher Bewegung.[278] Speziell gegen kolikartige Schmerzen im Bauchraum aufgrund von Blähungen hat sich, laut Alexanders Erfahrung, ein großer Schröpfkopf in Nabelnähe als

278 Vgl. AlexTrall., Ther. VIII, 2 (II, 339–375 Pu.).

derart wirkungsvoll erwiesen, dass das Resultat sogar als Zauberei (μαγεία) bestaunt wurde:

AlexTrall., Ther. VIII, 2 (II, 361 Pu.)

ὀνίνησι δ' αὐτοὺς μάλιστα καὶ σικύα περὶ τὸν ὄμφαλον εὐμεγέθης τεθεῖσα, ὥστε θαυμάσαντάς τινας τὸ τάχος τῆς θεραπείας μαγείᾳ τινὶ καὶ οὐ λόγῳ τέχνης ἐπινοῆσαι τὴν ἀνωδυνίαν αὐτοῖς ἐπιγίνεσθαι.	Vorzügliche Resultate erzielt man auch, wenn man einen recht grossen Schröpfkopf in der Gegend des Nabels aufsetzt. Die Raschheit dieser Cur haben Manche bewundert und geglaubt, dass die Schmerzlosigkeit durch Zauberei, nicht aber auf Grund der Wissenschaft herbeigeführt werde. [Übers.: Puschmann II, 360]

Die schwierige Diagnose und damit verbunden die Problematik einer spezifischen und effektiven Behandlung sowie die Intensität des mit den Koliken verbundenen Schmerzes bedingte sehr wahrscheinlich die Erwägung einer relativ ungefährlichen, psychisch stimulierenden, schmerzfreien und traditionsbasierten Alternativ- bzw. Ergänzungstherapie mittels iatromagischer Anwendungen und Amuletten, womit Alexander sein Kapitel über die Kolik beschließt. Die reichhaltige Auswahl der aufgelisteten Wundermittel lässt auf vielfältige diesbezügliche Quellen, aber auch auf ein breites Rezipienten- und Anwendungsspektrum schließen. Im Vorfeld allerdings rechtfertigt Alexander seine Vorgehensweise folgendermaßen:

AlexTrall., Ther. VIII,2 (II, 375 Pu.)

οἶδα μὲν οὖν, ὅτι ταῖς εἰρημέναις μεθόδοις χρώμενός τις οὐ μὴ δεηθῇ τινος ἔξωθεν ἄλλης ἐπικουρίας. ἀλλ' ἐπειδὴ τῶν περιοδευομένων πολλοὶ καὶ μάλιστα τῶν πλουσίων οὔτε πίνειν ὅλως θέλουσι φάρμακον οὔτε κλύσμασι θεραπεύειν τὴν γαστέρα, διὰ δὲ περιάπτων φυσικῶν ἀναγκάζουσιν ἡμᾶς ἀποπαύειν αὐτῶν τὴν ὀδύνην, ἐσπούδασα καὶ περὶ τούτων ἐκθέσθαι ὑμῖν, ὧν τε αὐτὸς ἔσχον πεῖραν καὶ ὅσα παρὰ φίλων ἀληθινῶν ἔγνων ὠφελεῖν δύνασθαι. καὶ τοὺς ἀρίστους δὲ τῶν παλαιῶν εὕρομεν μαρτυρήσαντας, ὅπως μηδὲ ἡ τέχνη ἄπειρος εἶναι νομισθῇ καὶ ἀσυμπαθὴς μήτε οἱ περιοδεύοντες ἀφιλόκαλοί τε καὶ ἀσυμπαθεῖς εἶναι δόξωσιν, ὡς ἀγνοοῦντες τὰ τῆς φύσεως ἀσυμπαθῆ τε καὶ συμπαθῆ.	Ich weiss, dass man bei Anwendung der angegebenen Heilmethode keine weitere äussere Hilfe nöthig hat. Da aber viele Kranke, besonders wenn sie reich sind, weder Arzneien einnehmen, noch Klystiere anwenden lassen wollen und uns zwingen, durch wunderthätige Amulete den Schmerz zu beseitigen, so werde ich mich bemühen, auch hierüber mitzutheilen, was ich durch eigene Erfahrung und was ich durch glaubwürdige Freunde als nützlich kennen gelernt habe. Wir haben gefunden, dass die berühmtesten Aerzte des Alterthums der Ansicht huldigen, dass die Wissenschaft keineswegs unabhängig von der Erfahrung und von der Sympathie ist, und dass die Aerzte sich den höheren Bestrebungen und den Gefühlsverwandtschaften nicht verschliessen dürfen, da

sie ja sehr wohl wissen, dass es auch im Leben der Natur Feindschaften und Freundschaften gibt. [Übers.: Puschmann II, 374][279]

Interessant ist hierbei die Feststellung, dass sich offensichtlich gerade wohlhabende Patienten einer rationalmedizinischen Therapie verweigern und damit die iatromagische Alternativbehandlung geradezu herauszufordern scheinen – worauf es, nach Alexanders Überzeugung, von ärztlicher Seite her entsprechend zu reagieren gilt, schon alleine, um Scharlatane auszuschalten.[280] Alexander betont, dass seine Empfehlungen sämtlich erfahrungsbasiert sind und sich auf glaubwürdige Referenzen stützen, wobei er den wissenschaftlichen Ansatz der Sympathielehre betont. Die Lehre von den (kosmischen) Sympathien und Antipathien sowie deren Auswirkungen auf das gesamte irdische Leben, und damit gleichermaßen auf den Menschen wie auch auf sämtliche *materia medica*, sei sie tierischer, pflanzlicher oder mineralischer Provenienz, beruht auf der ägyptischen Dekanmelothesie und wurde insbesondere in der gräkoägyptisch geprägten Spätantike unter neuplatonischen Aspekten erweitert und systematisiert sowie in entsprechenden Textsammlungen niedergelegt (vgl. Kap. 2.4.3). Das Wissen um diese kosmischen Vorgänge und deren therapeutische Auswirkungen blieb in der byzantinischen Zeit unvermindert bestehen und erlebte im Zuge der Proklos-Rezeption seitens der byzantinischen Gelehrten Michael Psellos und Michael Italikos einen erneuten Höhepunkt im 11./12. Jh. n.Chr. (vgl. Kap. 3.1.3).[281]

Unter der Prämisse ihres sympathetisch begründeten und empirisch erwiesenen Heilwertes empfiehlt Alexander folgende φυσικά gegen Koliken und mit Schmerzen verbundenen Verdauungsstörungen:[282]

AlexTrall., Ther. VIII, 2 (II, 375–377 Pu.)

Περίαπτα φυσικὰ πρὸς τοὺς κωλικὴν ἔχοντας διάθεσιν. Περίαπτον ἀδιάπτωτον, οὗ καὶ ἡμεῖς ἔσχομεν πεῖραν καὶ πάντες δὲ ὀλίγου δεῖν ἄριστοι τῶν ἰατρῶν εὐδοκίμησαν. λαβὼν ἀφόδευμα λύκου, εἰ δυνατόν, ἔχον ὀστάρια κατάκλεισον εἰς σωληνάριον καὶ δὸς φορεῖν περὶ τὸν δεξιὸν βραχίονα ἢ μηρὸν ἢ ὀσφὺν ἐν τῷ παροξυσμῷ	Wunderthätige Amulete gegen die Kolikleiden. Ein unfehlbares Amulet, welches wir selbst erprobt und welches auch beinahe sämmtliche berühmte Aerzte lobend erwähnt haben, ist folgendes: Man nehme den Koth eines Wolfes, welcher wenn möglich kleine Knochentheile enthalten muss, und schliesse ihn in eine kleine Röhre ein,

279 Vgl. Guardasole 2006, 567.

280 Zu deren Wirken und Omnipräsenz vgl. Boudon 2003, 109–131.

281 Dazu vgl. ausführlich Duffy 1995, 83–97; vgl. auch die lateinische Reminiszenz an den therapeutischen Wert der Sympathielehre bei Plinius, NH 29, 17 (ed. König, 29/30, 54): Quaedam pudenda dictu tanta auctorum adseveratione commendantur, ut praeterire fas non sit, siquidem illa concordia rerum aut repugnantia medicinae gignuntur [...]., die deutliche Parallelen zu Alexanders diesbezüglicher Aussage erkennen lässt.

282 Vgl. auch Marcell. med. XX, 29 (CML V, 336–338).

κατὰ τοῦ ἀλγοῦντος μέρους φυλαττόμενος, ὡς μήτε τῆς γῆς μήτε λουτροῦ θίγειν.

welche der Kranke während des Anfalls am rechten Arm oder am Schenkel oder auch an der Hüfte tragen möge. Er soll sich aber in Acht nehmen, dass er mit dem schmerzenden Theile weder die Erde, noch ein Bad berührt.

Ἄλλο καὶ αὐτὸ διὰ πείρας. Κορυδαλὸς ἐσθιόμενος τὸ αὐτὸ ποιεῖ καλῶς. οἱ δὲ Θρᾶκες ἔτι ζῶντος τοῦ κορυδαλοῦ ἐξαιροῦντες τὴν καρδίαν περίαπτον ποιοῦσιν ἐν τῷ μηρῷ τῷ ἀριστερῷ περιθέντες αὐτό.

Ein anderes, gleichfalls bewährtes Amulet. Ebenso wirken auch Lerchen (Alauda), als Speise gereicht, recht heilsam. Die Thracier nehmen der Lerche, während sie noch lebt, das Herz heraus, machen daraus ein Amulet und tragen es am linken Schenkel.

Ἄλλο φυσικὸν δεδοκιμασμένον. Χοίρου λαβὼν ἐκ τοῦ τυφλοῦ ἐντέρου τὸ μασθοειδές, σμυρνιάσας καὶ ἐνδύσας δέρματι λυκίῳ ἢ κυνίῳ δίδου φορεῖν ἐν ἀποκρούσει σελήνης καὶ θαυμάσεις.

Ein anderes berühmtes Wundermittel. Man nehme aus dem Blinddarm eines jungen Schweines die warzenähnlichen Theile, mische Myrrhen darunter, hülle dies in die Haut eines Wolfes oder Hundes und lasse dieselbe bei abnehmendem Monde tragen; die Wirkung wird überraschend sein.

Ἄλλο περίαπτον. Εἰς λίθον Μηδικὸν γλύψον Ἡρακλέα ὀρθὸν πνίγοντα λέοντα καὶ ἐγκλείσας εἰς δακτυλίδιον χρυσοῦν δίδου φορεῖν.

Ferner ein Amulet. Man schneide in einen Medischen Stein das Bild des Herakles, wie er in aufrechter Stellung den Löwen erdrosselt, und lasse den Stein in einen goldenen Ring fassen und tragen.

Τὸ αὐτὸ πάλιν. Κορυδαλὸς καιόμενος καὶ λειούμενος καὶ διδόμενος, ὅσον κοχλιάρια β′ ἢ γ′, προποτιζόμενος ἐφ’ ἡμέρας γ′ ἢ δ′ ποιεῖ πάνυ πρὸς κωλικὰς διαθέσεις.

Noch ein ähnliches: Eine Lerche verbrenne man zu Pulver und schütte davon ungefähr zwei bis drei Löffel drei bis vier Tage hindurch in den Frühstückstrank des Kranken. Gegen Kolikleiden ist es recht wirksam.

Ἄλλο λίαν δραστικόν. Παιδίου ὀλίγον ἐκτμηθέντος ὀμφαλοῦ εἰς ἀργυροῦν ἢ χρυσοῦν ἔγκλεισον μεθ’ ἁλὸς ὀλίγου. ὁ φορῶν τὸ περίαπτον τοῦτο ἄπονος ἔσται εἰς τὸ παντελές.

Ein anderes sehr wirksames Amulet. Man nehme ein Stückchen von dem herausgeschnittenen Nabel eines kleinen Kindes und schliesse es mit etwas Salz in einen silbernen oder goldenen Ring ein. Wer dieses Amulet trägt, wird vollständig frei von jeglichen Schmerzen bleiben.

Ἄλλο· Αἴγειον ἧπαρ καύσας λείωσον καὶ δὸς πιεῖν μετ’ οἴνου· πάνυ βοηθεῖ αὐτοῖς.

Oder man zerreibe eine verbrannte Ziegenleber zu Pulver und lasse dasselbe mit Wein trinken; es hilft vortrefflich.

Δακτύλιος πρὸς τὸ αὐτό. Λαβὼν δακτύλιον σιδηροῦν ποίησον γενέσθαι τὸ κρικέλλιον αὐτοῦ ὀκτάγωνον καὶ οὕτως ἐπίγραφε εἰς τὸ ἀοκτάγωνον ‘φεῦγε, φεῦγε, ἰοῦ χολή, ὁ κορυδαλὸς ἐζήτει’. τὸν δὲ χαρακτῆρα τὸν ὑποκείμενον

Ein Ring von gleicher Wirkung. Man nehme einen eisernen Ring, mache den Reif desselben achteckig und schreibe dann auf das Achteck: ›Fliehe, fliehe o Galle! die Lerche hat dich gesucht!‹ Darunter mache man auf den Kopf des

γράφε εἰς τὴν κεφαλὴν τοῦ δακτυλίου ℋ. καὶ τούτου πολλὴν ἔσχον πεῖραν καὶ ἄτοπον ἐνόμισα μὴ παραδοῦναι τηλικαύτην ἀντιπαθῶς ἔχουσαν πρὸς τὸ πάθος δύναμιν. ἀλλὰ παρακαλῶ ὑμᾶς, μὴ πρὸς τοὺς τυχόντας ἐμφαίνειν τὰ τοιαῦτα, πρὸς δὲ τοὺς φιλαρέτους καὶ τὰ τοιαῦτα δυναμένους φυλάττειν, ὅθεν καὶ ὁ θειότατος ἰδὼν Ἱπποκράτης παρακελεύεται λέγων· 'τὰ δὲ ἱερὰ ἐόντα πρήγματα ἱεροῖσιν ἀνθρώποισι δείκνυται, βεβήλοισι δέ, οὐ θέμις'. γινέσθω δὲ ὁ προϋποτυπωθεὶς δακτύλιος ιζ′ τῆς σηλήνης ἢ κα′.

Ringes das Zeichen ℋ. Auch dieses Mittel habe ich sehr häufig angewendet; ich würde es deshalb für ein Unrecht halten, ein derartiges Mittel, welches eine solche Macht gegen das Leiden besitzt, nicht anzuführen. Aber ich rathe Euch, diese Mittel nicht dem ersten Besten, sondern nur den Gläubigen und Solchen, welche sie wohl zu bewahren verstehen, mitzutheilen. Deshalb gab auch der grosse Hippokrates voll Einsicht die Vorschrift, dass man heilige Dinge nur frommen Menschen anvertrauen dürfe, dass sie aber den Profanen verschlossen bleiben müssten. Von diesem Ringe muss jedoch vorher am siebenzehnten oder einundzwanzigsten Tage des Mondes ein Umriss angefertigt werden.

Ἄλλο φυσικὸν ποιοῦν πρὸς κῶλον διὰ πείρας. Λαβὼν λύκου ἀφόδευμα τρίψας χνοωδέστατον πάνυ καὶ σήσας δίδου τῷ κάμνοντι εἰς ὕδωρ θερμὸν κοχλιαρίου τὸ s′′.

Noch ein Wundermittel, welches sich gegen die Kolik bewährt hat. Man nehme den Koth eines Wolfes, zerreibe ihn ganz fein zu Staub, siebe denselben durch und gebe dem Kranken einen halben Löffel davon mit warmem Wasser zu trinken.
[Übers.: Puschmann II, 374–376]

Die von Alexander aufgezählten φυσικά bzw. Amulette lassen sich in drei unterschiedliche Motivgruppen einteilen, nämlich dem Motiv der Caniden im iatromagischen Kontext (4.4.1), der Nutzung animalischer Vitalkräfte in unterschiedlichen Aggregatszuständen (4.4.2) sowie dem Motiv diverser Amulettringe und -gemmen (4.4.3).

4.4.1 Das Motiv der Caniden im iatromagischen Kontext

Alexander empfiehlt als therapeutische Maßnahme bei Kolik und Verdauungsproblemen – ebenso wie gegen Angina und Atemwegserkrankungen – die Anwendung von Canidenexkrementen (ausführlich dazu vgl. Kap. 4.3.3). Zunächst rät er zu einem Amulett aus Wolfskot (λαβὼν ἀφόδευμα λύκου [...] ἔχον ὀστάρια), das in einer entsprechenden Kapsel am Körper getragen (κατάκλεισον εἰς σωληνάριον καὶ δὸς φορεῖν περὶ τὸν δεξιὸν βραχίονα ἢ μηρὸν ἢ ὀσφὺν ἐν τῷ παροξυσμῷ) werden soll[283]; alternativ

283 Vergleichbare Kotamulette überliefert auch Aetios von Amida: τὸ δὲ οὖν περιαπτόμενον τῆς κόπρου ταῖς λαγόσι τοῦ κάμνοντος ἐκέλευσεν ἔχειν ἄρτημα, μάλιστα ἐξ ἐρίου λυκοβρώτου προβάτου, εἰ δὲ μὴ ἐκ δέρματος ἐλάφου καὶ τὸν ἱμάντα τὸν περιελιττόμενον ταῖς λαγόσι καὶ αὐτὸ τὸ περιέξον τὴν κόπρον ἐκέλευσεν εἶναι. ἡμεῖς δὲ καὶ εἰς χυτρίδιον ἀργυροῦν μέγεθος κυάμου ἐμβαλόντες τῆς κόπρου

dazu schlägt er die orale Einnahme von pulverisiertem Wolfskot (λαβὼν λύκου ἀφόδευμα τρίψας χνοωδέστατον πάνυ καὶ σήσας δίδου τῷ κάμνοντι εἰς ὕδωρ θερμόν) vor. Die Amulett- bzw. Heilwirkung wird hier der Kombination aus den generell Canidenexkrementen innewohnenden Vitalkräften mit der singularitätsmagischen Konnotation speziell des Wolfes zugeschrieben. Bei den Kotamuletten wird der Applikationsmodus ganz stark betont: so legt Aetios Wert darauf, dass das Amulett direkt an die Lenden des Patienten angebracht wird (περιαπτόμενον [...] ταῖς λαγόσι τοῦ κάμνοντος), möglichst in einem Gehänge, das aus der Wolle eines von einem Wolf – hier wiederum der Wolfsaspekt! – gerissenen Schafes (ἄρτημα [...] ἐξ ἐρίου λυκοβρώτου προβάτου) gefertigt wurde. Aetios fügt allerdings hinzu, dass dies, seiner Erfahrung zufolge, nicht unbedingt notwendig sei, da er denselben Effekt auch mit einem silbernen Behälter in Größe einer Bohne erzielen konnte (ἡμεῖς δὲ καὶ εἰς χυτρίδιον ἀργυροῦν μέγεθος κυάμου ἐμβαλόντες τῆς κόπρου περήψαμεν ἐνίοις ἕνεκα πεῖρας). Die Wirkung eines solchen Amuletts beschreibt er als erstaunlich und offenkundig erfolgreich (ἐθαυμάσαμεν οὖν ἑωρακότες φανερῶς ὠφεληθέντας), ebenso wie es auch Alexander als unfehlbar bezeichnet hatte (περίαπτον ἀδιάπτωτον).

Alexander bekräftigt seine eigene positive Erfahrung (ἡμεῖς ἔσχομεν πεῖραν) gerade mit diesem Amulett zusätzlich noch mit dem Hinweis auf »sämtliche berühmten Ärzte« (πάντες δὲ ὀλίγου δεῖν ἄριστοι τῶν ἰατρῶν εὐδοκίμησαν), womit Galen, aber insbesondere auch Oreibasios, angesprochen sein dürften, wobei letzterer nicht nur ebenfalls eine entsprechende Therapie mit weißem, pulverisiertem Wolfskot empfiehlt, sondern zudem auch das nämliche Kotamulett, ebenfalls unter ausführlicher Betonung des Applikationsmodus', überliefert und damit die unmittelbare Quelle sowohl für Alexander wie auch insbesondere für Aetios sein dürfte.[284]

Die exorzistische Wirkung von Kot begegnet bereits in ägyptischen Rezepten, wenn der Krankheitsdämon folgendermaßen zum Verlassen des Patientenkörpers aufgefordert wird:

> O Toter, Tote, Verhüllter, Verborgener, der in diesem meinem Fleisch, in diesen meinen Körperteilen ist. Entferne dich aus diesem meinem Fleisch, aus diesen meinen Körperteilen. Siehe, ich habe gebracht Kot zum Essen gegen dich. Verborgener, schleiche davon! Verhüllter, weiche![285]

περήψαμεν ἐνίοις ἕνεκα πεῖρας· ἐθαυμάσαμεν οὖν ἑωρακότες φανερῶς ὠφεληθέντας. (AetAmid. II, 113/I, 194,2–8 Ol.).

284 Oreib., Syn. III, 182 (111,20–112,11, bes. 112,11 Raeder): περιαπτόμενον τῆς κόπρου ταῖς λαγόσι περιῆπτεν ἄρτημα ἔχον, μάλιστα μὲν ἀπὸ βοὸς ἢ προβάτου λυκοβρώτου γεγονός· εἰ δὲ μή, ἐκ δέρματος ἐλαφείου, περιελιττομένου τοῦ ἱμάντος ταῖς λαγόσιν. καὶ αὐτὸ δὲ τὸ περιέξον ἐκέλευσεν εἶναι ἐκ δέρματος ἐλαφείου. Vgl. auch Galen, De simpl. med. X, 2 (XII, 295 f. Kühn) und Oreib., Eunap. IV, 86 (473,35–474,10 Raeder); Alexanders Kotamulett erwähnt auch Vakaloudi 2000, 194.

285 GdM IV/1, 153.

Alexander erwähnt noch ein anderes Amulett, das sich des Canidenmotivs bedient und erstaunliche Wirkung gerade gegen Kolik besitzen soll: hierfür werden bestimmte Teile aus dem Blinddarm eines Schweines (ἐκ τοῦ τυφλοῦ ἐντέρου τὸ μασθοειδές) mit Myrrhe vermischt in eine Hunde- oder Wolfshaut eingehüllt (ἐνδύσας δέρματι λυκίῳ ἢ κυνίῳ) und als Amulett am Körper getragen; wesentlich ist dabei der astrologische Aspekt, nämlich das Tragen des Amuletts »bei abnehmendem Monde« (ἐν ἀποκρούσει σελήνης). Dieses Amulett, dessen unmittelbare –vielleicht sogar gräkoägyptisch-alexandrinische? – Quelle bislang noch nicht eruiert werden konnte, enthält etliche motivische Elemente, die auf einen möglichen ägyptischen Hintergrund hindeuten könnten.

So galt das Schwein innerhalb der ägyptischen Mythologie als Götterfeind[286] und gehörte deshalb auch dem Gefolge des negativen Gottes Seth an; dieser wiederum habe sich während des Kampfes mit Horus in ein schwarzes Schwein verwandelt, durch dessen Anblick das Horusauge verletzt wurde und durch Thot, den mythischen Götterarzt und Heilgott, rituell geheilt werden musste; Horus gelingt es dann später, Seth zu besiegen, indem er ihn in Gestalt eines Nilpferdes oder Schweines rituell speert (vgl. Kap. 2.3).

Diese Legende impliziert zudem die in Alexanders Amulett erwähnte lunare Komponente des Schweines, welche auch durch sein biologisches Verhalten gerechtfertigt wird, da das Paarungsverhalten der Schweine in die Zeit des abnehmenden Mondes fällt und diese deshalb während dieser Phase verstärkte Lebhaftigkeit an den Tag legen.[287] Wegen seiner biologisch und mythologisch begründeten lunaren Affinität wurde das Schwein, das im Alten Ägypten andernfalls als Opfertier keine Geltung besaß, speziell bei Mondfesten rituell geschlachtet und den Mondgottheiten dargebracht.[288]

Im christlichen Kontext begegnet das Schwein als Symbol des Hl. Antonius, des Begründers des christlichen Mönchtums, dessen *Vita* (um 360 n.Chr.)[289] von Athanasios von Alexandreia (300–373 n.Chr.) niedergeschrieben wurde. In Ägypten gebürtig, verbrachte dieser Heilige den größten Teil seines der Askese geweihten Lebens in der Wüste, wo er sich nicht nur mehrfach gegen dämonische Angriffe und Versuchun-

---

286 W. Helck, sv. *Schwein*, LÄ V, 762–764; http://www.aegypten-geschichte-kultur.de/schwein (Letzter Zugriff: 31.08.2016).

287 http://www.aegypten-geschichte-kultur.de/schwein (Letzter Zugriff: 31.08.2016); vgl. J. Boessneck, Die Tierwelt des Alten Ägypten, untersucht anhand kulturgeschichtlicher und zoologischer Quellen (München 1988) 76–78; vgl. auch L. Herold, s.v. *Schwein*, in: H. Bächtold-Stäubli (Hrsg.), Handwörterbuch des deutschen Aberglaubens VII (Berlin 1927–1942; repr. Berlin 2000) 1470–1509.

288 W. Helck, s.v. *Schwein*, LÄ V, 762–764, bes. 763; http://www.aegypten-geschichte-kultur.de/schwein (Letzter Zugriff: 31.08.2016).

289 Athanasius, Vita Antonii. Hrsgg und mit einer Einleitung versehen von A. Gottfried [sc. A. Laminski], übers. von H. Przybilla. Leipzig 1986 (repr. Graz 1987).

gen erfolgreich zur Wehr setzte, sondern auch für seine Exorzismen und Wunderheilungen Berühmtheit erlangte. Wie Moses, Hermes Trismegistos und Apollonios von Tyana galt auch er als θεῖος ἀνήρ (vgl. Kap. 2.4.1). Das Schwein verkörpert in diesem Zusammenhang zunächst eine Erscheinungsform der den Heiligen attackierenden Dämonen und dann, im übertragenen Sinne, die Unreinheit, gegen die Antonius Zeit seines Lebens gekämpft hatte. Später wird das ›Antoniusschwein‹ dann zum Sinnbild des gegen Ende des 11. Jhs. gegründeten, auf Krankenpflege spezialisierten »Antoniterordens«[290]; der Hl. Antonius gilt zudem als Schutzpatron der Bauern, Metzger, (Schweine-)Hirten, aber auch des Nutzviehs schlechthin.

Das in Alexanders oben zitiertem Kolikamulett geforderte Einhüllen der Schweinedarmsegmente in Wolfs- oder Hundehaut (ἐνδύσας δέρματι λυκίῳ ἢ κυνίῳ) besitzt neben der iatromagisch äußerst wirksamen Affinität der Caniden zu dem ägyptischen Nekropolengott Anubis einen weiteren ägyptischen Bezug, diesmal zur Verstärkung der Amulettwirkung mittels einer Götterbedrohung: so existiert eine Parallele in einem ägyptischen Migräneamulett (vgl. Kap. 4.1 mit Vollzitat), wo es u.a. heißt:

> Solltest du meinen Worten nicht gehorchen [...], dann werde ich Anubis eingehüllt in einer Hundehaut dasitzen lassen.[291]

Der angedrohte Frevel an der tiergestaltigen Inkarnation der entsprechenden Gottheit soll die Bereitschaft ebendieser Gottheit unterstützen, zum Gelingen der Amulettwirkung beizutragen – im konkreten Fall des bei Alexander erwähnten Amuletts im Zusammenspiel zwischen dem lunaren Charakter des Schweines, dessen sethischer Komponente sowie Anubis als Garant für das erfolgreiche Resultat.

Die exorzistische Kraft, die stets mit den Caniden verbunden wurde, war auch noch in den spätbyzantinischen *Iatrosophia* präsent, wo Hunde, insbesondere schwarze Hunde – soweit wiederum das ägyptische Anubismotiv (vgl. Kap. 4.3.3) häufig als Medium der *transplantatio morbi* fungierten, so auch im Kontext von Bauchschmerzen und Abdominalleiden. Das Rezeptbuch des Cod. Par. gr. 2316[292] empfiehlt im Falle von Bauchschmerzen folgende Vorgehensweise:

290 A. Mischlewski, Grundzüge der Geschichte des Antoniterordens bis zum Ausgang des 15. Jhs. (unter besonderer Berücksichtigung von Leben und Wirken des Petrus Mitte de Caprariis) [Bonner Beiträge zur Kirchengeschichte 8] Wien et al. 1976.

291 Pap. Chester Beatty V vs. 4,10–6,4 mit Variante auf Pap. Deir el-Medineh I vs. 7,5–8,8; Übers.: Fischer-Elfert 2005, 40 f. mit Komm. auf S. 133; GdM IV/1, 36 (Übers.) und GdM IV/2, 48 (Erl.).

292 Ed. Oikonomou-Agorastu, 100 mit Komm. auf S. 168.

Cod. Par. gr. 2316, Kap. 291
(ed. Oikonomou-Agorastu, 100)

Περὶ στομάχου·
Κυνὸς κοιμωμένου μαύρου, ὅταν ἐγείρεται ἀπὸ τὴν κοίτην αὐτοῦ, ἄς οὐρήσῃ ὁ πάσχων εἰς τὴν κοίτην τοῦ κυνὸς καὶ ὑγιαίνει καὶ ὁ κύνος ψοφᾶ.

Bei Bauchschmerzen:
Wenn ein schlafender schwarzer Hund erwacht und von seinem Lager aufgestanden ist, soll der Patient auf das Lager des Hundes urinieren; er wird gesund werden, der Hund aber geht zugrunde.
[Übers. d. Verf.]

Ein nahezu analoges Rezept findet sich auch im Turiner *Iatrosophion* Cod. Taur. B.VII.18, Kap. 140, wenn dieselbe Vorgehensweise speziell gegen Schmerzen im Dickdarmbereich empfohlen wird.[293] In beiden Fällen endet die *transplantatio morbi* mit der vollständigen Heilung des Patienten und dem Tod des Hundes.

4.4.2 Das Motiv der Nutzung animalischer Vitalkräfte in unterschiedlichen Aggregatszuständen

Nicht nur tierischer Exkremente, sondern auch der in diversen Körperorganen, insbesondere Herz und Leber, gebündelten Vitalkräfte (vgl. Kap. 2.2) bedienen sich die bei Alexander von Tralleis gegen Kolik überlieferten Amulette. So empfiehlt Alexander seinen Patienten ein Gemisch aus Asche von Ziegenleber mit Wein vermischt (αἴγειον ἧπαρ καύσας λείωσον καὶ δὸς πιεῖν μετ' οἴνου) als wirksames Therapeutikum gegen Kolik und Bauchkrämpfe; Aetios von Amida hingegen zieht im selben Krankheitsfall die Asche von Maultierhufen vor: οἱ δὲ τοὺς τῶν ὑῶν ὄνυχας καίοντες τοῖς κωλικοῖς τὴν τέφραν ἐν ποτῷ διδόασιν.[294]

Eine besonders prominente Rolle besetzt in diesem Zusammenhang bei Alexander von Tralleis die Lerche, die entweder insgesamt als Speise genossen (κορυδαλὸς

293 Ed. Valentino, 126; vgl. außerdem Cod. Panorm. XIII.C.3, Kap. 515.
294 AetAmid. II, 157 (I, 210,21 f. Ol.). Das Maultier steht ebenso wie der Esel in Verbindung zu Seth (vgl. Kap. 2.3, 4.2, 4.8 u. 4.10), worauf die iatromagische Wirksamkeit des Rezeptes basiert. Aetios a.a.O. widmet der iatromagisch-therapeutischen Verwendung diverser Hufsorten ein ganzes Kapitel, worin neben der Koliktherapie auch der Einsatz von aus Eselshufen gewonnener Asche in der Epilepsietherapie thematisiert wird sowie deren weitere Verwendung, diesmal mit Frauenmilch vermischt, als Augenkollyrium. Diverse ägyptische Rezepte enthalten Esels-Ingredienzien, so beispielsweise dessen Kot oder dessen Hoden, in Rezepten gegen nicht näher spezifizierte Erkrankungen der inneren Organe, die auf dämonischen Einfluss zurückgeführt wurden: GdM IV/1, 154.

ἐσθιόμενος) oder aber in pulverisierter Form (καιόμενος καὶ λειούμενος)[295] vom Patienten eingenommen werden soll. Alexander bezieht sich auf eine nicht näher zuordenbare thrakische Überlieferung (οἱ δὲ Θρᾷκες), die dem Herzen der Lerche besondere Amulettwirkung gegen Kolik zuschreibt, wenn es dem Vogel bei lebendigem Leib entnommen und am linken Oberschenkel des Patienten befestigt wird (ζῶντος τοῦ κορυδαλοῦ ἐξαιροῦντες τὴν καρδίαν περίαπτον ποιοῦσιν ἐν τῷ μηρῷ τῷ ἀριστερῷ περιθέντες αὐτό).[296]

Das Herz besitzt in der ägyptischen Vorstellungswelt sowohl im profanen wie auch religiös-kultischen Bereich zentrale Bedeutung: es symbolisiert gleichzeitig den Sitz der individuellen Persönlichkeit des Menschen sowie seiner Emotionen, andererseits besitzt es Mittlerfunktion zwischen göttlicher und menschlicher Ebene: über das Herz kann die Gottheit in einen Dialog mit dem Menschen treten.[297] Ägyptische Herzamulette sind deshalb in großer Fülle belegt und entsprechend objektgeschichtlich dokumentiert.[298] Im konkreten Fall des bei Alexander erwähnten thrakischen Amuletts handelt es sich jedoch nicht um ein materiell gefertigtes, gegenständliches Herzamulett, sondern um ein reales Vogelherz, das der Lerche bei lebendigem Leibe entnommen werden soll und erst nach der Entnahme, mit Anbringung an die ihm zugewiesene Position am linken Oberschenkel des Patienten, seinen Amulettcharakter erhält. Der einer solchen Amulettgewinnung eigene Charakter erinnert deutlich an rituelle Opferhandlungen, was wiederum in den Bereich der Singularitätsmagie (vgl. Kap. 2.2) weist.

Auf einen vergleichbaren Opferhintergrund rekurriert ein weiteres iatromagisches Rezept, ebenfalls mit thrakischer Provenienz, das Alexander im Zusammenhang mit der therapeutischen Behandlung der ›Epilepsie‹ erwähnt, wobei Blut eines

295 Vgl. Galen, ther. ad Pis. (XIV, 243 Kühn): ὁ δὲ κορυδαλὸς ὀπτὸς τρωγόμενος θαυμασίως τοὺς κωλικοὺς πολλάκις ὠφέλησε. καὶ ἵνα μᾶλλον τὴν ἐν τοῖς σώμασιν αὐτῶν δύναμιν θαυμάσῃς, ἐκεῖνό σοι φιλοτιμότερον διηγήσομαι. πολλὰ γὰρ καὶ ὁραθέντα μόνον τὴν ἑαυτῶν ἰσχὺν ἐπιδείκνυνται.

296 Ein solches Amulett kennt auch Plinius, NH 30, 20 (ed. König, 29/30, 152 f.), der zahlreiche iatromagische Verwendungen der Haubenlerche gegen Darmkolik auflistet, darunter auch das Verspeisen des gesamten Vogels oder nur seines Herzens, die orale Einnahme der Lerchenasche oder eben das bei Alexander als »thrakisch« bezeichnete Herzamulett, das Plinius, allerdings ohne Angabe einer regional-ethnischen Quellensituation, im Kontext der übrigen Lerchenanwendungen nennt. Das Amulett wird bei Vakaloudi 2000, 194 erwähnt, allerdings ohne auf eine mögliche zugrundeliegende Quellensituation einzugehen. Zu einer Beschwörung des Herzens vgl. Cod. Panorm. XIII.C.3, Kap. 93.

297 Vgl. Grimm 1988, 94. Die Annahme, das Herz sei der Sitz der menschlichen Seele ist auch in byzantinischer Zeit noch weit verbreitet, vgl. Theoph., Περὶ τῆς τοῦ ἀνθρ. κατ. IV, 31 (ed. Grimm-Stadelmann, 181), worin unterschiedliche Mutmaßungen über den Sitz der Seele gegeneinander abgewogen werden.

298 Grimm 1988, 94 f. mit ausführlicher Bibliographie zu den unterschiedlichen Erscheinungsformen solcher Herzamulette; vgl. auch H. Brunner, s.v. *Herz*, LÄ II, 1158–1168.

erschlagenen Gladiators oder Hingerichteten als Heilmittel verordnet wird (μονομάχου σφαγέντος ἢ ἑτέρου τινὸς καταδίκου ῥάκος ἡμαγμένον).[299]

4.4.3 Das Motiv der Amulettringe und -gemmen

Ein weiterer Aspekt der mit der Lerche verbundenen Amulettwirkung manifestiert sich auch innerhalb des Motivs der Ringamulette, wo sie als Protagonist einer exorzistischen Formel erscheint ('φεῦγε, φεῦγε, ἰοῦ χολή, ὁ κορυδαλὸς ἐζήτει'), die auf einen oktagonalen Eisenring (δακτύλιον σιδηροῦν ποίησον γενέσθαι τὸ κρικέλλιον αὐτοῦ ὀκτάγωνον) graviert werden soll.[300] Vorbild für diese Formel ist die bereits seit der hellenistisch-römischen Zeit häufig belegte Fliehformel (vgl. Kap. 2.4: *evocatio morbi*), wo die Krankheit selbst bzw. der Krankheitsverursacher (Dämon oder Substanz) direkt angesprochen und damit zum Verlassen des Patientenkörpers gezwungen werden soll. Der Verfolger, mit dem die personifizierte Krankheit bedroht wird, kann entweder eine mythische Persönlichkeit (z.B. Perseus) oder ein rituell besetztes Tier (z.B. Schwalbe oder Lerche, aber auch Wolf, Krabbe etc.) sein.[301]

In christlicher Zeit begegnet diese Formel häufig in Zusammenhang mit den ebenfalls exorzistisch geprägten Sisinn(i)os- bzw. ›Heiliger-Reiter‹-Amuletten, wobei dann der Hl. Sisinn(i)os, jedoch auch andere Heilige, Engel oder Christus selbst die Verfolgerrolle einnehmen können.[302]

---

299 AlexTrall., Ther. I, 15 (I, 565 Pu.; Guardasole 2006, 670). Ausführlich zu dem damit verbundenen Opferhintergrund vgl. Moog 2002, 153–182; vgl. Kap. 4.10.

300 AlexTrall. VIII, 2 (II, 377 Pu.). Übers.: Puschmann II, 376; Vikan 1984, 76 Anm. 69 mit engl. Übers. Vgl. ferner Guardasole 2004, 96 Anm. 58; Vakaloudi 2000, 200. Zum Oktagon als zentraler Architekturform für spätantike (4. Jh. n.Chr.) Baptisterien sowie zu diversen astrologischen Assoziationen mit Ischtar, Astarte und Venus, ferner zu dessen christlich-solarer Einbindung vgl. B. Pitarakis, Light, Water and Wondrous Creatures. Supernatural Forces of Healing, in: Pitarakis 2015, 50; speziell zu Oktagonalamuletten, auch unter Bezugnahme auf Alexanders Kolikamulett ebd., 53 f.

301 Vgl. Spier 2014, 54. Die Fliehformel wird gelegentlich auch in ›Schwundform‹ geschrieben, um die Amulettwirkung noch zusätzlich zu verstärken. Für ein Amulett gegen Kopf- und Bauchschmerzen, das zwei gegenläufige Vokalreihen in ›Schwundform‹ zeigt, vgl. Cod. Michigan 136, 9 (Worrell 1935, 17–35; Übers.: M. Meyer, in: Meyer–Smith 1994, 88).

302 Spier 2014, 54. Spier 1993, 30 zeigt anhand eines silbernen Amulettanhängers (Oxford, Ashmolean Mus.) mit der Darstellung des ›Heiligen Reiters‹ und einer Engelsfigur sowie der Fliehformel-Inschrift: »Flee, Abizou Anabardalea, Sisinis pursues you, the Angel Araph [...]« deutlich, dass die zitierte Formel zwar ganz konkret Bezug auf das 18. Kapitel des *Testamentum Salomonis* und die darin erwähnten Dekandämonen (vgl. Kap. 2.4.5) nimmt, der hier erwähnte Dämon namens Abizou Anabardalea jedoch mit den im *Testamentum Salomonis* aufgeführten Dekandämonen nicht zu identifizieren ist, sondern wohl eher mit der Dämonin Gylou/Abyzou: Spier 1993, 37 f. Zu dieser Tradition von Amuletten vgl. auch Schlumberger 1892, 1–21. Die Fliehformel steht auf diesen Amuletten zumeist in Verbindung mit einer namentlich genannten Engelsfigur, der als »Verfolger« bezeichnet wird

Im Falle des von Alexander zitierten Ringamuletts gegen Kolikleiden erscheint die Lerche in der Funktion des rituellen Verfolgers; angesprochen ist nicht die personifizierte Krankheit, sondern die nach den Gesetzmäßigkeiten der Humoralpathologie eine solche verursachende körperinterne Substanz, nämlich die Galle. Alexander von Tralleis begründet den Ursprung von Kolikleiden zum einen »durch zu viele Blähungen und durch kalte und dicke Säfte« (ἐπὶ πλήθει πνευμάτων [...] καὶ περὶ τῶν ἐπὶ ψυχροῖς καὶ παχέσι χυμοῖς), zum anderen aber eben auch »in Folge galliger und scharfer Säfte« (ἐπὶ χολώδεσι καὶ δριμέσι χυμοῖς).[303] Die Symptomatik aufgrund letzterer Ursache hervorgerufener Kolikleiden beschreibt Alexander folgendermaßen:

AlexTrall. VIII, 2 (II, 365 Pu.)

Γνωρίσεις δὲ πάλιν τοὺς διὰ θερμοὺς καὶ χολώδεις καὶ δριμεῖς χυμοὺς κωλικευομένους ἔκ τε τοῦ δάκνεσθαι δοκεῖν καὶ ἐκκαίεσθαι καὶ τιτρᾶσθαι τὰ ἔνδον καὶ τὴν γλῶτταν ξηρὰν ἴσχειν καὶ δίψαν καὶ ἀγρυπνίαν καὶ διὰ μιᾶς δὲ ὡς ἐπὶ τὸ πολὺ παροξύνεσθαι καὶ τὸ οὖρον εἶναι δριμὺ καὶ τὰ διὰ γαστρὸς ἐκκρινόμενα χολώδη καὶ πολλὰ [...].

Die durch heisse, gallige und scharfe Säfte hervorgerufene Kolik kann man aus den beissenden, brennenden und bohrenden Schmerzen im Innern, aus der Trockenheit der Zunge, dem Durst und der Schlaflosigkeit erkennen. Ferner dauern die Krankheitsanfälle gwöhnlich nur einen Tag, der Urin ist scharf, und die Stuhlentleerungen sind gallig und reichlich.
[Übers.: Puschmann II, 364]

Als Therapeutikum empfiehlt Alexander kühlende Mittel ohne blähende Zusätze; das oben zitierte Ringamulett mit der exorzistischen Fliehformel besitzt gerade im Kontext mit derartigen, durch ein Übermaß an galligen Säften verursachten Kolikleiden besondere Wertigkeit. Hinzukommt das Material des Amulettringes, Eisen, dessen rituelle Bedeutung mit der ägyptischen Vorstellung vom Meteoreisen (vgl. Kap. 2.4, u. 4) eng verknüpft ist, sowie die iatroastrologisch bedeutsame Oktagonalform.[304]

(Arlaf, Archaf, Uriel etc.): Schlumberger 1892, 4 f.; zu den auf den Amuletten genannten (Schutz-)Engeln vgl. auch Spier 1993, 37, der speziell die Erzengel Michael, Gabriel, Raphael und Uriel nennt; auf den ›Heiliger-Reiter‹-Amuletten erscheint zusätzlich noch häufig ein Engel namens Arlaph, der mit der Gestalt des ›Heiligen Reiters‹ verschmelzen kann; hierzu vgl. Spier 1993, 37, Anm. 68 mit ausführlicher Bibliographie; Z. Szegvári, Le Supplementum Graecum 116 de la Bibliothèque Nationale de Vienne: un rouleau byzantin d'exorcisme, in: E. Juhász (Hrsg.), Byzanz und das Abendland II. Studia Byzantino-Occidentalia [Antiquitas – Byzantium – Renascentia XII. Bibliotheca Byzantina II] (Budapest 2014) 237–248; M. Patera, Gylou, démon et sorcière du monde byzantin au monde néogrec. Revue des Études Byzantines 64/65 (2006–2007) 311–327.

303 Beide Zitate: AlexTrall. VIII, 2 (II, 365 Pu.); Übers.: Puschmann II, 364.

304 Zu einer weiteren Spielart oktagonaler Amulettringe, nämlich mit Medusenhaupt und *Hystera*-Inschrift, vgl. Spier 1993, 28. Spier 1993, 38 f. bezweifelt allerdings die Identität des hier erscheinenden Medusenhauptes mit der auf den mittelbyzantinischen Amuletten dargestellten besiegten Dämonin mit Gylou oder Abyzou, sondern schließt sich in Anbetracht dieser ikonographischen Kombination Vikans 1984, 75–79 Annahme einer Verbindung zu den gräkoägyptischen Chnoubis/Chnumis-Amuletten an. In Zusammenhang mit dem von Alexander empfohlenen Ringamulett steht nicht nur

Die Machart dieses Amulettringes sowie seine rituelle Einbindung bezeichnet Gary Vikan aufgrund diverser Objektvergleiche als unmittelbare Folgeerscheinung entsprechender gräkoägyptischer Amulette.[305] Das von Gary Vikan als »Z« oder »N« bezeichnete, aber weiter nicht erläuterte Ringsymbol *ℋ*, das Alexander angibt, wurde bereits von Alexandre Schlumberger unter Bezugnahme auf entsprechende Objektparallelen als »K« identifiziert, wohinter sich die Initiale der zu exorzierenden Krankheit, κωλική, verbergen soll.[306]

Gerade in Zusammenhang mit diesem Ring und seiner exorzistischen Wirkung betont Alexander den damit verbundenen Geheimhaltungsfaktor, den es zu beachten und unbedingt einzuhalten gilt (ἀλλὰ παρακαλῶ ὑμᾶς, μὴ πρὸς τοὺς τυχόντας ἐμφαίνειν τὰ τοιαῦτα). Solches begegnet im iatromagischen Kontext bis in die spätbyzantinische Zeit hinein des Öfteren und kennzeichnet einerseits den rituell-mysterienhaften Hintergrund der iatromagischen Motivik, dient andererseits aber auch dem Schutz entsprechender Überlieferungen vor Profanisierung: Exorzismen, iatromagische Rituale und daraus konstituierte Rezepte dürfen ausschließlich den Personen mitgeteilt werden, welche solches auch entsprechend nachvollziehen und würdigen können (πρὸς δὲ τοὺς φιλαρέτους καὶ τὰ τοιαῦτα δυναμένους φυλάττειν). Im konkreten Fall dieses Amuletts begründet Alexander seine Warnung sogar mit

---

die oktagonale Form in (iatro-)astrologischem Zusammenhang, sondern ebenfalls der abschließende Vermerk, dass während bestimmter Mondphasen ein Umriss des Ringes zu erstellen sei: γινέσθω δὲ ὁ προϋποτυπωθεὶς δακτύλιος ιζ´ τῆς σηλήνης ἢ κα´.

305 Vikan 1984, 76 f.: »Thus it seems that in both iconography and function this ring may legitimately be characterized as the Byzantine descendant of Greco-Egyptian ancestors [...].« Allerdings existiert, laut Vikan, keine exakte Parallele zu dem von Alexander beschriebenen Amulettring: »The ›Z‹ (or ›N‹) symbol Alexander recommends has qualities of that of the Fouquet armband [...] and that of the Menil ring [...]. No ring with precisely the above characteristics is known to have survived, which is hardly surprising considering the metal that Alexander stipulates. However, the Menil Foundation Collection does include an octagonal iron ring (no. II. B23) with a large square bezel bearing the opening words of Psalm 90.« (Vikan a.a.O.).

306 Schlumberger 1892, 14 f. und 15 f., wo er auf ein ähnliches Amulett aus Ravenna hinweist. Bei all den von Schlumberger angeführten Beispielen verbindet sich das Motiv des einen Löwen erwürgenden Heroen (auch dieses Amulettmotiv erscheint bei Alexander von Tralleis: AlexTrall., Ther. VIII, 8 [II, 377 Pu.]) mit einer Reihe von drei »K« als Symbol der zu bekämpfenden Kolik. Für Schlumbergers Argumentation spricht der symptomatische Kontext, die Motiventsprechung, die zeitliche Einordnung der von ihm als Belege angeführten Amulette sowie die Kollation mit der Schlumberger zugänglichen Handschrift der *Therapeutika*: »Alexandre ajoute: τὸν δὲ χαρακτῆρα τὸν ὑποκείμενον γράφε εἰς τὴν κεφαλὴν τοῦ δακτυλίου. (Ici un N à jambages terminés par des anneaux, avec un anneau au-dessus du jambage médian et un au dessous). Mais notre monument nous permet encore de corriger le texte grec: évidemment c'est le K initial (à boucles ou anneaux) du mot κωλική, qui devait se trouver dans le manuscrit d'Alexandre de Tralles, et non cet N.‹ ›Le style de notre pierre [...] paraît coïncider avec l'époque même où florissait ce médecin, c'est-à-dire la première moitié du VIe siècle de notre ère.‹« (Schlumberger 1892, 15). Quack, Manuskript Dekane, Kap. 2.3.9 argumentiert dagegen sehr überzeugend, dass es sich bei dem Zeichen um das Chnumis-Symbol handelt, was im vorliegenden Kontext ausgezeichnet passen würde.

dem nachfolgend zitierten hippokratischen Ausspruch, quasi als allerhöchste Autorität (ὅθεν καὶ ὁ θειότατος [...] Ἱπποκράτης παρακελεύεται):

Hipp., Lex 5 (IV, 642 Littré)

Τὰ δὲ ἱερὰ ἐόντα πρήγματα ἱεροῖσιν ἀνθρώποισι δείκνυται· βεβήλοισι δὲ, οὐ θέμις [...].	Die heiligen Angelegenheiten dürfen ausschließlich eingeweihten Personen (Personen im Priesterstatus?) offenbart werden; (sie) den Profanen gegenüber (zu offenbaren), wäre Unrecht [...]. [Übers. d. Verf.]

Die alte Bezeichnung θέμις[307] wurde von Alexander ganz bewusst beibehalten, nicht nur um des Zitates willen, sondern vielmehr auch aufgrund von dessen Implikation eines seit alters her bestehenden Gewohnheitsrechtes, das insbesondere im kultisch-rituellen Bereich Gültigkeit besitzt und damit gleichsam unanfechtbar ist. Die Warnung vor Profanisierung ist damit kein beiläufiger Hinweis, sondern ein religiös und autoritär sanktioniertes Diktum, das unbedingt zu befolgen ist.

In enger Verbindung zu dem erwähnten oktagonalen Eisenring mit exorzistischer Formel steht ein weiteres Ringamulett, dessen Symbolik ebenfalls auf diverse altorientalische Wurzeln zurückzuführen ist und gleichzeitig eine Synthese mit gräkorömischen Motiven eingeht. Als Alternative innerhalb der Koliktherapie empfiehlt Alexander nämlich außerdem eine Amulettgemme mit dem Bild des Herakles, der in aufrecht stehender Haltung den Nemäischen Löwen erwürgt (Ἡρακλέα ὀρθὸν πνίγοντα λέοντα).[308] Dieser Darstellung liegt die Synthese aus wohl drei unterschiedlichen Motivkreisen zugrunde: zum einen die auf der Hand liegende Verbindung zu Herakles und damit der griechisch-römischen Mythologie, zum anderen konkrete Parallelen zu entsprechend gestalteten altorientalischen Rollsiegeln, deren iatromagische Se-

307 LSJ 789 mit Belegen bei Homer und Pindar.

308 Objektparallelen bei Schlumberger 1892, 14 f. mit ausführlicher Beschreibung. In diesem Kontext weist Schlumberger auch explizit auf deren Zuordnung zur Koliktherapie aufgrunde des in die Gemmengravur integrierten, zumeist dreifachen »K«, der Initiale der Krankheitsbezeichnung, κωλική: »Au-dessous de la répresentation d'Hercule, la pierre est décorée de trois K, dont les extrémités se terminent en boucle, et une étoile à huit rayons qui présente la même particularité« und etwas weiter unten dann auch die konkrete Zuordnung zur iatromagischen Koliktherapie: »[...] que les K qui accompagnent également la figure d'Hercule, étouffant le lion, sur deux autre abraxas [...], avaient pour but d'indiquer l'affection dont on cherchait ainsi le remède.« Auch dies ließe sich wohl überzeugender mit dem Chnumissymbol nach Quack, Manuskript Dekane, Kap. 2.3.9, erklären. Generell zu dem Löwenmotiv auf magischen Gemmen und dessen astrologischer Notation vgl. Michel 2004, 165 f.; zur Löwensymbolik im transzendenten Heilkontext vgl. B. Pitarakis, Light, Water and Wondrous Creatures. Supernatural Forces of Healing, in: Pitarakis 2015, 57–63.

kundärverwendung in vielen Fällen evident ist und entsprechend nachgewiesen werden konnte,[309] sowie schließlich auch eine mögliche Relation zu den gräkoägyptischen Chnoubis/Chnumis-Amuletten.[310]

Chnoubis bzw. vielmehr Chnumis[311], ursprünglich eine ägyptische Dekangottheit, erscheint in gräkoägyptischen Darstellungen zumeist als löwenköpfige Schlange mit Nimbus und Strahlenkranz (entweder sieben Strahlen, stellvertretend für die Planeten, oder aber zwölf, als Symbole des Zodiakus) und stets im Kontext mit Abdominalleiden.[312] In eben diesem medizinischen Kontext erscheint ein solches Chnoubis/Chnumis-Amulett aus grünem Jaspis bei Galen[313] mit Referenz auf den legendären ägyptischen König Nechepso (vgl. Kap. 2.4) sowie dem Hinweis, dass der

---

309 Zur Synthese des Herakles- mit dem altorientalischen Gilgameschmotiv vgl. W.G. Lambert, Gilgamesh in Literature and Art: The Second and First Millennia, in: A.E. Farkas – P.O. Harper – E.B. Harrison (Hrsg.), Monsters and Demons in the Ancient and Medieval Worlds. Papers presented in honor of E. Porada (Mainz. a.Rh. 1987) 37–52; zur sekundären Verwendung altorientalischer Rollsiegel als Amulette vgl. Reiner 1987, 27 f., und speziell in Byzanz vgl. A. Vakaloudi, Αποτροπαϊκά Φυλακτά της Πρώτης Βυζαντινής Περιόδου: Η Λειτουργία των Απεικονίσεων και των Επωδών. Ο ρόλος των Χριστιανών Αγίων, Βυζαντινά 19 (1998) 212 und Vakaloudi 2000, 200.

310 Vikan 1984, 75–79 und, darauf bezugnehmend, Spier 1993, 38 f., der allerdings die von Vikan angenommene Transformation der Chnoubis/Chnumis-Darstellung in das Medusenhaupt der mittelbyzantinischen Amulette anzweifelt (Spier 1993, 40 f.). Ein Chnoubis/Chnumis-Kontext sei allerdings dennoch wahrscheinlicher als die Identifikation des Medusenhauptes mit den Dämonen Gylou/Abizou. Zu Chnoubis/Chnumis vgl. H.M. Jackson, The Lion Becomes Man. The Gnostic Leontomorphic Creator and the Platonic Tradition (Atlanta 1985) 74–108, insb. 81–84, worin Chnoubis/Chnumis als eine von der hellenistischen Astrologie umgeformte, ursprünglich ägyptische Dekangottheit erklärt wird.

311 So die korrekte Lesart des Namens: Quack, Manuskript Dekane, Kap. 1.4, 2.3.9 u. insbesondere 2.4.3.

312 Vikan 1984, 76 und ausführlich A. Mastrocinque, From Jewish Magic to Gnosticism, Studien und Texte zu Antike und Christentum 24 (Tübingen 2005), S. 64–68. Zu Chnoubis/Chnumis als häufigem Motiv magischer Gemmen im Kontext mit der Dekanmelothesie (vgl. Kap. 2.4.4) vgl. Michel 2004, 166–170 und die Zusammenfassung bei Spier 1993, 40: »The various parts of the human body were thought to be controlled by the thirty-six astrological decans, and Chnoubis was associated with the area including both the stomach and the womb. He was invoked on amulets primarily in connection with digestive problems, but also appears above the bell-shaped representation of the womb frequently found on magic gems.«; ausführlich zu Motiv, Symbolik, Anwendungsgebieten und Herkunft vgl. Quack, Manuskript Dekane, Kap. 2.3.9 und 2.4.3. Literarische Vorlagen für diesen Darstellungskanon finden sich in den auf gräkoägyptische Überlieferungen basierenden Lapidarien (vgl. Kap. 2.4.6): F. de Mély – C.E. Ruelle, Les lapidaires de l'antiquité et du moyen âge II (Paris 1898) 177; Jackson 1985, 78 und Spier 1993, 40.

313 Galen, De simpl med. temp. IX, 2,19–21 (XII, 207,2–208,10 Kühn) mit frz. Übers. und ausführlicher Analyse bei Jouanna 2011, 63 f. Vgl. die diesbezüglichen Ausführungen in Kap. 2.4. Jouanna 2011, 63 mit Anm. 11 verweist auf die Rezeption dieser Galenstelle durch Aetios von Amida: AetAmid. II, 18 (I, 162,20–27 Ol.), ohne jedoch die Quelle explizit zu nennen und auch ohne Verweis auf Nechepso.

Stein, dem Galen zufolge die eigentliche therapeutische Wirkung verdankt wird, in direkten Kontakt zu dem schmerzenden Organ gebracht werden muss, um solchermaßen seine Heilwirkung entfalten zu können. Die Chnoubis/Chnumis-Symbolik sowie des Chnoubis/Chnumis Affinität zu Abdominalleiden war in der byzantinischen Zeit wohlbekannt, wofür nicht nur zahlreiche Objektbelege, sondern auch literarische Referenzen sprechen, so z.B. eine Textpassage bei Michael Italikos, wo Chnoubis/Chnumis als Erscheinungsform des Agathodaimon definiert wird.[314]

Weniger die Chnoubis/Chnumis-Amulette selbst als vielmehr eine damit verwandte Amulettgruppe, welche das Motiv eines (unterschiedlich bezeichneten) Stelz- oder Raubvogels zeigt, der eine Schlange (oder einen schlangenartigen Fisch) zerreisst oder verschlingt, spielt in der *Kyraniden*-Überlieferung eine zentrale Rolle. So erwähnt die 1. *Kyranis* drei unterschiedliche Amulette mit Varianten dieses Motivs; das erste[315] beschreibt eine Smaragdgemme, worauf ein Raubvogel und, zu dessen Füßen, eine Muräne eingraviert werden soll, um u.a. Koliken zu heilen:

Kyr. I, 6,19–24
(ed. Kaimakis, 47; Ruelle, 18; Waegeman 1987, 47)

Ὁ δὲ ζμάραγδος, λίθος ἐστὶ χλωρὸς βαρύτιμος. Γλύψον οὖν ἐν αὐτῷ τὴν ἅρπην[316] καὶ ὑπὸ τοὺς πόδας αὐτῆς τὴν ζμύραιναν καὶ ὑπὸ τὸν λίθον κατάκλισον ῥίζαν τῆς βοτάνης, καὶ φόρει πρὸς ταραχώδη ἐνύπνια καὶ θάμβει καὶ ὅσα σεληνιαζομένοις ἀνήκει· παύει δὲ καὶ κωλικούς. κάλλιον δέ, εἰ καὶ στέαρ ζμυραίνης ὑποβληθείη. τοῦτο ἔνθεόν ἐστιν.

Der Smaragd ist ein grünlicher Stein von hohem Wert. Graviere also in ihn den Raubvogel (Geier?) und unter seine Füße die Muräne und schließe unter den Stein einen Zweig der Pflanze ein und trage es [sc. das Amulett] gegen Albträume, Schrecken und all das, was Mondsüchtige (?) befällt; es beendet auch Koliken. Noch bessere Wirkung wird erzielt, wenn man auch noch Fett von einer Muräne darunter miteinschließt; das ist gottvoll.
[Übers. d. Verf.[317]]

Jouanna merkt weiterhin an, dass das gerade im Falle dieses Amuletts auffällig sei, da Aetios andernorts häufig direkt, ohne dass eine in Galens Schrifttum lokalisierbare Zwischenstufe in Galen nachweisbar wäre, aus einer dem Nechepso zugeschriebenen Überlieferung zitiert.

314 P. Gautier, Michel Italikos. Lettres et discours (Paris 1972) 162 Anm. 8, zit. bei Spier 1993, 41 mit Anm. 93 und Jackson 1985, 80 Anm. 50.

315 Kyr. I, 6 (ed. Kaimakis, 46 f.); Kitāb Ǧiranīs, 118 f.; Ruelle, 17 f.; Delatte, 41–43); Waegeman 1987, 47–54.

316 Zur damit verbundenen lexikographischen Problematik vgl. Kitāb Ǧiranīs, 118 f. Anm. 4 mit koptischer Etymologie.

317 Vgl. Delatte, 43 (lat.); de Mély, 45 (frz.); Waegeman 1987, 47 (engl.); Kitāb Ǧiranīs, 60 und 118 (arab./deutsch).

Der Kolikaspekt tritt hier allerdings hinter der psychologisch-neurologischen Thematik (Albträume, Schlafstörungen, Angstgefühle und evtl. Epilepsie oder Schlafwandeln) zurück, wohingegen das zweite *Kyraniden*-Amulett aus grünem Jaspis[318] eindeutig den gesamten Abdominal- und Verdauungskomplex in den Mittelpunkt stellt:

Kyr. I, 9,12–16
(ed. Kaimakis, 61; Ruelle, 24; Waegeman 1987, 71)

Εἰς δὲ τὸν ἴασπιν λίθον γλύψον ἰκτῖνα διασπαράσσοντα ὄφιν, καὶ ὑπὸ τὸν λίθον ἐκ τῆς κεφαλῆς τοῦ ἰούλου λίθον, καὶ κατακλείσας δίδου φορεῖν ἐπὶ τοῦ στήθους· πάντα δὲ πόνον στομάχου παύει καὶ πολλὰ ἐσθίειν ποιεῖ εὐπέπτως. ἔχει δὲ καὶ ἑτέρας δυνάμεις· τοῦτο φόρει ἐπὶ τοῦ στήθους καὶ ὄψει.

In den Jaspis graviere einen Milan, der eine Schlange zerreißt, und unter den Stein [lege] einen Stein aus dem Kopf der Regenbogenbrasse, schließe es in eine Fassung ein und gib es [dem Patienten?] auf der Brust zu tragen; sämtliche Leibschmerzen beendet es und bewirkt [zudem], dass man mit guter Verdauung viel essen kann. Es hat auch noch andere Kräfte: trage es auf der Brust und du wirst sehen.
[Übers. d. Verf.; vgl. Delatte, 55 (lat.); de Mély, 49 (frz.); Waegeman 1987, 71 (engl.); Kitāb Ğiranīs, 62 und 122 f. (arab./deutsch)]

Die bereits bei Galen erwähnte und im Kontext der Chnumisamulette nahezu standardisierte sympathetisch basierte Zuordnung des grünen Jaspis zu dem Komplex der Abdominalleiden wird somit auch im 9. Kapitel der 1. *Kyranis* unverändert rezipiert; nur die Thematik der Gravur ist verändert, indem sie anstelle der Chnumisschlange das Motiv des schlangenvernichtenden Raubvogels zeigt, im konkreten Falle hier einen Milan, der in diesem Kontext normalerweise nicht auftaucht. Maryse Waegeman vergleicht das *Kyraniden*-Amulett mit Galens Beschreibung des oben erwähnten, ebenfalls aus grünem Jaspis gefertigten Verdauungsamuletts mit Chnumisdarstellung,[319] wobei sie sehr einleuchtend die Textpassage ἰκτῖνα διαπαράσσοντα ὄφιν des *Kyraniden*-Kapitels als Verlesung oder Fehlinterpretation der galenischen Chnumisbeschreibung ἀκτῖνας ἔχοντα δράκοντα interpretiert.[320]

Folgt man Maryse Waegemans Vorschlag, so hätte man damit nicht nur eine plausible Erklärung für den ominösen Milan gewonnen, sondern zudem eine rezeptionsgeschichtlich überzeugende Ursache für die Entstehung eines neuartigen Kompositamuletts, zusammengesetzt aus zwei ›altbekannten‹ Motiven: zum einen der grüne Jaspis als der Verdauung zuträglicher (Heil-)Stein schlechthin, zum anderen das Mo-

318 Kyr. I, 9 (ed. Kaimakis, 61); Kitāb Ğiranīs, 122 f.; Ruelle, 23 f.; Delatte, 54 f.; Waegeman 1987, 71–77.
319 Galen, simpl med. temp. IX, 2,19–21 (XII, 207,2–208,10 Kühn).
320 Waegeman 1987, 74. Ausführliche Diskussion der Galenpassage mit Verweis auf dessen Rezeption durch Aetios von Amida bei Quack, Manuskript Dekane, Kap. 2.3.9.

tiv des Chnoubis/Chnumis, des für die Verdauung zuständigen Dekangottes, der nunmehr eine Symbiose mit einem weiteren im Verdauungskontext beliebten Motiv, dem des schlangenvertilgenden Vogels, eingegangen ist.[321]

Das Motiv des schlangenvernichtenden Vogels, der entweder ein Raubvogel (Adler, Geier) oder ein Stelzvogel (Ibis, Storch, Kranich), gelegentlich auch ein Phönix, sein kann, besitzt ebenfalls eine lange, sogar bis in die altorientalische Mythologie zurückreichende Tradition und findet sich auf zahlreichen Amuletten.[322]

Der Gegensatz zwischen Vogel und Schlange verkörpert hierbei den Dualismus zwischen himmlischen und chthonischen Mächten, zwischen Licht und Finsternis, und wird im Christentum zu einem Sinnbild der Überwindung sämtlicher satanischer Mächte und Dämonen kraft des Glaubens sowie, daraus resultierend, ein Symbol des auferstandenen Christus.[323] Doch auch die rein biologische Komponente, nämlich dass Stelzvögel wie Ibisse und Kraniche Schlangen fressen können, ohne Schaden zu erleiden, spielt für die Entwicklung speziell dieses Motivs im Kontext der Verdauungsamulette eine prägende Rolle.

Das Motiv der Schlange als Sinnbild böser (dämonisch-unterweltlicher) Mächte, im physisch-medizinischen Sinn dann speziell als Metapher für Bauchschmerzen gebräuchlich, erscheint auch in späterer Zeit noch häufig im Kontext christlicher Wunderheilungen, so am eindrucksvollsten in der auch bildlich dargestellten Wunderheilung eines Bauern mit ebendieser Symptomatik durch die Arztheiligen Kosmas und Damian.[324] Auch diese Vorstellung basiert letztendlich wiederum auf einer ägyptischen Vorlage, wenn in etlichen Amulettinschriften Chnoubis/Chnumis als »Schlangenzerdrücker« oder »Gigantenvernichter« tituliert wird[325] – vor dem Hintergrund der Zuständigkeit des Chnoubis/Chnumis für den Verdauungs- und Abdominalbereich würde die von ihm »zerdrückte« Schlange somit wiederum die besiegte Krankheit symbolisieren.

---

321 Zu dieser Thematik vgl. ergänzend Waegeman 1987, 72 f. mit der Beschreibung von Verdauungsamuletten, die wie ›Horusstelen‹ *en miniature* aufgebaut sind.

322 Ausführliche Diskussion der entsprechenden Quellen bei Waegeman 1987, 72–75; vgl. Michel 2004, 322 f. Die erwähnten Amulette tragen gelegentlich auch Inschriften, die sich auf eine reibungslose Verdauung beziehen, so z.B. πέσσε oder εὐπέπτει.

323 Die nach wie vor maßgebliche Untersuchung zu dieser Thematik ist der Essay von R. Wittkower, Adler und Schlange, in: R. Wittkower (Hrsg.), Allegorie und der Wandel der Symbole in Antike und Renaissance (Köln 1977) 21–86.

324 Grimm-Stadelmann – Locher 2012, 29 f. mit Abb.

325 Vgl. hierzu A. Mastrocinque, From Jewish Magic to Gnosticism [Studien und Texte zu Antike und Christentum 24] (Tübingen 2005) 64–68. Mastrocinques Interpretation stimmt Joachim F. Quack nicht zu, wie er mir in einer am 06.07.2016 geführten Emailkorrespondenz unter Verweis auf seine in Druckvorbereitung befindliche Monographie über die Dekane mitgeteilt hat; zu seiner diesbezüglichen Argumentation vgl. Quack, Manuskript Dekane, Kap. 2.4.3.

Auf den byzantinischen Amuletten erscheint, wie bereits Alexandre Schlumberger an zahlreichen Beispielen zeigen konnte,[326] das Motiv des schlangenvertilgenden Vogels oftmals in Kombination mit der Inschrift Ἰάω Σαβαόθ πίνω[327] sowie der Sisinn(i)os- bzw. ›Heiliger-Reiter‹-Thematik.

Das 18. Kapitel der 1. *Kyranis*[328] überliefert eine weitere Variante des Verdauungsamuletts:

Kyr. I, 18,54–59
(ed. Kaimakis 87; Ruelle 36; Waegeman 1987, 143)

Γλύφεται οὖν ἐν τῷ σαπφείρῳ λίθῳ στρουθοκάμηλος ἐν τῷ στόματι ἔχων τὴν σάλπην[329], καὶ ὑπόθες ὑπὸ τὸν λίθον κόκκον σατυρίου καὶ βραχὺ τοῦ ἐχίνου τοῦ ἐν τῇ κοιλίᾳ τοῦ στρουθοκαμήλου, καὶ κατακλείσας φόρει πρὸς πᾶσαν εὐπεψίαν. καὶ ἔντασιν ποιεῖται καὶ ἐρωτικὰς συμπαθείας· μάλιστα τὴν ἔντασιν παρέχει τοῖς ἤδη γηρῶσιν τοῖς τε θέλουσιν πολλὰ συνουσιάζειν. ποιεῖ δὲ καὶ ἐπίχαριν τὸν φοροῦντα.	In den Saphir also wird ein Strauß eingraviert, der die Goldstrieme im Schnabel hält, und unter den Stein lege ein Samenkörnchen der Herbstzeitlose und ein wenig des igelartigen Kaumagens des Straußes; trage es [sc. das Amulett] in einer Fassung für eine insgesamt gute Verdauung. Ferner bewirkt es auch Erektion und erotische Affinität; vor allem bewirkt es Erektion bei den bereits alten Männern, wenn sie viel sexuelle Aktivität wünschen; es macht den Träger aber auch liebenswert. [Übers. d. Verf.[330]]

In diesem Falle symbolisiert ein Vogel Strauß den Verdauungsaspekt des Amuletts, doch nicht nur er selbst, sondern ganz speziell sein Kaumagen, wovon ein kleines Stück ebenfalls in das Kompositamulett integriert werden soll (καὶ βραχὺ τοῦ ἐχίνου τοῦ ἐν τῇ κοιλίᾳ τοῦ στρουθοκαμήλου). Dies basiert auf einer Beschreibung Aelians, die besagt, dass der Strauß in seinem (Kau-)Magen kleine Kieselsteinchen habe, die ihm als Verdauungshilfe dienten – Aelians abschließende Aussage, dass diese auch für die menschliche Verdauung förderlich wären, wird in dem oben beschriebenen

326 Schlumberger 1892, 2 und 9.
327 Zu dieser Variante vgl. Waegeman 1987, 75 f. und Michel 2004, 322.
328 Kyr. I, 18 (ed. Kaimakis, 85–87); Kitāb Ǧiranīs, 134–137 (rein auf den Aspekt als Aphrodisiakum beschränkt, unter Weglassung der gesamten Verdauungsthematik); Ruelle, 36–38; Delatte, 77–80; Waegeman 1987, 143–149. Zur Verbindung des Saphirs mit Aphrodite vgl. Waegeman 1987, 145 f.
329 Vgl. Arist., HA 534a16: ἡ σάλπη τῷ κόπρῳ (δελεάζεται). Wohl aufgrund der Aussage, die Goldstrieme ernähre sich ausschließlich von Kot und Unrat, galt diese Fischart im gesamten Mittelmeergebiet (fälschlicherweise, so Waegeman) als ungenießbar, vgl. Waegeman 1987, 145 und 148 Anm. 12. Konkret auf die Amulettwirkung im Verdauungskontext bezogen könnte hier aber zusätzlich noch das bereits erwähnte, ägyptisch-exorzistische Motiv des Kotessens als Apotropaikum gegen (Krankheits-)Dämonen anklingen: vgl. GdM IV/1, 153.
330 Vgl. Delatte, 80 (lat.); de Mély, 60 (frz.); Waegeman 1987, 143 (engl.); Kitāb Ǧiranīs, 69 f. und 135 f. (arab./deutsch).

Saphiramulett wörtlich aufgefasst und ebenso, im übertragenen Sinne als Amulettbestandteil, praktiziert.[331]

Wenn Maryse Waegeman das oben zitierte Saphiramulett aus der 1. *Kyranis* mit den in beträchtlicher Anzahl überlieferten ägyptischen Verdauungsamuletten, welche stets einen Ibis in Kombination mit einem Altar zeigen, in Verbindung bringt,[332] so berührt dies nur einen Aspekt der Ibismotivik im Kontext mit der (menschlichen) Verdauung und entsprechender Therapeutik. Bereits die antiken Autoren, insbesondere Plutarch[333] und Aelian[334], aber auch Plinius[335], schildern nahezu übereinstimmend, dass der Ibis – nicht umsonst das heilige Tier bzw. die animalische Inkarnation des ägyptischen Heilgottes Thot[336] – den Menschen beigebracht habe, den Körper durch Klistiere zu reinigen und damit die Verdauung zu regeln.[337] Es wird berichtet, dass die Priester bei der Beobachtung der im Tempelareal befindlichen heiligen Ibisse bemerkt hätten, dass diese sich mit Hilfe ihres gebogenen Schnabels regelmäßig selbst mit Nilwasser klistieren und deshalb, ohne gesundheitlichen Schaden zu nehmen, sogar giftige Schlangen verspeisen können. Diese Beobachtung hätte den menschlichen Ärzten sodann die Kunst des Klistierens gelehrt – eine Legende, die sich bis in die frühe Neuzeit gehalten hat und den Hintergrund für die gelegentliche emblematische Darstellung von Störchen an den Fassaden mittelalterlicher Hospitäler und Medizinschulen bildete.[338] Wenn Plutarch (De soll. anim. 20) abschließend bemerkt, dass das Vorbild des Ibis den Menschen gelehrt habe, dass das Nilwasser keinesfalls schädlich, sondern, im Gegenteil, der Gesundheit förderlich sei (ἃν γὰρ ᾖ φαρμακῶδες ᾗ νοσηρὸν ἄλλως τὸ ὕδωρ, οὐ πρόσεισιν), dürfte dies die unmittelbare Quelle für Aetios von Amidas gleichlautende Feststellung und entsprechende Empfehlung sein: ποτάμια δὲ ὕδατα καὶ λιμναια πάντα κακά, πλὴν τοῦ Νειλώου. Aetios

331 Aelian, De nat. anim. XIV, 7. ἡ γαστὴρ αὐτῆς ἀνῃρημένης εὑρίσκεται καθαιρομένη λίθους ἔχουσα, οὕσπερ οὖν καταπιοῦσα ἡ στρουθὸς ἐν τῷ ἐχίνῳ φυλάττει καὶ πέπτει τῷ χρόνῳ. εἶεν δ' ἂν οὗτοι καὶ ἀνθρώπων πέψεως ἀγαθόν.; vgl. Waegeman 1987, 144 und 147 mit Anm. 5.

332 Waegeman 1987, 144 f. mit der durchaus plausiblen Begründung, dass auch diese Stelzvögel in ihren Mägen Steine als Verdauungshilfen mit sich führten.

333 Plut., De Isid. 75 (Hopfner 1922, 257); Plut., De soll. anim. 20 (974C; Hopfner 1922, 265).

334 Aelian., De nat. anim. II, 35 (Hopfner 1922, 413).

335 Plin., NH 8, 97. Plinius empfiehlt außerdem Ibisasche als Heilmittel gegen Bauchschmerzen: Plinius, NH 30, 20 (ed. König, 29/30, 152): cinis ex ibide sine pennis cremata.

336 Daher (Thot ist nicht nur ein Heilgott, sondern auch ein Mondgott; vgl. Kap. 2.3 u. – insbesondere zu seinem lunaren Aspekt – Kap. 4.10) auch der bei den erwähnten antiken Autoren stets betonte lunare Aspekt des Ibis, der wiederum im Kontext der Amulette große Beachtung findet.

337 Vgl. Westendorf 1992, 116 f.

338 Vgl. L. Störk, s.v. *Stelzvögel*, LÄ VI, 9 f.; vgl. E. Schneeweis, s.v. *Storch*, in: H. Bächtold-Stäubli (Hrsg.), Handwörterbuch des deutschen Aberglaubens VIII (Berlin 1927–1942; repr. Berlin 2000) 498–507.

behauptet sogar, der Nil sei der einzige Fluss überhaupt, dessen Wasser nicht schädlich sei, sondern verdauungsfördernde, wohltuende und stärkende Qualität besäße[339] – was in der heutigen Zeit in Medizinerkreisen nur Entsetzen hervorrufen dürfte.

Die zuvor erwähnten, ikonographisch durch die Kombination aus Ibis und Altar charakterisierten ägyptischen Verdauungsamulette stützen sich wohl im wesentlichen auf eben diese Legende; der Altar verweist dabei auf die kultische Funktion des Ibis als heiliges Tier des Gottes Thot, womit gleichermaßen die kultisch-rituelle Einbindung sowie der medizinisch-iatromagische Kontext dieses Motivs zum Ausdruck kommt. Ein großer Teil der ägyptischen Heilkunde ist der Prophylaxe und Therapie von Verdauungsproblemen sowie der Pflege des gesamten Verdauungssystems gewidmet.[340] Aus Störungen dieses Systems resultierende Leiden und Schmerzen wurden zumeist mit Kräuterlaxativen behandelt;[341] man versuchte zudem, das jeweilige Schmerzzentrum möglichst genau zu lokalisieren, indem man zwischen rechter und linker Bauchhälfte unterschied.[342]

Eine interessante Kombination aus ägyptischer Motivik und christlichen Reliquienvorstellungen beinhaltet ein weiteres Ringamulett, dessen prophylaktischen Wert gegen jegliche Art von (Bauch-)Schmerzen Alexander von Tralleis als λίαν δραστικόν, »äußerst wirksam«, hervorhebt:

339 AetAmid. III, 165 (I, 338,3–7 Ol.): ποτάμια δὲ ὕδατα καὶ λιμναῖα πάντα κακά, πλὴν τοῦ Νειλώου· τοῦτο γὰρ πάσαις ἀρεταῖς κεκόσμηται· καὶ γὰρ καὶ πινόμενον ἡδὺ καὶ μέτριον χρόνον ἐν κοιλίᾳ διατρίβει, ἄδιψόν τέ ἐστι· καὶ εἰ ψυχρόν τις πίνοι ἀλυπότατον καὶ εἰς πέψιν καὶ ἀνάδοσιν χρήσιμον· ὅθεν εὐάρμοστον καὶ ῥωμαλέον καὶ εὔχρουν.

340 Westendorf 1992, 93–118.

341 GdM IV/1, 88–96 mit zahlreichen Rezepten aus dem Pap. Ebers.

342 GdM IV/1, 100–102 mit äußerlich anwendbaren Therapievorschlägen wie Salben und Umschlägen, aber auch Empfehlungen für diverse Heiltränke; Bauchschmerzen in der rechten Körperhälfte konnten gelegentlich auch auf dämonische Einwirkung zurückgeführt (z.B. Pap. Ebers 209 [GdM IV/1, 101], wo ein *Nsyt*-Dämon für die Schmerzen verantwortlich gemacht (zum Dämonenpaar *Nsy*/*Nsyt* im Kontext von Hautkrankheiten vgl. Kap. 4.7), die Behandlung jedoch rein auf Heilkräuterbasis vorgenommen wird) und dann auch alternativ bzw. komplementär mit Rezitationen und Exorzismen therapiert werden: z.B. Pap. Berlin 191 (GdM IV/1, 104). Häufig wird die Ursache den im Bauchraum umherziehenden Schmerzstoffen, *wḫdw*, zugeschrieben: GdM IV/1, 104–108, die durch Emetika und Laxative (GdM IV/1, 118–124) aus dem Körper entfernt werden mussten. Auch der gräkoägyptische Pap. Oxyrrhynchos 1384 (5. Jh. n.Chr.) enthält neben diversen iatromagischen Formeln und Rezitationen auch den Hinweis auf ein, vielleicht ägyptisch inspiriertes, Laxativ, doch ist das Rezept stark zerstört und nicht mehr rekonstruierbar: PGM II, 215 (φούσκας καθαρσίου κυμίνου δραχμαὶ δʹ); B.P. Grenfell – A.S. Hunt, The Oxyrrhynchus Papyri, 11. 238–241; Übers.: M. Meyer, in: Meyer – Smith 1994, 31.

AlexTrall., Ther. VIII, 2 (II, 377 Pu.)

Παιδίου ὀλίγον ἐκτμηθέντος ὀμφαλοῦ εἰς ἀργυροῦν ἢ χρυσοῦν ἔγκλεισον μεθ' ἁλὸς ὀλίγου. ὁ φορῶν τὸ περίαπτον τοῦτο ἄπονος ἔσται εἰς τὸ παντελές.

Man nehme ein Stückchen von dem herausgeschnittenen Nabel eines kleinen Kindes und schliesse es mit etwas Salz in einen silbernen oder goldenen Ring ein. Wer dieses Amulett trägt, wird vollständig frei von jeglichen Schmerzen bleiben.
[Übers.: Puschmann II, 376]

Auch dieses Amulett gewinnt seine spezielle Heilwirkung wiederum aus der Verknüpfung unterschiedlicher Motive: zunächst impliziert das verwendete Edelmetall, Gold oder Silber, alchemistische Vorstellungen der Konservierung organischen Materials und verbindet diese mit der ägyptisch-mythologischen Idee vom Gold als »Fleisch der Götter« (vgl. Kap. 4). Die durch das Edelmetall symbolisierte Unvergänglichkeit überträgt sich durch die Ringfassung vom Trägermaterial auf die eigentliche Amulettsubstanz, im konkreten Fall das Stück des Kindernabels (wohl der Nabelschnur).

Die dem christlichen Rezipienten unmissverständliche Analogie zur Nabelschnur Christi, die neben der Vorhaut und den Blutreliquien der Gruppe der Primärreliquien angehört,[343] ist hier ebenso evident wie das Motiv des stets von Bauchschmerzen geplagten Horuskindes aus der ägyptischen Mythologie, wobei auch die synkretistische Verbindung zwischen dem Christus- und dem Horuskind eine sicherlich nicht unmaßgebliche Rolle spielte (vgl. Kap. 2.4).[344] Die Vorstellung von dem Horusknaben als mythologisch verankertem ›Muster‹-Patienten, der häufig von physischen Leiden heimgesucht und/oder von gefährlichen Tieren attackiert wurde und stets bei seiner Mutter Isis medizinische, (iatro-)magische, aber auch psychologische Unterstützung fand, war bis ins 8. Jh. hinein traditionsbildend.

Damit darf angenommen werden, dass auch Alexander von Tralleis im 6. Jh., insbesondere aufgrund seines mutmaßlichen Medizinstudiums im gräkoägyptisch-römisch geprägten Alexandreia, Kenntnis von mindestens einem dieser Überlieferungszweige besaß. Der im Zusammenhang mit Bauchschmerzen und Abdominalleiden tradierte Horusmythos ist in mehreren Redaktionen erhalten und kann sowohl in entsprechende heilkundlich-iatromagische Texte integriert (zumeist dann in Form von mehr oder weniger ausführlichen *historiolae*) wie auch eigenständig überliefert sein. In den beiden nachfolgend zitierten Varianten des Mythos nimmt Horus jedes Mal eine ihm unbekömmliche Speise zu sich, die ihm heftige Bauchschmerzen verursacht; seine (iatro-)magisch, aber auch alchemistisch bewanderte Mutter Isis weiß

343 Vgl. A. Angenendt, s.v. *Reliquien I. Allgemeiner Begriff*, in: LdM VII, 702 f.; A. Angenendt, s.v. *Reliquien/Reliquienverehrung II: Im Christentum*, in: TRE 29, 69–74.
344 Vgl. Grimm – Grimm-Stadelmann 2010, 61.

ihm Rat und Heilung – soweit der für den aktuellen Patienten therapeutisch entscheidende mythologische Präzendenzfall.

Im ersten Textbeispiel fügt sich Horus durch den Verzehr des goldenen *Abdju*-Fisches nicht nur selbst Schaden in Form von Bauchschmerzen zu, sondern verursacht dadurch beinahe eine kosmische Katastrophe, denn dieser Fisch besitzt innerhalb des Mythos von der Fahrt der Sonnenbarke die Funktion eines Warners vor der herannahenden Riesenschlange Apophis und gewährleistet durch seine rechtzeitige Warnung dessen Unschädlichmachung und damit die ungehinderte Weiterfahrt der Barke – ist er dann verspeist und kann deshalb seine ihm mythologisch zugewiesene Rolle nicht erfüllen, so hat dies ernste Folgen für den kosmischen Ablauf.[345] Horus muss also schnellstens durch Isis geheilt und der Fisch wieder an seinen Platz im Kosmos gesetzt werden:

>⟨Mein⟩ Bauch, ⟨mein⟩ Bauch!‹, sagte Horus. Seine Stimme flog zu Isis, nachdem er vom goldenen *abdju*-Fisch gegessen hatte am Ufer des reinigenden *schedit*-Gewässers des Re. Er verbringt Tag und Nacht mit Bauchschmerzen. Wehe, ⟨Große⟩ Neunheit da! Habt Acht, Kleine Neunheit! Ihr Sohn Horus leidet an seinem Bauch neben diesen Unermüdlichen (= Dekanen). Man rezitiere diesen Spruch über diesen Götter(bilder)n, gemalt mit Ocker auf eine neue Schale; werde eingerieben mit Honig, abgewaschen mit süßem Bier; werde getrunken vom Patienten, der an seinem Bauch leidet.[346]

Begleitend zur Rezitation wird dem Patienten ein Heiltrank aus Honig und süßem Bier verabreicht, welcher ebenfalls dämonenabwehrende, exorzistische Funktion besitzt.[347]

Bei dem zweiten Textbeispiel handelt es sich um eine relativ späte koptische Redaktion der Erzählung des von Bauchschmerzen geplagten Horuskindes, allerdings mit deutlicher Affinität zu alchemistischen Praktiken:

Formular eines Zaubers gegen Bauchschmerzen
(Historiola:) Horus [der Sohn der I]sis kam auf einen Berg, um zu schlafen. Er [warf eine Fang]seile aus, [er stell]te seine Netze. Er griff einen Falken, einen [Bank]-Vogel, einen Gebirgs-Hrim-Vogel. [Er zer]schnitt ihn ohne Messer, er kochte ihn [ohne] Feuer, [er aß ihn ohne] Salz. Da schmerzte sein Leib in der Gegend seines Nabels [...], (und) er weinte unter großem Geheul: ›Kriege ich heute Isis, meine Mutter, zu mir? Ich wünschte einen Dämon, dass ich ihn zu Isis schickte!‹
Da kam der erste Dämon Agrippas zu ⟨ihm⟩ und sagte zu ihm: ›Willst du zu Isis, deiner Mutter, senden?‹ Er sagte: ›In was kannst du gehen, und in was kommst du?‹ ›Ich kann in zwei Stunden

345 Fischer-Elfert 2005, 134.
346 Pap. Athen Nat.-Bibl. 1826 rt. x+7,7–7,111 (19.–20. Dyn., ca. 1. Hälfte 12. Jh. v.Chr.): ed. H.-W. Fischer-Elfert – F. Hoffmann (i. Vorb.); Fischer-Elfert 2005, 42; GdM IV/1, 152 f.; H.-W. Fischer-Elfert, Quelques textes et une vignette du Papyrus magique n° 1826 de la Bibliothèque nationale d'Athènes, in: Y. Koenig (Hrsg.), La magie en Égypte: à la recherche d'une définition. Actes du colloque organisé au musée du Louvre les 29 et30 septembre 2000 (Paris 2002) 169–184.
347 Fischer-Elfert 2005, 134.

gehen und in zweien kommen.‹ Er sagte: ›Geh! Du reichst mir nicht.‹ Da kam der zweite Dämon Agrippas zu ihm und sagte: ›Willst du zu Isis, deiner Mutter, senden?‹ Er sagte: ›In wie viel kannst du gehen, und in wie viel kommst du?‹ Er sagte: ›Ich kann in einer Stunde gehen und in einer kommen.‹ Er sagte: ›Geh! Du reichst mir nicht.‹
Da kam der dritte Dämon Agrippas, der einäugige und einhändige, zu ⟨ihm⟩ und sprach zu ⟨ihm⟩: ›Willst du zu Isis, deiner Mutter, senden?‹ ›In was kannst du gehen, und in was kommst du?‹ ›Ich kann beim Hauch deines Mundes gehen und beim Hauch deiner Nase kommen.‹ ›Geh! Du reichst mir!‹
Da ging er (der dritte Dämon) auf den Berg von Ôn (Heliopolis) und fand Isis, seine (des Horus) Mutter, während sie einen kupfernen Ofen heizte, auf dem ein eiserner Kopf war.
Sie sagte zu ihm: ›Dämon Agrippas, von wannen kommst du hierher?‹ Er sagte zu ihr: ›Horus, dein Sohn, kam auf einen Berg, um zu schlafen. ⟨Er⟩ warf seine Fangseile aus, er stellte seine Netze. Er griff einen Falken, einen Bank-Vogel, einen Berg-Pelikan (?). Er zerschnitt ihn ohne Messer, er kochte ihn ohne Feuer, er aß ihn ohne Salz. Da schmerzte sein Leib in der Gegend seines Nabels und peinigte ihn.‹
Sie sagte zu ihm: ›Auch wenn du mich nicht gefunden hast und meinen Namen nicht gefunden hast – der wahre Name ist's, der die Sonne nach Westen trägt und den Mond nach Osten trägt und die sechs sühnenden Sterne trägt, die unter der Sonne sind! –, sollst du die dreihundert Gefäße, die den Nabel umgeben, beschwören.‹
(Beschwörung:) ›Jede Krankheit und jede Plage und jede Pein, die im Leib des N.N., des Sohnes der N.N., ist, soll sofort aufhören! Ich bin's, der ruft, der Herr Jesus ist's, der die Heilung gibt.‹[348]

In diesem Fall verspeist Horus keinen Fisch, sondern falsch zubereitetes Geflügel, das ihm ebenso unbekömmlich ist.[349] Auf seine Klagen hin erscheinen nacheinander drei Dämonen, wobei es sich wohl um Totendämonen eines im Text nicht näher spezifizierten Agrippa handelt.[350] Diese befragt er zunächst nach ihrer Geschwindigkeit – am Rande zu beachten ist auch die Integration dieses Motivs in die Faustsage des 15. Jhs. – und entscheidet sich schließlich für den dritten, schnellsten Dämon, den er zu seiner Mutter Isis schickt, mit der Bitte um Hilfe und Heilung. Isis wird aufgrund der entsprechenden Requisiten, mit denen sie umgeben ist, eindeutig als Alchemistin charakterisiert;[351] sie reagiert mit einer astrologisch motivierten Beschwörung, welche dann im letzten Textteil in das christliche Gebet mündet.[352]

---

348 Pap. Berlin P 8313 rt. II + vs. (7.–8. Jh. n.Chr.), ed. A. Erman, Aegyptische Urkunden aus den koeniglichen Museen zu Berlin, Koptische Urkunden I (Berlin 1904) Nr. 12; Beltz 1983, 65–67; Übers.: Kropp KZT II, 9–12; Meyer – Smith 1994, 96–97 (No. 49 b); Übers. zit. nach Fischer-Elfert 2005, 124 f.

349 Erschwerend kommt hinzu, dass es sich dabei um einen Falken, sein eigenes heiliges Tier bzw. seine Inkarnation handelt: Fischer-Elfert 2005, 172.

350 Fischer-Elfert 2005, 172 verweist in diesem Kontext u.a. auf einen Astrologen namens Agrippa (um 100 n.Chr.), der zu dem nachfolgend geschilderten alchemistischen Rahmen durchaus passen würde.

351 Fischer-Elfert 2005, 172 f., der explizit auf diesen Aspekt der Isis in den griechischen alchemistischen Texten verweist.

352 Fischer-Elfert 2005, 173: »Der aus der paganen Gedankenwelt überlieferte Zauber empfängt in der letzten Zeile seine ›Nottaufe‹: Die Geschichte von Isis und ihrem Sohn Horus ist ›nur‹ der Präzedenzfall; die aktuelle heilende Kraft wird Christus zugeschrieben.« Im Kontext des Horusmythos und

Obgleich die ägyptischen Überlieferungen sowohl rein physisch begründete wie auch dämonische Ursachen für Bauchschmerzen und Abdominalleiden kennen[353] und diese auch deutlich voneinander trennen, bleibt die empfohlene Therapie – vornehmlich Heiltränke auf Kräuterbasis – weitgehend konventionell, kann gelegentlich aber von Opferhandlungen und/oder Rezitationen[354] begleitet werden.

Die im *Testamentum Salomonis* niedergelegte spätantike Dämonologie, welche zu großen Teilen auch für byzantinische Exorzismen maßgeblich war, kennt dagegen ausschließlich exorzistisch-rituelle Therapiemaßnahmen, unterscheidet jedoch eine Vielzahl an Abdominalleiden und deren spezifische Verursacher. Insbesondere im 18. Kapitel des *Testamentum Salomonis*, während des *Défilées* der ägyptischen Dekangottheiten vor Salomons Thron, finden unterschiedliche Symptomatiken Erwähnung, wofür der 9., 17., 24., 25. und 27. Dekan verantwortlich zeichnen:

TestSal. XVIII, 13 (ed. McCown, 53)

13. Ὁ ἔννατος ἔφη· 'ἐγὼ Κουρταὴλ καλοῦμαι. στρόφους ἐγκάτων[355] * ἐπιπέμπω. ἐὰν ἀκούσω· Ἰαώθ, ⌜ἔγκλεισον Κουρταήλ,⌝ εὐθὺς ἀναχωρῶ'.

13. Der neunte sagte: ›Ich heiße Kourtael. Ich verursache Verschlingungen der Eingeweide. Wenn ich höre: Iaoth, sperre Kourtael ein, weiche ich sofort.‹
[Übers. d. Verf.; vgl. Busch 2006, 225]

TestSal. XVIII, 21 (ed. McCown, 55)

21. Ὁ ἕβδομος καὶ δέκατος ἔφη· 'ἐγὼ Ἰεροπὰ καλοῦμαι. ἐπὶ τοῦ στομάχου τοῦ ἀνθρώπου καθέζομαι, καὶ ποιῶ ἀσπασμοὺς[356] ἐν βαλανείῳ· καὶ ἐν ὁδῷ εὑρίσκω τὸν ἄνθρωπον καὶ πτωματίζω. ὃς δ' ἂν εἴπῃ εἰς τὸν δεξιὸν ὠτ*ίον τοῦ

21. Der siebzehnte sagte: ›Ich heiße Ieropa. Ich setze mich auf den Bauch des Menschen und verursache Krämpfe (?) im Bad; ferner finde ich den Menschen auf der Straße und werfe ihn nieder. Wenn man aber ins rechte Ohr des Patienten

dessen iatromagischer Rezeption in christlicher Epoche impliziert die letzte Textzeile »Ich bin's, der ruft, der Herr Jesus ist's, der die Heilung gibt« zusätzlich noch die synkretistische Identifikation zwischen Horus und Christus sowie den Hinweis auf die *Christus medicus*-Vorstellung mit ihrer spätantiken Verschränkung von Asklepios, Hippokrates und Christus: vgl. H. Flashar, Beiträge zur spätantiken Hippokrates-Deutung, Hermes 90 (1962) 402–418. Zur »Kontinuität der synkretistischen Magie«, veranschaulicht an diesem Textbeispiel und seiner Rezeption sowohl im paganen wie auch christlichen Umfeld, vgl. Kákosy 1995, 3045. Vgl. dazu auch Pap. Berlin 8324 (ohne Dat.), der im Rahmen einer Beschwörung gegen Bauchschmerzen, Fieber und Zahnschmerzen die Kombination aus gegenläufig angeordneten *voces magicae* mit Reihen von Diapsalmen empfiehlt, sowie die Anrufung der sieben Marien- und ebenfalls sieben Erzengelnamen: Beltz 1983, 74; A. Erman, Aegyptische Urkunden aus den koeniglichen Museen zu Berlin, Koptische Urkunden I (Berlin 1904) 16; Kropp, KZT II, 215 f.; Übers. und Komm.: M. Meyer, in: Meyer – Smith 1994, 91.

353 Zu letzteren vgl. GdM IV/1, 117 f.

354 Konventionelle Therapie: GdM IV/1, 146–157; begleitende Opferhandlung: GdM IV/1, 118; Rezitationen, um durch Dämonen in den Körper gebrachte Giftstoffe abzuleiten: GdM IV/1, 153, 155 f.

355 τὰ ἔγκατα bereits bei Homer belegt, vgl. LSJ 470.

356 Handschrift L überliefert die hier wohl richtige Lesart σπάσμους; vgl. Busch 2006, 226 Anm. 20.

πάσχοντος ἐκ τρίτου· ἰοῦδα ζιζαβοῦ. ἰδέ, ποιεῖ με ἀναχωρεῖν'.

dreimal sagt: Iouda zizabou, siehe, das veranlasst mich zum Weichen.‹
[Übers. d. Verf.; vgl. Busch 2006, 226]

TestSal. XVIII, 28 (ed. McCown, 57)

28. ὁ τέταρτος καὶ εἰκοστὸς ἔφη· 'ἐγὼ Ῥὺξ Ἀκτονμὲ καλοῦμαι. πλευρὰς ἀλγεῖν ποιῶ. ἐάν τις γράψει ἐν ὕλῃ ἀπὸ πλοίου ἀστοχήσαντος[357]· ἀερίου Μαρμαραώθ, εὐθὺς ἀναχωρῶ'.

28. Der vierundzwanzigste sagte: ›Ich heiße Rhyx Aktonme. Ich verursache Rippenschmerzen. Wenn man auf ein Stück Materie von einem Schiff, das sein Ziel verfehlt hat, schreibt: [Besitz?] des Luftgeistes (?) Marmaraoth, dann weiche ich sofort.‹
[Übers. d. Verf.; vgl. Busch 2006, 227 f.]

TestSal. XVIII, 29 (ed. McCown, 57)

29. ** ὁ πέμπτος καὶ εἰκοστὸς ἔφη· 'ἐγὼ Ῥὺξ Ἀνατρὲθ καλοῦμαι. ζέσεις καὶ πυρώσεις εἰς σπλάγχνα ἀναστέλλω. ἐὰν ἀκούσω· ἀραρὰ ἀραρῄ, εὐθὺς ἀναχωρῶ'.

29. Der fünfundzwanzigste sagte: ›Ich heiße Rhyx Anatreth. Ich lasse Sieden und Hitzewallungen in den Eingeweiden entstehen. Wenn ich höre :arara arare, weiche ich sofort.‹
[Übers. d. Verf.; vgl. Busch 2006, 228]

TestSal. XVIII, 31 (ed. McCown, 57)

31. ὁ ἕβδομος καὶ εἰκοστὸς ἔφη· 'ἐγὼ Ῥὺξ Ἀξησβὺθ καλοῦμαι. ὑπεκτικοὺς[358] ποιῶ ἀνθρώπους καὶ αἱμορρόους. ἐάν τις ὁρκίσει με εἰς οἶνον * ἄκρατον καὶ δώσει τῷ πάσχοντι, εὐθὺς ἀναχωρῶ'.

31. Der siebenundzwanzigste sagte: ›Ich heiße Rhyx Axesbyth. Ich verursache Durchfälle und Hämorrhoiden bei den Menschen. Wenn mich jemand beschwört (exorziert) bei ungemischtem Wein und (diesen) dem Patienten verabreicht, weiche ich sofort.‹
[Übers. d. Verf.; vgl. Busch 2006, 228]

Die obenstehende Auflistung spiegelt sehr anschaulich die verschiedenen Formen häufig auftretender Abdominalleiden wider; die therapeutischen Maßnahmen bestehen entweder in reinen Exorzismen (so im Falle der Darmverschlingung[359] als Beschwörung des zuständigen Engels, aber auch unter Zuhilfenahme von *voces magicae* wie im Falle der Hitzewallungen in den Eingeweiden) oder Exorzismen in Verbin-

357 Vgl. AlexTrall, I, 15 (I, 576 Pu.; Guardasole 2006, 674), wo sowohl ein Nagel wie auch ein Stück Leinwand eines gekenterten Schiffes (ἐκ πλοίου ναυαγήσαντος) als Amulett gegen Anfallsleiden dienen; vgl. Kap. 4.10.2. Vgl. hierzu auch Busch 2006, 227 f. mit einer Variante aus P. Vindob. 330, wo das Amulett an die Hüfte gehängt werden soll.

358 *Hapax legomenon*, vgl. Lampe, 1436.

359 Dazu vgl. auch Plinius, NH 29, 20 (ed. König, 29/30, 152), der die Darmverschlingung als eine der schlimmsten Krankheiten bezeichnet (gravissimum vitium alvi ileos appellatur) und eine (Palliativ?-)Therapie mit Fledermausblut empfiehlt: huic resisti aiunt discerpti verspertilionis sanguine, etiam inlito ventre subveniri.

dung mit bestimmten ritualisierten Gesten (dreimaliges Sprechen ins rechte Ohr des Patienten), konkreten Amuletten (Beschriften eines beliebigen Stück Materials von einem gekenterten Schiff), oder oral verabreichten Heiltränken (ungemischter Wein gegen Durchfall und Hämorrhoiden).

4.4.4 Schluckauf

Weniger eine Krankheit als vielmehr eine lästige Erscheinung ist der Schluckauf (λυγμός), dem Alexander von Tralleis in Zusammenhang mit den Magenleiden (στομαχικὸν πάθος) ein eigenes Kapitel widmet (AlexTrall., Ther. VII, 9 [II, 313–319 Pu.]). Da er häufig aufgrund von heftigen Magenbewegungen oder auch infolge des Genusses zu scharfer Speisen entsteht, muss sich auch die Therapie »nach dem ihm speziell zu Grunde liegenden Krankheitszustande richten« (θεραπευτέον δ'αὐτὸν οἰκείως πρὸς τὴν ποιοῦσαν διάθεσιν).[360] Als wirkungsvollstes Gegenmittel empfiehlt Alexander den »Meerzwiebel-Essig« (σκιλλητικόν), dessen Rezept und Zubereitungsweise er in der Folge ausführlich schildert. Alternativ soll der Patient lauwarmes, nicht allzu kaltes Wasser trinken; physiotherapeutische Anwendungen und Güsse sind von Fall zu Fall ebenfalls geraten, doch müssen dabei stets die individuelle Konstitution des Patienten sowie die jeweiligen Begleitumstände beachtet werden, um keinesfalls dem Patienten zu schaden:

AlexTrall., Ther. VII, 9 (II, 319 Pu.)

τοῖς τοιούτοις οὖν χρηστέον ἐμμεθόδως καὶ τεχνικῶς προσέχοντα καιρῷ καὶ τάξει καὶ ποιότητι καὶ τοῖς ἄλλοις ἅπασιν, οἷς οἱ δοκιμώτατοι τῶν ἰατρῶν προσεῖχον.

Mittel dieser Art soll man mit Vernunft und Geschick anwenden und dabei auf die Zeit, die Reihenfolge, die Qualität und auf alle anderen Verhältnisse, welche die berühmtesten Aerzte zu beachten pflegten, Rücksicht nehmen.
[Übers.: Puschmann II, 318]

Die nachfolgend von Alexander gegen den Schluckauf empfohlenen »Wundermittel« (φυσικά) sollen allesamt aus dem achtbändigen Werk (ἐν τῇ ὀκτατόμῳ αὐτοῦ βίβλῳ) eines gewissen Didymos, welcher als σοφώτατος bezeichnet wird, exzerpiert sein. Dieser Didymos könnte eventuell mit dem in der *Suda* erwähnten alexandrinischen Gelehrten und Iatrosophisten identisch sein, welcher den Beinamen »Der Eherne« hatte, da er über 3.500 Bücher verfasst haben soll.[361]

---

360 AlexTrall., Ther. VII, 9 (II, 313 Pu.); Übers.: Puschmann II, 312.

361 Suda 872 (ed. Adler): Δίδυμος, Διδύμου ταριχοπώλου, γραμματικὸς Ἀριστάρχειος, Ἀλεξανδρεύς, γεγονὼς ἐπὶ Ἀντωνίου καὶ Κικέρωνος καὶ ἕως Αὐγούστου· Χαλκέντερος κληθεὶς διὰ τὴν περὶ τὰ βιβλία ἐπιμονήν· φασὶ γὰρ αὐτὸν συγγεγραφέναι ὑπὲρ τὰ τρισχίλια πεντακόσια βιβλία. Darunter werden aber nicht speziell Schriften iatromagischen Inhalts, zum Amulettwesen oder dergleichen genannt; auch

Im Vorspann zu dem Abschnitt über die Wundermittel betont Alexander eingehend, dass die Unterlassung, sämtliche bekannten Therapiemöglichkeiten zu erwähnen, ethisch und moralisch nicht korrekt sei (ἀσεβές ἐστι), womit er einen möglicherweise gegen ihn selbst gerichteten Vorwurf der ἀσέβεια entkräftet (vgl. Kap. 3.1.2 u. 4) und eben diese ἀσέβεια seinen Kritikern anlastet, da sie selbst es sind, die nicht sämtliche Möglichkeiten und Maßnahmen zugunsten des Patienten, der ja im Mittelpunkt des ärztlichen Denkens stehen solle, in Erwägung ziehen. Außerdem habe Alexander die erwähnten φυσικά nicht selbst erfunden, sondern könne sich dabei auf illustre Vorgänger wie Galen selbst und dessen Quellen (ὁ θειοτάτος Γαληνὸς καὶ οἱ πρὸ αὐτοῦ) berufen:

AlexTrall., Ther. VII, 9 (II, 319 Pu.)

εἰ δὲ πολλῶν καὶ ποικίλων γενομένων ἀπαραμύθητος ὁ κάμνων εἴη, μηδενὸς τῶν ἀπὸ τῆς τέχνης ἰσχύοντος βοηθῆσαι τῇ δυστροπίᾳ τοῦ νοσήματος, καὶ τοῖς φυσικοῖς περιάπτοις οὐδὲν ἄτοπον κεχρῆσθια χάριν τοῦ σῶσαι τὸν κάμνοντα· καὶ γὰρ ἀσεβές ἐστι τοιοῦτον παραλιπεῖν καὶ γενέσθαι κώλυσιν τῶν εἰς σωτηρίαν συντελούντων τῷ κάμνοντι, ὁπότε καὶ ὁ θειοτάτος Γαληνὸς καὶ οἱ πρὸ αὐτοῦ τούτοις ἐχρήσαντο. ὁ μὲν οὖν σοφώτατος Δίδυμος εἶπεν ἐν τῇ ὀκτατόμῳ αὐτοῦ βίβλῳ οὕτω καλουμένῃ.

Wenn aber alle Mühe umsonst ist, der Kranke gar keine Erleichterung erhält, und keines der Mittel, welche die Wissenschaft empfiehlt, gegen das hartnäckige Leiden hilft, so ist es kein Fehler, sich der wunderthätigen Amulete zu bedienen, um die Heilung des Kranken zu erzielen. Denn es ist eine Sünde, einen derartigen Versuch zu unterlassen und Das, was dem Kranken Rettung bringen kann, zu verbieten, da ja auch der grosse Galen und die Aerzte, die vor ihm lebten, von den Wundermitteln Gebrauch gemacht haben. Der gelehrte Didymus hat in seinem sogenannten achtbändigen Werke die folgenden angeführt [...].
[Übers. Puschmann II, 318]

Bei Alexanders Wundermittel gegen den Schluckauf handelt es sich allerdings weniger um iatromagische Anwendungen im engeren Sinne, sondern in erster Linie um angeblich bewährte Ethnopharmaka mit jeweils regionalen Präferenzen; genuin ägyptische Rezepte oder motivische Relationen zur ägyptischen Mythologie lassen sich hier nicht feststellen.

Die Aussage über ein in Kyrene mitgeteiltes φυσικόν gegen Schluckauf (ἐν δὲ Κυρήνῃ καὶ τοῦτ' ἔμαθον ἄλλο) wurde wiederholt als Beleg für Alexanders Reisetätigkeit gewertet (vgl. Kap. 3.2.1), doch bleibt zu berücksichtigen, dass Alexander hier seine Quelle, Didymos, zitiert und somit kaum aus eigener Erfahrung sprechen dürfte:

über ein hermetisch-gnostisches Umfeld dieses Didymos können bislang nur Mutmaßungen angestellt werden, vgl. Grimm-Stadelmann 2014, 226 mit Anm. 12.

AlexTrall., Ther. VII, 9 (II, 319 Pu.)

Φυσικὰ πρὸς τοὺς λύζοντας.
Κάρφος ἢ λιθάριον ἢ κόπριον ἐκ τῆς γῆς ἄρας ἔνθες ἐν τῇ κεφαλῇ τοῦ λύζοντος λαθὼν αὐτὸν καὶ εὐθέως παύεται. ἐν δὲ Κυρήνῃ καὶ τοῦτ' ἔμαθον ἄλλο· ὁ λύζων κρατείτω ἐν τῇ ἀριστερᾷ χειρὶ ψήφους μ´ καὶ κατὰ τῆς κεφαλῆς ἐπιτιθέτω καὶ εὐθέως παύσεται. καστόριον δὲ περιαπτόμενον παύει ταχέως. πρὸς τούτοις δὲ καὶ κύμινον δήσας ῥάκει λίνῳ περίαψον ἐπὶ τὸν καρπὸν τῆς ἀριστερᾶς χειρός· τοῦτο λέγουσι ποιεῖν τοὺς πρὸς νότον Αἰθίοπας. Κρῆτας κρατεῖν ψῆφον ταῖς χερσὶν γρϛγ´ καὶ προσφέρειν τοῖς μυκτῆρσι. τινὲς δὲ καὶ κλάσαντες ἄρτον καὶ ψιχίον λαβόμενοι εἰς τὸ οὖς ἐπιτιθέασι τοῦ λύζοντος σιγῇ καὶ ὀσφραίνονται τοῦ ἀποκλάσματος καὶ ἀπαλλάττονται. ἄλλοι δὲ πήγανον μετ' οἴνου ἑψήσαντες ἢ μελικράτου πίνειν διδόασιν. ἕτεροι σέλινον ἢ καστόριον ἢ δαῦκον Κρητικὸν ἢ ἄσαφον ἢ νάρδον Κελτικήν, ἕκαστον ἰδίᾳ ἢ ὁμοῦ, παρακελεύονται σὺν μελικράτῳ ἢ ἀποζέσαντες διδόναι πίνειν ἢ σίφιον ὀσφραίνεσθαι. ἐξαιρέτως δὲ ποιεῖ καὶ ἀναγαργαρισμὸς καὶ κατοχὴ τῶν ὤτων καὶ τοῦ στόματος.[362] πολλὰ δὲ μὴ καταφρονεῖν, ἀλλὰ πάντα προσάγειν μετὰ καὶ τῆς ἄλλης θεραπείας, ἣν ἡ τέχνη παρακελεύεται πράττειν.

Wundermittel gegen den Schlucken.
Man hebe Spreu oder ein Steinchen oder etwas Dünger vom Boden auf und lege es auf den Kopf Dessen, der den Schlucken hat, ohne dass es derselbe bemerkt, und der Schlucken wird augenblicklich aufhören. In Kyrene habe ich auch folgendes Mittel kennen gelernt. Derjenige, welcher am Schlucken leidet, soll in der linken Hand vierzig Steinchen halten und sie sich auf den Kopf legen; dann wird der Schlucken sofort ein Ende haben. Auch ein Amulett von Bibergeil (Castoreum) beendet den Schlucken rasch. Ferner soll man Kümmel (Cuminum Cyminum L.) in einen leinenen Lappen binden und an die linke Handwurzel hängen; dies thun, wie man erzählt, die südlichen Aethiopier. Die Kreter sollen die Nummer 3193 in den Händen halten und an die Nase bringen. Manche brechen ein Brot entzwei, nehmen eine Brotkrume, legen sie stillschweigend in das Ohr Dessen, der den Schlucken hat, lassen ihn an dem abgebrochenen Stück riechen und heilen ihn dadurch. Andere kochen Raute (Ruta L.) in Wein oder in einem Honiggemisch und lassen sie trinken. Noch Andere geben den Rath, Eppich (Apium L.), Bibergeil (Castoreum), Kretischen Augenwurz (Athamanta cretensis L.), Haselwurz (Asarum europeum L.) oder Keltische Narde (Valeriana celtica L.) und zwar entweder jedes Mittel getrennt oder alle mit einander in einem Honiggemisch zu nehmen, oder den Absud desselben zu trinken oder an Silphium (Asa foetida?) zu riechen. Eine vorzügliche Wirkung hat ferner das Gurgeln und das Zuhalten der Ohren und des Mundes. Man darf gewisse Dinge nicht geringachten, sondern man muss Alles anwenden und bei der Behandlung zugleich die übrigen Vorschriften beobachten, welche die Wissenschaft gibt.
[Übers.: Puschmann II, 318]

Das Kapitel schließt mit einem nochmaligen Appell Alexanders, sämtliche therapeutischen Möglichkeiten, auch die weniger konventionellen, zu berücksichtigen und

362 Vgl. Galen, Comm. in Hipp. epip. II, III, 13 (XVII/1, 418 Kühn). Dieses ›Hausmittel‹ ist auch heutzutage noch in Gebrauch und wird nach wie vor gegen Schluckauf empfohlen!

nicht aufgrund von Arroganz (μὴ καταφρονεῖν) etwas zu übersehen, was dem Patienten Nutzen oder auch nur Hoffnung bringen könnte; allerdings muss dabei stets die korrekte wissenschaftliche Methodik angewandt werden (πάντα προσάγειν μετὰ καὶ τῆς ἄλλης θεραπείας, ἣν ἡ τέχνη παρακελεύεται πράττειν) – also alternative Komplementärtherapie im Rahmen der rational-wissenschaftlichen Vorgaben.

4.5 Innere Organe

Die gegen Ende des vorausgehenden Kapitels zitierte Legitimation Alexanders von Tralleis hinsichtlich seiner gelegentlichen Erwähnung iatromagischer Anwendungen als eine ausschließlich dem Patientenwohl geschuldete Komplementärtherapie stützt sich auf drei wesentliche Gesichtspunkte: das Patientenwohl, die medizinethische Verpflichtung des Arztes sowie berühmte und respektable Vorbilder.

Zunächst zwingt die verzweifelte Situation des Patienten und das Versagen sämtlicher konventioneller Therapien (εἰ δὲ πολλῶν καὶ ποικίλων γενομένων ἀπαραμύθητος ὁ κάμνων εἴη, μηδενὸς τῶν ἀπὸ τῆς τέχνης ἰσχύοντος βοηθῆσαι τῇ δυστροπίᾳ τοῦ νοσήματος) den Arzt aufgrund seiner moralisch-ethischen Verpflichtung dazu, einen Ausweg aus dieser Malaise zu finden und dem Kranken zumindest Linderung zu verschaffen und Hoffnung zu verbreiten – gerade letztere hat sich bis in die heutige Zeit immer wieder als machtvolles Stimulans nicht nur für das Immunsystem erwiesen, sondern auch in anfänglich und angeblich aussichtslosen Fällen für überraschende Wendungen gesorgt.

Deshalb und in medizinethischer Hinsicht, so argumentiert Alexander, sei eben gerade nicht die Empfehlung unkonventioneller Therapiemöglichkeiten die eigentliche ἀσέβεια (»Frevel«), sondern die Unterlassung der ärztlichen Hilfeleistung (παραλιπεῖν) aufgrund von persönlicher Voreingenommenheit (καταφρονεῖν). Zudem hätten ja auch Galen selbst und dessen Quellen (ὁ θειοτάτος Γαληνὸς καὶ οἱ πρὸ αὐτοῦ) in bestimmten Fällen die Anwendung iatromagischer Komplementärtherapeutika zugelassen – und genau darauf kommt Alexander erneut in Zusammenhang mit alternativen Möglichkeiten, Nierensteine zu behandeln, zurück:

AlexTrall., Ther. XI, 1 (II, 473 f. Pu.)

ἐπειδὴ δὲ καί τινες τῶν ἀρχαιοτέρων καὶ τῶν τὰ φυσικὰ περὶ ἀντιπαθείας γραψάντων ἐξέθεντο τινὰ καὶ τοὺς ἤδη τεχθέντας ἐπαγγελλόμενα θρύπτειν παραδόξως λίθους καὶ τοῦ λοιποῦ μηκέτι τίκτεσθαι συγχωρεῖν, ἀναγκαῖον ἐνόμισα καὶ τούτων ἐκθέσθαι τινὰ καὶ μάλιστα διὰ τοὺς φιλαρέτους ἕνεκα τοῦ σῶσαι ἄνθρωπον καὶ δυνηθῆναι νικῆσαι πάθος· καλὸν γὰρ νικᾶν καὶ πάσῃ μεχανῇ βοηθεῖν. ἔτι δὲ καὶ ὁ θειοτάτος Γαληνὸς μηδὲν νομίσας εἶναι τὰς ἐπῳδὰς ἐκ τοῦ

Da jedoch einige meiner Vorgänger, welche über das Wesen der Antipathie geschrieben haben, einige Mittel angeführt haben, welche die bereits vorhandenen Steine wider Erwarten zu zerbröckeln und die Entstehung neuer Steine zu verhindern versprechen, so halte ich es für nothwendig, einige derselben hier zu besprechen, hauptsächlich aus Rücksicht auf jene ehrenhaften Männer, deren Lebensaufgabe es ist, den Menschen zu heilen und die Krankheit zu be-

πολλοῦ χρόνου καὶ τῆς μακρᾶς πείρας εὗρε μεγάλως δύνασθαι αὐτάς. ἄκουσον οὖν αὐτοῦ λέγοντος, ἐν ᾗ περὶ τῆς καθ' Ὅμηρον ἰατρικῆς ἐξέθετο πραγματείας· ἔχει δὲ οὕτως· 'ἔνιοι γοῦν οἴονται τοῖς τῶν γραῶν μύθοις ἐοικέναι τὰς ἐπῳδάς, ὥσπερ κἀγὼ μέχρι πολλοῦ· τῷ χρόνῳ δὲ ὑπὸ τῶν ἐναργῶς φαινομένων ἐπείσθην εἶναι δύναμιν ἐν αὐταῖς· ἐπί τε γὰρ τῶν ὑπὸ σκορπίου πληγέντων ἐπειράθην ὠφελείας, οὐδὲν δ' ἧττον κἀπὶ τῶν ἀμπαγέντων ὀστῶν ἐν τῇ φάρυγγι δι' ἐπῳδῆς εὐθὺς ἀναπτυομένων. καὶ πολλὰ γενναῖα καθ' ἕκαστόν εἰσι καὶ ἐπῳδαὶ τυγχάνουσαι τοῦ σκοποῦ'. εἰ οὖν καὶ ὁ θειοτάτος Γαληνὸς μαρτυρεῖ καὶ ἄλλοι πολλοὶ τῶν παλαιῶν, τί κωλύει καὶ ἡμᾶς, ἅπερ ἔγνωμεν ἐκ πείρας καὶ ὅσα ὑπὸ φίλων γνησίων, ταῦτα ἐκθέσθαι ὑμῖν.

siegen. Es ist freilich herrlich, den Sieg davon zu tragen und in jeder Weise Hilfe spenden zu können. Auch der ruhmreiche Galen, welcher doch die Zaubersprüche für nichts achtete, hat im Verlauf der Zeit und durch lange Erfahrung gefunden, dass sie mächtige Kräfte besitzen. Es ist deshalb interessant, zu hören, wie er sich in der Abhandlung ›über die ärztliche Behandlung bei Homer‹ darüber ausgesprochen hat. Die Stelle lautet folgendermassen: ›Manche glauben, dass die Zaubersprüche den Märchen der alten Weiber gleichen, wie auch ich es lange Zeit that. Ich bin aber mit der Zeit und durch ihre augenscheinlichen Wirkungen zu der Ueberzeugung gelangt, dass in ihnen Kräfte wohnen; denn ich habe ihren Nutzen bei Skorpionstichen kennen gelernt und ebenso auch bei Knochen, welche im Schlunde stecken geblieben waren und in Folge des Zauberspruches sofort wieder ausgehustet wurden. Viele Mittel sind in jeder Beziehung vortrefflich und die Zauberformeln erfüllen ihren Zweck.‹ Wenn demnach sowohl der grosse Galen, als auch noch viele andere Aerzte des Alterthums dies bezeugen, warum sollten wir Euch nicht Das, was wir aus eigener Erfahrung kennen gelernt und von glaubwürdigen Freunden gehört haben, hier mittheilen?
[Übers.: Puschmann II, 472 f.]

Um die Zersetzung und Auflösung schmerzhafter Nierensteine zu bewirken, kommen laut Alexander in erster Linie φυσικά zum Einsatz, welche aufgrund von Antipathie wirken (τὰ φυσικὰ περὶ ἀντιπαθείας), zu denen speziell ebenfalls auf eine kontinuierliche Tradition zurückgegriffen werden kann (τινες τῶν ἀρχαιοτέρων [...] περὶ ἀντιπαθείας γραψάντων). Diese Mittel werden in den von Alexander zu Rate gezogenen Quellen als äußerst wirksam beschrieben, indem sie die vorhandenen Nierensteine zersetzen und zudem die Bildung neuer Steine verhindern (θρύπτειν παραδόξως λίθους καὶ τοῦ λοιποῦ μηκέτι τίκτεσθαι).

Die Autorität dieser (anonym bleibenden) Quellen rührt von ihrem medizinethischen Anspruch her; die dahinterstehenden Ärztepersönlichkeiten werden als φιλάρετοι bezeichnet und ihr Lebensziel habe darin bestanden, den Patienten beizustehen und die Krankheit zu besiegen (τοῦ σῶσαι ἄνθρωπον καὶ δυνηθῆναι νικῆσαι πάθος), was Alexander zum Anlass für eine nochmalige Reflexion seines eigenen medizinethischen Prinzips nimmt: es sei vortrefflich, den Sieg [über die Krankheit] davonzutragen und in jeder Hinsicht helfen zu können (καλὸν γὰρ νικᾶν καὶ πάσῃ

μεχανῇ βοηθεῖν) – allerdings auch unter Ausschöpfung jeder therapeutischen Möglichkeit, ohne Rücksicht auf konventionelle oder unkonventionelle Methoden (πολλὰ δὲ μὴ καταφρονεῖν, ἀλλὰ πάντα προσάγειν: AlexTrall., Ther. VIII, 9 [II, 319 Pu.]).

Einige dieser als φιλάρετοι bezeichneten Quellen lassen sich aus zwei zuvor genannten Rezepten gegen Nierensteine zumindest indirekt erschließen: auf einer Verordnung Galens[363] basiert eine Arzneimischung auf Basis von Zikaden, die der Patient zu sich nehmen soll, während er im kalten Badewasser sitzt; auch in diesem Zusammenhang betont Alexander, dass das Rezept trotz seiner unkonventionellen Natur nicht verachtet werden darf, da es erwiesenermaßen sehr wirksam sei (μὴ οὖν καταφρονήσῃς· ἔστι γὰρ ἰσχυρόν):

AlexTrall., Ther. IX, 1 (II, 467 Pu.)

καὶ τοὺς τέττιγας δὲ ὁμοίως ψύξαντα καὶ κόψαντα διδόναι, δεῖ δὲ αὐτῶν λαμβάνειν τὰ πτερὰ καὶ τοὺς πόδας καὶ οὕτω παρέχειν τῷ πάσχοντι κάτω ἐν λουτρῷ ἐν τῇ τοῦ ψυχροῦ δεξαμενῇ. κάλλιον δὲ ἂν εἰς οἰνόμελι ἢ κονδῖτον λειώσαις τὸ βοήθημα. μὴ οὖν καταφρονήσῃς· ἔστι γὰρ ἰσχυρόν.

Auch Baum-Grillen (Cicada L.), welche ebenfalls abgekühlt und zerstossen werden, darf man ihnen [sc. den Patienten; Anm. d. Verf.] geben; doch müssen diesen Thieren zuvor die Flügel und die Füsse abgerissen werden. Man gibt sie dem Kranken, während derselbe unten im Bade im kalten Wasserbassin sitzt. Es ist besser, das Mittel in Honigwein oder in gewürztem Wein zu zerreiben. Man darf es nicht gering schätzen; denn es wirkt kräftig.
[Übers.: Puschmann II, 466]

Die Alternative hierzu ist pulverisiertes Bocksblut, das nicht nur laut Alexander zu den stärksten Arzneimitteln (τὰ ἰσχυρότερα τῶν βοηθημάτων) gegen Nierensteine zu rechnen ist, sondern zugleich aufgrund seines singularitätsmagischen Charakters ein starkes Iatromagicum darstellt. Hinzukommt das Motiv des Ziegenbockes oder Widders, der nach ägyptischem Verständnis Fruchtbarkeit und Regeneration verkörpert und als tierische Inkarnation zahlreicher Gottheiten (z.B. Amun, Chnum, aber auch des Lokalgottes von Mendes oder von Totengöttern wie Sokar-Osiris) in Erscheinung

363 Galen, simpl. med. temp. XI, 36 (XII, 360 Kühn): [λστ΄. Περὶ τεττίγων.] Καὶ τοῖς τέττιξι δὲ ξηροῖς χρῶνταί τινες ἐπὶ τῶν κωλκῶν διαθέσεων, μετὰ πεπέρεως ἴσων τὸν ἀριθμὸν κόκκων, καὶ διδόασιν ἢ τρεῖς ἢ πέντε ἢ ἑπτά, κατά τε τὰ διαλείμματα καὶ τοὺς παροξυσμούς. ὀπτῶντες δ'αὐτοὺς ἄλλοι διδόασιν ἐσθίειν τοῖς πεπονθόσι κύστιν.; vgl. auch AetAmid. XI, 11: ed. C. Daremberg – C.É. Ruelle, Œuvres de Rufus d'Éphèse, texte collationné sur les manuscrits [...] (Paris 1879; repr. Amsterdam 1963) 570.

treten kann;[364] insbesondere die späteren ägyptischen Texte treffen keine zoologische Unterscheidung mehr zwischen Widder und (Ziegen-)Bock.

AlexTrall., Ther. IX, 1 (II, 467 Pu.)

εἰ δὲ ἐπιμένοι τὰ τῆς ὀδύνης καὶ ὁ λίθος δυσέκκριτος, ἔρχου ἐπὶ τὰ ἰσχυρότερα τῶν βοηθημάτων. τοιοῦτον δέ ἐστι τὸ τοῦ τράγου αἷμα. δεῖ δὲ αὐτὸ ψύχειν καλῶς καὶ μετὰ τὸ ψυγῆναι κόπτειν καὶ σήθειν καὶ οὕτω διδόναι τοῖς ἔχουσι λίθον.

Wenn der Schmerz anhält und der Stein sich nur schwer herausschaffen lässt, so gehe man zu kräftigeren Mitteln über. Zu diesen gehört das Bocksblut. Man muss dasselbe ordentlich erkalten lassen und, sobald es abgekühlt ist, fein zerstossen und durchsieben. In diesem Zustande reicht man es den Kranken, welche am Stein leiden.
[Übers.: Puschmann II, 466]

Auf das Bocksblut kommt Alexander im Verlauf seiner Ausführungen zu den Nierensteinen nochmals zurück, indem er genauestens die Herstellung des Pulvers beschreibt; zu beachten ist hierbei sowohl die rituelle Gewinnung des Blutes, die an eine kultischen Regeln folgende Opferhandlung denken lässt (καὶ σφάξας τὸν τράγον βάλε τοῦ αἵματος αὐτοῦ τὸ μέσον, ὥστε μήτε τὸ πρῶτον μήτε τὸ ὕστερον λαβεῖν), wie auch die astrologische Komponente (ὥστε ὑπὸ τοῦ ἡλίου καὶ τῆς σελήνης καταλάμπεσθαι καὶ ξηρανθῆναι).

Die Kombination sämtlicher dieser Faktoren impliziert ein Opferritual, das dem Arzneimittel seine iatromagische Wirkung seitens einer übergeordneten, göttlichen Atorität verleiht, weshalb es auch als »Hand Gottes« (θεοῦ χείρ)[365] bezeichnet wird:

AlexTrall., Ther. IX, 1 (II, 467 f. Pu.)

δραστικώτατον δὲ καὶ σφόδρα ἰσχυρότατόν ἐστι βοήθημα τὸ διὰ τοῦ τραγείου αἵματος οὕτω διδόμενον. ὅταν ἄρξηται περκάζειν ἡ σταφυλή, λαβὼν λοπάδα καινὴν βάλε εἰς αὐτὴν ὕδωρ καὶ ἀπόζεσον, ὥστε τὸ γεῶδες ἀποβαλεῖν, καὶ σφάξας τὸν τράγον βάλε τοῦ αἵματος αὐτοῦ τὸ μέσον, ὥστε μήτε τὸ πρῶτον μήτε τὸ ὕστερον λαβεῖν. καὶ ἐάσας παγῆναι κατάτεμε εἰς λεπτὰ μόνον ἐν τῇ λοπάδι. σκεπάσας δὲ δικτύῳ λεπτῷ ἢ

Am wirksamsten und bei weitem am kräftigsten ist das aus Bocksblut bereitete Mittel, wenn es nach folgender Vorschrift verabreicht wird. Wann die Traube sich dunkel zu färben beginnt, nehme man eine neue Schüssel, giesse Wasser hinein und koche dasselbe, bis es die erdigen Bestandtheile verliert. Dann schlachtet man den Bock, lässt aber das zuerst und zuletzt kom-

364 Vgl. P. Behrens, s.v. *Widder*, LÄ VI, 1243–1245; L. Störk, s.v. *Ziege*, LÄ VI, 1400 f. Zu den unterschiedlichen Hieroglyphenzeichen vgl. Hannig 1995, 1136 (E 11a), 1137 (E 30a, E 30b, E 31 a), 1139 (E 179–E 187); vgl. auch Quack 2003, 340 mit Bibl. in Anm. 18 und 19.

365 Die »Hand Gottes« begegnet in altorientalischen prognostischen Texten häufig gerade in umgekehrter Hinsicht, um anzuzeigen, dass die Lage kritisch ist und Heilung nicht garantiert werden kann; vgl. Haussperger 2012, 16 als Prognoserichtlinie. Zu Bedeutung und Stellenwert solcher Arzneimittel in der griechischen Überlieferung vgl. ausführlich Guardasole 2001, 97–112.

ὀθόνῃ ἀραιᾷ εἰς ὑπαίθριον τόπον τίθει, ὥστε ὑπὸ τοῦ ἡλίου καὶ τῆς σελήνης καταλάμπεσθαι καὶ ξηρανθῆναι, καλῶς φυλαττόμενος, μὴ βραχῇ, καὶ λειώσας ἐπιμελῶς ἔχε ἐν πυξίδι καὶ ἐπὶ τῆς χρήσεως δίδου κοχλιάριον ἓν πλῆρες μετὰ γλυκέος Κρητικοῦ. τοῦτο μὲν οὖν τοιοῦτόν ἐστι. καὶ ἡμεῖς δὲ οὐκ ἐν ὀλίγῳ χρόνῳ τὴν τούτου πεῖραν εἰλήφαμεν. προσήκει δὲ ἀκμαῖον εἶναι τῇ ἡλικίᾳ τὸν σφαζόμενον τράγον. εἴη δ' ἂν ὁ τοιοῦτος περὶ τὸ τέταρτον ἔτος. φύλλα δὲ τοῦ μαράθρου δεῖ προπαραβάλλειν τῷ τράγῳ εὐωδίας χάριν ἀμώμου τε καὶ τῶν τοιούτων. ἐγὼ δὲ μίξας σμύρνην τρωγλῖτιν κεκαυμένην εἰς τὰς μεγάλας ὀδύνας οἶδα ἐξουρήσαντα παμμεγέθη λίθον, ὃν διαθρύψας ἐξέωσα. ἐδείκνυε δὲ τὸ πλῆθος τῶν τμημάτων τὸ συνεστὸς ἐξουρηθὲν αὐτὸ μόριον. τοῦτο τὸ φάρμακον μετὰ τοῦ θρύπτειν καὶ ἀνώδυνόν ἐστι καὶ ἄλλους οὐκ ἐᾶσυνίστασθαι λίθους, ὅθεν καὶ θεοῦ χεὶρ καλεῖται. εἰ δὲ μὴ ἔχοις τὸ αἷμα τοῦ τράγου, κέχρησο τῷ διὰ τοῦ κονδίτου.

mende Blut wegfliessen und behält nur das mittlere. Dieses mag dann gerinnen; hierauf zerschneidet man es in der Schüssel in dünne Stückchen, bedeckt es mit einem dünnen Netze oder mit feiner Leinwand und stellt es an einen freigelegenen Ort, so dass es von der Sonne und vom Monde beschienen und getrocknet wird. Doch muss man Sorge tragen, dass es nicht feucht wird. Nun wird es zu einem feinen Pulver zerrieben und in einer Büchse aufgehoben. Wird es gebraucht, so lasse man einen gefüllten Löffel mit Kretischem Süsswein nehmen. Dies ist das Mittel, welches wir sehr lange Zeit hindurch angewendet haben. Der zu schlachtende Bock soll im kräftigen Alter stehen und darf ungefähr vier Jahre alt sein. Des Wohlgeruches wegen möge man dem Bock vorher Fenchelblätter, Amomum und dergleichen zu fressen geben. Ich habe bei grossen Schmerzen gebrannte Troglodyten-Myrrhe darunter gemischt und auf diese Weise, wenn ich mich erinnere, einen sehr grossen Stein durch den Urin entfernt, welcher zerbröckelt war und ausgestossen wurde. Die Menge der einzelnen Stücke diente als Beweis, dass der Stein durch den Urin vollständig ausgeschieden wurde. Dieses Mittel löst den Stein auf, nimmt die Schmerzen und verhindert die Neubildung von Steinen, weshalb es auch ›Hand Gottes‹ genannt wird. Wenn man kein Bocksblut hat, so verordne man das Conditum-Mittel [...].
[Übers.: Puschmann II, 466 f.]

Die erste Person Singular, in welcher der obenstehende Bericht abgefasst ist, weist in diesem Falle nicht Alexander selbst als denjenigen aus, der seine Erfahrung mit diesem Rezept mitteilt, denn die gesamte rituelle Handlung sowie der Fallbericht über den Patienten, dessen besonders großer Nierenstein aufgrund der Einnahme des geschilderten Arzneimittels zerborsten ist und über den Urin ausgeschieden wurde, findet sich wortwörtlich auch bei Aetios von Amida,[366] welcher allerdings seine Quelle

366 AetAmid. XI, 12: ed. C. Daremberg – C.É. Ruelle, Œuvres de Rufus d'Éphèse, texte collationné sur les manuscrits [...] (Paris 1879; repr. Amsterdam 1963) 572: Καὶ πρὸς νεφριτικοὺς καὶ λιθιῶντας ἀπαράβατόν ἐστι τὸ τράγειον αἷμα εἰς τὸ τούς τε προϋπάρχοντας λύειν λίθους, καὶ οὕτως ἐξουρεῖσθαι ποιεῖν, καὶ ἄλλους οὐκ ἐᾶν γίνεσθαι· ἔστι δὲ ἀνώδυνον· ὅταν οὖν ἄρξηται ἡ σταφυλὴ περκάζειν, λάμβανε λοπάδα καινὴν, καὶ βαλὼν ὕδωρ ἐν αὐτῇ ἕψε· ἵνα τὸ γεῶδες ἀποβάλῃ, καὶ σφάξας τράγον ἐκ ποίμνης ἀκμαῖον περίπου δ' ἐτῶν, δέξαι τοῦ αἵματος τὸ μέσον, μήτε τὸ πρώτως ῥέον, μήτε τὸ ὕστερον δεχόμενος· εἶτα ἐάσας παγῆναι, κατάτεμε τὸ αἷμα καλάμῳ ὀξεῖ εἰς πολλὰ τμήματα ἐν τῇ λοπάδι κείμενον καὶ σκεπάσας δικτύῳ πυκνῷ ἢ ὀθόνῃ ἀραιᾷ ἢ κοσκίνῳ πυκνῷ τίθει ὕπαιθρον ἡλιοῦσθαι καὶ

angibt: sowohl die Rezeptverordnung wie auch die therapeutische Erfahrung und der entsprechende Fallbericht sei sämtlich ein Zitat aus dem medizinischen Schrifttum des Philagrios[367], einem griechischen Arzt des 4. Jhs.:

AetAmid. XI, 12 (ed. Daremberg – Ruelle, 572)

Τοῦτο ἡμεῖς, φησὶν ὁ Φιλάγριος, ἐν ὀλίγῳ χρόνῳ πεῖραν οὐκ ἀδόκιμον εἰλήφαμεν· ἐνίοτε δὲ εὐωδίας χάριν προσπλέκομεν τούτῳ φύλλου βραχὺ, ἢ ἀμώμου, ἢ τῶν ὁμοίων. Ἐγὼ δὲ, φησὶ, τοῦτο μίξας τὸ φάρμακον τῷ τρωγλοδύτῃ κεκαυμένῳ μετὰ μεγάλας ὀδύνας, οὐδὲν ἐξουρήσαντί τινι παμμεγέθη διαθρύψας λίθον ἐξέωσα.

Darin haben wir, sagte Philagrios, in kurzer Zeit nicht unbeträchtliche Erfahrung gewonnen; zuweilen aber haben wir, um des Wohlgeruches willlen, damit ein wenig eines Krautes verbunden, entweder Amomum oder etwas dergleichen. Ich aber, sagte er, habe bei großen Schmerzen dieses Heilmittel mit Troglodytenmyrrhe vermischt, wenn nicht mit dem Urin eine große Menge des zerbröckelten Steines ausgeschieden werden konnte.
[Übers. d. Verf.]

Wie zu sehen ist, überliefert derselbe Philagrios auch die bei Alexander erwähnte Methode, den Ziegenbock vor der Schlachtung mit wohlriechenden Kräutern zu füttern, um dem Blut den üblen Geruch zu nehmen; die Vermischung des pulverisierten Bocksblutes mit der Troglodyten-Myrrhe geht ebenfalls auf Philagrios' Praxiserfahrung (πεῖραν οὐκ ἀδόκιμον) zurück.

Um also auf Alexanders eingangs geäußerte Stellungnahme zurückzukommen, seine Integration der antipathiebasierten φυσικά erfolge hauptsächlich aufgrund seines Respekts gegenüber den φιλάρετοι der Heilkunde (μάλιστα διὰ τοὺς φιλαρέτους ἕνεκα), welche ebenfalls solche Therapiemethoden gekannt und in entsprechenden Situationen gezielt eingesetzt hätten, so lässt sich anhand des zitierten Arzneimittels auf Basis von Ziegenbockblut zumindest einer dieser φιλάρετοι eindeutig als der in Thessalonike praktizierende Arzt Philagrios bestimmen.

Ein weiterer illustrer φιλάρετος ist Galen (ὁ θειοτάτος Γαληνός), der nicht nur aus medizinischer Sicht Vorbildfunktion besitzt, sondern gerade auch in Hinblick auf die Diskussion, ob eine Komplementierung der konventionellen Therapiemöglichkeiten

τῆς δρόσου μὴ μεταλαμβάνειν φυλαττόμενος μήτε βραχῆναι, ὄμβρου γιγνομένου, ξηρανθέντος, λείωσον ἐπιμελῶς, καὶ ἔχε ἐν πυξίδι, καὶ δίδου ἐν ἀνέσει [...] λειότατον πλῆρες, μετὰ γλυκέως κρητικοῦ. Ἐπικαλεῖται δὲ τὸ φάρμακον θεοῦ χείρ. An anderer Stelle empfiehlt Aetios die Asche eines Igels als Arznei gegen Haarausfall und sämtliche Nierenleiden, AetAmid. II, 172 (I, 215,28–31 Ol.): ἐχίνου χερσαίου καυθέντος ἡ σποδιὰ πίπτῃ ὑγρᾷ ἀναμιχθεῖσα ἀλωπεκίας ἀπαλλάττει. πινομένη δὲ αὐτοῦ ἡ τέφρα σὺν οἰνομέλιτι λιθιῶντας νεφροὺς ἰᾶται καὶ τὸν ἀνὰ σάρκα ὕδερον. Vgl. auch Plinius, HN 30, 21 (ed. König, 29/30, 154), wo das Fleisch des Igels gegen Blasensteine und Dysurie helfen soll.

367 R. Masullo, s.v. *Philagrios*, in: Leven 2005, 693 f.; Edition der Philagrios-Fragmente mit Konkordanz: R. Masullo (Ed. und ital. Übers.), Filagrio, Frammenti [Hellenica et Byzantina Neapolitana 18] Neapel 1999; speziell zu dem Bocksblutrezept vgl. F 98, ed. Masullo, 185–190.

durch sympathie- und antipathiebasierte Rezepte und Amulette (hier insbesondere Heilsteine bzw. Amulettgemmen) sowie Rezitationen und Exorzismen (ἐπῳδαί) legitim sei. Alexander führt seinen Zeitgenossen und sehr wahrscheinlich insbesondere auch seinen Kritikern – das sind diejenigen seiner Kollegen, die ihm aufgrund seiner Aufgeschlossenheit den φυσικά (»Naturmitteln«) gegenüber ἀσέβεια (»Frevel«) vorwerfen – gerade deshalb Galen exemplarisch für eine aufgrund von Erfahrungswerten revidierte Meinung in dieser Angelegenheit an, da dieser als höchste medizinische Autorität besonderes argumentatives Gewicht besitzt. Galen habe bewiesen und dies sogar zugegeben, dass seine anfängliche Ablehnung derart unkonventioneller Heilmethoden in Anerkennung und Zustimmung umgeschlagen sei, da die Empirik ihre Wirksamkeit eindeutig bestätigt habe:

AlexTrall., Ther. XI,1 (II, 473 f. Pu.)

ἄκουσον οὖν αὐτοῦ λέγοντος, ἐν ᾗ περὶ τῆς καθ' Ὅμηρον ἰατρικῆς ἐξέθετο πραγματείας· ἔχει δὲ οὕτως· 'ἔνιοι γοῦν οἴονται τοῖς τῶν γραῶν μύθοις ἐοικέναι τὰς ἐπῳδάς, ὥσπερ κἀγὼ μέχρι πολλοῦ· τῷ χρόνῳ δὲ ὑπὸ τῶν ἐναργῶς φαινομένων ἐπείσθην εἶναι δύναμιν ἐν αὐταῖς· ἐπί τε γὰρ τῶν ὑπὸ σκορπίου πληγέντων ἐπειράθην ὠφελείας, οὐδὲν δ' ἧττον κἀπὶ τῶν ἀμπαγέντων ὀστῶν ἐν τῇ φάρυγγι δι' ἐπῳδῆς εὐθὺς ἀναπτυομένων.[368] καὶ πολλὰ γενναῖα καθ' ἕκαστόν εἰσι καὶ ἐπῳδαὶ τυγχάνουσαι τοῦ σκοποῦ'.[369]

Es ist deshalb interessant, zu hören, wie er sich in der Abhandlung ›über die ärztliche Behandlung bei Homer‹ darüber ausgesprochen hat. Die Stelle lautet folgendermassen: ›Manche glauben, dass die Zaubersprüche den Märchen der alten Weiber gleichen, wie auch ich es lange Zeit that. Ich bin aber mit der Zeit und durch ihre augenscheinlichen Wirkungen zu der Ueberzeugung gelangt, dass in ihnen Kräfte wohnen; denn ich habe ihren Nutzen bei Skorpionstichen kennen gelernt und ebenso auch bei Knochen, welche im Schlunde stecken geblieben waren und in Folge des Zauberspruches sofort wieder ausgehustet wurden. Viele Mittel sind in jeder Beziehung vortrefflich und die Zauberformeln erfüllen ihren Zweck.‹
[Übers.: Puschmann II, 472 f.]

---

368 Vgl. entsprechende ἐπῳδαί zur Extraktion verschluckter Gegenstände bei AetAmid. VIII, 54 (II, 488,16–22 Ol.); vgl. Kap. 3.1.1.

369 Die galenische Schrift *Περὶ τῆς καθ' Ὅμηρον ἰατρικῆς*, auf die sich Alexander hier bezieht, ist nicht erhalten; die zitierte Passage über die ἐπῳδαί und Galens revidierte Meinung über deren Wirksamkeit findet sich bei Rufus von Ephesus: Fr. 89,23. Vgl. Willer 2015, 290 mit ausführlicher Bibliographie in Anm. 61–65 und Hinweis auf die psychotherapeutische Stimulation solcher ἐπῳδαί; vgl. auch Guardasole 2006, 567 Anm. 39. Zu Galens revidierter Meinung nicht nur in Bezug auf die ἐπῳδαί, sondern auch hinsichtlich mancher Amulette, deren experimentelle Erprobung ergeben hat, dass ihre Substanz durchaus eine gewisse Heilwirkung beinhaltet, sowie außerdem zu Galens (nicht ausgeführtem) Vorhaben, eine eigene Abhandlung über Amulette und deren Wirksamkeit zu verfassen vgl. Jouanna 2011, 61–67 und Kap. 2.6.3. Zur psychologischen Wirkung von Amuletten vgl. Soran, Gynaec. III. 42,3: [...] τῶν περιάπτων, οἷς ἡμεῖς οὐ προσέχομεν. οὐκ ἀποκωλυτέον δὲ τὴν παράληψιν αὐτῶν· καὶ γὰρ εἰ μηδὲν ἐξ εὐξείας παρέχει τὸ περίαπτον, ἀλλ' οὖν δι' ἐλπίδος εὐθυμοτέραν τὴν κάμνουσαν τάχα παρέξει. (Willer 2015, 290 Anm. 64). In diesem Sinne ist auch deren Integration bei Alexander von Tralleis zu verstehen.

Aus diesem Grunde sei es auch für sämtliche nachfolgenden Ärzte legitim, sich auch in dieser Hinsicht an Galens Autorität zu orientieren und, wenn es die Situation erfordert, komplementäre Therapiemethoden aus dem Bereich der Iatromagie anzuwenden, um dem Patienten in jeder Hinsicht zu helfen. Alexander verstärkt diese Legitimation noch zusätzlich mit dem Hinweis, die nachfolgend gegen Nierensteine angeführten φυσικά seien zudem noch durch eigene Erfahrung und das Zeugnis glaubwürdiger Gewährsleute sanktioniert (ἐκ πείρας καὶ ὅσα ὑπὸ φίλων γνησίων):

AlexTrall., Ther. IX, 1 (II, 475 Pu.)

πολλὰ μὲν οὖν εἰσι καὶ ἄλλα, οὐδὲν δὲ οὕτως ὡς ὁ ἐκ τοῦ Κυπρίου χαλκοῦ δακτύλιος· ἔχει δὲ οὕτω· Φυσικά. Λαβὼν χαλκὸν Νικαϊνὸν ἢ Κύπριον πυρὶ τὸ σύνολον μὴ συνομιλήσαντα τὸν ἐν αὐτῷ τῷ μετάλλῳ τοῦ χαλκοῦ εὑρισκόμενον ποίησον γενέσθαι ὡς ψηφίδα, ὥστε φανῆναι ἐν δακτυλίῳ, καὶ γλύψας ἐπ' αὐτῆς λέοντα καὶ σελήνην καὶ ἀστέρα κύκλῳ τούτω γράψον τὸ ὄνομα τοῦ θηρίου καὶ ἐγκλείσας χρυσῷ δακτυλιδίῳ φόρει παρὰ τῷ μικρῷ ἢ ἰατρικῷ δακτύλῳ.

Es gibt freilich eine grosse Anzahl solcher Mittel, aber keines ist so wirksam, wie ein Ring aus Cyprischem Kupfer, welchen man auf folgende Art herstellt. Wunder-Mittel. Man nehme Nicäisches oder Cyprisches Kupfer, welches sich noch nicht mit dem Feuer vermählt hat, also wie man es im Metallerz selbst vorfindet, und forme daraus einen Stein, wie er am Finger getragen wird. In den Stein wird das Bild eines Löwen, des Mondes und eines Sternes eingeschnitten, in die Mitte der Namen des Thieres geschrieben und der Stein in einen goldenen Ring gefasst, den man am kleinen oder am medicinischen Finger trägt.
[Übers.: Puschmann II, 474]

Dieses Amulett hat einen eindeutig astrologisch-zodiakalen Aspekt, wobei die dekanmelothetische Zuständigkeit des Löwen für den gesamten Bauchbereich ebenso miteinbezogen werden muss wie seine Verbindung zum Planeten Jupiter.[370] Hinzu kommt die ägyptische Zuordnung des Löwen zur Heilgöttin Sachmet (vgl. Kap. 2.3), deren altorientalisches Pendant, die Heilgöttin Gula, unter anderem auch durch einen Stern symbolisiert werden kann (vgl. Kap. 4), so dass neben der astrologischen Symbolik für dieses Ringamulett auch altorientalische Motive in Betracht zu ziehen sind. Die dekanmelothetische Zuordnung des Löwen zum menschlichen Bauchraum steht wiederum in enger Verbindung zu Chnumis und den Verdauungsamuletten; der Dekangott Chnumis wird zumeist als löwenköpfige Schlange mit siebenfachem Strahlenkranz, als Symbol der sieben Planeten, dargestellt.[371]

370 Vgl. Michel 2004, 165 f. mit Abb. auf Tafel 100, 2 und Bibliographie in Anm. 847. Vgl. in diesem Zusammenhang das in der 1. *Kyranis* beschriebene Beryllamulett gegen Atemwegs- und Nierenleiden: Kyr. I, 2,20–26 (ed. Kaimakis, 34); Ruelle, 12; Waegeman 1987, 21; zu dessen Interpretation vgl. Waegeman 1987, 21–26 und Kap. 4.3.4; Beryll und Krebs stehen ebenfalls in Analogie zu dem Planeten Jupiter.

371 Vgl. Michel 2004, 166–170.

Auch das bei Alexander beschriebene Material des Ringsteines – Kupfer (χαλκὸν Νικαϊνὸν ἢ Κύπρινον) im Rohzustand (πυρὶ τὸ σύνολον μὴ συνομιλήσαντα τὸν ἐν αὐτῷ τῷ μετάλλῳ τοῦ χαλκοῦ εὑρισκόμενον) – ist im iatromagischen Kontext nicht ungewöhnlich, da ihm einerseits die Fähigkeit, iatromagische Energien zu konzentrieren, nachgesagt wird,[372] andererseits aber auch seine exorzistische Kraft durch die Legende, Salomon habe die besiegten Dämonen in Kupferkessel eingesperrt (vgl. Kap. 4), erwiesen ist.[373] Die für den Löwen außerdem charakteristische solare Komponente besitzt ebenfalls der Phönix, welcher analog dazu auf Verdauungs- und Magenamuletten ebenfalls mit dem planetaren siebenfachen Strahlenkranz erscheinen kann.[374]

Die sympathetische Kombination aus diverser *materia medica* mit deutlich ausgeprägtem solaren Aspekt zeichnet ein unter anderem auch gegen Nierenleiden wirksames Amulett aus, das die 1. *Kyranis* im 22. Kapitel[375] überliefert:

Εἰς δὲ τὸν χρυσίτην λίθον γλύψον τὸ ὄρνεον βασίλειον ἔχον δισκοειδές, καὶ παρὰ τοὺς πόδας τὸν ἰχθύν, καὶ ὑποκατακλείσας ῥίζιον τῆς βοτάνης, δίδου φορεῖν. ποιεῖ γὰρ πρὸς τὰς ἀλγηδόνας τοῦ στομάχου καὶ ἀναδρομὴν μήτρας καὶ νεφρῶν. ποιεῖ δὲ ἐπιχαρῆ τὸν φοροῦντα καὶ ἐν πᾶσι φιλητόν. ποιεῖ καὶ πρὸς τοὺς πυρέσσοντας ἐὰν εἰς ἔλαιον βληθῇ καὶ συγχρίσῃς τοῦ ἐλαίου πρὸς δυσμὰς ἡλίου. ἔχει δὲ καὶ ἄλλας ἐνεργείας πρὸς φιλτροπόσιμα, ἐὰν βραχῇ εἰς οἶνον καὶ καταποθῇ. ἐὰν δὲ καὶ λίθον ἔχῃς τῆς κεφαλῆς τοῦ ἰχθύος σὺν τοῖς λεχθεῖσιν, καὶ φθισικοὺς ὠφελεῖ σφόδρα.

Graviere in den Chrysit den Vogel mit einem scheibenförmigen Diadem, zu seinen Füßen den Fisch und nachdem du ein Zweiglein der Pflanze [in die Fassung] miteingeschlossen hast, gib ihn [dem Patienten] zu tragen. Er hilft gegen Abdominalleiden, Gebärmutterverlagerung und Nierenprobleme. Er macht seinen Träger wohlgefällig und in jeder Hinsicht liebenswert. Er hilft auch gegen Fieber, wenn er in Öl geworfen wird und du [den Patienten] bei Sonnenuntergang mit dem Öl einsalbst. Ferner besitzt er noch andere Wirkweisen als Liebestrank, wenn er in Wein geworfen und dieser getrunken wird. Wenn du aber noch einen Stein aus dem Kopf des Fisches zusammen mit den genannten Substanzen hast, nützt er in hohem Maße den Schwindsüchtigen. [Übers. d. Verf.; vgl. Delatte, 90 (lat.); de Mély, 65 (frz.); Waegeman 1987, 175 (engl.); Kitāb Ğiranīs, 73 und 143 (arab./deutsch)]

Bei den erwähnten Ingredienzien handelt es sich um die Pflanze Chrysantheme (χρυσάνθεμος βοτάνη, *Helichrysum siculum* L.), den Vogel Pirol oder Golddrossel

372 Machold 2010, 63 mit Anm. 257.

373 Suppl. Mag. I, ed. Daniel – Maltomini, Papyrologica Coloniensia XVII,1 [Köln 1989] 24, Fr. B, p. 68 und Nr. B2.

374 Vgl. Waegeman 1987, 176.

375 Kyr. I, 22 (ed. Kaimakis, 101 f.); Kitāb Ğiranīs, 142 f.; Ruelle, 44 f.; Delatte, 88 f.; Waegeman 1987, 175–180.

(χρυσόπτερον πτηνόν, *Oriolus galbula* L.)[376], den Fisch Dorade (χρυσοφὸς ἰχθύς, *Chrysophrys aureata*) sowie den Chrysit (χρυσίτης λίθος), der entweder als Chrysolith[377] oder als Chrysopras, der ebenfalls als Heilmittel bei Abdominalleiden, insbesondere Magenbeschwerden, verwendet wird,[378] anzusprechen ist. Die Dorade gilt als heiliger Fisch der Liebesgöttin Aphrodite, daher der erotische Zusatzaspekt des Amuletts.[379] Die Chrysantheme schließlich erwähnt Dioskurides als Diuretikum,[380] Plinius hingegen als Arznei gegen Blasenleiden und gynäkologische Beschwerden.[381]

4.5.1 Dysurie und Harnverhaltung

Dysurie und Harnverhaltung sind häufige Themen sowohl der koptischen Rezeptbücher wie auch der spätbyzantinischen *Iatrosophia*, wobei sowohl konventionelle Kräutertränke[382] wie auch Amulette und Exorzismen zur Anwendung kommen. Das *Iatrosophion* Cod. Par. gr. 2316 kombiniert die Heilkraft der Raute mit Beschwörungsformeln, die vornehmlich den Psalmen entnommen sind:

376 Vgl. Waegeman 1987, 176 mit Bezugnahme auf Arist. HA IX, 609b 10, wo die Geburt des Phönix aus dem Feuer beschrieben wird; Waegeman leitet davon eine Verbindung zum Phönix-Motiv und den entsprechenden Amuletten, die einen Phönix im siebenfachen Strahlenkranz zeigen, womit hier vielleicht das beschriebene »Diadem« (βασίλειον δισκοειδές) gleichzusetzen ist. Ein ähnliches Sonnenemblem verkörpert jedoch auch die Wachtel, die häufig als Heilmittel gegen Nierenleiden Verwendung findet.

377 Z.B. Lap. Socrates/Dionysios 37 (ed. Halleux – Schamp, 171): Λίθος χρυσόλιθος· ὑγρός, διαυγής, διαφανής, χρυσίζων. Οὗτος φορούμενος κοσμίους ποιεῖ καὶ ἀγαθοὺς ταῖς γνώμαις, μάλιστα δὲ ταῖς γυναιξὶ φορεῖν συμφέρειν. Ἐπιχάρασσε οὖν Ἀφροδίτην καὶ τελέσας ἔχε. Ποιεῖ δὲ πολλὴν χάριν.; vgl. Waegeman 1987, 178. Bei Psellos nur in der Funktion als Heilmittel gegen Augenleiden: Psellos, Περὶ λιθ. δυν., 20 (Volk 1990, 146).

378 Vgl. Epiphanius, De XII gemmis (ed. de Mély, Les lapidaires, 197,10): λίθος χρυσόλιθος· Τοῦτόν τινες χρυσόφυλλον κεκλήκασι. Χρυσίζων μέν ἐστιν· [...] Ἔστι δὲ καὶ χρυσόπαστος. Οὗτος στομαχικοῖς καὶ κοιλιακοῖς τριβόμενος καὶ πινόμενος ἰαματικὸς ὑπάρχει.; vgl. Waegeman 1987, 178. Psellos, Περὶ λιθ. δυν., 22 (Volk 1990, 146) beschreibt den Chrysopras als förderlich für das Sehvermögen und heilsam bei Sodbrennen und Blähungen, jedoch ohne Nierenbezug.

379 Waegeman 1987, 178. Zu den Steinen im Kopf der Dorade und deren Heilkraft vgl. Kyr. IV, 74,3 f.; zur erotischen Konnotation des Fisches in Ägypten vgl. I. Gamer-Wallert, s.v. *Fische, profan*, LÄ II, 224–228 und Ead., s.v. *Fische, religiös*, LÄ II. 228–234. Zum therapeutischen Einsatz von Fischen vgl. P. Bouras-Vallianatos, Miraculous fish therapy for leprosy (›elephant disease‹) and other skin diseases in Byzantium, Byzantine and Modern Greek Studies 40/1 (2016) 170–175.

380 Diosk., Math. med. IV, 57; ebenso der Kyr. I, 2,20–26 erwähnte »Sadebaum« (βράθυ βοτάνη): Diosk. I, 76,7–8.

381 Plinius, NH 21, 168 f.

382 Pap. Oxyrrhynchos 1384 (5. Jh. n.Chr.) empfiehlt einen Heiltrank aus Basilikumsamen und Askalon-Wein: vgl. M. Meyer, in: Meyer – Smith 1994, 31.

Cod. Par. gr. 2316, Kap. 2
(ed. Oikonomou-Agorastu, 35)

Περὶ δυσουρίας. / Λάβε πήγανον καὶ λέγε τοῦτο· / Δεῦρο, Λόγε τοῦ Θεοῦ, / Θεὸς Λόγος ἦν, / Σὺ ὁ Λόγος, / ἐκ Σοῦ ὁ Λόγος· / ἐπάταξας ἔθνη / καὶ χείμαρροι κατεκλύσθησαν.[383]	Über Dysurie. Nimm Raute und sprich dies: Zweimal, Wort Gottes, Gott war das Wort, Du bist das Wort, aus dir ist das Wort entstanden; du hast Völker erschüttert und Ströme versiegen lassen. [Übers. d. Verf.]

Gerade vor diesem Hintergrund ist eine Passage in Kapitel 189 des Turiner *Iatrosophions* Cod. Taur. B.VII.18 interessant, wobei neben vielerlei unterschiedlichen Rezepten gegen Harnverhaltung auch eine Mischung aus Ginsterblüte und Weihwasser[384] empfohlen wird, die bei abnehmendem Mond getrunken werden muss:

Cod. Taur. B.VII.18, Kap. 189
(ed. Valentino, 148)

ἢ τὸ ἄνθος τοῦ σπάρτου τρίψας μίξον μετὰ ἁγιάσματος τῶν Φώτων καὶ δὸς πιεῖν εἰς χάσην τῆς σελήνης καὶ ἰᾶται.	Oder zerreibe Ginsterblüte und mische sie mit Weihwasser vom Epiphaniastag und gib sie bei Monduntergang zu trinken, und es heilt. [Übers.: Valentino 2016, 149]

Ebenfalls geweihtes Wasser, allerdings nur aufgrund der stillschweigend implizierten christlichen *historiola* der Fußwaschung, gilt als Heilmittel gegen (unspezifizierte) Schmerzen in den Eingeweiden:

Cod. Taur. B.VII.18, Kap. 147
(ed. Valentino, 128)

Ἔντερα ἀλγοῦντα, εἴ τις τοὺς πόδας νίψας {νίψειε καὶ} δῷς πιεῖν αὐτὸ τὸ ἀπόνιμμα, ἄπονος ἔσται παρὰ χρῆμα.	Bei Darmschmerzen, wenn jemand sich die Füße wäscht, gib ihm das Waschwasser zu trinken, und gleich wird er schmerzfrei. [Übers.: Valentino 2016, 129]

383 Vgl. dazu Oikonomou-Agorastu 1982, 107 f. mit dem Hinweis, dass solche Beschwörungsformeln zumeist den Psalmen entnommen sind, im konkreten Fall hier den Psalmen 77,20 und 134,10. Die *voces magicae* bestehen hier in Variationen über die Phrase Θεὸς Λόγος ἦν. Vgl. ferner Delatte, Anecdota 1, 491: Περὶ δυσουρίας· Λέγε δὲ ἐν τῷ πίνειν ταῦτα [...] ἐρρύησαν ὕδατα καὶ χείμαρροι κατεκλύσθησαν [...].; zu Funktion und Anwendungsgebieten der Raute in Exorzismen und Beschwörungen vgl. Papadopoulos, Ἐξορκισμοὶ καὶ ἐξορκισταί, ΕΕΒΣ 3 (1926) 226; weitere Anwendungsgebiete der Raute vgl. Cod. Par. gr. 2316, Kap. 4, 158, 177 und 260.

384 Zu Weihwasser als iatromagischem Heilmittel vgl. Pradel 1907, 378 unter Bezugnahme auf das Dynameron des Nikolaos Myrepsos, sowie Cod. Panorm. XIII.C.3 in ganz unterschiedlichem Kontext, z.B. Kap. 353 (Weihwasser zur Schädlingsbekämpfung im Garten) oder Kap. 522 im Rahmen eines Kompositexorzismus gegen Fieber.

Das christliche Motiv der Fußwaschung verbindet sich hier mit einem bereits bei Ps.-Galen und Plinius analog überlieferten Rezept.[385] Ein antipathetisches Arzneimittel gegen Blasensteine überliefert Aetios von Amida, wobei das zuvor (vgl. Kap. 4.4) bereits erwähnte Motiv von Schmerzen in den inneren Organen, verkörpert durch die Vorstellung von einer die Eingeweide zerfressenden Schlange, in Antipathie zu dem Ophitstein, welcher optisch an Schlangenhaut erinnert, gesetzt wird. Aus demselben antipathiebasierten Grund wird dieser auch als Amulett gegen Schlangenbisse getragen:

AetAmid. II, 29 (I, 166,1–4 Ol.)

Ὀφίτης λίθος. Ὁ δὲ ὀφίτης καλούμενος λίθος καυθεὶς ῥυπτικῆς τε καὶ θρυπτικῆς γίγνεται δυνάμεως. πινόμενος δὲ μετ' οἴνου λευκοῦ καὶ λεπτοῦ τοὺς ἐν κύστει λίθους θρύπτει· ὠφελεῖ δὲ καὶ τοὺς ἐχιοδήκτους περιαπτόμενος.

Der Ophitstein. Der sog. Ophitstein entwickelt, wenn er verbrannt wird, reinigende und zerbröselnde Kraft. Mit verdünntem Weißwein getrunken, zerbröselt er die Blasensteine; als Amulett umgehängt ist er hilfreich gegen Schlangenbisse.
[Übers. d. Verf.]

4.5.2 Heilerde als Universalheilmittel

Als Universalheilmittel gegen vielfältige Krankheitssymptome erläutert Aetios von Amida[386] die Verwendung von ägyptischer (Nilschlamm-) Erde (τῆς δὲ γεωργουμένης ἡ λιπαρὰ πᾶσα γῆ), wobei er sich auf Galen[387] und Straton[388] als Quellen beruft (καὶ ταῦτα μὲν ὁ Γαληνός. ὁ δὲ Στράτων οὕτως περὶ τῆς γῆς ἔφη). Diese Heilerde hilft bei sämtlichen Leiden, die der Austrocknung bedürfen (εἰς θεραπείαν ἁπάντων τῶν ξηρανθῆναι δεομένων μορίων), und damit auch gegen Wassersucht und Milzleiden (ὑδερώδεις τε καὶ σπληνώδεις) sowie bei vielfältigen Knochen- und Gelenkproblemen

385 Ps.-Galen, De rem. par. II (XIV, 471 Kühn); Plinius, NH 30, 20 (ed. König, 29/30, 154).
386 Aet.Amid. II, 3 (I, 154,6–18, Ol.): Θεραπεῖαι αἱ διὰ τῆς γῆς ἐπιτελούμεναι τῆς γεωργουμένης. Τῆς δὲ γεωργουμένης ἡ λιπαρὰ πᾶσα γῆ χρήσιμος εἰς θεραπείαν ἁπάντων τῶν ξηρανθῆναι δεομένων μορίων. ὅθεν αὐτῇ καὶ κατ' Ἀλεξάνδρειαν καὶ Αἴγυπτον χρῶνται. εἶδον γοῦν ἐπὶ τῆς Ἀλεξανδρείας ὑδερώδεις τε καὶ σπληνώδεις ἐνίους χρωμένους τῷ πηλῷ τῆς Αἰγυπτιακῆς γῆς. πολλοὶ δὲ καὶ κνήμας καὶ μηροὺς καὶ πήχεις καὶ βραχίονας καὶ νῶτα καὶ πλευρὰς καὶ στέρνα τῷ πηλῷ τῆς γῆς ταύτης χριόμενοι σαφῶς ὠφελοῦντο. τάς τε παλαιὰς φλεγμονάς τε καὶ τὰ χαῦνα τῶν οἰδημάτων ὀνίνησιν ὁ πηλὸς οὗτος, ὥστε ἐνίους οἶδα ὅλην τὴν ἕξιν οἰδαλέους ἐξ αἱμορροίδων ἀμέτρου κενώσεως γενομένους, ὠφεληθέντας ἐναργῶς καί τινες ἀλγήματα χρόνια κατά τι μόριον ἐστηριγμένα τῷ πηλῷ τούτῳ τελέως ἰάσαντο. καὶ ταῦτα μὲν ὁ Γαληνός. ὁ δὲ Στράτων οὕτως περὶ τῆς γῆς ἔφη.
387 Galen, nat. fac. III, 8 (II, 177,2–16 Kühn).
388 Zu Straton vgl. Soran, Gyn. 145,4 und 150,1.

(κνήμας καὶ μηροὺς καὶ πήχεις καὶ βραχίονας καὶ νῶτα καὶ πλευρὰς καὶ στέρνα), ähnlich unserer heutigen Verwendung von »essigsaurer Tonerde«[389].

Während hier das Motiv der Heil- und Regenerationskraft der »schwarzen« ägyptischen Erde[390] im Vordergrund steht, empfiehlt das *Iatrosophion* Cod. Par. gr. 2316 in Kapitel 243 die Anwendung eines aufgrund Antipathie wirksamen Amuletts: hierfür muss ein Stein aus dem Kopf eines Frosches gewonnen werden, der dann dem Kranken umgebunden wird; die Heilwirkung wird als erstaunlich beschrieben:

Cod. Par. gr. 2316, Kap. 243
(ed. Oikonomou-Agorastu, 89 und 160 f.: Komm.)

Ἔπαρον βάτραχον χερσαῖον, βάλε εἰς τσουκάλιν καὶ ποιήσῃ ἡμέρας γ΄ καὶ συμπληρουμένων τῶν ἡμερῶν ἔβγαλον αὐτὸν καὶ σχίσον τὴν κεφαλὴν αὐτοῦ καὶ εὑρήσεις λιθάριν· δῆσον αὐτὸ τὴν κήλην τοῦ πάσχοντος μετὰ ὀπεατομίτων καὶ θαυμάσεις.[391]	Nimm einen Landfrosch, gib ihn in einen Kessel und lass ihn dort drei Tage lang; wenn die um sind, nimm ihn heraus, schneide seinen Kopf ab, und du wirst einen kleinen Stein finden; lege diesen auf die Hernie des Patienten zusammen mit einem lanzettartigen Instrument (?) und du wirst staunen. [Übers. d. Verf.]

Die Heilwirkung eines solchen Steines wird auch in den *Kyraniden* erwähnt, wenn Kapitel 22 der 1. *Kyranis* einen Stein aus dem Kopf der Dorade als Amulett gegen Schwindsucht empfiehlt (ἐὰν δὲ καὶ λίθον ἔχῃς τῆς κεφαλῆς τοῦ ἰχθύος σὺν τοῖς λεχθεῖσιν, καὶ φθισικοὺς ὠφελεῖ σφόδρα). Im konkreten Fall des Froschstein-Amuletts beruht die Antipathiewirkung auf der Analogie mit dem Frosch als Wassertier, wodurch eben Hydropsie (περὶ ὑδρωπικούς) geheilt werden soll.

---

389 Ein Rezept auf Essigbasis gegen Milzleiden empfiehlt das koptische Handbuch Cod. Michigan 136; Worrell 1935, 17–37; Übers. und Komm.: M. Meyer, in: Meyer – Smith 1994, 83–90: »For a spleen, a proven salve. From early morning until the sixth hour of the day: barley meal and lard from pigs and very sour vinegar; salt.« Eine ähnliche Salbe, nur ohne den astrologischen Kontext, empfiehlt das *Iatrosophion* Cod. Taur. VII.B.18, Kap. 129: die Milz wird mit einer Mischung aus Ammoniaksalz, Weihrauch und Essig eingerieben und mit Werg bedeckt: Περὶ χρίσματος σπληνικοῦ. Ἀπόβρεχε ἀμμωνιακὸν καὶ λίβανον εἰς ὄξος καὶ κοπανίσας ἐπίχριε τὸν σπλῆνα καὶ ἐπάνω στυππεῖον. (ed. Valentino, 118); vgl. auch Kap. 130 mit unterschiedlichen ἐπιθέματα (Umschlägen) gegen Milzleiden: Valentino 2016, 118–120.

390 Zur Gleichsetzung von *Kmt*, der hieroglyphischen Bezeichnung Ägyptens, und μελανίτις γῆ in den *Kyraniden* vgl. Kap. 4.1 und Bain 2003, 191–218.

391 Die Entnahme des Steines aus dem Kopf des Frosches erinnert an ein Skarabäusritual in den gräkoägyptischen Papyri: PGM I, 99. Zum Frosch als ägyptischem Regenerationssymbol vgl. L. Kákosy, s.v. *Frosch*, LÄ II, 334–336.

Dasselbe *Iatrosophion*, Cod. Par. gr. 2316, beinhaltet zwei Kapitel (274 und 306), welche heilende Umschläge (ἔμπλαστρα) gegen Milzleiden mit iatromagischen Rezitationen bzw. Amulettformeln kombinieren. Kapitel 274 empfiehlt die Rezitation eines Sonnenhymnus beim Auflegen des essigbasierten Milz-ἔμπλαστρον:

Cod. Par. gr. 2316, Kap. 274
(ed. Oikonomou-Agorastu, 97 und 166: Komm.)

Λαβὼν ὄξος καὶ σίτινον ἀλεύριν ἔψησον καὶ θὲς ἐπάνω εἰς τὴν σπλήναν καὶ λάλει τὴν γητείαν ταύτην ἀνατείλαντος τοῦ ἡλίου· Χαίροις ἥλιε, χαίροις κὺρ ἥλιε τῷ ἀνατείλαντί σε Θεῷ, τοῦ ἀνατεῖλαι ἐπὶ κορυφὰς δένδρων καὶ ὀρέων, τὸν θρόνον τὸν ἀσάλευτον, τὰ ἄστρα τοῦ οὐρανοῦ, τὸ ὕψος τοῦ κόσμου, τὸ ὕψωμα τοῦ ἡλίου· ψῦξον, μάρανον τὴν σπλήναν τοῦ δούλου τοῦ Θεοῦ ὁδεῖνα.

Nimm Essig, koche ihn mit Weizenmehl und lege (das Konkokt) auf die Milz und sprich diese Formel bei Sonnenaufgang: Sei gegrüßt, Sonne, sei gegrüßt Herr Sonne bei Gott, der deinen Aufgang bewirkt, dessen Aufgehen bei den Spitzen der Bäume und der Berge als unerschütterlicher Thron, die Sterne des Himmels, die Höhe des Kosmos, die Erhabenheit der Sonne; kühle und lass austrocknen die Milz des Dieners Gottes N.N.
[Übers. d. Verf.]

Die Amulettformel aus Kapitel 304: Γράψε εἰς χαρτὶν οὕτως· Βόβηθε, Βόβαρε καὶ Ἄχειρε ἐπάρετε τὸν πόνον[392] beinhaltet *voces magicae*, vergleichbar einer koptischen Beschwörung gegen Milzleiden aus dem 11./12. Jh.[393] Auch das bereits erwähnte, sehr wahrscheinlich auf ein Rezept Gregors von Nazianz zurückgehende »Wundersalz« des Turiner *Iatrosophions* (vgl. Kap. 3.3), ein Universalheilmittel und Prophylaktikum gegen eine Vielzahl unterschiedlichster Leiden, gilt erwiesenermaßen als hilfreich auch gegen Milzleiden: ποδαλγίαν καὶ σπλῆναν ἰᾶται.[394]

4.6 Bewegungsapparat und Gelenke

Bereits seit der Antike werden chronische Gelenkentzündungen, die weitgehend der mit dem Krankheitsbild der Gicht einhergehenden Symptomatik entsprechen, in zahlreichen, nicht nur medizinischen Texten, beschrieben und ausführlich erläutert. Aufgrund der vielfältigen Beschreibungen der Symptomatik ist es in retrospektiver Diagnose nicht immer möglich, exakt zwischen tatsächlicher Gichtsymptomatik, Arthritis oder anderen entzündlichen Gelenkleiden zu differenzieren, doch zeigt die

392 Cod. Par. gr. 2316, Kap. 306: ed. Oikonomou-Agorastu, 103 mit Komm. auf S. 170.

393 Cod. Wien K 8303 (Rainer, AN 197): V. Stegemann, Die koptischen Zaubertexte der Sammlung Papyrus Erzherzog Rainer Wien, Sitzungsberichte der Heidelberger Akad. Wiss., Phil.-Hist. Klasse (Heidelberg 1934) 79–82; W. Till, Zu den Wiener koptischen Zaubertexten, Orientalia 4 (1935) 219; Übers. und Komm.: M. Meyer, in: Meyer – Smith 1994, 90 f.

394 Cod. Taur. B.VII.18, Kap. 251 (ed. Valentino, 172).

überlieferte Terminologie, dass bereits in der Antike nach Lokalisierung des Schmerzzentrums unterschieden wurde, da die verwendeten *termini* hauptsächlich drei übergeordneten Lexemen zugeordnet werden können: ἀρθρητ*/ἀρθριτ* (allgemein die Gelenke sind betroffen), ποδαγρ*/ποδαλγ* (die Schmerzen konzentrieren sich auf den Fußbereich) sowie χειραγρ*/χειραλγ* (das Schmerzzentrum befindet sich im Handbereich).[395]

Gicht galt bereits in der Antike als ausgeprägte ›Wohlstandskrankheit‹, wobei Übereinstimmung herrschte, dass die ihr zugrundeliegende massive Störung des humoralpathologischen Gleichgewichts durch Ausschweifungen und allzu üppiges Wohlleben, insbesondere falsche Ernährung, zustande käme.[396] Gerade diese Eigenschaft einer insbesondere die wohlhabenderen Gesellschaftsschichten betreffenden ›Wohlstandskrankheit‹ ließ die Gichtsymptomatik auch häufig zum Thema nichtmedizinischer Schriften werden,[397] wo die mit dieser Krankheit verbundenen heftigen Schmerzen vielfach sogar mit Folterqualen verglichen werden.

Die starken Schmerzen sowie die chronische Wiederkehr der Symptomatik derartiger entzündungsbedingter Gelenkschmerzen trugen im Wesentlichen zu deren ›Mythifizierung‹ als angeblich unheilbarer Krankheit (πάθος ἀνιαράν[sic398]) bei, wie Alexander von Tralleis bereits zu Beginn seiner Abhandlung über die Podagra[399] darlegt, wobei er allerdings auch deutlich macht, dass diese Meinung auf ungenauer und damit fehlerhafter Diagnose beruhe (οὔτε διαγνωσθῆναι καλῶς οὔτε θεραπείας τελείας

---

395 Vgl. hierzu die Untersuchung von D. Rafiyenko, »Gicht« im Altgriechischen. Korpus-basierte Studie (»Gout« in Ancient Greekt. Corpus-based study), Digital Classics Online 2 (Februar 2016), 6–31: http://journals.ub.uni-heidelberg.de/index.php/dco/article/view/24187/21868 (Letzter Zugriff: 06.09.2016). Dariya Rafiyenko veranschaulicht hier anhand einer lexikographisch basierten Wortfelduntersuchung die Überlieferungsgeschichte der Gichtbezeichnungen und ihrer fachsprachlich-terminologischen, historischen und literarischen Verwendung; der Untersuchungszeitraum ist zwischen dem 5. Jh. v.Chr. und dem 15. Jh. n.Chr. angesetzt. Im Rahmen ihrer Untersuchung geht sie chronologisch bedingten und textgruppenabhängigen Präferenzen bzw. Fokussierungen einzelner Lexeme bzw. »Wortsippen« in den untersuchungsrelevanten Texten nach. Auch wenn die Untersuchung etliche philologische und textkritische Schwachpunkte aufweist, stellt sie doch einen interessanten Beitrag zur Entwicklungsgeschichte der medizinischen Terminologie dar. Ein allgemeiner Überblick zur Gicht im Rahmen der antiken Medizin vgl. M. Stamatu, s.v. *Gicht*, in: Antike Medizin, 356–358.

396 Vgl. Hipp., Prorrh. II, 8 (IX, 26 f. Littré); Galen, In Hipp. Aph. comm. 28 (XVIII/1, 41 Kühn). Weitere Belege bei Rafiyenko 2016, 16.

397 Eine tabellarische Übersicht zur Verteilung der entsprechenden Lexeme in medizinischen und nichtmedizinischen Texten bei Rafiyenko 2016, 20.

398 Sehr wahrscheinlich liegt hier eine Verschreibung aus ἀνίατος in der Bedeutung »unheilbar« vor (LSJ 142); ἀνιαρός, »lästig« bw. »schmerzhaft«, trifft nicht den im Kontext implizierten Bedeutungsgehalt.

399 Zur lateinischen Bearbeitung von Alexanders Gichtkapitel und deren Rezeption vgl. K.-D. Fischer, Schmerzhafte Fortbewegung. Zur Überlieferung der Schrift De Podagra nach Alexander von Tralleis, Galenos 9 (2015) 151–163.

ἠδυνήθη ἐπιτυχεῖν) – die Lokalisation der genauen Ursache der Entzündung (διαγνωσθεῖεν καλῶς αἵ τε διαφοραὶ καὶ τὰ εἴδη αὐτῆς) hingegen sei bereits ein wesentlicher Schritt zu ihrer Heilung (εὐθεράπευτος ἂν ῥᾳδίως):

AlexTrall., Ther. XII (II, 501 Pu.)

Τὸ τῆς ποδάγρας πάθος εἰδέναι χρὴ πρό γε πάντων ὡς ἐκ πολλῶν καὶ διαφόρων αἰτιῶν ἔχει τὴν σύστασιν, ὅθεν, οἶμαι, διὰ τὸ ποικίλον τῆς γενέσεως οὔτε διαγνωσθῆναι καλῶς οὔτε θεραπείας τελείας ἠδυνήθη ἐπιτυχεῖν. ὑπόληψιν δὲ ἐκ τούτου τὸ πάθος ἀνιαρὰν[sic] ἐκτήσατο, καὶ μηδὲ ὅλως ὑπὸ τέχνης ἰατρικῆς ἰαθῆναί ποτε δυνηθῆναι. ἐγὼ δέ φημι, ὡς, εἴγε διαγνωσθεῖεν καλῶς αἵ τε διαφοραὶ καὶ τὰ εἴδη αὐτῆς, ὅσα τε καὶ οἷα τυγχάνει, εὐθεράπευτος ἂν ῥᾳδίως ὑπὸ τῶν ἰατρῶν γενήσεται. [...] ἐλπιζέτω γὰρ, ὅτι τοῖς γεγραμμένοις ἐάν τις ἀκριβῶς προσέχοι, ὠφελήσει πολλοὺς οὐ μόνον τοὺς ἀρχὴν ἔχοντας εἰς τὸ πάθος, ἀλλὰ καὶ τοὺς ἤδη κεχρονικότας ἐν αὐτῷ.

Vor allen Dingen muss ich bemerken, dass das Podagra in vielen und verschiedenartigen Ursachen seinen Grund haben kann. Die verschiedene Art der Entstehung ist auch, wie ich glaube, Schuld, dass man die Krankheit früher weder richtig zu diagnosticieren, noch gänzlich zu heilen verstand. In Folge dessen kam sie in den schlimmen Ruf, dass sie durch die ärztliche Kunst überhaupt niemals geheilt werden könne. Ich behaupte dagegen, dass diese Krankheit, wenn man die Verschiedenheiten und einzelnen Formen derselben nach Quantität und Qualität genau auseinander hält, von den Aerzten leicht geheilt werden kann. [...] Wenn man sich genau an die angegebenen Vorschriften hält, so darf man hoffen, vielen Kranken zu helfen und zwar nicht blos im Beginn des Leidens, sondern auch, wenn dasselbe bereits längere Zeit besteht. [Übers.: Puschmann II, 500]

Mit dieser Methode, so Alexander, könne man den Patienten nicht nur sofortige Linderung ihrer Schmerzen gewährleisten (οὐ μόνον τοὺς ἀρχὴν ἔχοντας εἰς τὸ πάθος), sondern sogar auf Dauer deren chronische Wiederkehr verhindern (ἀλλὰ καὶ τοὺς ἤδη κεχρονικότας ἐν αὐτῷ). Alexanders Vorgehensweise konzentriert sich demnach zunächst auf die exakte Diagnose der (humoralpathologischen) Ursachen, die er in krankhaften Veränderungen von Blut, Galle und Phlegma feststellt, wonach sich die individuelle Therapie zu richten habe. Diese besteht zunächst in einer auf die jeweilige Patientenkonstitution zugeschnittenen strikten Diät, die je nach Situation noch mit Abführmitteln, Salben und Umschlägen (καταπλάσματα) sowie gelegentlich einer Badekur unter Verabreichung kühlender Fußgüsse ergänzt werden kann.

Die Auswahl der jeweiligen Medikation, deren Dosierung sowie der Zeitpunkt des Therapiebeginns liegt ausschließlich im Ermessen des behandelnden Arztes, der die dafür entscheidenden Parameter aufgrund seiner Kenntnis der individuellen Verfassung des Patienten und basierend auf seiner diagnostischen Beobachtung abwägen und festlegen muss, wie Alexander am Beispiel einer Arzneimischung, benannt nach dem Philosophen Herakleides (ἀντίδοτος ἡ Ἡρακλείδου τοῦ φιλοσόφου), erläutert:

AlexTrall., Ther. XII (II, 527–529 Pu.)

ἀναγκαῖον ἐφάνη μοι καὶ χρήσιμον, μὴ μόνον μιᾶς, ἀλλὰ καὶ διαφόρων μνημονεῦσαι, ὥστε τὸν βουλόμενον ἁρμόζεσθαι πρὸς τὴν πλεονάζουσαν κακοχυμίαν ἐντεῦθεν ἐπιλέγεσθαι τὸ φαινόμενον αὐτῷ χρήσιμον.

Ich halte es daher für nothwendig und nützlich, nicht blos ein einziges, sondern verschiedene Medicamente anzuführen, damit man sich nach Belieben ein dem vorherrschenden Krankheitsstoff entsprechendes, taugliches Mittel auswählen kann.

Ἀντίδοτος ἡ Ἡρακλείδου τοῦ φιλοσόφου, ἥτις πολλὴν δέδωκε πεῖραν ἐπὶ πολλῶν. [...]

Die Medicin des Philosophen Heraklides, welche sich schon in vielen Fällen bewährt hat. [... es folgt die Zusammensetzung [...]; Anm. d. Verf.]

ἡ τελεία δόσις τῆς ἀντιδότου ἐστὶ δρ. α΄. δεῖ δὲ πλεῖον διδόναι, ὡς ἂν συνίδῃ ὁ παρέχων ἰατρὸς ἀποβλέπων καὶ εἰς ἅπαντα. δεῖ δὲ καὶ ταύτης τῆς ἀντιδότου μὴ ἁπλῶς ἄρχεσθαι τῆς δόσεως, ἀλλ' ἐν καιρῷ δέοντι. κάλλιστος δὲ καὶ πρῶτος ἔστω σοι καιρὸς τῆς ἀντιδότου ἀρχομένου ἔαρος καὶ ἡλίου διαπορευομένου τὸν κριόν. εἰ δέ τι κωλύσειεν ἄρχεσθαι τῆς δόσεως ἐν τῷ καιρῷ τούτῳ, δευτέραν ἀρχὴν ποιοῦ τὰ τελευταῖα τοῦ φθινοπώρου. βέλτιον δέ ἐστι σπουδάζειν ἐπὶ μὲν τῶν ἐχόντων ψυχροτέραν τὴν κρᾶσιν ἀρχομένου μᾶλλον ἔαρος, ἐπὶ δὲ τῶν θερμοτέρων ἤδη τοῦ φθινοπώρου μέλλοντος λήγειν. ὁ δὲ καθημερινὸς τῆς δόσεως τρόπος ἑωθινὸς ἔστω, εἴγε πέψας ευρεθειη καλῶς, εἰ δὲ μή, ὑπερτιθέσθω. κατ' ἐκείνην δὲ λαμβανέτω τὴν ἡμέραν περὶ ὥραν δευτέραν ἢ τρίτην, ὅτε τῆς ἐρυγῆς αἰσθάνεται καθαρωτέρας καὶ ἀπερίττου γενομένης. μετὰ δὲ τὸ φάρμακον ὥραν περί που δὴ πέμπτην περιμενέτω ἄσιτός τε καὶ ἀκίνητος ἐν ἡσυχίᾳ καὶ ἐν εὐθυμίᾳ ὀργῆς ἁπάσης φυλάττων ἑαυτὸν χωρὶς, ὥστε μηδὲ παρεμποδὼν γενέσθαι πρὸς τὴν ἀνάδοσιν τοῦ φαρμάκου. δεῖ μὲν γὰρ ἀκριβῶς τοῦτο φροντίζειν, ἐπὶ δὲ τούτων ἔτι μᾶλλον· ὥσπερ γὰρ ἐπὶ τῶν πολλῶν ἡ ἐπιτυχία μεγάλην ἐργάζεται τὴν ὠφέλειαν, οὕτω καὶ ἡ ἀποτυχία μεγίστην τε καὶ ἀνιαρὰν οἶδεν ἐπιφέρειν τὴν βλάβην.

Die volle Dosis des Mittels beträgt eine Drachme; doch kann dieselbe auch vergrössert werden, wenn der behandelnde Arzt, welcher alle Verhältnisse berücksichtigen soll, es für passend erachtet. Man darf mit dieser Arznei nicht ohne Weiteres beginnen, sondern man muss die geeignete Zeit abpassen. Die trefflichste und beste Zeit dafür ist der Frühlingsanfang, wenn die Sonne in das Sternbild des Widders tritt. Sollte zu dieser Zeit irgendwelcher Umstand den Beginn der Cur verhindern, so fange man zu Ende des Spätherbstes damit an. Bei kälteren Naturen wird die Cur zweckmässiger im Anfang des Frühlings, bei heisseren zu Ende des Spätherbstes eingeleitet. Ist die Verdauung gut, so mag der Kranke die Arznei täglich in der Frühe zu sich nehmen; ist dies aber nicht der Fall, so soll er es verschieben, und sie erst an dem Tage, an welchem er merkt, dass das Aufstossen reiner und freier von statten geht, und zwar um die zweite und dritte Stunde wieder einnehmen. Nach der Medicin vermeide er noch bis ungefähr zur fünften Stunde alles Essen und jede Bewegung, verhalte sich ruhig und heiter, hüte sich aber vor jeder Aufregung, damit die Vertheilung der Arznei im Körper durch nichts gehindert wird. Diese Vorschrift möge man sorgfältig beachten und zwar besonders in diesen Fällen; denn wie ein günstiger Erfolg gewöhnlich Vortheil bringt, so vermag ein Misserfolg sehr grosse und widerwärtige Nachtheile herbeizuführen.
[Übers.: Puschmann II, 526–528]

Alexanders Ausführungen sind in vielerlei Hinsicht interessant: zum einen geben sie wiederum einen guten Einblick in seinen Umgang mit den Patienten, der geprägt ist von Achtsamkeit und Rücksichtnahme auf das Patientenwohl; ihm geht es nicht um kurzfristige, spektakuläre Erfolge, sondern um eine nachhaltige Besserung des Patientenbefindens. Zu diesem Zweck legt er außerordentlichen Wert auf eine individuelle Anpassung der Therapie in all ihren konstituierenden Momenten; den Anordnungen des behandelnden Arztes ist in jeder Hinsicht Folge zu leisten, da die aufeinanderfolgenden Therapieschritte optimal aufeinander abgestimmt werden müssen: so ist beispielsweise maßvolle Bewegung generell durchaus zuträglich (AlexTrall., Ther. XII [II, 511 Pu.]), allerdings nicht kurz nach Einnahme bestimmter Arzneien (s.o., AlexTrall., Ther. XII [II, 527 Pu.]).

Zu bemerken ist außerdem, dass im Rahmen von Alexanders Gichttherapie die (iatro-)astrologische Komponente eine ganz besondere Rolle zu spielen scheint; so kommt er in diesem Zusammenhang häufiger als sonst innerhalb der *Therapeutika* auf die astrologische Beeinflussung von Therapieabläufen und entsprechenden körperlichen Reaktionen zu sprechen, wobei ihm die Einhaltung eben solcher astrologischer Vorgaben besonders wichtig erscheint. Auf diesen Gesichtspunkt wird in der Folge, im Kontext der von Alexander empfohlenen iatromagischen Ergänzungstherapien mittels diverser φυσικά, noch näher einzugehen sein.

Der verantwortungsbewusste und medizinethisch korrekt handelnde Arzt muss nicht nur sämtliche Möglichkeiten, den Zustand des Patienten zu verbessern, bedenken, sondern darf ebenso – und auch dies dient letztendlich wiederum dem Patientenwohl – dem Kollegen und Nachfolger positive Therapieerfolge, experimentell bestätigte Arzneimittel, therapeutische Modifikationen gegenüber den heilkundlichen Überlieferungen sowie jegliche Form von praktischem Wissenszugewinn nicht nur nicht vorenthalten, sondern muss sich auch um entsprechende Aufzeichnung und Weitergabe seiner Ergebnisse bemühen, um den Kollegen mühevolle Sucharbeit zu ersparen und damit deren Konzentration auf die eigentliche therapeutische Tätigkeit zu unterstützen:

AlexTrall., Ther. XII (II, 537 Pu.)

ἵνα δὲ μὴ ζητοίη τις ἀναλέγεσθαι τὰ σύνθετα τῶν βοηθημάτων ἐξ ἑτέρων ἀρχαίων, ἀναγκαῖον ἐνόμισα παραθέσθαι καὶ τούτων τὰς σκευασίας. ὁ γὰρ ἐν τοῖς ἔργοις ἀσχολούμενος ἰατρὸς οὐδὲ τοῖς τῶν παλαιῶν ἐντυγχάνειν εὐκαιρεῖ πολλοῖς συγγράμμασιν.

Damit man sich nun nicht die zusammengesetzten Mittel erst aus anderen älteren Werken zusammenzusuchen braucht, habe ich es für geboten erachtet, deren Recepte hier anzuführen. Denn der mit der Praxis beschäftigte Arzt hat nicht Musse genug, eine Menge alter Werke durchzulesen.
[Übers.: Puschmann II, 536]

Alexander erfüllt nun, da er selbst mittlerweile im Ruhestand ist und keine aktive Praxistätigkeit mehr ausübt, diese Aufgabe, indem er minutiös über Therapieverläufe, Rezepturen und deren Modifikationen Bericht erstattet. Interessant ist sein Bericht über eine medikamentöse Schmerztherapie, vielleicht unter Verwendung der Herbstzeitlose (*Colchicum autumnale* L. oder *Colchicum variegatum* L.), die in den

Therapeutika als »Hermodaktylen-Mittel« (τὸ δι᾽ ἑρμοδακτύλου[400]) bezeichnet wird.[401] Diese Arznei sei allerdings, so Alexander weiter, nur unter Vorsicht und im unbedingten Notfall, aber keinesfalls regelmäßig anzuwenden, ebenso wie sämtliche anderen, insbesondere die Opium enthaltenden Schmerzmittel, die er in seiner Praxis nur in Ausnahmefällen und auf dringenden Patientenwunsch hin (αἰτοῦσιν ἡμᾶς) verordnet habe:

AlexTrall., Ther. XII (II, 561 Pu.)

Ἐπειδὴ δέ τινες εἴτε διὰ μεγίστην ἀνάγκην πραγμάτων εἴτε διὰ τὸ μὴ δύνασθαι φέρειν ὀδύνην ὅλως αἰτοῦσιν ἡμᾶς ἐπιδιδόναι τῶν ἀνωδύνων αὐτοῖς τι φαρμάκων, καλὸν ἂν εἴη καὶ περὶ τούτων διαλαβεῖν, ὁπότε καὶ ὅπως ἀναγκαῖον αὐτοῖς κεχρῆσθαι, καὶ τὰς ἐκτεθείσας ὑπ᾽ αὐτῶν ἀντιδότους, ὅσαι τε ἁπλαῖ καὶ ὅσαι σύνθετοι τυγχάνουσι. κηρωτὰς μὲν οὖν ἔξωθεν τὰς δι᾽ ὀπίου σκευαζομένας, ἃς οἱ παλαιοὶ καὶ χιλιοχρύσους καλεῖν ἀξιοῦσιν, (ἐπιδιδόναι φιλοῦσιν), ἀλλ᾽ ἔγωγε, εἰ καὶ τὸ παρηγορικὸν ἔχουσιν, οὐ συμβουλεύω αὐταῖς πάνυ κεχρῆσθαι δίχα πολλῆς ἀνάγκης [...]. πίνουσι δέ τινες καὶ τὸ δι᾽ ἑρμοδακτύλου καλούμενον καὶ ἀνώδυνον φάσκουσι γενέσθαι παραυτὰ τῆς γαστρὸς ἐκκενούσης ἰχωροειδῆ τινα, ὥστε καὶ βαδίζειν εὐθὺς θέλειν. καὶ ἔστι γε ἀληθὲς τοῦτο καὶ σπανίως ἀπέτυχε τῆς ἐπαγγελίας. ἀλλ᾽ ἔχει τι καὶ βλαπτικόν, ὅτι συνεχέστερον ὑπομιμνήσκεσθαι τοῦ ῥευματισμοῦ τοὺς πίνοντας ποιεῖ.

Da uns Manche entweder wegen ihrer dringenden Geschäfte oder, weil sie die Schmerzen nicht aushalten können, bitten, ihnen durchaus schmerzstillende Arzneien zu verordnen, so dürfte es angemessen sein, auch die Frage zu erörtern, wann und wie dieselben angewendet werden müssen, und welche der von ihnen verlangten Medicamente einfach und welche zusammengesetzt sind. Was nun die äussere Anwendung der aus Opium bereiteten Salben betrifft, welche bei den Alten auch ›Tausendgoldmittel‹ heissen, so gebe ich den Rath, dieselben, obgleich sie eine lindernde Kraft haben, doch nicht zu oft und nur in dringenden Fällen [...] anzuwenden. Manche trinken auch die sogenannte ›Hermodactylen-Medicin‹ und behaupten, dass sie dadurch augenblicklich von ihren Schmerzen befreit werden, da die Ichor-ähnlichen Krankheitsproducte mit dem Stuhlgang entleert werden: daher können die Kranken sofort wieder gehen. Dieses Mittel ist zuverlässig und hat nur selten den Erwartungen nicht entsprochen: doch wirkt es insofern ungünstig, als

400 Zur (ethno-)pharmakologischen Einordnung von ἑρμοδάκτυλος vgl. Valiakos 2014, I, 181 f. mit botanisch-pharmakologischer Charakteristik der Pflanze und Übersicht über ihre Verwendung bei Nikolaos Myrepsos und Leonhard Fuchs. Zu ἑρμοδάκτυλος in der Bedeutung »Herbstzeitlose« mit Terminologie, Beschreibung und Hinweis auf die Giftigkeit der Pflanze vgl. Diosk. IV, 83; vgl. ferner Paul.Aeg. III, 78, VII, 3; Joh. Zach. V, 6 (Ideler); Myr. Dyn. I, 1,24 und Valiakos 2014, I, 182.

401 AlexTrall., Ther. XII (II, 563 Pu.), auch hier unter der Prämisse, seinen Rezipienten die mühevolle Sucharbeit zu ersparen und damit die Kenntnis von der Diversität therapeutischer Möglichkeiten zu fördern: ἐγὼ δὲ τούτου τὴν σύνθεσιν καὶ τῶν ἐξευρημένων τοῖς παλαιοῖς ἐκθήσομαι ὑμῖν, ὥστε μὴ ἀγνοεῖν ὑμᾶς μηδ᾽ ἀπ᾽ ἄλλων αὐτὰ σπουδάζειν μανθάνειν, ἀλλὰ τὸν βουλόμενον, ὅπως ἐθέλει χρῆσθαι, ῥᾳδίως ἔχειν ἐντεῦθεν ἐπιλέγεσθαι. Vgl. M. Stamatu, s.v. *Gicht*, in: Antike Medizin, 357, die darauf hinweist, eine Verwendung der Herbstzeitlose im Rahmen der Gichttherapie sei erstmals bei Alexander von Tralleis erwähnt. Vgl. Paul.Aeg. III, 78,14 (I, 303 f. Heib.), der sich explizit auf Alexander als Quelle für eine solche Medikation bezieht und analog die Anwendungsbereiche, aber auch die mit diesem Mittel verbundenen möglichen Gefahren für den Patienten schildert.

häufig ein Rückfall des Rheumatismus eintritt, während die Kranken die Arznei trinken. [Übers.: Puschmann II, 560]

Derselbe Grund, die Konfrontation des Therapeuten mit dem ausdrücklichen Wunsch des Patienten nach bestimmten Maßnahmen oder auch dessen erklärter Abneigung gegen manche Arzneimittel oder therapeutische Methoden, haben Alexander veranlasst, jeweils Alternativen – diese können sowohl konventionell wie auch iatromagischer Natur sein – zu seinen Ratschlägen aufzuzeigen, welche diese Patientenpräferenzen in Betracht ziehen und fallweise berücksichtigen. Zunächst empfiehlt er eine Reihe schmerzstillender, aber auch entzündungshemmender Salben (AlexTrall., Ther. XII [II, 575–579]), welche für diejenigen Patienten in Betracht kommen, die aufgrund von Verdauungsproblemen oder allgemeiner Abneigung gegenüber oralen Medikationen solche nicht einnehmen können oder wollen:

AlexTrall., Ther. XII (II, 573–575 Pu.)

Ταῦτα μὲν οὖν παρηγορεῖν οἶδε διδόμενα διὰ στόματος. πρὸς δὲ τοὺς μὴ ἀντέχοντας, εἴτε διὰ τὸ τὸν στόμαχον πεπονθέναι καὶ μὴ δύνασθαι κρατεῖν τι τῶν προσφερομένων, ἀλλ' εὐθὺς εἰς ἔμετον ὁρμᾶν, εἴτε διὰ φόβον καὶ ὑποψίαν τινὰ φαρμακείας ἄλλης, ἐσπούδασα μὲν ἐκθέσθαι ὑμῖν, ἃ καὶ τῷ λόγῳ καὶ τῇ πείρᾳ χρήσιμα ἡμῖν ἀπεδείχθη ὄντα.

Diese Linderungsmittel werden gewöhnlich durch den Mund eingeführt. Sollte dies aber nicht möglich sein – sei es, dass der Magen erkrankt ist und die eingeführten Stoffe nicht bei sich behalten kann, sondern sie sofort wieder durch Erbrechen von sich zu geben trachtet, oder sei es, dass der Kranke überhaupt Furcht und Argwohn vor den Arzneien hegt, – so will ich für diesen Fall diejenigen Medicamente besprechen, welche sich uns theoretisch und praktisch als nützlich erwiesen haben.
[Übers.: Puschmann II, 572–574]

Die oben zitierte Textpassage ist ein deutliches Beispiel dafür, inwieweit und in welch hohem Maße für Alexander neben der physischen Komponente auch die psychische Verfassung (διὰ φόβον καὶ ὑποψίαν) des Individualpatienten entscheidend war und einen in jeder Hinsicht zu respektierenden Faktor darstellte; die Alternativtherapie musste allerdings – und das gilt gleichermaßen für die iatromagischen Empfehlungen – desgleichen Überlieferungs- wie auch praktischen Wert (τῷ λόγῳ καὶ τῇ πείρᾳ χρήσιμα) besitzen.

Dass iatromagisch basierte Rezepte für Alexander von Tralleis keine ›Zaubermittel‹, sondern den konventionellen Rezepturen gleichgestellte Komplementärverordnungen waren, belegen sehr deutlich die alternativen Salbenrezepte, die in der lokalen Gichttherapie eingesetzt werden können: von den insgesamt vier Rezepten (AlexTrall., Ther. XII [II, 575 Pu.]), die er nennt, sind die beiden ersten rein konventionelle Wachssalben (κηρωτή) auf Pflanzenbasis unter Beimischung von geringen Dosen Opium bzw. Mohnsaft (ὄπιον), die dritte eine reine Opium-Wachs-Mischung, wobei – und das ist der singulärmagische Aspekt dabei – das Opium in Frauenmilch (λείου γυναικείῳ γάλακτι τὸ ὄπιον) aufgelöst werden soll.[402] Die vierte Rezeptempfehlung ist rein iatromagisch und verbindet die Bioelektrizität des Zitterrochens (*Gymnotus electricus* L.) mit der singularitätsmagisch-vitalisierenden Qualität von Maulwurfsblut; hinzukommt die genaue astrologische Vorschrift der Zubereitung:

AlexTrall., Ther. XII (II, 575 Pu.)

Κηρωτὴ θαυμαστὴ καὶ διὰ πείρας, ᾗ καὶ ἄλλοι πολλοὶ προσεμαρτύρησαν. Βαλὼν εἰς κάκαβον ἐλαίου κοινοῦ ξε. β′ ἕψε ξύλοις ἀμπελίνοις, ἕως οὗ βράσῃ σφόδρως, καὶ ἐπίβαλε τουρπαίνης θαλασσίας ζώσης λιτρ. α′ καὶ ἕψε, ἕως οὑ τὸ μέτρον τοῦ προειρημένου ἐλαίου βράσῃ δεύτερον ἢ τρίτον. εἶτα ἐπίβαλε ἀσφάλακος τοῦ ζῴου, ὅ τινες παλαμίδα καλοῦσι, τοῦ αἵματος οὐγγ. δ′ καὶ συνέψει τῇ τουρπαίνῃ, ἕως ἂν ἀναλυθῶσιν αἱ σάρκες αὐτῆς. καὶ ἐπάρας μετὰ ταῦτα ψῦξον καὶ διήθησον καὶ ἀνατίθει εἰς ὑέλινον ἀγγεῖον. ἐπὶ δὲ τῆς χρήσεως λαβὼν ἐκ τοῦ ἐλαίου ὅσον ἐξαρκεῖ πρὸς τὴν χρῆσιν, μίσγε κηρὸν καὶ λύσας ποίει κηρωτὴν ἀπαλωτάτην καὶ εἰς ὀθόνιον ἐπιπλάσας ἐπίθες. ἕψε δὲ τὸ ἔλαιον, ὡς προγέγραπται, ἐν οἰκήματι κατωγαίῳ μηνὶ μαρτίῳ πέμπτῃ μηδαμῶς ὑπερτιθέμενος τὴν ἡμέραν· οὕτω γὰρ ποιῶν ἐπιτεύξῃ. τοσαῦτα περὶ τῶν ἀνωδύνων καὶ παρηγορικῶν ἐπιπλασμάτων μοι λέλεκται.

Eine wunderbare und bewährte Salbe, welche auch von vielen Anderen empfohlen wird. Man giesse 2 Xesten gewöhnliches Oel in einen Topf, siede es mit Weinrebenholz, bis es stark aufschäumt, thue dann ein Pfund von einem lebenden Zitterrochen (Gymnotus electricus L.?) hinein und koche es abermals bis zu dem Grade, dass das erwähnte Oel zwei- bis dreimal aufbraust. Hierauf füge man 4 Unzen Blut von einem lebenden Maulwurf (Talpa europea L.), der von Manchen auch Palamis genannt wird, hinzu und koche es mit dem Zitterrochen, bis sich das Fleisch desselben ablöst. Nun nehme man es vom Feuer weg, lasse es erkalten, seihe es durch und hebe es in einem Glase auf. Wenn man es braucht, so nehme man von dem Oel, soviel als für einmal hinreicht, setze Wachs hinzu, löse dies auf und verarbeite es zu einer recht feinen Salbe, welche auf Leinwand gestrichen und aufgelegt wird. Das Oel muss man, wie es Vorschrift ist, in einem Keller am 5. des Monats März kochen; man darf dies durchaus nicht einen Tag verschieben, weil man nur auf diese Weise zum Ziele kommen wird.
[Übers.: Puschmann II, 574]

Während Paulos von Aigina im 3. Buch seiner *Ἐπιτομαὶ ἰατρικαί* die Anwendung einer aus Zitterrochen gefertigten Salbe im Falle von παροξυσμοί nur *en passant* als wirkungsvoll erwähnt,[403] nimmt er im 7. Buch wortwörtlich Bezug auf das von Alexander

402 Vgl. eine iatromagische Parallele dazu, wobei ein mit dem ersten Menstruationsblut einer Jungfrau getränkter Lappen als Umschlag singularitätsmagische Wirkung entfalten soll: AlexTrall., Ther. XII (II, 581 Pu.): Ἄλλο διὰ πείρας. Κόρης παρθένου τὸ πρῶτον ἐκ τῶν καταμηνίων ῥάκος μολυνθὲν ἐπίχριε καὶ οὐ ποδαγριώσεις ποιήσας οὕτως ποτέ.

403 Paul.Aeg. III, 78,9 (I, 301 Heib.): καὶ ἡ διὰ τῆς τουρπαίνης δὲ κηρωτὴ τῆς αὐτῆς ἐστι δυνάμεως ἐν παροξυσμοῖς καὶ τὸ ἔλαιον τὸ δι᾽ αὐτῆς.

überlieferte Salbenrezept, sowohl unter Einbeziehung der astrologischen Zubereitungsvorschriften wie auch unter Hinweis auf das spezielle Anwendungsgebiet, Podagra.[404]

Auch in der 4. *Kyranis* ist der Zitterrochen erwähnt, hier allerdings nicht in Zusammenhang mit Gelenkleiden und Gicht, sondern als Speisefisch, dessen Fleisch sowohl als magenfreundlich wie auch als Aphrodisiakum gilt:

Kyr. IV, 5 (ed. Kaimakis, 246,2–6)

Βάτος, οἱ δὲ βατίς, ἀλέπιδον ὀψάριον, ἰχθύς ἐστι θαλάσσιος, Ῥωμαῖοι τούρπαιναν αὐτὸ καλοῦσιν. οὗτος ἑψηθεὶς νεαρὸς ὤν, ὁ ζωμὸς κοιλίας ὑπαγωγὸς γίνεται, καθ' αὐτόν τε καὶ μετ' οἴνου πινόμενος. ἐσθιόμενος δὲ πυκνῶς εὐστόμαχός ἐστι καὶ εἰς ἀφροδίσια τοὺς ἐσθίοντας παρορμᾷ.

Der Zitterrochen (*Batos*, von manchen auch *Batis* genannt), ein *Alepidon*-Fisch (?), ist ein Meerfisch; die Römer nennen ihn *Turpaina*. Brühe aus dem jungen Fisch ist magenfreundlich, entweder pur oder mit Wein vermischt getrunken. Häufig gegessen wirkt er magenfreundlich und als Aphrodisiakum.
[Übers. d. Verf]

Alexander kennt noch ein weiteres Salbenrezept, dessen Hauptbestandteil der Zitterrochen ist, diesmal allerdings terminologisch differenziert, indem der Zitterrochen nicht als τούρπαινα, sondern als νάρκη[405] bezeichnet wird. Das Salbenrezept ähnelt im Großen und Ganzen dem vorher zitierten, nur dass im Unterschied dazu ein kupfernes Gefäß (βάλε εἰς χαλκοῦν ἀγγεῖον) verwendet werden muss und als einzige Beigabe Narzissen (καὶ νάρκισσον τὴν βοτάνην συνάγων) hinzugemischt werden – letztere wohl aufgrund der Namensanalogie, welche eine sympathetische Wechselwirkung impliziert.

Die astrologische Richtlinie, dass sowohl die Pflanzenhebung wie auch die Zubereitung der Salbe und schließlich deren Anwendung jeweils bei abnehmendem Mond (ληγούσης σελήνης) zu geschehen habe, entspricht der in dieser Verordnung äußerst dominanten Dreizahl: die Applikation der Salbe müsse dreimal täglich an drei aufeinanderfolgenden Tagen vorgenommen werden; im Unterschied zu der zuvor genannten τούρπαινα-Salbe wirkt die νάρκη-Salbe ebenso prophylaktisch (προφυλάττει) wie therapeutisch (θεραπεύεται) gegen sämtliche Gelenkleiden (εἰ μὲν πάσχει τὰ ἄρθρα):

404 Paul.Aeg. VII, 17,77 (II, 366 Heib.): Διὰ τουρπαίνης κηρωτὴ πρὸς ποδάγραν, ἀνώδυνος, θαυμαστή. Πέμπτην ἄγοντος ἡμέραν τοῦ Μαρτίου μηνὸς ἐν οἴκῳ κατωγείῳ εἰς κακκάβην ἐλαίου κοινοῦ ℥ β βαλὼν ἕψε ξύλοις ἀμπελίνοις καί, ὅτε βράσῃ, ἐπίβαλλε τουρπαίνης θαλασσίου ἰχθύος λι. α καὶ ἀσφάλακος τοῦ ζῴου, ὅν τινες μαδαμουδὰν καλοῦσι, τοῦ αἵματος [...] καὶ συνέψει, ἕως διαλυθῶσιν αἱ σάρκες τοῦ ἰχθύος ἢ φρυγῶσιν, εἶτα σειρώσας ἐπίβαλλε τῷ ἐλαίῳ κηροῦ τὸ σύμμετρον πρὸς τὴν σύστασιν, ὡς ἁπαλωτάτην γενέσθαι κηρωτήν, ἣν ἐπιπλάσας εἰς ὀθόνιον ἐπιτίθει. Ebenfalls im iatromagischen Kontext begegnet der Zitterrochen bei Scribon. Larg., Comp., Kap. 99.

405 Zur Terminologie aufgrund der bioelektrischen Energie des Fisches vgl. Aelian, De nat. anim. I, 36: Ὁ ἰχθὺς ἡ νάρκη ὅτου ἂν καὶ προσάψηται τὸ ἐξ αὑτῆς ὄνομα ἔδωκέ τε καὶ ναρκᾶν ἐποίησεν.

AlexTrall., Ther. XII (II, 581 Pu.)

Φυλακτικὸν ποδάγρας καὶ ἀρθρίτιδος. Νάρκην ζῶσαν βάλε εἰς χαλκοῦν ἀγγεῖον καὶ εἰς κάκαβον μετὰ ἐλαίου καὶ ὕδατος, ἵνα μὴ τὸ ἔλαιον καυθὲν κνισσωθῇ, καὶ νάρκισσον τὴν βοτάνην συνάγων αὐτὴν ληγούσης σελήνης ἔμβαλε καὶ αὐτὴν συνεψῶν τῷ ζῴῳ, μέχρις ἀναλυθῇ ὅλη καὶ τὰ ὀστᾶ γυμνὰ γένηται, καὶ τότε λοιπὸν τὸ ἔλαιον χωρίσεις ἠρέμα ἐκ τοῦ ὕδατος. πάντα ποίει ληγούσης σελήνης καὶ χρῖε τὸν κάμνοντα τρίτον τῆς ἡμέρας. καὶ εἰ μὲν πάσχει τὰ ἄρθρα, θεραπεύεται· εἰ δὲ μὴ πάσχει, προφυλάττει αὐτὰ τοῦ μηδέποτε παθεῖν. ποίει δὲ τοῦτο καὶ ἄλειφε ἐπὶ τρεῖς ἡμέρας ληγούσης πάντως σελήνης· ἐν ἄλλῳ γὰρ ποιῶν καιρῷ οὐλ ἐπιτεύξῃ.

Vorsichtsmittel gegen Podagra und Gelenkleiden. Man werfe einen lebenden Zitterrochen (Torpedo Galvanii) in ein kupfernes Gefäss und schütte ihn mit Oel in einen Topf, in welchen man, damit das Oel nicht verbrennt oder verdampft, noch Wasser hineingiesst. Dann sammele man bei abnehmendem Monde Narcissen (Narcissus L.), streue sie darunter und koche sie mit dem Thiere, bis es vollständig zergeht und seine Knochen frei geworden sind. Der Rest des Oeles wird nun allmälig vom Wasser abgegossen. Dies Alles muß jedoch bei abnehmendem Monde geschehen. Damit reibe man den Kranken dreimal des Tages ein. Ist er gelenkleidend, so wird er dadurch geheilt; ist er nicht krank, so wird das Verfahren ihn immer vor diesem Leiden schützen. Man befolge also diese Vorschrift und lasse drei Tage hindurch die Einreibungen vornehmen, aber jedenfalls bei abnehmendem Monde; denn zu einer anderen Zeit würde man damit keinen Erfolg erzielen.
[Übers.: Puschmann II, 580]

Die sympathetische Analogie zwischen νάρκη und νάρκισσος erinnert an die sympathiebasierte Einteilung der *materia medica* in der 1. *Kyranis*. Als νάρκη erscheint der Zitterrochen in der 4. *Kyranis*, wo ihm zahlreiche Heilfunktionen nachgesagt werden, u.a. gegen Kopfschmerzen[406], doch gleichermaßen auch gegen Gelenkleiden (τὰ τῶν ἀρθριτικῶν ἀλγήματα). Wie bei Alexander wird auch in der 4. *Kyranis* das lebendige (dies bewirkt eine zusätzliche Steigerung der Vitalkräfte) Tier solange in Öl gekocht, bis es sich vollständig aufgelöst hat (ἐν ἐλαίῳ δὲ ζῶσα ἑψηθεῖσα ἕως οὗ τακῇ), und, allerdings ohne Beimischung weiterer Ingredienzien und ohne Hinweis auf astrologische Gesetzmäßigkeiten, als Salbe verwendet.[407]

406 Diese mutmaßliche Heilwirkung bezieht sich auf eine entsprechende Aussage bei Dioskurides, Diosk., mat. med. II, 15,1: νάρκη θαλασσία ἐπιτεθεῖσα ἐπὶ χρονίων ἀλγημάτων τῶν περὶ κεφαλὴν πραΰνει τὸ σφοδρὸν τοῦ ἀλγήματος, καὶ ἕδραν δὲ ἐκτρεπομένην ἢ προπίπτουσαν στέλλει προστεθεῖσα. Dioskurides ist in dieser Hinsicht auch die Quelle für Paulos von Aigina (PaulAeg. VII, 3,13 [II, 245 Heib.]): Νάρκη θαλασσία τοῖς κεφαλαλγοῦσιν ἔτι ζῶσα προστιθεμένη κατὰ τῆς κεφαλῆς ἀνωδυνίαν ἐργάζεται, ἴσως αὐτῷ δὴ τούτῳ τῷ ναρκοῦν. καὶ τὸ ἔλαιον δέ, ἐν ᾧ ζῶσα ἐνηψήθη, τὰ δριμύτερα τῶν ἀρθριτικῶν ἀλγημάτων παραμυθεῖται χριόμενον. ἕδραν δὲ προπεσοῦσαν προσστέλλειν αὐτήν φασι προστιθεμένην., der allerdings zusätzlich auch das Salbenrezept gegen Gelenkleiden erwähnt, wohl unter Verwendung von Alexanders entsprechender Darlegung als Quelle.

407 Kyr. IV, 44 (ed. Kaimakis, 277,2–11): Περὶ νάρκης. Νάρκη ἰχθύς ἐστι θαλάσσιος, ὃν οἱ πολλοί φασι μάργαν. αὕτη τοῖς κεφαλαλγοῦσιν ἔτι ζῶσα προστεθεῖσα ἐπὶ χρονίων νοσημάτων τῶν περὶ κεφαλῆς

Die Analyse derartiger Salbenrezepte gegen Gelenkleiden ergibt, dass iatromagische Normen nur bei Alexander von Tralleis derart dominant sind; bei ihm findet sich auch der bislang einzige Beleg für eine sympathetische Verbindung zwischen νάρκη und νάρκισσος, sowie die terminologische Differenzierung zwischen τούρπαινα und νάρκη als Bezeichnungen für den Zitterrochen in zwei nahezu analogen Salbenrezepten. Die 4. *Kyranis* kennt ebenfalls beide Bezeichnungen, wobei sie τούρπαινα ausdrücklich als römischen Terminus ausweist: Ῥωμαῖοι τούρπαιναν αὐτὸ καλοῦσιν (Kyr. IV, 5) und nicht in Zusammenhang mit Gelenkleiden anwendet, νάρκη jedoch durchaus (Kyr. IV, 44).

Alexanders Version der beiden Salbenrezepte spiegelt somit das Ergebnis einer differenzierten terminologisch und motivgeschichtlich verankerten Rezeption diverser Traditionen wider,[408] wobei die ausschlaggebende Basiquelle wohl in der *Kyraniden*-Überlieferung zu verorten sein dürfte. Die iatroastrologische Komponente allerdings verweist auf eine zusätzliche, vielleicht gräkoägyptisch-hermetisch basierte Quellensituation, weshalb die beiden bei Alexander von Tralleis überlieferten Salbenrezepte in ganz exemplarischer Weise die interkulturelle Synthese zwischen Heilkunde, Iatromagie, Sympathielehre, Ethnopharmakologie und Iatroastrologie veranschaulicht.

Die ethisch-moralische Verpflichtung des Arztes (ὥτε τὸν ἄριστον ἰατρὸν πανταχόθεν εὔπορον εἶναι καὶ πολυτόπως βοηθεῖν ἅπασι τοῖς κάμνουσι) sowie seine individuelle Auffassung des Arzt-Patienten-Verhältnisses veranlasste Alexander ferner, aus Rücksicht auf den Willen seiner Patienten, weitere alternative bzw. komplementäre Therapievorschläge zu unterbreiten. Diese sollen speziell den Patienten zu Gute kommen, die entweder zu Unverträglichkeitsreaktionen gegenüber den konventionellen medikamentösen Therapien neigen (οὔτε φαρμακείαν ἀνέχεσθαι), oder aber einfach nicht willens sind, sich strikten diätetischen Restriktionen zu unterwerfen (τινες οὔτε διαίτῃ προσκαρτερεῖν δυνάμενοι) – womit der behandelnde Arzt gerade im Fall der durch einen allzu üppigen Lebensstil verursachten Gelenkleiden sicherlich recht häufig konfrontiert war. Aus diesem Grunde bietet Alexander für solche

---

πραΰνει τὸ σφοδρὸν τοῦ ἀλγήματος. ἐν ἐλαίῳ δὲ ζῶσα ἑψηθεῖσα ἕως οὗ τακῇ, καὶ διηθηθεῖσα τὰ τῶν ἀρθριτικῶν ἀλγήματα παραμυθεῖται χριομένη. καυθεῖσα δὲ καὶ τεφρωθεῖσα καὶ ὡς ξηρίον ἐπιπασθεῖσα τὰς ἐξερχομένας ἕδρας ὑγιεῖς ἀπεργάζεται. τὸ δὲ στέαρ αὐτῆς ἐάν τις ἐν ἐρίῳ ἐπιχρίσας ἐπιθῇ κατὰ τῆς ἕδρας, τὰς τῆς ὑστέρας ἀναδρομὰς στέλλει. ἐὰν δὲ καὶ γυνὴ ἐπιχρίσῃ τὸ μόριον αὐτῆς ἐκ τοῦ στέατος, οὐ συγγενήσεται ἀνὴρ μετ' αὐτῆς οὐδὲ συνουσιάσει ὅλως. Ein analoges Salbenrezept kennt auch Aetios von Amida, allerdings speziell gegen Podagra (φάρμακον πᾶσι τοῖς ὀδυνωμένοις ποδαγρικοῖς): ἀλλὰ καὶ ἡ νάρκη ἥ τε θαλασσία καὶ ἡ ποταμία καθ' ἕτερον τρόπον οὐ ταῖς μικραῖς μόνον, ἀλλὰ καὶ ταῖς μεγάλαις ἁρμόζει φλεγμοναῖς· φυσικῇ γάρ τινι δυνάμει νάρκην ἐντίθησι καὶ ἀνωδυνίαν τοῖς σώμασιν. διὸ καὶ ζῶσαν τὴν νάρκην αὐτὴν προσάγειν χρὴ συνεχῶς τοῖς φλεγμαίνουσι τόποις· καὶ ἑψομένη δὲ ζῶσα ἐν ἐλαίῳ ἔπειτα ἀνασπωμένη καὶ ἐντηκομένου κηροῦ συμμέτρου τῷ ἐλαίῳ χρησιμώτατον φάρμακον πᾶσι τοῖς ὀδυνωμένοις ποδαγρικοῖς γίγνεται. (AetAmid. XII, 42).

408 Vgl. auch entsprechende gräkoägyptische »texts of ritual power«, z.B. PGM I, 99 (Skarabäusritual); PGM I, 88 und 169 (Pflanzenhebung).

Fälle und speziell in Hinblick auf die Fußgicht, Podagra, Alternativen aus dem Bereich der Iatromagie an (φυσικὰ διάφορα πρὸς ῥεύματα ποδῶν), allerdings ausschließlich die empirisch basierten und damit praktisch bewährten (τὰ πειραθέντα διὰ τῆς μακρᾶς πείρας):

AlexTrall., Ther. XII (II, 579 Pu.)

Ἐπειδή τινες οὔτε διαίτῃ προσκαρτερεῖν δυνάμενοι οὔτε φαρμακείαν ἀνέχεσθαι φυσικοῖς τε καὶ περίαπτοις ἀναγκάζουσιν ἡμᾶς ἐπὶ ποδάγρας κεχρῆσθαι, ὥτε τὸν ἄριστον ἰατρὸν πανταχόθεν εὔπορον εἶναι καὶ πολυτόπως βοηθεῖν ἅπασι τοῖς κάμνουσι, ἦλθον εἰς τοῦτο. πολλῶν δὲ ὄντων τούτων ἡμῖν δρᾶν πεφυκότων, τὰ πειραθέντα διὰ τῆς μακρᾶς πείρας γράφομεν.

Da es manche Menschen gibt, welche weder eine bestimmte Lebensweise einzuhalten, noch Arzneien zu vertragen im Stande sind und uns daher nöthigen, Wundermittel und Amulete bei dem Podagra anzuwenden, so will ich dieselben besprechen; denn ein tüchtiger Arzt soll überall zu Hause sein und dem Kranken auf die mannigfaltigste Weise zu helfen verstehen.
[Übers.: Puschmann II, 578]

Bei diesen φυσικά handelt es sich sowohl um Amulette, deren Substanz wiederkehrende Motivgruppen zeigt, wie auch um Rezitationen unter Verwendung von Zitaten, *historiolae* und *voces magicae*.

Aus dem Bereich der Similemagie (vgl. Kap. 2.2) stammt das bei Alexander mehrfach verwendete Motiv des Umbindens von Tiersehnen als Heilmittel gegen Gicht; die rituelle Handlung soll in isodynamischer Weise eine Übertragung entsprechender Similekräfte auf den Patienten bewirken, d.h. die Annahme einer Gleichartigkeit zwischen dem tierischen und dem erkrankten Organ soll die Heilung des letzteren herbeiführen. Aus diesem Grund empfiehlt Alexander speziell gegen Gelenkleiden und entzündliche Schwellungen im Fußbereich (πρὸς σύριγγα ποδῶν) die Sehnen von Wildesel, Wildschwein und Storch (ὀνάγρου νεῦρα καὶ συάγρου καὶ πελαγροῦ) als unfehlbares und empirisch erwiesenes (πάνυ περιβόητον καὶ ἐπὶ πολλῶν πεῖραν) Heilmittel:

AlexTrall., Ther. XII (II, 579 Pu.)

Λαβὼν ὀνάγρου νεῦρα καὶ συάγρου καὶ πελαγροῦ, πλέξας χορδὰς ἐν ἀκμῇ περίαπτε τὰ μὲν δεξιὰ νεῦρα τοῖς δεξιοῖς τῶν πασχόντων ποδῶν, τὰ δ' ἀριστερὰ τοῖς ἀριστεροῖς· καὶ εὐθέως ἄπονον φυλάξεις. μετὰ δὲ τὸ παύσασθαι τὴν ὀδύνην μηκέτι περιάψῃς, ἀλλ' ὁπηνίκα πάλιν ὀδύνης αἴσθησις γένηται· καὶ θαυμάσεις, ὡς οὔτε πόνος οὔτε ἄλλο κινδυνῶδες οὐδὲν παρακολουθήσει, καθάπερ ἐπὶ πολλῶν ὁρῶμεν πληγμοὺς ἐπακολουθοῦντας τῶν ποδῶν παυσαμένων τοὺ ῥευματίζεσθαι. τινὲς δὲ τὰ τοῦ πελαργοῦ νεῦρα οὐ συμπλέκουσι τοῖς ἄλλοις, ἀλλὰ φυλάττουσι καὶ βάλλουσιν εἰς δέρμα φώκης καὶ δεσμοῦσι ταῖς

Man nehme die Sehnen eines wilden Esels, eines Wildschweines und eines Storches (Ciconia alba L.), knüpfe an deren Ende Därme und binde die rechten Sehnen an den rechten Fuss des Kranken, die linken an den linken Fuss; dann werden seine Schmerzen sofort nachlassen. Sobald die Schmerzen aufgehört haben, nehme man die Sehnen ab und binde sie erst dann wieder daran, wenn der Kranke Schmerzen fühlt. Es ist merkwürdig, dass dies weder Beschwerden, noch irgendwelche Gefahr im Gefolge hat, während wir doch sonst häufig sehen, dass sich Schlagflüsse einstellen, wenn die Fluxionen nach den Füssen

χορδαῖς ταῖς χωρὶς τῶν νεύρων τοῦ πελαργοῦ πλακείσαις καὶ τοῖς ποσὶ τοῦ πάσχοντος περιάπτουσιν ὡσαύτως τὰ δεξιὰ τοῖς δεξιοῖς καὶ τὰ ἀριστερὰ τοῖς ἀριστεροῖς σελήνης οὔσης ἐν ἀποκρούσει ἢ ἐν ἀσπόρῳ ζωδίῳ καὶ Κρόνου ἐνδύσει.

aufhören. Manche verbinden die Storchsehnen nicht mit den übrigen Sehnen, sondern behalten sie zurück und hüllen sie in die Haut einer Mönchsrobbe (Phoca Monachus L.), welche mit den Därmen, die nicht mit den Storchsehnen verknüpft sind, umwickelt wird. Nun befestigen sie dieselben in gleicher Weise an den Füssen des Leidenden, nämlich die der rechten Seite an dem rechten Fuss, die der linken an dem linken Fuss; es geschieht dies bei abnehmendem Monde, oder wenn derselbe im unfruchtbaren Sternbilde steht, oder wenn er sich in das Sternbild des Saturnus begibt.
[Übers.: Puschmann II, 578]

Zu beachten ist hierbei, dass die jeweils passenden Sehnen mit dem entsprechenden Fuß verknüpft werden (περίαπτε τὰ μὲν δεξιὰ νεῦρα τοῖς δεξιοῖς τῶν πασχόντων ποδῶν, τὰ δ' ἀριστερὰ τοῖς ἀριστεροῖς)[409] und das Amulett nur im akuten Schmerzzustand verwendet werden darf (μετὰ δὲ τὸ παύσασθαι τὴν ὀδύνην μηκέτι περιάψῃς); die Wirkung wird als unmittelbar (εὐθέως ἄπονον) beschrieben.

Die ebenfalls von Alexander angegebene Variante des Amuletts fordert eine gesonderte Behandlung der Storchensehnen, die zusätzlich noch mit der Haut einer Mönchsrobbe (εἰς δέρμα φώκης) umwickelt werden sollen, in diesem Falle ebenfalls noch unter Einhaltung astrologischer Prämissen[410]. Die Mönchsrobbe (φώκη) wird häufig in den *Kyraniden* erwähnt; ihre besonderen Qualitäten beruhen auf ihrem amphibischen Wesen und sie soll menschliche Hände besitzen:

Kyr. II, 41 (ed. Kaimakis, 180,2–6)

Φώκη ζῷόν ἐστι τετράπουν, ἔνυδρον, ἀμφίβιον χεῖρας ἔχουσα ὁμοίας ἀνθρώπου, πρόσωπον δὲ μόσχου βοός. [...] ἔχει δὲ δυνάμεις πολλάς. [...] ὁ

Die Mönchsrobbe ist ein vierfüßiges Tier, das im Wasser lebt, eine Amphibie mit Händen ähnlich den menschlichen, mit dem Gesicht aber eines

409 Die beschriebene rituelle Rechts-Links-Symbolik begegnet auch in dem nachfolgend erläuterten Chamäleonritual (s.u., AlexTrall., Ther. XII [II, 583 Pu.]) sowie in dem Geiersehnen- und -flügel-Amulett (s.u., Alex.Trall., Ther. XII [II, 581 Pu.]); ferner in einer Empfehlung, die entzündeten Füße mit einer Paste aus Wein und Asche von Schafshörnern einzureiben: Ποδαγρικὸν φυσικόν. Κέρατα προβάτων καύσας καὶ λειώσας μετ' οἴνου εἰσθυῖαν τῷ δεξιῷ κέρατι χρῖε τὸν δεξιὸν πόδα καὶ τῷ ἀριστερῷ τὸν ἀριστερὸν καὶ παρηγορήσεις ὀδύνας ποδαγρικάς. (AlexTrall., Ther. XII [II, 585 Pu. mit Übers. auf S. 584]).

410 Zu der mutmaßlich chaldäisch-babylonischen Herkunft dieser Art von Iatroastrologie vgl. Vakaloudi 2000, 192 f.: »According to the theory of the apotropaic magic, the most effective amulets were made when the moon was crossing the sign of Cancer. This type of astrological magic was called ›catarhic astrology‹ and was commonplace among the Babylonians. It was aiming at the best possible use of the astral influences for its benefit. Possibly, its influence in the early Byzantine Empire led to the exercise of similar practices.«; vgl. auch Reiner 1987, 27–36, 32 f.

δὲ ἐγκέφαλος αὐτῆς πινόμενος σεληνιαζομένους ἰᾶται, καὶ ἱερὰν νόσον θεραπεύει.

Moschusrindes. [...] Sie hat vielfältige Wirkkräfte. [...] Ihr Gehirn heilt getrunken Mondsüchtige und therapiert die Heilige Krankheit [Übers. d. Verf.]

Sämtlichen Körperteilen der Mönchsrobbe werden diverse Heilwirkungen nachgesagt; sie erscheint bereits im *Corpus Hippocraticum* sowie bei Dioskurides und Galen, später dann auch in den frühbyzantinischen Medizinbüchern, mehrfach als Bestandteil unterschiedlicher Rezepte. Die *Kyraniden* kennen sowohl ihre rein pharmakologische Verwendung wie auch etliche iatromagische Heilwirkungen, so beispielsweise die oben erwähnte, dass das Gehirn der Mönchsrobbe gegen »Mondsucht« und ›Epilepsie‹ getrunken werden soll. Die apotropäische Eigenschaft ihrer Haut als eine Art Universalschutzmittel gegen diverse dämonische Einwirkungen, gefährliche und giftige Tiere sowie Ungeziefer erwähnt die 4. *Kyranis* ebenso wie deren Qualität als äußerst wirkungsvollen Schutz auf See, da sie, gelegentlich auch noch in Kombination mit Amulettsteinen[411], Schiffbruch verhindere und einen glücklichen Reiseverlauf garantiere:

Kyr. IV, 67 (ed. Kaimakis, 292 f., bes. 292,2–12)

Φώκη ζῷόν ἐστι θαλάσσιον τετράπουν. ταύτης τὸ δέρμα κἂν ἐν οἴκῳ κἂν ἐν πλοίῳ ἀπόκειται ἢ φορῆται, οὐκ ἐπελεύσεται εἰς τὸν φοροῦντα πᾶν κακόν· ἀποστρέφει γὰρ κεραυνούς, καὶ πρηστῆρας καὶ χάλαζαν καὶ κινδύνους καὶ πνεύματα καὶ βασκανίαν, δαίμονας, λῃστὰς καὶ νυκτερινὰ συναντήματα, θηρία καὶ ἑρπετὰ καὶ φαντάσματα. δεῖ δὲ σὺν αὐτῷ καὶ λίθον κοράλιον θαλάσσιον περιάπτειν. Κασσύματα δὲ ὁ φορῶν ἐκ τοῦ δέρματος ποδαγρὸς ὤν, ἰαθήσεται. ὁ δὲ ὑγιὴς ποτὲ οὐ ποδαλγεῖ. εἰ δέ τις περιδήσῃ τὸ κατάρτιον τοῦ πλοίου, κεραυνοὺς ⟨ἀποτρέπει⟩, οὐδὲ ναυαγήσει ποτέ. κεφαλὴν δὲ φώκης ἐὰν χώσῃς μέσον ἀμπελίου, πάντοτε ὁ καρπὸς αὐτοῦ πολὺς ἔσται σφόδρα.

Die Mönchsrobbe ist ein vierfüßiges Meerestier. Ihre Haut wird entweder im Haus oder auf einem Schiff ausgespannt oder getragen und wendet jegliches Unheil von dem Träger ab. Denn sie wendet Blitze, Gewitterstürme, Zerstörung, Gefahren, Geister und bösen Blick ab, ebenso Dämonen, Räuber und nächtliche Vorfälle, wilde Tiere, Reptilien und Gespenster. Mit ihr zusammen muss man einen Meerkorallenstein als Amulett umhängen. Wenn jemand, der an Podagra leidet, Schuhe aus der Haut trägt, wird er geheilt werden. Der Gesunde aber wird niemals Podagra bekommen. Wenn man den Mast des Schiffes damit umwickelt, <wehrt> sie Blitze <ab>, und man wird niemals Schiffbruch erleiden. Wenn du aber den Kopf der Mönchsrobbe im Weinberg vergräbst, wird er dauerhaft reiche Frucht tragen.
[Übers. d. Verf.]

411 Hierzu vgl. eine Passage aus den *Orphika Lithika*: Ἀλλὰ καὶ τοῖς πλέουσι σωτήριον εἶναι, ἐὰν δὲ ἐν πλοίῳ αὐτὸν σχίσας τὸ καλούμενον καλχήσιον ἐμβάλῃς σὺν δέρματι φώκης, φυλακτήριον ἔσται ἄριστον καὶ παντὸς κινδύνου καὶ ναυαγίου ῥύεσθαι. (Orph. Lith. keryg. 20, ed. R. Halleux – J. Schamp, Les lapidaires grecs [Paris 1985] 146–177.).

In diesem Zusammenhang wird auch die von Alexander angesprochene Heilwirkung der Robbenhaut bei Gelenkleiden erwähnt, wobei allerdings die 4. *Kyranis*, wesentlich einfacher in der Anwendung, Schuhe aus Robbenhaut empfiehlt (κασσύματα δὲ ὁ φορῶν ἐκ τοῦ δέρματος ποδαγρὸς ὤν, ἰαθήσεται) und nicht die komplizierte Amulettkonstruktion Alexanders.[412]

Die gesonderte Behandlung der Storchensehnen in Alexanders Rezept könnte mit dem ägyptischen Ibismotiv in Verbindung stehen, dem dann die in den Texten nicht seltene Gleichsetzung zwischen Storch und Ibis zugrunde liegen würde; der Ibis als heiliges Tier und Inkarnation des ägyptischen Heil- und Mondgottes Thot würde demnach auch die speziell mit der Anwendung der Storchensehnen verknüpfte lunar-astrologische Prägung erklären.

Unabhängig von seiner rein astrologischen Qualität erscheint das Motiv des abnehmenden Mondes häufig in iatromagischen Therapieempfehlungen, wobei der abnehmende Mond, ebenso wie das graphische ›Schwundschema‹ (vgl. Kap. 2.7.5), das sukzessive ›Abnehmen‹ bzw. ›Schwinden‹ der Krankheit symbolisieren soll; noch in den spätbyzantinischen *Iatrosophia* ist diese Symbolik bekannt und wird angewandt, so beispielsweise in einem Rezept gegen Muskelkater (νευροχαλαστικόν), wenn diverse Substanzen ganz ohne iatromagische Notation (Efeuwurzel, Malve, Essig, Wachs etc.) zu entsprechenden Salben verarbeitet werden sollen, allerdings bei abnehmendem Mond (τῆς σελήνης ληγούσης).[413]

Alternativ dazu und insbesondere dann, wenn sich die Gelenkentzündung nicht auf den Fußbereich beschränkt, empfiehlt Alexander, gleichsam als Universalmittel, das Umbinden von Geiersehnen:

AlexTrall., Ther. XII (II, 581 Pu.)

Νεῦρα γυπὸς ἐκ τῶν σκελῶν καὶ τῶν ἄκρων τῶν ποδῶν εἰς τοὺς ἀστραγάλους τοῦ πάσχοντος ἐπίδησον φυλάττων, ὥστε τὰ τοῦ δεξιοῦ ποδὸς τοῦ γυπὸς τῷ δεξιῷ ποδὶ τοῦ πασχόντος περιάψαι καὶ τὰ τοῦ ἀριστεροῦ τῷ ἀριστερῷ, ὁμοίως καὶ τὰ τῶν ἀγκώνων καὶ τῶν χειρῶν καὶ τὰ τῶν ὤμων νεῦρα καὶ τὰ πτερύγια[414].

Man binde die Sehnen der Schenkel und Krallen eines Geiers an die Fersen des Kranken, wobei man genau Acht geben muss, dass diejenigen des rechten Geierfusses auf den rechten Fuss des Leidenden und die des linken auf den linken Fuss kommen. In derselben Weise verfährt man,

412 Diese etwas vereinfachte Anwendungsform der Robbenhaut findet sich ebenfalls bei Alexander: AlexTrall., Ther. XII (II, 581 Pu.): κάλλιον δὲ ποιεῖ καὶ τὸ τῆς φώκης δέρμα ὑποστρωννύμενον τοῖς ὑποδήμασι, tatsächlich mit dem Vermerk κάλλιον. Solche Schuhe werden ebenfalls in der postbyzantinischen Rezeptsammlung des Cod. Panorm. XIII.C.3, Kap. 280 wieder aufgegriffen; die Handschrift enthält generell zahlreiche Rezepte unter Verwendung der Mönchsrobbe und deren Bestandteile bis hin zu den Exkrementen.

413 Cod. Taur. B.VII.18, Kap. 253 (ed. Valentino, 172–174).

414 Eine vergleichbare Verwendung von Schwalben- oder auch Krähenflügeln gegen Ischiasleiden empfiehlt Ps.-Galen, rem. parabil. I, 16 (XIV, 386 f. Kühn). Im Fall der Schwalbe findet auch deren Blut als Einreibemittel Verwendung gegen dasselbe Leiden (so auch ein Rezept bei Alexander von

wenn das Leiden in den Ellenbogen, Händen und Schultern sitzt, mit den Flügeln des Geiers. [Übers.: Puschmann II, 580]

Das Geiermotiv ist in der ägyptischen Mythologie, aber auch in der Königsideologie als Symbol Oberägyptens, weit verbreitet und symbolisiert zum einen weibliche (Mutter-)Gottheiten, zum anderen eine generelle Schutzfunktion eben dieser Gottheiten.[415] Im heilkundlich-iatromagischen Kontext spielt der Geier allerdings kaum eine Rolle; die oben zitierte Textpassage aus Alexanders *Therapeutika* ist der bislang einzige Beleg für eine therapeutische Verwendung von Geiersehnen.

Ein Beispiel für die Synthese mehrerer iatromagischer Vorstellungen und deren Konzentration in einem einzigen Amulett ist das ebenfalls bei Alexander beschriebene Amulett aus Hasenknöcheln:

AlexTrall., Ther. XII (II, 581 Pu.)

Ἄλλο. Λαγωοῦ ἀστράγαλοι περιαπτόμενοι πάνυ τὰ ἀρθριτικὰ πάθη ἐλαφρύνουσι. δεῖ δὲ ζῶντα καταλιμπάνειν τὸν λαγωόν.

Auch Hasenknöchel, wenn sie dem Kranken umgehangen werden, verschaffen grosse Erleichterung bei Gelenkleiden; doch muss man den Hasen am Leben lassen. [Übers.: Puschmann II, 580]

Das Umhängen von Hasenknöcheln symbolisiert hier die dynamoanaloge Aneignung der Fähigkeit des Tieres, sich wendig und ohne Schmerzen zu bewegen; hinzukommt eine Form der *transplantatio morbi*, indem der Hase am Leben gelassen wird und sich aufgrund des Verlustes seiner Knöchel nicht mehr bewegen kann. Damit tritt er in die vormalige Rolle des Patienten, der diese seine Krankheit, die ihn bewegungsunfähig machte, nun, via Amulettwirkung, an das Tier abgegeben und sich solchermaßen selbst davon befreit hat.

Eine wohl eher untergeordnete Rolle dürfte bei diesem Amulett das ägyptische Verständnis vom Hasen als gefährliches »Wild der Wüste«, und dadurch dem Einflussbereich des Gottes Seth zugehörig, spielen, dessen negative Kraft durch Verstümmelung zunichte gemacht werden kann – auf diese Weise werden in ägyptischen

---

Tralleis: AlexTrall. XII [II, 581 Pu.]), und schließlich wird der gesamte Vogel gebraten und vom Patienten verspeist.

415 Vgl. E. Brunner-Traut, s.v. *Geier*, LÄ II, 513–515; E. Winter – U. Winter, Von der Ununterscheidbarkeit der Geschlechter. Der Geier im Flug durch die Jahrtausende, in: I. Slawinski – J.P. Strelka (Hrsg.), Viribus Unitis. Österreichs Wissenschaft und Kultur im Ausland: Impulse und Wechselwirkungen. Fs für B. Stillfried aus Anlass seines 70. Geburtstages (Bern u.a. 1996) 523–537.

Texten gefährliche Schriftzeichen durch Unterbrechung ›verstümmelt‹ und damit ›entschärft‹.[416]

Ebenfalls in den Bereich der *transplantatio morbi*, allerdings in Verbindung mit einem aus den gräkoägyptischen Papyri bekannten Ritual[417], gehört ein weiteres, von Alexander überliefertes Rezept gegen Gelenkleiden, speziell gegen Podagra:

AlexTrall. XII (II, 583 Pu.)

Πρὸς ποδάγραν μηδέπω κονδύλους ἔχουσαν θαυμαστὸν καὶ διὰ πείρας. Λαβὼν χαμαιλεόντα, κόψας αὐτοῦ τοὺς πόδας καὶ τὰ ἄκρα τῶν ποδῶν ἢ γονάτων. τὰ τῶν δεξιῶν ποδῶν φύλαξον ἰδίᾳ καὶ πάλιν ἀπόκοψον ἀπὸ τῶν ἀριστερῶν ποδῶν ὁμοίως τὰ ἄκρα καὶ φύλαξον καὶ αὐτὰ ἰδίως καὶ χαράξας τῆς δεξιᾶς χειρὸς τοὺς δύο δακτύλους, τὸν ἀντίχειρα καὶ τὸν παραμικρὸν τῷ ὄνυχι τοῦ χαμαιλέοντος, ὁμοίως δὲ καὶ τῆς ἀριστερᾶς χειρὸς τοῦ δευτέρου δακτύλου χαράξας τῷ ὄνυχι τοῦ ζῴου, μολύνων τῷ αἵματι τῶν δακτύλων τῆς δεξιᾶς χειρὸς τὰ ἄκρα τὰ δεξιὰ τοὺ χαμαιλέοντος, τῷ δὲ τῆς ἀριστερᾶς αἵματι τὰ ἀριστερὰ τοῦ ζῴου ἄκρα. καὶ ποιήσας σωληνάρια κατάκλειε καὶ φόρει τὰ μὲν δεξιὰ τοῦ ζῴου ἄκρα τῷ δεξιῷ ποδί, τὰ δὲ ἀριστερὰ τῷ ἀριστερῷ, ἕως οὗ θεραπευθῇ. τὸν δὲ χαμαιλέοντα ἀποτμηθέντων τῶν ἄκρων ἔτι ζῶντα εἱλήσας ῥάκει λινῷ καθαρῷ κατάθαπτε πρὸς τὰς τοπυ ἡλίου ἀνατολάς. εἰ δὲ συμβῇ καὶ τὰς χεῖρας ἀλγῆσαι ὑπὸ τοῦ προειρημένου πάθους, καθάπτου καὶ τῶν χειρῶν καὶ ἔνθες εἰς σωληνάρια καὶ θεραπεύσεις αὐτάς. ποίει δὲ τοῦτο σελήνης ληγούσης.

Ein Podagra-Mittel, welches, falls noch keine Gelenk-Auftreibungen vorhanden sind, wunderbare Erfolge erzielt und sich durch die Erfahrung bewährt hat: Man nehme ein Chamäleon (Chamaeleon vulgaris L.) und schneide ihm die Füsse und zwar die Spitzen der Zehen oder der Knie ab. Die der rechten Seite hebe man gesondert auf; ebenso werden auch von den Füssen der linken Seite die Spitzen abgeschnitten und gesondert für sich aufbewahrt. Hierauf ritze man dann mit der Kralle des Chamäleons zwei Finger der rechten Hand, nämlich den Daumen und den Goldfinger des Kranken; ebenso verwunde man auch an der linken Hand den zweiten Finger mit der Kralle des Thieres. Dann benetze man mit dem Blute der Finger der rechten Hand die rechten Extremitäten des Chamäleons und mit dem Blute der linken Hand die linken Extremitäten des Thieres. Die abgeschnittenen Glieder des Chamäleons werden in Kapseln eingeschlossen und vom Kranken getragen, und zwar soll er die der rechten Extremitäten des Thieres am rechten Fusse, die der linken am linken tragen, bis er geheilt ist. Das Chamäleon hülle man, nachdem ihm die Glieder abgeschnitten worden, noch lebend in einen reinen Leinwandlappen und begrabe es gegen Sonnenaufgang. Wenn der Kranke in Folge des genannten Leidens Schmerzen in den Händen hat, so bestreiche man auch die Hände mit dem Mittel, welches in den Kapseln aufbewahrt wird. So hielt man die Hände; doch darf dies nur bei abnehmendem Monde geschehen.
[Übers.: Puschmann II, 582]

416 Vgl. J. Kahl, Ein bislang unbeachtetes Beispiel für die Unschädlichmachung von Schriftzeichen aus dem sogenannten Menesgrab in Naqada, Studien zur altägyptischen Kultur (SAK) 28 (2000) 125–129; vgl. Kap. 2.7.

417 PGM I, 99: »Sonnenskarabäus«-Ritual; zum »Sonnenskarabäus« vgl. Kap. 4.9.

Der Ablauf des hier beschriebenen Rituals erinnert an ein ganz ähnliches mittels einer Eidechse, das die 2. *Kyranis* (Kyr. II, 14,22–31, ed. Kaimakis, 140) zur Heilung von Augenleiden empfiehlt (vgl. Kap. 4.2) und das im selben Kontext auch in der lateinischen Überlieferung, bei Plinius (NH 29, XXXVIII) und Marcellus (VIII, 49/CML V, 126), begegnet.

Die spezielle Heilwirkung des Chamäleons gerade im Kontext mit Gelenkleiden mag eventuell auf der in der 2. *Kyranis* überlieferten Vorstellung beruhen, dass das gesamte Tier nur eine einzige, durchgehend vom Kopf bis zum Schwanz verlaufende Sehne besitze, der aus diesem Grund besondere Amulettwirkung zu eigen sei (τούτου ἀπὸ τῆς κεφαλῆς ἕως τῆς οὐρᾶς τέταται ἓν νεῦρον στερεόν, ὅπερ ἀναιρεθὲν εἰς ὄνομα τοῦ πάσχοντος καὶ περιαφθὲν τραχήλῳ ὀπισθότονον θεραπεύει).[418] Eine weitere Verbindung zwischen Chamäleon und iatromagischer Gelenktherapie besteht in der ebenfalls in der 2. *Kyranis* (a.a.O.) beschriebenen Analogie seiner sonstigen Heilqualitäten mit denen der Mönchsrobbe.

Neben Ritualen und similemagischen Handlungen kennt Alexander auch eine Reihe unterschiedlicher Rezitationen und ἐπῳδαί, welche sich diverser iatromagischer Formeln bedienen. Deutliches Zeichen der synkretistischen Vermischung von Motiven aus ganz unterschiedlichen kulturellen und geistesgeschichtlichen Gebieten sind nicht nur die überall gegenwärtigen *voces magicae* in ihrer sprachlichen Diversität, sondern ebenso auch die Vielzahl an Götter- und Dämonennamen und deren synthetische Verbindungen.

Seit den gräkoägyptischen Papyri[419] bildet die Einbettung von Homerzitaten in den magischen Kontext eine Art Konstante, die auch im Kontext der Heilmagie immer wieder aufgegriffen wird, gelegentlich in Verbindung mit Hymnen, wie in den *Kyraniden* oder in den koptischen rituellen Handbüchern, so z.B. Cod. Michigan 136[420].

Auch Alexander beschreibt ein derartiges Amulett gegen Gicht, wobei die Wirkkraft des Homerzitates (Ilias II, 95: τετρήχει δ' ἀγορή, ὑπὸ δὲ στεναχίζετο γαῖα) durch den astrologischen Kontext[421] und das Beschreibmaterial, eine Goldlamelle (πέταλον χρυσοῦν), noch gesteigert wird:

418 Kyr. II, 43 (ed. Kaimakis, 183, bes. Zeile 4–7).

419 Insbesondere der ›Große Pariser Zauberpapyrus‹ (Paris, Bibl. Nat., Suppl. grec 574/Pap. Anastasi 1073; wohl frühes 4. Jh. n.Chr.) mit zahlreichen Homerzitaten in der Funktion von magieverstäkenden ἐπῳδαί; vgl. z.B. PGM I, 88, 100, 138: Kap. 2.4.4.

420 Worrell 1935, 17–37; Meyer – Smith 1994, 83–90 mit Hinweis auf ein Zitat aus Homers Ilias (III, 33–35) in Zeile 41–44 des Textes; vgl. Kap. 2.4, 2.7. u. 3.3.

421 Ausführlich hierzu Michel 2004, 175, Anm. 901 (mit Bibl.), die das beschriebene Amulett im Zusammenhang einer eventuellen »Nachwirkung der Dekanmelothesie« erwähnt.

AlexTrall., Ther. XII (II, 581 Pu.)

λέγουσι δὲ καὶ τὸν Ὁμηρικὸν στίχον 'τετρήχει δ' ἀγορή, ὑπὸ δ' ἐστοναχίζετο γαῖα' χρυσῷ πετάλῳ γράφειν αὐτὸν οὔσης σελήνης ἐν ζυγῷ. κάλλιον δὲ πολύ, ἐὰν ἐν λέοντι εὑρεθῇ.

Manche empfehlen auch den Vers des Homer: ›Wild erbrauste der Markt und unten erseufzte die Erde‹ auf eine goldene Tafel zu schreiben, während der Mond in der Wage steht; zeigt er sich dagegen im Löwen, so ist es noch viel günstiger.
[Übers.: Puschmann II, 580]

Als iatromagische Prophylaxe gegen Podagra (προφυλακτικὸν ποδάγρας) empfiehlt Alexander die Kombination aus den zuvor beschriebenen Tiersehnen, in diesem Fall die eines Kranichs (νεῦρα γεράνου) – ebenfalls ein Stelzvogel, der die Nähe zu dem ägyptischen Ibis impliziert –, und der beschrifteten Goldlamelle (πέταλον χρυσοῦν, vgl. Kap. 4) als Amulett, das wiederum bei abnehmendem Mond beschriftet (σελήνης ληγούσης) werden muss, und zwar mit einem Text, der in Aufbau und Struktur deutlich an vergleichbare Amulettformeln der gräkoägyptischen Papyri erinnert.

Die Formel beginnt mit einer Reihe von *voces magicae* in Silbenform (μεί, θρεύ, μόρ, φόρ, τεύξ, ζά, ζών, θέ, λού, χρί, γέ, ζέ, ὤν) und setzt sich fort in einer Sonnenmetapher: die täglich wiederkehrende Regeneration der Sonne (ἀνακαινίζεται καθ' ἑκάστην ἡμέραν) dient hierbei als Vorbild für die erwünschte (regenerative) Stabilität der Gelenke des Patienten. Die allnächtliche Fahrt des Sonnengottes durch die Unterwelt, seine Konfrontation mit unterschiedlichen Gefahrenmomenten sowie schließlich sein morgendlich-regeneriertes Erscheinen am Himmel sind ein zentrales Motiv der ägyptischen Mythologie,[422] das sich nicht nur in zahlreichen Amulettadaptionen der gräkoägyptisch-koptischen Epoche wiederfindet, sondern in christlicher Zeit eine Synthese mit Christi Unterweltsfahrt und seinem Sieg über den Tod eingeht (vgl. Kap. 2.5.5).

Ein weiteres ägyptisches Motiv erscheint außerdem in Alexanders Amulettformel, nämlich der Hinweis auf Kenntnis und Gebrauch des »Großen Namens« (τὸ μέγα ὄνομα): nicht nur ist es Isis gelungen, von Amun dessen geheimen Namen in Erfahrung zu bringen und sich selbst damit Zauberkräfte zu erwerben, sondern das Wissen um Namen, d.h. das Bewusstsein um die Persönlichkeit des Gegenübers, gleichsam ›die Dinge (und auch Personen, beispielsweise Dämonen) beim Namen nennen zu können‹, verleiht augenblickliche Macht über die derart Angesprochenen, so dass in der Kenntnis von Namen mehr als nur eine Personifizierungsmöglichkeit gegeben ist, nämlich das Wissen um die immanente Wesenheit und damit eine (magisch wirksame) Handlungsmöglichkeit.[423]

---

422 Vgl. J. Assmann, s.v. *Sonnengott*, LÄ V, 1087–1094, bes. 1087–1090 mit ausführlicher Bibliographie.

423 Kropp, KZT II, 57–62 und III, 62, 74, 76 f.,119; Grimm – Grimm-Stadelmann 2010, 61 mit Bibl.

Die Amulettformel schließt mit der in den gräkoägyptischen Texten standardisierten Aufforderung an die angerufenen Mächte zur sofortigen Umsetzung, und zwar ohne Zeitverzug: ἤδη, ἤδη, ταχύ, τάχυ.[424]

AlexTrall., Ther. XII (II, 583 Pu.)

Προφυλακτικὸν ποδάγρας. Λαβὼν πέταλον χρυσοῦν σελήνης ληγούσης γράφε ἐν αὐτῷ τὰ ὑποκείμενα καὶ ἐνδήσας εἰς νεῦρα γεράνου, εἶτα ὅμοιον τῷ πετάλῳ σωληνάριον ποιήσας κατάκλεισον καὶ φόρει περὶ τοὺς ἀστραγάλους ‘μεί, θρεύ, μόρ, φόρ, τεύξ, ζά, ζών, θέ, λού, χρί, γέ, ζέ, ών. ὡς στερεοῦται ὁ ἥλιος ἐν τοῖς ὀνόμασι τούτοιε καὶ ἀνακαινίζεται καθ’ ἑκάστην ἡμέραν, οὕτω στερεώσατε τοῦτο τὸ πλάσμα, καθὼς ἦν τὸ πρίν, ἤδη, ἤδη, ταχύ, ταχύ· ἰδοὺ γὰρ λέγω τὸ μέγα ὄνομα, ἐν ᾧ ἀναπαυόμενα στερεοῦνται, ἰάζ, ἀζύφ, ζύων, θρέγξ, βαίν, χωώκ. στερεώσατε τὸ πλάσμα τοῦτο, καθὼς ἦν τὸ πρῶτον, ἤδη, ἤδη, ταχύ, τάχυ.’	Vorsichtsmittel gegen das Podagra. Man nehme ein goldenes Blatt und schreibe bei abnehmendem Monde die untenstehenden Worte darauf; dann binde man die Sehnen eines Kranichs (Grus cinerea) darum und schliesse es in eine dem Blatte entsprechende Kapsel ein, welche der Kranke an den Fersen tragen muss. ›Mei, threu, mor, for, teux, za, zon, the, lu, chri, ge, ze, on. Wie die Sonne in diesen Namen fest wird und sich täglich erneuert, so macht auch dieses Gebilde fest, wie es früher war, schnell, schnell, rasch, rasch. Denn siehe! Ich nenne den grossen Namen, in welchem Das wieder fest wird, was dem Tode geweiht war: Jaz, azyf, zyon threnx, bain, chook. Macht dieses Gebilde fest, wie es dereinst war, schnell, schnell, rasch, rasch!‹ [Übers.: Puschmann II, 582]

Die zweite Reihe von *voces magicae*, welche die magisch wirksamen Namen enthält (ἰάζ, ἀζύφ, ζύων, θρέγξ, βαίν, χωώκ), könnte in der Tat vor dem oben erwähnten, ägyptisch-solaren Hintergrund zu interpretieren sein.

Die Silbenkombination βαίν, χωώκ entspricht der in den gräkoägyptischen Papyri wie auch auf Gemmen häufigen Namensform Bainchôô(ô)ch, abgeleitet von der altkoptischen Form des ägyptischen *bꜣ n kkw*, was »Widder/Seele (*bꜣ*)der Finsternis« bedeutet. Die Formulierung bezieht sich auf den Sonnengott (hier: Atum in Widdergestalt), der die Unterwelt durchwandert, ein Motiv, das auf den Gemmen häufig auch mit dem griechischen Greis Pantheos verknüpft wird.[425]

In der vorangehenden Silbenkombination ἰάζ, ἀζύφ, ζύων, θρέγξ ließe sich vor dem genannten Hintergrund vielleicht eine missverstandene Abkürzung des Ia(e)ô-

424 Zu Vergleichsbeispielen für diese Art von Amuletten – nicht nur gegen Podagra, sondern gegen vielerlei Leiden – in den gräkoägyptischen Papyri, aber auch bei den Kirchenvätern vgl. Vakaloudi 2000, 197 f. mit zahlreichen Textbeispielen v.a. aus Eusebios von Kaisareia und Johannes Chrysostomos, wo solche Amulette im Besitz von Klerikern beschrieben werden, die sich damit selbst von unterschiedlichen Krankheiten heilen wollten; Alexanders Amulett ist bei Vakaloudi a.a.O. ebenfalls zitiert; vgl. ferner Pradel 1907, 376 unter Bezugnahme auf dieses von Alexander erwähnte Amulett, das Fritz Pradel in Relation zu Lukian, Philops. 7, setzt, wo dieselbe Wirkung von umgebundener Löwen- oder Hirschhaut erwartet wird.

425 Detailliert dazu mit ausführlicher Bibliographie: Michel 2004, 483; zu *bꜣ n kkw* vgl. Kap. 2.7.6.

Palindroms vermuten, das in den gräkoägyptischen Papyri stets in solarem Kontext erscheint. Die vollständige Form des Palindroms beruht auf der Formel Iaô« + altägypt. *f3j.f rn jmn ʿḏ mr (= rw) Rʿ [m] k3r.f*, in der Bedeutung »[Iaô ist es], er trägt den geheimen Namen ›Löwe des Re in seiner Kapelle‹«,[426] wobei zumindest der erste Teil der Palindromformel mit der Anspielung auf den geheimen Namen sowie der solaren Anbindung in Einklang mit Alexanders Podagra-Amulett steht.[427]

Das koptische Ritualhandbuch Cod. Michigan 136 kennt eine Vielzahl unterschiedlicher *voces magicae* und spezifiziert deren iatromagisch-therapeutische Einsatzbereiche: so empfiehlt es im Falle einer leider nicht mehr erhaltenen Symptomatik die Anfertigung eines ganz ähnlichen Amuletts, ebenfalls eine metallene Lamelle, über der eine bestimmte Kombination von *voces magicae* rezitiert wird, um ihre Amulettwirksamkeit zu aktivieren; die Formel wird dann nachfolgend modifiziert, um speziell auf die Bekämpfung von Gichtleiden zu fokussieren:

> [...] These are the names that you will speak over the oil and (the) metal leaf: Anax Sabrex Apemenon Borau Peritrara Nouannoonospetala Kenon Onesinne. You write them on the metal leaf; they are these. Write the other names and the characters: (signs) PETPOI (signs and ring letters). For gout – (it is) proven: (signs and ring letters) ARDABAI MAKOUM.[428]

Im Falle einer koptischen Gebetsrezitation aus dem 10. Jh. begegnen ebenfalls *voces magicae*, diesmal in Kombination mit bekannten Vokal- und Wortreihen, wie *alpha leon phone aner* oder der *Sator*-Formel. Anlass der Rezitation ist eine mit schmerzen-

---

426 Fehlerhafte Wiedergabe der ägyptischen Formel bei Michel 2004, 484 (mit Bibl.); zur korrekten Form vgl. Brashear 1995, 3587.

427 Einen von Mastrocinque 1998, 126 vermuteten Zusammenhang der Silbenkombination mit dem Mithraskult hält J. Alvar Ezquerra, Mithraism and Magic, in: R.L. Gordon – F. Marco Simón (Hrsg.) Magical Practice in the Latin West. Papers from the International Conference held at the University of Zaragoza 30 Sept. – 1 Oct. 2005 [Religions in the Graeco-Roman World 168] (Leiden/Boston 2010) 519–549, bes. 540 f. für unwahrscheinlich: »The association of Mithras with other divine names in texts of a different type, such as the therapeutic magic of Alexander of Tralles, in connection with gout, has nothing to do with Mithraism either [...]. The underlying problem, in fact, is determining whether the knowledge of the Persian *mobeds* (magi) somehow passed to the Mithraists, and from them to other magicians of the Roman period, or whether the magic that spread through the Empire took (very occasionally) the name of the god from the mystery cult for its own ends.« Vgl. dagegen Vakaloudi 2000, 198 mit der Annahme einer deutlichen Verbindung christlicher Magie mit (alt)babylonischen Motiven.

428 Cod. Michigan 136, 2; Worrell 1935, 17–37; Übers.: M. Meyer, in: Meyer – Smith 1994, 83 f. Vgl. auch Pap. London Hay 10391: Kropp, KZT II, 45. Vgl. auch Kap. 2.6 mit Analyse von Catos Heilmethode bei Ausrenkungen (*De agricultura*, 160) und deren Rezeption durch Plinius (NH 17, 267): auch hier wird eine manuell-praktische Aktion mit der Rezitation von *voces magicae* verbunden, um die Heilwirkung zu unterstützen. Zur Vielzahl alternativer Lesarten gerade im Bereich der *voces magicae* vgl. die ausführliche Diskussion bei Versnel 2002, 107–109.

den Füßen verbundene Symptomatik, vielleicht Podagra (?); der Rezitator hier ist allerdings der Arzt selbst[429], der, im Unterschied zu Alexander, welcher nur Empfehlungen gibt, sich selbst jedoch bis auf den empirischen Aspekt eines Kommentars weitgehend enthält, um Heilerfolg für seinen Patienten (»Beres, Sohn der Kasele«) bittet:

> EROUCH BAROUCH BAROUCHA I beg and I invoke you today, lord god almighty, that I may take away every pain and every vapor from the foot of Beres son of Kasele, and that I may heal him of all suffering, yea, yea, at once, at once, SATOR AREDO [TE]NED ODERA RODOS, ALPHA LEON PHO[N]E ANER [...], AEEIOUO.[430]

Die Rezitation ist in Gebetsform gehalten, angerufen wird der christliche Gott (Vater). Die Verbindung zwischen den schmerzenden Füßen des Patienten und der *Sator*-Formel des Gebetstextes lässt eine entzündliche Symptomatik mit brennenden Schmerzen vermuten, da die *Sator*-Formel sowohl häufig im Fieberkontext wie auch später dann als magisches Mittel, um Feuer zu löschen, verwendet wurde.

Ein damit vergleichbares Gebet, verbunden mit einer rituellen Handlung, die strikter Geheimhaltung unterworfen ist, überliefert das spätbyzantinische *Iatrosophion* Cod. Par. gr. 2316 im 38. Kapitel als Rezept gegen Gelenkschmerzen (περὶ ὁρμόπονον):

Cod. Par. gr. 2316, Kap. 38
(ed. Oikonomou-Agorastu, 41 und 118: Komm.)

Τὸ ὑποκάμισον τοῦ ἀσθενοῦντος, ὅταν κοιμηθοῦν οἱ πάντες, ὕπαγε εἰς ὕδωρ περιπατοῦντι καὶ θὲς τὸ ἱμάτιον κατὰ κεφαλῆς τοὺ νερου καὶ εἰπέ· Κύριε, βοήθησον τὸν δοῦλον σου ὁδεῖνα ὑγιᾶναι, περνᾶν καὶ τὴν ἀσθένειαν· καὶ ἔνδυσον αὐτὸ μὴ εἰδότος τινός.

Wenn alle schlafen, tauche das Hemd des Kranken in fließendes Wasser und gib das Gewand direkt an den Kopf (Ursprung? Quelle?) des Wassers und sprich: Herr, hilf deinem Diener N.N. gesund zu werden und die Krankheit zu überstehen; und zieh es (sc. das Gewand) [dem Patienten] an, ohne dass irgendjemand davon weiß.
[Übers. d. Verf.]

429 Die persönliche Involvierung von Ärzten in iatromagische Praktiken ist bereits bei Lukian von Samosata (120– ca. 180 n.Chr.) Gegenstand der Satire, worauf Thorndike 1923, 279 hingewiesen hat: »We must not fail, however, to note another essay, *Philopseudes* or *Apiston*, in which the superstition and pseudoscience of antiquity are sharply satirized in what purports to be a conversation of several philosophers, including a Stoic, a Peripatetic, and a Platonist, and a representative of ancient medicine in the person of Antigonus, a doctor. Some of the magical procedure then employed in curing diseases is first satirized. Cleodemus the Peripatetic advises as a remedy for gout to take in the left hand the tooth of a field mouse which has been killed in a prescribed manner, to wrap it in the skin of a lion freshly-flayed, and thus to bind it about th ailing foot. He affirms that it will give instant relief.«

430 Pap. Wien K 8638 (Rainer, 10. Jh. n.Chr.), V. Stegemann, Die koptischen Zaubertexte der Sammlung Papyrus Erzherzog Rainer Wien, Sitzungsberichte der Heidelberger Akad. Wiss., Phil.-Hist. Klasse (Heidelberg 1934) 52–53; Übers.: M. Meyer, in: Meyer – Smith 1994, 92 (mit Komm.); zu den Formeln vgl. Kap. 2.7.5.

Der ausführende Ritualist ist auch hier wiederum nicht der Patient selbst, sondern der Therapeut, der ein Kleidungsstück des Patienten (τὸ ὑποκάμισον τοῦ ἀσθενοῦντος) in Wasser tauchen – und zwar direkt an der Stelle seines Ursprunges (κατὰ κεφαλῆς τοῦ νεροῦ) – und dabei den Gebetstext rezitieren soll; danach muss der Patient dieses Kleidungsstück tragen. Sowohl die rituelle Handlung selbst muss im Verborgenen erfolgen, am besten nachts, wenn alle anderen schlafen (ὅταν κοιμηθοῦν οἱ πάντες), wie auch insgesamt geheim bleiben (μὴ εἰδότος τινός). Eine solche Betonung des Geheimhaltungsfaktors sowie des absoluten Schweigegebotes steht unmittelbar in gräkoägyptischer Tradition, wie zahlreiche entsprechende Passagen in den Papyri mehr als deutlich veranschaulichen.[431] Das hier beschriebene Wasserritual orientiert sich einerseits an dem Komplex der ägyptischen Wasserrituale (vgl. Kap. 2.3), andererseits an rituellen Reinigungsriten, die sowohl im sakralen Bereich, aber auch in Einweihungsriten von Mysterienkulten üblich waren, wo insbesondere sie mit Schweigegeboten und unbedingter Geheimhaltungspflicht verbunden waren.[432]

Im Zentrum einer weiteren rituellen Handlung, die Alexander im Kontext seiner iatromagischen Gichttherapie überliefert, steht diesmal eine Heilpflanze, nämlich das als »Heiligkraut« oder auch »Hexenkraut« deutlich magisch-rituell konnotierte Bilsenkraut (ὑοσκύαμος), ein stark alkaloidhaltiges Solanumgewächs:[433]

AlexTrall., Ther. XII (II, 585 Pu.)

Ἄλλο πρὸς ποδάγραν καὶ πᾶν ῥεῦμα. Ἱερὰν βοτάνην, ἥτις ἐστὶν ὑοσκύαμος, σελήνης οὔσης ἐν ὑδροχόῳ ἢ ἰχθύσι περιορύξας τὴν βοτάνην, πρὶν ἢ δῦναι τὸν ἥλιον, μὴ ἁψάμενος τῆς ῥίζης, ὀρύξας αὐτοῖς τοῖς δύο δακτύλοις τῆς ἀριστερᾶς χειρὸς, τῷ ἀντίχειρι καὶ τῷ ἰατρικῷ δακτύλῳ, λέγε· ›λέγω σοι, λέγω σοι, ἱερὰ βοτάνη, αὔριον καλῶ σε εἰς τὸν οἶκον τοῦ φιλεᾶ, ἵνα στήσῃς τὸ ῥεῦμα τῶν ποδῶν καὶ τῶν χειρῶν τοῦδε ἢ τῆςδε. ἀλλ' ὁρκίζω σε τὸ ὄνομα τὸ μέγα Ἰαώθ, Σαβαώθ,	Ein anderes Mittel gegen das Podagra und jeglichen Rheumatismus. Man grabe, wenn der Mond im Zeichen des Wassermannes oder der Fische steht, das Heiligkraut, welches Bilsenkraut (Hyoscyamus L.) ist, vor Sonnenuntergang um, aber ohne die Wurzel zu berühren; doch darf man nur mit zwei Fingern der linken Hand, mit dem Daumen und dem Medicin-Finger, graben, und muss dabei sagen: ›Ich sage dir, ich sage dir, o Heiligkraut, morgen rufe ich dich in das Haus

431 Eine vergleichbare rituelle Krankensalbung bei schmerzenden Füßen (Podagra?), ebenfalls unter Schweigegebot, vermittelt Cod. Michigan 136, 2 (Worrell 1935, 17–37); Übers.: M. Meyer, in: Meyer – Smith 1994, 84: »The foot that is sick: The corresponding hand is the one that anoints it after you have been silent; and [you] call out three times, and anoint yourself after you have been silent and have not moved for any reason.«

432 J.N. Bremmer, Initiation into the Mysteries of the Ancient World [Münchner Vorlesungen zu Antiken Welten 1] (München 2014) VIII mit ausführlicher Bibl. in Anm. 6, XII, 152 und 182. Das wohl bekannteste Beispiel solcher Initiationsriten begegnet in W.A. Mozarts Oper *Die Zauberflöte*: ausführlich dazu vgl. J. Assmann, Die Zauberflöte. Oper und Mysterium. München 2005.

433 Vgl. Valiakos 2014, 258; Diosk. IV, 68 beschreibt ausführlich seine vielfältigen Heilwirkungen und Einsatzbereiche, unter anderem auch in der Entzündungstherapie, wodurch eine Verbindung zu Alexanders Gicht- und Gelenktherapie hergestellt werden kann.

ὁ θεὸς ὁ στηρίξας τὴν γῆν καὶ στήσας τὴν θάλατταν ῥεόντων ποταμῶν πλεοναζόντων, ὁ ξηράνας τὴν τοῦ Λὼτ γυναῖκα καὶ ποιήσας αὐτὴν ἁλατίνην. λάβε τὸ πνεῦμα τῆς μητρός σου γῆς καὶ τὴν δύναμιν αὐτῆς καὶ ξήρανον τὸ ῥεῦμα τῶν ποδῶν ἢ τῶν χειρῶν τοῦδε ἢ τῆςδε.‹ καὶ τῇ αὔριον πρὸ ἀνατολῆς λαβὼν ὀστέον οἱουδήποτε ζῴου ἀποθανόντος, ὀρύξας αὐτὴν τούτῳ τῷ ὀστέῳ καὶ λαβὼν τὴν ῥίζαν λέγε· ›ὁρκίζω σε κατὰ τῶν ἁγίων ὀνομάτων Ἰαώθ, Σαβαώθ, Ἀδωναί, Ἐλωί‹. καὶ λαβὼν αὐτὴν βάλε ἐν τῇ ῥίζῃ μίαν δράκα ἁλῶν λέγων· ›ὡς οἱ ἅλες οὗτοι οὐκ αὔξονται, μηδὲ τὸ πάθος τοῦδε ἢ τῆςδε.‹ καὶ λαβὼν τὸ ἄκρον τῆς ῥίζης περίαπτε τῷ πάσχοντι φυλάττων ἄβροχον, τὸ δὲ λοιπὸν κρέμα ἐπάνω τῆς ἐσχάρας ἡμέρας τξ´.

des Phileas, damit du dem Flusse der Füsse und Hände dieses Mannes oder dieser Frau Stillstand gebietest. Ich beschwöre dich bei dem grossen Namen Jaoth, Sabaoth, welcher der Gott ist, der die Erde festgebannt und das Meer trotz der Menge der hineinströmenden Flüsse stillstehen machte, der das Weib des Lot vertrocknet und in eine Salzsäule verwandelt hat. Nimm in dich auf den Geist der Erde, deiner Mutter, und ihre Kraft und trockne den Fluss der Füsse oder der Hände dieses Mannes oder dieser Frau!‹ – Am folgenden Tage nimmt man vor Sonnenaufgang den Knochen irgend eines todten Thieres, gräbt damit das Kraut aus, ergreift die Wurzel und spricht: ›Ich beschwöre dich bei den heiligen Namen Jaoth, Sabaoth, Adonai, Eloi‹. Dann streut man auf die Wurzel eine Handvoll Salz und sagt: ›Wie dieses Salz sich nicht vermehrt, so mehre sich auch nicht das Leiden dieses Mannes oder dieser Frau!‹ – Hierauf nimmt man die Spitze der Wurzel und hängt sie dem Kranken um, wobei man jedoch Acht geben muss, dass sie nicht nass wird; den Rest der Wurzel lässt man 360 Tage hindurch über dem Feuer hängen.
[Übers.: Puschmann II, 584]

Die beschriebene rituelle, von Rezitationen begleitete Pflanzenhebung, deren Ablauf astrologisch genau geregelt ist, orientiert sich deutlich am Vorbild der gräkoägyptischen Pflanzenhebungen (βοτανήαρσεις; vgl. Kap. 2.6.2 mit Vollzitaten) und erstreckt sich über eine Dauer von zwei Tagen.[434] Die am ersten Tag zu sprechende, vorbereitende Rezitation richtet sich direkt an die zu hebende Pflanze und erläutert deren konkreten Einsatzbereich. Der nachfolgende Exorzismus (ἀλλ' ὁρκίζω σε) bedient sich der Iaô-Sabaôth-Namensformel (τὸ ὄνομα τὸ μέγα Ἰαώθ, Σαβαώθ) unter Hinzufügung zweier biblischer *historiolae*: die erste bezieht sich, allerdings nur andeutungsweise, auf die Teilung des Meeres und den Durchzug Israels auf der Flucht vor den ägyptischen Truppen, die zweite, wesentlich konkreter, auf die Verwandlung von Lots Weib in eine Salzsäule. Beide *historiolae* dienen hier der Versinnbildlichung des abrupten Stillstandes der Entzündungsschmerzen, der durch das Amulett bewirkt werden soll.

Das Amulett selbst wird aus der Wurzelspitze der am folgenden Tage ausgegrabenen Pflanze hergestellt (λαβὼν τὸ ἄκρον τῆς ῥίζης περίαπτε τῷ πάσχοντι); der Vorgang des Ausgrabens selbst wird wiederum von einer ähnlichen Exorzismusformel

434 Vgl. Rothschuh 1978, 31 mit einem Teil der zitierten Textpassage (»Man grabe [...] muss dabei sagen«) im Kontext seiner Erläuterung diverser Ritualvorschriften.

begleitet, die sich ebenfalls der zuvor genannten Namensformel bedient: ὁρκίζω σε κατὰ τῶν ἁγίων ὀνομάτων Ἰαώθ, Σαβαώθ, Ἀδωναί, Ἐλωί. Die rituelle Geste des Bestreuens der Wurzel mit Salz hat ihre Entsprechung im ersten Teil des Pflanzenrituals, in der *historiola* über die zur Salzsäule erstarrte Frau des Lot. Die abschließende Anweisung, den Rest der Wurzel 360 Tage über dem Feuer hängen zu lassen, impliziert mit der (bewussten?) Aussparung der fünf gefährlichen Epagomenentage vielleicht auch ein ägyptisches Grundmotiv.[435]

Alexanders iatromagische Gichttherapie umfasst insgesamt drei Bereiche: Similemagie (in diesem Zusammenhang wurden die aus Tiersehnen und Robbenhaut gefertigten Amulette erwähnt), Exorzismus und Ritual (Tier- und Pflanzenrituale sowie Amulettformeln), sowie die Lithotherapie, die nun anhand der entsprechenden Textbeispiele erläutert werden soll.

Insbesondere zwei Steine spielen hierbei eine wesentliche Rolle, und zwar der mit vielerlei iatromagischen Qualitäten ausgestatte »Adlerstein« (ἀετίτης) sowie der »Magnetstein« (ἡ μαγνῆτις [...] λίθος):

AlexTrall., Ther. XII (II, 581 Pu.)

καὶ ἡ μαγνῆτις δὲ λίθος φορουμένη τῶν ἀρθριτικῶν θεραπεύει τὰς ὀδύνας, ὁμοίως δὲ καὶ ὁ ἀετίτης φορούμενος, ἔτι δὲ καὶ τῆς κοτυληδόνος ἡ ῥίζα.	Auch wenn der Kranke einen Magnetstein, sowie einen Adlerstein oder eine Nabelkraut (Umbilicus De C.)-Wurzel trägt, wird er von den Gelenkschmerzen befreit. [Übers.: Puschmann II, 580]

Die im selben Kontext erwähnte Nabelkrautwurzel (τῆς κοτυληδόνος ἡ ῥίζα) ist wohl in direktem Zusammenhang mit dem zuvor erwähnten Pflanzenritual und daraus resultierendem Wurzelamulett zu verstehen; die beiden genannten Heilsteine stehen nur bei Alexander in unmittelbarer Relation mit Gelenkleiden.[436]

Ungewöhnlich ist hier insbesondere der »Adlerstein« (ἀετίτης), da dieser zumeist im Geburtskontext (vgl. Kap. 4.8)[437] erscheint, gelegentlich auch in der Fiebertherapie, doch normalerweise nicht explizit in Verbindung mit Gelenkleiden, Arthritis oder

---

435 Zu den Epagomenen als kalendarisch bedingte Krisenzeiten vgl. Fischer-Elfert 2005, 149 f.; A. Grimm, Die altägyptischen Festkalender in den Tempeln der griechisch-römischen Epoche [Ägypten und Altes Testament 15] (Wiesbaden 1994) 416–418.

436 Aetios von Amida erwähnt eine diesbezügliche Heilwirkung des ἀετίτης, nämlich dass der pulverisierte Stein in einer Salbenmischung gegen Arthritis und Rheuma hilfreich sei: λειωθεὶς δὲ καὶ ἀναλαμβανόμενος κηρωτῇ σκευασθείσῃ διὰ κυπρίνου ἐλαίου ἢ γλευκίνου ἤ τινος ἑτέρου τῶν θερμαινόντων ὀνίνησι μεγάλως τοὺς ἀρθριτικοὺς καὶ παραλυτικούς. (Aet. Amid. II, 32 [I, 167 Ol.]). Aus dem Kontext geht jedoch eindeutig hervor, dass das Haupteinsatzgebiet dieses Steines in der Geburtshilfe sowie im nichtmedizinischen Bereich, zum Beispiel als Mittel, Diebe zu erkennen, liegt: AetAmid. II, 32 (I. 166 f. Ol.).

437 Vgl. z.B. Aelian, Nat. anim. I, 35; Oreib. Eunap. IV, 112,13 f.; Kyr. III, 1; Aet.Amid. XVI, 24 sowie AlexTrall., De febr. 7 gegen Quartanfieber (vgl. Kap. 4.9).

Gicht gebracht wird.[438] Die 1. *Kyranis* erwähnt den ἀετίτης λίθος im 1. Kapitel[439] als ein Element der aufgrund des Anfangsbuchstaben α sympathetisch miteinander verbundenen *materia medica* neben der Pflanze ἄμπελος λευκή (*Bryonia cretica*?),[440] dem Vogel ἀετός, also dem Adler, sowie dem Fisch ἀετὸς ἰχθύς (»Adlerfisch«, *Myliobatis aquila*). Sämtliche der genannten vier Elemente, aber auch einzeln sowie in Mischungen von zwei oder drei Substanzen, finden medizinisch-iatromagische Anwendung in drei Formen: als Medikament zur oralen Einnahme (Arzneitrank oder -pulver), zur äußerlichen Anwendung als Salbe oder Umschlag sowie als Amulett. Der Anwendungsbereich ist nahezu universal und erstreckt sich auf Atemwegserkrankungen (Asthma), Abdominalleiden (Dysenterie, Diarrhöe), Kopfschmerzen und Migräne, Haarprobleme, Zahnschmerzen und Mundbereichserkrankungen, dermatologische Leiden (Lepra, Ausschlag, Warzen, Abszesse, Pilzerkrankungen), Knochenbrüche, Wundbrand, Tumorerkrankungen sowie ›Epilepsie‹, Impotenz und Trunkenheit, und findet zudem Verwendung als Abtreibungsmittel, interessanterweise genau das Gegenteil des sonst üblichen Einsatzbereiches. Das aus allen vier Elementen gefertigte Amulett ersetzt sämtliche zuvor aufgeführten Einzelrezepturen und dient als wirkmächtiges Universaltherapeutikum:[441]

Kyr. I, 1,170–175
(ed. Kaimakis, 31 f.; Ruelle, 11; Waegeman 1987, 13)

Λαβὼν οὖν ἀετίτην λίθον γλύψον ἀετὸν καὶ ὑπὸ τὸν λίθον ὑπόθες γίγαρτον σταφυλῆς καὶ τὸ ἄκρον τοῦ πτεροῦ τοῦ ἀετοῦ εἴτε ἱέρακος καὶ κατακλεισας φόρει. διαφυλάξει σε γάρ ἀπὸ πάντων τῶν προειρημένων παθῶν. ἔτι μὴν καὶ

Nimm also einen Adlerstein und graviere einen Adler ein; unter den Stein lege einen Rosinenkern und die Spitze der Flügelfeder eines Adlers oder Falken und trage es (insgesamt) in einer

438 Zum »Adlerstein« generell vgl. Rothschuh 1978, 26 mit Abb. 16, jedoch auch hier v.a. Belege im Geburtskontext (gegen Abort und Frühgeburt sowie unter Betonung der Uterussymbolik: Stein im Stein!); generell zur Lithotherapie vgl. Rothschuh 1978, 25 f.; vgl. auch Kaimakis 1976, 21,6 f., 23, 39–44, 31, 170–32, 176; Kitāb Ǧiranīs, 105–108, Anm. 8 zur reichen Überlieferung bezüglich des ἀετίτης λίθος, allerdings ohne expliziten Hinweis auf seine Verwendung bei Podagra und Gelenkleiden. Vakaloudi 2000, 201 erwähnt die zitierte Textpassage bei Alexander von Tralleis, jedoch ohne näher auf den ἀετίτης und seine therapeutische Verwendung einzugehen.

439 Kyr. I, 1 (ed. Kaimakis, 21–32); Kitāb Ǧiranīs, 105–111; Ruelle, 6–11; Delatte, 19–30; Waegeman 1987, 13–20.

440 Bei dieser Pflanze könnte es sich sowohl um die weiße Weinrebe (*Vitis venifera*) oder auch eine Art Zaunrübe (so der arabische Text, Kitāb Ǧiranīs, 105) handeln: zu den unterschiedlichen Bedeutungen und Anwendungen dieser Pflanze vgl. http://dioscorides.usal.es/p2.php?numero=765 (Letzter Zugriff: 12.09.2016; für den entsprechenden Hinweis danke ich Ilias Valiakos sehr herzlich). Die Lesart γίγαρτον σταφυλῆς in dem zitierten Amulett spricht dafür, dass die Heilwirkung der weißen Weinrebe gemeint ist, sowohl der Blätter wie auch der Trauben, in Form von Rosinen: Waegeman 1987, 16 f. mit Verweis auf Plinius, NH 23, 21–26 und Diosk. IV, 182 mit zahlreichen weiteren Rezepten unter Verwendung von weißer Weinrebe.

441 Vgl. Waegeman 1987, 14.

ἀξιόλογον καὶ προσφιλῆ συντυχίαις δυναστῶν καὶ μεγάλων ἀνδρῶν καὶ ὑπερεχόντων χάριν παρέξει· καὶ ἐπὶ ἑτέρων πολλῶν ἄλλων ὧν οὐ χρεία ἐστὶ λέγειν ποιήσει.

Fassung. Es wird dich vor all den vorher erwähnten Leiden behüten. Zusätzlich wird es dir die wertvolle und erfolgversprechende Gunst von Machthabern und hochstehenden und überragenden Persönlichkeiten einbringen; ferner wird es für noch vieles Andere nützen, worüber man nicht sprechen darf.
[Übers. d. Verf.[442]]

Der universelle (διαφυλάξει σε γὰρ ἀπὸ πάντων τῶν προειρημένων παθῶν) Charakter des Amuletts erstreckt sich nicht nur auf den therapeutisch-heilkundlichen Bereich, wo gegen konkrete Symptome vorgegangen wird, sondern beinhaltet auch eine psychologisch-verhaltenstherapeutische Nuance, indem dem Träger des Amuletts suggeriert wird, dass er aufgrund von dessen Einwirkung erfolgreich, beliebt und angesehen sein wird.[443] Diese Universalkraft des *Kyraniden*-Amuletts sowie die dämonenabwehrende Qualität des »Adlersteins« dürfte für Alexander von Tralleis und vielleicht auch für Aetios maßgeblich für die Übertragung des ἀετίτης in den Kontext der Gelenkleiden gewesen sein.

Die besondere Eigenschaft des Steines als ›Geburtshelferstein‹ sowie als exorzistische ›Waffe‹ gegen sämtliche Dämonen rührt von seiner besonderen Beschaffenheit her: er besteht nämlich aus einer äußeren Gesteinshülle, in deren Innerem sich ein loser Kern befindet, der bei Bewegung ein klapperndes Geräusch erzeugt. In diesem Zusammenhang weist Maryse Waegeman auch auf eine mutmaßliche Etymologie aus dem Akkadischen hin: ABAN ERU oder auch nur ERU bedeutet sowohl »schwanger«

---

442 Zur Übers. vgl. Delatte, 30 (lat.); de Mély, 40 (frz.); Waegeman 1987, 13 (engl.); Kitāb Ǧiranīs, 56 und 106 (arab./deutsch).

443 Vgl. dazu Plinius, NH 37, 124: iam vero quoquo modo adesse reges adituris [...] si aquilae scalperentur aut scarabaei. Die Variante hier besteht darin, dass man entweder einen Adler oder einen »Sonnenskarabäus« (zu einem entsprechenden Ritual mit einem solchen vgl. PGM I, 99; vgl. auch PGM I, 105, 189 und PGM II, 42, 60, 190; vgl. Kap. 4.9) in den Amulettstein gravieren solle; die Wirkung ist hier also nicht an den Adler gebunden. Vgl. Waegeman 1987, 18 Anm. 10 mit Verweis auf die Sonnensymbolik des Skarabäus in Korrelation zur Adlersymbolik. Maryse Waegemans Frage (Waegeman 1987, 14 f.), ob im beschriebenen Amulettkontext mit ἀετός der Vogel oder der Fisch gemeint sei, lässt sich mit Hinblick auf Plinius wohl eher für den Vogel entscheiden; hinzukommt, dass Adlerdarstellungen auf den Gemmen recht häufig belegt sind: vgl. Michel 2004, 237. Die Fischsymbolik besitzt zwar im christlichen Kontext zentrale Bedeutung, entsprechende Gemmendarstellungen sind jedoch hauptsächlich pagan: vgl. Michel 2004, 115, 121, 246, 262. Der psychologische Kontext, also der Erwerb von Ansehen und Achtung aufgrund des »Adlerstein«-Amuletts, findet sich ebenso in den *Geoponika*, allerdings nur in Bezug auf männliche Amulettträger, bei den weiblichen hingegen überwiegt der Schwangerschafts- und Geburtsbereich: ὁ ἀετίτης λίθος δύο φύσεις ἔχει· ὁ μὲν γάρ ἐστι ναστὸς καὶ στιβαρός, ὁ δὲ ἀραιὸς καὶ διάκενος. ἀλλ' ὁ μὲν ναστὸς περιαπτόμενος τοῖς ἀνδράσι συμβάλλεται αὐτοῖς περὶ τὴν σποράν· ὁ δὲ κοῦφος περιαπτόμενος ταῖς γυναιξὶ τελεσφορεῖ τὰ κυοφορούμενα. (Geoponica 15, 1,30).

wie auch »Adler«, womit sich sein überlieferter Name »Adlerstein« ebenso erklären ließe wie seine primäre Funktion als Schwangerschafts- und Geburtsstein.[444]

Zur mutmaßlichen Etymologie passt wiederum seine vermutete Herkunft aus dem Fluss Euphrat, wie sie in der ps.-plutarchischen Abhandlung *Περὶ ποταμῶν καὶ ὄρων ἐπωνυμίας* und im *Anthologion* des Johannes Stobaios (5. Jh. n.Chr.) geschildert wird:

Ps.-Plutarch, de fluv.et mont. nom., 20,2	Stob., Anth. IV, 36,13
Γεννᾶται δ' ἐν αὐτῷ λίθος ἀετίτης καλούμενος· ὃν αἱ μαῖαι ταῖς δυστοκούσαις ἐπὶ τὰς γαστέρας ἐπιτιθέασι καὶ παραχρῆμα τίκτουσιν ἄτερ ἀλγηδόνος.	Εὐφράτης ποταμός ἐστιν τῆς Παρθίας. γεννᾶται δ'ἐν αὐτῷ λίθος ἀετίτης καλούμενος, ὃν αἱ μαῖαι ταῖς δυστοκούσαις ἐπὶ τὰς γαστέρας ἐπιτιθέασι, καὶ παραχρῆμα τίκτουσιν ἄτερ ἀλγηδόνος. εὑρίσκεται δ' ἐν αὐτῷ καὶ βοτάνη ἄξαλλα, μεθερμηνευομένη θερμόν· ταύτην οἱ τεταρταΐζοντες, ὅταν ἐπὶ τοῦ στήθους τιθῶσιν, ἀπαλλάσσονται παραχρῆμα.

Was den »Magnetstein« (μαγνῆτις λίθος) betrifft, den Alexander ebenfalls im Rahmen seiner iatromagischen Gichttherapie erwähnt, so begegnet dieser in den Quellen entweder unter Hinweis auf seine Fähigkeit, Eisen anzuziehen, oder aber in Analogie zum Hämatit.[445] Die Magnetwirkung des Steines wird auch im übertragenen Sinne verwendet, und zwar hauptsächlich im erotischen Kontext, wo er die Anziehungskräfte zwischen Personen symbolisiert.[446]

Einzig Aetios von Amida erwähnt den »Magnetstein« im selben Zusammenhang wie Alexander, nämlich als Amulett gegen Hand- und Fußgicht sowie zur Heilung von Krämpfen jeder Art:

AetAmid. II, 25 (I, 164 f. Ol.)

Μαγνῆτις λίθος. Ἡ δὲ μαγνῆτις καλουμένη λίθος καὶ Ἡρακλεία παραπλησίαν τὴν δύναμιν ἔχει τῷ αἱματίτῃ, μετέχει δὲ καὶ ἑλκτικῆς δυνάμεως. φασὶ δὲ ὡς κατεχομένη τῇ χειρὶ τῶν χειραγρῶν καὶ ποδαγρῶν ἀνωδύνους αὐτοὺς ἐργάζεται. ἴσως δὲ καὶ σπασμοῖς βοηθεῖ.	Magnetstein. Der sogenannte Magnetstein, auch Herakleia genannt, besitzt eine ähnliche Wirkkraft wie der Hämatit, denn er hat Anteil an der adstringierenden Kraft. Man sagt, dass er, Personen, die an Hand- oder Fußgicht leiden, in die Hand gegeben, ihre Krämpfe löst. Gleichermaßen aber hilft er auch bei Spasmen. [Übers. d. Verf.]

444 Waegeman 1987, 15 f. und 162 f. mit Hinweis auf A.A. Barb, Birds and Medical Magic, Journal of the Warburg and Courtauld Institutes 13 (1950) 316–322, bes. 317; vgl. Kap. 4.8.

445 Vgl. z.B. Oreib. Coll. med. XV, 1, 26,15 und Paul. Aeg. VII, 3,11.

446 Vgl. z.B. Orphika Lith. 11; Michael Glykas, Annales 70; Cod. Par. gr. 2316, Kap. 42 (Oikonomou-Agorastu 1982, 42 und 119 f.). Bei Michael Psellos, Lith. Dyn., 75–77 wird zudem seine Wirksamkeit zur Förderung des Sehvermögens, aber auch zur Heilung von Melancholie betont: Volk 1990, 144.

Dabei verweist Aetios außerdem auf die Analogie mit dem Hämatit (παραπλησίαν τὴν δύναμιν ἔχει τῷ αἱματίτῃ) sowie auf die diesem Stein eigentümliche Anziehungskraft (μετέχει δὲ καὶ ἑλκτικῆς δυνάμεως) – dahinter steht wohl die Vorstellung, dass genau auf dieser ἑλκτικὴ δύναμις seine besondere Wirkung beruhe, da ihm die Gabe zu eigen sei, Schädliches bzw. Krankheitsstoffe aus dem Körper zu extrahieren.

Ähnlich dem »Adlerstein« – als wirkungsvolles Universalamulett – wird in den Lapidarien auch der Sardonyx beschrieben:[447] er gilt als hochwirksames Schutzmittel für den gesamten Körper (φυλακτήριον μέγιστον τοῦ σώματός) und besitzt zudem astrologisch-alchemistische Qualitäten. Aus diesem Grunde nimmt es auch nicht Wunder, wenn etliche Gemmen seinen lithotherapeutischen Einsatz in der Gichttherapie belegen; zur Verstärkung seiner immanenten Wirkung findet sich gelegentlich die Fliehformel eingraviert, wie in dem von Kotansky beschriebenen und analysierten Beispiel einer Amulettgemme aus Sardonyx, wo nicht nur die Formel selbst (φεῦγε, πόδαγρα, Περσεύς σε διώκει), sondern auch das mythologische Geschehen (Perseus mit dem Haupt der Medusa) dargestellt ist:

> An engraved sardonyx [...] is the only apparent certain case of the mythological association of Perseus with the Gorgon. The gemstone depicts Perseus, armed with a *harpê* and carrying the severed Medusa head, with the inscription [...] Perseus seems to be using the Gorgon apotropaically against the gout, it demonstrates a near contemporary use of the Perseid myth of the Gorgon in a magical context. Perseus, too, probably lies behind the use of the ›wing-formation‹ epithet, Γοργωφωνας (leg. Γοργοφονάς, ›Gorgo-Slayer‹) in PGM XVIIIb, whose diminishing form was presumably meant to ally the fever named on the amulet.[448]

Nicht unbedingt ein (Halb-)Edelstein ist erforderlich, um der Gicht lithotherapeutisch zu Leibe zu rücken, wie Alexanders Alternative, die eher in den Bereich der ›Hausmittel‹ als in einen iatromagischen (Amulett-)Kontext einzuordnen sein dürfte: einfache Kieselsteine, erhitzt und als Umschlag (ἀνάκλασμα) verwendet, seien ebenso hilfreich und empfehlenswert:

---

447 Vgl. Orphika Lith. 31. und Damigeron, Lap. 320: Λίθος σαρδώνυξ· οὗτος ὑπὸ πάντων τῶν μάγων μόλοχος λέγεται διὰ τὸ μαλάσσειν καὶ ἀπαλύνειν τὰς τῶν ὑπερεχόντων δυνάμεις· οὗτος φυλακτήριον μέγιστον τοῦ σώματός ἐστιν· Ἀθηναῖοι δὲ τούτῳ χρῶνται τῷ λίθῳ ὅτι ἐπιτευκτικός ἐστιν· λαμβάνουσι δὲ αὐτὸν μηνὶ Ξανθικῷ ἡλίου ὄντος ἐν κριῷ καὶ γλύφουσι κριὸν καὶ Ἀθηνᾶν καρδίαν κρατοῦσαν. οὗτος ἔχει ζώνας ποικίλους πολλάς, τὰς μὲν ἀεριζούσας, τὰς δὲ χρῶμα ἐχούσας μέλιτος, ἀλλὰ καὶ μελαίνας καὶ ὑπολευκιζούσας καὶ ἑτέρας λευκοτέρας.

448 Kotansky 2002, 42 f. Vgl. auch Campbell Bonner, Studies in Magical Amulets, Chiefly Graeco-Egyptian (Ann Arbor/Michigan 1950) 43, 76; ein weiteres, nahezu identisches Beispiel bei Schlumberger 1892, 16: »›Je noterai, en passant, ajoute M. Le Blant, qu'une formule analogue, donnée sans doute par quelque empirique, est inscrite sur un autre amulette jadis publié par Koehler. Il s'agit, cette fois, de la goutte que doit vaincre Persée. Une sardoine le représente dans les airs, armé de la harpé et tenant la tête de Méduse; au revers, est l'inscription: ΦΥ[ΓΕ] ΠΟΔΑΓΡΑ [Π]ΕΡCΕΥC CΕ ΔΙΩΚΙ, Fuis, ô goutte, Persée te poursuit.‹«

AlexTrall. XII (II, 581–583 Pu.)

Πρὸς ποδάγραν. Ὅταν ἀρχὴν ἴδῃς, ὅτι οἱ πόδες φλεγμαίνουσι, λαβὼν σκόροδα λείωσον καὶ κατάπλαττε ἐφ' ἡμέραν μὴ λύσας, ὡς ἑλκωθῆναι, καὶ μετέπειτα εἰς οὖρον παίδων ἀφθόρων πυρώσας κόχλακας ἔμβαλλε ἅπαντα τῷ οὔρῳ καὶ χρῶ. μετὰ τοῦτο εἰ τὸ δι' ἀψινθίου ἀνακλάσεις τοὺς πόδας, ἐναργές ἐστιν οὕτως ὡς μηκέτι ποδαγριάσαι.

Gegen das Podagra. Wenn man sieht, dass die Füsse entzündet sind, so nehme man Knoblauch (Allium sativum L.), zerquetsche ihn, lege denselben auf und lasse ihn einen Tag hindurch liegen. Man nimmt ihn nicht ab, bevor Eiterung entsteht; hierauf werden Kieselsteine glühend gemacht, und die ganze Masse in den Urin unschuldiger Kinder geschüttet und gebraucht. Wenn man darauf mit dem Wermuthmittel Umschläge auf die Füsse macht, so wird man sehen, dass der Kranke nie wieder am Podagra erkranken wird.
[Übers.: Puschmann II, 580–582]

Die iatromagische Aktivierung bzw. Anreicherung des einfachen ›Hausmittels‹ mit singularitätsmagischen Vitalkräften geschieht über das beliebte Vehikel des »Urins eines unschuldigen Kindes« – wobei auch hier wiederum, neben dem entscheidenden, bereits in den gräkoägyptischen Überlieferungen stets betonten Reinheitsfaktor, das ägyptische Motiv des Horuskindes, des mythischen Patienten *per se* (vgl. Kap. 2.3, 2.4.4 u. 4.4), zusätzliche Traditionsbindung und damit Heilungsgarantie beisteuert.

4.7 Haut- und Geschlechtskrankheiten

Die ägyptischen heilkundlichen Überlieferungen kennen eine beträchtliche Anzahl unterschiedlicher Formen von Hautaffektionen, wie Geschwüre, Beulen, Blasen, Ausschlag, Entzündungen (Gürtelrose?[449]) und Hautflechte.[450] Etliche dieser Erscheinungen lassen sich aufgrund vergleichbarer Beschreibungen in koptischen Texten näher bestimmen, gelegentlich auch anhand von rezenten Mumienuntersuchungen.[451] Als Ursache für sämtliche Erkrankungen mit Hautsymptomatik wurden zunächst wiederum die als *wḫdw* bezeichneten Krankheits- oder Schmerzstoffe angenommen, die innerhalb des Körpers aufgrund von Verdauungsstörungen entstehen, gleichsam als eine »Umwandlung im Körper verbliebener Nahrungsreste in krankheitserregende Stoffe«[452]; in manchen Fällen können allerdings auch Krankheitsdämonen, insbesondere das Dämonenpaar *Nsy*/*Nsyt*, verantwortlich sein:

> Amulett zum Niederhalten von Nesy (und) Nesyt, männlichen und weiblichen Wiedergängern, die in jeglichem Körperteil von N.N., geb. von N.N., sind. [Stark] ist er im Leib seiner Mutter! Stark ist Bata im Leib seiner Mutter, von großer Kraft in seinem Leib, Sohn der Nut in seinem Leib, dieser Rebell, Starker im Leib seiner Mutter, Aufrührer im Leib seiner Mutter, dieser Seth, Starker im Leib seiner Mutter, König von Ober- und Unterägypten, Seth! Sein Bruder Osiris, der du sitzest/hockest, indem dein Herz in deinem Leib ist, dein Leiden lasse ab von Ägypten, wo du geboren bist, (und davon,) die Menschen zu töten in diesem Lande, die Fische im Strom, die Vögel im Himmel ebenso! Dein Sohn Horus ist Herrscher der Beiden Ufer, Oberhaupt der Lebenden. Zu ihm kommen Süden (und) Norden mit ihren Produkten auf ihrem Rücken. Sorge dafür, dass jede *nesyt*-Dämonin, jede Widersacherin, die im Leib des N.N., geb. von N.N., sind, deportiert werden, dass ⟨sie⟩ gegeben werden ⟨dem/auf den (?)⟩ Brandopferaltar beim Haus des Geb, dem Erbfürsten, dass ⟨sie⟩ gegeben werden ⟨dem (?)⟩ Brandopferaltar beim Haus des Horus von Imy-schenut! Was Osiris gesagt hat, nämlich: ›Du bist Seth, von großer Kraft, an der Spitze der Barke des Re, man zollt dir Lobpreis über das Niederwerfen des Apophis hinaus.‹[453]

---

449 Vgl. Westendorf 1992, 183 f.

450 Westendorf 1992, 159–184; Nunn 1996, 94 f.; Fischer-Elfert 2005a, 33–90. In den ägyptischen Texten findet sich zudem eine große Variationsbreite unterschiedlichster parasitärer Erkrankungen, gelegentlich mit Haut- oder Augensyndrom; vgl. eine entsprechende Übersicht bei Nunn 1996, 68–73 mit Tabelle auf S. 72. Unter den medizinischen Schriften Alexanders von Tralleis findet sich ebenfalls eine separate Abhandlung über Intestinalparasiten, die er, in Form eines instruktiven Briefes, seinem Freund Theodoros, dessen Sohn an solchen Würmern erkrankt war, gewidmet hat; vgl. Kap. 3.2.2.

451 Nunn 1996, 74 f. im Falle von leprösen Erscheinungen; vgl. Fischer-Elfert 2005a, 63–69.

452 Westendorf 1992, 177. Vgl. GdM IV/1, 223: »[...] ein *ḥnḥn.t*-Geschwür, das entstanden ist infolge einer Verlagerung von *ʿrw.t*-Krankheitsstoffen [...].«; vgl. auch R. Hannig – O. Witthuhn, Ägyptische medizinische Texte des 2. Jt. v.Chr., in: Janowski – Schwemer 2010, 217–273, bes. 219–221 zu den Schmerzstoffen.

453 Pap. Athen Nat.-Bibl. 1826 rt. x+5,12–6,7 (19.–20. Dyn., ca. 1. Hälfte 12. Jh. v.Chr.), ed. H.-W. Fischer-Elfert – F. Hoffmann (i. Vorb.); Übers.: Fischer-Elfert 2005, 45 f. mit Komm. auf S. 136.

Das oben zitierte Textbeispiel zeigt, dass Seth, der Widersacher des Osiris und Gegner des Horus – und damit Unheilstifter *per se* – nicht ohne Weiteres immer nur negativ konnotiert ist: im konkret geschilderten Falle des Exorzismus der (vielleicht speziell für Hautkrankheiten zuständigen) Krankheitsverursacher *Nsy/Nsyt* kann Seth, in Symbiose mit dem Gaugott Bata, das Dämonenpaar vertreiben, so wie er – und hier die kommt mythologische *historiola* – am Bug der Sonnenbarke Apophis Einhalt gebieten und damit die ungehinderte Weiterfahrt des Sonnengottes Re gewährleisten konnte.[454]

Die bei Hautkrankheiten empfohlene Therapie richtet sich demzufolge auch nach der vermuteten Krankheitsursache und kombiniert oral einzunehmende Abführmittel, um den Körper gründlich zu reinigen und so von den *wḫdw* zu befreien, mit äußerlich aufzutragenden Salben auf pflanzlicher Basis.[455] Sind Dämonen beteiligt, so wird die konventionelle Methode noch um Exorzismen und entsprechende Rezitationen ergänzt, so beispielsweise in einem Rezept des Pap. Hearst, worin zunächst die personifizierte Hautflechte unter Berufung auf die *historiola* der ›klassischen‹ ägyptischen Göttertriade Isis-Osiris-Horus (Horus fungiert wieder als Musterpatient; vgl. Kap. 2.3) exorziert wird, um sodann konventionell, vermutlich mit einer Salbe auf Thymian (?*jnnk*-Pflanze?)-Basis behandelt zu werden:

> Beschwörung der *mšpn.t*-Hautflechte. Du mögest ausfließen, die hervorquillt, ohne daß sie ihre Frucht hat; die in Bewegung versetzt, ohne daß sie ihre beiden Arme von sich aus (*m-ʿ-s*) hat. Weiche du doch: ich bin Horus. Ziehe du dich zurück: ich bin der Sohn des Osiris. Der Zauber meiner Mutter ist der Schutz meiner Körperteile. Nicht soll Schlechtes in meinem Körper entstehen; nicht soll die *mšpn.t*-Hautflechte in meinen Körperteilen ⟨sein⟩. Du mögest ausfließen. – Siebenmal. Werde gesprochen über *jnnk*-Pflanze; werde gekocht, werde zerrieben, werde daran gegeben.[456]

Gelegentlich wird auch die beteiligte *materia medica* mit iatromagisch wirksamen Substanzen angereichert; so empfiehlt der Pap. Berlin gegen eine als *šmm.t* bezeichnete Hautentzündung eine Einreibung mit Öl, worin eine Eidechse zerkocht wurde[457] – ein

454 Eine eingehende Interpretation der im Text genannten Gottheiten und deren Einflussbereich sowie die Verantwortlichkeit der Dämonen *Nsy/Nsyt* findet sich bei Fischer-Elfert 2005, 136: »Das Dämonenpaar *Nesy* und *Nesyt* ist wahrscheinlich für eine oder mehrere Hautkrankheiten verantwortlich, sicher nicht für die Epilepsie.«

455 Westendorf 1992, 177 f. Die Schmerzstoffe, als Krankheitsursache, sollen durch die entsprechende Medikation regelrecht abgetötet werden: »Ein anderes (Heilmittel) zum Töten der Schmerzstoffe, das Töten der Wurzel des Hautausschlages im Bauche des Mannes oder der Frau.« (Pap. Ebers, 113 und 117; zit. nach Westendorf a.a.O., 178).

456 Pap. Hearst 160, 11,3–6; Übers.: GdM IV/1, 250 und Westendorf 1992, 181, der aufgrund koptischer Parallelen die *mšpn.t*-Hautflechte mit *Herpes tonsurans* oder »Bartflechte« identifiziert.

457 Pap. Berlin 82, 7,8 und 85, 7,10–11; Übers.: GdM IV/1, 249; vgl. Westendorf 1992, 183 f., der die *šmm.t*-Symptomatik mit Gürtelrose in Verbindung bringt und deutlich darauf hinweist, dass die Salbengrundlage dahingehend zu verstehen ist, dass es sich um Öl/Fett handelt, worin eine Eidechse

Rezept, das deutlich an die im vorausgehenden Kapitel (vgl. Kap. 4.6) gleich zweimal erwähnte Zitterrochensalbe Alexanders von Tralleis erinnert. Gegen dieselbe Symptomatik wird ferner eine Salbe empfohlen (Pap. Berlin 88), deren Ingredienzien – (Meteor-)Eisen und Regenwasser – eine doppelt himmlische Ausrichtung implizieren.[458]

Vielleicht auf eine lepröse Symptomatik könnte das im Pap. Ebers mehrfach erwähnte, nach dem Mondgott Chons benannte, Geschwür hindeuten, das als nicht behandelbar klassifiziert wird:

> Heilkunde für eine Chons-Geschwulst (*ꜥꜣ.t nt Ḫnsw*).
> a) Wenn du beurteilst eine große Chons-Geschwulst (*ꜥꜣ.t nt Ḫnsw ꜥꜣ.t*) an irgendweiner Körperstelle des Mannes, sie ist uneben (*nḥꜣ*), sie hat viele *ꜥꜣ.t*-Geschwülste gemacht; es ist ⟨etwas⟩ darin entstanden, indem Dinge darin sind wie etwas, in welchem Luft ist. Sie bewirkt eine Verletzung der Geschwulst; sie ist beschworen vor dir; nicht ist sie wie jene *ꜥꜣ.t*-Geschwülste; sie ist glatt; sie macht *ḫpꜣ.wt*; jede Körperstelle, an der sie sich befinden, ist belastet.
> b) Dann mußt du dazu sagen: das ist eine Chons-Geschwulst (*ꜥꜣ.t nt Ḫnsw*).
> c) Du sollst nicht irgend etwas dagegen machen.[459]

Gegen eine solche Geschwulst gibt es also keinerlei konventionelle Therapiemöglichkeiten; einzig eine Art iatromagischer ›Palliativbehandlung‹ wird gelegentlich mit der entsprechenden Diagnose kombiniert, indem eine Rezitation unter Bezugnahme auf den Sonnengott Re und dessen erfolgreiche Durchquerung der Unterwelt und Überwindung sämtlicher Gefahren auf diesem Weg (*historiola*) eine mythologisch fundierte Parallelsituation konstruiert, mittels derer der Patient seine – nach wie vor als real nicht behandelbar eingestufte – Krankheit ebenso erfolgreich überwinden soll.[460]

---

zerkocht wurde und nicht das Fett dieses Tieres selbst – also ganz parallel zu Alexanders Zitterrochen-Salbe, die ja ebenfalls im Entzündungskontext eingesetzt wird, hier speziell gegen (entzündliche) Gelenkleiden, respektive (Fuß-)Gicht. Pap. Ebers kennt vergleichbare Rezepte gegen dieselbe Symptomatik, nur mit der Variante, dass ein Frosch (Pap. Ebers 303) oder der Kopf eines *ḏdb*-Fisches (Pap. Ebers 304) die Salbengrundlage bildet: vgl. GdM IV/1, 250.

458 Pap. Berlin 88, 7,12–8,1; Übers.: GdM IV/1, 250; vgl. Westendorf 1992, 184. Zu Meteor-Eisen und den damit verbundenen mythologisch-magischen Vorstellungen vgl. Kap. 4.

459 Pap. Ebers 874, 108,17–109,2; Übers.: GdM IV/1, 228. Zur Deutung vgl. Westendorf 1992, 163 f. und 167 (Existenz von speziellen Lepraamuletten im Rahmen der Orakeldekrete des Neuen Reichs), sowie Nunn 1996, 75, der auf eine Interpretation der Symptomatik als tuberkulöse Lepra hinweist, im Gegensatz zu einem anderen, ebenfalls im Pap. Ebers beschriebenen und gleichfalls nicht behandelbaren »Chons-Geschwür« (Pap. Ebers 877, 109,18–110,9; Übers.: GdM IV/1, 229), das als *Lepra mutilans* interpretiert wurde. Dass eine solche retrospektive Diagnose jedoch nicht verbindlich sein kann, betont Nunn a.a.O. unter Hinweis auf die Übersetzungsproblematik: »However, much depends on the translation of difficult words which are not well known, and these passages could equally well relate to cancer, bubonic plague or even neurofibromatosis.« Zum »Chons-Geschwür« und eventuellen *Bullae* der *Lepra mutilans* vgl. R. Hannig – O. Witthuhn, Ägyptische medizinische Texte des 2. Jt. v. Chr., in: Janowski – Schwemer 2010, 239 f.

460 Westendorf 1992, 164.

Im Falle von bösartigen, häufig auch letal verlaufenden Geschwüren war für den ägyptischen Beobachter die dämonische Ursache derart evident, dass Krankheits- und Dämonenname sogar kongruent sein konnten, wie im Falle des *Achu-* bzw. *Sāmānu*-Dämons, der eine vielleicht als *Mycetoma pedis* zu identifizierende Geschwulst verkörperte. Dieser Dämon wurde nicht nur exorzistisch bekämpft, sondern zudem in einem entsprechenden Ritual in der Wüste, dem Einflussbereich Seths, entsprechend ›entsorgt‹, wie Hans-Werner Fischer-Elfert die nachfolgend zitierte Textpassage aus dem Pap. Leiden treffend erläutert.[461] Der Text ist damit Exorzismus und *transplantatio morbi* zugleich, wobei die Besonderheit hier darin besteht, dass die (personifizierte) Krankheit nicht auf ein Tier übertragen wird, sondern der Krankheitsdämon selbst Gegenstand der *transplantatio morbi* ist:

> Andere Beschwörung: Du Achu, du Sāmānu, du Sohn der Magd (namens) Hetem, [...] du eilig Vorübergehender, der du herumtost, du Sāmānu, der an den Kopf/Damm (?) pocht, du Tjumuqan, der ans Herz/den Magen pocht, du Jbsen, der an den Unterleib pocht, du D[...], der verstohlen dahergeht. Wem soll ich dich (über)geben, du Achu? Wem soll ich dich (über)geben, du Sāmānu? Du gehör(e)st den Wildeseln an, die in der Steppe sind. Pre' wendet sein Rückgrat zur Steppe, seinen Oberarm an den Berg/das Gebirge Hemereq, nachdem er mit seiner Linken gepackt hatte und mit seiner Rechten in Stücke geschnitten hatte (den Dämon?). Und sein Blut tropfte (lit. ›fiel‹) auf seinen Fuß, es fiel in den Schlund der Erde. Die Erde erschrak und sagte: ›Komm zu mir! Komm zu mir! Wer bestraft [...] (?)?‹ [...] (?) Anat von Jdedeqen (?), und sie brachte 7 silberne *ded*-Schalen und 8 bronzene *ded*-Schalen und sie fing auf (?) das Blut des Pre' von der Erde, und sie ließ die Räucherer des Pre' (?) es servieren, welches (= das Blut) bitterer war als die Bittermandel/Mandragora (?). Sie schlagen auf die Nasenflügel des Achu-Dämons, sie schlagen auf seine Kampfgefährten (?). Komm, verzieh dich (von) hier, du [...] Achu! Komm, verzieh dich (von) hier, du Sāmānu! Komm hinter der Feder her, die in meiner Hand ist! Komm, falle auf die Erde, die dich geschaffen hat, auf den Hügel, der [dir Verehrung bezeugt (?)] hat! Ich bin Ba'al, ich bin aus dem Himmel herabgestiegen, um auf [deinen] Nacken zu treten. Werde rezitiert über Samenkorn von Emmer, werde gemahlen (und) erhitzt mit Pflanzenschleim und auf ihn (= N.N.) aufgetragen [in] Fingertemperatur.[462]

Die byzantinische medizinische Gebrauchsliteratur differenziert, basierend auf der antiken Medizin, ebenfalls zwischen diversen Formen von Hautausschlag bzw. »Krätze«, (Schuppen-) Flechte (*Exanthem*?) und einer als »Achor« bezeichneten Form von Schorf, vornehmlich im Kopfbereich[463]; erwähnt werden außerdem »Lepra«,

---

461 Fischer-Elfert 2005, 135; Fischer-Elfert 2005a, 35–38.

462 Pap. Leiden I, 343 + I, 345 rt. 3,2–4,9 (19.–20. Dyn., ca. 1200 Jh. v.Chr.), ed. Massart; Übers.: Fischer-Elfert 2005, 43 f.

463 AlexTrall., Ther. I, 8 (I, 463 Pu.): Καὶ ὁ ἄχωρ πάθος ἐστὶ περὶ τὴν ἐπιφάνειαν τῆς κεφαλῆς γινόμενον, μικρὰς διατρήσεις ἔχον, ἐξ ὧν ἔξεισιν ὑγρὸν ἰχῶρι παραπλήσιον· διὰ τοῦτο καὶ ἄχωρ τὸ πάθος καλεῖται. ἔστι δὲ τὸ παραρρέον ὁτὲ μὲν χολῶδες ἢ φλεγματῶδες, ὁτὲ δὲ καὶ μελαγχολικόν. διαγινώσκειν οὖν χρὴ τὸ κυρίως αἴτιον· οὐχ ἡ αὐτὴ γάρ ἐστιν ἐπὶ πάντων θεραπεία., mit Definition und humoralpathologisch orientierter Therapie, die zunächst mit Reinigung des Körpers durch Abführmittel arbeitet, sodann und komplementär auf lokale Medikation zurückgreift: Θεραπεία

»Elephantiasis«, Hautentzündungen (*Erysipelas*?) und eine Art Pigmentstörung mit weißen Flecken sowie Sommersprossen im Gesicht.[464]

Die antiken Definitionen der diversen Symptomatiken ähneln deutlich der ägyptischen Vorstellung, indem auch hier »die Haut als eine Art ›Projektionsschirm‹ des Körperinneren«[465] betrachtet wurde, d.h. schädliche, das humoralpathologische Gleichgewicht störende Substanzen im Körperinneren galten – vergleichbar den negativen Auswirkungen der ägyptischen *wḫdw* – als Krankheitsverursacher.[466]

Die Therapie muss demnach den humoralpathologischen Gesetzen entsprechen, d.h. im konkreten Falle wird – ähnlich den ägyptischen Verordnungen – eine reinigende Medikation empfohlen, die den jeweiligen Säfteüberschuss beseitigt und das körperimmanente Säftegleichgewicht wiederherstellt:

Hipp. Aff. 36 (VI, 246 Littré)

Τούτοισι τοῖσι φαρμάκοισιν ἀποκαθαίροντα ὧδε χρῆσθαι· ὅσοι μὲν χολώδεές εἰσι, διδόναι τὰ ὑφ' ὧν χολὴ καθαίρεται· ὅσοι δὲ φλεγματώδεες, τὰ ὑφ' ὧν φλέγμα· ὅσοι δὲ μελαγχολῶσι, τὰ ὑφ' ὧν μέλαινα χολή· τοῖσι δὲ ὑδρωπιῶσι τὰ ὑφ' ὧν ὕδωρ.

Diese Medikationen zur Purgierung sind folgendermaßen zu verwenden: die einen sind gallenaffin und werden gegeben, um bezüglich der Galle zu purgieren, andere sind schleimaffin, und werden hinsichtlich der Schleimpurgierung gegeben, wieder andere schwarzgallig-affin bei (einem Überschuss) an schwarzer Galle, den Hydrosiepatienten aber werden die wasseraffinen verordnet.
[Übers. d. Verf.]

Die Behandlungsmethoden, die in byzantinischer Zeit weitgehend beibehalten wurden, konzentrierten sich demzufolge auf diätetische Maßnahmen, akribische Reinigung der befallenen Körperpartien, Salben und Umschläge sowie Badetherapie. Die Nähe zu dem ägyptischen Krankheitskonzept äußert sich gelegentlich durch entspre-

ἀχώρων. Θεραπεύειν δὲ χρὴ παραπλησίως τοῖς ἔχουσι τὸ τῆς ἀλωπεκίας πάθος· εἰ μὲν πληθωρικὸν εἴη καὶ κακόχυμον τὸ πᾶν σῶμα, καθαίρειν δεῖ πρότερον καὶ ὅλου ποιεῖσθαι πρόνοιαν τοῦ σώματος, ἔπειτα ἐπὶ τὰ κατὰ μέρος ἔρχεσθαι βοηθήματα.

464 J. Helm, s.v. *Hautkrankheiten*, in: Antike Medizin 382 f. mit zahlreichen Belegstellen insbesondere aus dem *Corpus Hippocraticum*; vgl. AlexTrall., Ther. I, 4–9 (I, 457–465 Pu.).

465 J. Helm, s.v. *Hautkrankheiten*, in: Antike Medizin 382.

466 Hipp. Aff. 35 (VI, 246 Littré) sagt, dass diverse Hautkrankheiten aufgrund eines Phlegma-Überschusses im Körper entstehen würden: Λέπρη καὶ κνησμὸς καὶ ψώρη καὶ λειχῆνες καὶ ἀλφὸς καὶ ἀλώπεκες ὑπὸ φλέγματος γίνονται· ἔστι δὲ τὰ τοιαῦτα αἶσχος μᾶλλον ἢ νουσήματα· κηρίον καὶ χοιράδες καὶ φύγεθλα καὶ δοθιῆνες καὶ ἄνθραξ ὑπὸ φλέγματος φύεται. Vgl. ebenso Alexander von Tralleis, wenn er eben genau dieselben Prämissen als Behandlungsgrundlage am Beispiel eines Kopfausschlages (πιτυρίασις, »Kleiengrind«) erläutert: γίνεται δὲ τὸ πάθος τοῦτο διὰ τὸ κακοχυμίαν τινὰ ἀνενεχθῆναι ἐν τῇ κεφαλῇ φλέγματος ἁλμυροῦ ἢ χολώδους καὶ μελαγχολικοῦ αἵματος. εἰ μὲν οὖν καθ' ὅλον εἴη τὸ σῶμα τοιαῦτα, περὶ τοῦ ὅλου δεῖ πρόνοιαν ποιεῖσθαι πρότερον, εἶτα οὕτως ἐπὶ τὰ κατὰ μέρος ἐλθεῖν βοηθήματα. (AlexTrall., Ther. I, 4 (I, 457 Pu.).

chende Verweise in den byzantinischen Texten, wo explizit auf den ägyptischen Ursprung der Maßnahmen hingewiesen wird, wodurch der Verordnung zusätzliche Autorität hinsichtlich ihrer Heilwirkung beigemessen wird:

AetAmid. VI, 68 (II, 220,1–7 Ol.)

Ἄλλη, ᾗ ἐχρήσατο ὁ Αἰγύπτιος ἐπὶ Παλλαδίου τοῦ Μαγιστριανοῦ ἐν Ἀλεξανδρείᾳ μετὰ τὸ ἀποτυχεῖν τὰ τῶν ἀρχιάτρων βοηθήματα. [...] διαφορεῖ καὶ ἀποστήματα καὶ τὰ ἤδη ῥαγέντα ἐγκενοῖ καὶ ὑγιάζει.

Eine andere (Heilmaßnahme), die der Ägypter bei Palladios Magistrianos in Alexandreia angewandt hat, nachdem die Maßnahmen der Oberärzte (*Archiater*) fehlgeschlagen waren. [...] Es sekretiert die Absonderungen und entleert die bereits geplatzten (Pusteln) und heilt.
[Übers. d. Verf.]

Iatromagische Therapiemethoden spielen im Falle von dermatologischen Symptomatiken nur eine deutlich untergeordnete Rolle; so begegnen vereinzelt Hinweise auf lithotherapeutische Maßnahmen:

AetAmid. II, 39 (I, 168,12–15 Ol.)

Σμάραγδος λίθος.[467] Ὀπτηθεῖσα καὶ λεῖα μετὰ μέλιτος ἀττικοῦ μιγνυμένη ἀμβλυωπίας ἰᾶται, μεθ’ ὕδατος δὲ καὶ κόμμεως καταχριομένη τοῖς ἐλεφαντιῶσιν ὠφελιμωτάτη ἐστί· πινομένη τε μεθ’ ὕδατος ἀνασκευάζει τὸ πάθος, αἷμα τε ἐπέχει περιαπτομένη, ὁπόθεν ἂν τύχοι φερόμενον.

Der Smaragd. Zu feinem Pulver zerrieben und mit attischem Honig vermischt heilt er schlechtes Sehvermögen, mit Wasser und einer gummiartigen Masse ist er als Umschlag den Elephantiasis-Patienten sehr nützlich; mit Wasser getrunken vertreibt er das Leiden, als Amulett umgehängt stillt er jegliche Blutung.
[Übers. d. Verf.]

Universalamulette oder pandämonische Exorzismen finden ebenfalls gelegentlich Verwendung, doch ohne, dass sich eine tatsächliche komplementär- oder alternativtherapeutische Tradition herausbilden würde, wie im Falle von Kopfschmerzen, Abdominalleiden, Gelenkentzündungen, Fieber und Anfallsleiden (vgl. die Textbeispiele in den Kapiteln 4.1, 4.4., 4.6, 4.8 und 4,9). Erst die spätbyzantinischen *Iatrosophien* greifen die Rezeption iatromagischer Motive auch im Bereich der Dermatologie

467 Der Smaragd wird als wertvoller und wirkmächtiger Stein in den *Orphika Lithika* beschrieben, u.a. auch eine Smaragdgemme mit einem eingravierten Skarabäus und Isisbezug (Michel 2004, 330 f. verzeichnet zahlreiche Gemmen mit Skarabäusmotiv, doch keinen Smaragd), jedoch ohne konkret iatromagische Anbindung: Orph. Lith. 26.; Damigeron, de lapid. 318 f.; ebenso Ps.-Hipp. Ἑρμ. π. λιθ. ἐνεργ., 18; pulverisiert als Universalheilmittel, sowie als blutstillendes Amulett bei Ps.-Diosk., De lapid. 34. Michael Psellos, Opusc. 34 beschreibt eine ähnliche Anwendung wie Aetios: pulverisiert und zu einem Breiumschlag verarbeitet als Heilmittel gegen »Elephantiasis« und ebenfalls pulverisiert und mit Wasser getrunken als blutstillende Arznei: vgl. auch Volk 1990, 145. Psellos weist auch explizit auf die äthiopische oder ägyptische Provenienz dieses Steines hin.

wieder verstärkt auf, wobei auch hier spezifische Amulette eher selten sind[468]; die Iatromagie konzentriert sich primär auf den Bereich der *materia medica*.

Eine interessante Mischung zeigt das koptische Ritualhandbuch Cod. Michigan 136, wo konventionelle Hautsalben und Arzneipasten stets mit einer Ibisfeder aufgetragen werden müssen, um die Heilwirkung zu fördern (zum Ibismotiv und dessen Verbindung mit dem ägyptischen Heilgott Thot vgl. Kap. 2.3 u. 4.6).

> For the skin disease that makes crusty skin peel: a shoot of artemisia (?), four staters of soda of arsenic. Grind them together. Apply them with an ibis feather.
> For a skin disease on the person's face: frankincense from abroad, seven palm fibers (?), along with a black sheep, a burned horn of the sheep, a little pure urine, a lok of sour vinegar. Put them in a new, blackened [...], bake them together. Apply them with an ibis feather.[469]

Das *Iatrosophion* Cod. Taur. B.VII.18 unterscheidet Kopfgrind (Kap. 36, unter der Bezeichnung λέπρα κεφαλῆς[470]), diverse Formen von Hautausschlägen (Kap. 112, 113 und 117), insbesondere im Gesicht und Kinnbereich, sowie Juckreiz, Krätze (Kap. 119) und diverse Erscheinungsformen von Hautflechte (Exzem? Kap. 114 f.). Auch ›Schönheitsfehler‹ wie Pigmentstörungen und Sommersprossen werden erwähnt (Kap. 97–99, 102) und eine Vielzahl von Rezepten, auch unter Einbeziehung iatromagischer *materia medica*, wird zur Auswahl gestellt.

Interessant ist, dass das Turiner *Iatrosophion* gegen Schuppenflechte eine Quecksilbertherapie empfiehlt (Kap. 114 f.):

Cod. Taur. B.VII.18, Kap. 114 (ed. Valentino, 112)

ριδ' Πρὸς ψαρώδεις λειχῆνας.[471]
Ἀμύγδαλα πικρὰ λείωσας κατάχριε συνεχῶς μετ' ἐλαίου. ἢ βούτυρον μετὰ ὑδραργύρου μῖξας ἄλειφεν ἀπὸ λουτροῦ.
ριε' Εἰς ψώραν.

114 Gegen Schuppenflechte
Zerreibe bittere Mandeln fein und reibe sie fortwährend mit Öl ein oder mische Butter mit Quecksilber und reibe es nach dem Bad ein.
115 Gegen Krätze

468 Ein interessantes Beispiel für ein Amulett, bestehend aus einer Melissenpflanze mit Wurzel, das gegen »wildes Fleisch« helfen soll, überliefert Cod. Taur. B.VII.18, Kap. 124 (ed. Valentino, 116): Μελίσσον τὴν βοτάνην ἄρας σὺν τῇ ῥίζῃ σελήνης ληγούσης περίαπτε. Die Pflanzenhebung geschieht, sehr wahrscheinlich in Rückgriff auf gräkoägyptische Überlieferungen, bei abnehmendem Mond (σελήνης ληγούσης); sobald die Symptomatik verschwunden sei, dürfe das Amulett auch wieder entfernt werden: ὅταν δὲ ἴδῃς συμμέτρως ἔχειν τὸ σῶμα αἶρε τὴν βοτάνην, μὴ βλάψῃ. (Cod. Taur. B.VII.18, a.a.O.).

469 Cod. Michigan 136; Worrell 1935, 17–37; Übers. und Komm.: M. Meyer, in: Meyer – Smith 1994, 83–90.

470 Dagegen empfiehlt das Turiner *Iatrosophion* eine Salbe aus Essig und der Asche von alten Schuhen: παλαιὰ πετζία ὑποδημάτων καῦσον καὶ ἀλείψας τῇ κεφαλῇ ὄξος τετριμμένα ὄντα ἐπίπασον. (Cod. Taur. B.VII.18, Kap. 36; ed. Valentino, 64).

471 Vgl. Ps.-Galen, rem. par. II (XIV, 353 Kühn): Valentino 2016, 112.

Ὑδράργυρον μετὰ στέατος καὶ καπνέαν καὶ ὄξος καὶ ἅλας ἐνώσας καὶ χλιάνας εἰς τὰ κάρβουνα δεχόμενον ἄλειφε τὴν σάρκα καὶ τρίβε καλῶς καὶ ἔκτοτε πλύνων τὴν σάρκα καὶ ποίησον αὐτὸ τὸ μίαν καὶ δευτέραν φορὰν εἰς ἥλιον θερμὸν ἢ εἰς λουτρόν.

Vermenge Quecksilber mit Fett und Ruß und Essig und Salz und wärme sie aufgenommen auf Holzkohlen an und reibe die betroffene Körperstelle ein und zerreibe das gut und dann wasche die Körperstelle und mach dasselbe einmal und zum zweiten Mal in der heißen Sonne oder im Bad.
[Übers.: Valentino 2016, 113]

Das bereits in der Antike bekannte Quecksilber (ὑδράργυρον), auf dessen hochgiftige Natur bereits Dioskurides hingewiesen hat,[472] spielte in alchemistischen Texten, wo es dem Planeten Merkur zugeordnet wurde, eine bedeutende Rolle.[473] In der Heilkunde wurde es seit dem 13. Jh. verstärkt in dermatologischen Salbenmischungen eingesetzt und seit dem 15./16. Jh. dann insbesondere als – hochgefährliche – Dampfkur gegen Syphilis und andere Geschlechtskrankheiten angewandt.[474]

Trotz der ähnlichen Nomenklatur handelt es sich bei der in den ägyptischen medizinischen Texten erwähnten »Asiatenkrankheit« wohl sicher nicht wie bei der »Phönizierkrankheit« oder »Franzosenkrankheit« um eine Geschlechtskrankheit[475], sondern eher um eine Hautkrankheit, die mit starken Farbveränderungen der Haut-

472 Diosk., math. med. V, 95,3: δύναμιν δὲ ἔχει φθαρτικὴν ποθεῖσα, τῷ βάρει διαβιβρώσκουσα τὰ ἐντός. βοηθεῖται δὲ γάλακτι πολλῷ πινομένῳ καὶ ἐξεμουμένῳ, ἢ οἴνῳ σὺν ἀψινθίῳ ἢ σελίνου ἢ ὁρμίνου σπέρματι, ἢ ὀριγάνῳ ἢ ὑσσώπῳ σὺν οἴνῳ. Vgl. auch A. Guardasole, s.v. *Quecksilber*, in: Antike Medizin 745, ohne jedoch auf die alchemistische und iatrochemische Verortung des Quecksilbers einzugehen, und auch nicht auf seinen gezielten medizinischen Einsatz als Salbenwirkstoff.

473 Auf dieser Quellensituation basiert dann auch Paracelsus' (1493–1541 n.Chr.) iatrochemische Trias – Schwefel (Sulfur), Salz (Sal) und Quecksilber (Mercurius) –, die er als grundlegende, den menschlichen Körper konstituierende Substanzen ansah und womit er die humoralpathologische Viersäftelehre als Grundlage der Medizin zu ersetzen versuchte: Opus Paramirum I, Kap. 2., vgl. K. Goldammer, Zur philosophischen und religiösen Sinngebung von Heilung und Heilmittel bei Paracelsus, in: P. Dilg et al. (Hrsg.), Perspektiven der Pharmaziegeschichte. Festschrift Rudolf Schmitz (Graz 1983) 113–129.

474 G. Jüttner, s.v. *Quecksilber*, in: LMA VII, 358 f.; L. Sauerteig, s.v. *Quecksilberkur*, EM 2005, 1209. Auch die *Iatrosophia* kennen diverse Rezepturen unter Verwendung von Quecksilber, so z.B. Cod. Panorm. XIII.C.3, Kap. 381.

475 Zu Geschlechtskrankheiten in der Antike vgl. K.-H. Leven, s.v. *Geschlechtskrankheiten*, in: Antike Medizin, 342 f. mit dem Hinweis, dass nur Symptome an den Geschlechtsorganen beschrieben, aber keine Übertragung der Krankheit durch Geschlechtsverkehr bekannt war. Alexander von Tralleis (AlexTrall., Ther. XI, 7–8 [II, 495–501 Pu.]) beschreibt Symptome von Gonorrhöe (?) und Priapismus, wobei Diagnose und Therapie rein im konventionellen Bereich verbleiben und keinerlei iatromagische Alternativ- oder Komplementärmaßnahmen erwähnt sind.

oberfläche (die ägyptischen Texte sprechen von »verkohlt« bzw. »tiefschwarz«) einherging, vielleicht eine Form von Lepra (?).[476] Eine Besonderheit dabei ist die Betonung des angeblich fremdländischen, »asiatischen« Ursprungs dieser Krankheit, weshalb auch der entsprechende Exorzismus fremdsprachlich (hier speziell im kretischen Idiom) rezitiert werden muss – wohl um die zuständigen ausländischen Krankheitsdämonen auch entsprechend zu erreichen:

> Beschwörung der Asiaten(krankheit) bestehend aus dem, was Kreta dazu (= zur Beschwörung) sagt: s-n-t-k-p-p-w-y-j-y-m-n-t-r-k-k-r. Dieser Spruch werde rezitiert über fermentierter Hefe (?), Urin [...] (?), werde daran (= die Krankheit) gegeben.[477]

Ein interessanter Aspekt in Hinblick auf den Umgang mit venerologischen Symptomatiken innerhalb der byzantinischen medizinischen Gebrauchsliteratur besteht in der rein konventionellen Behandlung dieser Phänomene in den entsprechenden Texten,[478] obgleich krankhafte Affektionen im Bereich der Geschlechtsorgane seit der Antike als göttliche Strafe bzw. Vergeltung für irgendeinen Frevel angesehen wurden. Iatromagie spielt hier jedoch in der byzantinischen Therapeutik überhaupt keine Rolle,[479] was wiederum deutlich macht, dass iatromagische Maßnahmen keineswegs als Aberglaube oder ›Pseudoreligion‹ angesehen wurden, sondern – zumindest zeitweise und ausschließlich im heilkundlichen Kontext – als eine ernstzunehmende Therapieform, basierend auf den sympathetischen und antipathetischen Eigenschaften der φυσικά.

Äußerst verbreitet ist die iatromagische Komplementärtherapie hingegen bei der Behandlung von Hämorrhoiden, die in der konventionellen Heilkunde nicht unbedingt immer behandelt wurden, weil man sie für die Ursache einer angeblichen Im-

476 Westendorf 1992, 266 f; Fischer-Elfert 2005, 136: »Die sog. ›Asiatenkrankheit‹ – wörtl. ›die-der-Asiaten‹ – erinnert von ihrem Benennungsmotiv an ein von den Griechen als »Phönizierkrankheit« bezeichnetes Leiden oder an die spätere ›Franzosenkrankheit‹ (= Syphilis) in unseren Breiten. Es besteht Grund zur Annahme, dass es sich um eine Form von Lepra handelt, die im 2. vorchr. Jt. im Gefolge diverser Bevölkerungsverschiebungen ihren Weg vom indischen Subkontinent in den Nahen Osten einschließlich Ägypten gefunden hat. Ihre Symptome werden in medizinischen Texten u.a. als ›verkohlt‹, ›tiefschwarz‹ und wie ›versiegelt‹ aussehend beschrieben.«; ausführlich dazu Fischer-Elfert 2005a, 38–46.

477 Pap. BM EA 10059 VII, 4–6 (19.–20. Dyn., ca. 1200 Jh. v.Chr.): ed. C. Leitz, Magical and Medical Papyri in the British Museum (London 1999) 63 mit pl. 32; Übers.: Fischer-Elfert 2005, 45 mit Komm. auf S. 136, mit Hinweis auf die damit verbundene linguistische Problematik.

478 Anders dagegen die Behandlung dieser Symptomatik in Wunderheilungen; vgl. den auf Urogenitalerkrankungen geradezu spezialisierten Hl. Artemios: V.S. Crisafulli (Hrsg.), The miracles of St. Artemios. A collection of miracle stories by an anonymous author of seventh-century Byzantium [The medieval Mediterranean 13] Leiden 1997.

479 Iatromagische Praktiken sind im Bereich der Impotenz- und Paartherapie belegt, werden jedoch weniger dem heilkundlichen als vielmehr dem erotischen Bereich (Liebeszauber etc.) zugerechnet.

munisierung gegen andere, wesentlich gravierendere Krankheiten (darunter Pleuritis, Lungenentzündung, aber auch diverse Geisteskrankheiten) hielt, da durch die Hämorrhoidalblutungen angeblich schädliche Säfte abgeleitet würden.[480] Die iatromagische Hämorrhoidentherapie[481] konzentriert sich deutlich auf den Bereich der Lithotherapie, wobei insbesondere der »Falkenstein« (ἱερακίτης) als empirisch erprobtes Amulett häufig erwähnt wird:

Ps.-Diosk, de lapid. 14	AetAmid. II, 30 (I, 166,5–16 Ol.)
Λίθος ἱερακίτης καὶ ἰνδικὸς περιαπτόμενος μηρῷ δεξιῷ τὰς αἱμορροΐδας ἀναξηραίνουσιν, ὡς καὶ ἡμεῖς ἐπειράθημεν· ὁ δὲ Διογένης ἐν τῷ περὶ λίθων οὕτω φησίν Ἱερακίτης λίθος ὑπόχλωρος μέν ἐστι καὶ πρὸς τὸ μέλαν ἐπικλίνει· δύναμιν δὲ ἔχει ἀναξηραντικὴν αἱμορροΐδων.	Ἱερακίτης. Ὁ δὲ ἱερακίτης καὶ ὁ Ἰνδικὸς τὰς αἱμορροίδας ἀναξηραίνουσι περιαπτόμενοι δεξιῷ μηρῷ, ὧν καὶ ἡμεῖς ἐπειράθημεν. ὁ δὲ Διογένης ἐν τῷ περὶ λίθων οὕτως φησί· Διογένους. ›ἱερακίτης λίθος ὑπόχλωρος μέν ἐστι καὶ πρὸς τὸ μέλαν ἐντετραμμένος ἐπιρερασμένος τε χρόαις ἑτέραις ὡς ποικίλος εἶναι. δύναμιν δὲ ἔχει ἀναξηραίνουσαν αἱμορροίδας ἀπηρτημένος τοῦ δεξιοῦ μηροῦ τοῦ κάμνοντος. δοκιμάσεις δὲ ὅτι ἀληθὲς αὐτός ἐστιν, ἔχων αὐτὸν μετὰ χειρός· χρίου ⟨γὰρ⟩ μέλιτι τὰς χεῖρας καὶ οὐ προσεγγιοῦσί σοι τὸν λίθον φέροντι μυῖαι[482] [...]‹.

Sowohl Pseudo-Dioskurides wie auch Aetios von Amida stützen sich hierbei auf dieselbe Quelle, nämlich ein Lapidarium, das einem Diogenes zugeschrieben wird (ὁ δὲ Διογένης ἐν τῷ περὶ λίθων οὕτω φησίν), und neben der Beschreibung des Steines

480 Vgl. Hipp., Aph. VI, 12, 21 (IV, 566, 568 Littré); Hipp., Hum. 20 (V, 500 Littré); Oreib., Syn. IX, 40; Oreib. Coll. med. IV, 601; Aet.Amid. XIV, 5–7; Paul.Aeg. III, 59,9–12 (I, 273 f. Heib.); M. Stamatu, s.v. *Hämorrhoiden*, in: Antike Medizin, 373 f. Alexander von Tralleis empfiehlt, wenn überhaupt eine Therapie notwendig sei, eine Kombination aus Abführmitteln und Aderlass: AlexTrall., Ther. IV (II, 143 Pu.).

481 Analfisteln und Feigwarzen werden in den Rezeptsammlungen gelegentlich auch mit iatromagisch dynamisierter *materia medica* behandelt: so z.B. eine Salbe aus Schweinefett und Honig in Cod. Michigan 136; Worrell 1935, 17–37; Übers. und Komm.: M. Meyer, in: Meyer – Smith 1994, 83–90, wobei die ägyptisch-sethische Komponente des Schweines sowie seine lunare Konnotation die iatromagische Komponente bereitstellt. Vgl. im selben Kontext zwei Rezeptanweisungen des *Iatrosophions* Cod. Taur. B.VII.18 gegen Feigwarzen (συκάμινον), worin einmal diverse Aschepflaster (u.a. auch Asche aus weißem Hundekot; vgl. Kap. 4.3.2) empfohlen werden (Kap. 152; ed. Valentino, 132), und ferner eine Salbe aus Seife und Arsenik (Kap. 260; ed. Valentino, 176), deren Wirkung als wundersam beschrieben wird: καὶ θαυμάσῃς.

482 Vgl. hierzu Orphika Lith. 48, wo der »Falkenstein« nicht gegen Hämorrhoiden, sondern als Amulett zur Verbesserung des Sehvermögens geführt wird; der letzte Abschnitt bei Aetios, wo es um die Heilung einer Hautkrankheit namens μυῖα (LBG, s.v.) geht, stimmt allerdings mit der entsprechenden Passage in den Orphika Lith. überein: Ὁμοίως δὲ καὶ μυίαις ἀντιπάσχει ἄκρως· ἐαν γὰρ [γάλακτι καὶ μέλιτι ἐπιχρίσῃς], μυῖα τὸν φοροῦντα τοῦτον, οὐ καθιστήσεται μυῖα ἐπ' αὐτόν. Ob sich hinter dem »Diogenes« der Quellenangabe ein Autor im orphischen Umkreis verbirgt?

(ἱερακίτης λίθος ὑπόχλωρος μέν ἐστι καὶ πρὸς τὸ μέλαν ἐπικλίνει) und seiner Qualitäten auch explizit auf die Anwendung des »Falkensteines« gegen Hämorrhoiden (δύναμιν δὲ ἔχει ἀναξηραντικὴν αἱμορροΐδων) verweist, wenn ihn der Patient als Amulett am rechten Oberschenkel trägt (ἀπηρτημένος τοῦ δεξιοῦ μηροῦ τοῦ κάμνοντος).

Auch Galen verweist auf ebendiese Heilqualitäten des ἱερακίτης, indem er ihn mit dem Mondstein (ἀφροσέλινος[483]) in Relation setzt: ebenso wie dieser ›Epilepsie‹ heilen soll – Galen weist darauf hin, dass er dies nicht selbst erprobt habe (οὐ μὴν ἡμεῖς ἐπειράθημεν) –, gäbe es etliche andere Heilsteine (ἄλλοι τινὲς λίθοι περιαπτόμενοι πρός τινων), die sich, graviert oder ungraviert (ἔνιοι δὲ καὶ χαρακτῆράς τινας ἐγγραφομένους ἔχοντες καὶ γράμματα), gegen dieses Leiden ebenso wirksam erwiesen hätten wie der »Falkenstein« gegen Hämorrhoiden (καθάπερ καὶ ὁ πρὸς τὰς αἱμοῤῥοΐδας ἥρμοκεν ἱερακίτης) – und diese Heilwirkung habe er nun tatsächlich auch erprobt (οὗ καὶ ἡμεῖς ἐπειράθημεν):

Galen, simpl. med. XI, 21 (XII, 208 Kühn)

Καὶ ὁ ἀφροσέλινος καλούμενος καὶ τοὺς ἐπιλήπτους, οὐ μὴν ἡμεῖς ἐπειράθημεν. εἰσὶ δὲ καὶ ἄλλοι τινὲς λίθοι περιαπτόμενοι πρός τινων, ἔνιοι δὲ καὶ χαρακτῆράς τινας ἐγγραφομένους ἔχοντες καὶ γράμματα, καθάπερ καὶ ὁ πρὸς τὰς αἱμοῤῥοΐδας ἥρμοκεν ἱερακίτης, οὗ καὶ ἡμεῖς ἐπειράθημεν.	Auch der sogenannte Mondstein soll die Epileptiker heilen, doch haben wir dies nicht erprobt. Es gibt auch noch einige andere Steine, die als Amulett umgehängt gegen solche Leiden wirken sollen. Manche haben Charakteres und Schriftzeichen eingraviert, wie auch der gegen Hämorrhoiden als wirksam empfundene Falkenstein, was wir aber auch nicht erprobt haben. [Übers. d. Verf.]

Zwar nicht den »Falkenstein« (ἱερακίτης), doch zwei andere Amulettgemmen nennt die 1. *Kyranis* als wirksam gegen Hämorrhoiden, nämlich sowohl den »Medischen Stein« (μηδικὸς λίθος)[484] wie auch den »Froschstein«, *Batrachites* (φρῦνος λίθος)[485]. Die beiden Amulette stimmen zwar in ihrer Wirkung gegen Hämorrhoiden

483 Vgl. LBG, s.v. *ἀφροσέλινον*.

484 Kyr. I, 12 (ed. Kaimakis, 70–72); Kitāb Ǧiranīs, 125–127; Ruelle, 28–30; Delatte, 63–66. Die vier, durch das anlautende μ sympathetisch verbundenen Elemente sind die Pflanze μορέα φυτόν (Maulbeerbaum, *Morus niger* L.), der Vogel μυγερὸς πτηνόν (Nachtrabe?, *Ardea nycticorax* L.), der Stein Ωμηδικὸς λίθος (»Medischer Stein«) und der Fisch μόρμυρος ἰχθὺς θαλάσσιος (*Pagellus mormyrus* CV: Waegeman 1987, 95: »sea-bream«, de Mély, 53: »Spare, poisson«); vgl. Waegeman 1987, 95–101. Bei dem »Medischen Stein« handelt es sich wohl um eine Kupferkarbonatverbindung, vielleicht Malachit: Waegeman 1987, 96; vgl. auch Plinius, NH 37, 71.

485 Kyr. I, 21 (ed. Kaimakis, 92–100); Kitāb Ǧiranīs, 138–142; Ruelle, 39–43; Delatte, 82–88. Die vier, durch das anlautende φ sympathetisch verbundenen Elemente sind die Pflanze φρύνη βοτάνη (Ziegendorn? *Astragalus poterium*), der Vogel φρῦνος πτηνόν (Pirol, Golddrossel? *Oriolus galbula* L.), der Stein φρῦνος λίθος (*Batrachites*, »Frosch-Stein«) sowie der Fisch φώκη θαλασσία (Robbe, Class. *Phocidae*); Waegeman 1987, 169–174.

überein, unterscheiden sich sodann aber gravierend, indem der »Medische Stein« zusätzlich noch gegen sämtliche Blutungen im oberen Körperbereich Wirkung zeigt, der Batrachites hingegen auch Gelbsucht heilt und gegen giftige Tiere schützt:

Kyr. I, 12,38–44
(ed. Kaimakis, 71 f.; Ruelle, 30; Waegeman 1987, 95)

Εἰς δὲ τὸν μηδικὸν λίθον γλύφεται μόρμυρος ἰχθὺς καὶ κατακλείσας εἰς σιδερᾶν πυξίδα[486], καὶ ὑποβάλλεται καρδίδιον ἀνωβλεπὲς τῆς μορέας, καὶ φορεῖται πρὸς τὰς αἱμορροΐδας καὶ τὰ περὶ τὴν ἕδραν πάθη. Εἰ δὲ τὴν κάτω βλέπουσαν καρδίαν ὑποκλείσῃς, ἔσται φυλακτήριον πρὸς αἱμοπτοϊκοὺς καὶ τὰς ἐκ ῥινῶν αἱμορραγίας, καὶ ὅσα πάθη αἱμορραγίας αἱμορροϊκὰ ἄνωθεν.

In den medischen Stein graviere den Mormyrus-Fisch und schließe ihn in eine eiserne Dose (Kapsel?) ein, darunter legt man eine nach oben blickende Knospe des Maulbeerbaumes, und man trägt es gegen Hämorrhoiden und Gesäßleiden. Wenn du die Knospe nach unten blickend einschließt, wird es ein Phylakterion gegen Blutspucken und Nasenbluten sowie gegen alle mit Blutungen verbundenen Leiden im oberen Körperbereich.
[Übers. d. Verf.; vgl. Delatte, 65 f. (lat.), de Mély, 54 (frz.); Waegeman 1987, 95 (engl.); Kitāb Ǧiranīs, 64 und 126 (arab./deutsch)]

Kyr. I, 21,61–69
(ed. Kaimakis, 95; Ruelle, 41; Waegeman 1987, 169)

Εἰς δὲ τὸν βατραχίτην λίθον γλύψον ἱέρακα καὶ παρὰ τοὺς πόδας αὐτοῦ βάτραχον, καὶ κατάκλειε γλῶσσαν βατράχου καὶ ῥίζιον τῆς βοτάνης καὶ ἄκρον γλώσσης τοῦ πτηνοῦ καὶ κατακλείσας δὸς φορεῖν. ἵστησιν δὲ πᾶσαν αἱμορραγίαν καὶ ἀσκληπιάδας φορούμενον καὶ ἰκτεριῶντας[487] διασώζει. ποιεῖ δὲ καὶ τοῖς αἷμα ἀνάγουσιν καὶ ταῖς ἀπὸ μήτρας αἱμορραγούσαις γυναιξίν. ἔστι δὲ καὶ πραϋντικὸν θυμοῦ ἐπὶ ὀργῆς ἐχθρῶν, ἐὰν μάλιστα καὶ τὰς τρίχας ὑποκατακλείσῃς τῆς φώκης. διαφυλάττει γὰρ καὶ ἀπὸ θηρίων ἰοβόλων. ἔχει δὲ καὶ ἄλλας πράξεις ἃς φράσω θειοτάτας ὁ λίθος οὗτος.

Graviere einen Falken in den Batrachites ein und zu seinen Füßen einen Frosch; schließe eines Frosches Zunge und ein Wurzelstückchen der Pflanze sowie die Zungenspitze des Vogels in die Ringfassung ein und lasse ihn (sc. den Ring) dann tragen. Es (sc. das Amulett) stoppt jegliche Blutung und heilt diejenigen, die an Hämorrhoiden leiden sowie Patienten mit Gelbsucht. Es erweist sich ebenso heilsam für diejenigen, die Blut erbrechen und für die Frauen mit Gebärmutterblutungen. Es sediert ebenso das Wüten der Feinde, insbesondere wenn Haare der Robbe miteingeschlossen sind. Das Amulett schützt zu-

486 Waegeman 1987, 96 verweist in diesem Zusammenhang auf eine nahezu wörtliche Parallele im Cod. Paris. gr. 2419 (15. Jh. n.Chr.), f. 264v, wobei das Amulett allerdings in eine goldene Kapsel eingeschlossen wird, nicht in eine eiserne wie in der 1. *Kyranis*. Zu der eisernen Kapsel vgl. das ägyptische Motiv des Meteoreisens und dessen iatromagischen Rezeption: Kap. 4. Das Eisen besitzt in speziell diesem Kontext, in Verbindung mit der Maulbeere, noch eine besondere Bedeutung, wie Waegeman 1987, 97 mit Anm. 15 unter Bezugnahme auf eine antike Legende, nach der Maulbeeren in Eisenbehältern besser reifen würde, betont; vgl. dazu Theophrast. H.P. IV, 2,1; Theophrast. De caus. plant. I, 17,9; Diosk. I, 127; Athen. Deipn. II, 51b; Plinius, NH 13, 56–57, sowie, speziell zur Heilwirkung von Eisen, Plinius, NH 34, 153–155.

487 Die Heilqualität gegen Gelbsucht steht hier in chromoanaloger Verbindung (vgl. Kap. 2.2) zu dem Pirol.

dem gegen giftige Tiere; dieser Stein besitzt ferner noch andere, äußerst göttliche Wirkweisen, worüber ich noch sprechen werde.
[Übers. d. Verf.[488]]

In Zusammenhang mit dem Batrachitesamulett schildert das 21. Kapitel der 1. *Kyranis* noch etliche weitere Amulette, welche dieselbe Gravur zeigen, einen Falken und zu dessen Füßen einen Frosch, doch auf variierenden Steinen:[489] so erscheint zweimal der »Falkenstein« (ἱερακίτης) und einmal der »Magnetstein« (μαγνῆτης) als Trägermaterial; die Gravur kann zudem noch durch *voces magicae* (Variationen über das Wort ΜΑΛΛΕΝΕΚΑΑ) verstärkt werden:

Kyr. I, 21 (ed. Kaimakis, 98,88–97)

Λαβὼν οὖν λίθον ἱερακίτην γλύψον εἰς αὐτὸν ἱέρακα καὶ παρὰ τοὺς πόδας αὐτοῦ βάτραχον, καὶ ὑπὸ τὸν λίθον γράψε ταῦτα· ΜΑΛΛΕΝΕΚΑΑ (ἐν ἄλλῳ ΜΑΛΘΑΛΑ), καὶ εἰς μαγνήτην ζῶντα τὴν αὐτὴν γλυφήν, ὑπὸ δὲ τὸν λίθον γλύφεις ταῦτα· ΜΑΜΑΛΑΙΝΑ (οἱ δὲ ΜΑΛΑΛΑ), καὶ ἐνδύσεις ὡς ὑπόκειται. Ταῦτα μὲν ὁ Ἁρποκρατίων καὶ αὖθις· ὁ δὲ Κυρανὸς οὕτως εἰς τὴν τῶν λίθων ἐξέθετο γλυφήν· εἰς τὸν ἱερακίτην λίθον γλύψον ἱέρακα καὶ ὑπὸ τοὺς πόδας αὐτοῦ βάτραχον καὶ ὑποκάτωθεν τοῦ λίθου γράφε τοῦτο· ΜΑΛΑΑ καὶ εἰς μαγνήτην λίθον τὴν αὐτὴν γλυφήν. ὑποκάτωθεν δὲ τοῦ λίθου ΜΑΛΛΕΝΑ.

Nimm einen Falkenstein und graviere in ihn einen Falken ein und zu dessen Füßen einen Frosch, und unter den Stein schreibe dies: ΜΑΛΛΕΝΕΚΑΑ (oder ΜΑΛΘΑΛΑ), und an einem lebenden (?) Magnetstein bringe dieselbe Gravur an und schreibe dies unter den Stein: ΜΑΜΑΛΑΙΝΑ (andere sagen: ΜΑΛΑΛΑ) und trage ihn darunterliegend (unter dem Gewand?). Dies rät Harpokration und wiederum; Kyranos aber empfiehlt, die Gravur der Steine so anzubringen: in den Falkenstein graviere einen Falken und unter seinen Füßen einen Frosch und ganz zuunterst des Steines schreibe dies: ΜΑΛΑΑ, und am Magnetstein dieselbe Gravur. Ganz zuunterst des Steines: ΜΑΛΛΕΝΑ.
[Übers. d. Verf.]

Die alterierenden Lesarten beziehen sich auf eine im Text erwähnte Divergenz zwischen der Harpokration- und der Kyranos-Redaktion (vgl. Kap. 2.4.6); die beschriebenen Amulette gleichen im Erscheinungsbild und Anwendungsgebiet den bei Galen beschriebenen Heilsteinen, so dass anzunehmen ist, dass sowohl Galen wie auch der (frühbyzantinische) Kompilator der *Kyraniden*-Überlieferung konkrete Objektvorlagen rezipiert haben dürften.

Hämorrhoiden lassen sich schließlich nicht nur mittels der beschriebenen Amulette beseitigen, sondern können auch exorziert werden, wie eine entsprechende (Gebets-)Rezitation in Form eines Mondhymnus nach gräkoägyptischem Vorbild aus

488 Zur Übers. vgl. Delatte, 85 f. (lat.); de Mély, 63 (frz.); Waegeman 1987, 169 (engl.); Kitāb Ǧiranīs, 72 und 139 (arab./deutsch).

489 Kaimakis, 98–100; Kitāb Ǧiranīs, 139 f., Delatte, 86–88, Ruelle, 42 f., de Mély, 63–65. Diese Amulette sind nicht bei Waegeman 1987 aufgeführt.

dem spätbyzantinischen *Iatrosophion* Cod. Par. gr. 2316, Kap. 161 deutlich zeigt[490]: der von Hämorrhoiden geplagte Patient (ὁ ἔχων ἐσωχάδας) soll bei Sonnenaufgang, begleitend zu einer rituellen Gestik, die Rezitation sprechen, um solchermaßen Hämorrhoiden und sämtliche andere Quellen unkontrollierten Blutflusses zu stoppen und zu heilen. Ägyptische Motive liegen sowohl der Mondsymbolik (vgl. diese auch im Kontext von Anfallsleiden; vgl. Kap. 4.10), die einerseits mit Isis, andererseits mit dem Heilgott Thot in Relation steht, zugrunde, wie auch der abschließenden Formel νῦν καὶ ἀεὶ καὶ εἰς τοὺς ⟨αἰῶνας τῶν αἰώνων [...]⟩, die an die ägyptische Phrase *ḏt nḥḥ*[491] erinnert, womit beide Formen der Ewigkeit, die »linear-zeitliche Permanenz« sowie die »unendliche Perpetuität der Zyklen«[492] beschworen werden.

4.8 Gynäkologie und Obstetrik

Fruchtbarkeit und Reproduktion gehören zu den zentralen Bereichen sämtlicher antiker Gesellschaften, weshalb sie schon sehr früh gerade innerhalb der Heilkunde auf besonderes Interesse stießen. Die Fachbereiche der Gynäkologie und Obstetrik – so die moderne Terminologie – konstituierten einen wesentlichen Aufgabenbereich des antiken Arztes, dem im Alten Ägypten sogar eine Vielzahl einschlägiger Lehrtexte und entsprechender Nachschlagewerke zur Verfügung standen, die auf Erfahrungswerten, Beobachtungen und diversen Fallbeispielen mit deren jeweiliger diagnostischer Befundlage basierten.[493]

Die Verflechtung konventioneller Heilkunde mit psychologisch-iatromagischer Komplementärtherapeutik spielte gerade in diesem Bereich eine bedeutende Rolle, da zahlreiche mythologische Parallelen immer wieder die besondere Gefährdung, und damit Schutzbedürftigkeit von schwangeren und gebärenden Frauen betonen,

---

490 Cod. Paris. gr. 2316, Kap. 161 (ed. Oikonomou-Agorastu, 71 f. und 145: Komm): Ὁ ἔχων ἐσωχάδας ἔρχεται, ὁ ἀσθενῶν, καὶ προσπίπτει ἐπὶ ἀνατολὰς καὶ πατεῖ τοῦτον ὁ ἱερεὺς μὲ τὸν δεξιὸν αὐτοῦ πόδα, ἐπεύχεται οὕτως· Χαῖρε σελήνη, χαῖρε σελήνη, χαῖρε σελήνη, γ΄. Χαιρετίζω σε σελήνη, ὁρκίζω σε εἰς τὸν κελεύσαντά σε γεννηθῆναι καὶ τὸν ἀναστάντα Κύριον ἡνῶν Ἰησοῦν Χριστὸν καὶ Θεόν, ὁρκίζω σε εἰς τὸν δρέπανον τοῦ Ζαχαρίου, ὁρκίζω σε εἰς τὸ ὠμοφόριον τῆς ὑπεραγίας Θεοτόκου, ἵνα ψύξῃς ἐσωχάδες, ἐξοχάδες αἱματώδεις καὶ ἐντεροχάδας καὶ τὸ ροχίν. Ἐγὼ εὔχομαι καὶ ὁ Χριστὸς τὴν ὑγείαν παρέχει. Πλάκα ἡ χώρα, ἄμμος ὁ σπόρος, κάμπος τὸ ζεῦγος· ὡς οὐκ ἂν ἐβλάστησεν καρπὸν ἐκ τῆς πλάκας ὁ ἄμμος, μηδὲ ὧδε ἐσωχάδες ἢ ἐξοχάδες αἱματώδεις καὶ ἐντεροχάδες καὶ τὸ ροχὶν ἀπὸ τῆς ὥρας ταύτης ἀναφυῇ ἐκ τοῦ σώματος τοῦ δούλου τοῦ Θεοῦ ὁδεῖνα. Ἐπ’ ὀνόματι τοῦ Πατρὸς καὶ τοῦ Υἱοῦ καὶ τοῦ ἁγίου Πνεύματος, νῦν καὶ ἀεὶ καὶ εἰς τοὺς ⟨αἰῶνας τῶν αἰώνων, ἀμήν⟩.

491 Hannig 1995, 423 (s.v. *nḥḥ*), 991 (s.v. *ḏt*).

492 Hannig 1995, 991 und 424. Vgl. J. Assmann, Steinzeit und Sternzeit. Altägyptische Zeitkonzepte (München 2011) 13–85 (*Neḥeḥ* und *Djet* – die beiden Gesichter der Zeit).

493 Vgl. Westendorf 1992, 193–217; Nunn 1996, 191–197 mit Tabelle auf S. 195 zur Veranschaulichung spezieller, der Uteruskontraktion förderlicher *materia medica*.

da gerade sie vorzugsweise dämonischer Einwirkung preisgegeben seien. Die ausschlaggebende mythologische *historiola*, womit Schwangerschaft und Geburt eindeutig im Bereich der Krisenzeiten[494], in denen erhöhte Vorsicht notwendig war, angesiedelt wurde, stammt aus dem Osirismythos: Isis, die Witwe des Osiris, wird während ihrer Schwangerschaft mit Horus, der als Rächer seines von Seth ermordeten Vaters zur Welt kommen soll, permanent von Seth gefährdet, indem jener versucht, die Schwangerschaft zu stören und damit die Geburt zu verhindern – so verursacht er zumeist als *Inkubus* vorzeitige Blutungen, gegen die sich Isis jedoch stets erfolgreich durch Amulette schützen kann.[495]

Diese *historiola* bedingt zwei wesentliche Maßnahmen, die im Bereich der Frauenheilkunde als unbedingt erforderlich galten, nämlich zum einen die Gewissheit einer steten Anwesenheit dämonischer Kräfte und deren negativer Einwirkungen auf die Schwangere sowie den Geburtsvorgang, zum anderen aber auch das entsprechende Gegenmittel, das in einer Kombination iatromagischer Anwendungen (Amulette und Exorzismen, die entweder prophylaktisch oder gezielt situationsbezogen zum Einsatz kommen konnten) mit den konventionellen medizinischen Maßnahmen bestand.

Vor diesem Hintergrund erklärt sich nicht nur die Vielfalt ägyptischer Amulette aus dem gynäkologisch-obstetrischen Bereich,[496] sondern ebenso die konsequente Durchmischung der *materia medica* mit iatromagischen Substanzen, wobei insbesondere Bestandteile des Esels, der animalischen Inkarnation des Seth[497], eine besondere Rolle spielten.[498]

Frauenheilkunde, Fertilitätsprognostik und Geburtshilfe nehmen als Spezialgebiete der Medizin auch im *Corpus Hippocraticum* einen hohen Stellenwert ein; die Vielzahl der überlieferten Texte befassen sich nicht nur mit den zentralen Themen Schwangerschaft und Geburt, sondern schildern eine Vielfalt damit in Zusammenhang

494 Vgl. Fischer-Elfert 2005, 25. Gerade, weil Schwangere als besonders schutzbedürftig gelten, sind die für sie bestimmten Amulette häufig besonders ausführlich gestaltet und zudem mit einer Vielzahl von Zeichnungen, *voces magicae* und *historiolae* versehen. Ein besonders eindrucksvolles Zeugnis dafür stellt das Schutzamulett für eine Frau namens Sura dar: London Oriental Manuscript 5525 (ohne Dat.), ed. W.E. Crum, Catalogue of the Coptic Manuscripts in the British Museum (London 1905) 253–255; Übers. (deutsch): A.M. Kropp, KZT I, 15–21, II, 199–207; Übers. (engl.): R. Smith, in: Meyer – Smith 1994, 120–124; vgl. auch F. Lexa, La Magie dans l'Égypte Antique II (Paris 1925) 168 f. In diesem Amulett werden zahlreiche, sowohl christliche wie auch pagane Schutzmächte parallel angerufen, zentriert um Iaô Sabaôth; eine besondere Rolle spielen ferner auch die Erzengel (Schutzengel?), deren Namen mit den sieben Vokalen (Planetenanalogie) gleichgesetzt werden.

495 Vgl. Westendorf 1992, 194.

496 Grimm–Grimm-Stadelmann 2010, 45–48.

497 Vgl. Westendorf 1999/I, 361 und A. Jacoby, Rez. von M. Ginzburger, Die Medizin und Hygiene der Juden in Elsaß-Lothringen, Elsässische Monatsschrift für Geschichte und Volkskunde, Jahrgang 1912, 281.

498 Westendorf 1992, 194–196 mit Textbeispielen.

stehender Symptome bzw. Komplikationen, wobei sich das Hauptaugenmerk auf die Gebärmutter (ὑστέρα) als dem entscheidenden weiblichen Organ konzentrierte.[499]

Gynäkologische Abhandlungen begegnen in der medizinischen Literatur entweder als eigene Sektion innerhalb größer angelegter Sammelwerke oder als eigenständige Spezialliteratur, wie bei Soran (Wende 1./2. Jh. n.Chr.), dessen separates Werk über Frauenheilkunde (*γυναικεία*) nicht nur als älteste Gesamtdarstellung dieser Thematik gilt, sondern auch für sämtliche spätantike und mittelalterliche Ausarbeitungen dieses Sujets die maßgebliche Quelle darstellt, sowohl im griechischen Original wie auch in lateinischer Übersetzung.[500]

Bei der Untersuchung der byzantinischen Rezeption iatromagischer Motive in Zusammenhang mit Gynäkologie und Obstetrik stehen zwei Themen im Mittelpunkt, zwischen denen möglicherweise ein Zusammenhang besteht: zum einen die dämonische, durch den ägyptischen Gott Seth entscheidend geprägte Komponente, zum anderen die Personifikation bzw. Verselbständigung der Gebärmutter als dämonisches Wesen, das im Körper der Frau herumwandert (ob der mit Seth verbundene *Inkubus*-Gedanke die Grundlage dieser Vorstellung sein könnte?) und mit entsprechenden Rezitationen und Amuletten exorziert, besänftigt und wieder an ihren angestammten Platz festgebannt werden muss.[501] Diese beiden Vorstellungen, die dämonische Einwirkung sowie die Uterussymbolik, dominieren sowohl die diesbezüglichen spätantiken, gräkoägyptisch-koptischen Amulettformeln und Exorzismen, wie auch, als wesentlicher Bestandteil iatromagischer Komplementärtherapeutik, byzantinische Amulette und Rezeptsammlungen.

Die medizinische Verortung des vielfach beschriebenen und beschworenen dämonischen Gebärmuttersyndroms könnte möglicherweise in der äußerst gravierenden Symptomatik einer Gebärmutterverlagerung verankert sein, da diese mit irregulären Blutungen, Schmerzen und Störungen im Harnverhalten einhergehen und letztendlich zu Fehlgeburt und anschließender Unfruchtbarkeit führen kann.

Die konventionelle Therapie bei sämtlichen gynäkologischen Problemen (irreguläre Blutungen, Menstruationsprobleme, Entzündungen und Schwellungen im Scheidenbereich, aber auch an den Brüsten) bestand seit der Antike in oraler Medikation, Salbentherapie sowie Scheideneinläufe und -räucherungen; von chirurgischen Eingriffen berichten die ägyptischen Texte nicht.[502] Insbesondere die letztgenannten Maßnahmen, Einläufe und Räucherungen, wurden gerne mit iatromagischen Sub-

---

499 Vgl. A.E. Hanson – R. Flemming, s.v. *Frauenheilkunde*, in: Antike Medizin, 310–313 mit ausführlicher Bibliographie und Textverweisen; D. Schäfer, s.v. *Geburt*, in: Antike Medizin, 327–329; D. Schäfer – K.-H. Leven, s.v. *Schwangerschaft*, in: Antike Medizin, 781–783.

500 Vgl. S. Ihm, s.v. *Soran*, in: Antike Medizin, 822 f. mit ausführlicher Bibliographie.

501 Vgl. B.-J. Kruse, »Die Arznei ist Goldes wert«. Mittelalterliche Frauenrezepte (Berlin u.a. 1999) 41–59.

502 Vgl. GdM IV/1, 267–272; 279–289; Nunn 1996, 196.

stanzen versetzt; so können kleine Amulette aus Wachs dem Räucherwerk beigemischt, oder Scheideneinläufe mit diversen Ingredienzien speziell gegen dämonische Einwirkung ›präpariert‹ werden.[503]

Bereits ägyptische Überlieferungen berichten von Fertilitätstests und pränataler Geschlechtsprognose[504], eine Praktik, die auch im *Corpus Hippocraticum* entsprechend geschildert wird[505] und bis in die spätbyzantinische[506] und sogar frühneuzeitliche Epoche unvermindert in Gebrauch war. Der wohl bekannteste und meisttradierte Fertilitätstest mit gleichzeitiger pränataler Geschlechtsprognose besitzt ebenfalls ägyptischen Ursprung:

> Gerste, Emmer, die die Frau mit ihrem Harn täglich befeuchte; ebenso Datteln und Sand in zwei Beuteln. Wenn sie (beide) insgesamt gedeihen, dann wird sie gebären.
> Wenn die Gerste gedeiht, dann ist es ein Knabe (lit. ›Mann‹).
> Wenn der Emmer gedeiht, dann ist es ein Mädchen (lit. ›Frau‹).
> Wenn sie (beide) nicht gedeihen, wird sie nicht gebären.[507]

In seinem Kommentar weist Hans-Werner Fischer-Elfert auf die linguistische Herleitung dieser Prognostik hin, analog zum grammatikalischen Geschlecht der ägyptischen Worte »Gerste« und »Emmer«, und auf die entsprechende Angleichung des Textes in einer deutschen Geschlechtsprognostik aus dem 18. Jh.: hier orientiert sich die Prognose ebenfalls am grammatikalischen Geschlecht von Weizen und Gerste; der Testablauf entspricht exakt dem ägyptischen Vorbild.[508]

---

503 Westendorf 1992, 199–201, bes. 200 f. erwähnt in diesem Kontext ein Ibisamulett aus Wachs (Pap. Ebers 795/GdM IV/1, 282), das die Verbindung zu dem gelegentlich ibisgestaltigen Heilgott Thot herstellt und damit ein Prophylaktikum gegen sämtliche negativen Einflüsse darstellt. Speziell um die Schwangere gegen eine dämonische Einwirkung Seths abzusichern wurden Scheideneinläufe mit Schweinegekröse (Pap. Ebers 814/GdM IV/1, 282) oder Eselsbestandteilen durchmischt.

504 Vgl. GdM IV/1, 272–276; vgl. E. Feucht, Das Kind im Alten Ägypten. Die Stellung des Kindes in Familie und Gesellschaft nach altägyptischen Texten und Darstellungen (Frankfurt/New York 1995) 97–100.

505 Dazu vgl. Nunn 1996, 191 f. mit etlichen Vergleichsbeispielen zwischen ägyptischen Texten und dem *Corpus Hippocraticum*. Einen Fertilitätstest anhand einer Zwiebel oder Knoblauchknolle überliefert Pap. Carlsberg VIII Frgm. A vs. I, x+4–x+6 (19.–20. Dyn., ca. 1. Hälfte 12. Jh. v.Chr.), ed. E. Iversen, Papyrus Carlsberg No. VIII with Some Remarks on the Egyptian Origin of Some Popular Birth Prognoses (Kopenhagen 1938) 20–22 mit pl. I; Übers.: Fischer-Elfert 2005, 75 mit Komm. auf S. 149; ein weiterer mit enger Parallele in den hippokratischen Aphorismen ebenfalls Pap. Carlsberg VIII Frgm. A vs. I, x+6–II, 1, ed. Iversen, a.a.O. 22–24 mit pl. I–II; Übers.: Fischer-Elfert 2005, 75 mit Komm. auf S. 149, mit Hinweis auf hipp. Parallele. Vgl. dazu auch Ps.-Galen, rem. par. II, 3–6 (XIV, 476 Kühn).

506 Vgl. z.B. Cod. Par. gr. 2316, Kap. 40 und 160, ed. Oikonomou-Agorastu, 42, 71 mit Komm. auf S. 118 f., mit zahlreichen Vergleichsbeispielen.

507 Pap. Berlin P. 3038 Nr. 199 (19.–20. Dyn., ca. 1. Hälfte 12. Jh. v.Chr.), ed. H. Grapow, Die medizinischen Texte in hieroglyphischer Umschreibung autographiert (Berlin 1958) 474; Übers.: Fischer-Elfert 2005, 75 mit Komm. auf S. 148; GdM IV/1, 275 f.

508 Fischer-Elfert 2005, 148. mit vollständigem Textzitat; vgl. ebenso Westendorf 1992, 211 f.

Die ägyptischen Überlieferungen belegen ferner auch die Existenz von sowohl empfängnisfördernden wie auch kontrazeptiven Maßnahmen[509] – Geburtenkontrolle ist also keineswegs eine Erfindung der modernen Gesellschaft. Eine Vielzahl solcher Methoden und Rezepturen haben sich bis in die spätbyzantinische Zeit (und noch darüber hinaus) tradiert; so enthalten insbesondere die *Iatrosophia* zahlreiche diesbezügliche Empfehlungen, deren Einzelmotive sich oftmals weit, gelegentlich sogar bis zu gräkoägyptischen Quellen zurückverfolgen lassen.

Ein interessantes Beispiel für ein solches Motiv und dessen jeweilige, situationsabhängige Fokussierung stellt das der Hirschkuh (ἔλαφος) im obstetrischen Kontext dar: in Psalm 42,2 verkörpert die verschmachtende Hirschkuh die Sehnsucht des Menschen im Gebet nach der Nähe Gottes[510], ein Motiv, das ein Spruch des koptischen Pap. Berlin 8313 (7./8. Jh. n.Chr.) unmittelbar auf die Geburtsthematik überträgt und mit einer Christus-*historiola* verknüpft:

> [O holy] of holies, unshakable, indestructible rock! Child of the maiden, firstborn [of your father] and mother! Jesus our lord came walking [upon] the Mount of Olives in the [midst] of his twelve apostles, and he found a doe [...] in pain [...] in labor pains. It spoke [to him in these words]: ›Greetings, child of the maiden! Greetings, [firstborn of your] father and mother! You must come and help me in this time of need.‹ He rolled his eyes and said, ›You are not able to tolerate my glory nor to tolerate that of my twelve apostles. But though I flee, Michael the archangel will come to you with his [wand] in his hand and receive an offering of wine. [And he will] invoke my name down upon [it] with the name of the apostles, for ›whatever is crooked, let it be straight.‹ [Let the baby] come to the light!‹ The will of [my heart happens] quickly. It is I who speak, the lord Jesus. [...][511]

Die *historiola* schildert Jesus' Begegnung mit einer kreißenden Hirschkuh, die ihn um Beistand während der Geburt anfleht; er weist darauf hin, dass sie seinen göttlichen Anblick nicht aushalten könne und schickt stattdessen den Erzengel Michael, den für medizinischen Beistand prädestinierten Engel des koptischen Christentums.

Während hier die Hirschkuh selbst mit der Gebärenden gleichgesetzt wird, bedienen sich byzantinische Geburts- aber ebenso auch empfängnisfördernde Amulette häufig einer verhärteten, knochenartigen Sehne, die angeblich in ihrem Herzen zu finden sei. Der singularitätsmagische Fokus liegt dabei auf dem Opfercharakter des

509 Vgl. GdM IV/1, 277 f.

510 Dieses Motiv erscheint häufig auf judäischen Siegeln des 7./8. Jhs., vgl. O. Keel, Die Welt der altorientalischen Bildsymbolik und das Alte Testament am Beispiel der Psalmen (Neukirchen/Vluyn [3]1980) 347.

511 Beltz 1983, 65–67; Kropp, KZT II, 9–12; Übers.: M. Meyer – R. Smith, in: Meyer – Smith 1994, 96, Text a; vgl. dazu auch A. Jacoby, Rez. von M. Ginzburger, Die Medizin und Hygiene der Juden in Elsaß-Lothringen, Elsässische Monatsschrift für Geschichte und Volkskunde, Jahrgang 1912, 289.

Tieres, worauf dann auch die besondere Amulettwirkung, die Aetios von Amida[512] beschreibt, beruhen dürfte:

AetAmid. XVI, 37

Φυσικὸν περίαπτον. Τὰ ὀστᾶ τὰ ἐν ταῖς καρδίαις τῶν ἐλάφων εὑρισκόμενα περιαπτόμενα ἀριστερῷ βραχίονι, φυσικῶς σύλληψιν ποιεῖν πιστεύεται.

Durch Naturkraft wirksames Amulett zum Umhängen. Man glaubt, dass die Knochen, welche in den Herzen von Hirschkühen zu finden sind, um den linken Oberarm umgehängt aufgrund ihrer natürlichen Wirkkraft Empfängnis bewirken. [Übers. d. Verf.]

Dasselbe Amulett, der »Herzknochen« einer Hirschkuh, begegnet, ebenfalls als empfängnisfördernes Mittel, auch im *Iatrosophion* Cod. Par. gr. 2316, allerdings nicht als Amulett zum Umhängen, sondern in pulverisierter Form, zur oralen Einnahme als Getränk nach dem Bade: Ἄλλον· τὸ ὀστέον τοῦ ἐλάφου, τὸ ἔναι εἰς τὴν καρδίαν αὐτοῦ, ξύσας πότιζε ἀπὸ λουτροῦ.[513] Nicht nur der ominöse »Herzknochen« der Hirschkuh besitzt jedoch, den Überlieferungen zufolge, die geschilderte Amulettwirkung, sondern außerdem auch ein Stein, der angeblich in deren Gebärmutter, ihrem Herzen oder ihren Eingeweiden gefunden werden kann, und insbesondere gegen Fehlgeburten schützen soll:

AetAmid. XVI, 24

[...] ἢ λαβὼν λίθον τὸν εὑρισκόμενον ἐν μήτρᾳ ἢ καρδίᾳ ἐλάφου ἢ ἐντέροις περίαπτε, ἄριστον γὰρ ἐστὶ βοήθημα κάτοχον ἐμβρύων [...].

[...] oder man nehme einen Stein, den man in der Gebärmutter oder dem Herzen oder den Eingeweiden einer Hirschkuh findet und hänge ihn um; dies ist nämlich das beste Hilfsmittel den Embryo festzuhalten [...]. [Übers. d. Verf.]

Neben den empfängnisfördernden Maßnahmen enthalten die Rezeptsammlungen auch eine reichhaltige Auswahl an medikamentösen und amulettbasierten Kontrazeptiva, wobei sich manche der empfohlenen Amulette nur geringfügig von ihren empfängnisfördernden Gegenstücken unterscheiden; so rät das *Iatrosophion* Cod.

512 Vgl. S. Zervos, Gynaekologie des Aetios (Leipzig 1901) 1–172. Das Motiv des »Herzknochens« als Amulett findet sich auch bei Alexander von Tralleis, allerdings im Zusammenhang mit Anfallsleiden: AlexTrall. I, 15 (I, 571 Pu.; Guardasole 2006, 674); vgl. Kap. 4.10.2.

513 Cod. Par. gr. 2316, Kap. 14, ed. Oikonomou-Agorastu, 37 mit Komm. auf S. 111 f.; vgl. außerdem B. Skubaras, Μαγικὰ καὶ ἰατροσοφικὰ ἐρανίσματα ἐκ θεσσαλικοῦ κώδικος, Ἐπ. Λαογραφ. Ἀρχείου 18 (1965) 71–113, hier 111, wo eine ganz ähnliche Anwendung speziell auf die Empfängnis eines Sohnes bezogen wird: Εἰς τὸ νὰ ποιήσῃ ἡ γυνὴ υἱόν. Τὸ κόκκαλον τῆς καρδίας τοῦ ἐλάφου βράσον, πότισον τὸν ζωμὸν καὶ θαυμάσεις.

Par. gr. 2316 auch in diesem Falle zu einem Amulett in Anlehnung an den singularitätsmagischen Opferaspekt, das zudem noch bei abnehmendem Mond umgehängt werden muss:

Cod. Par. gr. 2316, Kap. 153
(ed. Oikonomou-Agorastu, 69)

Ζαλείας καρδίαν[514] εἰς δέρμα πρόβειον περίαπτε ληγούσης ἢ ἀποληγού⟨σης⟩ τῆς σελήνης.	Hänge das ›Herz‹ [sc. die Frucht] des Mäusedorns [*Ruscus Hypoglossum*; Anm. d. Verf.] in eine Schafshaut gehüllt als Amulett um, bei abnehmendem oder schwindendem Mond. [Übers. d. Verf.]

Zentrales Organ im gynäkologisch-obstetrischen Kontext ist allerdings die Gebärmutter, deren dämonische Komponente bereits in ägyptischen Rezitationen dahingehend thematisiert wird, dass sie aufgrund von Exorzismen und Räucherungen gezwungen werden soll, an ihren Platz zurückzukehren.[515] Dieses archaische Motiv der Gebärmutter als einem unabhängigen dämonischen Wesen innerhalb des menschlichen Körpers, das Krankheit und Schmerzen verursacht,[516] und deshalb exorziert werden muss, setzt sich nahezu unverändert bis in die spätbyzantinische Zeit hinein fort, indem es sowohl im Kontext der zahlreichen byzantinischen Uterusamulette wie auch in den spätbyzantinischen *Iatrosophia* begegnet.[517]

514 Zu ζαλεία vgl. Diosk. IV, 145, wo diverse Bezeichnungen für den Mäusedorn aufgelistet sind, sowie eine ausführliche Beschreibung der Pflanze. Die Formulierung ζαλείας καρδίαν des *Iatrosophions* dürfte sich sehr wahrscheinlich auf die rote, einer Kaffeekirsche ähnliche Frucht der Pflanze beziehen, die sich inmitten des Blätterkranzes befindet: καρπὸν δὲ ἐν μέσοις τοῖς φύλλοις ἐρυθρόν (Diosk., a.a.O.). Laut Dioskurides findet die (pulverisierte) Wurzel mit Wein vermischt als Arzneitrank gegen Geburtsschwierigkeiten und Harnverhaltung Verwendung, ebenso auch zur Regelung von Blutungen: δύναμιν δὲ ἔχει ἡ ῥίζα πινομένη δραχμῶν ἓξ πλῆθος μετὰ οἴνου γλυκέος βοηθεῖν ταῖς δυστοκούσαις καὶ στραγγουριῶσιν· ἄγει δὲ καὶ αἷμα. (Diosk., a.a.O.); vgl. Oikonomou-Agorastu 1982, 144 (Komm.), ohne Erklärung.

515 GdM IV/1, 282 f. mit diversen Textbeispielen vornehmlich aus Pap. Ebers, worauf auch Spier 1993, 41 f. Bezug nimmt. Außerdem vgl. GdM IV/1, 283 mit einer interessanten Variante der üblichen Uterusbeschwörung in Pap. London (BM 10059) 45, 14,5–8, wo die Gebärmutter nicht nur an ihren Platz verwiesen wird, sondern zusätzlich noch das Verschließen ihrer Öffnung gefordert wird – möglicherweise, um eine drohende Fehlgeburt iatromagisch zu verhindern?

516 Vgl. Spier 2014, 55 mit dem Hinweis, dass diese Vorstellung nicht geschlechtsspezifisch gebunden, also rein auf Frauen beschränkt sein muss, sondern ebenso auch in Zusammenhang mit Bauchschmerzen und Fieber bei Männern vorkommt, wie entsprechende Quellen belegen.

517 Zu den Amuletten vgl. Spier 2014, 55–59; Schlumberger 1892, 17–19; A. Jacoby, Rez. von M. Ginzburger, Die Medizin und Hygiene der Juden in Elsaß-Lothringen, Elsässische Monatsschrift für Geschichte und Volkskunde, Jahrgang 1912, 286 f.; Michel 2004, 334–341 mit Objektbeispielen; zu Uterusexorzismen in den *Iatrosophien* vgl. Cod. Taur. B.VII.18, Kap. 209; Cod. Par. gr. 2316, Kap. 264.

Speziell in der griechischen Überlieferung findet sich diese Uterusvorstellung erstmalig bei Platon, wo die Gebärmutter analog zu den ägyptischen Texten als belebte Kreatur beschrieben wird, die durch den menschlichen Körper wandert und sich nach Schwangerschaft sehnt – wird dieser Wunsch nicht erfüllt, erzeugt sie Krankheit und Schmerzen.[518] Die ägyptische Vorstellung wird hier dahingehend modifiziert, als die Motivation für das Umherwandern der Gebärmutter nun nicht mehr unmittelbar dämonischem Einfluss (in diesem Falle wäre Seth als *Inkubus* der Auslöser) zugeschrieben wird, sondern aus ihrem eigenen Wunsch nach Schwangerschaft erwächst.

Diese Ansicht wird sodann im *Corpus Hippocraticum* aufgegriffen und von dort in die spätantike und byzantinische medizinische Literatur tradiert;[519] mit Soran gelingt dann erstmalig eine Differenzierung zwischen dämonologisch-magisch geprägter Überlieferung und realem Krankheitsbild, wenn er zwar die nosologische Möglichkeit einer krankhaften Uterusdislokation in Erwägung zieht, die personifizierte Existenz dieses Körperorgans jedoch entschieden ablehnt.[520] Allerdings trennt er durchaus zwischen seiner eigenen rational-wissenschaftlichen Auffassung über Position und Funktion des Uterus (ἡμεῖς οὐ προσέχομεν) und einer gerade im obstetrischen Kontext, angesichts der mit Schwangerschaft und Geburt einhergehenden psychischen Belastungen, seiner Ansicht nach zulässigen psychologisch fundierten Begleittherapie mit Amuletten und sonstigen iatromagischen Komplementärmethoden (οὐκ ἀποκωλυτέον δὲ τὴν παράληψιν αὐτῶν) – nur dürfen diese nicht die medizinische Handlung ersetzen, sondern eben nur, als Hoffnungsträger und Stimulantia (δι' ἐλπίδος εὐθυμοτέραν τὴν κάμνουσαν τάχα παρέξει), begleiten:[521]

518 Platon, Tim. 91 b–d; vgl. Spier 1993, 42.

519 Ausführlich dazu mit Textbeispielen: J.-J. Aubert, Threatened Wombs: Aspects of Ancient Uterine Magic, Greek, Roman and Byzantine Studies 30 (1989) 421–449, bes. 423–425 und 441–448 zur ägyptisch-lunaren Komponente.

520 Soran, Gyn. III, 50,15 (Uterusdislokation) und I, 8 (Ablehnung der Personifikation des Uterus). Das Motiv der umherwandernden Gebärmutter als Krankheitsursache hält sich international bis weit in die frühe Neuzeit hinein: vgl. dazu Spier 1993, 42 mit Beispielen bei Shakespeare und im deutschen bzw. westeuropäischen Volksglauben. Vgl. Schlumberger 1892, 17–19 mit dem Hinweis auf ein solches Amulett mit Gebärmutterexorzismus im Besitz von Albert Rubens, dem Sohn von Peter Paul Rubens (1577–1640), das Spier der Sammlung des Künstlers selbst zuweisen kann: Spier 1993, 25 Anm. 4 und 5 mit Verweis auf H.M. van der Meulen-Schregardus, Petrus Paulus Rubens Antiquarius, Collector and Copyist of Antique Gems (Alphen aan den Rijn 1975) 167, G94, fig. 16, G und auf die Erstpublikation des Rubens-Amuletts im Jahre 1657 durch I. Macarius – I. Chifflet, Abraxas seu Apistopistus (Antwerpen 1657) pl. 17, Nr. 70.

521 Sorans Einstellung zu Amuletten und iatromagischer Komplementärtherapie stellt eine Art Vorstufe für Alexanders von Tralleis wesentlich stärker medizinethisch fundierte Legitimation dieser Therapiemethode dar (vgl. dazu ausführlich Kap. 3.1.2); Alexander enthält sich dabei jeglichen eigenen Qualitätsurteils, sondern rekurriert ausschließlich auf das Patientenwohl.

Soran. Gyn. III, 42,3

φασὶ δὲ ἔνιοι καὶ κατὰ ἀντιπάθειαν ἔνια ποιεῖν, καθάπερ Μαγνῆτιν λίθον καὶ τὸν Ἄσσιον καὶ λαγωοῦ πυτίαν καὶ ἄλλα τινὰ τῶν περιάπτων, οἷς ἡμεῖς οὐ προσέχομεν. οὐκ ἀποκωλυτέον δὲ τὴν παράληψιν αὐτῶν· καὶ γὰρ εἰ μηδὲν ἐξ εὐθείας παρέχει τὸ περίαπτον, ἀλλ' οὖν δι' ἐλπίδος εὐθυμοτέραν τὴν κάμνουσαν τάχα παρέξει.

Some people say that some things are effective by antipathy, such as the magnet and the Assian stone and hare's rennet and certain other amulets to which we on our own part pay no attention. Yet one should not forbid their use; for even if the amulet has no direct effect, still through hope it will possibly make the patient more cheerful.
[Übers.: O. Temkin, Soranus' Gynecology (Baltimore 1956; repr. 1991) 165]

Eben diese Funktion erfüllen gerade im gynäkologisch-obstetrischen Bereich die reichhaltig überlieferten Uterusamulette, die meist aus Bronze[522] gefertigt sind und sowohl für die früh (6. Jh.) wie auch die mittelbyzantinische Zeit (10. und 11. Jh.) nachgewiesen werden können;[523] die jeweilige Fundsituation sorgt dabei für eine deutliche Separation zwischen den früh- und mittelbyzantinischen Amuletten, da die Vielzahl der Amulette des 6./7. Jhs. nachweislich aus Syrien, Palästina oder Ägypten stammt, die mittelbyzantinischen Exemplare hingegen hauptsächlich in Kleinasien, Griechenland oder Russland gefunden wurden:

> Although firm conclusions are difficult to establish, the distribution suggests that the amulets were not used in Syria/Palestine but rather in Greece and Asia Minor, and that they were available in Russia and the West. This pattern best supports a middle Byzantine date, reflecting the loss to the Arabs of Syria and Palestine, renewed contacts between Byzantium and the West, and

522 Spier erwähnt außerdem eine Reihe in Darstellungskanon und Inschrift vergleichbarer Amulette, jedoch aus unterschiedlichen Materialien: so findet sich derselbe Amuletttypus auf dem *avers* des ›Siegel des Saint-Servais‹, einer Gemme aus grünem Jaspis, die sich in der Kathedrale von Maastricht befindet, *revers* dann die Büste eines byzantinischen Heiligen. Ein weiteres Beispiel ist eine Art Medaille aus *émail cloisonné*, die um 1874 in Italien erworben wurde und ebenfalls byzantinischen Ursprungs ist (wohl 5. oder 6. Jh. n.Chr.); vgl. Spier 1993, 25. Als weiteren Typus solcher Amulette erwähnt Spier ein Emailamulett mit Trishagionformel (*avers*: ἅγιος ἅγιος ἅγιος κ[ύρι]ε Σαβαώθ, ὁ αηρης [?], ὁ οὐρανός) und Uterusexorzismus (*revers*: ὑστέρα μελάνη μελανωμένη ὡς ὄφις εἴλυεσαι καὶ ὡς δράκων συρίζεις/+ restliche Zeichen: ΘΓΚΝΘΒ/ΘΩΘΖΡ), den er ins 12. Jh. n.Chr. datiert: Spier 1993, 27 und 30 speziell zu den Zeichenkombinationen als eventuelle Abkürzung weiterer Formeln.

523 Auf eine vergleichbare Tradition von römerzeitlichen Uterusamuletten verweist Spier 1993, 42 f. mit Textbeispielen. Bei diesen Amuletten handelt es sich vornehmlich um Gemmen mit der Darstellung eines glockenförmigen Uterus und mit der griechischen *Hystera*-Formel vergleichbaren lateinischen exorzistischen Inschriften.

> the new relations with Russia. The implications of the chronology and distribution are significant, for they separate the medieval amulets from the well documented group originating in sixth/seventh-century Syria and Palestine.[524]

Jeffrey Spiers eingehende Untersuchung dieser Amulette hat gezeigt, dass insbesondere die Uterusamulette aus dem 10. und 11. Jh. häufig eine weitgehend identische Inschrift tragen, die eine archaische Exorzismusformel wiedergibt:[525]

Amulettformel, 10./11. Jh. (Idealfassung[526])

Ὑστέρα μελάνη μελανομένη ὡς ὄφις εἱλύεσαι καὶ ὡς δράκων συρίζησε καὶ ὡς λέων βρυχᾶσαι καὶ ὡς ἀρνίον κοιμοῦ.	Womb, black, becoming black, like a snake you coil, and like a serpent you hiss, and like a lion you roar, so lie down like a lamb! [Übers.: Spier 2014, 56]

Jeffrey Spier bezeichnet die *Hystera*-Formel als »remarkable survival of a very early text«[527] und betont die Tatsache, dass sie verstärkt als Amulettinschrift im 10. und 11. Jh. nachweisbar ist, obgleich auch die Amulette des 6. Jhs. eine gewisse Kenntnis dieser Formel aufweisen. In Anbetracht dessen, dass trotz einiger Varianten[528] die Lesarten der Amulette kaum divergieren, postuliert Jeffrey Spier die Existenz eines mittlerweile verlorenen Prototyps im 5. Jh. n.Chr. oder sogar noch früher,[529] worunter

524 Spier 1993, 33; vgl. dazu auch Schlumberger 1892, 21. Zu vergleichbaren Beispielen aus dem christlichen Bulgarien vgl. K. Popkonstantinov, Zaklinatelni molitvi v'rhu olovni amuleti ot srednovekovna Bulgarija i paralelite im v trebnici ot srednovekovna Srbija, Zbornik radova Vizantoloskog Instituta 46 (2009) 341–350. Für diesen Literaturhinweis danke ich Peter Schreiner sehr herzlich, der mich zudem auf weitere Publikationen von Kazimir Popkonstantinov zu ähnlichen Amuletten im bulgarisch-serbischen Raum hingewiesen hat, vgl. http://opac.regesta-imperii.de, s.v. *Popkonstantinov, Kazimir*. Vermutlich wurde eine Vielzahl solcher und ähnlicher Amulette mit byzantinischem Ursprung von Bulgarien aus nach Russland transferiert.

525 Spier 2014, 56: »This spell survives in several variants of good literary quality and is clearly very old and with no trace of Christianization [...].«

526 Spier 1993, 29.

527 Spier 2014, 56. Ein lateinisches Amulett (*phylakterion*) speziell zur Vorbeugung von Gebärmutterdislokation lässt sich sogar ins 4. Jh. n.Chr. datieren und verbindet Bestandteile der *Hystera*-Formel mit einer Anrufung des Iaô Sabaôth Adonai: R.S.O. Tomlin, Sede in tuo loco: A Fourth-Century Uterine Phylactery in Latin from Roman Britain, ZPE 115 (1997) 291–294.

528 Eine Variante lautet beispielsweise: στόμαχε, ἀντιστόμαχε, ὡς αἷμα ἔφαγε⟨ς⟩ ὡς αἷμα ἐπίωκες οὕτω καταδῶ σε: Spier 2014, 58. Ein Überblick über sämtliche, durch die Amulette bezeugten möglichen Varianten und abgekürzten Schreibformen findet sich bei Spier 1993, 29–31, darunter auch eine Interrogativform: Spier 1993, 45 f.

529 Zur Textüberlieferung der *Hystera*-Formel vgl. Spier 1993, 44–49.

vielleicht sogar eine Art magischen Handbuchs bzw. eine einschlägige Formelsammlung vorstellbar sein könnte, der den Amuletthterstellern als Vorlage und verbindliche Richtlinie diente.[530]

Was nun die *Hystera*-Formel selbst betrifft, so dürfte ihr auffälligstes Strukturelement in den wiederholten Vergleichen (ὡς ... ὡς ...) bestehen, die sich stets an tierischem Verhalten orientieren. Dies wiederum galt als typischer Habitus von Dämonen und ist innerhalb unterschiedlichster Textgattungen und -gruppen gleichermaßen belegt, was Jeffrey Spiers Annahme eines gemeinsamen Prototyps zusätzlich bekräftigt.[531]

Die *Hystera*-Formel der mittelbyzantinischen Amulette ist zweifelsohne als Exorzismus zu verstehen und damit in der nahezu ununterbrochenen, seit ägyptischer Zeit bestehenden Tradition der Uterusexorzismen zu verorten. Die Amulette selbst kombinieren die Uterusformel häufig mit dem Motiv des ›Heiligen Reiters‹ (vgl. Kap. 2.4.5)[532] sowie des Gorgonenhauptes. Das Gorgonenhaupt inmitten von sieben Schlangen, das auf den Uterusamuletten oftmals in Kombination mit der *Hystera*-Formel erscheint, wurde gelegentlich als missverstandene Chnumissymbolik interpretiert,[533] doch lehnt Jeffrey Spier diese Deutung entschieden ab, unter anderem mit der

---

530 Ausführlich dazu Spier 2014, 43–66; vgl. ebenfalls Spier 1993, 47, wo er bereits für einen Prototyp der *Hystera*-Formel in gräkorömischer Zeit argumentiert. Dabei könnte es sich eventuell um ein Handbuch, vergleichbar den koptischen rituellen Handbüchern, handeln, oder um eine individuell zusammengestellte Textsammlung. Bereits die gräkoägyptischen Papyri erwähnen mehrfach die Existenz solcher magischen Handbücher, und auch in byzantinischen Texten werden gelegentlich ominöse »Zauberbücher« genannt, zu deren Inhalt oder Aufbau allerdings keine Aussagen gemacht werden: vgl. Vakaloudi 2003, 191–193. Die Existenz solcher Handbücher in postbyzantinischer Zeit ist gut belegt, so z.B. A. Delatte, Anecdota atheniensia I. Liège/Paris 1927. Die Lesarten der mittelbyzantinischen Überlieferung der *Hystera*-Formel jedenfalls machen die Annahme einer schriftlichen Tradition sehr wahrscheinlich, wofür insbesondere Kopistenfehler sprechen, die nur auf einer entsprechenden Vorlage beruhen können, so beispielsweise, wenn fälschlich Instruktionen zur Amuletttherstellung mitkopiert wurden, nicht nur die eigentliche Formel: Spier 1993, 48 mit Anm. 132.

531 Vgl. Spier 1993, 45.

532 Vgl. Spier 1993, 27.

533 So zuletzt Vikan 1984, 75 f. Eine vollständige, auf ikonographischer und linguistischer Argumentation basierende Umdeutung des Uterusmotivs zu Kolik, bis hin sogar zu Seuchen mit schwarzer Farbanalogie wie Cholera oder Pest, versuchte Schlumberger 1892, 19 f.: »Invocation est faite à un démon qui se tord comme un serpent, qui rugit comme un lion, qui siffle comme un dragon et qui, par le fait même de cette conjuration, doit devenir doux comme un agneau. Ce démon est une femme avec sept tresses de cheveux en forme des serpents; les mots inscrits en tête de la formule: μελάνη μελανωμένη, *noire* ou seulement *noircie*, conviennent parfaitement pour ce genre d'incantation où il était de règle d'éspuiser toutes les possibilités, afin que le talisman pût toujours être utilisé. [...] Le mot ὑστέρα est d'explication plus difficile; son sens le plus ordinaire (*matrix*) n'est pas admissible ici, car il est certainement question d'un maladie personnifiée. Je crois bien ne pas me tromper en supposant que ὑστέρα a ici le sens de *colique*, qui, dans des dialectes allemands, se dit *Bærmund* et *Bærmutter* (Jacob Grimm, *Mythologie*, p. 111). Nous aussi nous nommons le choléra, ›la maladie noire‹ et la peste ›la mort noire‹.«

Begründung, dass eine Beschränkung der auf Abdominalleiden aller Art spezialisierten ursprünglichen Dekangottheit Chnumis (vgl. Kap. 4.4.3) rein auf den Gebärmutterkontext recht unwahrscheinlich sei, insbesondere, da Chnumis' Erscheinen in genau diesem Zusammenhang, wenn überhaupt, so nur äußerst selten belegt sei.[534] Stattdessen interpretiert Jeffrey Spier die Darstellung als eine Art bildhafte Wiedergabe des Uterus selbst, das zwar die dämonischen Züge des Körperorgans illustriert, jedoch auf eine eigene Tradition rekurriert, die weder mit der Chnumismotivik noch mit der Gyllou/Abyzou-Tradition deckungsgleich ist, auch wenn letztere Dämoninnen häufig im Kontext mit dem ebenfalls auf Uterusamuletten in Erscheinung tretenden ›Heiligen Reiter‹ stehen. Vermischungen der angesprochenen Traditionslinien sind Jeffrey Spier zufolge auf den Amuletten zwar durchaus möglich, doch ist es für das Verständnis der Einzelmotive unerlässlich, deren Wurzeln voneinander zu trennen.[535]

Für eine – zumindest gelegentliche – Vermischung der Uterussymbolik mit dem Chnumismotiv spricht die personelle Zuordnung der Uterusamulette, da ihre Anwendung keineswegs nur auf Frauen beschränkt ist, sondern sie auch von Männern benutzt wurden.[536] Dies steht in Zusammenhang mit der ebenfalls auf ägyptische Quellen rekurrierenden Vorstellung, dass Dämonen entweder über die Kopföffnungen (vgl. Kap. 4.1) oder in Form von Inkubi, wie das von Seth mythologisch belegt ist, in den menschlichen Körper eindringen und dort geschlechtsunspezifisch, aufgrund ihres Giftsamens, Krankheiten wie Abdominalleiden, Fieber, Kopfschmerzen, aber auch – und dies speziell bei Schwangeren – irreguläre Blutungen, Gebärmutterdislokation und Fehlgeburten verursachen können.

---

534 Vgl. Spier 1993, 41: »On the magic gems, Chnoubis controls the stomach and becomes relevant to the womb only when accompanied by the uterine symbol and other deities. Control of the womb is peripheral to his complex astrological and magical role and is not compatible with the ›master of the womb‹ identity that Vikan has proposed. Even if such a role existed, how could the Byzantine amuletmakers have interpreted the image? In order to be transformed into the symbol found on the later Byzantine amulets, a meaningful explanation for the figure would be required: the identification of the image as a demon is possible, but an astrological decan in place of a controlling saint or angel is highly implausible and without textual or iconographic parallel.« Zu Gemmen mit dem Gorgonenmotiv vgl. auch Michel 2004, 268 f.

535 Vgl. Spier 1993, 43 f.

536 Eine derartige Vermischung vermutet Spier 2014, 58 beispielsweise auch bei einigen der sog. Verdauungsamulette (vgl. Kap. 4.4): »Spells with similar structures, containing the phrase ›eat or drink blood‹, are found on other amulets for calming the womb«, eine Theorie, die er dahingehend wieterführt, dass auch die auf Amuletten häufig vorkommende Darstellung eines Stelzvogels (Ibis?), der eine Schlange attackiert, mit der Beischrift πίνω, gelegentlich im Sinne der *Hystera*-Formel zu deuten sein könne; πίνω ließe sich dann auf das Trinken von Blut im Sinne der *Hystera*-Formel spezifizieren und konkret auf die abgebildete Schlange als Verkörperung des Uterus beziehen: Spier 1993, 46 f.

In diesen Kontext passt das Amulett des 20. Kapitels der 1. *Kyranis*[537], in dem die unter dem Anfangsbuchstaben υ subsumierten vier Elemente, die Pflanze ὑπέρεικον βοτάνη[538] (*Hypericum*, Johanniskraut), der Vogel ὑπερωνὶς πτηνόν (vielleicht ein weiblicher Adler, *Aquila femina*, wie bei Delatte, 81; de Mély, 61 übersetzt *Hypérion*), der Stein ὑέτιος λίθος (wohl der ἀετίτης, »Adlerstein« oder *Hyetit*[539]) und der Fisch ὕλλος ἰχθὺς θαλάσσιος (vielleicht ein Oktopus?[540]) eine sympathetische Verbindung eingehen:

Kyr. I, 20,10–19 (ed. Kaimakis, 89 f.; Ruelle, 39; Waegeman 1987, 161)

Τὸν μὲν οὖν λίθον λιθουργήσας, γλύψον εἰς αὐτὸν ἀετὸν διασπαράττοντα τὸν ἰχθύν, ὑπὸ δὲ τὸν λίθον μικρὸν ῥίζιον τῆς βοτάνης, καὶ τὸ ἀκρόπτερον τοῦ πτηνοῦ. ἐὰν δὲ μὴ ἔχῃς ὑπερωνίδος, κἂν θὲς ἱέρακος, καὶ κατακλείσας ἔχε μέγα φυλακτήριον καὶ ἀνδράσι καὶ γυναιξὶν πᾶσι χρήσιμον. ποιεῖ γὰρ πρός τε τὰς ἀναδρομὰς τῆς μήτρας, παρεκλίσεις, σκοτισμούς, αἱμορραγίας, ἀκαταστασίας, φλεγμονάς, ῥοιάδας καὶ ἁπλῶς, χωρὶς πτώσεως καὶ ἀναβρώσεως, καὶ καταβρώσεως, πρὸς πάντα ποιεῖ. δίδου οὖν φορεῖν ταῖς ἀναγκαζομέναις γυναιξὶν πρὸς τὰς ἀναδρομὰς τῆς μήτρας, παρεγκλίσεις καὶ τὰ ἄλλα, ὡς μέγα μυστήριον καὶ ἀσφαλέστατον βοήθημα ἄκρως.

Nach Bearbeitung des Steines graviere in ihn einen Adler ein, der einen Fisch zerreißt, und [lege] unter den Stein ein kleines Zweiglein der Pflanze sowie eine Federspitze des Vogels. Wenn du keine eines weiblichen Adlers haben solltest, kannst du auch die eines Falken nehmen; wenn du es in eine Fassung eingeschlossen hast, besitzt du ein gewaltiges *phylakterion*, für Männer und Frauen gleichermaßen nützlich. Denn es wirkt gegen Gebärmutterreflux und -verlagerungen, Schwindelerscheinungen, Hämorrhagie, Unregelmäßigkeiten im Zyklus, Hitzewallungen, Fluxationen, und wirkt einfach gegen alles, nicht zu sprechen von Prolaps, Korrosion und Krebsleiden. Deshalb also gib es [sc. das Amulett;

---

537 Kyr. I, 20 (ed. Kaimakis, 89 f.); Kitāb Ǧiranīs, 137 f.; Ruelle, 38 f.; Delatte, 81 f.; Waegeman 1987, 161–168.

538 Vgl. Waegeman 1987, 165 mit Hinweis auf die vielfältigen medizinischen Anwendungen dieser Pflanze, wie sie z.B. bei Diosk., math. med. III, 154, 157; Plinius, NH 26, 158 oder Galen, simp. med. temp. VIII, 5 (XII, 148 Kühn) geschildert werden. Die Pflanze spielt außerdem eine Rolle im Dionysoskult, und die rote Farbe ihres Saftes erinnert an Blut, was im aktuellen Kontext eine Verbindung zur dämonischen Natur der Gebärmutter und die diesbezüglichen Exorzismusformeln herstellt.

539 Vgl. Delatte, 81: Yetios lapis est qui in fluminibus invenitur; lapillus est sanguineum colorem magis habens. – dazu vgl. die entsprechenden Quellen bei Aelian; Oreibas.; Kyr. III, 1. Waegeman 1987, 162 f. vermutet in ὑέτιος (hier als *hapax legomenon*) ein Synonym zu ἔνυδρος, indem sie entsprechende Belegstellen bei Plinius, NH 37, 190; Solinus 37, 24 (ed. Mommsen, p. 161) und Isid. Orig. XVI, 13,9 dafür anführt. Sehr wahrscheinlich ist auch der ὑέτιος in die Gruppe der »Adlersteine« mit ihrer Schwangerschafts- und Geburtssymbolik einzuordnen.

540 Dazu vgl. de Mély, 61: »anguille« und Delatte, 81: Ymos marinus piscis notus, comestibilis nequam. Waegeman 1987, 164 f. sieht in ὕλλος (ebenfalls *hapax legomenon*) das Äquivalent zu ὑέτιος, dem mutmaßlichen »Adlerstein«, weshalb es sich bei ὕλλος um einen schlangenartigen Fisch, eine Seeschlange oder eine Art Oktopus handeln müsste, um der Adler-Schlange- bzw. Licht-Dunkel-Symbolik zu entsprechen.

> Anm. d. Verf.] den Frauen, die in Not sind vonseiten Gebärmutterreflux und -verlagerungen und allen anderen Leiden, als ein großes Mysterium und absolut sicherstes Hilfsmittel.
> [Übers. d. Verf.[541]]

Der Text betont ausdrücklich, dass das beschriebene Amulett für Männer wie Frauen gleichermaßen nützlich sei (μέγα φυλακτήριον καὶ ἀνδράσι καὶ γυναιξὶν πᾶσι χρήσιμον), quasi ein Universalamulett gegen sämtliche, wohl in irgendeiner Form dämonisch verursachte Leiden; die gynäkologische Fokussierung würde demnach auf die dämonische Natur der Gebärmutter und die dieser Vorstellung zugrundeliegende archaische Motivik rekurrieren.

Das Motiv des archaischen Gebärmutterexorzismus in Kombination mit der ägyptischen Vorstellung von Seth als schädigendem – und insbesondere für Schwangere gefährlichen – *Inkubus* verbindet sich in christianisierter Modifikation in einem Amulett aus frühbyzantinischer Zeit (6./7. Jh. n.Chr.). Darin wird das von einem namentlich nicht genannten (*Inkubus*-)Dämon im Körper der Patientin (den obenstehenden Erläuterungen zufolge könnte es sich auch um einen Patienten handeln) zurückgelassene Gift in personifizierter Form exorziert[542], unter Verwendung einer abgekürzten Variante der *Hystera*-Formel:

> [In the name of the father] and the son and the holy [spirit, and] our lady the all-holy mother of god and ever-virgin Mary, and the most saintly forerunner John the Baptist, and the theologian St. John the evangelist, and our saintly fathers the apostles, and all the saints! I adjure every sting of the devil's beasts on the earth, by god and Jesus Christ our savior, through the oil of the [sacred baptism, to] this place where you have left [poison]: Stay [in] place and do not spread either to the heart or to the head or to the vulva, but stay where ⟨you have left⟩ your poison, and may the person remain free of distress through the all-holy and [honored] name of the [almighty god and] Jesus Christ the [son ...].[543]

Ähnlich wie in den entsprechenden ägyptischen Exorzismen wird auch hier die schädigende Substanz, der krankheitsverursachende dämonische Giftsame, direkt angesprochen; die Heilige Dreieinigkeit, die Muttergottes[544] sowie Johannes der Täufer werden zur Unterstützung angerufen, um dem Exorzismus noch zusätzlich den entsprechenden Nachdruck zu verleihen.

---

541 Zur Übers. vgl. Delatte, 81 f. (lat.); de Mély, 61 (frz.); Waegeman 1987, 162 (engl.); Kitāb Ǧiranīs, 70 f. und 138 (arab./deutsch).

542 Ein Beispiel für einen vergleichbaren ägyptischen Gift-Exorzismus findet sich in Kap. 4.1: Quack 1995, 107–109 mit Mischtext auf der Basis von Pap. Chester Beatty VII vs. 2,5/5,6.

543 Pap. Wien, Rainer 5 (13b), ed. PGM II, 219–220; Übers.: M. Meyer, in: Meyer – Smith 1994, 41.

544 Vgl. B.-J. Kruse, »Die Arznei ist Goldes wert«. Mittelalterliche Frauenrezepte (Berlin u.a. 1999) 41–59 zur hervorgehobenen Stellung Marias in gynäkologischen Amuletten und Rezitationen, was sich aus der entsprechenden koptischen Tradition erklären lässt.

Die *Hystera*-Formel ist auch in der postbyzantinischen Überlieferung (15.–19. Jh. n.Chr.) gut greifbar; so enthalten gerade die spätbyzantinischen Rezeptsammlungen, ›Hausbücher‹ und *Iatrosophia* häufig im Fieberkontext Varianten der Exorzismusformel, die gelegentlich äußerst interessante motiv- und rezeptionsgeschichtliche Zusammenhänge erkennen lassen: so weist Jeffrey Spier beispielsweise auf eine Athener Handschrift aus dem 19. Jh. hin, welche die *Hystera*-Formel in eine Uroboros-Schlange eingeschrieben hat,[545] eine graphische Lesart, die in den gräkoägyptischen Papyri, aber auch den Gemmen oftmals überliefert ist, nicht nur in Kombination mit der *Hystera*-Formel, sondern auch mit diversen anderen Texten und Amulettformeln (vgl. Kap. 2.4.4).

Aufgrund der Beleglage zur Verbreitung der *Hystera*-Formel innerhalb der einschlägigen Überlieferungen[546] folgert Jeffrey Spier, dass es in Byzanz zu Beginn des 10. Jhs. eine Art Renaissance des Amulettgebrauchs gegeben haben muss, insbesondere innerhalb der wohlhabenden Gesellschaftsschichten, vielleicht sogar kaiserlicher Kreise in Konstantinopel selbst.[547] Die relativ wenig korrumpierte Wiedergabe der äußerst komplexen archaischen Formelsprache deutet auf die Existenz magischer Handbücher hin, welche im 10. Jh. nach wie vor existierten und als Vorlagen für die Amulettherstellung zugänglich waren.[548]

Chronisten wie beispielsweise Niketas Choniates (1155–1217) berichten über solche ›Zauberbücher‹, die möglicherweise in Zusammenhang mit den in Byzanz kursierenden »Salomonischen Büchern« stehen, welche vornehmlich der Dämonenbeschwörung dienten und nicht ausschließlich Heilzwecken vorbehalten waren.[549] Gelehrte wie Michael Psellos oder Michael Italikos (vgl. Kap. 2.5.6 u. 3.13) lassen zwar vielerorts in ihren Schriften Kenntnis von magisch-astrologischen Quellen und entsprechenden Traditionen erkennen, erwähnen auch diverse Amulette, Exorzismen und rituelle Praktiken, betonen aber stets ein ausschließlich wissenschaftlich-theoretisches Interesse, ohne in irgendeiner Form ins Detail zu gehen.[550]

Für Jeffrey Spiers oben erwähnte Theorie einer Renaissance der Amulettformeln im 10. Jh. spricht die schon von Alexandre Schlumberger festgestellte Tatsache, dass gerade das bedeutende, unter Kaiser Konstantinos VII. Porphyrogennetos aus einer Vielzahl älterer Quellen kompilierte landwirtschaftliche Kompendium *Geoponika* zahlreiche solcher magischen Formeln (Homer- und Bibelzitate, *voces magicae*,

---

545 Spier 1993, 48.

546 Zur weltweiten Verbreitung dieser Formel über den griechischsprachigen Bereich hinaus vgl. Spier 1993, 48 f. und Anm. 141 (ausführliche Bibliographie) mit Beispielen aus mittelalterlichen westlichen, aber auch slavischen Texten. Interessant dabei ist, dass die Formel selbst sämtliche Charakteristika ihrer griechischen, eigentlich sogar gräkoägyptischen Genese unverändert beibehält.

547 Vgl. Spier 1993, 50.

548 Spier 1993, 50 mit Anm. 145.

549 Niketas Choniates IV, 146 und 408, vgl. Spier 1993, 50 mit Anm. 145.

550 Spier 1993, 50 und insbesondere Duffy 1995, 83–97.

christliche und synkretistische Namens- und Gebetsformeln) enthält und deren Anwendung in konkreten Situationen als erfolgversprechend empfiehlt.[551] Speziell im Zusammenhang mit der Weinlagerung raten die *Geoponika* dazu, einen Apfel mit einem liturgischen Zitat zu beschriften und diesen in die Fässer zu werfen[552], ein Motiv, das in spätbyzantinischen Rezeptsammlungen in ganz anderem Kontext, nämlich in einem Rezept gegen Kopfschmerzen bzw. in Fieberexorzismen, erneut auftaucht.[553] Eine recht interessante Variante der archaischen *Hystera*-Formel erscheint im *Iatrosophion* Cod. Taur. B.VII.18, Kap. 209 eingebettet in christliche Gebetsformeln und biblische *historiolae* als Exorzismus gegen Gebärmutterschmerzen:

Cod. Taur. B.VII.18, Kap. 209 (ed. Valentino, 156)

Ἐξόρκιον ἐπὶ πόνον ὑστέρας.
Ἐν ⟨ὀν⟩όματι τοῦ Πατρὸς καὶ τοῦ Υἱοῦ καὶ τοῦ Ἁγίου Πνεύματος. ὑστέρα μελανὴ μελανωμένη, αἷμα τρώγῃς, αἷμα πίνῃς, αἷμα ἧσαι ἐγκυλισμένη. ὁρκίζω σε εἰς τὸ ὄνομα τὸ μέγα τοῦ Θεοῦ, τὸ ἴδεν ἡ πέτρα καὶ οὐκ ἐβάσταξεν ἀλλ᾽ ἐρράγη. μὴ φάγῃς, μὴ πίῃς, μὴ τελέσθῃς μετὰ τῆς *δεῖνος* ἀλλ᾽

Exorzismus gegen Gebärmutterschmerz
Im Namen des Vaters, des Sohnes und des Heiligen Geistes. Schwarze geschwärzte Gebärmutter, iss Blut, trinke Blut, sei im Blut gewälzt. Ich beschwöre dich im großen Namen Gottes: Der Stein sah das und hielt nicht, sondern brach. Iss nicht, trinke nicht, bleib nicht bei der *Soundso*, sondern

---

551 Vgl. Schlumberger 1892, 21: [...] on trouve l'indication de nombreuses recettes découpées par le compilateur dans des auteurs anciens, formules médicales analogues à celles qui figurent sur nos amulettes: formule pour empêcher le vin de tourner (écrivez sur les tonneaux ou sur une pomme que vous jetterez dans le vin ces divines paroles [θεῖα γράμματα] du psaume XXXIV ›Goûtez et voyez combien doux est le Seigneur‹), formule pour permettre de boire beaucoup de vin sans s'enivrer (prononcez, en buvant la première coupe, ce vers d'Homère: ›mais sur eux, des hauteurs de l'Ida, le sage Jupiter a tonné‹), formule pour chasser les serpents des colombiers (écrire le mot Αδαμ aux quatre coins du colombier), formule pour faire une pêche miraculeuse (écrivez sur une coquille ces mots: ἰαὼ σαβαώθ et jetez-les ensuite à l'eau), formule contre la maladie des ânes (écrire sur un parchemin la formule que voici: Βάρβαρος βαρβαριζοῦσα, ζαβάχωρα, βαρβάρων πυρί, πυριτουμόλε, σῶζε τὸν φοροῦντα et l'attacher autour du baudet)«, wobei er hinzufügt, dass sich derartige Rezitationen und Amulettformeln ebenfalls in den *Hippiatrika* finden lassen, allerdings ebenfalls ohne konkrete Stellenangabe. Zu den *Geoponika* vgl. Übersicht und Bibliographie bei Hunger 1978/II, 273 f.; speziell zu deren magischem Gehalt vgl. J. Bidez – F. Cumont, Les mages hellénisés. Zoroastre, Ostanès et Hystaspe d'après la tradition grecque [Collection d'études anciennes 134, série grecque] (Paris 1938; repr. 2007) 173–197.

552 Geoponika VII, 14,1–2: Ἀμήχανον τραπῆναί ποτε τὸν οἶνον, ἐὰν ἐπιγράψῃς ἐν τῷ ἀγγείῳ, ἢ ἐν τοῖς πίθοις, ταῦτα τὰ θεῖα ῥήματα. Γεύσασθε καὶ ἴδετε ὅτι χρηστὸς ὁ Κύριος. καλῶς δὲ ποιήσεις, καὶ εἰς μῆλον οὕτω γράφων, ἐμβάλλων τὸ μῆλον εἰς τὸν οἶνον. Für den Hinweis auf die konkrete Textpassage in den *Geoponika* danke ich Albrecht Berger sehr herzlich.

553 Den Hinweis auf die Verwendung des Apfelmotivs gegen Kopfschmerzen in einem noch unpublizierten spätbyzantinischen *Iatrosophion* verdanke ich Friederike Berger, der ich an dieser Stelle ebenso herzlich für die Information wie auch für die diesbezüglichen interessanten Gespräche danke. Vgl. zu dieser Motivik auch Cod. Panorm. XIII. C.3, Kap. 522, wo das Motiv des beschrifteten Apfels im Kontext eines Kompositexorzismus gegen Fieber neben weiteren Ingredienzien wie Weihwasser erscheint.

ἔξελθε εἰς τὸ πῦρ τὸ ἐξώτερον τὸ ἡτοιμασμένο τῷ διαβόλῳ καὶ τοῖς ἀγγέλοις αὐτοῦ. ἐκεῖσε διώκῃ ἀφ' ἡμῶν, ὅπου ὁ σκώληξ ὁ ἀκοίμητος, ὅπου ὁ βρυγμὸς τῶν ὀδόντων. ὁ Πατήρ, ὁ Υἱὸ⟨ς⟩ καὶ Λόγος τοῦ Θεοῦ καὶ τὸ Ἅγιον Πνεῦμα. τοῦτο πονοῦσα ἂς τρώγῃ, ἐρεβινθόζωμον πινέτω καὶ ὕδωρ μέχρι τῶν ἑπτὰ ἡμερῶν.

geh in das äußere Feuer, das für den Teufel und seine Engel vorbereitet ist. Dahin wirst du von uns vertrieben, wo der nie schlafende Wurm ist, wo das Zähneknirschen ist. Vater, Sohn und Wort Gottes und Heiliger Geist. Falls sie diese Schmerzen hat, soll sie Kichererbsenbrei essen und Wasser trinken, bis sieben Tage voll sind. [Übers.: Valentino 2016, 157]

Wie in dem vorausgehend zitierten Wiener Amulett so wird auch hier der *Hystera*-Exorzismus im Namen Gottes, bzw. der heiligen Dreieinigkeit, ausgesprochen und damit seine Wirksamkeit gesteigert. Der *Hystera*-Dämon wird hier jedoch nicht nur exorziert, sondern zugleich auch in die Hölle verbannt: die entsprechenden Stichworte (zerbrechende Steine, Höllenfeuer, Ort des ›Heulens und Zähneklapperns‹) beschwören zudem ein apokalyptisches Szenario herauf; die Symbolik des Jüngsten Gerichts klingt unterschwellig an. Vergleichsweise harmlos wirkt in diesem Kontext dann die unvermittelte Überleitung zu einer konkret-konventionellen diätetischen Therapie, mit der das Kapitel schließt – nicht ohne jedoch noch einen biblisch-astrologischen Vermerk zur Therapiedauer anzufügen: der siebentägige Zeitraum rekurriert ebenso auf die biblische siebentägige Schöpfungsphase wie auch auf die hermetisch-astrologische Motivik der sieben Planeten und ihrer zugehörigen Gottheiten und damit, *last not least*, letztendlich auch auf Chnumis und die ägyptischen Dekane.

Die zuvor angesprochene und anhand eines *Kyraniden*-Amuletts exemplarisch erläuterte Ambivalenz der *Hystera*-Formel, die nicht immer nur ausschließlich im gynäkologischen Bereich, sondern auch bei geschlechtsunspezifisch auftretenden Abdominalleiden zum Einsatz kommt, um eben deren dämonische Genese zu exorzieren, zeigt sich sehr anschaulich in einem Beispiel aus dem spätbyzantinischen *Iatrosophion* Cod. Par. gr. 2316, worin eben diese Ambivalenz sowohl inhaltlich wie auch lexikographisch zum Ausdruck kommt:

Cod. Par. gr. 2316, Kap. 264 (ed. Oikonomou-Agorastu, 93)

Περὶ τῆς ἀστέρας
Γράψον εἰς μουχούρτιν μὲ τὸ μελάνιν· ἀστέρα μελανή, ἀστέρα μελανωμένη καὶ ⟨διὰ⟩ δισμυρίων δεσμῶν δεδημένη, αἷμα τρώγεις, αἷμαν πίνεις, εἰς αἷμαν συγκυλίεσαι· ἀλλὰ ὁρκίζω σε εἰς τὴ ὑπεραγίαν Θεοτόκον καὶ εἰς τοῦ ἁγίου Ζαχαρίου τὴν δρεπάνην καὶ εἰς τῆς ἁγίας Ἐλισάβετ τοὺς πλοκάμους, μὴ ἀδικήσῃς τὸν δοῦλον τοῦ Θεοῦ Ματθαῖον, διὰ ὀνόματος Πατρὸς καὶ Υἱοῦ καὶ ἁγίου Πνεύματος. Ταῦτα γράψον καὶ λείωσον μετὰ οἴνου, ἐπίσταξον καὶ ὀλίγον ἔλαιον, δὸς πιεῖν καὶ ἰᾶται.

Über Gebärmutter- bzw. Abdominalleiden
Schreibe mit schwarzer Tinte auf eine Tonscherbe: schwarze Gebärmutter, geschwärzte Gebärmutter, die durch abertausende Fesseln gebunden ist, iss Blut, trinke Blut, wälze dich in Blut; aber ich exorziere dich im Namen der hochheiligen Gottesmutter, bei der Sense des heiligen Zacharias und bei den Haarflechten der heiligen Elisabeth, füge dem Diener Gottes Matthaios keinerlei Schaden zu, im Namen des Vaters, des Sohnes und des Heiligen Geistes. Dieses schreibe

nieder, wasche es mit Wein ab, füge auch ein wenig Öl hinzu, gib es zu trinken und er wird geheilt.
[Übers. d. Verf.]

Wie im Turiner *Iatrosophion* ist auch hier die *Hystera*-Formel in einen christlichen Gebetskontext, unter Beschwörung diverser Heiliger, der Heiligen Dreieinigkeit sowie der Muttergottes, integriert. Für ein *Iatrosophion* eher ungewöhnlich ist die Personifizierung der Rezitation (der Patient ist hier eindeutig als Matthaios ausgewiesen),[554] eine Praktik, die vornehmlich bei Amulettinschriften und weniger in Textsammlungen vorkommt, was eventuell auf eine konkrete Amulettvorlage hindeuten könnte, von der die obenstehende Textpassage kopiert wurde. Eine weitere Besonderheit stellt die Kombination des *Hystera*-Exorzismus mit einem Ritual dar, das im Kontext von Verdauungsamuletten häufig begegnet und möglicherweise auf ägyptische Statuen- bzw. Stelenrituale (vgl. Kap. 2.3) Bezug nimmt, indem die Schrift mit Wein abgewaschen, mit Öl vermischt und vom Patienten getrunken werden soll.[555]

Lexikographisch stellt die in der Handschrift überlieferte Lesart ἀστέρα eine interessante *variatio* dar, hinter der sich sicherlich mehr als eine bloße Verschreibung – dagegen spricht schon ihr dreimaliges Erscheinen im Text – aus ὑστέρα verbirgt: Ioanna Oikonomou-Agorastu weist in ihrem Kommentar auf die mögliche Deutung von ἀστέρα sowohl als γαστέρα wie auch als ὑστέρα hin,[556] was nicht nur die von Jeffrey Spier anhand der byzantinischen Amulette vermutete gelegentliche Parallelität von gynäkologischem und geschlechtsunspezifischem abdominalem Kontext in Zusammenhang mit der *Hystera*-Formel lexikographisch bestätigen würde, sondern zudem die Ambivalenz dieser Exorzismusformel und ihrer Anwendung noch zusätzlich hervorhebt.

Was nun die *Hystera*-Formel und ihre ägyptischen Grundlagen betrifft, so besteht möglicherweise ein engerer Zusammenhang zu diversen Motiven aus der ägyptischen Mythologie als bislang vermutet: zum einen entspricht das in der Formel selbst mit der dämonisch personifizierten Gebärmutter identifizierte Getier (ὡς ὄφις εἰλύεσαι καὶ ὡς δράκων συρίζησε καὶ ὡς λέων βρυχᾶσαι) – Schlange, Drache (Krokodil?), Löwe – sämtlich den auch auf den ›Horusstelen‹ erscheinenden gefährlichen und von dem

554 Darauf weist auch Oikonomou-Agorastu 1982, 165 hin, allerdings ohne die Möglichkeit einer konkreten Amulettvorlage in Erwägung zu ziehen.
555 Vgl. Grimm – Grimm-Stadelmann 2010, 49 mit einem knappen Überblick zu vergleichbaren Ritualen innerhalb des ägyptischen Kultgeschehens (›Horusstelen‹ und *statues guérisseuses*; vgl. Kap. 2.3) sowie im christlichen (sog. Schluckbildchen) und islamischen rezenten Brauchtum (vgl. in diesem Zusammenhang und in analoger Verwendung ein Koranbrett aus dem Westsudan: Walters Art Mus., Baltimore, Inv.-Nr. TL 2007.22). Zu einem weiteren Wasserritual im 38. Kapitel (περὶ ὁρμόπονον) des Cod. Par. gr. 2316 vgl. Oikonomou-Agorastu 1982, 41 mit Komm. auf S. 118; sowie die Analyse in Kap. 4.6.
556 Vgl. Oikonomou-Agorastu 1982, 164 f.

Horusknaben in seiner Erlöserfunktion besiegten Tieren, die dann, in ihrer befriedeten Form als Lamm (ὡς ἀρνίον κοιμοῦ), dem *Alter Ego* des ägyptischen Horuskindes, nämlich Christus selbst, entsprechen (vgl. Kap. 2.4.4).

Der erste Teil des Exorzismus wiederum, die Anrede an die personifizierte Gebärmutter, die als »schwarzes« (μελάνη) bzw. »geschwärztes« (μελανομένη) Dämonenwesen beschrieben wird, beinhaltet möglicherweise ebenfalls einen Ägyptenbezug, wenn die Farbe »Schwarz« und deren Gleichsetzung mit der Fruchtbarkeit des Nillandes (die hieroglyphische Schreibung für »Ägypten« lautet *Kmt*, d.h. das »schwarze«, also durch den Nilschlamm fruchtbar gewordene Land) den Reproduktionscharakter der Gebärmutter symbolisiert.[557]

Zudem fordert die Exorzismusformel eben dieses dämonisch personifizierte Organ dazu auf, Blut zu essen, zu trinken und sich im Blute zu wälzen (αἷμα τρώγεις, αἷμαν πίνεις, εἰς αἷμαν συγκυλίεσαι), eine Tätigkeit, die an den ägyptischen Mythos von der Vernichtung des Menschengeschlechts[558] erinnert: der gealterte Schöpfergott Re hatte, um die Menschen zu strafen, Hathor-Sachmet ausgesandt, um die gesamte Menschheit zu vernichten. Von Mitleid gerührt, wollte er das Unternehmen jedoch wieder abbrechen, was nur aufgrund einer List gelang: mit einer Unmenge rot gefärbten Bieres, das Hathor-Sachmet für Menschenblut hielt, wurde die rasende Göttin schließlich betrunken gemacht, und ihrem Blutrausch konnte somit Einhalt geboten werden – Parallelen zum körperinternen ›Vernichtungsfeldzug‹ der dämonisch personifizierten ὑστέρα sind hier jedenfalls nicht ganz auszuschließen.

Ägyptischen Quellen zufolge bestand die heilkundliche Begleitung des eigentlichen Geburtsvorganges in einer je nach Verlauf entsprechend fokussierbaren Kombination aus konventionellen und iatromagischen Maßnahmen.[559] Im Idealfall herrschte Ausgewogenheit: konventionelle Mittel wie Arzneitränke, Salben und Umschläge, Zäpfchen oder Scheideneinläufe wurden gezielt eingesetzt, um die Geburt einzuleiten, die Wehen zu regulieren und die Entbindung zu unterstützen; iatromagische Rezitationen, Räucherungen und spezielle Amulette sorgten für Rundumschutz und psychologischen Beistand für die Gebärende. Diese iatromagische ›Geburtsbegleitung‹ konzentrierte sich auf Rezitationen, in denen mythologische

---

557 Bei der schwarzen Färbung könnte es sich allerdings auch entweder um eine Autopsie des möglicherweise nekrotischen Organes handeln, so ein Hinweis von Klaus-Dietrich Fischer im Juli 2017, im Rahmen des Münchner Workshops »Medical Traditions in and around Byzantium«. An dieser Stelle möchte ich Herrn Fischer ganz herzlich für die interessante Perspektive zur Interpretation dieses Teils der *Hystera*-Formel danken. Im Rahmen eines Seminars im Wintersemester 2017/18 an der Ludwig-Maximilians-Universität München konnte Konstanze Wiesner im Rahmen ihres Referates einen weiteren interessanten Aspekt aufzeigen, indem sie die in der Amulettformel erwähnte Schwarzfärbung als Symptomatik von Endometriose interpretiert hat; auch Frau Wiesner sei an dieser Stelle sehr herzlich gedankt.

558 E. Hornung, s.v. *Kuhbuch*, LÄ III, 837 f.

559 Vgl. Westendorf 1992, 204–206; Nunn 1996, 194.

Parallelen in Form von *historiolae* zitiert oder auch nur angedeutet wurden, sowie auf den Einsatz diverser Amulette, insbesondere kleinformatiger Schutzgottheiten, und Amulettsteine, wie beispielsweise des »Adlersteins«, ἀετίτης. Die mythologischen Parallelen stammen entweder aus dem Osirismythos,[560] wo die Geburt des Horus unter besonderen Schutzvorkehrungen thematisiert wird, oder aus Schöpfungsmythen, wobei Hathor, aber auch der widderköpfige Schöpfergott Chnum, eine Rolle spielen:

> Ein anderer Spruch zur *Beschleunigung des Gebärens: Öffne dich mir! Ich bin der mit seiner großen Gunst/Gnade (?), der Erbauer, der den Pylon der/für Hathor erbaut hat, die Herrin von Dendera, (ich bin derjenige,) der hochhebt, damit sie niederkommt (lit. ›gibt‹). Hathor, die Herrin von Dendera, ist es, welche gebiert. [Dieser Spruch werde rezitiert] für eine Frau.[561]

Der Rezitator nimmt hier die Rolle Chnums ein, die gebärende Frau wird mit Hathor von Dendera gleichgesetzt, wobei Hans-Werner Fischer-Elfert darauf hinweist, dass das Ziegeldeterminativ der hierogyphischen Schreibung des Ortsnamens den im Alten Ägypten üblichen Geburtsziegel quasi »divinisiert«.[562]

Die beliebtesten ägyptischen Schutzgottheiten für den gesamten häuslich-familiären Bereich waren die nilpferdgestaltige Göttin Thoëris sowie der zwergengestaltige Gott Bes, die beide in zahlreichen kleinformatigen Amuletten aus unterschiedlichen Materialien, zumeist Halbedelsteine und ägyptische Fayence, Ausdruck fanden.[563] Nicht nur gegenständliche Amulette, sondern auch entsprechende Rezitationen nehmen vielfältig Bezug auf diese beiden Schutzgottheiten, wobei insbesondere Bes als Geburtshelfer eine herausragende Rolle spielt:

> Ein anderer Spruch für den Zwerg: Schöner Zwerg, komm herbei wegen dem, der dich sandte, mit den Worten: ›Er ist es, Pre, der aufrecht dasteht, während Thot dahockt, seine (= Res) Füße auf dem Erdboden, den (das göttliche Urgewässer) Nun umfasst, seine Hände auf dem Dachbalken (= Himmel).‹ Komm hinab, Plazenta, komm hinab, Plazenta. Ich bin Horus, der beschwört, damit es derjenigen, die beim Gebären ist, besser gehe, als es ihr (vorher) erging, wie wenn sie (schon) [fertig] wäre. Sepertunes-Frau-des-Horus, *Nechbet-die-Nubierin, Die-Östliche, Unut-Herrin-von-Unu (= Hathor): Kommt, auf dass ihr das vollbringet, was ⟨in⟩ eurer Macht steht! Hathor wird ihre Hand-(Requisite) auf ihr (= N.N.) anwenden ⟨mit⟩ einem Udjatamulett/-auge (?)

560 Vgl. die entsprechenden Passagen aus Cod. Michigan 136, 2–11, ed. Worrell, 17–37; Übers. und Komm.: M. Meyer, in: Meyer – Smith 1994, 83–90.

561 Pap. Leiden I, 348 rt. 13,9–11 (19. Dyn., ca. 1200 v.Chr.), ed. J.F. Borghouts, The Magical Texts of Papyrus Leiden I 348 (Leiden 1971) 28 und pl. 13/A; Übers.: Fischer-Elfert 2005, 72 f.

562 Fischer-Elfert 2005, 147. Zum Geburtsziegel im Alten Ägypten vgl. W. Westendorf, s.v. *Geburt*, LÄ II, 460 und E. Feucht, Das Kind im Alten Ägypten. Die Stellung des Kindes in Familie und Gesellschaft nach altägyptischen Texten und Darstellungen (Frankfurt/New York 1995) 102.

563 Grimm – Grimm-Stadelmann 2010, 45.

> der Gesundheit. Ich bin Horus, der sie errettet. Rezitation viermal über einem Zwerg aus Ton; werde gelegt auf den Scheitel der Frau, die schmerzhaft gebiert.[564]

Die zitierte Textpassage zeigt sehr deutlich das Zusammenwirken von Rezitation und Amuletten im Verlauf eines geburtsfördernden Rituals: im Zentrum steht dabei ein Tonamulett (Fayence?) des Bes, welches mittels der Rezitation zur Heilwirkung aktiviert wird. Der Text erwähnt zudem weitere Amulette, so das allgemein gesundheitsfördernde Udjatauge, das mit dem Heilgott Thot in Verbindung steht, ferner vielleicht ein mit Hathor zusammenhängendes Handamulett (?). Der Rezitator identifiziert sich hier mit Horus[565], dessen Rollenwechsel im Geburtskontext interessant ist: normalerweise als ›mythischer Patient‹ in den iatromagischen Überlieferungen vertreten, erfüllt er nun die Funktion eines Initiators für Geburtshilfe, denn er ist derjenige, welcher den Geburtshelfergott Bes rezitativ in das entsprechende Zwergenamulett hineinruft, es damit rituell aktiviert und den reibungslosen Ablauf der Geburt damit gewährleistet. Zusätzlich begleiten noch vier weibliche Schutzgottheiten den Geburtsvorgang.[566]

Auch in einer zweiten, ebenfalls aus dem Pap. Leiden I stammenden Rezitation tritt Horus in der Funktion des Heilers auf, der die Situation praktisch wie rituell im Griff hat und aufgrund seiner Anweisungen zu einem guten Ende bringen kann:

> Ein anderer Spruch für die Vulva: Ich bin Horus! Auf Hilferufe bin ich aus der Wüste hinabgestiegen, durstig wie ich war. Ich fand einen Rufenden, der weinend dastand. Seine Frau stöhnte (wegen der Wehen). Ich ließ den Rufenden aufhören zu weinen, während die Frau den Mann (!) jämmerlich schreiend um eine Zwergenstatuette aus Ton anflehte. Komm (= du Mann), möge jemand zu Hathor, Herrin-von-Dendera hinunterziehen, damit dir ihr Udjatamulett/-auge der Gesundheit gebracht werde, (und) auf dass sie gebären lasse die Gebärende. Dieser Spruch werde rezitiert [...] über Blättern von [...]; werde gelegt an den Kopf der Frau, die in ihrer Pein ist.[567]

Der zitierte Text veranschaulicht in besonderem Maße eine alltägliche Geburtssituation: modern erscheint dabei, dass der Vater des Kindes bei der Geburt zugegen ist, doch war dies im Alten Ägypten wohl häufig der Fall, da sich die Männer, deren Frau

---

564 Pap. Leiden I, 348 vs. 12,2–6 (19. Dyn., ca. 1200 v.Chr.), ed. J.F. Borghouts, The Magical Texts of Papyrus Leiden I 348 (Leiden 1971) 29 und pl. 14/A; Übers.: Fischer-Elfert 2005, 73.

565 In der christlichen Ausprägung solcher Geburtsrezitationen übernimmt dann Jesus Christus selbst die Funktion des Horus; der aktiv agierende Geburtshelfer ist nicht mehr Bes, sondern einer der Erzengel, zumeist Michael: vgl. Pap. Berlin 8315 (Beltz 1983, 65–67; Kropp, KZT II, 9–12; Übers.: M. Meyer – R. Smith, in: Meyer – Smith 1994, 96, Text a).

566 Vgl. Fischer-Elfert 2005, 147.

567 Pap. Leiden I, 348 vs. 12,6–9 (19. Dyn., ca. 1200 v.Chr.), ed. J.F. Borghouts, The Magical Texts of Papyrus Leiden I 348 (Leiden 1971) 29 und pl. 14/A; Übers.: Fischer-Elfert 2005, 73 f.

niederkam, aus Reinheitsgründen zu Hause aufhalten mussten.[568] Das im Text erwähnte Paar ist äußerst verzweifelt, da sich die Geburt offenbar verzögert; die Frau fleht um ein Besamulett, das ihr Erleichterung bringe soll; Horus jedoch, der hier gleichsam als *deus ex machina* erscheint, fordert, ein Udjat-Auge bringen zu lassen, das im speziellen Kontext hilfreicher sei – dies zeigt deutlich, dass der ägyptische Heilkundige auch in Hinsicht auf Amulette und iatromagische Komplementärtherapie ganz genau differenzierte, welche Anwendung zu welchem Zeitpunkt und in der jeweiligen Situation als passend und effektiv galt. Horus agiert hier nicht nur als heilkundiger Organisator und Geburtshelfer, sondern erweist sich auch psychologisch als Herr der Lage, indem er den werdenden Vater auffordert, sich zu beruhigen und die Contenance zu wahren.

Bei Geburtsamuletten christlicher Prägung ist oftmals festzustellen, dass eine Art ›Mittlerfigur‹ eingeschaltet wird, die das jeweilige Anliegen an höhere Stelle weitergeben und damit für gezielte Hilfe sorgen soll: auch dieses Motiv ist bereits im Alten Ägypten gut bekannt (vgl. Kap. 2.3), wo Ärzte, Priester oder Honoratioren die Rolle übernehmen konnten; im christlichen Umfeld hatten diverse, situationsspezifisch ausgewählte Heilige diese Funktion inne, so beispielsweise der für seine Heilkraft berühmte Märtyrer Leontios von Tripolis:

> ††† O god of St. Leontius! If I stay at this house where I am and remain inside with [my] mother, my heart will be at rest and shall bear a living child. [...][569]

Richard Smith weist darauf hin, dass hier die Grenze zwischen ritueller Rezitation und christlichem Gebet fließend ist,[570] ein Phänomen, das auch bei vergleichbaren byzantinischen Texten häufig feststellbar ist, so beispielsweise in den von Aetios von Amida überlieferten Geburtsamuletten, die inhaltlich und strukturell deutliche Parallelen zu den entsprechenden gräkoägyptisch-koptischen Ritualtexten aufweisen. Ein gewisser Ägyptenbezug wurde auch überlieferungsgeschichtlich festgehalten, da die Handschrift Cod. Vat. gr. 297 (14. Jh. n.Chr.), welche Auszüge aus Aetios' gynäkologischem Buch XVI enthält, unter anderem auch das Kapitel 13, gegen dessen Ende drei iatromagische Geburtsamulette[571] notiert sind, außerdem noch, in unmittelbarem

568 Fischer-Elfert 2005, 148, der auf entsprechende Belege aus der Arbeitersiedlung Deir-el-Medineh verweist: Zumindest von königlichen Baustellen mussten sich Männer, deren Frauen niederkamen, aus Reinheitsgründen fernhalten; vgl. auch E. Feucht, Das Kind im Alten Ägypten. Die Stellung des Kindes in Familie und Gesellschaft nach altägyptischen Texten und Darstellungen (Frankfurt/New York 1995) 103 und zu Geburtsamuletten S. 100.

569 Pap. Rylands 100 (ohne Dat.), ed. W.E. Crum, Catalogue of the Coptic Manuscripts in the Collection of the John Rylands Library (Manchester/London 1909) 52; Kropp, KZT II, 211; Übers.: R. Smith, in: Meyer – Smith 1994, 125.

570 R. Smith, in: Meyer – Smith 1994, 125.

571 Vgl. dazu R. Romano, Ricette superstiziose e esorcismi ginecologici nella tradizione della Ginecologia di Aezio Amideno [Scritti classici e cristiani offerti a F. Corsaro II] (Catania 1994) 595–600.

Anschluss an die Auszüge aus Aetios' Buch XVI, ein Kapitel über ägyptische Einbalsamierung enthält (f. 225v).[572]

Die drei von Aetios überlieferten Schriftamulette beziehen sich sowohl auf den Geburtsvorgang, dessen reibungsloser Ablauf sowohl durch eine *historiola* (Lazarus' Erweckung durch Jesus Christus[573]) wie auch die Beschwörung der kurzgefassten *Vita Christi* selbst gewährleitet werden soll; wobei die Lazarus-Rezitation speziell eine Fehlgeburt verhindern soll, die Rezitation mit der Christus-Vita hingegen direkt während des Geburtsvorgangs getragen werden soll:

AetAmid. XVI, 13 (ed. Mercati, 44)

Πρὸς δυστοκίαν. γράψας ἐν χάρτῃ καὶ δήσας περίαπτε τῷ μηρῷ, καὶ ὅταν ἐκβάλλῃ τὸ ἔμβρυον, λῦσον ταχύ· ‘Λάζαρε, δεῦρο ἔξω· ὁ Χριστός σε καλεῖ’. ποιεῖ καὶ ἐπὶ τεθνηκότων.	Gegen Fehlgeburt. Schreibe auf ein Stück Papier und binde es als Amulett um den Oberschenkel, wenn das Baby herauskommt, löse es rasch: ›Lazarus, zweimal heraus; Christus ruft dich‹. Es hilft auch bei Verstorbenen.
Ἐν ὀστρακίνῳ καινῷ γράψον γ′ στίχους καὶ ἐπίθες γυμνῷ τῷ μηρῷ· ‘Χριστὸς ἐγεννήθη· Χριστὸς ἐτάφη· Χριστὸς ἀνέστη’, καὶ ἅμα τῷ τεκεῖν ἆρον.	Auf eine neue Scherbe schreibe drei Zeilen und binde sie um den nackten Oberschenkel: ›Christus wurde geboren; Christus wurde begraben; Christus ist auferstanden‹, und halte es zugleich mit dem Gebären. [Übers. d. Verf]

Die beiden Amulettempfehlungen enthalten einige interessante Details: so wird die erste Rezitation mit dem Lazarus-Bezug zusätzlich ganz ausdrücklich auch als Mittel, Tote wieder aufzuwecken (in Analogie zu dem biblischen Geschehen) beschrieben, womit vielleicht auf den (unkomplizierten) Abgang einer Totgeburt hingewiesen wird. Die identische Lazarus-Rezitation erscheint, ebenfalls im Geburtskontext, auch in dem spätbyzantinischen *Iatrosophion* Cod. Par. gr. 2316, Kap. 149[574], am Beginn einer längeren Rezitation, in der – nach ägyptischem Vorbild – eine göttliche Parallele

572 Zu dieser Handschrift und ihrem Inhalt vgl G. Mercati, Un nuovo capitolo di Sorano e tre nuove ricette superstiziose in Aezio [Notizie varie di antica letteratura medica e di bibliografia. Studi e Testi 31] (Rom 1917) 42–46, bes. 43: f. 220 οδ′. Περὶ διατάσεως μήτρας, vgl. Soran, Gyn., V (De tensione matricis, versio lat., ed. V. Rose, Leipzig 1882, 62), f. 211v (AetAmid. XVI, 13): gegen Kapitelende (Mercati, 44) die drei iatromagischen Geburtsrezepte und f. 225r (Mercati, 44) Kapitel über ägyptische Einbalsamierung.

573 Zu Lazarus vgl. W. Puchner, Studien zum Kulturkontext der liturgischen Szene. Lazarus und Judas als religiöse Volksfiguren in Bild und Brauch, Lied und Legende Südosteuropas, Band 1 [Österr. Akad. Wiss., philos.-hist. Klasse, Denkschriften 216] (Wien 1991) 17–59, 210 Anm. 790 und 791.

574 Ed. Oikonomou-Agorastu, 67 mit Komm. auf. S. 141–143, mit zahlreichen Parallelen.

zum irdischen Geschehen angeführt wird, nämlich die Geburt Jesu; die Beschwörung beinhaltet noch etliche Zitate aus dem Alten Testament:

Cod. Par. gr. 2316, Kap. 149
(ed. Oikonomou-Agorastu, 67)

Γράφε οὕτως· / Λάζαρε, δεῦρο ἔξω, Χριστὸς σὲ καλεῖ. / Ἡ Παρθένος σήμερον τὸν ὑπερούσιον τίκτει, / τέξε καὶ σύ, ἣ γεννᾶς, τὸ βρέφος. / Ἄκουε, οὐρανέ, καὶ ἐνωτίζου, ἡ γῆ. / Ἔξελθε, βρέφος, ζῶν ἢ ἀποθαμένον, / καλεῖ σε Ἰησοῦς Χριστός, / ὁ υἱὸς τοῦ Θεοῦ τοῦ ζῶντος. / Μνήσθητι, Κύριε, τῶν υἱῶν Ἐδὼμ / τὴν ἡμέραν Ἰερουσαλήμ, / τῶν λεγόντων· ἐκκενοῦτε, ἐκκενοῦτε. / Καὶ αὖτα γράψον καὶ δῆσον εἰς πανίον καὶ κολίανδρον κουκκία ια΄ καὶ ἃς δήσῃ αὐτὸ παρθένος γυνὴ εἰς τὸ μερίν της ἐντὸς τῆς τικτούσης καὶ γεννᾶ.

Schreibe folgendermaßen: / Lazarus, zweimal heraus, Christus ruft dich. / Die Jungfrau gebärt heute den Überirdischen, / gebäre auch du, die du niederkommst, das Kind. / ›Höre, Himmel und nimm zu Ohren, Erde.‹ [Jesaja I.2]. / Komm heraus, Kind, lebend oder tot, / es ruft dich Jesus Christus, / der Sohn des lebenden Gottes. / ›Herr, vergiß den Söhnen Edom nicht / was sie sagten / am Tage Jerusalems: ›Reißt nieder, reißt nieder bis auf den Grund!‹ [Psalm 137,7[575]] Und dies schreibe nieder und binde es in ein Tuch ein zusammen mit 11 Korianderkörnern und lass es eine Jungfrau ans Innere des Oberschenkels der Gebärenden binden und sie wird niederkommen. [Übers. d. Verf.]

Das konkrete Amulett, bestehend aus dem Schriftstück, das zusammen mit Korianderkörnern in ein Tuch eingebunden und der Gebärenden umgehängt werden soll, begegnet im selben *Iatrosophion* an anderer Stelle, Kapitel 12, alleinstehend: Κολίανδρον κουκκία δῆσον εἰς πανίν, δὸς παρθένον καὶ ἃς τὸ δήσῃ εἰς τὸ μερὶν τῆς τικτούσης καὶ ὅταν τέξῃ, λῦσον αὐτό.[576] Diese Variante gibt keine genaue Anzahl der Korianderkörner an, besteht jedoch ebenfalls darauf, dass das Amulett der Gebärenden nur durch eine Jungfrau umgebunden werden darf; sofort nach der Geburt soll es weggenommen werden. Letzteres findet sich auch bei Aetios XVI, 13 (s.o., καὶ ὅταν ἐκβάλλῃ τὸ ἔμβρυον, λύσον ταχύ) als ausdrücklicher Hinweis, während Kapitel 149 des Pariser *Iatrosophions* komplett darauf verzichtet.

Aetios' dritte Amulettempfehlung besitzt eine Parallele in Buch XIII[577] seines *Tetrabiblion* und bezieht sich weniger auf den eigentlichen Geburtsvorgang, sondern stellt vielmehr ein Fertilitätsamulett dar, das, der Aussage des Textes zufolge, auch in der Landwirtschaft angewandt werden kann, um Pflanzen dazu zu bringen, Frucht zu tragen:

575 Nicht Psalm 136, 7 wie bei Oikonomou-Agorastu 1982, 141.
576 Cod. Par. gr. 2316, Kap. 12, ed. Oikonomou-Agorastu, 36 mit Komm. auf S. 111.
577 Aet.Amid. XIII, 54, ed. Sk. Zervos, Leipzig 1901, 94: Πρὸς κάμπας καὶ σκώληκας: [...] ἢ γράψας εἰς ὄστρακον ῥίψον ἐν τῷ τόπῳ τὸ 'Καὶ ἔσται ὡς τὸ ξύλον τὸ πεφυτευμένον'.

Cod. Vat. gr. 297, f. 225r (ed. Mercati, 44)

Ἄλλο· ἔστι δὲ καὶ εὐσύλληπτον καὶ ἐφεκτικὸν τῶν ἐξαμβλώσεων, ποιεῖ καὶ ἐπὶ φυτῶν γὰρ μὴ κρατούντων τοὺς καρπούς. ἀπὸ τοῦ ‘Καὶ ἔσται ὡς τὸ ξύλον τὸ πεφυτευμένον παρὰ τὰς διεξόδους‹ ἕως τοῦ ‘Καὶ πάντα ὅσα ἂν ποιῇ κατευοδωθήσεται’ γράψας χρῶ.’

Ein anderes (Rezept): es ist empfängnisfördernd und besitzt die Fähigkeit Fehlgeburten zu verhindern, es wirkt zudem auch bei Pflanzen, die keine Frucht tragen. Ich verwende ein Schrift(amulett mit folgendem Text) von ›Und es soll sein wie das Holz, das austreibt‹ bis zu ›Und alles, was geschieht, wird Erfolg bringen‹.
[Übers. d. Verf.]

Der Amuletttext beschwört dabei die Metapher des (toten) Holzes, das wider Erwarten austreibt.

Schwierig zu interpretieren ist ein koptisches Geburtsamulett, das der Cod. Michigan 1190 (5. Jh. n.Chr. oder auch später) überliefert: der Text beinhaltet zahlreiche Engelsanrufungen; sämtliche Erzengel werden auf den Plan gerufen und auch namentlich genannt, doch ist die konkrete Situation, bis auf den unmissverständlich geschilderten Geburtszusammenhang, nach wie vor unklar und bietet Anlass zu divergierenden Deutungen. William H. Worrell hat den Text aufgrund linguistischer Argumentation als frühesten Beleg für einen – allerdings von Engeln durchgeführten, also quasi unter überirdischer Regie stattfindenden – Kaiserschnitt gedeutet, was Stephen H. Skiles wiederum ablehnt, da er die linguistisch-grammatikalische Argumentation für nicht stichhaltig betrachtet, insbesondere, da der Text keinerlei Hinweise auf eine tatsächliche Operationstätigkeit liefert. Robert K. Ritner wiederum betrachtet den Text überhaupt nicht als Schutzamulett im Geburtskontext, sondern, ganz im Gegenteil, als Abtreibungsritual.[578] Der Text, in Stephen H. Skiles Übersetzung, lautet folgendermaßen:

> † I invoke you, Athrak, great angel who stands to the right of the sun, to whom all the powers of the sun are subject, to come to the side (of) the other. The abyss – you must kill it. Silver – you must kill it. Steel – you must shatter (?) it. Iron – you must melt it away. Stone – you must break it. Ocean water(s) – you must make them dry up. Mountains – you must make [them] move. Rocks – you must make them melt away. A woman who is pregnant – you must attain (her) right side and bring forth (her) child. It is not really I who shall ask you nor [other] (humans), but [... Sa]baoth [...] to her side [...] from the crown of (her) head down to (the) nail(s) of her feet, and bring forth under her polluted blood and dark water on (her) right side (over) to (her) left side.

578 Zusammenfassung der divergierenden Interpretationen bei Meyer – Smith 1994, 125 f.: »William H. Worrell has suggested that the spell orders an angelic caesarean section. This interpretation hinges on a point of Coptic grammar with which the present translator disagrees [...]. The text is difficult, but (as Worrell himself notes) there is no reference to an incision (nor to the closure of any surgical wound). [...] As the passage is presented here, the common motif of an assembly of guardian angels at a time of crisis is commanded rather than surgical intervention. Robert K. Ritner has suggested that Michigan 1190 may not be a protective spell at all, but rather may be a spell to induce abortion by employing a series of violent images – killing, shattering, breaking, casting fire into a woman.«

> You must make it weigh on her like a millstone. It must flow under her like the source of the four rivers. Whether magician or conjurer, whether heavenly or infernal or human hand – draw strength from the blood which is under N. I am N. I invoke you, Michael, the angel (column 2) who stands on (the) right side of the father, that you come to (this side). I invoke (you), Gabriel, the angel who stands (on the) left side of the father, that you come to me with your fiery sword to this side. I invoke you, Adone, the great angel who stands over the 12 hours of the day, that you come to me, to this side. I invoke (you), Uri, the great angel who stands over (the) 12 hours of the night, that you come to me, to this side. I invoke you, Bori[el], you of fiery flaming face, [that] you come to [me] to (this side). I invoke you, [...]el, the [angel who ...] wrath [...] the keeper of hell, the ringlets of whose hair stretch out over the whole world, whose name is Sisinaei, Amin, that you come to me, to (this side). I invoke you, Esparte, daughter of the devil, who leaped down to hell (and) brought the keeper of hell up, that you come to me, to (this side). I invoke you 12 archangels with your 12 bowls (?) full of water in your hands: When I cast it into the fire, you must fill the 12 bowls (?) with fire (and) cast them into her heart – her lung(s), her heart, her liver, her spleen, (into all) the hundred twenty-five body parts. (verso) I invoke you, 7 archangels, who are Michael, Gabriel, Uriel, Rakuel, Suriel, Asuel, Salaphuel, that you yourself come, Michael, down to (this side) to give, without hearing a thing except those from my mouth, to fulfill the will of my heart, the request of my soul. I shall cross the seven rivers of fire and run up to the seventh heaven where Yao Sabaoth sits. I shall seek out Michael as he stands [on the] right [side of the father ...], at once, at once [...]! (ring signs and letters).[579]

Die geschilderte Geburtsthematik ist offensichtlich; als Geburtshelfer angerufen wird ein Engel namens Athrak und der Rezitator identifiziert sich mit Iaô Sabaôth. Athrak soll einer schwangeren Frau Beistand leisten und ihr Kind zur Welt bringen – soweit ist der Text ziemlich klar, doch die anschließende Blutsymbolik (unreines, verschmutztes Blut sowie die Vorsichtsmaßnahme, dass kein irdischer oder dämonischer? Magier aus diesem Blut Nutzen ziehen kann) ist ebenso unklar wie die sich dem Herbeirufen der »Schutzengel« anschließende Feuersymbolik, weshalb die interpretatorische Aporie durchaus nachvollziehbar ist.

Neben den Schriftamuletten konnte der Geburtsvorgang auch lithotherapeutisch begleitet werden, wobei insbesondere, aufgrund seiner speziell dafür prädestinierten Symbolik, der »Adlerstein«, ἀετίτης, eine zentrale Rolle als Geburtsamulett spielte. Die Legende, die sich an diesen Stein knüpft, dass er in Adlernestern aufgefunden werde, weil er diesem Vogel als Schutzamulett diene, und ebenso, dass er sowohl während der Schwangerschaft wie auch bei der Geburt ein hilfreiches Amulett darstelle, da er Fehlgeburten verhindere und einen reibungslosen Ablauf der Niederkunft garantieren könne, beruht ursprünglich auf assyrischen Quellen, die eine solche Verbindung linguistisch herstellen: ABAN ERU bedeutet nämlich sowohl

579 Cod. Michigan 1190, col. 1–2, ed. Worrell, 5–13; Übers.: S.H. Skiles, in: Meyer – Smith 1994, 126 f.

»Adler«, wie auch »schwanger«.[580] Die erwähnte Legende findet sich, auf ihre beiden Grundelemente reduziert, bei Aelian:

Aelian, Nat. anim. I, 35

προβάλλεται δὲ καὶ κόρυδος ἄγρωστιν, ἀετοὶ δὲ τὸν λίθον, ὅσπερ οὖν ἐξ αὐτῶν ἀετίτης κέκληται. λέγεται δὲ οὗτος ὁ λίθος καὶ γυναιξὶ κυούσαις ἀγαθὸν εἶναι, ταῖς ἀμβλώσεσι πολέμιος ὤν.

Ebenso wie die Haubenlerche das Feldgras als Schutz verwendet, so auch die Adler den Stein, der nach ihnen ›Adlerstein‹ heißt. Dieser Stein soll auch für schwangere Frauen gut sein, weil er Fehlgeburten verhindert.
[Übers. d. Verf.]

Obgleich Oreibasios für gewöhnlich nicht nur Amulette, sondern jegliche Spur von Iatromagie kategorisch ablehnt, erwähnt er dennoch den »Adlerstein« zusammen mit anderen lithotherapeutischen und pflanzlichen Amuletten als wirksam während Schwangerschaft und Geburt:

Oreib. Eunap. IV, 112,13 f. (ed. Raeder II, 488)

φυλάσσειν δ᾽ ἱστορεῖται τὸ συλληφθὲν καὶ πηγνύμενον προστεθεὶς ὁ ἐν τῇ Σαμίᾳ γῇ εὑρισκόμενος λίθος, ἀετίτης λίθος περιαπτόμενος, μαλάχης ἀγρίας ῥίζα ὁμοίως. τηρεῖ δὲ καὶ ἡ σιδηρῖτις βοτάνη τὰ ἔμβρυα περιαπτομένη.

Es wird berichtet, dass der in Samien gefundene Stein, der Adlerstein (Aetit), als Amulett umgehängt die Leibesfrucht beschützt, ebenso auch die Wurzel der wilden Malve. Auch die Pflanze Sideritis soll, als Amulett umgehängt, die Embryen festhalten (sc. Fehlgeburten verhindern).
[Übers. d. Verf.]

Auch in den *Kyraniden* spielt die mit dem »Adlerstein« verbundene obstetrische Symbolik eine bedeutende Rolle, indem sowohl der Schutz vor Fehlgeburten wie auch seine geburtsbegünstigende Wirkung betont wird:

Kyr. III, 1 (ed. Kaimakis, 190,91–93)

Ἀετίτης δὲ λίθος [...] φορούμενος φυλάττει τὰ ἐν τῇ κοιλίᾳ βρέφη καὶ οὐκ ἐᾷ ἐκτιτρώσκεσθαι αὐτά. ἔστι δὲ καὶ εὐτόκιον.

Der Adlerstein [...] beschützt getragen die Babies im Mutterleib und verhindert deren Abgang. Er ist zudem auch günstig bei der Geburt.
[Übers. d. Verf.]

Ausführlich behandelt diese Thematik Aetios von Amida[581], wenn er den »Adlerstein« aufgrund seines Phänotyps als »schwangeren Stein« beschreibt (ὁ ἐν τῷ κινεῖσθαι

580 Vgl. A.A. Barb, Birds and Medical Magic, 317 mit Interpretation der assyrischen Quellen; Waegeman 1987, 162 f.; vgl. Kap. 4.6.
581 AetAmid. II, 32 (I, 166 f. Ol.): Λίθος ἀετίτης. Ἀετίτης λίθος ὁ ἐν τῷ κινεῖσθαι ἦχον ἀποτελῶν, ὡς ἑτέρου ἐγκύμων λίθου ὑπάρχων, κατόχιον ἐμβρύων ἐστίν, ὅταν ὀλισθηραὶ ὦσιν αἱ μῆτραι,

ἦχον ἀποτελῶν, ὡς ἑτέρου ἐγκύμων λίθου ὑπάρχων) und aus dieser Analogie seinen Schutzcharakter speziell während der Schwangerschaft (κατόχιον ἐμβρύων ἐστίν) beschreibt, wenn er um den linken Oberarm gehängt wird (περιαπτόμενος ἀριστερῷ βραχίονι). Von dieser Stelle aus muss er dann während der Niederkunft an den bereits aus anderen Überlieferungen bekannten Oberschenkel umplatziert werden (ἐν δὲ τῷ καιρῷ τῆς ἀποτέξεως ἄρας ἐκ τοῦ βραχίονος περίαπτε τῷ μηρῷ), um eine mühelose Geburt zu gewährleisten (καὶ ἐκτὸς ὀδυνῶν τέξεται). Außerdem besitzt der Stein noch zahlreiche weitere Amulettqualitäten[582], darunter die Fähigkeit, Diebe zu überführen (κλεπτέλεγχος) sowie, in pulverisierter Form, als Salbe gegen Gelenkleiden (vgl. Kap. 4.6).

Sämtliche der im gynäkologisch-obstetrischen Zusammenhang überlieferten Rezitations-, Schrift- oder Objektamulette besitzen universalen Charakter, indem sie einen, speziell im äußerst sensiblen Geburtskontext, unerlässlichen Rundumschutz der Trägerin in einer von Dämonen unterschiedlichster Art bevölkerten Welt gewährleisten. Aus diesem Grunde implizieren solche Amulette eine Art prophylaktische Transzendierung der Zielperson, indem sie den fließenden Übergang zwischen heilend-therapeutischer und protektiver Funktion illustrieren, wobei sich gerade im obstetrischen Bereich die ägyptische Vorstellung von Schwangerschaft, Geburt und Kindheit als Krisenzeiten *per se* ganz besonders erhalten haben.[583]

Ist das Kind nun trotz aller Bedrohungen und Gefahrenmomente schließlich gesund zur Welt gekommen, bedarf es erst Recht sorgsamer Pflege und Fürsorge, sowie ganz besonderen Schutzes gegenüber missgünstiger und feindlicher Dämonen,[584] die ihm Schaden zufügen könnten – ebenso wie für den neugeborenen Horus besondere

---

περιαπτόμενος ἀριστερῷ βραχίονι. ἐν δὲ τῷ καιρῷ τῆς ἀποτέξεως ἄρας ἐκ τοῦ βραχίονος περίαπτε τῷ μηρῷ καὶ ἐκτὸς ὀδυνῶν τέξεται. ἐστὶ δὲ κλεπτέλεγχος, εἰ ἐπιθείη τις αὐτὸν εἰς τὸν προσφερόμενον ἄρτον. ὁ γὰρ κλέψας οὐκ ἂν δυνηθείη καταπιεῖν τὰ μασηθέντα. φασὶ δὲ ὅτι καὶ συνεψόμενος ὁ ἀετίτης τοῖς ἐδέσμασι κλεπτέλεγχος γίγνεται. οὐ γὰρ δυνήσεται ὁ κλέψας καταπιεῖν τὰ σὺν αὐτῷ ἑψόμενα. λειωθεὶς δὲ καὶ ἀναλαμβανόμενος κηρωτῇ σκευασθείσῃ διὰ κυπρίνου ἐλαίου ἢ γλευκίνου ἤ τινος ἑτέρου τῶν θερμαινόντων ὀνίνησι μεγάλως τοὺς ἀρθριτικοὺς καὶ παραλυτικούς. Vgl. außerdem Aet.Amid. XVI, 24, wo der »Adlerstein« ebenfalls als Schwangerschafts- und Geburtsamulett erwähnt wird, alternierend dazu jedoch auch ein Stein aus der Gebärmutter einer Hirschkuh: Λίθος ἀετίτης κατὰ τῆς γαστρὸς φορούμενος [ἐμβρύων κάτοχος] καὶ ὁ ἐντὸς ἄρτου εὑρισκόμενος σίτου κόκκος ἀριστερῷ βραχίονι φορούμενος. Ὁμοίως ἐμβρύων κάτοχα· σαρδόνιον λίθον ἀπάρτισον λίνῳ καὶ φορείτω περὶ τὸ ἦτρον ἡ κύουσα ἄχρι καιροῦ ὠδῖνος, ἀφαιροῦ δὲ ὅταν ὁ τόκος ἐπιστῇ· ἢ λαβὼν λίθον τὸν εὑρισκόμενον ἐν μήτρᾳ ἢ καρδίᾳ ἐλάφου ἢ ἐντέροις περίαπτε, ἄριστον γὰρ ἐστὶ βοήθημα κάτοχον ἐμβρύων· ἢ λίθου τοῦ εἰς φυτὸν ἀποσφηνωθέντος μέρος.

582 Die Anwendung des »Adlersteins« als Amulett gegen Quartanfieber bei Alexander von Tralleis, AlexTrall., De febr. 7 (I, 407 Pu.) dürfte mit der Schwangerschafts- und Geburtsmotivik indirekt, über die Vorstellung des ›Kindbettfiebers‹, in Zusammenhang stehen.

583 Vgl. Meyer–Smith 1994, 106.

584 Vgl. die Dämonin Obyzouth in TestSal. XIII (ed. McCown, 43–45); Busch 2006, 180–190, der auf traditionsgeschichtliche Bezüge zu Lilith, Lamia etc. verweist.

Schutzmaßnahmen getroffen wurden, um ihn vor seinem Erzfeind Seth in Sicherheit zu bringen.

Den gesamten Komplex Schwangerschaft, Geburt und Fürsorge für das Neugeborene illustriert ausführlich die entsprechende umfassende Rezitation mit Amulettcharakter des Cod. Michigan 136, 2–11[585], worin zunächst ein Gebärmutteramulett, bestehend in einer bei abnehmendem Mond gefertigten und durch entsprechende Rezitationen iatromagisch aktivierten Silberlamelle, beschrieben wird, das gegen jegliche Unbill während der Schwangerschaft schützen soll, also gegen Gebärmutterdislokation, irreguläre Blutungen, Fieber und sämtliche Schmerzzustände. Anschließend folgt eine archaisierende, mit Homerzitaten und mythologischen *historiolae* ausgestaltete Hymne, die eine erfolgreiche und komplikationslose Geburt garantieren soll, gefolgt von einem ›Milchzauber‹ zur Versorgung des Neugeborenen. Derartige Rezitationen, die vor dem Versiegen der Muttermilch oder Komplikationen im Brustbereich schützen sollen, finden sich häufig bereits in ägyptischen Texten sowie in den gräkoägyptischen und spätantik-koptischen Überlieferungen.[586] In den byzantinischen medizinischen Texten begegnet das Motiv des ›Milchzaubers‹ nicht, erst wieder in den spätbyzantinischen Rezeptsammlungen, wie beispielsweise im *Iatrosophion* Cod. Par. gr. 2316, Kap. 266, wo es mit der Gottesmutter – die wiederum mit der Isis der paganen Texte in genau demselben Motivkontext in Analogie steht – in Verbindung gebracht wird:

Cod. Par. gr. 2316, Kap. 266
(ed. Oikonomou-Agorastu, 94)

Περὶ τὸ ποιῆσαι γάλα γυναῖκα. Ἡ Παρθένος προσμαθὼν Θεοῦ κελεύσει παρθένος τικτούσης γάλα τίκτει Παρθένος. Γράψον ταῦτα μετὰ μέλιτος καὶ ἡλίωσας νῆστιν ἡμέραν δὸς πιεῖν γ′ πρωνάς.	Um bei einer Frau Milch zu bewirken. Die Jungfrau, vorauswissend, auf Befehl Gottes, die Jungfrau bringt einer Gebärenden Milch hervor. Schreibe dies auf, mit Honig und lass es an der Sonne stehen, sodann gib es drei Tage lang morgens, auf nüchternen Magen zu trinken. [Übers. d. Verf.]

Die ägyptischen Überlieferungen kennen zudem eine Reihe von iatromagisch wirksamen Rezepten, welche der Mutter nach dem Abstillen wiederum zu einer wohlgeformten Büste verhelfen sollen, wobei hier der unmittelbare Zusammenhang zwischen Muttermilch und Menstruationsblut ausschlaggebend ist. Am häufigsten wird nämlich eine Einreibung der Brüste mit Menstruationsblut empfohlen, um die nicht mehr

585 Cod. Michigan 136, 5–7, Übers.: M. Meyer, in: Meyer – Smith 1994, 85–87; der Text ist vollständig zitiert in Kap. 2.4 (vgl. auch Kap. 3.3.1).

586 Zu den altägyptischen Muttermilchkrüglein vgl. E. Brunner-Traut, Die Alten Ägypter. Verborgenes Leben unter Pharaonen (Stuttgart u.a. ³1981) 67 mit Abb. 21. Vgl. Meyer – Smith 1994, *suo loco*.

benötigte Muttermilch sukzessive versiegen zu lassen und die Brüste wieder zu straffen.[587] An dem Zusammenhang zwischen Menstruationsblut und Muttermilch wird auch im *Corpus Hippocraticum* sowie in der byzantinischen medizinischen Literatur festgehalten,[588] jedoch ohne Hinweise auf eine iatromagische Nutzbarmachung dieser Theorie.

Iatromagische Hilfsmittel dienten nach der Geburt jedoch nicht nur dazu, der Mutter wieder zu ihrem vorma ligen Körperideal zu verhelfen, sondern auch insbesondere dazu, das Kleinkind zu beschützen und ruhig zu halten: bereits die ägyptischen, dann aber auch die spätantiken und byzantinischen Texte[589] überliefern eine Vielzahl von Rezepten gegen Kindergeschrei, die sich bis in die spätbyzantinische Zeit unvermindert erhalten haben. Interessant ist in diesem Zusammenhang das Kapitel 7 des *Iatrosophions* Cod. Par. gr. 2316, wonach dem schreienden Kind eine Ziegenhaut (αἴγεον δέρμα) um den Kopf gewickelt wird, um das Geschrei zu beenden.[590]

Noch bemerkenswerter, gerade vor dem Hintergrund der byzantinischen Rezeption ägyptischer iatromagischer Motive, ist eine Art Universalamulett, ebenfalls für ein Kleinkind, das im Umhängen eines »Eselshufes« besteht: Ὀνύχιν γαδάρου φόρεσε τὸ παιδίν.[591] Die Frage stellt sich nun, was genau unter ὀνύχιν γαδάρου zu verstehen ist: ein ganzer Eselshuf wäre für ein Kleinkind wohl viel zu groß und zu schwer, weshalb das tatsächlich umgehängte Amulett möglicherweise nur ein Hufsplitter ist? In jedem Falle sicher ist allerdings die indirekte Bezugnahme auf das ägyptische Seth-Eselsmotiv, weshalb dieses Amulett gerade für ein vor negativen Einflüssen zu schützendes Kleinkind traditionell und motivgeschichtlich prädestiniert ist.

587 Vgl. Nunn 1996, 197 mit etlichen Textbeispielen; eine spezielle Menstruationsrezitation unter Anrufung des gesamten ägyptischen Götterpantheons überliefert das demotische Ostrakon Strassburg D 1338, ed. und übers. Ritner 1995, 3343 f.

588 Hipp., de morb. vulg. II, 3,17 (V,118 f. Littré); Hipp. Aph. V, 52 (IV, 550 f. Littré); Galen, UP XIV, 4, 8 (II, 290,21–294,25 und 310,8–313,7 Helmr.); wörtl. Rezeption bei Theoph.Prot. V, 38 (ed. Grimm-Stadelmann, 203 f.

589 Cod. Wien K 70/Rainer, AN 189 (10./11. Jh. n.Chr.) überliefert ein Universalamulett auf Pergament für ein neugeborenes Kind, worin das Kleinkind unter Berufung auf Christus als guter Hirte gegen sämtliche mögliche physische und psychische Krankheiten abgesichert werden soll; vgl. V. Stegemann, Die koptischen Zaubertexte der Sammlung Papyrus Erzherzog Rainer Wien, Sitzungsberichte der Heidelberger Akad. Wiss., Phil.-Hist. Klasse (Heidelberg 1934) 63–67; W. Till, Zu den Wiener koptischen Zaubertexten, Orientalia 4 (1935) 214–215; Übers.: M. Meyer, in: Meyer – Smith 1994, 127 f.

590 Cod. Par. gr. 2316, Kap. 7, ed. Oikonomou-Agorastu, 36 mit Komm. auf S. 109, jedoch ohne den Hinweis auf die seit dem *Corpus Hippocraticum* bestehende Verbindung zwischen Ziegen und Anfallsleiden: vgl. Kap. 2.6 und 4.10.1 mit Textbeispielen. Möglicherweise handelt es sich hier primär weniger um eine Therapie gegen unspezifisches Kindergeschrei, sondern vielmehr um den Versuch, ein an Epilepsie erkranktes Kind zu heilen?

591 Cod. Par. gr. 2316, Kap. 206, ed. Oikonomou-Agorastu, 83 ohne Komm.

4.9 Fieber

In der ägyptischen medizinischen Literatur firmiert Fieber ausschließlich als Begleiterscheinung komplexer Symptomatiken (v.a. zusammen mit Atemwegs- und Abdominalerkrankungen, Entzündungen, Wunden oder Vergiftungen), nicht hingegen alleinstehend als nosologisches Einzelphänomen. Da die Ursache des Fiebers häufig nicht eindeutig lokalisierbar ist, so wird zumeist eine dämonische Urheberschaft vermutet. Ebenfalls als Symptom und Begleiterscheinung insbesondere akuter Krankheiten wird das Fieber im *Corpus Hippocraticum* charakterisiert;[592] als gemeinsamer Nenner bzw. übergeordneter Auslöser wird eine Dyskrasie der beiden Körpersäfte Galle und Schleim angenommen.

Der gravierende Unterschied zur ägyptischen Fiebervorstellung besteht darin, dass neben der reinen Begleitsymptomatik auch die Auffassung von Fieber als eigenem Krankheitsbild existiert, das in diverse Unterarten zu differenzieren sei: die Unterscheidung richtet sich dabei nach Periodizität des Auftretens sowie Lokalisation innerhalb der Körpersubstanzen.[593] Orientiert an der hippokratischen und galenischen Fiebertheorie differenziert auch die byzantinische Medizin[594] nach zugrundeliegender Substanz (Eintagesfieber, Faulfieber sowie hektisches Fieber) sowie Periodizität (Tertian-, Quartan- und Quotidianfieber), wobei sich die Terminologie nach dem jeweiligen Rhythmus der Fieberschübe und ihres Wiederabklingens richtet.

Terminologische Fieberdifferenzierungen lassen sich auch bereits in den gräkoägyptischen Papyri nachweisen, wo die unterschiedlichen Phänotypen des Fiebers häufig innerhalb von iatromagischen Rezitationen und Formeln in Erscheinung treten, wobei sie terminologisch genau voneinander abgegrenzt werden.[595] Haupt-

592 Hipp. Akut. 5,20 (II, 232 Littré); Hipp. Aff. 7,9–11 (VI, 214–220 Littré): hier wird das Fieber im Zusammenhang mit Pleuritis, Pneumonie und Phrenitis beschrieben.

593 Hipp. Flat. 6 (VI, 96 f. Littré); Hipp. Aff. 11 (VI, 218 Littré); Hipp. Epid. I, 24 (II, 670 f. Littré); Galen, Diff. febr. I, 1, 3, 9 (VII, 276, 281, 304 Kühn). Vgl. den konzisen Überblick von B. Gundert, s.v. *Fieber*, in: Antike Medizin, 299–301, sowie die Standardpublikation zu den diversen Fiebertheorien: W.F. Bynum – V. Nutton (Hrsg.), Theories of Fever from Antiquity to the Enlightenment. London 1981.

594 Exemplarisch dafür steht Alexanders von Tralleis Abhandlung *Περὶ πυρετῶν* in sieben Kapiteln: AlexTrall., febr. 1–7 (I, 291–439 Pu.).

595 De Haro Sanchez 2010, 132: »[...] les expressions utilisées pour désigner ses differentes variétés ou ses symptômes sont particulièrement nombreuses dans les papyrus iatromagiques, qu'ils contiennent des formulaires ou qu'ils soient des amulettes«, gefolgt von einer Tabelle, welche die terminologische Diversität veranschaulicht. Anders als de Haro Sanchez, a.a.O. erachte ich die terminologische Vielfalt durchaus als Ausdruck differenzierter Fiebersymptomatiken, gestützt auf eingehende Patientenbeobachtung.

sächlich wird differenziert zwischen ῥῖγος, πυρετός[596] und φρίξ[597]; gelegentlich entstehen auch terminologische Neuschöpfungen bzw. *hapax*-Bildungen aufgrund des interkulturellen Synkretismus: so erscheint das Kompositum ἀειπύρετος (ὁ) als *hapax legomenon* auf einem Fieberamulett jüdischen Ursprungs und bezeichnet möglicherweise ein kontinuierlich anhaltendes Fieber.[598] Die in den Papyri beobachtete terminologische Differenzierung lässt sich noch in den spätbyzantinischen *Iatrosophien* beobachten, so in einer Rezitation gegen Schüttelfrost (περὶ εἰς ῥῖγον) sowie einer Amulettformel gegen Wechselfieber (? περὶ ψύχους καὶ κρύου):

Cod. Par. gr. 2316, Kap. 261
(ed. Oikonomou-Agorastu, 92)

Περὶ εἰς ῥῖγον. Εἰσελθὼν εἰς πέτραν ριζιμίαν ὥρα στ´ καὶ μετὰ τοῦ νοσοῦντος εἰπέ· Εἰς τὸ ὄνομαν τοῦ Πατρὸς καὶ τοῦ Υἱοῦ καὶ τοῦ ἁγίου Πνεύματος· σταυρὸς ἐπάγη ἐπὶ πέτραν, ὁ Θεὸς ἐδοξάσθη, δέρμαν ἐδέθη καὶ αὐτὸ ἰάθη, ἐκεῖ κρατήσει καὶ αὐτὸν ὑγείαν ⟨...⟩ ἅπας λῦσον, εἰς τὸ ὄνομαν τοῦ Πατρὸς καὶ τοῦ Υἱοῦ καὶ τοῦ ἁγίου Πνεύματος.

Cod. Par. gr. 2316, Kap. 296
(ed. Oikonomou-Agorastu, 101)

Περὶ ψύχους καὶ κρύου. Ποίησον πιττάκιν καὶ λέγει· Ὁ τεχθεὶς ἐκ Παρθένου Μαρίας, Χριστέ, ὁ Θεὸς ἡμῶν, βάλε χεῖραν. Χριστὸς ἐγεννήθη, Χριστὸς ὑψώθη, Χριστὸς ἐτάφη, Χριστὸς ἀνέστη.[599] Χριστέ, ὁ Θεὸς ἡμῶν, ἀποδίωξον τὸ ψῦχος ἀπὸ τὸν δοῦλον τοῦ Θεοῦ ὁδεῖνα. Ἐν ἀρχῇ ἦν ὁ λόγος καὶ ὁ λόγος ἦν πρὸς τὸν Θεὸν καὶ Θεὸς ἦν ὁ Λόγος, πάντα δι᾽ αὐτοῦ ἐγένετο καὶ χωρὶς αὐτοῦ ἐγένετο οὐδέν, ὃ γέγονεν.

Obgleich eine große Menge an Schriftamuletten[600] (Rezitationen, Amulettformeln) in den Papyri und diversen Rezeptsammlungen belegt ist, existieren dennoch, im Vergleich dazu, sehr wenige tatsächliche Objektbelege. Dies erklärt Simone Michel[601] sehr einleuchtend mit der Tatsache, dass häufig empfohlen wird, die entsprechend wirksamen Steine, z.B. Achat[602], zu verbrennen; der Patient solle dann den Rauch inhalieren. Aus diesem Grunde wirkt es plausibel, dass kaum solche Amulettgemmen erhalten sind; Simone Michel weist ferner auf eine weitere Möglichkeit hin, nämlich

596 In den Papyri begegnet zudem das Kompositum ῥιγοπύρετος (ὁ) bzw. ῥιγοπύρετον (τό) sowie das Diminutiv ῥιγοπυρετίον: de Haro Sanchez 2010, 134.

597 Als Substantiv begegnet ἡ φρίξ in einem christlichen Fieberamulett, de Haro Sanchez 2010, 135 zufolge in der Bedeutung: »frissonnement« aufgrund von Fieber, womit wohl eine Art ›Fieberschauer‹ (Schüttelfrost?) beschrieben wird.

598 De Haro Sanchez 2010, 135.

599 Dieselbe Formel begegnet auf einem Geburtsamulett bei Aetios von Amida: AetAmid. XVI, 13 (ed. Mercati, 44); vgl. Kap. 4.8 mit Vollzitat.

600 Vgl. A. Jördens, Griechische Texte aus Ägypten, in: Janowski – Schwemer 2010, 346–348 (Fieberamulette); A. Jacoby, Rez. von M. Ginzburger, Die Medizin und Hygiene der Juden in Elsaß-Lothringen, Elsässische Monatsschrift für Geschichte und Volkskunde, Jahrgang 1912, 280 f. (77 Fieber in deutschen Rezitationen).

601 Michel 2004, 151.

602 Plinius, NH 37, 139: antachates quae cum uritur murram redolet; vgl. auch A. Geissen, Ein Amulett gegen Fieber, ZPE 55 (1984) 221, 223 und 227.

dass Fieber, aufgrund seiner dämonischen Ursache, sehr häufig exorziert wurde und Gemmen im Vergleich zu Schrift- oder Metallamuletten bei Exorzismen eine verhältnismäßig geringe Rolle spielen.[603]

Häufig begegnet in den Quellen die Aufforderung, dem Patienten ein entsprechendes Schriftamulett umzubinden, das in seiner auf die wichtigsten Bestandteile reduzierten Form die Anrufung einer übergeordneten Macht (im christlichen Umfeld meist Jesus Christus oder die Heilige Dreieinigkeit) in Kombination mit diversen, beliebig variablen *voces magicae* beinhaltet. Ein derartiges Beispiel überliefert der koptische Cod. Wien K 8303/Rainer AN 197 (11./12. Jh. n.Chr.) in einem Amulett speziell gegen Fieber in Verbindung mit Schüttelfrost:

> For shivering: Write these things (and) bind them to him: (signs) Jesus Christ LATHA RAN(?). THARBA LATHA, heal us, yea, yea, at once![604]

Der Heilungswunsch wird direkt an Jesus Christus adressiert, wobei die Kombination seines Namens mit den *voces magicae* sowie die Beschleunigungsformel am Ende den exorzistischen Charakter der Formel ausmacht.

Speziell bei schriftlichen Fieberamuletten ist die Kombination aus exorzistischer Formel und deren Verstärkung durch graphische Ausdrucksmöglichkeiten sehr häufig; insbesondere begegnet im Fieberkontext die ›Schwundformel‹,[605] die das Schwinden des Krankheitszustandes – und damit auch das sukzessive Abnehmen des Einflusses des Krankheitsdämons im Patientenkörpers – graphisch symbolisiert und in Kombination mit der entsprechenden Formel die Wirkung verstärkt, gleichsam als formaler Exorzismus mit Analogiewirkung. Die häufigste Anordnung der abnehmenden Buchstabenreihe ist die Flügelform (auch spiegelbildlich), doch existieren auch weitere Variationsmöglichkeiten, so beispielsweise eine Art herzförmige Anordnung wie in einem personifizierten Fieberamulett aus dem 7. Jh. n.Chr.; der Besitzer trägt den Namen Joseph:

603 Michel 2004, 151 f.

604 V. Stegemann, Die koptischen Zaubertexte der Sammlung Papyrus Erzherzog Rainer Wien, Sitzungsberichte der Heidelberger Akad. Wiss., Phil.-Hist. Klasse (Heidelberg 1934) 79–82; W. Till, Zu den Wiener koptischen Zaubertexten, Orientalia 4 (1935) 219; Übers.: M. Meyer, in: Meyer – Smith 1994, 90 f.

605 Vgl. Willer 2015, 293 f. und Willer 2011, 58 f.; Michel 2004, 149–151 mit Textbeispielen.

	† † †	
Jesus Christ	ERICHTHONIE	Let the white wolf,
	RICHTHONIE	
heals	ICHTHONIE	the white wolf,
	CHTHONIE	
the chill	THONIE	the white wolf
and the	ONIE	heal the shivering
fever	NIE	fever of Joseph.
and every	IE	They are quick! ††
disease of the	E	
body of Joseph, who wears		
the amulet daily		
and intermittently.		
They are quick! Amen,		
Alleluia. †††[606]		

Das genannte Amulett besteht aus insgesamt drei Bestandteilen, die in analogen Kolumnen angeordnet sind. Die erste Kolumne wird dominiert von Jesus Christus, der als Heiler angerufen wird; Josephs Symptomatik wird hier eher allgemein mit Fieber in Verbindung gebracht, doch insbesondere der unsiversale Charakter betont. Die rechte Kolumne hingegen wird von einem ›weißen Wolf‹ dominiert, den Marvin Meyer nach Dierk Wortmann mit dem ägyptischen Horus oder Apollon assoziiert;[607] möglich wäre auch eine astrologische Deutung, die den ›weißen Wolf‹ mit Sirius in Verbindung bringt, doch auch dann wäre ein ägyptisches Motiv denkbar, das aufgrund der Symbiose zwischen Isis und Sothis, der Verkörperung des Siriusgestirns, wiederum im Osirismythos angesiedelt ist.[608]

Vor diesem Hintergrund ist die Assoziation mit dem Fieberamulett naheliegend, da das Siriusgestirn in Ägypten meist zur Zeit des Jahreswechsels, als Ankündigung der Nilüberschwemmung, am Himmel erschien, zu einer Zeit also, die als besonders seuchengefährdet galt. Hier, in der rechten Amulettkolumne, wird Josephs Fiebersymptomatik zudem näher spezifiziert; es handelt sich um Fieberanfälle gepaart mit Schüttelfrost. Die zentrale Kolumne des Amuletts zeigt einen magischen Namen in herzförmig angeordnetem ›Schwundschema‹; hinter »Erichthonie« mag sich eventuell der attische Heros Erichthonios[609] verbergen, der wiederum aufgrund seines

606 Pap. Köln 851; Übers.: M. Meyer, in: Meyer – Smith 1994, 37; vgl. D. Wortmann, Der weiße Wolf. Ein christliches Fieberamulett der Kölner Papyrussammlung, Philologus 107 (1963) 157–161.

607 M. Meyer, in: Meyer – Smith 1994, 37; D. Wortmann, Der weiße Wolf. Ein christliches Fieberamulett der Kölner Papyrussammlung, Philologus 107 (1963) 160 f.

608 Vgl. L. Kákosy, s.v. *Sothis*, LÄ V, 1110–1117.

609 Speziell zu dem Zauberwort ἠριχθονίη bzw. ἐριχθόνιε und seinem Bezug zu dem attischen Heros Erichthonios vgl. D. Wortmann, Der weiße Wolf. Ein christliches Fieberamulett der Kölner Papyrussammlung, Philologus 107 (1963) 159 f.

Schlangenunterkörpers mit dem schlangenfüßigen Abrasax (»Anguipedes«[610]) assoziierbar wäre. Josephs Fieberamulett enthält zudem in der ersten Kolumne eine ganz genaue Anwendungsvorschrift: es muss täglich und ohne Unterlass getragen werden. Personifizierte Amulette wie das des Joseph begegnen insbesondere im Fieberkontext sehr häufig, wobei entweder generell um Schutz oder Heilung bei unspezifiziertem ›Fieber‹ gebeten wird, oder aber diverse Fieberarten aufgezählt werden, wie in einem Fieberamulett aus dem 4. Jh., das für eine Frau namens Aria bestimmt war:

Pap. Oxyrrh. 924 (PGM II, 212)

Ἦ μὴν φυλάξῃς καὶ συντηρήσῃς Ἀρίας ἀπὸ τοῦ ἐπιημερινοῦ φρικὸς καὶ ἀπὸ τοῦ καθημερινοῦ φρικὸς καὶ ἀπὸ τοῦ νυκτερινοῦ φρικὸς καὶ ἀπὸ τοῦ λεπτοῦ πυρε-[τοῦ τοῦ τῆς κορυ]φῆς. ταῦτα εὐ[μενῶ]ς [π]ρά[ξ]εις ὅλως κατὰ τὸ θέλημά σου πρῶτον καὶ κατὰ τὴν πίστιν αὐτῆς, ὅτι δούλη ἐστὶν τοῦ θ(εο)ῦ τοῦ ζῶντος, καὶ ἵνα τὸ ὄνομά σου ᾖ διὰ παντὸς δεδοξασμέν[ον.]	Truly guard and protect Aria from the one-day chill and from the daily chill and from the nightly chill and from the mild fever of [the top of the head]. You shall do these things [graciously] and completely, first on account of your will and also on account of her faith, because she is a handmaid of the living god, and that your name may be glorified continually.

[δύναμ]ις				
α	Ἰ(ησο)ῦ	πατήρ, υἱός, μήτηρ	Χ(ριστο)ῦ	ο
η		πν(εῦμ)α ΑΩ ἅγιον		υ
ι		Ἀβρασάξ		ω

[Power]				
A	of Jesus	father, son, mother	Christ	O
E		holy AO spirit		U
I		Abrasax		O

[Übers.: M. Meyer, in: Meyer – Smith 1994, 39 f.]

Die angerufene überirdische Macht ist im ersten Teil des Amuletts nicht näher benannt; aus dem zweiten, graphischen Teil geht dann hervor, dass es sich um eine Kombination aus Jesus Christus, Trinität mit Muttergottes und Abrasax handelt. Aria leidet konkret unter eintägigen Fieberanfällen, die sowohl tagsüber wie auch nachts auftreten und eventuell mit einem Schläfensyndrom (? die Textpassage ist unklar) in Zusammenhang stehen (ἀπὸ τοῦ ἐπιημερινοῦ φρικὸς καὶ ἀπὸ τοῦ καθημερινοῦ φρικὸς καὶ ἀπὸ τοῦ νυκτερινοῦ φρικὸς καὶ ἀπὸ τοῦ λεπτοῦ πυρε[τοῦ τοῦ τῆς κορυ]φῆς). Interessant ist, dass die angerufene Macht die Schutz- und Heilfunktion sowohl aufgrund der Kraft ihres Willens (κατὰ τὸ θέλημά σου) ausüben soll, wie auch veranlasst durch die Glaubensstärke der Patientin (κατὰ τὴν πίστιν αὐτῆς) – ein Motiv, das dann später auch in den Wunderheilungen der Kosmas- und Damian-Überlieferung[611] wiederbegegnet. Im Zentrum des graphischen Teils des Amuletts stehen diesmal sechs der sieben Vokale des griechischen Alphabets (ε fehlt[612]), die insofern wirkmächtige *voces*

---

610 Beispiele auf den Gemmen: Michel 2004, 239–249, bes. 240 f.

611 Grimm-Stadelmann – Locher 2012, 4, 10f., 16, 29–31.

612 M. Meyer, in: Meyer – Smith 1994, 39 vermutet einen Schreiberfehler.

magicae sind, als sie die sieben Planeten, aber auch die Erzengel symbolisieren (vgl. Kap. 2.7.6).

Ganz deutlichen Exorzismuscharakter besitzt das Fieberamulett der Joannia, Tochter einer Anastasia genannt Euphemia, aus dem 5. Jh. n.Chr., indem es bereits einleitend die Fliehformel (vgl. Kap. 2.7.5) in christlichem Gewande verwendet: der (anonyme) Krankheitsdämon (πνεῦμα μεμισημένον) wird in diesem Fall von Christus selbst verfolgt (Χ[ριστό]ς σε διώκει) und damit vertrieben:

Pap. Oxyrrh. 1151 (PGM II, 212 f.)

† Φεῦγε, πνεῦμα μεμισημένον· Χ(ριστό)ς σε διώκει. προέλαβέν σε ὁ υἱὸς τοῦ θ(εο)ῦ καὶ τὸ πν(εῦμ)α τὸ ἅγιον. ὁ θ(εὸ)ς τῆς προβατικῆς κολυμβήθρας, ἐξελοῦ τὴν δούλην σου Ἰωαννίαν, ἣν ἔτεκεν Ἀναστασία ἡ καὶ Εὐφημία, ἀπὸ παντὸς κακοῦ. † ἐν ἀρχῇ ἦν ὁ λόγος, καὶ ὁ λόγος ἦν πρὸς τὸν θ(εό)ν, καὶ θ(εὸ)ς ἦν ὁ λόγος. πάντα δι᾽ αὐτοῦ ἐγένετο, καὶ χωρὶς αὐτοῦ ἐγένετο οὐδὲ ἕν, ὃ γέγονεν. κ(ύρι)ε † Χ(ριστ)έ, υἱὲ καὶ λόγε τοῦ θ(εο)ῦ τοῦ ζῶντος, ὁ ἰασάμενος πᾶσαν νόσον καὶ πᾶσαν μαλακίαν, ἴασαι καὶ ἐπίσκεψαι καὶ τὴν δούλην σου Ἰωαννίαν, ἣν ἔτεκεν Ἀναστασία ἡ καὶ Εὐφημία, καὶ ἀποδίωξον καὶ φυγάδευσον ἀπ᾽ αὐτῆς πάντα πυρετὸν καὶ παντοῖον ῥῖγος, ἀμφημερινόν, τριτῆον[sic], τεταρτῆον[sic], καὶ πᾶν κακόν. εὔχεσθε πρεσβίας τῆς δεσποίνης ἡμῶν, τῆς θεοτόκου, καὶ τῶν ἐνδόξων ἀρχαγγέλων καὶ τοῦ ἁγίου καὶ ἐνδόξου ἀποστόλου καὶ εὐαγγελιστοῦ καὶ θεολόγου Ἰωάννου καὶ τοῦ ἁγίου Σερήνου καὶ τοῦ ἁγίου Φιλοξένου καὶ τοῦ ἁγίου Βίκτωρος καὶ τοῦ ἁγίου Ἰούστου καὶ πάντων τῶν ἁγίων, ὅτι τὸ ὄνομά σου, κ(ύρι)ε ὁ θ(εό)ς, ἐπεκαλεσά[μ]ην, τὸ θαυμαστὸν καὶ ὑπερένδοξον καὶ φοβερὸν τοῖς ὑπεναντίοις, ἀμήν. †

† Flee, hateful spirit! Christ pursues you; the son of god and the holy spirit have overtaken you. O god of the sheep-pool, deliver from all evil your handmaid Joannia whom Anastasia, also called Euphemia, bore. † In the beginning was the Word, and the Word was with god, and the Word was god. All things were made through him, and without him was not anything made that was made. O lord, † Christ, son and Word of the living god, who heals every disease and every infirmity, also heal and watch over your handmaid Joannia whom Anastasia, also called Euphemia, bore, and chase away and banish from her every fever and every sort of chill – quotidian, tertian, quartan – and every evil. Pray through the intercession of our lady the mother of god, and the glorious archangels, and the holy and glorious apostle and evangelist and theologian John, and St. Serenus and St. Philoxenos and St. Victor and St. Justus and all the saints. For your name, O lord god, have I invoked, the name that is wonderful and exceedingly glorious and fearful to your adversaries, Amen. †
[Übers.: M. Meyer, in: Meyer – Smith 1994, 40 f.]

Zunächst betont die Amulettformel den generell-universalen Anspruch (ἐξελοῦ [...] ἀπὸ παντὸς κακοῦ); im weiteren Verlauf wird dies dann speziell auf den Fieberkontext (πάντα πυρετὸν καὶ παντοῖον ῥῖγος) und insbesondere die periodischen Fieberarten (ἀμφημερινόν, τριτῆον[sic], τεταρτῆον[sic]) eingeschränkt. Entsprechenden Nachdruck erhält die Beschwörung durch etliche Bibelzitate (z.B. Joh. 5,2 und Joh. 1,1–3) und besonders durch die Berufung auf Christi Heilertätigkeit (ὁ ἰασάμενος πᾶσαν νόσον καὶ πᾶσαν μαλακίαν); zusätzlich werden noch zahlreiche einflussreiche Mittlerpersonen angerufen, die durch ihre Fürbitten die Heilung beschleunigen sollen: an erster Stelle die Muttergottes, gefolgt von den Erzengeln und sämtlichen Heiligen unter besonderer Hervorhebung des Evangelisten Johannes (aus dessen Evangelium auch die zuvor erwähnten Bibelzitate stammen) sowie der heiligen Märtyrer Serenus,

Philoxenos, Viktor und Justus. Der Papyrus selbst veranschaulicht deutlich die Applikation solcher Amulette mittels Umbinden, denn er war ursprünglich mehrfach gefaltet und zusammengebunden.[613]

Gelegentlich kann in solchen Amuletten die Heilerqualität Jesu noch durch entsprechende neutestamentliche *historiolae* verstärkt werden, die gleichzeitig den Heilerfolg in vergleichbaren Krankheitssituationen vor Augen führen. Die am häufigsten im Fieberkontext verwendete *historiola* berichtet von der Wunderheilung der fieberkranken Schwiegermutter des Apostels Simon Petrus (Mk. 1,29–39; Lk 4,38–40; Mt. 8,14–17), die durch Jesu Einflussnahme wieder vollständig gesund wurde.[614] Während Markus und Matthäus von einer Wunderheilung rein durch Berühren der Hand berichten, überliefert das Lukasevangelium einen Fieberexorzismus im Stil der gräkoägyptischen Papyri: Jesus befiehlt nämlich dem (personifizierten) Fieber, d.h. dem Fieberdämon, die Frau augenblicklich zu verlassen, was er auch unverzüglich tat. Auf diese *historiola* nimmt ein ursprünglich als Universalamulett konzipierter koptischer Papyrus (5./6. Jh. n.Chr.) unter gesonderter Erwähnung von Fieber und Kopfschmerzen Bezug:

> [...] virgin Mary, and was crucified by Pontius Pilate, and was buried in a tomb, and arose on the third day, and was taken up to heaven, and ... Jesus, because then you healed every infirmity of the people and every disease ..., Jesus, ... believe ... because then you went into the house of Peter's mother-in-law [when she was] feverish, [and] the fever left her; so also now we beseech you, Jesus, now also heal your handmaid who wears your [holy] name from every disease and [from every] fever and from a shivering fever and from a headache and from all bewitchment and from every evil spirit, in the name of father and son and holy spirit.[615]

Das Amulett ist für eine (anonyme) Frau bestimmt; die speziell weibliche Konnotation wird sowohl durch die *historiola* über die Wunderheilung der Schwiegermutter des Apostels Simon Petrus hervorgehoben, wie auch durch die vorausgehend zitierte Kurzfassung der *Vita Christi*, die auch häufig auf Geburtsamuletten erscheint (vgl. Kap. 4.8). Interessant ist hier zudem die Betonung einer speziell dämonischen Krankheitsursache durch Verhexung und den Einfluss böser Geister – eine Vorstellung, die

---

613 Vgl. auch M. Meyer, in: Meyer – Smith 1994, 40. Spuren einer vergleichbaren Applikation zeigt ein ebenfalls gerolltes und zusammengebundenes Pergamentamulett ohne Datierung (Sammlung Moen), das für einen Patienten namens Phoibammon, Sohn der Maria, bestimmt war und diesen gegen Fieber und Verkühlung schützen sollte. Die Besonderheit dieses Amuletts ist seine beidseitig nahezu identische Beschriftung mit der Amulettformel: P.J. Sijpesteijn, Amulet against Fever, Chronique d'Égypte 57 (1982) 377–381; Übers. und Komm.: N. Kelsey, in: Meyer – Smith 1994, 99 f.

614 Vgl. B. Mörtl, Die Heilung der Schwiegermutter (Mk 1,29–31) – Freude oder Ärgernis?, in: J. Pichler – C. Heil (Hrsg.), Heilungen und Wunder. Theologische, historische und medizinische Zugänge (Darmstadt 2007) 130–142.

615 Pap. Berlin 21230: W. Brashear, Vier Berliner Zaubertexte, ZPE 17 (1975) 31–33. Text; Übers.: M. Meyer, in: Meyer – Smith 1994, 39.

sowohl in Zusammenhang mit Kopfschmerzen wie auch mit Fieber auf eine lange Tradition im gräkoägyptischen Umfeld zurückblicken kann. Laut Textaussage besteht das eigentliche Amulett allerdings nur im Namen Christi, der von der Patientin getragen werden muss.

Die mit Fieber häufig verbundene Feuersymbolik findet in mehrfacher Hinsicht in einem koptischen Fieberamulett aus dem 11. Jh. Ausdruck, das einem Mann namens Poulpehepus, Sohn der Zarra, gewidmet ist; erwähnt werden bis auf das Tertianfieber unspezifizierte Arten von Fieber und Schüttelfrost, die von Kopf und Körper des Patienten ferngehalten werden sollen:

> [...] SATOR ARETO TENET OTNRO[sic] ROTAS, take away this fever and this cold and this shivering and this chill and this shaking fever and this complaint and this shaking fever and this tertian fever and this pain from the head and the body of Poulpehepus son of Zarra, through the name and the nails that were driven into (?) the body of Manuel, our Nuel, our god on the cross, by the Jews, that you may take away this cold and this chill from the body of Poulpehepus son of Zarra, yea, at once! AEEIOUO My lord (?), [...] and these [...] and these wonders. [...] I have raised my soul like the one whom his mother conceived. Let [...] and this chill [and] this shivering and this chill [and] this shaking fever and this complaint and this pain [...] take(n) (?) away from the head [and] the body of Poulephepus son of Zarra, yea, at once! ASKOI ASRIN [...] FTO LAL MOULAL SHAULAL, strengthen, give strength, Zetrak, Mezak, Aftenako, Ananias, Azarias, Mazaneh, and Daniel. Take away this cold and this shivering and this chill and this shaking fever and this tertian fever and this pain from the head and the body of Poulpehepus son of Zarra, yea, yea, at once! AEEIOUO[616]

Der erhaltene Teil des Textes beginnt mit dem Sator-Palindrom (vgl. Kap. 2.7.5), dessen Gleichsetzung mit den Namen der Kreuzesnägel Christi auch im vorliegenden Kontext angedeutet wird. Die dem *Sator*-Palindrom immanente feuerabwehrende Symbolik[617] wird zusätzlich noch verstärkt durch die Bezugnahme auf die jüdischen Geiseln an Nebukadnezars Hof (Daniel 1,1–7) und die Jünglinge im Feuerofen (Daniel 3,19–30), wobei die alttestamentlich überlieferten Namen der Jünglinge Daniel, Hananja, Mischaël und Asarja mit ihren assyrisch-chaldäischen Varianten Beltschazar, Schadrach, Meschach, Abed-Nego vermischt als *voces magicae* Zetrak, Mezak, Aftenako, Ananias, Azarias, Mazaneh, Daniel auftauchen, um der durch die zweimalige Nennung der Vokalreihe AEEIOUO implizierten Siebenzahl Genüge zu tun und damit zudem die astrologische Verbindung zu den Planeten und den Erzengeln herzustellen.

Eine nahezu identische Namensreihung beinhaltet auch ein undatiertes koptisches Fieberamulett, das einem Mann namens Patrikios zugeordnet werden kann,

---

616 Pap. Oxyrrh. 39 5B.125/A (ca. 11. Jh. n.Chr.): A. Alcock, A Coptic Magical Text, BASP 19 (1982) 97–103; Übers. und Komm.: M. Meyer, in: Meyer – Smith 1994, 98 f.

617 Vgl. die Funktion des *Sator*-Quadrats auf der Münchner Zauberrolle (BNM, Inv. NN 537) aus dem 18. Jh. (vgl. Kap. 2.7), wo ihm die die Fähigkeit, Feuer zu löschen ohne Wasser zu verwenden, zugeschrieben wird.

wobei hier die *historiola* der Jünglinge im Feuerofen nicht nur indirekt assoziiert, sondern ausformuliert wird:

> *Ananias [As]arias Misael, Se[d]rak Misak Abdenago, Thalal M[ou]lal B[...: I] adjure you by your names and your powers, that as you extinguished the fiery furnace(s) of Nebuchadnezzar, you may extinguish [every fever] and every [...] and every chill and every malady that is in the body of Patrikiou child of [...]akou, child of Zoe, child of Adam, yea, yea, at once, at once! (7 pentagrams).[618]

Die *historiola* besitzt hier Vorbildscharakter: ebenso, wie die Gluthitze in Nebukadnezars Ofen den Jünglingen dank Gottes schützender Einwirkung nichts anhaben konnte, genau so unverzüglich und nachhaltig soll der aktuelle Patient von jeglichem Fieber und Krankheit geheilt werden.

Zwischen zwei Vokalreihen eingeschlossene Engelsnamen symbolisieren in dem koptischen Fieberamulett eines Mannes namens Ahmed die planetar-kosmische Einbindung der Beschwörung, die universalen Charakter besitzt, jedoch den dämonischen Ursprung der Krankheitssymptome betont – auch hier wird wiederum der Tatbestand einer Verhexung als mutmaßliche Krankheitsursache angenommen:

> BABOUCHA ... AKRAMA[CHA]MARI ABLANATHANA[LBA] ... RANKME DOME DOM DO D, ALPHA LEON PHONE ANER, AEEIOUO, Michael, Gabriel, Raphael, Suriel Zarathiel, Zedekiel, Anael, Yoel, Tsel, AEEIOUO: I beg and I invoke you that you bring out the cold and the slight chill and the evil eyes and the mania and the crying from Ahmed son of Mariam, at the moment that he wears you, yea yea, at once, at once![619]

Innerhalb der einleitenden Rezitation diverser *voces magicae* begegnet auch die *Alpha*-Formel (vgl. Kap. 2.7.5), welche mit den Evangelistensymbolen sowie den vier Kreaturen um Jahwes Thron assoziiert wird. Der Amulettext wurde auf Pergament geschrieben und dem Patienten entweder umgebunden oder in einer Kapsel umgehängt: die siebenmalige horizontale – selbst hierbei wird auf die Siebenzahl zurückgegriffen, was beweist, dass bei Amuletten nichts dem Zufall überlassen wurde, sondern jede Geste einem genau festgelegten Ritual entsprach – und zweifache vertikale Faltung weist auf eine solche Applikation hin.

Die mit Fieber häufig verbundene Feuersymbolik und ebenso auch das Ofenmotiv begegnet bereits, weit vor der alttestamentarisch-christlichen Assoziation der zitierten Amulettexte, in einem ägyptischen Exorzismus gegen einen Fieberdä-

618 Heidelberg Kopt. 564: H. Quecke, Zwei koptische Amulette der Papyrussammlung der Universität Heidelberg (Inv. nr. 544b und 564a), Le Muséon 76 (1963) 257–259; Übers. und Komm.: N. Kelsey, in: Meyer – Smith 1994, 100.

619 Heidelberg Kopt. 544 (ohne Dat.): H. Quecke, Zwei koptische Amulette der Papyrussammlung der Universität Heidelberg (Inv. nr. 544b und 564a), Le Muséon 76 (1963) 257–259; Übers. und Komm.: N. Kelsey, in: Meyer – Smith 1994, 101.

mon (?)[620]. Dieser hat Besitz ergriffen von einem Mann namens Nachy (*Nꜣḫy*), der folgende Leitsymptome zeigt:

> [...] in Theben. Man ist in Ach[... (?) ...Amenophis (I.?) ist] auf der Großen Sänfte. Götter bilden den Schutz seines Leibes. Der Fieberdämon des Nachy betritt (?) für sich das Meschagebiet. Der Schmelzofen, indem er (= der Ofen) heiß ist. Er (= der Heiße) wälzt sich von Seite zu Seite, indem seine Glieder zerbrochen (?) sind. Das Herz des Heißen ist trocken in seinem Leib wie ein Baum, der allein in der Wüste steht, [s]eine Wurzeln erreichen (zwar) die Erde, eine Flamme [...Scha]tten, seine Trieb[e]. Der Fieberdämon ist hinabgestiegen, der Viel[...] sie/ihre [... (?)] sind wie eine Windböe (lit. ›Zeitpunkt des Windes‹). Wie schwer/lastend ist das Fieber in seinem Herzen, wie nervös ist ⟨er (?)⟩ innerlich, ohne dass er die Herzensruhe kennte. ›Handelt, Chons-in-Theben (und) Du-Großer-von-Deir-el-Medineh (und) der Nekropole, Amenophis (I.)! Kommt, werft (die) Hitze hinaus, exorziert den Nachy! Versetzt ihn in seinen Ruhezustand! Der mit den Augen zuckt, er ist hingefallen.[621]

Hans-Werner Fischer-Elfert[622] weist nachdrücklich auf die Singularität dieses Textes hin, wobei die Namensassoziation des Dämons (*šmw*) und der von ihm hervorgerufenen Krankheit mit der Sommerjahreszeit eventuell einen interessanten nosologischen Aspekt implizieren könnte: tritt die *šmw*-Symptomatik nur während der gleichnamigen Jahreszeit auf? Und wenn ja, besteht eine klimatische Kongruenz? Handelt es sich um eine Art von Fieber, das mit heftigen Körperreaktionen verbunden ist, um einen ›epileptischen‹ Anfall oder gar um eine Malariaattacke? Das Leiden verursacht jedenfalls kultische Unreinheit, weshalb es unerläßlich ist, den Patienten umgehend zu exorzieren.

Der Name des mutmaßlichen ägyptischen Fieberdämons entspräche dieser Interpretation der Textstelle zufolge also der von ihm verursachten Krankheit bzw. Symptomatik; er besitzt jedoch kein eigenes Erscheinungsbild, sondern manifestiert sich ausschließlich über die Patientenreaktion. Anders in einem exorzistischen Text aus dem 6. Jh., worin die auftretenden Krankheits- (respektive Fieber-)Dämonen phänotypisch beschrieben werden, und zwar in einer Art, die stark an das Auftreten der Dekandämonen im 18. Kapitel des *Testamentum Salomonis* erinnert, denn sie sind mit Wolfsfüßen und einem Froschkopf versehen:

---

620 Eine andere Deutung des Textes, nämlich als Symptomatik eines ›epileptischen‹ Anfallsleidens wird in Kap. 4.10 diskutiert.

621 Ostr. DeM 1265, col. I–II (19.–20. Dyn., ca. 12. Jh. v.Chr.): ed. G. Posener, Catalogue des ostraca hiératiques littéraires de Deir el-Médineh (Kairo 1938) pl. 71–73; Deutung bei J.F. Borghouts, The ›hot one‹ (*pꜣ* šmw) in ostracon Deir el-Médineh 1265, GM 38 (1980) 21–28 und J.F. Borghouts, Rethinking the Papremis Ritual (Herodot II.63), in: T. DuQuesne (Hrsg.), Hermes Aegyptiacus. Egyptological Studies for B.H. Stricker (Leiden 1995) 43–52, bes. 50 f.; Übers.: Fischer-Elfert 2005, 113 f.; Transliteration, Übers. und philolog. Kommentar sowie entsprechende Textvergleiche: Fischer-Elfert 2005a, 91–163.

622 Vgl. Fischer-Elfert 2005, 165 f.; Fischer-Elfert 2000, 124–126 und Fischer-Elfert 2005a, 134–137, wo dieser Text als Beschreibung eines ›epileptischen‹ Anfalls interpretiert wird; vgl. Kap. 4.10.

Pap. Wien G 337/Rainer 1 (PGM II, 218 f.)

[ὁρκίζω ὑμᾶς κατὰ τῶν τεσσάρων εὐ] [αγγ]ελίων τοῦ υἱο[ῦ ἢ τρι] [ταῖο]ν ἢ τεταρταῖον ἢ [...]διδων δὲ πυρετῶ[ν] [...] ἀναχώρησον ἀπὸ τοῦ [δεῖνα, φοροῦντος τὸ θεοφυ]λακτὸν τοῦτο, ὅτι πρ[οστάσσει σοι ὁ] θεὸς τοῦ Ἰστραήλ[sic], ὅ[ν οἱ ἄγγελοι εὐ] [λ]ογοῦσι καὶ ἄνθρωποι δ[εδίασι καὶ πᾶν] πνεῦμα φρίττον. πάλι[ν δαι] [μόν]ιον, οὗ τὸ ὄνομα σμ[...]οραν καὶ φοραν [...]το ἔχων πόδας λύ[κου, τοῦ δὲ] βατράχου τὴν κε[φαλήν ...] ὁρκίζω αὐτὸ τοὺ[ς ἑπτὰ κύκλους] τοῦ οὐρανοῦ· τὸν πρῶ[τον ...,] τὸν δεύτερον ὑακ[ίνθινον, τὸν τρίτον] ἀδαμάντινον, τὸν [τέταρτον] μαλάκηκτον, τὸν πέμ[πτον ...,] τὸν ἕκτον χρυσίτην, τ[ὸν ἕβδομον] ἐλεφάντινον. ὁρκίζω [ὑμᾶς, ἀκά]θαρτα πνεύματα, τὸν κύριον κακοῦν[τα·] μὴ ἀδικήσητε τὸν φοροῦντα τοὺς ὁρκισμοὺς τούτους, ἀναχωρήσατε ἀπ' αὐτοῦ, μὴ ὑποκρύψητε ἐν τῇ γῇ ταύτῃ, μὴ ὑπὸ κλίνην, μὴ ὑπὸ θυρίδαν, μὴ ὑπὸ θύραν, μὴ ὑπὸ δοκούς, μὴ ὑπὸ σκεῦος, μὴ ὑπὸ βόθυνον κάμψητε. ὁρκίζω ὑμᾶς, ἅτι[να] ὠμόσατε ἐπὶ Σολομῶνος· μὴ ἀδικήσητε ἄνθρωπον, μὴ ἐν πυρί, μὴ [ἐν ὕδατι κακ]ὸν ποιήσητε, τῷ ὅρκῳ φοβηθέντα τὸ ἀμὴν καὶ τὸ ἀλληλούϊα καὶ τὸ εὐαγγέλιον τοῦ κυρίου, ὃς ἔπαθεν δι' ἡμᾶς τοὺς ἀνθρώπους. καὶ νῦν ὁρκίζω, ὅσα ἐστὶν πνεύματα ἢ κλαίοντα ἢ γελῶντα φοβερ[ὰ ἢ] ποιοῦντα τὸν ἄνθρωπον δυσόνει[ρον] ἢ ἔκθαμβ[ον,] ἢ ἀμαυρίαν ποιοῦντα ἢ ἀλλοιωσύνην φρενῶν ἢ ὑπ[ο]κλοπὴν καὶ ἐν ὕπνῳ καὶ δίχ[α] ὕπνου. ὁρκίζω αὐτὰ τὸν πατέρα κα[ὶ υἱὸ]ν καὶ ἅγιον [πνεῦμα] καὶ τοὺς ἁγίους ἀγγέλ[ους] τοὺς [ἑσ]τῶτας ἐνώπιον τῆ[ς δεσποί]νης ἡμων] ἀναχωρῆσαι ἀπὸ το[ῦ φοροῦντος] τοὺς φοβεροὺς κ[αὶ ἁγίους] [ὅρκ]ους, ὅτι κύριος Ἰησοῦς [κελεύει ...].

[I adjure you by the four] gospels of the son [..., whether a tertian fever] or a quartan fever or [...] fevers [...]. Depart from [N., who wears] this [divine] protector, because the one who [commands you is the] god of Israel, whom [the angels] bless and people [fear and every] spirit dreads. Again [...] demon, whose name [...], who has feet of a [wolf but] the [head of] a frog [...]. I adjure it by the [seven circles] of heaven: the first [...], the second of [aquamarine, the third] of steel, the [fourth] of malachite, the fifth [...], the sixth like gold, the [seventh] of ivory. I adjure [you], unclean spirits, who do wrong to the lord: Do not injure the one who wears these adjurations. Depart from him. Do not hide down here in the ground; do not lurk under a bed, nor under a window, nor under a door, nor under beams, nor under utensils, nor below a pit. I adjure all of you who have sworn before Solomon: Do not injure a person, do not cause harm with fire or [with water], but through the oath be fearful of the Amen and the Alleluia and the gospel of the lord, who suffered for the sake of us people. And now I adjure all of you spirits who weep, or laugh frightfully, [or] make a person have bad dreams or terror, or make eyesight dim, or teach confusion or guile of mind in sleep and out of sleep. I adjure them by the father and [the son] and the holy [spirit], and the holy angels who stand before [our lady], to depart from the one who [wears] the fearful [and holy] statements of [oath], because the lord Jesus [commands ...].
[Übers.: M. Meyer, in: Meyer – Smith 1994, 45]

Der Text präsentiert sich zwar als Universalamulett gegen sämtliche Arten von Unheil und Krankheit, die von feindlich gesinnten Dämonen hervorgerufen werden kann, fokussiert aber bereits einleitend auf die unterschiedlichen Erscheinungsformen von Fieber, insbesondere die periodischen Fieber. Medium der Beschwörung sind die vier Evangelien und die christliche Liturgie, der Gott Israels, die Trinität und die (Erz-)Engel, vor allem aber die sieben Himmelssphären und ihre sympathiebasierte Analogie mit Mineralien (Aquamarin, Malachit), Metallen (Stahl, Gold) und Elfenbein.

Parallelen zum *Testamentum Salomonis* bestehen nicht nur im Phänotyp der Dämonen, sondern auch in der Bezugnahme auf den Eid der Geister vor Salomon als unmittelbares Vehikel des Exorzismus.[623] An ägyptische Dämonenvorstellungen erinnert die ausführliche Beschreibung der möglichen Aufenthaltsorte und Verstecke dieser Dämonen, wobei sämliche Möglichkeiten, insbesondere ›Schwellenbereiche‹ wie Türdurchgänge, Bettstatt etc. (μὴ ὑποκρύψητε ἐν τῇ γῇ ταύτῃ, μὴ ὑπὸ κλίνην, μὴ ὑπὸ θυρίδαν, μὴ ὑπὸ θύραν, μὴ ὑπὸ δοκούς, μὴ ὑπὸ σκεῦος, μὴ ὑπὸ βόθυνον κάμψητε) in Betracht gezogen und explizit als dämonische Aufenthaltsorte untersagt werden.[624]

Analog zu den Planeten, den Himmelssphären und den Erzengeln spielt das Motiv der Siebenzahl in den Schriftamuletten eine bedeutende und stets wiederkehrende Rolle, so beispielsweise in einem undatierten koptischen Universalamulett, worin empfohlen wird, 77 Diapsalmen in drei Serien (vielleicht Gebetsabschnitten?) zu beten und außerdem die sieben Namen Marias sowie die sieben Erzengelnamen als Beschwörungsmedium zu verwenden.[625]

Die in den Texten häufig zu beobachtende Verbindung zwischen Fieber und Kopfschmerzen steht wohl sicherlich in Zusammenhang mit der gleichermaßen dämonischen Genese beider Symptomatiken; hinzu kommt die ägyptische Vorstellung vom Ablauf einer dämonischen Attacke:[626] diese geschieht steht über den Kopf des Patienten, mittels dessen sieben (!) Öffnungen, wodurch Dämonen in den Körper eindringen und auf diese Weise Besitz von dem Patienten ergreifen können (vgl. Kap. 4.1). Aus diesem Grunde bedarf gerade der Kopf besonderen Schutzes, weshalb es eine plausible Erklärung zu sein scheint, dass gerade in Fieber- und Kopfschmerzamuletten besondere Fokussierung auf die Siebenzahl gelegt wird. Das ägyptische Motiv des Kopfes als besonders gefährdeter Stelle würde auch die große Anzahl an Universalamuletten erklären, die speziell mit der Fieber- und Kopfschmerzthematik verbunden sind. Solche Schriftamulette sind häufig personalisiert und beginnen stets mit der Anrufung der übergeordneten Macht, die den Patienten von jeder auch nur denkbaren Krankheit heilen soll, speziell aber von Kopfschmerzen (allgemein und mit Schläfensyndrom) und Fieber (allgemein und Schüttelfrost, gelegentlich sind auch die periodischen Fieber separat erwähnt), wie das nachfolgende Textbeispiel veranschaulicht:

623 Vgl. Busch 2006, 70, 72, 84–93, 279–290.

624 Vgl. H. Altenmüller, s.v. *Apotropaika*, LÄ 355–358.

625 Pap. Berlin 8324 (ohne Dat.): Kropp, KZT II, 215 f.; Übers. und Komm.: M. Meyer, in: Meyer – Smith 1994, 91. Die erwähnten Symptome sind Fieber (unspezifiziert), Abdominalleiden, Gebärmutterprobleme und Zahnschmerzen (speziell der Backenzahn); bei den Diapsalmen handelt es sich Meyer, a.a.O. zufolge um einen musikalischen Rezitationsvermerk, vergleichbar dem Psalmenzeichen »Sela« in hebräischen Texten.

626 Vgl. dazu ausführlich Westendorf 1999/I, 360–394 mit zahlreichen Belegstellen, bes. aus dem Pap. Ebers.

A † O By Jesus Christ heal Megas whom D... bore [of] every disease, and pain of the head and the temples, and fever, and shivering fever. A † O[627]

Auch das aus den Kopfschmerzamuletten bekannte Knotenmotiv (vgl. Kap. 4.1) – auch hier wird die Siebenzahl betont – begegnet ebenso in Fieberamuletten; im konkreten Textbeispiel verkörpert der Erzengel Gabriel die übergeordnete heilkräftige Macht und ist Mittelpunkt der Rezitation:

For chills: And just as someone who sees a snake in a mountain glen shrinks back, and trembling tales hold of his limbs under him, and he withdraws again [...] Gabriel, heal N. child of N., now 2 (times), at once, at once. So when you make 7 strings, whether of warp or of woof, bind them and make 7 knots, and look toward the east and say 7 (times), Lord Gabriel, lord Gabriel, lord Gabriel, heal the patient.[628]

Eine besondere Spezies der Fieberdämonen sind diejenigen, die nicht nur Individuen schädigen, sondern Seuchen mit epidemischem Charakter hervorrufen können, analog zu den ägyptischen Dämonen im Gefolge der Göttin Sachmet, die am Jahreswechsel, während der Epagomenen unterwegs sind und Pestpfeile verschießen:

(1) Die obenauf befindlichen Fünf, die auf dem Jahr Befindlichen: Die (vom Jahre) abgetrennten (und) bedeutenden Großen, deren Funktionieren nicht geheim ist. Achte ja auf sie! Nicht wird (dann) das von ihnen ausgehende Unglück eintreten. [...] (?) [...] (?). Geburt des Osiris, Geburt des [Horus, Geburt] des Seth, Geburt der Isis, Geburt der Nephthys. Was Jeden betrifft, der die Namen der fünf Tage, der auf dem Jahr Befindlichen, kennt: Nicht wird er hungern, nicht wird er dürsten, nicht wird Bastet Macht über ihn haben, nicht wird er in den großen Gerichtshof hineingeraten, nicht stirbt er an der Seuche des Königs (?), nicht fällt er der Seuche des Jahres zum Opfer, weil er jeden Tag sicher sein wird. Kommt der Tag des Landens (= Sterbens) zu ihm darin (= an den Epagomenen), siehe (?), nicht werden Krankheiten von ihm Besitz ergreifen. Was den betrifft, der sie kennt: Erfolgreich ist der Ausspruch in ihm (= der Person), bedeutend das Anhören seiner Rede im Angesicht direkt vor Re. (2) Sprüche, die dazu zu rezitieren sind an den fünf Tagen, den auf dem Jahr Befindlichen, die zu Amuletten gemacht werden: Zurück, Du, Feind, Jener (= Seth), Wiedergänger usw., beim Attackieren während der fünf Tage, der auf dem Jahr Befindlichen! Solltest du (= Feind o.ä.) an mir vorbeistreichen, kannst du nicht zu mir kommen. Du wirst Osiris, den Herrscher des Westens, antreffen, (und) Thot. Siehe, es ist (?) dieser Feind dieses Landes, ein Feind, Jener, Wiedergänger, Wiedergängerin usw., deren Knochen zerbrochen werden, deren Leichname abgestraft werden an den fünf Tagen, den auf dem Jahr Befindlichen. Mögen sie mich bewahren vor allem Schlechten oder Üblem. Rezitation über einer Figur des Osiris, einer Figur des Horus, einer Figur des Seth, einer Frauenfigur der Isis, einer Frauenfigur der Nephthys. Werde gemalt auf einen Streifen feinsten Leinens; werde dem Patienten an seinen Hals gegeben. Wahrlich erprobt millionenfach! [Was jeden betrifft, der den Namen] dieser fünf Tage, der fünf auf dem Jahr befindlichen Tage kennt, der wird nicht straucheln

627 Pap Amsterdam 173 (4./5. Jh. n.Chr.): P.J. Sijpesteijn, Ein christliches Amulett aus der Amsterdamer Papyrussammlung, ZPE 5 (1970) 57–59; Übers.: M. Meyer, in: Meyer – Smith 1994, 38.

628 Cod. Michigan 136: Worrell 1935, 17–37; Übers. und Komm.: M. Meyer, in: Meyer – Smith 1994, 83, 84 f.

> [wegen irgendetwas Schlechtem (oder) Üblem,] der hungert nicht, der wird nicht dürsten, nicht wird Bastet Macht über ihn gewinnen.[629]

Die im Text mehrfach erwähnten Epagomenen sind die fünf ›Zusatztage‹ am Ende des Jahres, also die Übergangsphase zwischen altem und neuem Jahr, die in Ägypten als gefahrenintensive und bedrohliche Zeit galt, während der die Dämonen für besonders aktiv angesehen und die Krankheitsrisiken für besonders hoch erachtet wurden. Zudem sind die Epagomenen »die Zeit von Sachmet, der u.a. Seuchengöttin, die besonders dann ihre ›Boten‹ in Gestalt von »Pfeilen« ins Land schickt.«[630] Das beschriebene Szenario schildert sehr wahrscheinlich den alljährlichen Ausbruch der (Beulen-?)Pest infolge der Nilüberschwemmung und deren fatale Auswirkungen, wogegen der Text besondere Achtsamkeit empfiehlt, gepaart mit genauer Kenntnis der mit dieser Jahreszeit verbundenen Mythologie und der entsprechenden Rezitationen bzw. Exorzismen. Diese sind dann im zweiten Teil des Textes auch genannt, und zwar sowohl eine (prophylaktische) Rezitation zur generellen Dämonenabwehr während dieser Krisenzeit, wie auch eine Anleitung zur Herstellung von seuchenprophylaktischen Amuletten unter Verwendung ebendieser Rezitationen, die auf Leinenstreifen geschrieben und umgehängt werden.[631] Die ägyptische Vorstellung von den Epagomenen als besonders gefährlicher Jahreszeit hat sich bis in den modernen Volksglauben hinein erhalten, wenn die Zeit ›zwischen den Jahren‹, genaugenommen die zwölf Tage zwischen 1. Weihnachtsfeiertag (25. Dezember) und Dreikönigstag (6. Januar), als ›Rauhnächte‹ bezeichnet wird, an denen die ›Wilde Jagd‹ unterwegs sei und man sich entsprechend in Acht nehmen müsse.[632]

---

629 Pap. Cairo JdE 86637 vs. 9,11–10,4 (19.–20. Dyn., ca. 1. Hälfte 12. Jh. v.Chr.), ed. C. Leitz, Tagewählerei I (Wiesbaden 1994) 416 f. und Taf. 39–40; Komm.: J.A. Spalinger, Some Remarks on the Epagomenal Days in Ancient Egypt, JNES 54 (1995) 33–47; Übers.: Fischer-Elfert 2005, 76 f. Vgl. einen ähnlichen Text in Pap. Leiden I, 346 II, 5–7 (18. Dyn., ca. 13. Jh. v.Chr.), ed. M. Bommas, Die Heidelberger Fragmente des magischen Papyrus Harris, Heidelberg 1998 mit Rez. von C. Leitz, LingAeg 10 (2002) 413–424; Übers.: Fischer-Elfert 2005, 77 mit Komm. auf S. 150.

630 Fischer-Elfert 2005, 149; I. Grimm-Stadelmann, Magische Neujahrswünsche. Zur Ausstellung »Isisblut & Steinbockhorn. Amulett und Talisman in Altägypten und im Alpenraum« im Staatlichen Museum Ägyptischer Kunst München, in: Münchner Ärztliche Anzeigen 1 (2011) 13 f.

631 Fischer-Elfert 2005, 149 f.

632 Vgl. P. Sartori, s.v. *Rauhnächte*, in: H. Bächtold-Stäubli (Hrsg.), Handwörterbuch des deutschen Aberglaubens VII (Berlin 1927–1942; repr. Berlin 2000) 529–532; S. Früh, Rauhnächte. Märchen, Brauchtum, Aberglaube. Waiblingen 1998. Die Möglichkeit besteht, dass auch Aetios' Hinweis auf ein vermehrtes Auftreten von Werwölfen im Februar letztendlich mit der auf ägyptischen Grundlagen (Epagomenenmotiv) basierenden Vorstellung von den ›Rauhnächten‹ in Zusammenhang steht: AetAmid. VI, 11 (II, 151,21–24 Ol.): Περὶ λυκανθρωπίας ἤτοι κυνανθρωπίας Μαρκέλλου. οἱ τῇ λεγομένῃ κυνανθρωπίᾳ ἤτοι λυκανθρωπίᾳ νόσῳ κατεχόμενοι κατὰ τὸν Φεβρουάριον μῆνα νυκτὸς ἐξίασι τὰ πάντα μιμούμενοι λύκους ἢ κύνας καὶ μέχρις ἡμέρας περὶ τὰ μνήματα μάλιστα διατρίβουσι.

Die sog. Sendboten der Sachmet – zumeist sieben an der Zahl, als Repräsentanten der Dekangottheiten[633] – verursachen pandemische Seuchen und individuelle Krankheiten jedoch nicht nur mittels der Pfeile, die sie abschießen, sondern ebenso, indem sie miasmatischen Wind hervorrufen. Die entsprechenden ägyptischen Quellen sind in dieser Hinsicht sehr deutlich und zeigen damit auch, dass das Konzept der miasmatischen Luft als Seuchenursache nicht erst mit dem *Corpus Hippocraticum* entstanden ist,[634] sondern bereits in Ägypten präsent war, allerdings rein mythologisch fundiert und nicht in Zusammenhang mit medizintheoretischen Konzeptionen, wie insbesondere der Humoralpathologie.

Der mythologische Hintergrund der ägyptischen Texte ist ein zweifacher, zwischen dem Sachmet- und dem Osirismythos divergierender, denn auch Horus tritt hier wiederum in Erscheinung, und zwar diesmal weder als mythischer ›Musterpatient‹, noch als Wunderheiler, sondern als derjenige, der sämtlichen Anschlägen seiner Feinde stets erfolgreich entkommen kann – eine Situation, die exemplarisch mit dem Schutz des Rezitators vor jeglicher miasmenhaltiger Luft in Korrelation gebracht wird:

> Anderer ⟨Spruch⟩ zur Abwehr von miasmenhaltigem Wind, Metzlern[635], Brandstiftern (?) (und) Boten der Sachmet: Weichet zurück, ihr Metzler! Mich wird keine Brise attackieren, so dass Vorbeihuschende vorbeihuschen, um gegen mein Gesicht zu wüten. Ich bin Horus, der an den Vagabunden der Sachmet vorbeihuscht. Horus, Horus, Sproß der Sachmet. Ich bin der Einzige, der Sohn der Sachmet. Nicht werde ich durch dich (= Sachmet) sterben! Werde rezitiert vom Patienten (mit) einem Stück/Zweig *Des*-Holz in seiner Hand, während er nach draußen herausgeht und sein Haus umkreist. Er kann nicht an der Seuche des Jahres sterben.[636]

633 Fischer-Elfert 2005, 152.

634 Hipp., Flat. 5 f. (VI, 96–98 Littré); P. Potter, s.v. *Miasma*, in: Antike Medizin 615 f. (mit Bibliographie); K.-H. Leven, Von Ratten und Menschen – Pest, Geschichte und das Problem der retrospektiven Diagnose, in: M. Meier (Hrsg.), Pest. Die Geschichte eines Menschheitstraumas (Stuttgart 2005), 11–32, bes. 18 f.

635 Subst. zu »niedermetzeln«; Anm. d. Verf.

636 Pap. Edwin Smith vs. 18,11–18,16 (16. Jh. v.Chr.), ed. J.H. Breasted, The Edwin Smith Surgical Papyrus I (Chicago 1930) 476–478; Westendorf 1999/II, 743; J.F. Borghouts, Ancient Egyptian Magical Texts (Leiden 1978) Nr. 15; C. Leitz, Tagewählerei I (Wiesbaden 1994) 247, Text 10; Übers.: Fischer-Elfert 2005, 83 mit Komm. auf S. 152 f. Vgl. eine ähnliche Passage aus dem Pap. Edwin Smith, wo ebenfalls Horus im Zentrum des apotropäischen Geschehens steht, der Fokus jedoch auf der rituellen Dekontamination des Wohnbereichs liegt: Pap. Edwin Smith vs. 19,18–20,8, ed. J.H. Breasted, The Edwin Smith Surgical Papyrus I (Chicago 1930) 483–486; Westendorf 1999/II, 745 f.; J.F. Borghouts, Ancient Egyptian Magical Texts (Leiden 1978) Nr. 20; Übers.: Fischer-Elfert 2005, 84 mit Komm. auf S. 153 f. Die Identifikation des Rezitators mit Horus und dem königlichen Uräus dient der rituellen Immunisierung.

Die gräkoägyptischen Nachfolger der Sendboten der Sachmet sind die sog. Mittagsdämonen (μεσημβρινὰ δαιμόνια), die im Zentrum des nachfolgenden Exorzismus (5./6. Jh. n.Chr.) stehen:

Ianda 14 (PGM II, 226)

(17a) † Εὐαγγέλιον κατὰ Ματθαῖον· κατελθόντος δὲ τοῦ Ἰησοῦς ἀπὸ τοῦ ὄρους προσῆ[λ]θον αὐτῷ οἱ μαθητα[ὶ αὐτοῦ λέγοντ]ες· ‘διδάσκα[λ]ε, δίδαξ[ο]ν ἡμᾶς προ[σεύχε]σθαι, καθὼς καὶ [Ἰωάνν]ης ἐδίδαξεν τοὺς μαθητὰς αὐτοῦ’. καὶ λέγει αὐτοῖς ὁ Ἰ(ησοῦ)ς· ‘ἐὰν προσεύχησθ’, οὕτως λέγετε· ‘πάτερ ἡμῶ[ν, ὁ] ἐ⟨ν⟩ τοῖς οὐρανο⟨ῖ⟩ς, ἁγιασθήτω τὸ [ὄ]νομά σου, ἐλθάτω [ἡ β]ασιλεία σου, γενηθή[τω τὸ θέλημα σου ὡ]ς [ἐ]ν τ[ῷ ο]ὐρανῷ καὶ ἐπὶ τῆς γῆς· τὸν ἄρτον ἡμῶ⟨ν⟩ τὸν ἐπιούσ[ι]ον δὸς ἡμῖν σήμερον καὶ ἄφες τὰ ὀφλήματα ἡμῶν, ὡς καὶ ἡμεῖς ἀφήκαμεν τοῖς ὀφιλέταις ⟨ἡμῶν, καὶ μὴ ἄγε ἡμᾶς εἰς πειρασμόν, ἀλλὰ ῥῦσαι ἡμᾶς ἀπὸ τοῦ πον⟩ηροῦ, ὅτ[ι σοῦ] ἐστι ἡ δόξα εἰς τοὺς αἰῶνας τῶ[ν] αἰώνων.’ (17b) Ἐκξορκισμὸ⟨ς⟩ Σαλομῶνος πρὸς πᾶν ἀκάθαρτον πν(εῦμ)α. ἔ[δ]ωκεν θεός, ᾧ παραστ⟨ή⟩κουσιν μύριαι μυριάδες ἀγγέλω[ν] καὶ χίλιαι χιλιά⟨δες⟩. μεσημβρινὸν δαιμόνιον· νυκτερινοῦ [φ]ιρξοίας[sic] [..]ασντο [ἡ]μερινῆς καὶ κατὰ τοῦ φοβεροῦ καὶ ἁγίου ὀνόματος φιρξοίας ụạορ ου[...]ορονụ[...] [ἀ]ṿẹίκαστός ἐστιν καὶ̣ [...]πομαι γα[.]ναντην...τα διοικοῦντα τὴν [κτίσιν,] η τοῦ. ὑμᾶς τὸν β[ρ]α[χ]ίονα τοῦ ἀθανάτ[ου θεοῦ καὶ τὴν τ]ῆς δεξιᾶς αὐτοῦ χῖρα· ἐπὶ ἀσπίδα καὶ βασιλε[ίσκον] ἐπιβήσῃ καὶ καταπ⟨α⟩τήσεις λέοντα καὶ δράκοντα. ἢ νυκτερινῆς ἢ ὅσα τυφλὰ δαιμόνια ἢ κω[φὰ ἢ ἄλ]αλα ἢ νωδὰ ακα ἢ οιτο νόσημα κ⟨α⟩ὶ πονηρὸν συνάντημα ἀπὸ τοῦ φοροῦντος, ἀμήν.

(17a) † Gospel according to Matthew. When Jesus came down from the mountain, – »Our father [who] is in heaven, may your name be made holy, may [...] come« – »-vil one. For [yours] is the glory for ever and ever.« – [...] is incomparable and ... controlling the [creation ...]. (I adjure) you through the arm of the immortal [god and] his right hand, – [his] disciples came to him and [said], »Teacher, teach« – »your kingdom –, [your will] be done as in heaven so also on« – (17b) Exorcism of Solomon against every unclean spirit. It is god who gave it, at whose disposal are myriads of myriads and thousands of thousands of angels – the demon of midday, the shivers by night [...] by day – and by the fearful and holy name, shivers – »us to pray just as [John] taught« – »earth. Give us today our daily bread. And forgive« – »you will tread on the asp and the basilisk and you will trample the lion and the dragon – whether by night, or whether blind or deaf [or] dumb or toothless demons, [...] or every disease and evil occurrence, (depart) from the one who wears this. Amen.
[Übers.: M. Meyer, in: Meyer – Smith 1994, 46]

Der Exorzismus präsentiert sich als Textmontage, bestehend aus Vaterunser (Matth. 6,9–13; Luk. 11,1–4) und Salomonlegende.[637] Der Seuchen- bzw. Fieberkontext ist durch die Spezifizierung des genannten Dämons (μεσημβρινὸν δαιμόνιον· νυκτερινοῦ [φ]ιρξοίας[sic]) als Mittagsdämon, der nächtliche (Fieber-)Schauer verursacht, gegeben; eine Parallele zum ägyptischen Horusmythos besteht durch die Bezugnahme auf gefährliche Tiere (ἐπὶ ἀσπίδα καὶ βασιλε[ίσκον] ἐπιβήσῃ καὶ καταπ⟨α⟩τήσεις λέοντα καὶ

637 Vgl. M. Meyer, in: Meyer – Smith 1994, 46: Die magische Schutzwirkung wird durch das Ineinandergreifen der heiligen Worte und Zitate noch zusätzlich verstärkt.

δράκοντα), die, vergleichbar denjenigen auf ägyptischen ›Horusstelen‹ (vgl. Kap. 2.3), besiegt und unschädlich gemacht werden.

Die Thematik der Mittagsdämonen und ihres miasmatischen Einflusses findet sich auch in einem etwas früher zu datierenden (4./5. Jh. n.Chr.) Schutzamulett gegen diverse Fieberarten und Schadenszauber (?). Medium des Exorzismus ist die *Vita Christi*; die Erwähnung der sieben Himmelssphären, der Äonen und des Sieges über kosmische Mächte impliziert zudem einen gnostischen Hintergrund:[638]

Pap. Kairo, Ägypt. Mus. 10263 (PGM II, 220–222)

['Ε]πικαλοῦμαί σε, [θεὸν τῶ]ν οὐρανῶν καὶ θεὸν τῆς γῆς καὶ θ[εὸν] τῶν διὰ [αἵματός σου] ἁγίων, τὸ πλήρωμα τοῦ αἰῶνο[ς] [ἡμῖν] χωρούμενο⟨ν⟩, ὁ ἐλθὼν τῷ κόσμῳ καὶ κατακλάσας τὸν ὄνυχα τοῦ Χάροντος, ὁ ἐλθὼν διὰ τοῦ Γαβριὴλ ἐν τῇ γαστρὶ τῆς Μαρία[ς], τῆς παρθένο[υ, ὁ] γεννηθεὶς ἐν Βηθλὲμ καὶ τραφεὶς ἐ⟨ν⟩ Ναζαρέτ, ὁ σταυρωθεὶς [...]ειτο [...]ου, διὸ τὸ καταπέτασμα τοῦ ἱεροῦ ἐράγη δι' αὑτόν, ὁ ἀναστὰς ἐκ νεκρῶν ἐν τῷ τάφῳ τῇ τρίτῃ τοῦ θα[ν]άτου ἐφάνη ἑαυτὸν ἐν τῇ Γαλιλαίᾳ καὶ ἀνελθ[ὼν] ἐπὶ τὸ ὕψος τῶν οὐρανῶν, ὁ ἔχων [ἐξ εὐ]ωνύμων [μ]υρίους μυριάδας ἀγγέλων, ὁμοίως ἐκ δεξιῶν μυρίους μυριάδας ἀγγέλων, βοῶντας μιᾷ φωνῇ τρί[τ]ον· ἅγιος, ἅγιος ὁ βασιλεὺς τοῦ αἰῶνος, διὸ οἱ οὐρ[αν]οὶ ἐκορέσθησαν τῆς θειότητος αὐτοῦ, ἅγιος, ἅγιος ὁ βασιλεὺς τοῦ αἰῶνος, διὸ οἱ οὐρ[αν]οὶ ἐκορέσθησαν τῆς θειότητος αὐτοῦ, ὁ ἐ⟨λ⟩άσας ὁδὸν ἐν τοῖς πτεροῖς τῶν ἀνέμων. ἐλθ[έ], τὸ ἔλεο[ς], ὁ θεὸς τοῦ αἰῶνος, ὁ ἀνελθὼν εἰς τὸν ἕβδομον οὐρανόν, ὁ ἐλθὼν ἐκ δεξιῶν τοῦ πατρός, τὸ ἀρνίον τὸ εὐλογημένον, διὸ αἱ ψυχαὶ ἐλευθερώθη[σαν] δι[ὰ] τοῦ αἵματος αὐτοῦ καὶ ἀνύγησαν δι' ἑαυτῶν αἱ πύλαι χαλκαῖ δι' αὐτόν, ὁ κατακλάσας τοὺς μοχλοὺ[ς σ]ιδηροῦς, ὁ λύσας τοὺς δεδημένους ἐν τῷ σκ[ότει], ὁ ποιήσας τὸν Χάροντα ἄσπορον, ὁ καταδήσα[ς τ]ὸν ἐχθρὸν ἀ[πο]στάτην, τὸν βληθέντα εἰς τοὺς ἰδίους τόπους. οἱ οὐρανοὶ ηὐλογήθησαν, καὶ ἡ γῆ ἐχ[άρ]η, ὅτι ἀπέστη ἀπὸ αὐτῶν ὁ ἐχθρὸς καὶ δέδωκας ἐλευθερίαν τῷ κτίσματι αἰτουμένῳ δεσπότην, Ἰ[η]σοῦς, ἡ φωνὴ ἡ [π]αραφήσασα τῶν ἁμαρτιῶν, ὅσοι ἐπικαλούμεθα τὸ ἅγιόν σου ὄνομα. αἱ ἀρχ[αὶ καὶ ἐξ]ουσίαι

I invoke you, [god] of heaven and god of the earth and [god] of the saints through [your blood], the fullness of the aeon who comes [to us], who has come to the world and has broken the claw of Charon, who has come through Gabriel in the womb of the virgin Mary, who was born in Bethlehem and raised in Nazareth, who was crucified [...] for this reason the curtain of the temple was torn by itself, who, after rising from the dead in the grave on the third day of his death, showed himself in Galilee, and ascended to the height of heaven, who has myriads of myriads of angels on his left as well as myriads of myriads of angels on his right calling out three times with one voice, Holy, holy is the king of the aeon, so that the heavens are full of his divinity, who goes on his way with the wings of the winds. Come, O mercy, god of the aeon, who has ascended to the seventh heaven, who has come from the right of the father, the blessed lamb through whose blood the souls have been freed and through whom the bronze gates have opened by themselves, who has broken the iron bars, who has loosed those bound in the [darkness], who has made Charon impotent, who has bound the hostile rebel that was cast into his own places. The heavens were blessed and the earth was glad that the enemy withdrew from them and that you gave freedom to the creature who prayed to the lord Jesus, the voice that absolved of sins all of us who call upon your holy name. The sovereigns [and] the powers and the world-rulers of darkness, whether an unclean spirit or a demon falling at the hours of

638 M. Meyer, in: Meyer – Smith 1994, 35 f. Der Papyrus scheint ferner zusammen mit einer Mumie begraben worden zu sein; zu dieser Praktik vgl. Grimm – Grimm-Stadelmann 2010, 48.

καὶ κοσ[μο]κράτορες τοῦ [σ]κότους, ἤ καὶ ἀκάθαρτον πνεῦμα ἤ καὶ πτῶσις δαίμονος μεσημβρι[ναῖ]ς ὥραις, εἴτε ῥίγος, εἴτε πυρέτιον εἴτε ῥιγοπυρέτιον, εἴτε κάκωσις ἀπ' ἀνθρώπων, εἴτε ἐξου[σία]ι τοῦ ἀντικειμένου· μὴ ἰσχύσωσι κατὰ τῆς εἰκόνος, διὸ ἐπλάσθη ἐκ χειρὸς τῆς σῆς [θ]ειότητο[ς, ὅτι σ]ή ἐστι δύναμ[ις πᾶσα], τὸ ἔλεο[ς] τοῦ αἰῶνος, ἡ κρατήσασα ⟨ἐς⟩ τοὺς αἰῶνας.

midday, or a chill or a mild fever or a shivering fever, or ill treatment from people, powers of the adversary – may they not have power against the figure, since it was formed from the hand of your divinity, [because] yours, O mercy of the aeon, is [all] power, which prevails for ever.
[Übers.: M. Meyer, in: Meyer – Smith 1994, 36]

Der apotropäische Charakter wird noch zusätzlich verstärkt durch die abschließende Wendung (κατὰ τῆς εἰκόνος, διὸ ἐπλάσθη ἐκ χειρὸς τῆς σῆς [θ]ειότητο[ς), womit der Mensch – den es hier zu schützen gilt – als Abbild und eigenhändige Schöpfung Gottes, und damit als kosmologische Zentralfigur,[639] ausgewiesen wird: ein dämonischer Angriff gegen ihn wäre somit gleichbedeutend mit einem Frevel gegen Gott selbst.

Die erwähnten Mittagsdämonen und das von ihnen verursachte, mit heftigen und insbesondere nächtlichen Körperreaktionen verbundene Fieber könnte eventuell mit Malaria in Korrelation gebracht werden; eine Krankheit, deren Vorkommen in spätrömischer Zeit im gesamten Mittelmeergebiet aufgrund entsprechender Amulettfunde nachweislich scheint. Der römische Schriftsteller Valerius Maximus, der zur Zeit Kaisers Tiberius' (42 v.Chr. – 37 n.Chr.) wirkte, überliefert sogar die Existenz dreier spezieller ›Fiebertempel‹ in Rom, wohin die Bevölkerung Votivgaben in Form der erfolgreich angewandten Fieberamulette stiftete.[640]

Ähnlich wie die ägyptischen Sendboten der Sachmet, die während Krisenzeiten das Land durchstreiften und die ihnen begegnenden Personen schädigten, verhielten sich auch die Dämonen, die laut Prokop während der ›Justinianischen Pest‹ in Konstantinopel unterwegs waren und Passanten alleine durch ihre Berührung mit der Krankheit infizierten:

Prokop, de bell. Pers. II, 22 (ed. Haury, 251)

φάσματα δαιμόνων πολλοῖς ἐς πᾶσαν ἀνθρώπου ἰδέαν ὤφθη, ὅσοι τε αὐτοῖς παραπίπτοιεν, παίεσθαι ᾤοντο πρὸς τοῦ ἐντυχόντος ἀνδρός, ὅπη παρατύχοι τοῦ σώματος, ἅμα τε τὸ φάσμα τοῦτο ἑώρων καὶ τῇ νόσῳ αὐτίκα ἡλίσκοντο.

Apparitions of supernatural beings in human guise of every description were seen by many persons, and those who encountered them thought that they were struck by the man they had met in this or that part of the body, as it havened, and immediately upon seeing this apparition they were seized also by the disease.
[Übers.: Dewing 1914, I, 451.]

639 Dies ist ein zentrales Thema der christlichen Anthropologie, vgl. dazu zusammenfassend und mit Bibliographie Grimm-Stadelmann 2008, 50–52.

640 Dickie 2001, 130 sieht in dieser Schilderung einen Hinweis auf die Bekämpfung speziell der Malaria; vgl. auch A. Geissen, Ein Amulett gegen Fieber, ZPE 55 (1984) 223–227.

Gerade im Fieber- und Seuchenkontext hielt sich die Vorstellung von einem dämonischen Ursprung der Krankheit konsquent während der gesamten byzantinischen Zeit, wie Karl-Heinz Leven im Rahmen seiner diesbezüglichen Analyse eines Briefes des byzantinischen Universalgelehrten Michael Italikos (12. Jh. n.Chr.) an einen anonymen Freund mit dem Titel »Aktuarios«[641] deutlich aufzeigen kann: Michael Italikos schickt dem Empfänger zusammen mit seinem Schreiben ein Amulett (φυλακτήριον) in Form einer goldgefassten Konstantinsmünze,[642] die er als apotropäisches φυλακτήριον von göttlicher Kraft preist, da sie ihren Träger gegen pestartige Krankheiten (ἐξανθεὶς τοῦ λοιμώδους νοσήματος) zu immunisieren im Stande sei. Worum genau es sich bei einer solchen Krankheit handeln solle, führt Michael Italikos nicht näher aus, doch vermutet Karl-Heinz Leven aufgrund des bestimmten Artikels, dass er damit auf eine aktuelle Situation Bezug nimmt und vermutet, allerdings unter Vorbehalt, eine Pockenepidemie als Anlass für Brief und Amulettgeschenk.[643]

Die zu Beginn des Kapitels geschilderte Differenzierung der unterschiedlichen Fieberarten nach ihrer zugrundeliegenden Körpersubstanz, worin die byzantinische Medizin dem hippokratischen und galenischen Fieberkonzept folgt, liegt auch der Fieberschrift Alexanders von Tralleis zugrunde, die in sieben Kapiteln sämtliche bekannten substantiellen und periodischen Erscheinungsformen von Fieber abhandelt. Ausschließlich die periodischen Fieberarten, Quotidian- und Quartanfieber (Kap. 6 und 7 des Traktats), gaben hierbei Anlass für eine Komplementierung der konventionellen Therapeutik mit iatromagischer Zusatzmedikation bzw. Amulettherapie. Bei dem Quotidianfieber (ἀφημερινόν), einem intermittierenden Wechselfieber mit regelmäßig wiederkehrenden Anfällen im 24-Stunden-Rhythmus, handelt es sich laut Alexander nicht um ein akutes Fieber, sondern um einen anhaltenden Hitzezustand bei kleinem Puls; Ursache sind zumeist Völlerei, Unverdaulichkeitsreaktionen oder sonstige Fehler in der Lebensweise:

AlexTrall., De febr. 6 (I, 385 Pu.)

Ὅτι τὴν γένεσιν ὁ ἀμφημερινὸς πυρετὸς ἀπὸ φλέγματος ἔχει, πᾶσιν ὡμολόγηται. καὶ γὰρ οὔτε οἱ πυρετοὶ φαίνονται τούτοις ὄντες ὀξεῖς οὔτε διψώδεις σφόδρα οὔτε διακαές τι καὶ ξηρὸν

Dass das Quotidianfieber seine Entstehung dem Schleime verdankt, wird allgemein angenommen. Es ist hier weder ein acutes Fieber, noch starker Durst vorhanden; ferner hat man bei der

641 Leven 2005, 56–63; bei dem Brief handelt es sich um Nr. 33 nach Gautiers Zählung: P. Gautier (Hrsg.), Michel Italikos: Lettres et discours [Archives de l'Orient Chrétien 14] (Paris 1972) 208–210. Leven vermutet in dem Adressaten des Briefes den kaiserlichen Leibarzt Michael Pantechnes: Leven, a.a.O. 58.

642 Zur Identifikation dieser – nicht erhaltenen – Amulettmünze anhand entsprechender Parallelen vgl. Leven 2005, 61 f. Karl-Heinz Leven plädiert für eine »Goldmünze aus frühbyzantinischer Zeit, die im 12. Jh. recht selten geworden war« (a.a.O., 61) mit umlaufender lateinischer Inschrift (auf diese weist Michael Italikos explizit hin: sie sei mit γράμμασι οὐχ ἑλληνικοῖς beschriftet).

643 Leven 2005, 59.

ἔχουσι κατὰ τὴν ἀφὴν εὐθὺς ἀπτομένοις, ἀλλὰ μᾶλλον τοῖς χρονίζουσιν ἀναδιδομένη φαίνεται ἐκ τοῦ βάθους καπνώδης θερμασία.[644] καὶ οἱ σφυγμοὶ δὲ ὡς ἐπὶ τὸ πολὺ μικροὶ καὶ ἀραιοὶ καὶ ἡ ἀνάβασις οὐ ταχεῖα, πολὺν δὲ χρόνον μᾶλλον κατέχουσα. καὶ οἱ ἱδρῶτες δὲ οἱ γινόμενοι αὐτοῖς καθαρὸν οὐδέποτε φανεροῦσι διάλειμμα, οἷον ἔστι πολλάκις ἰδεῖν ἐπὶ τριταίου φαινόμενον ἢ τεταρταίου. σαφέστερον δέ σοι καὶ κατάδηλον ἔσται τὸ εἶδος τοῦ πυρετοῦ καὶ ἐκ τῶν προηγησαμένων ἔτι μᾶλλον, εἰ μὴ παρέργως, ἀλλὰ μετὰ πολλῆς ἀκριβείας ἐπιζητῆσαι καὶ ἐξετάσαι σπουδάσεις ἅπαντα. καὶ γὰρ ἀπεψίαι ὡς ἐπὶ τὸ πολὺ καὶ ἀδδηφαγίαι καὶ λουτρῶν ἀμέτρων χρήσεις καὶ ἥπατος δ' ἔσθ' ὅτε καὶ στομάχου προηγεῖται κατάψυξις. τούτοις οὖν προσέχειν καὶ κατανοεῖν ἀκριβῶς δεῖ τὸν τὸ εἶδος τοῦ πυρετοῦ γινώσκειν ἐθέλοντα.

Berührung nicht sofort ein brennendes und trockenes Gefühl, sondern es steigt vielmehr erst nach längerer Zeit eine dampfartige Hitze aus der Tiefe herauf. Der Puls ist in der Regel klein und selten und springt nicht rasch empor, sondern ruht vielmehr lange Zeit aus. Die Kranken schwitzen fortwährend, und es tritt darin niemals eine freie Zwischenzeit ein, wie man dies häufig beim Drei- und Viertagesfieber sehen kann. Noch deutlicher und ganz zweifellos wird sich die Form des Fiebers erkennen lassen, wenn man alle vorausgegangenen Umstände, aber nicht so nebenher, sondern mit grosser Gründlichkeit untersucht und prüft. Meistentheils sind nämlich Unverdaulichkeiten, Unmässigkeit im Essen, übermässiger Gebrauch von Bädern, und Erkältungen der Leber und bisweilen auch des Magens vorausgegangen. Diese Umstände muss man also sorgfältig berücksichtigen und erwägen, wenn man die Art des Fiebers erkennen will. [Übers.: Puschmann I, 384.]

Die beschriebenen Symptome treten nicht immer zugleich auf, was die Diagnose zusätzlich erschwert. Vor diesem Hintergrund weist Alexander darauf hin, dass sich zwar viele berühmte Vorgänger mit dieser Art von Fieber und seiner Therapie eingehend beschäftigt haben, doch deren therapeutische Maßnahmen seiner eigenen Praxiserfahrung zufolge gelegentlicher Modifikation bedürfen:

AlexTrall., De febr. 6 (I,387 Pu.)

εἴρηται δὲ καὶ τῷ θειοτάτῳ Γαληνῷ ἐπὶ πλέον καὶ Ῥούφῳ καὶ πολλοῖς τῶν ἄλλων παλαιῶν. λοιπὸν δὲ καὶ περὶ τῆς θεραπείας σκοπήσωμεν· ἔχει γάρ τινα ζήτησιν ὁ εἰρημένος [περὶ] τῆς θεραπείας τρόπος, μήποτε ἄρα οὐκ ἐπὶ πάντων ἐστὶν ἀληθής.

Es haben sich zwar sowohl der grosse Galen, als Rufus und viele andere Aerzte der Vorzeit eingehend darüber ausgelassen; doch wollen wir auf die Therapie noch näher eingehen. Denn die von ihnen angegebene Curmethode regt zu der Untersuchung an, ob sie in allen Fällen richtig ist. [Übers.: Puschmann I, 386]

Alexander kommt zu dem Ergebnis, dass es zwar richtig sei, mit abführenden und diätetischen Methoden zu behandeln, doch muss hierbei die individuelle Konstitution des Patienten besonders aufmerksam in Erwägung gezogen werden, da eine fehlerhafte Behandlung den Zustand verschlimmern kann; es gibt hier kein einheitliches

644 Vgl. Galen, ad Glauc. de med. meth. I, 7 (XI, 22 f. Kühn).

Behandlungsmuster, sondern die genaue Therapie muss von Fall zu Fall neu festgelegt werden. Noch größere Vorsicht ist bei kühlenden Maßnahmen, Übergießungen und Umschlägen, geboten, da diese zum falschen Zeitpunkt den Patienten nur schwächen, aber keine Besserung erzielen.

Die erstaunliche Wirkung (καὶ θαυμάσεις τὴν δύναμιν) iatromagischer Salben gegen das Quotidianfieber beruht hauptsächlich auf deren Ingredienzien, Krokodilsfett (στέατος κροκοδείλου ποταμίου) und Schaum aus Badekesseln (λαβὼν τὸν ἀφρὸν τῶν ἀποβρασμάτων τῶν λεβήτων τῶν ἐν τοῖς βαλανείοις), die entweder aufgrund ihres üblen Geruches (τὸ δύσοδμον τὸ ἄλειμμα ἀντιπάθειάν τινα δρᾷ) oder *per se* (φυσικῶς) – aufgrund der implizit dämonischen Konnotation von Badeanstalten und deren Zubehör[645] – apotropäisch bzw. dämonozid wirken:

AlexTrall., De febr. 6 (I, 405 Pu.)

Ἄλλο σφόδρα καλὸν καὶ πολλὴν πεῖραν δεδωκὸς πολλοῖς.	Noch eine ganz vortreffliche und vielfach bewährte Einreibung.
Ἀρτεμισίας κροκοδειλιάδος οὐγγ. ϛʹ	Krokodil ähnlicher Beifuss (Artemisia L.?) 6 Unzen
στέατος κροκοδείλου ποταμίου οὐγγ. ϛʹ	Flusskrokodil (Crocodilus vulgaris C.)-Fett 6 Unzen
ἐλαίου ξεστ. αʹ.	Oel 1 Xeste
πάντα ὁμοῦ ἑψήσας ἐκ τοῦ ἐλαίου ἄλειφε τὸν κάμνοντα πρὸ τῆς ἐπισημασίας καὶ μάλιστα τὴν ῥᾶχιν καὶ θαυμάσεις τὴν δύναμιν. καλὸν δέ ἐστι καὶ εὐῶδές τι προσπλέκειν, διότι διὰ τὸ ἔχειν τὸ δύσοδμον τὸ ἄλειμμα ἀντιπάθειάν τινα δρᾷ.	Man koche diese Substanzen mit einander in dem Oel und reibe damit den Kranken vor dem Anfall ein und zwar besonders am Rückgrat; man wird über die Wirkung staunen. Es ist angenehm, wenn etwas Wohlriechendes darunter gemischt wird, weil der üble Geruch der Einreibung Ekel erregt.

645 Der im übertragenen Sinne mit dem Wirken von Dämonen erklärte Aspekt öffentlicher Bäder als Ansteckungsherde und, je nach Frequenz, Stätten häufiger Krankheitsübertragung erscheint nach den Grundsätzen moderner Hygienevorstellungen durchaus plausibel. Vgl. N.B. **Hansen**, Ancient Execration Magic in Coptic and Islamic Egypt, in: Magic and Ritual 2002, 427–445, bes. 438 f.: »Bath water is sprinkled on lime in text 1 in order to produce a caustic eye-irritating reaction. Bath water is a common element in the Arabic magic texts [...] and the Christian on as well. This practice is not one found in native ancient Egyptian magic, for public baths were introduced to Egypt by the Greeks, and baths were commonly thought to be haunted by evil spirits throughout the Greek world [...]. This idea persisted in Egypt until at least the early part of this century«; vgl. auch C. Bonner, Demons of the Bath, in: Studies presented to F.Ll. Griffith (London 1932) 203–208. Der früheste Beleg für die Rolle des Bades in Ägypten begegnet laut Hansen, a.a.O., in einem bilinguen (demotisch/griechisch) Liebeszauber, andere koptische und griechische Texte verwenden Badewasser und Badezubehör, insbesondere wird der Badeofen gerne verwendet, um magische Figürchen oder Amulette zu verbrennen, so v.a. als Bestandteil von Ächtungsritualen, vgl. Pap. Kairo 45060 (Kropp, KZT II, 32). Zu byzantinischen Vorstellungen von Bädern als Aufenthaltsort diverser Dämonen vgl. A. Berger, Das Bad in der byzantinischen Zeit [MBM 27] (München 1982) 132–135. Generell zu Bädern, Bäumen, Gräbern und Kreuzwegen als von Dämonen bevorzugten Aufenthaltsorten vgl. Pradel 1907, 348–351.

Ἄλλο ἐφ' ὧν σφοδροὶ φαίνονται οἱ πυρετοὶ καὶ ἡ περίψυξις μετρία.
Λαβὼν τὸν ἀφρὸν τῶν ἀποβρασμάτων τῶν λεβήτων τῶν ἐν τοῖς βαλανείοις πρόσπλεξον αὐτῷ ἐλαίῳ ἄχρι γλοιώδους συστάσεως καὶ χρῖε πρὸ τῆς λήψεως. τὸ αὐτὸ φυσικῶς ποιεῖ.

Noch eine Einreibung, welche man bei heftigem Fieber und mässiger Kälte anwenden mag.
Man nehme den Schaum, der sich in den Badekesseln bildet, mische Oel darunter, bis ein dicker Teig entsteht, und reibe damit vor dem Fieberanfall ein. Derselbe hilft durch seine natürliche Kraft.
[Übers.: Puschmann I, 404]

Aus den beiden zitierten Rezepten geht hervor, dass die empirisch erwiesene (πολλὴν πεῖραν) Wirksamkeit allein auf der Salbe und deren Antipathie- bzw. naturimmanenten Wirkung beruht; der Applikationsmodus ist rein konventionell, ohne iatromagische Beifügungen wie Rezitationen oder Exorzismen.

Die drei Amulettempfehlungen, mit denen Alexander sein Kapitel über das Quotidianfieber beschließt, stehen exemplarisch für die drei häufigsten Amulettkategorien: lithotherapeutische Amulette, Schriftamulette mit Exorzismus und/oder Rezitation sowie organisches Amulett mit animalischer Kernsubstanz:

AlexTrall., De febr. 6 (I, 407 Pu.)

Φυσικὰ περίαπτα. Ὁ ἀετίτης λίθος ποιεῖ μὲν καὶ πρὸς ἄλλα πλεῖστα καὶ πρὸς περιοδικὰ δὲ ῥίγη καὶ μάλιστα πρὸς ἀμφημερινοὺς περιαπτόμενος.

Amulete, die durch ihre Natur wirken. Der Adlerstein ist, wenn er umgehangen wird, sowohl bei sehr vielen anderen Leiden, als auch bei periodischem Frostgefühl und besonders beim Quotidianfieber wirksam.

Ἄλλο περίαπτον, οὗ πολλὴν ἔσχον πεῖραν. Εἰς φύλλον ἐλαίας μετὰ κοινοῦ μέλανος ἐπίγραψον 'κα"ροι"α'. λάμβανε δὲ καὶ τὸ φύλλον τῆς ἐλαίας πρὸ ἡλίου ἀνατολῆς καὶ περίαπτε περὶ τὸν τράχηλον.

Ein anderes Amulet, welches ich vielfach angewendet habe. Auf ein Olivenblatt schreibe man mit gewöhnlicher Schwärze: ›Ka, Roi, A‹, nehme dann das Olivenblatt vor Sonnenaufgang und hänge es dem Kranken um den Hals.

Ἄλλο φυσικὸν πρὸς ἀμφημερινούς. Τὸ ζωΰφιον τὸ καθεζόμενον καὶ ὑφαῖνον ἐπὶ τὸ θηρᾶν τὰς μυίας καλῶς ποιεῖ δεσμούμενον ῥάκει καὶ περιαπτόμενον ἀριστερῷ βραχίονι.

Noch ein Wundermittel gegen die Quotidianfieber. Das Thierchen, welches sitzt und Gewebe spinnt, um Fliegen darin zu erhaschen, ist recht heilsam, wenn man es, in ein Tuch eingehüllt, auf den linken Arm bindet.
[Übers.: Puschmann I, 406; vgl. Brunet I, 76 f.]

Sämtlichen Amuletten gemeinsam ist ihre naturimmanente, d.h. in der Sympathielehre verankerte Wirkweise in Verbindung mit dem Applikationsmodus des Umhängens: φυσικὰ περίαπτα. Aus dem Bereich der Lithotherapie stammt das »Adlerstein«-Amulett, das normalerweise im Geburtskontext (vgl. Kap. 4.8) verwendet wurde, bei Alexander jedoch noch zusätzlich in der Gelenktherapie (vgl. Kap. 4.6) eingesetzt wurde, eine bislang singuläre Anwendungsform. Bei dem »Adlerstein« handelt es sich, wie bereits (vgl. Kap. 4.6 u. 4.8) ausführlich dargelegt, um eine Eisenoxydverbindung mit losem Kern,[646] der bei Bewegung ein klapperndes Geräusch erzeugt, das Dämonen verscheuchen soll, eventuell eine Analogie zu der entsprechenden Verwendung des ägyptischen Sistrums[647]? Fernand de Mély weist im Umfeld seiner *Kyraniden*-Übersetzung auf das arabische Lapidarium eines Ibn el-Beithar hin, der vier mutmaßliche Herkunftsorte und Erscheinungsformen dieses universellen Amulettsteines unterscheidet, woran sich wiederum dessen jeweilige Wirkweise bzw. sein spezielles Einsatzgebiet orientiert:

> El-Ghaféky. Suivant Xénocrate, la pierre d'Aétite comprend quatre espèces. L'une vient du Yémen, la seconde de Chypre, et c'est l'espèce mâle, la troisième, de Libye, et la quatrième d'Antioche. Quant à celle du Yémen, elle a le volume d'un noix de galle, est noire, légère et contient à son intérieur une pierre dure. Celle de Chypre ressemble à celle du Yémen, sinon qu'elle est plus large et longue. Parfois elle a la forme d'un gland. Elle contient aussi une pierre et quelquefois du sable. Elle est molle et se rompt sous les doigts. Quant à celle qui vient de Lybie[sic], elle est molle, petite, de la couleur du sable, contient une pierre blanche et légère et se rompt facilement. Celle qui vient d'Antioche, où on la trouve sur les rivages, est blanche et arrondie. C'est elle que les aigles emportent dans leurs aires comme talisman pour leurs petits. C'est pour cela qu'on l'appelle *aétites*, ce qui veut dire pierre d'aigle. Elle jouit de la propriété de faciliter l'accouchement. On la met dans un morceau de peau et on l'attache sur la cuisse gauche. On peut aussi la pulvériser et la jeter dans du lait de femme, y tremper de la laine et la faire porter par une femme qui ne conçoit pas, et alors elle conçoit par la grâce de Dieu. On la suspend aussi à un fil rouge et on la fait porter par des femmes enceintes, auxquelles elle est salutaire. Elle empêche aussi l'avortement et l'issue du foetus avant son terme. On en met aussi dans une peau d'agneau, d'une odeur pénétrante, que l'on place, sur le pubis et le sacrum au moment de l'accouchement, et, quand viennent les douleurs, on l'enlève, parce que, si on la laissait, la femme se romprait. Il en est de même pour les animaux.[648]

Demzufolge ist ausschließlich der »Adlerstein« aus Antiochia der Amulettstein, um den sich die namensgebende Legende rankt, Adler würden ihn als Talisman für ihre Brut in ihrem Horst aufbewahren. Und dies ist auch die einzige Variante des Steines, die laut Ibn el-Beithar ebenso in der Humanheilkunde wie auch der Veterinärmedizin, speziell als Geburtsamulett, Anwendung findet.

Bei dem zweiten, von Alexander empfohlenen Amulett, dessen empirischer Wert eigens betont wird (οὗ πολλὴν ἔσχον πεῖραν),[649] handelt es sich um ein Schriftamulett, dessen sämtliche Bestandteile motivgeschichtlich von Bedeutung sind. So be-

---

646 Ps.-Diosk., de lap. 3; Puschmann I, 406 Anm. 1; Waegeman 1987, 15 f. mit dem Hinweis, dass man solche »Adlerstein«-Amulette häufig in kostbaren Gold- oder Silberfassungen getragen habe.
647 E. Hickmann, s.v. *Rassel*, LÄ V, 150 f. und Ch. Ziegler, s.v. *Sistrum*, LÄ V, 959–963.
648 Ibn el-Beithar, s.v. *Ictamect*: de Mély, Kyr.Trad. IX f.
649 Zur Betonung des empirischen Charakters von Amuletten vgl. Kap. 2.4; Puschmanns Übersetzung ist hier ungenau, treffender: »Ein anderes Amulett, womit ich (bereits) vielfache Erfahrung hatte.« Betont wird hier der Erfahrungswert des Amuletts, nicht die Häufigkeit der Anwendung.

steht möglicherweise ein motivgeschichtliches Vorbild in dem Beschriften von Blättern des heliopolitanischen *jšd*-Baumes (vielleicht *Persea*?)[650], und damit in einer ägyptischen Tradition (vgl. Kap. 4), welche Prosperität und Regeneration symbolisiert. Auf dieses Motiv bezieht sich auch eine gräkoägyptische Pflanzenhebung, die wiederum ganz wesentliche Parallelen zu Alexanders Amulettempfehlung zeigt:

Pap. Paris IV, 779–786 (PGM I, 98)

βαστάξας κεντρῖτιν τὴν προκειμένην βοτάνην τῇ συνόδῳ τῇ γενομένῃ λέοντι ἆρον τὸν χυλὸν καὶ μίξας μέλιτι καὶ ζμύρνῃ γράψον ἐπὶ φύλλου περσέας τὸ ὀκταγράμματον ὄνομα, ὡς ὑπόκειται, καὶ πρὸ γ' ἡμερῶν ἁγνεύσας ἐλθὲ πρωίας πρὸς ἀνατολάς, ἀπόλειχε τὸ φύλλον δεικνύων ἡλίῳ, καὶ οὕτως ἐπακούσεται τελείως.

[...] hebe die obengenannte Pflanze Kentritis an dem Neumond, wenn die Sonne im Löwen steht, nimm ihren Saft und menge ihn mit Honig und Myrrhe und schreibe auf ein Blatt der Persea den achtbuchstabigen Namen, wie er folgt, halte dich drei Tage zuvor rein und geh früh nach Osten hin, lecke das Blatt ab, es der Sonne zeigend und so wird er dich vollkommen erhören.
[Übers.: PGM I, 99]

In beiden Fällen wird ein Blatt, bei Alexander das eines Olivenbaumes – die zugrundeliegende Symbolik besitzt Wurzeln sowohl in der griechischen Mythologie wie auch in der biblischen Überlieferung[651] –, mit einer magischen Buchstabenkombination beschriftet, wobei die astrologischen Rahmenbedingungen genau beachtet werden müssen:[652] ebenso wie das Perseablatt bei Sonnenaufgang präsentiert werden

650 Vgl. R. Germer, s.v. *Persea*, LÄ IV, 942 (mit ausführlicher Bibliographie); R. Germer, Handbuch der ägyptischen Heilpflanzen [Philippika. Marburger altertumskundliche Abhandlungen 21] (Wiesbaden 2008) 35–37 (*jšd*) und 130 (*Persea, šwꜣb*). Zu diesem Motiv vgl. ferner I. Grimm-Stadelmann, Heilung im Kontext von Regeneration und Sympathielehre: Zur Rezeption ägyptischer Motive in der byzantinischen medizinischen Gebrauchsliteratur, in: M.-L. Monfort – M. Witt (Hrsg.), Quid est Modestia? Mélanges de Médecine Ancienne en l'Honneur de Klaus-Dietrich Fischer, Medicina nei Secoli (i. Druck).

651 Zur Sonderstellung des Olivenbaums in Zusammenhang mit der Gyllou-Legende vgl. Z. Szegvári, Le Supplementum Graecum 116 de la Bibliothèque Nationale de Vienne:un rouleau byzantin d'exorcisme, in: E. Juhász (Hrsg.), Byzanz und das Abendland II. Studia Byzantino-Occidentalia [Antiquitas – Byzantium – Renascentia XII. Bibliotheca Byzantina II] (Budapest 2014) 207–252, bes. 242: der Olivenbaum ist gesegnet, weil er den die Dämonin verfolgenden Heiligen als einziger der befragten Bäume deren Aufenthaltsort verrät.

652 Dies ist generell bei rituellen Pflanzenhebungen notwendig, vgl. PGM I, 81 und 169, ferner PGM I, 262–347 und Pezzoli-Olgiati 2007, 12 f. mit einem ›apollinischen‹ Ritual zum Schutz des gesamten Körpers (ἀπολλωνιακὴ ἐπίκλησις), in dessen Verlauf ein sieben(!)blättriger Lorbeerzweig mit *charakteres* beschriftet wird. Vgl. eine Parallele in dem spätbyzantinischen *Iatrosophion* Cod. Par. gr. 2316, Kap. 31 (ed. Oikonomou-Agorastu, 40 mit Komm. auf S. 115–117), wo magische Zeichen auf einem Lorbeerblatt als Amulett gegen Schlaflosigkeit empfohlen werden. Vgl. auch Delatte, Anecdota 1, 550 (zit. bei Oikonomou-Agorastu 1982, 115), der darauf hinweist, dass Lorbeerblätter häufig mit Buchstabenkombinationen im Sinne von abgekürzten *voces magicae* beschriftet werden, Olivenblätter hingegen oftmals mit ausgeschriebenen oder abgekürzten Engelsnamen. Ein exorzistisches Ritual, in

muss, so soll auch das beschriftete Olivenblatt noch vor Sonnenaufgang (πρὸ ἡλίου ἀνατολῆς) dem Patienten umgehängt werden, so dass es dann, bei Sonnenaufgang, ebenfalls dem Gestirn an Ort und Stelle vorgezeigt werden kann.

Was die zu verwendende Tinte betrifft, äußert sich der ›Große Pariser Zauberpapyrus‹ nicht näher; Alexanders Amulett hingegen betont ausdrücklich, dass ganz konventionelle schwarze Tinte (μετὰ κοινοῦ μέλανος) benützt werden kann,[653] womit sehr wahrscheinlich die Realisierbarkeit des Amuletts ausgedrückt, aber auch eine deutliche Abgrenzung zu γοήτεια und Aberglauben bzw. Scharlatanerie geschaffen werden soll.

Anders als bei dem gräkoägyptischen Vorbild handelt es sich bei Alexanders Amulettinschrift um eine sechsteilige, in drei Dreiergruppen angeordnete Kombination aus Vokalen und Konsonanten: ʽκα"ροι"αʼ. Eine derartige Amulettinschrift ist bislang nicht belegt, und mangels Parallelen bzw. eindeutig als Vorlage identifizierbarer Quellen lässt sich keine tragfähige Interpretation, sondern höchstens eine Vermutung zu einem möglichen Kontext der Amulettformel anstellen: in ähnlichen Schriftamuletten erscheint häufig eine vierteilige Formel *alpha leon phone aner*, deren Einzelteile auf die Evangelistensymbole bezogen werden können,[654] und die Buchstabenkombination ʽκα"ροι"αʼ könnte eventuell als Reminiszenz an diese Formel

dessen Zentrum sieben (!) Olivenblätter stehen, überliefert auch der ›Große Pariser Zauberpapyrus‹ (PGM IV, 1227–1264): M. Meyer, in: Meyer – Smith 1994, 43 f. (Übers. und Komm.); vgl. auch P. van der Horst, The great magical papyrus of Paris (PGM IV) and the Bible, in: M. Labahn – B. J. Lietaert Peerbolte (Hrsg.), A Kind of Magic. Understanding Magic in the New Testament and its Religious Environment [European Studies on Christian Origins. Library of New Testament Studies 306] (London/New York 2007) 173–183. Zur Praxis des Ableckens als therapeutische Maßnahme vgl. Ritner 1993, 92–102 mit zahlreichen Belegstellen; zu diesem Amulettkontext vgl. I. Grimm-Stadelmann, Heilung im Kontext von Regeneration und Sympathielehre: Zur Rezeption ägyptischer Motive in der byzantinischen medizinischen Gebrauchsliteratur, in: M.-L. Monfort – M. Witt (Hrsg.), Quid est Modestia? Mélanges de Médecine Ancienne en l'Honneur de Klaus-Dietrich Fischer, Medicina nei Secoli (1. Druck).

653 Eine magische Tinte wäre beispielsweise die aus Eselsblut hergestellte »Typhonstinte«: PGM II, 64. Ein konventionelles Rezept für schwarze Tinte aus Fichtenholzruß, die sich nebenher auch noch als heilender Umschlag bei Nekrosen und Verbrennungen bewährt habe, überliefert Diosk., math. med. V, 162. Zu den Vorschriften hinsichtlich der Verwendung von schwarzer und roter Tinte in magischen Texten vgl. N.G. Polites, Παλαιογραφικὴ σταχυολογία ἐκ τῶν μαγικῶν βιβλίων, BZ 1 (1892) 555–572, bes. 562–566. Zu arabisch-alchemistischen Tintenrezepten vgl. L. Raggetti, *Cum grano salis*. Some Arabic Ink Recipes and Their Historical and Literary Context, Journal of Islamic Manuscripts 7 (2016) 294–338. Für Ägypten vgl. G. Posener, Les signes noirs dans les rubriques, Journal of Egyptian Archaeology 35 (1949) 77–81 und G. Posener, Sur l'emploi de l'encre rouge dans les manuscrits égyptiens, Journal of Egyptian Archaeology 37 (1951) 75–80; zu Tintenrezepten in der byzantinischen Zeit vgl. P. Schreiner – D. Oltrogge, Byzantinische Tinten-, Tuschen- und Farbrezepte [Österr. AkadWiss., Phil.-Hist. Klasse, Denkschriften 419. Veröffentlichungen der Kommission für Schrift- und Buchwesen des Mittelalters Reihe IV Band 4] (Wien 2011) 79 f. mit Textbeispielen zu Geheimtinten auf Basis von Zwiebel- und/oder Gallapfelsaft.

654 Vgl. Kap. 2.7 und Meyer – Smith 1994, 387.

zu verstehen sein.[655] Alexanders Fieberamulett inklusive dieser Buchstabenkombination wird ausschließlich in dem neuzeitlichen *Iatrosophion* (um 1930) des kretischen Heilers Nikolaos Konstantinos Theodorakis (1891–1979) wiederaufgegriffen, und zwar wortwörtlich, unter Einhaltung sämtlicher Rahmenbedingungen hinsichtlich Tinte, Tageszeit und Applikation, allerdings ohne Quellenangabe: περί θερμασίας ἕτερον. πριχοῦ ἀνατέλει ὁ ἥλιος σηκόσου καί πήγενε εἰς τόπον ἐλαιόνος καί γράψαν μετά κοινῆς μελάνης ταῦτα τά γράμματα, κ. α. ρ. ο. ι. α καὶ κρέμαστο εἰς τὸν τράχηλον τοῦ ἀσθενῆ καὶ θέλεις θαυμάσης.[656]

Das letzte, von Alexander gegen das Quotidianfieber empfohlene Amulett beruht auf der singularitätsmagischen Konnotation seiner animalischen Substanz: eine Spinne soll dabei in ein Tuch gehüllt um den linken Oberarm gebunden werden.[657] Interessant dabei ist die bewusste Vermeidung der konkreten Bezeichnung des Tieres, zu welchem Zweck eine komplizierte Umschreibung gewählt wurde: τὸ ζωΰφιον τὸ καθεζόμενον καὶ ὑφαῖνον ἐπὶ τὸ θηρᾶν τὰς μυίας. Diese Methode erinnert sowohl an euphemistische Formulierungen, die bewusst risikoverringernd ausgewählt wurden (z.B. »Eumeniden« statt »Erynnien« als Bezeichnung der antiken Rachegöttinnen), wie auch an das ägyptische Verfahren, gefährliche Tiere zu bannen, indem man die entsprechenden Hieroglyphenzeichen durch Verstümmelung ›entschärft‹.[658] In

---

655 Vgl. P. Marestaing, Les Écritures Égyptiennes et l'antiquité Classique (Paris 1913), wo anhand von zahlreichen Belegstellen aus den antiken Quellen das Verständnis bzw. die Interpretation der ägyptischen Hieroglyphenschrift durch die antiken Autoren nachvollzogen wird. Vor diesem Hintergrund ließe sich auch die Inschrift auf Alexanders Fieberamulett mit den (allerdings rekonstruierten und nicht phonetisch korrekt nachgewiesenen) Lautwerten der Hieroglyphenzeichen *kꜣ* (»Stier«, vgl. Hannig 1995, 873 f.), *rw* (»Löwe«, Hannig 1995, 460) und *ꜣ* (*aleph*, Hannig 1995, 1 und 1048/ G1. Das adlerähnliche Hieroglyphenzeichen wird mittlerweile als »Schmutzgeier«, *Neophron percnopterus*, interpretiert). Die drei Elemente »Stier«, »Löwe« und »Adler« fänden demnach als *alpha, leon, phone* ihre Entsprechung in der *alpha leon*-Formel. Für hilfreiche Hinweise sowie eine Diskussion dieser Passage danke ich Alfred Grimm und Friedhelm Hoffmann (der nachdrücklich auf die Problematik der Argumentation mangels eindeutiger Vokalisation hinwies) sehr herzlich.

656 Theodorakis 114, 25–28 (ed. Clark). Vgl. I. Grimm-Stadelmann, Heilung im Kontext von Regeneration und Sympathielehre: Zur Rezeption ägyptischer Motive in der byzantinischen medizinischen Gebrauchsliteratur, in: M.-L. Monfort – M. Witt (Hrsg.), Quid est Modestia? Mélanges de Médecine Ancienne en l'Honneur de Klaus-Dietrich Fischer, Medicina nei Secoli (i. Druck).

657 Vgl. auch Plinius, NH 30, 30 (ed. König, 178) mit zwei Spinnenamuletten als Therapeutikum gegen Tertianfieber. Zu diversen Spinnenkategorien und den (iatromagischen) Qualitäten der Spinne vgl. ausführlich S. Iles Johnston, A New Web for Arachne, in: Antike Mythen, 1–22.

658 Vgl. J. Kahl, Ein bislang unbeachtetes Beispiel für die Unschädlichmachung von Schriftzeichen aus dem sogenannten Menesgrab in Naqada, Studien zur altägyptischen Kultur (SAK) 28 (2000) 125–129 mit ausführlicher Bibliographie zu dem Phänomen der (rituellen) Unschädlichmachung von Schriftzeichen; vgl. Kap. 2.7 u. 4.6 und P. Eschweiler, Bildzauber im alten Ägypten. Die Verwendung von Bildern und Gegenständen in magischen Handlungen nach den Texten des Mittleren und Neuen Reiches [Orbis Biblicus et Orientalis 137] (Freiburg/Schweiz 1994) 168 f. Generell zu Spracheuphemismen vgl. O. Panagl – P. Gerlich (Hrsg.), Wörterbuch der politischen Sprache in Österreich, Wien 2007 mit zahlreichen Beispielen, die nicht nur auf den Bereich der (regionalen) Politik beschränkt sind.

dem von Alexander beschriebenen Fieberamulett stellt die Spinne wohl eine Analogie zu den mit Vorliebe in dunklen Ecken lauernden Dämonen dar, die auf diese Weise rituell gebannt werden sollen.

Ebenfalls ein intermittierendes Wechselfieber, diesmal allerdings mit sich regelmäßig wiederholenden Anfällen im Rhythmus von 72 Stunden, ist das sog. Viertages- oder Quartanfieber (ὁ τεταρταῖος πυρετός), das laut Alexander ausgesprochen kompliziert zu diagnostizieren sei, da es aufgrund verschiedener Ursachen entstehen kann, divergierende Symptomatik zeigt und deshalb auch besonders schwierig zu therapieren ist:

AlexTrall., De febr. 7 (I, 407 Pu.)

Ὁ τεταρταῖος πυρετὸς οὐκ ἔχει μίαν ἰδέαν, ἀλλὰ ποικίλην καὶ διάφορον. ὁ μὲν γὰρ ἐξ ὑπεροπτήσεως τῆς ξανθῆς χολῆς ἔχει τὴν γένεσιν, ὁ δὲ ἀπὸ τοῦ τρυγώδους αἵματος. οὐ μόνον δὲ κατὰ τὴν ὕλην ἀλλήλων διαφέρουσιν, ἀλλὰ καὶ τὸν τόπον, ἐν ᾧ συνίστανται· ὁ μὲν γὰρ ἐν τοῖς ἀγγείοις, ὁ δὲ ἐν τῷ σπληνὶ μᾶλλον. ἐπεὶ οὖν ἔχει τὸ εἶδος διάφορον, καὶ τὸν τῆς θεραπείας τρόπον εἶναι χρὴ διάφορον καὶ οὐχ ἕνα, καθάπερ οἱ πολλοὶ νομίζουσιν. ὁ μὲν γὰρ ὑπὸ τοῦ μελαγχολικοῦ χυμοῦ γινόμενος εἰκότως ὑπὸ τῶν θερμαινόντων καὶ ὑγραινόντων ὠφελεῖται, ὁ δ' ἐξ ὑπεροπτήσεως ὑπὸ τῶν ὑγραινόντων τε καὶ ψυχόντων, οἷον πεπόνων, σταφυλῆς, ὀστρέων, ἰχθύων καὶ ὕδατος καὶ ἁπλῶς ὑπὸ τῆς εὐκράτου καὶ εὐψυχοῦς ἀναγωγῆς καὶ λουτρῶν χλιαρῶν. ἐμοὶ γοῦν ἐπῆλθε θαυμάσαι πολλάκις, πῶς ὁ θειότατος Γαληνὸς ἐπὶ πάντων οὐκ ἄλλην τινὰ δίαιταν ἐπιτάττων φαίνεται, εἰ μὴ τὴν θερμαίνειν αὐτοὺς καὶ ζηραίνειν δυναμένην.

Das viertägige Fieber tritt nicht blos in einer einzigen Form, sondern in mannigfacher und verschiedener Gestalt auf. Die eine Art desselben entsteht in Folge übermässiger Ausdörrung der gelben Galle, die andere durch die hefeähnliche Beschaffenheit des Blutes. Beide unterscheiden sich von einander jedoch nicht blos in Bezug auf den Krankheitsstoff, sondern auch durch die Oertlichkeit, von der sie ihren Ausgang nehmen. Die eine Form entwickelt sich nämlich hauptsächlich in den Blutgefässen, die andere mehr in der Milz. Da sie also wesentlich von einander abweichen, so muss auch die Art der Behandlung verschieden und darf nicht bei beiden die gleiche sein, wie die Meisten glauben. Denn bei der Form, welche durch den schwarzgalligen Saft erzeugt wird, helfen natürlich die erwärmenden und befeuchtenden Mittel, bei der anderen, die von der übermässigen Ausdörrung (der Galle) herrührt, dagegen befeuchtende und kühlende Mittel, z.B. Melonen (Cucumis Melo L.), Trauben, Austern, Fische und Wasser, kurz eine milde und angenehm kühlende Nahrung und lauwarme Bäder. Mir ist es oft ganz unbegreiflich erschienen, wie der grosse Galen in allen Fällen nur eine erwärmende und trockene Diät empfehlen konnte. [Übers.: Puschmann I, 406]

Seine genaue Anamnese verbindet Alexander hier wiederum mit Kritik an Galens Dogma, indem er nachdrücklich darauf hinweist, dass Galens Therapiekonzept eben nicht vollständig sei, sondern nur eine Erscheinungsform des Quartanfiebers berücksichtige, weshalb es für den praktizierenden Arzt unerlässlich sei, die jeweilige Situation genau zu reflektieren, um dann eine der Symptomatik und der Patientenkonstitution exakt entsprechende Therapie einzuleiten. Auch die in den Quellen häufig empfohlenen Arzneimittel seien nur bedingt wirksam, denn korrespondieren sie nicht genau mit der jeweiligen Fieberursache, richten sie mehr Schaden an als sie nützen können:

AlexTrall., De febr. 7 (I, 421 Pu.)

Δεδώκασι δέ τινες τῶν παλαιῶν τοῖς τεταρταΐζουσι καὶ ἀντιδότους καὶ πολλὰς ἔστιν εὑρεῖν καὶ διαφόρους ὑπ' αὐτῶν ἐκτεθείσας γραφάς. ἐξέθετο δὲ καὶ ὁ θειότατος Γαληνός, ἀλλ' οὐδὲν φαίνεται προσδιορισάμενος, ὅθεν πολλοὶ πεισθέντες ταῖς ἐπαγγελίαις αὐτῶν, εἶτα μὴ ἀκριβῶς διακρίναντες δεδωκότες αἴτιοι μεγίστης βλάβης καὶ κινδύνων ἐγένοντο.

Einige von den alten Aerzten haben beim Quartanfieber Arzneien verordnet, und man kann viele Recepte verschiedener Art bei ihnen angeführt finden. Auch der grosse Galen hat deren mitgetheilt, aber, wie es scheint, ohne sie genau von einander zu sondern. Daher haben Viele, welche sie im Vertrauen auf ihre gerühmte Wirksamkeit verordneten, ohne ihre Verschiedenheiten zu berücksichtigen, grosse Nachtheile und Gefahren herbeigeführt.
[Übers.: Puschmann I, 420)

Alexander empfiehlt aufgrund seiner Praxiserfahrung generell Vorsicht mit Arzneimitteln walten zu lassen und sich lieber auf eine temperierende Diät und gelegentlich vorsichtige Abführung zu konzentrieren (μᾶλλον διαίτῃ καὶ τοῖς ὑποκαθαίρουσι). Arzneimittel habe er im Falle des Quartanfiebers nur gezwungenermaßen (εἰ δ' ἀναγκασθείῃς ἀντιδότῳ χρήσασθαί ποτε) verordnet, und ausschließlich in genauer Abstimmung mit der humoralpathologischen Ursache des Fiebers; ferner dürfen die von ihm vorgeschlagenen Arzneimittel nicht ständig eingenommen werden, da ein zu häufiger Gebrauch wiederum gegenteilige Wirkung habe. In diesem Kontext äußert Alexander zum einzigen Male innerhalb der *Therapeutika* massive Kritik am Verhalten mancher Patienten, was sicherlich ebenfalls auf seiner langjährigen Praxiserfahrung und der alltäglichen Kommunikation mit den Patienten beruht:

AlexTrall., De febr. 7 (I, 427 Pu.)

δεῖ δὲ μὴ συνεχῶς ἐπιδιδόναι, ἀλλ' ἐκ διαλειμμάτων πολλῶν· ἡ γὰρ ἐπὶ πλέον αὐτῶν χρῆσις ἔτι μᾶλλον ξηροτέρους καὶ παχυτέρους ἐργάζεται τοὺς χυμούς. ἀσφαλέστερον δὲ καὶ πέψεως ἤδη φανείσης καὶ ἐρρωμένης δυνάμεως καὶ πολλὴν ἐχόντων προθυμίαν καὶ εἰωθότων φαρμακεύεσθαι καὶ ἀναγκαζόντων ἡμᾶς καταφαρμακεύειν αὐτούς. εἰσὶ γάρ τινες οὐ βάρβαροι μόνον, ἀλλὰ καὶ ἄλλοι πολλοὶ δόξαν ἔχοντες ἀλόγιστον, ὥστε καὶ τέμνεσθαι καὶ καίεσθαι πρὸ πάσης αἱροῦνται φαρμακείας, καὶ τοὺς ταῦτα πράττοντας εἰδέναι τι νομίζουσι καὶ προτρέπονται σπουδαίως ἐν τοῖς οἴκοις αὐτῶν καὶ

Sicherer ist es, sie [sc. die zuvor beschriebenen Arzneien; Anm. d. Verf.] nur dann anzuwenden, wenn die Reife bereits eingetreten ist, die Kräfte sich wieder gehoben haben, die Kranken grosses Verlangen darnach haben, an Arzneien gewöhnt sind und uns zwingen, ihnen Medicin zu verschreiben. Es gibt nämlich nicht blos im Auslande, sondern auch sonst noch viele Leute, welche die unsinnige Meinung hegen, dass das Schneiden und Brennen besser sei, als alle Medicin, und dass diejenigen Aerzte, welche diesem Grundsatz folgen, etwas verstehen; deshalb lassen sie sich dieselben eilig in ihr Haus kommen

κρείττους ἰατροὺς τούτους ἢ τοὺς ἐπιτάττοντας δίαιταν νομίζουσιν·

und halten sie für tüchtigere Aerzte, als diejenigen, welche das Hauptgewicht auf die Diät legen.
[Übers.: Puschmann I, 426]

Manche Patienten zeigen sich demnach den Ratschlägen des behandelnden Arztes völlig unzugänglich und sind auch nicht mit wissenschaftlicher Argumentation zu überzeugen, sondern wollen möglichst schnell Effekte sehen. Die Unbequemlichkeit gerade für wohlhabende Personen, die wohl den Hauptanteil von Alexanders Klientel darstellten, ihre gewohnte Lebensweise zu ändern und sich diätetischen Regeln zu unterwerfen, war für viele Patienten nicht tolerabel, weshalb sie lieber die häufig unangenehmen Nebenwirkungen einer medikamentösen oder gar operativen Behandlung in Kauf nahmen als sich der ärztlich empfohlenen Diät zu unterziehen – eine Einstellung, die in vielen Fällen auch heute noch beobachtet werden kann.

Alexanders Stellungnahme ist von einer singulären Deutlichkeit, indem sie nicht nur explizite Kritik am Verhalten der Patienten beinhaltet, sondern auch einen nicht weniger deutlichen Seitenhieb auf die ›Effekthascherei‹ mancher Kollegen, die mit Alexanders medizinethischen Prinzipien nicht vereinbar ist. Auf dieses Argument kommt er dann auch, gegen Ende des Kapitels, nochmals zurück, indem er den Patienten, die partout keine diätetischen Vorschriften befolgen wollen und unbedingt eine Alternative zu konventionellen Therapieansätzen fordern, eine Art Kompromiß anbietet:

AlexTrall., De febr. 7 (I, 435–437 Pu.)

ἱκανὰ μὲν οὖν εἰσι καὶ τὰ εἰρημένα βοηθήματα καὶ ὁ σύμπας της διαιτης τρόπος, εἴ τις ὅλως ἐπιμόνως ἐθέλει χρήσασθαι, τὸν πολυχρόνιον τεταρταῖον ἰάσεται. ἐπειδὴ δέ τινες ὄντες ὀλίγωροι καὶ φοβούμενοι τὸ χρονίζειν καὶ παροξυσμοῖς πολλοῖς ἁλίσκεσθαι βούλονται ἅπασι κεχρῆσθαι, καὶ φυσικοῖς ἅμα καὶ περιάπτοις, ἀναγκαῖον ἐνόμισα διὰ τοὺς τοιούτους ἐκθέσθαι καὶ περὶ τούτων, εἴ τι καὶ ἡμῖν ἐκ τοῦ μακροῦ χρόνου καὶ πείρας ἠδυνήθη γνωσθῆναι.

Die genannten Heilmittel sind ausreichend, und die diätetischen Vorschriften werden, wenn sie der Kranke mit voller Ausdauer befolgen will, die hartnäckigsten Quartanfieber heilen. Da aber Manche theils aus Nachlässigkeit, theils aus Furcht vor einer längeren Dauer des Leidens und den vielen Anfällen alle Mittel und zwar sowohl diejenigen, welche durch ihre Natur wirken, als die Amulete, angewendet wissen wollen, so halte ich es für nothwendig, aus Rücksicht auf diese Leute unsere während einer längeren Zeit gesammelten Erfahrungen auf diesem Gebiete hier mitzutheilen.
[Übers.: Puschmann I, 434–436]

Obgleich seiner Meinung zufolge die konventionellen Maßnahmen voll und ganz ausreichend wären (ἱκανὰ μὲν οὖν εἰσι καὶ τὰ εἰρημένα βοηθήματα), ist Alexander kompromissbereit und zeigt dem Patientenwunsch gegenüber Entgegenkommen (διὰ τοὺς τοιούτους): operative Eingriffe (τέμνεσθαι καὶ καίεσθαι) lehnt er zwar in Zusammenhang mit der Fiebertherapie nach wie vor ab, empfiehlt also auch keine Aderlässe, aber er ist bereit, eine Auswahl an sympathiebasierten Rezepten und entsprechenden Amuletten vorzuschlagen, die entweder alternativ oder therapiebegleitend angewandt werden können. Seinen medizinethischen Prinzipien zufolge versteht es sich allerdings von selbst, dass nur solche φυσικά in Betracht kommen, die sich während seiner aktiven Praxiszeit empirisch bewährt hatten (ἐκ τοῦ μακροῦ χρόνου καὶ πείρας).

Im Vergleich zu den im vorausgehenden Kapitel (AlexTrall., De febr. 6) im Rahmen der Therapie des Quotidianfiebers empfohlenen φυσικά, welche gleichermaßen sämtliche Bereiche der Iatromagie (Lithotherapie, Rezitation bzw. Exorzismus und organisches Amulett) abdeckten, ist hier eine deutliche Konzentration auf organische Amulette mit Ritualcharakter zu bemerken – vielleicht ein kleiner ›Seitenhieb‹ Alexanders auf den zuvor bei etlichen Patienten scharf kritisierten Wunsch nach ›Effekthascherei‹? Zweifelsohne implizieren ritualdominierte Anwendungen eine starke psychologische Stimulation und sind für die Patienten in jedem Falle ungefährlicher als fehlgeleitete operative Maßnahmen.

Alexander nennt eine Auswahl von insgesamt fünf Amuletten bzw. rituell-iatromagischen Maßnahmen, deren Grundelemente jeweils auf eine lange iatromagische Tradition zurückblicken können, weshalb sie unbedingt als erfahrungsbasiert (ἐκ τοῦ μακροῦ χρόνου καὶ πείρας) anzusprechen seien:

AlexTrall., De febr. 7 (I, 437 Pu.)

Περίαπτον πρὸς τεταρταίους πολλάκις ἡμῖν πολλὴν πεῖραν δεδωκός. Ὁ ἡλιοκάνθαρος θεραπεύει τεταρταΐζοντας. δεῖ δὲ λαβόντας αὐτὸν ζῶντα περιάψαι περὶ τὸν τράχηλον, ἔσωθεν πυρροῦ ῥάκους ἀσφαλισαμένους. λέγουσι δ' αὐτὸ τοῦτο ποιεῖν περιαπτόμενον οὕτως.

Ein Amulet gegen das Quartanfieber, welches wir oft und vielfach erprobt haben. Der Mistkäfer (Scarabaeus sacer L.) heilt das Quartanfieber. Man fängt ihn lebendig und bindet ihn um den Hals, doch muss man ihn in ein rothes Tuch einhüllen. Wenn er in dieser Weise angehängt wird, so ist er, wie man behauptet, sehr wirksam.

ἔστι δὲ καὶ τοῦτο ἀληθὲς καὶ διὰ πολλῆς πείρας· λαβὼν σαύραν χλωρὰν περίαψον αὐτὴν καὶ τοὺς ὄνυχας τοῦ πάσχοντος τῶν τε χειρῶν καὶ τῶν ποδῶν ὀλίγον περιτεμὼν ἐξ αὐτῶν, ὥσπερ εἰώθασι ποιεῖν οἱ ὀνυχιζόμενοι, δεῖ ἐν πυρρῷ ῥάκει ἐμβαλόντα καὶ ἀσφαλισάμενον οὕτω περιάπτειν καὶ πάλιν περιάπτοντα αὐτὴν ἀπολύειν, ὅθεν καὶ τὴν ἀρχὴν ἐθηράθη.

Auch das folgende Mittel ist zuverlässig und stützt sich auf eine reiche Erfahrung. Man nehme eine grüne Eidechse (Lacerta viridis L.?) und hänge sie dem Kranken um. Ferner schneide man dem Kranken die Nägel an Händen und Füssen ab, wie man es beim Nägelabschneiden zu thun pflegt; hierauf schütte man die Nägelschnitzel, um sie aufzubewahren, in ein rothes Tuch und hänge dasselbe dem Kranken um den Hals. Dann binde man die Eidechse wieder um und lasse sie an dem Orte, wo sie Anfangs gefangen wurde, laufen.

λέγουσι καὶ ἐκ τῆς γένυος τοῦ τράγου εἴ τις λαβὼν τρίχας περιάψει τῷ πάσχοντι, θαυμαστῶς θεραπεύειν δύνασθαι τεταρταῖον.

Man erzählt auch, dass das Quartanfieber auf wunderbare Weise geheilt werden kann, wenn man Haare von der Kinnlade eines Bockes nimmt und dem Kranken umhängt.

ὑπὸ πάντων δὲ τῶν φυσικῶν ἰατρῶν μεμαρτύρηται διώκειν τεταρταῖον τὸ πρῶτον ἀπὸ παρθένου ἀκκριθὲν αἷμα φυσικῶς. ὁμοίως δὲ καὶ τὸ τῆς διαφθαρείσης ποιεῖν, εἴ τις αὐτὸ λαβὼν περιάψει

Alle Naturärzte erklären es für erwiesen, dass das erste von einer Jungfrau ausgeschiedene Blut durch die ihm inne wohnende Naturkraft das Quartanfieber vertreibt; dieselbe Wirkung hat

τῷ πάσχοντι εἰς τὸν καρπὸν τῆς δεξιᾶς χειρὸς ἢ εἰς τὸν βραχίονα τῆς αὐτῆς χειρός.

das Blut eines verführten Mädchens, wenn man es nimmt und dem Leidenden auf die Wurzel der rechten Hand oder auf den rechten Arm bringt.

οἶδα δέ τινα, ὃς ἐθεράπευε τεταρταῖον τῷ τρόπῳ τούτῳ χρώμενος· ἐδίδου γυναικὶ τικτούσῃ τὸ τοῦ κάμνονοτος ἱμάτιον φορεῖν, ὅπερ ἐκεῖνος ἔνδον τῶν ἄλλων ἐφόρει ἄπλυτον ὃν καὶ ἤδη μετέχον διαπνοῆς. εἶτα μετὰ τὸν τοκετὸν ἀντιλαμβάνων τὸ ἱμάτιον ἐδίδου πάλιν φορῆσαι τῷ πάσχοντι. καὶ θαυμαστῶς ὅπως ἀντιπαθείᾳ τινὶ καὶ λόγῳ ἀρρήτῳ παρενοχλῶν οὐκέτι τοῦ λοιποῦ ὁ τεταρταῖος εὑρίσκετο.

Ich erinnere mich, dass Jemand das Quartanfieber auf folgende Weise behandelt hat. Er liess eine Frau während ihrer Niederkunft das ungewaschene und durchgeschwitzte Hemd des Kranken tragen, welches derselbe unter den übrigen Kleidern bisher getragen hatte. Nach der Entbindung nahm er das Hemd zurück und liess es den Kranken wieder tragen, und sonderbarer Weise liess sich in Folge einer Art Antipathie und aus unbekannten Gründen das belästigende Quartanfieber von da an nicht mehr blicken.
[Übers.: Puschmann I, 436]

Eindeutig auf ägyptischen und gräkoägyptischen Traditionen basiert das erste der Amulette, in dessen Zentrum ein »Sonnenskarabäus« (ἡλιοκάνθαρος) steht.[659] Die gewählte Terminologie, ἡλιοκάνθαρος, betont unmißverständlich die immanente Sonnensymbolik des Skarabäus, der in dieser Form nach ägyptischer Vorstellung als Manifestation des sich jeden Morgen neu verjüngenden und regenerierenden Sonnengottes gilt.[660] Bereits die gräkoägyptischen Papyri unterscheiden den ›normalen‹ Skarabäus (κάνθαρος)[661] von dem speziellen »Sonnenskarabäus« (κάνθαρος ἡλιακός),[662] eine Differenzierung, die bei Horapollon ausführlich erläutert wird:[663]

659 Zu diesem Amulett und seiner motivgeschichtlichen Einbindung vgl. Grimm-Stadelmann 2014, 225–234.

660 Vgl. Grimm-Stadelmann 2014, 229 mit Bibliographie. Das ägyptische Wort *ḫprr*, das den Skarabäus bezeichnet (Hannig 1995, 595), ist ein Derivat des Verbs *ḫpr* »werden, entstehen« (Hannig 1995, 594), und somit trägt der Skarabäus den ihm impliziten Regenerationsaspekt bereits im Namen, was ihn zu einem besonders wertvollen, d.h. effektiven Amulett macht.

661 So z.B. in der Anleitung zum Herstellen eines Skarabäusamuletts: PGM I, 188, oder als Bestandteil einer Rezitation: PGM I, 104; vgl. Quack 2001, 339, wo ein Chrysolith mit dem Bild eines Skarabäus graviert werden soll, und PGM II, 76 inmitten eines Uroboros als Gravur eines Heliotrops (hier ist die Sonnensymbolik zwar angezeigt, der Skarabäus heißt jedoch nur κάνθαρος); vgl. dazu Ritner 1995, 3366 mit dem Hinweis, dass der Skarabäus in der demotischen Weisheitsliteratur häufig als μυστήριον (altägyptisch: *sštꜣ*) bezeichnet wird, was ebenfalls auf ägyptischer Tradition basiert.

662 Vgl. PGM I, 98 mit einem »Sonnenskarabäus« im Zentrum eines Divinationsritual; PGM II, 42 als Bestandteil eines Liebeszaubers; PGM II, 60 im Rahmen einer mythologischen *historiola*. Vgl. Plinius, NH 30, XXX (ed. König, 176), der den solaren Aspekt des Skarabäus zwar hervorhebt, jedoch betont, dass er nicht alleine als Fieberamulett Heilkraft besitze, sondern eine Reihe anderer Käfer ebenso: die iatromagische Wirkung beruhe demnach nicht primär auf dem Skarabäusmotiv, sondern allgemein auf der Käfernatur.

663 Vgl. Grimm-Stadelmann 2014, 229.

Horap. I, 10 (ed. Thissen, 8–10)

Εἰσὶ δὲ καὶ κανθάρων ἰδέαι τρεῖς. πρώτη μὲν αἰλουρόμορφος καὶ ἀκτινωτή, ἥνπερ καὶ ἡλίῳ ἀνέθεσαν διὰ τὸ σύμβολον· φασὶ γὰρ τὸν ἄρρενα αἴλουρον συμμεταβάλλειν τὰς κόρας τοῖς τοῦ ἡλίου δρόμοις· ὑπεκτείνονται μὲν γὰρ κατὰ πρωῒ πρὸς τὴν τοῦ θεοῦ ἀνατολήν, στρογγυλοειδεῖς δὲ γίνονται κατὰ τὸ μέσον τῆς ἡμέρας, ἀμαυρότεραι δὲ φαίνονται δύνειν μέλλοντος τοῦ ἡλίου, ὅθεν καὶ τὸ ἐν Ἡλιουπόλει ξόανον τοῦ θεοῦ αἰλουρόμορφον ὑπάρχει. ἔχει δὲ πᾶς κάνθαρος καὶ δακτύλους τριάκοντα διὰ τὴν τριακονταήμερον τοῦ μηνός, ἐν αἷς ὁ ἥλιος ἀνατέλλων, τὸν ἑαυτοῦ ποιεῖται δρόμον. δευτέρα δὲ γενεά, ἡ δίκερως καὶ ταυροειδής, ἥτις καὶ τῇ σελήνῃ καθιερώθη, ἀφ' οὗ καὶ τὸν οὐράνιον ταῦρον ὕψωμα τῆς θεοῦ ταύτης λέγουσιν εἶναι παῖδες Αἰγυπτίων. τρίτη δὲ ἡ μονόκερως καὶ ἰβιόμορφος, ἣν Ἑρμῇ διαφέρειν ἐνόμισαν, καθὰ καὶ ἶβις τὸ ὄρνεον.

Es gibt nunmehr drei Arten von Skarabäen: Die erste ist katzengestaltig und mit Strahlen geschmückt; wegen dieses Merkmals hat man sie der Sonne geweiht. Denn man behauptet, die männliche Katze passe ihre Pupillen dem Sonnenlauf an: In der Frühe nämlich, beim Aufgang des Gottes, weiten sie sich, sie werden rund bei Tagesmitte und erscheinen verengt, wenn die Sonne unterzugehen im Begriffe ist. Deswegen ist auch in Heliopolis das Bild des Gottes katzengestaltig. Auch hat jeder Skarabäus 30 ›Finger‹ wegen der 30 Tage des Monats, innerhalb derer die Sonne aufgeht und ihren Lauf vollendet. Die zweite Art hat zwei Hörner und ist stierähnlich; sie ist auch der Mondgöttin heilig, und deswegen behaupten die Kinder der Ägypter, das Sternbild ›Stier‹ sei die Erhöhung dieser Göttin. Die dritte Art hat ein einziges Horn und ist ibisgestaltig; man glaubt, sie gehöre zu Hermes so wie auch der Ibis-Vogel.
[Übers.: Thissen 2001, 9–11]

Im Heilkontext ist die dritte der beschriebenen Skarabäusvarianten die ausschlaggebende, aufgrund der Zuordnung zu Hermes, dem ägyptischen Heilgott Thot, und dessen animalischer Inkarnation als Ibis. Solare Konnotation und Regenerationsaspekt macht den Skarabäus zu einem aufgrund seiner Vielseitigkeit weit über die Grenzen Ägyptens hinaus allgemein beliebten Amulett und bereits in der antiken Welt waren kleinfigurige Darstellungen ein häufiger Exportartikel.[664] Die Entstehung des Skarabäus aufgrund eines asexuellen Schöpfungsaktes (μονογενές) wird ebenfalls bei Horapollon ausführlich dargelegt,[665] eine Fähigkeit, die den Käfer nicht nur zu einem Mysterium werden lässt, sondern zudem auch seine regenerative Potenz multipliziert – und dies wiederum prädestiniert ihn, neben seiner Verbindung zu Thot, als besonders wirkmächtiges Amulett im Bereich der Iatromagie.[666]

664 Vgl. R. Schulz, Khepereru – Scarabs. Scarabs, Scaraboids, and Plaques from Egypt and the Ancient Near East in the Walters Art Museum Baltimore, in collaboration with M. Seidel. Oakville, CT 2007.

665 Horap. I, 10, ed. Thissen, 8.

666 Vgl. auch M. Minas-Nerpel, Der Gott Chepri. Untersuchungen zu Schriftzeugnissen und ikonographischen Quellen vom Alten Reich bis in griechisch-römische Zeit [Orientalia Lovaniensia Analecta 154] (Leuven u.a. 2006) 74–82 als Urgott und 95–97, 324 f. als Regenerationssymbol.

Seine iatromagische Potenz ist im Falle des von Alexander empfohlenen Fieberamuletts noch zusätzlich gesteigert, da die Vitalkräfte des lebendigen Tieres benutzt werden, das zusätzlich noch in ein rotes Tuch eingehüllt wird. Nach ägyptischer Vorstellung besitzt die Farbe rot deutlich negative Konnotation, aufgrund ihrer Verbindung zu Seth einerseits, andererseits aber auch zu schädlichen Unterweltsdämonen.[667] Der apotropäische Charakter der Farbe entwickelt sich erst allmählich, doch gibt es bereits im ägyptischen Kontext Belege für einen solchen Gebrauch;[668] in der christlichen Symbolik impliziert die rote Farbe dann den Purpurmantel Christi und damit eine amulettwirksame Anspielung auf die Passion.[669]

Neben der Auferstehungs- und Regenerationssymbolik, welche Christus mit dem Skarabäus verbindet, existiert zudem noch eine regelrechte Identifikation Christi mit dem Skarabäus, beruhend auf einer Auslegung des Lukasevangeliums durch den Kirchenvater Ambrosius (4. Jh.), wo Christus mit einem Skarabäus verglichen wird, der sich aus dem irdischen ›Misthaufen‹ zum ewigen Leben erhebt.[670] Die Summe sämtlicher Motive, zusammen mit der doppelten, ägyptisch und christlich fundierten Auferstehungssymbolik, macht Alexanders Skarabäusamulett zu einem singulären Beispiel motivgeschichtlicher Rezeption im Bereich der byzantinischen Medizin.[671]

Aufgrund der beiden Tieren impliziten solaren Symbolik besteht ein enger Zusammenhang zwischen dem Skarabäusamulett und der nachfolgend geschilderten *transplantatio morbi* unter Zuhilfenahme einer Eidechse. Ein ähnliches Eidechsenritual wurde bereits im Kontext der Augenheilkunde geschildert (vgl. Kap. 4.2), wobei auf rezeptionsgeschichtliche Parallelen der lateinischen (Marcellus) und gräkoägyptischen (*Kyraniden*-)Überlieferung hingewiesen wurde. Die nun bei Alexander als Heilmittel gegen Quartanfieber empfohlene rituelle Handlung kombiniert die Eidechse mit Materie des Patienten (abgeschnittene Finger- und Fußnägel), wodurch der Effekt der *transplantatio morbi* vertieft werden soll; das in diesem Falle unversehrt belassene Reptil soll durch den intensiven Kontakt mit den Nagelschnitzeln die Krankheit konzentriert aufnehmen und bei seiner Freilassung mit sich forttragen. Das

667 Vgl. Ritner 1993, 147 f. mit zahlreichen Belegstellen.

668 Aus ebendiesem Grund, als apotropäische Maßnahme, sind gelegentlich auch die Fugen von Särgen rot eingefärbt: S. Grallert, Die Fugeninschriften auf Särgen des Mittleren Reiches, SAK 23 (1996) 147–165.

669 Grimm-Stadelmann 2014, 230 f.; vgl. auch M. Bélis, The Use of Purple in Cooking, Medicine, and Magic: An Example of Interference by the Imaginary in Rational Discourse, in: R. Buxton (Hrsg.), From Myth to Reason? Studies in the Development of Greek Thought (Oxford 1999) 295–316.

670 F.J. Dölger, Christus im Bilde des Skarabäus. Der Text ›scarabaeus de ligno‹ in Habakuk 2,11 nach der Auslegung von Ambrosius und Hieronymus, Antike und Christentum. Kultur- und religionsgeschichtliche Studien II/4 (Münster 1930) 230–240; Zusammenfassung bei Grimm-Stadelmann 2014, 231.

671 Vgl. Grimm-Stadelmann 2014, 232.

Eidechsenritual könnte im vorliegenden Kontext gleichsam als Steigerung des vorausgehenden Skarabäusamuletts zu interpretieren sein.

Eine »Wunderheilung« (θαυμαστῶς θεραπεύειν), deren motivgeschichtlicher Ursprung wohl eher im Bereich der Aphrodisiaka zu verorten sein dürfte, könne durch das Umhängen eines Bocksbartes erzielt werden – im Alpenland gilt noch heute der Gamsbart als potenzsteigernder Übertragungszauber, wobei die animalische Vitalität und Potenzkraft auf den Träger übergehen soll.[672] Im konkreten Fieberkontext dürfte das Amulett eher als Stärkung der Immunkräfte zu werten sein und auf die zuvor von Alexander mehrfach betonte Schwächung der Patientenkonstitution durch die regelmäßig auftretenden Anfälle zu beziehen sein.

Eine wesentliche Rolle innerhalb der Iatromagie spielen Körperflüssigkeiten, insbesondere Blut, dessen singularitätsmagische Wirksamkeit (vgl. Kap. 2.2) noch zusätzlich durch die Begleitumstände seiner Gewinnung gesteigert werden kann. Besonders wirksam als vielfältig einsetzbares Heilmittel ist Menstruationsblut, das bereits im Alten Ägypten als Einreibung angewandt wurde (vgl. Kap. 4.8). Eine Steigerung des singularitätsmagischen Aspekts kann erzielt werden, wenn es sich, wie in Alexanders Rezept gegen Quartanfieber, um das erste Menstruationsblut einer Jungfrau handelt, da dem Unschulds- und Reinheitscharakter besondere Heilwirkung beigemessen wurde.[673] Als Alternative kann jedoch auch das (Menstruations?-)Blut eines verführten Mädchens verwendet werden, wobei die Heilwirkung gerade durch die Umkehrung des Reinheitsgedankens, quasi *e contrario*, zustandekommt.[674] Die rituell vorgeschriebene Gestik, nach der die Einreibung vollzogen werden muss, dient der heilenergetischen Konzentration und Fokussierung. Ein *hapax legomenon* ist die von Alexander verwendete Bezeichnung φυσικοὶ ἰατροί, wobei nicht klar ist, ob er damit bestimmte Quellen, die sich auf Sympathielehre und Iatromagie konzentrieren, bezeichnen will, oder aber auf konkrete Zeitgenossen abzielt, die als eine Art ›Heilpraktiker‹[675] arbeiten.

Das ägyptische Motiv von einem besonderen göttlichen Schutz während des Geburtsvorganges (vgl. Kap. 4.8) bildet möglicherweise die (indirekte?) Grundlage zu

672 N. Gockerell, Amulettgebrauch im Alpenraum, in: A. Grimm – S. Schoske (Hrsg.), Isisblut & Steinbockhorn. Amulett und Talisman in Altägypten und im Alpenraum [Schriften aus der Ägyptischen Sammlung 11] (München 2010) 8.

673 Diese Ansicht hat sich bis in die frühe Neuzeit erhalten, wenn es als unfehlbares Heilmittel gegen Syphilis galt, mit einer Jungfrau zu schlafen, vgl. Vgl. B. Kummer, s.v. *Jungfrau*, in: H. Bächtold-Stäubli (Hrsg.), Handwörterbuch des deutschen Aberglaubens IV (Berlin 1927–1942; repr. Berlin 2000) 841–854.

674 Vgl. Plinius, NH 28 zur besonderen Bedeutung von menschlichen Körperprodukten innerhalb von Heilritualen, insbesondere zur Bedeutung von Menstruationsblut vgl. Janowitz 2001, 90–93.

675 Puschmanns Übersetzung des Begriffs als »Naturärzte« ließe sich vielleicht dahingehend präzisieren.

Alexanders letztem Rezept gegen Quartanfieber, wo es um eine Art ritueller Reinigung des Patienten durch den Geburtsvorgang geht, welcher den Katalysator für die Heilung darstellt. Mit heutigen Hygienevorstellungen völlig unvereinbar wird hier empfohlen, dass eine gebärende Frau während ihrer Niederkunft das Hemd des fieberkranken Patienten tragen solle. Durch Übertragung von Antipathiekräften verwandelt sich dieses dann in ein Heilmittel, das den Kranken nicht nur augenblicklich von seinem Leiden befreit, sondern auch zukünftig gegen Quartanfieber immunisiert.

Zu den vielfältigen iatromagischen Qualitäten eines Fisches namens χρύσαφος gehört auch eine Amulettanwendung gegen Tertian- und Quartanfieber, wobei die Augen des Fisches umgehängt werden müssen:

Kyr. IV, 74 (ed. Kaimakis, 297,2–7)

Χρύσαφος ἰχθύς ἐστι θαλάσσιος. τούτου οἱ ὀφθαλμοὶ περιαπτόμενοι, τριταῖον καὶ τεταρταῖον ἀποσοβοῦσιν. οἱ δὲ ἐν τῇ κεφαλῇ λίθοι περιαπτόμενοι τῷ τραχήλῳ φυσικῶς ἰῶνται φθισικούς. ἡ δὲ χολὴ αὐτοῦ φορουμένη ἐν σκεύει καθαρῷ ἢ χριομένη μετὰ μύρου εὐείδειαν παρέχει καὶ εὐπρέπειαν καὶ ἡδονὴν ἐν ταῖς συνουσίαις. οἱ δὲ ὀφθαλμοὶ τριταῖον ἰῶνται, καὶ πᾶσαν ὀφθαλμίαν.

Der χρύσαφος ist ein Meeresfisch. Seine Augen, als Amulett umgehängt, vertreiben Tertian- und Quartanfieber. Die in seinem Kopf befindlichen Steine heilen, als Amulett um den Hals gehängt, aufgrund ihrer Naturimmanenz, Patienten, die an Schwindsucht leiden. Seine Galle, wenn man sie in einem reinen Kleidungsstück trägt, oder vermischt mit wohlriechendem Myrtenöl gewährt Schönheit und Wohlgestalt sowie erotische Befriedigung. Die Augen aber heilen Tertianfieber und jegliches Augenleiden.
[Übers. d. Verf.]

Die kombinierte Anwendbarkeit der Bestandteile des χρύσαφος gegen Wechselfieber und Schwindsucht, aber auch im erotischen Kontext, schaffen ebenso eine Verbindung zu Alexanders Bocksbart-Amulett, wo die Stärkung des Immunsystems mit sexueller Leistungsfähigkeit in Zusammenhang gebracht wird, wie auch zu diversen anderen Amuletten, die sich der angeblich in den Köpfen unterschiedlicher Tiere befindlicher Steine bedienen (vgl. Kap. 4.5). Den Amulettcharakter solcher Steine kombiniert wiederum das spätbyzantinische *Iatrosophion* Cod. Taur. B. VII.18 mit einem Ritual, das sich deutlich an dem zuvor erwähnten, in den gräkoägyptischen Papyri überlieferten Skarabäusritual[676] orientiert, als Heilmittel gegen Hydropsie.[677]

676 PGM I, 98.
677 Cod. Taur. B. VII.18, Kap. 134 (ed. Valentino, 122).

4.10 Anfallsleiden

Aufgrund ihrer charakteristischen Leitsymptome sind Anfallsleiden, vergleichbar dem modernen Verständnis von ›Epilepsie‹, geradezu prädestiniert für einen ›Wiedererkennungseffekt‹ in historischen Schilderungen, so dass für viele Quellenberichte eine dahingehende retrospektive Diagnose zumindest naheliegend scheint.[678] Nosologisch markante Leitsymptome eines Anfallsleidens, die tatsächlich einen epileptischen Anfall nach heutiger Vorstellung charakterisieren könnten, wurden bereits im Alten Orient mit äußerster Genauigkeit beschrieben.[679] Dabei wurden jedoch niemals physische Krankheitsursachen in Erwägung gezogen, sondern ausschließlich dämonisch-übersinnliche Einwirkung galt als Auslöser der beobachteten Symptomatik.

Ein derartiger Einfluss lässt sich, den Quellen zufolge, auf Mondgottheiten bzw. (dämonisch) personifizierte Mondphasen eingrenzen, deren Präsenz und mutmaßliche Urheberschaft sich terminologisch in der bis in die aktuelle Gegenwart hinein benutzten umgangssprachlichen Bezeichnung »Mondsucht« manifestiert.[680]

Die mit Anfallsleiden verbundene charakteristische Symptomatik wurde in sämtlichen altorientalischen Kulturen als Ausdruck kultischer Unreinheit empfunden, weshalb solche ›Epileptiker‹ von religiösen Festen und Zeremonien ausgeschlossen waren.[681] Da von einer dämonischen Krankheitsursache ausgegangen wurde, be-

---

678 Vgl. Leven 1995, 17, der zu Recht die Schwierigkeiten einer solchen retrospektiven Diagnose darlegt und mit Nachdruck darauf verweist, dass man »[h]insichtlich einer modernen Diagnose historischer Krankheitsschilderungen [...] über eine gelehrte Spekulation niemals hinausgelangen« wird – und auch im Falle eines seit altorientalischer Zeit bis in die frühe Neuzeit in den Quellen gut belegten Anfallsleidens, das man aufgrund der Kombination seiner Leitsymptome gerne mit der heutigen Epilepsie in Zusammenhang bringt, kann die retrospektive Diagnose dennoch nur spekulativ, im besten Falle eine wahrscheinliche Hypothese bleiben. Leven 1995, 17–57 führt anhand zahlreicher Textbeispiele in seiner eingehenden medizinhistorischen Untersuchung der im byzantinischen Zeitalter überlieferten Erscheinungsformen diverser Anfallsleiden deutlich vor Augen, dass der griechische Terminus ἐπιληψία bestenfalls ein Homonym zu der modernen Bezeichnung darstellt, keinesfalls jedoch als Synonym aufgefasst werden darf (zu dieser Begriffserläuterung vgl. Leven 1995, 18).

679 Vgl. die grundlegende Analyse der ägyptischen Quellen mit Querverbindungen zu vergleichbaren mesopotamischen Schilderungen: Fischer-Elfert 2000, 117–129 und Id. 2005a, 91–163, bes. 137–141. Speziell in Hinblick auf Altägypten vermutet Fischer-Elfert 2000, 117 und Id. 2005, 158 sogar ein relativ häufiges Auftreten ähnlicher Anfallsleiden, vermutlich als posttraumatische Erscheinung nach Schädelverletzungen. Vgl. Fischer-Elfert 2000, 118 f. und Id. 2005a, 158–160 mit konzisem Überblick über den gegenwärtigen Forschungsstand zur ›Fallsucht‹ im Alten Ägypten.

680 Fischer-Elfert 2005, 138: »Die Verbindung zwischen Epilepsie und den Mondphasen ist kulturgeschichtlich von einiger Bedeutung, findet sie sich doch auch in Mesopotamien, Griechenland und bis in die heutige Bezeichnung von Besessenen und ›Verrückten‹ als *lunatics* wieder.«; vgl. auch Fischer-Elfert 2000, 123 f.

681 Fischer-Elfert 2005, 138: »Notorischen Epileptikern war der Zutritt zu Tempeln während der Götterfeste verwehrt, seherische Fähigkeiten wurden ihnen in Ägypten nicht attestiert [...].«; vgl. Fischer-

schränkte sich die Behandlung auch dementsprechend auf Exorzismen und (Amulett-)Rituale, in deren Zentrum eine Gottheit mit lunarer Komponente (in Ägypten zumeist Thot oder Chons, gelegentlich auch Osiris-Akephalos als Personifikation des Neumondes) stand.[682]

Am deutlichsten veranschaulichen zwei, in der Papyrushandschrift unmittelbar aufeinanderfolgende Texte aus der Ramessidenzeit die symptomatische Manifestation der erwähnten lunaren Mächte, indem sie eine sehr detaillierte Anfallsnosologie mit eben diesen Gottheiten in direkten Bezug setzen.[683] Die beiden Texte sind zudem ganz klar strukturiert, in einen diagnostischen Teil (A), der die beobachtete Symptomatik beschreibt, und einen therapeutischen Teil (B), worin die entsprechenden Gegenmaßnahmen erläutert werden:[684]

(A) Betreffs eines Patienten, der unter dem Einfluss eines Wiedergängers des Thot steht: Wenn er mit seinen Zähnen knirscht, auf seiner Zunge herumkaut, seinen Nacken aufrichtet von Zeit zu Zeit, mit seinen Gliedern [...] macht, während sein Mundgeruch wie die Schweißabsonderung (infolge) Schlangengiftes ist, (mit) Schweiß an seinen Gliedern:

(B) Dann fertige dir für ihn ein ⟨Idol des⟩ Thot aus Moringaholz an, eine Thot(figur) zur Reinigung, Hymnen an den Mond für den Wunsch des Jahres, ihre (= der Hymnen) Weihopfer mit vielen Räucherungen, mit der Thot(figur) aus dem Holz der Moringa; werde platziert an seinem (= N.N.) Hals, wobei er (= N.N.) sich jeglichen Fisches enthalte.

(A) Betreffs eines Patienten, der sich unter dem Einfluss eines Totengeistes des Osiris befindet: Wenn er völlig ohne Bewusstsein ist wie ein toter Mann, wobei er an Füßen und Händen zuckt, sein Kopf unbeweglich/verkrampft und sein Gesicht dunkel ist, sein Mund verdreht und sein Mundgeruch der von trockener Myrrhe ist, seine Augen sich schließen. Sobald er sich erholt hat, verfällt er in einen tiefen Schlaf für einen langen Zeitraum.

(B) Dann fertige du für ihn ein Idol des Osiris an, des Neumondes, eines (bewusstlos) daliegenden Hundes, das der Vorderseite einer Atefkrone, das des Akephalos/Kopflosen, sämtliche Schriften zur Vertreibung eines Wiedergängers. Beräuchere ihn dir mit trockener Myrrhe (und mit) *menet*, werde eingerieben mit Fischfett, Honig, Öl (der kilikischen Tanne) [(fast eine ganze Zeile verloren)], der Windhund mit geschlo[ssenen Augen ...].

Elfert 2005a, 160–163.

682 Fischer-Elfert 2000, 123 f.: Der Textvergleich zwischen ägyptischen und babylonischen Texten zeigt deutliche Übereinstimmungen, nicht nur in der Symptombeschreibung, sondern auch in der Annahme einer körperexternen Krankheitsursache seitens lunarer Gottheiten. Derselbe Aspekt, ergänzt um weitere aussagekräftige Textbeispiele, bei Fischer-Elfert 2005a, 137–141, 147 f. und 158–163.

683 Pap. Deir el-Medineh I vs. 1,8–2,8 (19.–20. Dyn., ca. 1200 v.Chr.), ed. J. Černý, Papyrus hiératiques de Deir el-Médineh I (Kairo 1978) 5–8 und pl. 9–11*a*, bearb. Fischer-Elfert 2000, 119–123 mit genauer Erläuterung der einzelnen Teilsymptome und Hinweis auf fehlende Symptomatiken; Übers.: Fischer-Elfert 2005, 49 f. und Kommentar auf S. 138; letzte Bearb.: Fischer-Elfert 2005a, 142–146 (Transliteration, Übers. und Analyse); vgl. auch Kap. 2.4.

684 Übers.; Fischer-Elfert 2005, 49 f.

Die beiden Fallbeispiele unterscheiden sich zunächst durch den jeweiligen Verursacher, nämlich durch Dämonen, die im Auftrag einer lunaren Gottheit handeln: im ersten Fall ein Wiedergänger des Mondgottes Thot und im zweiten Fall ein Totengeist des den Neumond symbolisierenden Osiris-Akephalos, die den jeweiligen Patienten »geschlagen« haben, wodurch er der Krankheit anheimgefallen sei.[685] Hans-Werner Fischer-Elfert sieht die beiden Texte in unmittelbarem Zusammenhang, als Beschreibung sämtlicher Phasen eines epileptischen Anfalles:[686] der erste Text (linke Spalte, A) würde demnach die tonisch-klonische Phase mit ihren charakteristischen Symptomen wie Kaumuskelkrampf, Zungenbiss, klonischen Zuckungen, ›Schaum vor dem Mund‹ und Schweißabsonderungen schildern, während der zweite Text (rechte Spalte, A) vorrangig die komatöse Phase mit erneuten tonisch-klonischen Krämpfen und Apnoe (?) sowie dem terminalen Nachschlaf am Anfallsende ausführt.[687] Die jeweils empfohlene Behandlungsmethode besteht in einem mehrteiligen exorzistischen Ritual mit Konzentration nicht auf den ›subalternen‹ Dämon, sondern direkt auf die dahinterstehende Gottheit. Die komplexe rituelle Handlung, deren Zentrum Amulettfiguren eben dieser Gottheiten bilden,[688] besteht aus Räucherungen, Hymnen und Rezitationen sowie Einreibungen und diätetischen Maßnahmen.[689]

In diesem Kontext ist es unerlässlich, auf einen anderen ägyptischen Text, ebenfalls ramessidenzeitlich und aus Deir el-Medineh,[690] zurückzukommen, der bereits im vorausgehenden Fieberkapitel (vgl. Kap. 4.9), angesprochen wurde, da ein (Fieber?)Dämon namens *šmw* (»der Heiße«[691]) als aktiv handelnder Auslöser der beschrie-

---

685 Fischer-Elfert 2005, 138. Vgl. hierzu die Charakteristik der in Konstantinopel während der ›Justinianischen Pest‹ umherwandernden Krankheitsdämonen, die ihre Opfer ebenfalls durch einen Schlag mit der Krankheit infizierten: Prokop, de bell. Pers. II, 22 (ed. Haury, 251); vgl. Kap. 4.9.

686 Fischer-Elfert 2005a, 145.

687 Ausführliche Analyse: Fischer-Elfert 2000, 119–123 mit Hinweis auf folgende fehlende Symptome: Aura, Initialschrei, Niederstürzen, Inkontinenz, wobei bemerkenswert ist, dass die ägyptischen Texte gerade das charakteristische Niederstürzen des Patienten nicht erwähnen. Aktualisierte Analyse mit denselben Ergebnissen: Fischer-Elfert 2005a, 142–148.

688 Amulettfiguren spielen auch in entsprechenden babylonischen Ritualen eine wesentliche Rolle, allerdings sind es hier die persönlichen Schutzgötter, die als Amulette fungieren, vgl. Reiner 1987, 31: »An apotropaic figure, against a disease most likely to be identified as epilepsy, personifies the individuals's protective spirits, the *šēdu* and the *lamassu*, in the shape of a two-faced figure [...].«

689 Ob die im *Corpus Hippocraticum* als ›Scharlatanerie‹ verworfenen Diäten und rituellen Maßnahmen (Hipp., morb. sacr. 1 [VI, 354–364 Littré]) auf solche konkreten ägyptischen Vorbilder rekurrieren, bleibt fraglich: Fischer-Elfert 2000, 121 mit Anm. 31; zu den entsprechenden Vorwürfen im *Corpus Hippocraticum* vgl. auch Makris 1995, 363 f.

690 Ostrakon Deir el-Medineh 1265, col. II (19./20. Dynastie, um 1200 v.Chr.); zu Datierung und Personennamen *Nꜣḫy* vgl. Fischer-Elfert 2005a, 109 f.; Transliteration und Übers. a.a.O., 102 f.

691 Fischer-Elfert 2005a, 110–129, der hier aufgrund etlicher Textvergleiche *šmw* nicht (mehr) als den verantwortlichen Dämon, sondern vielmehr als ›Besessenen‹, also den Patienten, interpretiert.

benen Symptomatik vermutet wurde. Hans-Werner Fischer-Elfert zufolge ist es allerdings zutreffender, *šmw* auf den Patienten, also auf Nachy (*Nꜣḫy*), zu beziehen, wodurch sich folgende Modifikation der Übersetzung ergibt:

1) [...] in Theben. Man ist in Ach[...(?)... Amenophis (I.;? ist] auf der Großen Sänfte.
2) Götter bilden den Schutz seines Leibes. Die Hitze des *Nꜣḫy* betritt (?) für sich die *mšꜣ*-Fischausweidezone, den(?) Schmelzofen,
3) indem er (= der Ofen) heiß ist. Er (= der Heiße) wälzt sich ständig von Seite zu Seite, indem seine Glieder zerbrochen (?) sind.
4) Das Herz des Heißen ist trocken in seinem Leib wie ein Baum, der allein in der Wüste steht, [s]eine
5) Wurzeln erreichen (zwar) die Erde, eine Flamme [......Scha]tten, seine Trieb[e].
6) Der Heiße ist hingefallen, die Menge/der Viel[......] sie/ihre [...(?)] sind wie eine Windböe (lit. ›Zeitpunkt des Windes‹). Wie schwer/lastend
7) ist die Hitze an seinem Herzen, wie nervös (lit. ›weit ausgedehnt‹) ist ⟨er(?)⟩ innerlich, ohne daß er die Herzensruhe kennt
8) ›Agiert, Chons-in-Theben (und) Du-Großer-des-Dorfes (und) der Nekropole, Amenophis (I.)!
9) Kommt, werft (die) Hitze hinaus, rettet/exorziert den *Nꜣḫy*! Versetzt ihn (zurück) in
10) seine Ruhe! Der mit den Augen zuckt, er ist gestürzt‹.[692]

Der Vergleich beider – philologisch gleichermaßen nachvollziehbarer – Übersetzungs- und Interpretationsvarianten ein- und desselben ägyptischen Textes veranschaulicht deutlich die Problematik einer medizinhistorischen Analyse solcher Überlieferungen, die, wie Karl-Heinz Leven ganz zu Recht wiederholt konstatiert, aus eben diesem Grunde nicht mehr – aber auch nicht weniger! – als eine mehr oder weniger plausible Spekulation sein kann.[693]

In Hans-Werner Fischer-Elferts aktueller Interpretation ist *Nꜣḫy* mit *šmw* kongruent; es handelt sich demnach also nicht um die Aktion eines Fieberdämons, sondern um die als *šmw* erläuterte Symptomatik, die *Nꜣḫy* zeigt, der »als eine hochgradig nervöse Person geschildert [wird], der es an ›Ruhe‹ mangelt, aber auch an Kontrolle über ihren gesamten Körper incl. der Augen.«[694]

Die hier geschilderte Symptomatik unterscheidet sich von den vorausgehend zitierten Beispielen dahingehend, dass das Anfallsleiden des *Nꜣḫy* zweimal explizit mit Niederstürzen in Verbindung gebracht wird (Zeile 6 und 10) und anscheinend neben den charakteristischen tonisch-klonischen Spasmen auch noch mit heftigen motorischen Störungen, Depression (nervöse Erregung, vielleicht sogar Verbigeration?) und Augensyndrom einhergeht.[695] Ein weiterer Unterschied besteht darin, dass die (ritu-

692 Übers.: Fischer-Elfert 2005a, 102 f.
693 Vgl. Leven 1995, 117.
694 Fischer-Elfert 2005a, 134.
695 Vgl. Fischer-Elfert 2005a, 135 f.

elle) Heilung des mutmaßlichen ›Epileptikers‹ *Nꜣḫy* keine private Angelegenheit zwischen Patient und Heilkundigem war, sondern offensichtlich während eines öffentlichen Götterfestes mit Prozession stattfand, an dem teilzunehmen *Nꜣḫy* aufgrund seiner anfallsbedingten kultischen Unreinheit (*Miasma*) nicht berechtigt war.[696]

Dem komplexen Heilritual, das die beiden zuvor zitierten Textpassagen aus dem Deir el-Medineh-Papyrus überliefern, steht in der Überlieferung des Ostrakons ein öffentlicher Exorzismus gegenüber, der die sozial exponierte Situation des Patienten recht schonungslos zum Ausdruck bringt. Übereinstimmend betonen beide Fallberichte die lunare Komponente der geschilderten Symptomatik, d.h. die Verantwortlichkeit diverser Mondgottheiten – der im Ostrakon erwähnte »Chons-in-Theben« ist ebenfalls ein Mondgott –, die damit auch für deren Heilung zuständig sind: während die Papyrusüberlieferung Amulettfiguren der entsprechenden Gottheiten in die jeweiligen Ritualhandlungen integrierte, bedient sich *Nꜣḫys* Exorzismus der Epiphanie des Gottes während des Prozessionsgeschehens.[697]

In deutlichem Unterschied zu den beiden Fallberichten aus Deir el-Medineh, deren jeweils charakteristische Symptombeschreibungen die Nosologie eines epileptischen Anfalls zumindest sehr plausibel erscheinen lassen, schildert ein ungefähr zeitgleicher Papyrus ebenfalls ein Anfallsleiden, das sich jedoch in ganz anderen Leitsymptomen manifestiert:

> Anderer Spruch: Öffnen eines verschlossenen Mundes, Lösen einer verdrehten Zunge, die sich in jeglichem Körperteil von N.N., geb. von N.N., befindet, Vertreiben des Schreckens vor einem jeden Gott, einer ⟨jeden⟩ Göttin von ihm, den (= Spruch) die Majestät des Thot verfasst hat für Geb, den Vater der Götter, der König des Himmels war, Herrscher der Beiden Ufer. Er wurde verstoßen von Harsiese, vom (?) Thron der Götter. Der (nunmehr) im Himmel dahergeht, dessen Augen (aber) in der Dat sind. Du sollst entfernen, was Du angerichtet hast. Ich bin Harsiese, weiche zurück! Ich bin der Sohn des Osiris. O {seine} Mutter Isis, Tante Nephthys! Die *Bande des Seth hat einen Überfall gemacht. *Mein Vater ist tot, *meine Mutter eine Witwe und die Schwester des Seth missbraucht mich sexuell (?). Mein Mund ist versperrt, ⟨meine⟩ Glieder sind matt, nicht kann ⟨ich⟩ meine Hand gebrauchen. ›Komm, komm, Mutter Isis! Siehe, ich bin's, dein Sohn Horus!‹ ›Ich bin deine Mutter Isis, die ihre Lippen zu gebrauchen versteht.‹ Dieser Spruch werde rezitiert ⟨über⟩ einer neuen Schale, bemalt mit Ocker; werde bestrichen mit Honig, abgewaschen mit Süßbier, werde [getrunken] ⟨vom⟩ Patienten, ⟨um zu (?)⟩ retten (?) [...] (?). Betreffes [... ...] einen Patienten seinen (?) Mund ⟨mit (?)⟩ Ocker ⟨auf (?)⟩ eine Schale; werde abgewaschen;

---

696 Fischer-Elfert 2005a, 161 f., der textbezogen vermutet, dass sich das Verbot wohl nur auf die innersten Sakralbereiche bezogen haben dürfte, *Nꜣḫy* also wohl am Rande des Prozessionsgeschehens öffentlich exorziert worden sei. *Nꜣḫys* Schicksal illustriert damit sehr anschaulich, so Fischer-Elfert 2005a, 162, »die rituelle bzw. soziale Umsetzung und Durchführung des Ausschlusses des ›Heißen‹ vom Heiligen sowie seine öffentliche Exorzierung.«
697 Vgl. Fischer-Elfert 2005a, 161.

Machen eines Bildes des Osi[ris ...] salben ⟨mit dem (?)⟩ Kot einer Frau; werde der Patient damit beräuchert.[698]

Die Anfallssymptomatik konzentriert sich hier auf diverse Lähmungserscheinungen, und zwar sowohl hinsichtlich des Sprachvermögens (»verschlossener Mund«; »verdrehte Zunge«) wie auch bestimmter Gliedmaßen (»⟨meine⟩ Glieder sind matt, nicht kann ⟨ich⟩ meine Hand gebrauchen«), so dass Hans-Werner Fischer-Elferts Annahme eines Schlaganfalles mit halbseitiger (?) Lähmung sehr plausibel erscheint.[699]

Musterpatient ist hier wiederum Horus, der von seiner zauber- und heilkundigen Mutter Isis, »die ihre Lippen zu gebrauchen versteht«, d.h., die im Gegensatz zu ihrem kranken Sohn in der Lage ist, die passenden Rezitationen zu sprechen, mittels einer komplexen Ritualhandlung exemplarisch geheilt wird.[700] Die vorausgehende *historiola* nimmt Bezug auf ein bislang unbekanntes mythisches Geschehen, das Hans-Werner Fischer-Elfert als »Putsch in der Götterwelt« interpretiert; die Frage stellt sich, ob Horus-Harsiêse infolgedessen mit dem beschriebenen Anfallsleiden ›bestraft‹ wurde?[701]

4.10.1 *Corpus Hippocraticum*, *De morbo sacro*

In der hippokratischen Schrift *Περὶ ἱερῆς νούσου* (*De morbo sacro*) liegt nicht nur erstmals eine komplette Monographie über das solchermaßen bezeichnete Anfallsleiden vor, sondern zugleich auch die unmissverständlich formulierte radikale Abkehr von der traditionellen religiös-dämonologisch fundierten Krankheitsätiologie sowie, dadurch bedingt, der erste rationale Erklärungsansatz.[702] Dieser besagt, dass es sich bei dem aufgrund seiner erschreckenden Symptomatik als ›heilig‹ oder auch ›dämonisch‹ empfundenen Anfallsleiden um »eine vererbliche, v[om] Gehirn ausgehende

---

698 Pap. Athen Nat.-Bibl. 1826 rt. x+3,7–3,12 (19.–20. Dyn., ca. 1. Hälfte 12. Jh. v.Chr.), ed. H.-W. Fischer-Elfert – F. Hoffmann (i. Vorb.); Übers.: Fischer-Elfert 2005, 41 f. mit Komm. auf S. 133 f.

699 Fischer-Elfert 2005, 133 mit Verweis auf dementsprechende paläoanthropologische Untersuchungen.

700 Es dürfte sich auch hier wieder um ein exorzistisches Ritual handeln, d.h. eine dämonische Ursache zugrunde liegen, da das Trinken des rituell aktivierten Bieres als ›dämonozide‹ Maßnahme verstanden werden kann; vgl. Fischer-Elfert 2005, 134 und generell zum Stellenwert von Brot und Bier in altägyptischen Rezepten vgl. R. Metcalfe, Bread and beer in ancient Egyptian medicine, in: C. Price et al. (Hrsg.), Mummies, magic and medicine in ancient Egypt. Multidisciplinary essays for R. David (Manchester 2016) 157–168.

701 Fischer-Elfert 2005, 133. Die Stigmatisierung von Krankheit, insbesondere solche mit auffälliger Symptomatik, als Strafe für einen bewusst oder unbewusst begangenen (kultischen) Frevel bzw. Tabubruch war in den antiken Kulturen allgemein verbreitet; vgl. exemplarisch Fischer-Elfert 2005a, 124.

702 Leven 1995, 20 f.; K.-H. Leven, s.v. *Epilepsie*, in: Antike Medizin, 260–262; Makris 1995, 363; vgl. auch Kap. 2.6.

Krankheit [handele], verursacht durch kalten Schleim, der das Blut erstarren lasse«,[703] weshalb sich auch die charakteristischen Leitsymptome entsprechend rational darlegen und begründen ließen.[704]

Eine adäquate terminologische Alternative zu der üblichen Bezeichnung der Krankheit als ἱερὴ νούσος bot sich dem hippokratischen Autor noch nicht, da das von dem Verb ἐπιλαμβάνειν (»ergreifen«, »packen«) abgeleitete Substantiv ἐπιληψία nach wie vor die religiös basierte Vorstellung von einer personifizierten, dämonisch konnotierten Krankheit implizierte, die ihr Opfer »ergreift«, das dann, aufgrund dieser Besessenheit die charakteristischen Begleiterscheinungen eines ›epileptischen‹ Anfalles zeigt.[705] Der Bedeutungswandel des Begriffes ἐπιληψία hin zu einem nunmehr ›unbelasteten‹ *terminus technicus* geschah erst im Laufe des 1. Jh., als der Pneumatiker Aretaios von Kappadokien im Rahmen seiner auf der hippokratischen Schrift basierenden Ausführungen zu dem beschriebenen Anfallsleiden erstmals von ἐπιληψίη sprach und damit eine Tradition begründete, die bis in die spätbyzantinische Zeit terminologisch verbindlich blieb, jedoch nicht mit dem modernen neurologischen Krankheitsbild deckungsgleich ist, auch wenn sich gelegentliche Übereinstimmungen in der Symptomatik ergeben.[706]

Sowohl die hippokratisch-rationale Sicht auf Anfallskrankheiten und die damit verbundene, nach wie vor als beängstigend empfundene Symptomatik, wie auch die seit Aretaios reformierte Fachterminologie konnte sich allerdings nur innerhalb des medizinischen Fachbereiches durchsetzen, außerhalb dessen hielten sich beharrlich Bezeichnungen, welche das Krankheitsbild mit einer außerirdischen, dämonisch-göttlichen Sphäre assoziierten, was letztendlich wiederum die aus den ägyptischen Überlieferungen bekannte soziale Stigmatisierung der Patienten als ›Besessene‹ zur Folge hatte.[707]

Die ursprüngliche Bezeichnung ἱερὴ νούσος bzw. ἱερὰ νόσος wurde in Laienkreisen nach wie vor verwendet; daneben existierten weitere Begriffe mit unterschiedlichen Fokussierungen: σεληνιασμός (»Mondsucht«) rekurriert auf die bereits im Alten

---

703 Zusammenfassung der Kapitel Hipp., morb. sacr. 2–6, 11 (66–72, 78 Grens.) nach K.-H. Leven, s.v. *Epilepsie*, in: Antike Medizin, 261.

704 Hipp., morb. sacr. 7 (72–74 Grens.).

705 Vgl. Leven 1995, 20. Zur Ableitung des Substantivs von ἐπιλαμβάνειν vgl. Theoph., cur. morb. 36 (I, 146 Bernard): Ὠνόμασται δὲ τὸ πάθος ἐπιληψία διὰ τὸ ἐπιλαμβάνεσθαι, καὶ κρατεῖσθαι αὐτῶν τὰς αἰσθήσεις.

706 Vgl. Leven 1995, 21 mit Verweis auf Aretaios III, 4 (Περὶ ἐπιληψίης), ed. Hude, CMG II, 38 f. Nach wie vor das Standardwerk zur Geschichte der ›Fallsucht‹: O. Temkin, The Falling Sickness. A history of epilepsy from the Greeks to the beginning of modern neurology. Baltimore [2]1971; ein konziser Überblick über die Behandlung dieser Thematik in der Nachfolge des hippokratischen Schrifttums bis in die spätbyzantinische Zeit findet sich bei Leven 1995, 21–26 (medizinische Fachliteratur) und 26–29 (nichtmedizinische Texte).

707 Daher auch die außerordentliche Vielfalt an Rezepten im Bereich der Volksheilkunde und Iatromagie; vgl. Vallejo Girvés 2008, 154 f.

Orient vermutete lunare Komponente der Krankheit, Ἡρακλεία νόσος impliziert ein mythologisches Vorbild und δαίμων verweist auf den mutmaßlichen Zustand dämonischer Besessenheit. Auch in den gräkoägyptischen Papyri lässt sich eine terminologische Differenzierung des Anfallsleidens beobachten, wobei ἐπίληψις oder ἐπιληψία die chronische Form der Krankheit bezeichnet, πτωματισμός (Fallsucht)[708] hingegen ein charakteristisches Symptom in den Vordergrund rückt, während σεληνιασμός (Verbform: σεληνιάζομαι) die mutmaßlich astrologisch-lunare Krankheitsursache betont.[709]

Die Präsenz religiöser, dämonologischer und astrologischer Vorstellungen und deren Grundlage in altorientalisch-paganen Traditionen sowie die nach wie vor andauernde soziale Stigmatisierung beeinflusste auch in christlicher Zeit noch deutlich die Beurteilung von Anfallsleiden, was einen wesentlichen Beitrag zu deren gesellschaftlicher und individueller Einschätzung leistete und trotz der hippokratischen Rationalisierung das medizinische Denken nachhaltig prägte. Vor diesem Hintergrund erklärt sich nicht nur die wiederholte Diskussion dieses Krankheitsbildes innerhalb sämtlicher literarischer Gattungen bis in die aktuelle Gegenwart,[710] sondern ebenso die verstärkte Integration alternativheilkundlicher, volksmedizinischer und iatromagischer Therapieansätze in die konventionelle medizinische Auseinandersetzung mit diesem Leiden.

4.10.2 Rezeption in byzantinischer Zeit

Gerade die nachhippokratische, galenbasierte Rezeption dieser Thematik (*Περὶ ἐπιληψίας*) innerhalb der byzantinischen medizinischen Gebrauchsliteratur[711] veranschaulicht eine derartige ›Infiltration‹ der rational-wissenschaftlichen medizinischen Analyse des nunmehr durchgängig als ἐπιληψία bezeichneten Anfallsleidens insofern, als einzig bei diesem Krankheitsbild nicht nur gelegentlich iatromagische oder

---

708 Πτωματισμός in der Bedeutung »die fallende Sucht« ist erstmals bei Proklos belegt und erscheint in den Papyri erst relativ spät (ab 2. Jh. n.Chr.): de Haro Sanchez 2010, 151.

709 Vgl. dazu die entsprechende Untersuchung der Papyri von de Haro Sanchez 2010, 131–153; zur Terminologie bes. 152; zur Terminologie zusammenfassend auch Makris 1995, 364.

710 Vgl. Fischer-Elfert 2005a, 91, der auf ein charakteristisches Zitat aus Dostojewskis Roman *Der Idiot* hinweist, welches die auch in moderner Zeit im Grunde genommen unveränderte Rezeption von Anfallsleiden sehr deutlich illustriert: »[...] in vielen ruft der Anblick eines Menschen im epileptischen Anfall entschieden unerträgliches Entsetzen hervor, ein Entsetzen, dem sogar etwas Mystisches anhaftet.« (zit. nach Fischer-Elfert, a.a.O.).

711 Hauptquellen für die byzantinischen Kompilationen sind die beiden diesbezüglichen Schriften Galens, Galen, de loc. aff. III, 9–11 (VIII, 173–201 Kühn) und Galen, pro puero epilept. cons. 1–6 (XI, 357–378 Kühn).

sympathiebasierte Komplementärheilmittel in Erwägung bzw. zur Disposition gestellt werden, sondern in Form von »Provokationsproben«[712] bereits zu Diagnose- und Prognosezwecken herangezogen werden können.[713]

Hinzukommt eine zusätzliche ›Re-Dämonisierung‹ des Leidens paradoxerweise durch das Christentum, das, obgleich sich seine Vertreter in jeder Hinsicht und mit unterschiedlichen Methoden vehement für die Abschaffung paganen ›Aberglaubens‹ einsetzten, dennoch die Symptomatik des Anfallsleidens als eindeutigen Beleg für eine teuflische Besessenheit wertete und dementsprechende Exorzismen sogar sanktionierte.[714] Exemplarisch dafür postuliert bereits der alexandrinische Kirchenvater Origenes (185–254) als Krankheitsursache einen »unreinen Geist« (πνεῦμα ἀκάθαρτον), der demzufolge exorziert werden muss, wobei er ausdrücklich auf die dementsprechenden ägyptischen Riten verweist, denen er trotz ihrer paganen Herkunft einen gewissen Erfolgsfaktor nicht absprechen kann:

Orig., in ev. Matth. XIII, 6
(ed. Klostermann, GCS X, 193 f.)

ἡμεῖς δὲ οἱ καὶ τῷ εὐαγγελίῳ πιστεύοντες ὅτι τὸ νόσημα τοῦτο ἀπὸ πνεύματος ἀκαθάρτου, ἀλάλου καὶ κωφοῦ ἐν τοῖς πάσχουσιν αὐτὸ θεωρεῖται ἐνεργούμενον, ὁρῶντες δὲ ὅτι καὶ οἱ εἰθισμένοι παραπλησίως τοῖς ἐπαοιδοῖς τῶν Αἰγυπτίων ἐπαγγέλλεσθαι τὴν κατὰ τοὺς τοιούτους θεραπείαν δοκοῦσί ποτε ἐπιτυγχάνειν ἐν αὐτοῖς, φήσομεν ὅτι μήποτε ὑπὲρ τοῦ διαβάλλειν τὰ κτίσματα τοῦ θεοῦ, ἵνα καὶ ἀδικία ‘εἰς τὸ ὕψος‹ λαληθῇ καὶ θῶνται ‘εἰς οὐρανὸν τὸ στόμα αὐτῶν’, τὸ ἀκάθαρτον τοῦτο πνεῦμα ἐπιτηρεῖ τινας σχηματισμοὺς τῆς σελήνης καὶ οὕτως ἐνεργεῖ, ἵν’ ἐκ τῆς τηρήσεως τοῦ κατὰ τὸν τοιόνδε τῆς σελήνης σχηματισμὸν πάσχειν τοὺς ἀνθρώπους τὴν αἰτίαν δόξῃ τοῦ τηλικούτου κακοῦ μὴ ‘τὸ ἄλαλον καὶ κωφὸν’ λαμβάνειν

Wir aber, die wir an das Evangelium glauben, sagen, dass diese Krankheit durch einen unreinen Geist, der stumm und schweigsam in den Patienten befindlich ist, bewirkt wird. Wir beobachten andererseits aber auch, dass diejenigen Leute, die gewohnt sind, ähnlich den ägyptischen Beschwörern entsprechende Heilung für diese Krankheit zu versprechen, wirklich bisweilen Erfolg unter ihnen [sc. den Patienten; Anm. d. Verf.] haben, und wir müssen sagen, dass dieser unreine Geist, (nur) zu dem Zweck, die Geschöpfe Gottes zu verwirren, damit vom Unrecht ›in der Höhe‹ gesprochen werden kann und sie ›ihren Mund zum Himmel‹ erheben, niemals irgendwelche Mondkonstellationen abwartet und so bewirkt, dass aufgrund der Beobachtung einer

712 Leven 1995, 22 und öfter.

713 Und dies nicht nur bei Alexander von Tralleis, wie von Guardasole 2006, 664 behauptet, sondern in zahlreichen weiteren byzantinischen Behandlungen dieser Thematik, so z.B. bei Oreibasios, Aetios von Amida, Paulos von Aigina und Theophanes ›Nonnos‹ Chrysobalantes; vgl. den diesbezüglichen Überblick bei Leven 1995, 22–25.

714 Vgl. die einschlägigen quellenbasierten Untersuchungen Dölgers zu dieser Thematik: F.J. Dölger, Antike und Christentum 4 (1934) 95–137, worauf auch Fischer-Elfert 2005a, 162 f. mehrfach verweist; ein Gesamtüberblick über diese Entwicklung bei G.B. Ferngren, Early Christian Views of the Demonic Etiology of Disease, in: S. Kottek (Hrsg.), From Athens to Jerusalem: Medicine in Hellenized Jewish Lore and in Early Christian Literature (Rotterdam 2000) 183–201, bes. 185–189 zur Dämonenätiologie im Neuen Testament.

δαιμόνιον, ἀλλὰ ὁ μέγας ἐν οὐρανῷ φωστήρ, ὁ τεταγμένος 'εἰς ἀρχὰς τῆς νυκτὸς' καὶ μηδεμίαν ἔχων ἀρχὴν τῆς τοιαύτης ἐν ἀνθρώποις νόσου.

solchen Mondkonstellation nicht der ›stumme und schweigsame‹ Dämon die Ursache eines derartigen Übels übernimmt, sondern das große Himmelslicht am Firmament, das ›am Beginn der Nacht‹ und niemals am Anfang einer solchen Krankheit unter den Menschen steht.
[Übers. d. Verf.[715]]

Origenes weist hier auf die nach wie vor verbreitete Ansicht hin, Anfallsleiden hätten nach ägyptischem Vorbild lunaren Ursprung; weiterhin weist er auf den – ebenfalls ägyptisch basierten – dämonischen Aspekt von Anfallsleiden hin und begründet dies sogar aus dem Evangelium. Die zitierte Textpassage ist ein anschauliches Beispiel dafür, inwieweit ägyptisch-pagane Motive in die christliche Vorstellungswelt rezipiert werden und aus dieser Synthese dann wiederum neu kombinierte Erklärungsmuster für Krankheiten, insbesondere für solche, deren Symptomatik als unheimlich und beängstigend empfunden wurde, entstehen.

Die byzantinische medizinische Fachliteratur unterscheidet seit Aetios von Amida drei Formen des Anfallsleidens, die nach ihrem jeweiligen Ursprung (Gehirn, Magen oder ein beliebiges anderes Körperteil) differenziert werden; die Behandlungsform wiederum richtet sich im Großen und Ganzen nach der Art des Anfalles: die akute Form wird zumeist mit künstlichem Erbrechen behandelt, während die chronische Form mit längerfristigen diätetischen Maßnahmen und/oder Aderlässen therapiert wird, wobei dies jedoch nur die Behandlungsgrundlagen sind, da die jeweilige Therapie stets individuell in Hinblick auf Patientenkonstitution und insbesondere Lebensalter abgestimmt werden muss.

Während der gesamten byzantinischen Zeit bleiben die Ausführungen Galens als Hauptquelle verbindlich, wobei sie, je nach Fokussierung des einzelnen Autors mit anderen Quellenexzerpten oder Fallberichten aus der eigenen Praxiserfahrung komplementiert werden können. Terminologisch grenzen sich die byzantinischen Ärzte

715 Für die Diskussion dieser komplizierten Passage danke ich Peter Schreiner sehr herzlich; vgl. ferner Makris 1995, 365 f., der, ausgehend von Origenes' Argumentation die entsprechende Entwicklung in der Patristik darlegt: der von Origenes vertretene dämonische Ursprung der Krankheit wird hier zunehmend mit dem Teufel assoziiert und mit dessen Verleumdung des Mondes, als gottgeschaffenem Himmelsgestirn, durch die Krankheit und ihre Symptomatik. Zur Ablehnung der astrologischen Erklärung von Anfallsleiden durch Photios sowie seiner auf den patristischen Quellen basierenden diesbezüglichen Argumentation vgl. die minutiöse Analyse der entsprechenden Textpassagen durch Makris 1995, 366–372.

ganz eindeutig von den Laienbezeichnungen und den damit verbundenen dämonologischen Assoziationen ab, wie dies insbesondere in Alexanders von Tralleis[716] einleitender Beschreibung des Anfallsleidens deutlich formuliert wird:

AlexTrall., Ther. I, 15 (I, 535–537 Pu.)

Τὸ τῆς ἐπιληψίας πάθος ἕν τι καὶ αὐτὸ τῶν χρονίων παθῶν ἐστιν, ὑπερβαλλούσης ἀκριβείας καὶ σπουδῆς δεόμενον καί, εἴ γε ἀμεληθείη κατ' ἀρχάς, πολλάκις ἀποθνήσκειν ποιεῖ τοὺς ἔχοντας αὐτό· τῆς γὰρ κεφαλῆς ἐστι τὸ πάθος, ἔνθα ἡ ἀρχή ἐστι καὶ αἰσθήσεως καὶ κινήσεως. ὅτι δὲ τῆς κεφαλῆς ἐστι τὸ πάθος, δηλοῖ τὸ συμβαῖνον αὐτοῖς ἐν τοῖς παροξυσμοῖς· οὔτε γὰρ ἀκούειν ἢ ὁρᾶν ἢ νοεῖν ὅλως ἢ μεμνῆσθαί τινος δύνανται, ἀλλὰ πάσης αἰσθήσεως ἔρημοι κεῖνται καὶ νεκρῶν οὐδὲν ἀπέχοντες. διὰ τοῦτο καὶ ἐπιληψίαν τὸ πάθος ἐκάλεσαν διὰ τὸ ἐπιλαμβάνεσθαι καὶ κρατεῖσθαι αὐτῶν τὰς αἰσθήσεις, ἐκάλεσαν δὲ αὐτὸ τοῦτό τινες καὶ ἱερὰν νόσον διὰ τὸ ἱερὸν καὶ τίμιον εἶναι τὸν ἐγκέφαλον, ἄλλοι δ' Ἡρακλείαν νόσον διὰ τὸ ἰσχυρὸν καὶ δυσμετάθετον τῆς νόσου καὶ ἄλλοι ἄλλως ὠνόμασαν. ἀλλ' οὐ δεῖ γράφειν ἅπαντα, ἐκεῖνα δὲ μᾶλλον, ὅσα ἁρμόττει· ταῦτα γὰρ μᾶλλον εἰδέναι δεῖ καὶ σπουδάζειν. τοῦτο γὰρ καὶ ποιεῖν ὑπεσχόμεθα. γίνεται τοίνυν κατὰ τρεῖς τρόπους ἡ ἐπιληψία. ἢ γὰρ τῆς κεφαλῆς πρωτοπαθούσης ἢ τοῦ στομάχου ἢ ἄλλου τινὸς μορίου πάσχοντος καὶ ἐπὶ τὴν κεφαλὴν ἀναπέμποντος τὴν οὖσαν ἐν αὐτῷ κακίαν.

Die Epilepsie gehört zu den langwierigen Krankheiten, und ihre Behandlung erfordert ausserordentliche Sorgfalt und grossen Eifer; denn wenn das Leiden anfangs vernachlässigt wird, so führt es häufig sogar den Tod herbei. Die Krankheit hat ihren Sitz im Kopfe, wo die Empfindung und Bewegung ihren Ursprung hat. Dass der Kopf der leidende Theil ist, beweist der Zustand der Kranken während des epileptischen Anfalles. Sie können nämlich weder hören, noch sehen, noch überhaupt etwas wahrnehmen, oder sich an etwas erinnern, sondern jeder Empfindung bar, liegen sie da und unterscheiden sich in nichts von den Todten. Deshalb nannte man die Krankheit auch Epilepsia, weil das Wahrnehmungsvermögen der Kranken gleichsam erloschen und unterdrückt ist. Von Manchen wurde die fallende Sucht auch die ›heilige Krankheit‹ genannt, weil das Gehirn etwas Heiliges und Kostbares sei, und von Andern als Krankheit des Herakles bezeichnet, weil sie sehr heftig auftritt und schwer zu beseitigen ist. Ich könnte noch andere Namen anführen, doch wozu? – Besser ist es, die Mittel aufzuzählen, welche dagegen helfen. Denn das ist die Hauptsache, dass man dies weiss und sich damit befasst. Die Epilepsie kann auf drei verschiedene Arten entstehen: sie kann nämlich entweder im Kopfe direct ihren Ursprung haben,

716 Zu Aufbau, Tradition und Quellensituation von Alexanders ›Epilepsie‹-Kapitel‹ (AlexTrall., Ther. I, 15 (I, 534–574 Pu.; Guardasole 2006, 640–679) vgl. Guardasole 2006, 569 f. mit der Vermutung, dass Alexanders Definition des Leidens neuplatonischen Einfluss erkennen lässt. Zur Struktur des Kapitels vgl. ebenfalls Leven 1995, 23 (bei Guardasole nicht erwähnt), der auf die bei Alexander singuläre Verwendung der beiden Adjektive ἐπιληπτικός und σεληνιακός als Synonyme hinweist. Alexanders Definition des Anfallsleidens, zusammen mit dem Hinweis auf die terminologische Variabilität, findet sich nahezu wörtlich bei Theophanes ›Nonnos‹ Chrysobalantes, Epit. cur. morb., 36 (ed. Bernard I, 144–148). Mit Fokus auf dem klinisch-praktischen Aspekt von Alexanders ›Epilepsie‹-Kapitel vgl. dessen Analyse seitens P. Bouras-Vallianatos, Clinical Experience in Late Antiquity: Alexander of Tralles and the Therapy of Epilepsy, Med. Hist. 58/3 (2014) 337–353.

oder vom Magen oder von einem anderen Körpertheile ausgehen und die denselben erfüllende Krankheit nach dem Kopfe verpflanzen. [Übers.: Puschmann I, 534–536]

Eine Kurzfassung zu Definition, Terminologie, Prognostik und Therapiemöglichkeit bietet Leon ›Iatrosophistes‹ (9. Jh.)[717] im Rahmen seiner *Σύνοψις ἰατρική* (*Conspectus medicinae*), wobei er ebenfalls für eine klare Abgrenzung zwischen medizinischer Fachterminologie und Laienbezeichnung sorgt:

Leon, consp. med. II, 6 (ed. Ermerins, 115)

Ἐπιληψία ἐστὶν, ὡς εἴρηται ἐν τῷ τρίτῳ τῆς διαγνωστικῆς, ὅταν πεσών τις ἐξαίφνης σπᾶται καὶ ἀφρίζῃ ὅπερ λέγουσιν οἱ ἰδιῶται δαίμονα καὶ σεληνιασμόν· γίνεται δὲ πάλιν ἐπὶ ἐμφράξει τῶν κοιλιῶν τοῦ ἐγκεφάλου καὶ συμβαίνει παιδίοις μᾶλλον, καί ἐστιν ἀνίατον εἰ μὴ που ἡλικία προκόπτουσα θεραπεύει τὸ πάθος, ὥς φησιν Ἱπποκράτης ἐν ἀρχῇ τῆς ἕκτης ἐπιδημίας· χρηστέον δὲ θερμῇ διαίτῃ.

›Epilepsia‹ ist zu diagnostizieren, wie es in [Galens; Anm. d. Verf.] drittem Buch der Diagnostik heißt, wenn einer plötzlich niederstürzt, Krämpfe hat und Schaum vor dem Mund, was die Laien als dämonische Besessenheit und Mondsucht bezeichnen. Sie entsteht aber wiederum aufgrund einer Verstopfung der Gehirnhöhlen und kommt vornehmlich bei Kindern vor; sie ist unheilbar, wenn nicht das voranschreitende Alter das Leiden heilt, wie Hippokrates zu Beginn seines sechsten Buches über die Epidemien sagt. Man muss aber eine wärmende Diät anwenden. [Übers. d. Verf.][718]

Alexander von Tralleis wiederum lässt sich eindeutig als Hauptquelle der Kompilation *Epitome de curatione morborum*, die Theophanes ›Nonnus‹ Chrysobalantes wohl im Auftrag Kaiser Konstantinos' VII. Porphyrogennetos angefertigt hatte, feststellen, die ebenfalls ein Kapitel περὶ ἐπιληψίας enthält,[719] das sich weitgehend auf Alexanders diesbezügliche Ausführungen stützt, wobei die einleitende Kurzdefinition wiederum Parallelen zu Leon ›Iatrosophistes‹ aufweist:

Theoph., Epit. cur. morb. 36
(ed. Bernard I, 144)

Ἡ ἐπιληψία σπασμός ἐστιν ὅλου τοῦ σώματος μετὰ βλάβης τῶν ἡγεμονικῶν ἐνεργειῶν. ποτὲ μὲν ἐν αὐτῷ τῷ ἐγκεφάλῳ συνισταμένην ἔχων τὴν αἰτίαν, ποτὲ δὲ ἐν ταῖς τούτου κοιλίαις

Die ›Epilepsie‹ zeigt sich als Ganzkörperkrampf unter Schädigung der Leitaktivitäten. Sie hat ihren Ursprung entweder im Gehirn selbst, oder in

717 Vgl. K.-H. Leven, s.v. *Leon der Arzt*, in: Antike Medizin, 564 f.

718 Zum ersten Teil des Textauszuges (Ἐπιληψία – σεληνιασμόν) vgl. auch Übers. und Komm. bei Leven 1995, 24.

719 Theoph., cur. morb 36 (I, 144–164 Bernard).

ἁπάσαις ἐμφράττων τὰς διεξόδους τοῦ ψυχικοῦ πνεύματος,[720] ὥστε πίπτειν καὶ ἀφρίζειν, ὅπερ οἱ ἰδιῶται δαίμονα καλοῦσιν.

sämtlichen seiner Höhlen aufgrund von Verstopfung der Ausgänge des Seelenpneumas, so dass der Patient niederstürzt und Schaum vor dem Mund hat, was die Laien als ›dämonische Besessenheit‹ bezeichnen.
[Übers. d. Verf.]

Auch hier ist der Hinweis auf die dämonische Konnotation der Krankheit thematisiert, und, wie ein vergleichender Blick auf die parallele nichtmedizinische Literatur zeigt, lässt sich eine gattungsübergreifende Synonymisierung der Begriffe ἐπιληψία (Anfallsleiden als Krankheitsbild im medizinischen Sinne) und δαίμων bzw. μαίνεσθαι (dämonische Besessenheit als religiöses Konzept) während der gesamten byzantinischen Zeit konstatieren, und zwar sowohl terminologisch wie auch ideell.[721] Vor diesem Hintergrund ist es nicht erstaunlich, dass auch innerhalb der rationalwissenschaftlichen byzantinischen medizinischen Fachliteratur hippokratisch-galenischer Prägung die Beschäftigung mit Anfallsleiden von einer mehr oder weniger deutlich zutage tretenden Durchdringung mit iatromagisch-exorzistischen (Volks-)Traditionen beeinflusst war.

Am deutlichsten wird dies im Verlauf von Alexanders ›Epilepsie‹-Kapitel (AlexTrall., Ther. I, 15), wenn neben den konventionellen Diagnose- und Therapiemethoden auch eine Vielzahl unterschiedlichster und recht inhomogener Quellen aus dem Grenzbereich zwischen Iatromagie und Volksheilkunde als alternative bzw. komplementäre Maßnahmen zur Disposition gestellt werden.[722] Auch Aetios von Amida verweist auf die Existenz einer derartigen Spezialliteratur, wenn er eine Reihe besonders vielversprechender Heilmittel – er verwendet die Bezeichnung ἱερά[723] – ge-

---

720 Vgl. hierzu Theophil, hom. fabr. IV, 31 (ed. Grimm-Stadelmann, 181 f.), wo die Diskussion über den Sitz der Seele – zur Disposition stehen Gehirn oder Herz – kurz referiert wird, und zwar ebenfalls in Zusammenhang mit dem Ursprungsort psychisch-neurologischer Leiden: μώρωσις γάρ καὶ μελαγχολία, μανία τε καὶ ἐπιληψία καὶ κάρος καὶ φρενῖτις, κατοχή τε καὶ λήθαργος, καὶ παραφροσύνη καὶ ἐπιλησμοσύνη, ἀποπληξία τε καὶ παραπληγία, πάντα γίνεται ἐγκεφάλου πάσχοντος, ἢ θερμανθέντος ἢ ψυχθέντος ἢ ξηρανθέντος ἢ ὑγρανθέντος τοῦ σώματος αὐτοῦ, ἢ καὶ τῶν περιεχουσῶν αὐτὸν μηνίγγων, ἢ διά τινας αἰτίας ἐμφραχθέντων τῶν ἀπ' αὐτοῦ ἐκφυομένων νεύρων.« (a.a.O., 182).

721 Vgl. Leven 1995, 26–29 mit einem konzisen Überblick über die Parallelität beider Konzepte in medizinischer und nichtmedizinischer Literatur.

722 Alexanders Darstellung wirkt in diesem Kapitel streckenweise weniger strukturiert als sonst innerhalb der *Therapeutika* und vermittelt gelegentlich sogar den Eindruck einer vorläufigen Quellensammlung zu Diagnose- und Behandlungsmöglichkeiten von Anfallsleiden. Zu den einzelnen Quellen, darunter auch etliche heute verlorene Werke, vgl. ausführlich Guardasole 2006, 570. Alexanders Exzerpte sind insofern von großer Bedeutung, da sie die Reichhaltigkeit der zu seiner Zeit zur Verfügung stehenden Spezialliteratur zu dieser Thematik widerspiegeln.

723 Zu ἡ ἱερά in der Bedeutung eines vielversprechenden Heilmittels pharmakologischer Prägung vgl. LSJ 820 mit Belegen bei Galen, comp. med. sec. loc. VIII, 2 (XIII, 126, 129 Kühn); Galen, comp.

gen Melancholie, aber auch gegen ›Epilepsie‹ auflistet, als deren Quelle er einen angeblichen Brief des auch bei Alexander mehrfach zitierten Archigenes – dessen Behandlungskonzepte Galen allerdings als unwissenschaftlich mit Vehemenz ablehnt[724] – nennt.[725] Interessant dabei ist seine Bemerkung, dass dieser Brief in einem Rezeptbuch (*Dynameron*!) inkludiert gewesen sei, das er aus Rom geschickt bekommen habe (εὗρον δὲ ἐγὼ τὴν γραφὴν ταύτην ἐν δυναμερῷ ἀπὸ Ῥώμης μοι κομισθέντι).

Rückblickend auf seine langjährige praktische Erfahrung (ὅσα τε ἡμεῖς ἔγνωμεν καὶ ἡ μακρὰ πεῖρα ἐδίδαξεν) sowie vor dem Hintergrund seiner individuellen medizinethischen Prinzipien (ὥστε τὸν ἰατρὸν πανταχόθεν εὔπορον εἶναι εἰς τὸ βοηθεῖν δύνασθαι τοῖς κάμνουσιν) und, daraus resultierend, einem außerordentlich auf entsprechende Kommunikaton bedachten Arzt-Patientenverhältnisses, erläutert Alexander auch hinsichtlich der Behandlungsmöglichkeiten von Anfallsleiden wiederum seine Beweggründe für die Beiziehung unkonventioneller Maßnahmen aus dem Bereich der Iatromagie bzw. Volksheilkunde:

AlexTrall., Ther. I, 15
(I, 557–559 Pu.; Guardasole 2006, 662 f.)

Φυσικὰ[726] πρὸς ἐπιληπτικούς. Ταῦτα μὲν οὖν εἴρηται περὶ τῶν ἐπιληπτικῶν, ὅσα τε ἡμεῖς ἔγνωμεν καὶ ἡ μακρὰ πεῖρα ἐδίδαξεν. ἀλλ' ἐπειδὴ τοῖς φυσικοῖς καὶ περιάπτοις χαίρουσί τινες καὶ τούτοις κεχρῆσθαι ζητοῦσι καὶ κατὰ τὸ ἀληθὲς αὐτῶν τυγχάνουσι τοῦ σκοποῦ, πρέπον ἐνόμισα τοῖς φιλομαθέσι καὶ περὶ τούτων ἐκθέσθαι τινά, ὥστε τὸν ἰατρὸν πανταχόθεν εὔπορον εἶναι εἰς τὸ βοηθεῖν δύνασθαι τοῖς κάμνουσιν. [...] μετὰ δὲ τοὺς παροξυσμοὺς τὴν μὲν ὅλην ἀνασκευὴν τοῦ πάθους τοῖς περὶ ταῦτα πεπονημένοις ἰατροῖς ἐπιτρεπτέον. τὰ δὲ δίχα περισσῆς περιεργίας ποιοῦντας πειρᾶσθαι πράττειν. ἄξιον δὲ

Wundermittel gegen die Epilepsie. Damit ist der Gegenstand ziemlich erschöpft; ich habe angeführt, sowohl was ich selbst über die Epilepsie wusste, als auch, was mich eine lange Erfahrung gelehrt hat. Da jedoch Manche an den Wundermitteln und an Amuleten Freude haben, dieselben anzuwenden wünschen und damit auch wirklich zum Ziele kommen, so hielt ich es für passend, mich darüber Denen gegenüber, die sich dafür interessiren, auszusprechen, damit der Arzt in der Lage sei, in jeder Weise seinen Kranken zu helfen. [...] Ist der Anfall vorüber, so muss die ganze Behandlung der Krankheit den darin geübten Aerzten überlassen werden. Ohne

med. per gen. V, 2 (XIII, 778 Kühn; Quelle ist laut Galen eine Tempelinschrift in Memphis!) und Galen, san. tuend. V, 9 (VI, 354 Kühn; hier geht es um ein Medikament mit Aloe als Substanz, das von einigen [ἔνιοι] als ἱερά bezeichnet wird).

724 Vgl. Jouanna 2011, 67–70.

725 AetAmid. III, 115 (I, 305,4–10 Ol.): καὶ τὰς τῶν μηνίγγων δὲ καχεξίας εὖ μάλα ἐκτρίβει, ὅθεν ἐπιληψίας καὶ τὰς ἐντεῦθεν μανίας θαυμαστῶς ἀποσκευαζόμενον φαίνεται. [εὗρον δὲ ἐγὼ τὴν γραφὴν ταύτην ἐν δυναμερῷ ἀπὸ Ῥώμης μοι κομισθέντι σφόδρα ἐπαινουμένην ἐπὶ μαινομένων μελαγχολικῶν ἰσχιαδικῶν παραλυτικῶν σκοτωματικῶν ἐπιληπτικῶν κεφαλαλγικῶν ἀλωπεκιῶν. οὐκ εἶχε δὲ πάνακα οὐδὲ πέπερι οὐδὲ γλήχωνα].

726 Puschmanns Übersetzung ist hier zu revidieren, denn φυσικά bezeichnen bei Alexander stets Heilmittel, die aufgrund ihrer naturimmanenten Sympathiewirkung therapeutische Wirksamkeit zeigen.

πρότερον ἀποδεῖξαι τὰ προγνωστικὰ καὶ ἐλεγκτικὰ τοῦ πάθους βοηθήματα.

übertriebene Pedanterie muss Alles versucht und angewendet werden. Doch es ist gut, zuerst die Vorzeichen und Erkennungsmittel der Krankheit zu besprechen.
(Übers.: Puschmann I, 556–558)

Bezeichnend ist hierbei nicht nur, dass Alexander den offensichtlichen gesellschaftlichen Aspekt (vergleichbar einem modernen ›Esoterik-Boom‹?) einer solchen, von etlichen seiner Patienten explizit gewünschten (καὶ τούτοις κεχρῆσθαι ζητοῦσι) Alternativtherapie nur durch ein leicht ironisches χαίρουσί τινες (»manchen macht es Freude«) kommentiert, sich sonst jedoch jeglichen Eigenurteils enthält. Er stellt fest – und das erinnert deutlich an die zuvor zitierte Passage aus Origenes –, dass etliche dieser Anwendungen wohl tatsächlich auch zum erwünschten Ziel geführt haben (καὶ κατὰ τὸ ἀληθὲς αὐτῶν τυγχάνουσι τοῦ σκοποῦ).

Wo er hingegen keine Zugeständnisse macht, ist die Anschlussbehandlung, sobald der akute Anfallszustand vorüber sei: diese müsse in jedem Falle den entsprechenden Fachleuten überlassen werden (μετὰ δὲ τοὺς παροξυσμοὺς τὴν μὲν ὅλην ἀνασκευὴν τοῦ πάθους τοῖς περὶ ταῦτα πεπονημένοις ἰατροῖς ἐπιτρεπτέον). Möglicherweise spielt Alexander damit auf ein den altorientalischen Heilpraktiken vergleichbares Zusammenwirken zwischen konventioneller und iatromagischer Heilkunde an, das auch der Formulierung ἰῶνται καὶ ἐπαοιδῇσιν[727], die der hippokratische Autor der Abhandlung *Περὶ ἱερῆς νούσου* verwendet, zugrundeliegen dürfte. Möglicherweise stellt ebendiese Textstelle sogar eine gewisse Motivation für Alexanders gelegentliche Komplementierung der rational-wissenschaftlichen Heilkunde durch iatromagisch-volksmedizinische Heilpraktiken, wobei das zugrundeliegende Denkmuster einer Förderung des Heilerfolges durch positive Stimulation des Patienten in den Grundzügen an moderne Formen der Zusammenarbeit zwischen Medizin und Psychotherapie erinnert.

Wie zuvor erwähnt, besteht die grundlegende Therapie chronischer Anfallsleiden in diätetischen Maßnahmen, meist über einen längeren Zeitraum hin, zusammen mit Aderlass, wobei Alexanders Fokus eher auf erstere gerichtet ist. In diesem Zusammenhang zitiert er auch eine Therapieanweisung des Archigenes, die in erster Linie auf ›fleischliche‹ Enthaltsamkeit in jeder Hinsicht[728] ausgerichtet ist, zusammen mit der – äußerst modern wirkenden – Forderung, ausreichend zu trinken:

727 Hipp., morb. sacr. (VI, 350 Littré; 60 Grens.).

728 Zu den divergierenden Meinungen der antiken Autoren über die – angebliche – Heilwirkung des Geschlechtsverkehrs bei Anfallsleiden vgl. Puschmann I, 560 Anm. 3 und Guardasole 2006, 666 Anm. 161.

AlexTrall., Ther. I, 15
(I, 561 Pu.; Guardasole 2006, 666 f.)

Ἄλλο· Ἄλλοι δέ φασιν, ἐπιληπτικοὺς διαγνωσθέντας θεραπεύειν χρή, καθάπερ Ἀρχιγένης παραινεῖ. προηγουμένως οὖν ταῖς κατὰ τὴν διαίταν καταλλήλοις χρηστέον ὑδροποσίαις· κρεῶν ἀποχή καὶ συνουσίας ἀφροδοσίων.

Ferner sind Einige der Meinung, man müsse die Epilepsie, sobald sie erkannt worden ist, so behandeln, wie es Archigenes räth: zunächst müsse der Kranke seiner Lebensweise entsprechend reichlich Wasser trinken, dürfe kein Fleisch essen und keinen geschlechtlichen Verkehr pflegen.
[Übers.: Puschmann I, 560]

Hinter der rein diätetischen Restriktion könnte zudem das Motiv des kultischen Reinheitsgedankens liegen, das damit an die bereits in den altorientalischen Quellen thematisierte sozial-kultische Stigmatisierung des Anfalls-Patienten und die zugrundeliegende Miasma-Vorstellung anknüpfen würde.

Deutliche Merkmale kultisch-ritueller Handlungen sind auch in den von Alexander aufgelisteten Erkennungszeichen für Anfallsleiden wahrzunehmen, wobei zwei Motive dominieren, nämlich das der Ziege und das der Räucherung:

AlexTrall., Ther. I, 15
(I, 559 Pu.; Guardasole 2006, 662–665)

Σημεῖα διαγνωστικὰ ἐπιληπτικοῖς. Γνωριστέον δὲ τὸν ἐπιληπτικὸν οὕτως· αἰγὸς ἐπιδερματίδα ἐπιβαλὼν τῷ πάσχοντι θαλάσσῃ βάπτισον· πίπτει γὰρ εὐθέως. ἢ λούσας αὐτὸν κατὰ κεφαλῆς κέρας αἰγὸς ὑπὸ τοὺς μυκτῆρας αὐτοῦ ὑποθυμία καὶ πεσεῖται. τὸ αὐτὸ δὲ ποιεῖ καὶ ὁ γαγάτης λίθος προσαχθεὶς πρότερον πυρὶ καὶ τοῖς μυκτῆρσι τεθείς· καταπίπτει γάρ. ἐξ ἄλλου ἀντιγράφου, σμύρνης βραχὺ ἔνθες εἰς τοὺς μυκτῆρας καὶ παρ' αὐτὰ πεσεῖται.

Diagnostische Zeichen der Epilepsie. Dass Jemand an Epilepsie leidet, erkennt man daran, dass er, wenn man ihn in eine Ziegenhaut hüllt und in das Meer senkt, alsbald zu sinken anfängt, oder auch daran, dass er, wenn man ihm den Kopf begiesst und ihm den Rauch von Ziegenhorn in die Nase steigen lässt, sofort niederfällt. Dieselbe Wirkung macht der Gagatstein, wenn er am Feuer erwärmt und dem Kranken an die Nase gehalten wird; denn auch dann sinkt er zusammen. Nach einer anderen Angabe soll der Kranke, wenn man ein wenig Myrrhen-Gummi in seine Nase steckt, alsbald hinstürzen.
[Übers.: Puschmann I, 558]

Beide Motive beinhalten eine Verbindung zur Götterebene, die Ziegensymbolik sogar in doppelter Hinsicht, indem sie entweder auf Amalthea, die nach der griechischen Mythologie die Amme des Zeus war, oder auf den ägyptischen Gott Amun (der mit Zeus gleichgesetzt werden kann) und dessen widdergestaltige Inkarnation verweisen kann.[729] Die Verbindung des Ziegenmotivs in vielfältigen Ausprägungen wird bereits in der hippokratischen Schrift *Περὶ ἱερῆς νούσου* mehrfach mit dem beschriebenen Anfallsleiden in Bezug gesetzt. Alexanders erstgenanntes Erkennungszeichen für Anfallsleiden, die Provokationsprobe des Einhüllens des mutmaßlichen Patienten in Ziegenhaut und sein Eintauchen ins Meer, begegnet bereits in der 2. *Kyranis*, wo die Nutzanwendung ausdrücklich der weiblichen Ziegen (αἶγες θήλειαι) folgendermaßen beschrieben wird:

Kyr. II. 4 (ed. Kaimakis, 120–122, bes. 120,2–4)

Αἶγες θήλειαι πᾶσι γνωσταί, αἵτινες καὶ χρηματίζουσιν· ὥστε εἴ τις τὴν δορὰν τῆς αἰγὸς περιθῇ ἐπιληπτικῷ καὶ ἀπαγάγῃ πρὸς ποταμὸν ἢ θάλασσαν, παραχρῆμα ἐλεγχθήσεται πεσὼν ἔντρομος καὶ νήφων.	Die allseits bekannten weiblichen Ziegen besitzen folgende Nutzanwendungen: wenn man die Haut der Ziege einem ›Epileptiker‹ umlegt und ihn zu einem Fluss oder zum Meer führt, wird sich sein Leiden augenblicklich erweisen, indem er unter Zittern niederstürzt, obgleich er nüchtern ist. [Übers. d. Verf.]

Das Prinzip ist dasselbe wie bei Alexander beschrieben, nur mit dem Unterschied, dass der Patient nicht im Wasser versenkt wird, sondern allein dessen Nähe, zusammen mit der Ziegenhaut, würde angeblich bereits genügen, den Anfall zu provozieren und den Patienten somit als ›Epileptiker‹ zu erweisen. Die ausdrückliche Betonung des *Kyraniden*-Textes, es müsse sich um eine weibliche Ziege handeln, verweist hier auf die mythologische Amalthea.

Der Hintergrund dieser Probe ist demnach ein archaisches Ritual, das nicht allein das Anfallsleiden des Patienten offenbar macht, sondern ebenso auch dessen kultisch-rituelle Stigmatisierung, die ihn bei der Berührung mit Utensilien, die im übertragenen Sinne der kultischen Ebene angehören, wie die Ziegenhaut, im entsprechenden Kontext zu heftigen Körperreaktionen veranlassen.

In denselben Umkreis gehören die diversen Räuchermittel, die Alexander weiterhin als Provokationsmittel empfiehlt: Ziegenhorn und Gagatstein. Damit basiert er auf einer längeren Tradition, die möglicherweise auf den Alexandriner (?) Didymos zurückgeführt werden kann, wie aus einer nahezu wörtlichen Parallele bei Aetios von Amida unter Nennung ebendieser Quelle hervorgeht:

---

729 Quack 2001, 339 f. Vgl. auch Etymolog. genuin. (9. Jh. n.Chr.), wo die Etymologie von Αἴγυπτος mit αἶξ, der Ziege, in Verbindung gebracht wird: ἢ Αἴγυπτος αἰ[γίποτος] παρὰ τὸν τράγον, ὃν Αἰγύπτιοι σέβουσι, ἐξαιρέτως δὲ τοὺς Μενδησίου· ἢ Αἴγυπτος διὰ τὸ αἶγας πίονας ἔχειν.

AetAmid. VI, 14 (II, 155,3–6 Ol.)[730]

Ὅσα ἐλέγχει τοὺς ἐπιληπτικοὺς Διδύμου. ἐλέγχει ἐπιληπτικοὺς ὑποθυμιώμενα καὶ καταπίπτειν αὐτοὺς παρασκευάζει ἄσφαλτος γαγάτης λίθος κέρας αἴγειον καὶ ἡ ὀσμὴ τοῦ αἰγείου ἥπατος ὀπτωμένου καὶ αὐτὸ τὸ ἧπαρ ἐσθιόμενον.

Wie sich laut Didymos Epileptiker nachweisen lassen. Mittels Räucherungen lassen sich Epileptiker nachweisen und Asphalt, Gagatstein und Ziegenwachs sowie der Geruch von gebratener Ziegenleber und auch, wenn diese Leber gegessen wird, lässt sie niederstürzen.
[Übers. d. Verf.]

In der Folge übernahm Theophanes ›Nonnos‹ Chrysobalantes sämtliche Räuchermittel als Erkennungszeichen für Anfallsleiden, gleichsam als Synthese unterschiedlicher Quellen: neben Asphalt und Gagat verzeichnet er sowohl Hirschgeweih wie auch Ziegengehörn und fügt noch die sowohl bei Oreibasios wie auch Aetios erwähnte gebratene Ziegenleber hinzu, deren Bratenduft der Patient in diesem Falle sowohl einatmen wie auch sie als Ganzes verzehren solle, sowie die nur bei Alexander erwähnte Gummiprobe; ferner nennt er noch eine Pflanze namens *Lepidium*[731], ebenfalls als Räuchermittel:

Theoph. cur. morb. 36 (I, 152–154 Bernard)

ἁρμόζει δὲ αὐτοῖς καὶ ἡ τὸ λεπίδεον ὀνομαζομένη βοτάνη, ἐλέγχει δὲ τοὺς ἐπιληπτικοὺς ὑποθυμιωμένη, καὶ καταπίπτειν αὐτοὺς παρασκευάζει, ἄσφαλτον, γαγάτης λίθος, καὶ κέρας ἐλάφου, ἢ αἴγειον, καὶ ἡ ὀσμὴ τοῦ αἰγείου ἥπατος ὀπτωμένου, καὶ αὐτὸ τὸ ἧπαρ ἐσθιόμενον. [...] ἄλλο ἐλέγχον. ʃʃ ⟨σμύρνης⟩ βραχὺ ἔνθες εἰς τοὺς μυκτῆρας, καὶ παραυτίκα πεσεῖται.

Für diese passt auch die ›Lepidium‹ genannte Pflanze, indem sie, als Räuchermittel eingeatmet, die ›Epileptiker‹ offenbar macht und sie dazu bringt, niederzustürzen, (ebenso) Asphalt, Gagatstein und Hirschgeweih, oder Ziegengehörn sowie der Duft gebratener Ziegenleber, und ebenso auch, wenn diese verzehrt wird. [...] Ein anderes Beweismittel: gib ein wenig ⟨Gummi⟩ in die Nasenlöcher [des Patienten; Anm. d. Verf.], und er wird sofort niederstürzen.
[Übers. d. Verf.]

---

730 Zum Gagatstein (neben Asphalt) als Heilmittel (nicht als Erkennungsmittel!) bei Anfallsleiden vgl. Diosk., mat. med. I, 73,3; vgl. Puschmann I, 558 Anm. 1 und Guardasole 2006, 664 Anm. 155. Zu sämtlichen empfohlenen Räuchermitteln (Gagatstein und Ziegengehörn) vgl. Ps.-Galen, rem parab. II, 7 (XIV, 402 Kühn, nur Gagatstein); Oreib. Ecl. med. 2 (IV, 186 Raeder), der in diesem Zusammenhang beide Mineralien (Asphalt und Gagat) und sowohl Ziegengehörn wie auch Hirschgeweih, ebenso die aus anderem Zusammenhang bereits wohlbekannte gebratene Bocksleber (vgl. Kap. 4.2) erwähnt: ἐλέγχει ἐπιληπτικοὺς θυμιώμενα ἄσφαλτος ἢ γαγάτης λίθος ἢ κέρας ἐλάφειον ἢ αἴγειον, ἐσθιόμενον δ' ἧπαρ τράγειον.

731 Vielleicht identisch mit Diosk., mat. med. II, 155, *Lepidium sativum* (Kardamom?), obgleich Dioskurides keinerlei Anwendungen bei Anfallsleiden erwähnt; vgl. auch Plinius, NH 20, 17.

Wohl eine dem Empiriker Apollonios von Kition (1. Jh. v.Chr.) zugeschriebene Abhandlung über Anfallsleiden in zwei Büchern[732] dürfte eine der Quellen für Alexanders von Tralleis Anfallsprognostik gewesen sein:

AlexTrall., Ther. I, 15
(I, 559 Pu.; Guardasole 2006, 664 f.)

Ἐκ τῶν Ἀπολλωνίου εὐπόριστον, εἴπερ ἰάσιμός ἐστιν ὁ ἐπιληπτικός. Ἐπειδὰν καταπέσῃ, πρόσθες αὐτῷ θύμον καί, εἰ μὲν ἀναλήψεται, ἰάσιμός ἐστιν, εἰ δὲ μή, οὔ. εἰς δὲ πρόγνωσιν ἐπιληπτικῶν καὶ τοῦτό φασιν, ὡς χλωραὶ αἱ ὑπὸ τὴν γλῶτταν αὐτῶν εὑρίσκονται φλέβες.

Nach Apollonius Schriften kann man leicht erkennen, ob ein Epileptischer heilbar ist. Gibt man ihm nämlich, wenn er hingestürzt ist, Thymian (Thymus L.) und er erholt sich darauf, so ist er heilbar; ist dies nicht der Fall, so ist er unheilbar. Für die Prognose der Epilepsie soll es von Bedeutung sein, ob die Adern unter der Zunge blass erscheinen.
[Übers.: Puschmann I, 558]

AlexTrall. I, 15
(I, 571 Pu.; Guardasole 2006, 674)

πύρεθρον δ' ἐὰν εἰς τοὺς μυκτῆρας αὐτοῦ ἐμφυσήσῃς, εἰ μὲν εἴη ἰάσιμος, πταρήσεται, εἰ δὲ μή, οὔ.

Bläst man ihm Bertram (Anthemis Pyrethrum L.) in die Nase, so wird er niesen, falls er heilbar ist. Thut er dies nicht, so ist er unheilbar.
[Übers.: Puschmann I, 570]

Die beiden ersten Prognosemittel erscheinen nahezu wortwörtlich auch bei Theophanes ›Nonnos‹ Chrysobalantes, allerdings nicht unmittelbar aufeinanderfolgend, sondern getrennt durch die zwischengeschobene Erörterung spezieller Anzeichen der einzelnen Formen des Anfallsleidens, ausgehend vom Magen, vom Gehirn bzw. von anderen Körperteilen:

Theoph. cur. morb. 36 (I, 154–156 Bernard)

σημεῖον εἰ ἰάσιμός ἐστιν ὁ ἐπιληπτικός· ἐπειδὰν καταπέσῃ, πρόσθες αὐτῷ θύμον, καὶ εἰ μὲν ἀντιλήψεται, ἰάσιμός ἐστιν, εἰ δὲ μή, οὐ. [...] Προγνωστικόν, εἰ ἔστι τὶς ἐπιληπτικός· χλωραὶ αἱ ὑπὸ τὴν γλῶτταν αὐτοῦ εὑρίσκονται φλέβες.

Ein Anzeichen, ob der ›Epileptiker‹ heilbar ist: wenn er niederstürzt, gib ihm Thymian, und wenn er sich erholt, ist er heilbar, wenn nicht, nicht. [...]. Ein Prognosezeichen, ob einer ›Epileptiker‹ ist: die Adern unter seiner Zunge erscheinen grünlich-blass.
[Übers. d. Verf.]

732 Vgl. Puschmann I, 558 Anm. 2 und Guardasole 2006, 664, Anm 156: »Fra le opere di Apollonio di Cizio è annoverato da Celio Aureliano, Tard. pass., I, 4, 140, anche un trattato *De epilepticis*, in almeno due libri.«; vgl. auch K.-H. Leven, s.v. *Apollonios v. Kition*, in: Antike Medizin, 69 f.

Bei den zu Therapiezwecken empfohlenen φυσικά handelt es sich nicht ausschließlich um rein iatromagische Anwendungen, wie beispielsweise Amulette, sondern auch um Medikationen, die heute eher in den Bereich der Physiotherapie einzuordnen wären – wobei allerdings in manchen Fällen die verwendeten Ingredienzien durchaus nach iatromagischen Kategorien ausgewählt zu sein scheinen, wie in der Folge ausgeführt wird. Die φυσικά werden auch im Falle der Anfallsleiden sowohl therapiebegleitend wie auch alternativ zu konventionellen Maßnahmen eingesetzt; dies, aber auch die damit verbundene therapeutische Fokussierung, wird dem individuellen Ermessen des Patienten anheimgestellt.

Eine osteopathische Behandlungsform bei akuten Anfällen geht Alexander zufolge auf den bereits bei Galen mehrfach erwähnten Arzt Archigenes von Apameia (1./2. Jh. n.Chr.)[733] zurück, der ebenfalls in Rom praktiziert hatte. Hierbei wird die manuelle Einwirkung durch Öleinreibungen[734] unterstützt:

AlexTrall. I, 15 (I, 557–559 Pu.)

Ἀρχιγένης μὲν οὖν ἐν τοῖς κατὰ γένος παραινεῖ οὕτω λέγων· 'κατὰ δὲ τοὺς παροξυσμοὺς διακρατεῖν δεῖ πάντα τὰ μέρη, ὥσπερ καὶ τοὺς περιοδικῶς ῥιγοῦντας, καὶ τῶν μελῶν ἕκαστον λιπαραῖς ταῖς χερσὶν ἀπευθύνειν μετὰ συμμέτρου συντονίας μαλάσσοντας τά τε ὄμματα αὐτῶν ἡσυχῇ καὶ καταψύχοντας[735], ἔτι τε φλεβοτομεῖν αὐτοὺς κατὰ τὸν καιρὸν τοῦτον.' παυσαμένου δὲ συγχριστέον καὶ θαλπτέον ἱματίοις τὴν κεφαλὴν πολλῷ ἐλαίῳ καὶ θερμῷ συμβρέχοντας. εἰ δὲ μετὰ καταφορᾶς ἐπιληπτίζοιντο, βαλὼν εἰς σινδόνα ἢ εἰς ἕτερον ἱμάτιον κέλευε σείειν.

Archigenes gibt in seinem Werke ›über die Heilmittel nach ihrem Wesen‹ den Rath, bei Anfällen die einzelnen Körpertheile festzuhalten, gerade so wie in den Fällen, wo die Kranken periodisch an Frost leiden. Ferner solle man jedes Glied mit eingeölten Händen gerade strecken, ohne jedoch Gewalt anzuwenden, und das Antlitz dabei sanft streicheln und liebkosen. Ausserdem sollen die Kranken zur passenden Zeit zur Ader lassen. – Hat der Anfall aufgehört, so muss man dem Kranken den Kopf einreiben, durch Tücher zu erwärmen suchen und reichlich mit warmen Oel befeuchten. Ist grosse Schläfrigkeit mit der Epilepsie verbunden, so hülle man den Kranken in ein baumwollenes oder ein anderes Gewand und lasse ihn tüchtig durchschütteln.
[Übers.: Puschmann I, 556–558]

733 Vgl. Galen, comp. med. sec. loc. IX, 1 und 3 (XIII, 234 f. und 262 f. Kühn) und Jouanna 2011, 60, 68 f.; Guardasole 2006, 652 Anm. 137 mit Bibl.: C. Brescia, Frammenti medicinali di Archigene [Collana di studi greci 27] (Neapel 1955) 20–24; A.D. Mavroudis, Αρχιγένης Φιλίππου Απαμεύς. Ο βίος καί τα έργα ένος Έλληνα γιατρού στην αυτοκρατορική Ρώμη [Πονήματα 3] Athen 2000 (insb. S. 50, 88–95, 159 und 222); C. Oser-Grote, s.v. *Archigenes v. Apameia*, in: Antike Medizin, 80.

734 Vergleichbar damit empfiehlt Archigenes an anderer Stelle auch eine Salbentherapie, die Alexander ebenfalls erwähnt, AlexTrall., Ther. I, 15 (I, 561 Pu.; Guardasole 2006, 666 f.): ἀλειμμάτων δὲ παραλήψεις γενόμεναι παρ' ἐμπείρων παρατετήρηνται.

735 Var. καταψήχοντας: Guardasole 2006, 662 mit Anm. 154 und Parallele bei Aretaios, De cur. acut. morb. I, 5,3, die von Puschmann nicht vermerkt wurde.

Es bleibt dem Therapeuten und seinen Patienten überlassen, inwieweit sie diese Physiotherapie noch zusätzlich iatromagisch verstärken wollen, wozu das verwendete Öl entsprechend aktiviert werden muss: einerseits besteht die Möglichkeit, überhaupt geweihtes Öl zu verwenden,[736] andererseits kann man aber auch, wie in der Gelenktherapie (vgl. Kap. 4.6), iatromagisch wirksames Öl selbst herstellen:

AlexTrall., Ther. I, 15
(I, 561 Pu.; Guardasole 2006, 666 f.)

Ἄλλο· Χαμαιλέοντα λαβὼν ἐν ἐλαίῳ ἕψε, ἕως οὗ τακῇ καὶ παχυνθῇ τὸ ἔλαιον. τακέντος δὲ τοῦ ζώου ἐκλέξας τὰ ὀστᾶ αὐτοῦ χῶσον εἰς ἀνήλιον τόπον καὶ πεσόντα τὸν ἐπιληπτικὸν τρέψας ἐπὶ κοιλίαν ἄλειφε τῷ ἐλαίῳ κατὰ νώτου ἀπὸ τοῦ ἱεροῦ ὀστοῦ ἕως τοῦ πρώτου σπονδύλου, καὶ εὐθέως ἐγερθήσεται. τοῦτο ἑκτάκις ποιήσας τελέως ἀπαλλάξεις. τὸ δ' ἔλαιον ἀπόθου ἐν πυξίδι.

Oder man nehme ein Chamäleon (Chamaeleon vulgaris L.) und koche es in Oel, bis es zergangen und das Oel eingedickt ist. Sobald das Thier zerflossen ist, werden die Knochen desselben gesammelt und an einen dunklen Ort geworfen. Ist nun ein Epileptiker hingefallen, so möge man ihn auf den Bauch legen und mit dem Oel auf dem Rücken vom Kreuzbein bis zum ersten Wirbelknochen einreiben; dann wird er sogleich wieder munter werden. Ist dieses Verfahren siebenmal wiederholt worden, so wird der Kranke vollständig geheilt sein. Das Oel verwahre man in einer Büchse.
[Übers.: Puschmann I, 560]

Das Verfahren entspricht exakt der Herstellung von Zitterrochen-Öl, das als Einreibung gegen arthritische Gelenkleiden von großer Bedeutung war.[737] Der empfohlene Anwendungszeitraum von sieben Tagen korrespondiert wiederum mit den sieben Planeten, den Vokalen des griechischen Alphabets als *voces magicae* (vgl. Kap. 2.7.6) sowie mit den damit verbundenen (Erz-)Engelsnamen.

Eine weitere therapeutische Maßnahme aus dem Bereich der Aromatherapie verbindet Alexander mit einem konkreten Fallbeispiel, aus dem ferner eine anscheinend geläufige Erste-Hilfe-Maßnahme (Zuhalten der Nase als Aufweckmittel) im Umgang

736 Vgl. Vikan 1984, 67–69 und Vakaloudi 2003, 185–188 mit entsprechenden Beispielen. Vgl. auch ein koptisches Amulett zur iatromagischen Aktivierung von heiligem Öl im Pap. Berlin 11347 (8./9. Jh. n.Chr.): Kropp, KZT II, 113–117 und Übers.: M. Meyer, in: Meyer – Smith 1994, 117–119. Es handelt sich hier um einen Ritualtext, wodurch diverse heilige Mächte (Heiliger Geist, die 24 Ältesten, die 4 lebendigen Kreaturen aus Ezekiel 1, die 7 Erzengel, die 144.000 von Herodes getöteten Kinder [Matth. 2], die 3 Jünglinge aus Daniel 1, die Märtyrer sowie die 12 Apostel) dazu veranlasst werden sollen, heiliges Öl zu »siegeln«, das dann wiederum zu iatromagischen und apotropäischen Zwecken verwendet werden soll; die *voces magicae* bestehen in der *alpha leon*-Formel, den Kreuzesworten Jesu, sowie etlichen Palindromen, ferner dem koptischen Weihnachtsdatum, dem 29. Choiak.

737 Vgl. Kap. 4.6, wo Alexander sogar zwei unterschiedliche Rezepte zur Herstellung des Zitterrochen-Öles anbietet; vgl. auch Willer 2015, 285 mit Verweis auf Plinius, NH 29, 35, wo ein auf dieselbe Weise in Öl gekochter Gecko als Mittel gegen Skorpionsstiche empfohlen wird.

mit akuten ›epileptischen‹ Anfällen hervorgeht. Die Intensität der in der wilden Raute enthaltenen ätherischen Öle habe angeblich nicht nur als Aufweckmittel unmittelbare Wirksamkeit gezeigt, sondern den Patienten zugleich sogar dauerhaft geheilt:

AlexTrall. I, 15
(I, 563 Pu.; Guardasole 2006, 666–669)

Ἄλλο· Ἔλαβον καὶ τοῦτο ἐν Τουσκίᾳ παρ' ἀγροίκου τινὸς λέγοντος κατὰ τύχην ἀπηλλάχθαι· ἔτυχε γὰρ πήγανον ἄγριον[738] κόπτων ἐν τῇ ἀρούρᾳ καὶ σύνδουλος αὐτοῦ σεληνιακὸς[739] ὢν ἔπεσεν. ὁ δὲ μεστὸς τῆς ἀποφορᾶς τοῦ πηγάνου ἐλθὼν ἐκράτησεν αὐτοῦ τὰς ἀναπνοὰς καὶ ἐγερθεὶς οὐκέτι ἐκελήφθη. ἐπείρασε δὲ καὶ ἐπ' ἄλλῳ καὶ ἀπήλλαξε. κἀγὼ δὲ πλειστάκις ἐθεράπευσα. θαυμαστὸν οὖν καὶ ἐξαίρετόν ἐστι καὶ ἔστω σοι ἀμετάδοτον.

Noch ein anderes Mittel. Ich habe dasselbe in Tuscia von einem Bauer erfahren, welcher behauptete, dass Jemand zufällig dadurch von dieser Krankheit geheilt worden sei. Er trat nämlich auf dem Felde eine wilde Raute (Peganum Harmala L.) darnieder, als ein Mitsklave, der mondsüchtig war, zusammenstürzte. Er selbst, erfüllt von dem Geruch der Raute, lief hinzu und hielt ihm die Nasenlöcher zu, als dieser darauf erwachte, war er für immer von der Krankheit geheilt. Er versuchte dieses Mittel auch bei einem anderen Kranken und heilte ihn. Auch ich habe dieses Verfahren sehr häufig angewendet; es ist dies ein wunderbares und ausgezeichnetes Mittel, welches man geheim halten sollte.
[Übers.: Puschmann I, 562]

Das zitierte Fallbeispiel ermöglicht diverse Assoziationen mit bereits bekannten Motiven; so wird die Raute sehr häufig in der Kopfschmerztherapie eingesetzt, deren besondere Verbindung zur ägyptischen Dämonologie bereits ausführlich dargelegt wurde (vgl. Kap. 4.1). Eine weitere, indirekte Bezugnahme auf diese Thematik lässt sich in dem an dieser Stelle singulären Adjektiv σεληνιακός vermuten, das die ägyptisch basierte lunare Komponente des Anfallsleidens indiziert; der Geheimhaltungsfaktor (ἀμετάδοτον) verweist auf einen sakral-rituellen Rahmen nach dem Vorbild der in den gräkoägyptischen Papyri geschilderten Pflanzenhebungen. Rein auf die aromatherapeutische Komponente (Einatmen des ätherischen Öles) als Aufweckmittel beschränkt sich Theophanes ›Nonnos‹ Chrysobalantes in seiner stark verkürzten Redaktion der oben zitierten Textpassage: πήγανον ἄγριον ὀσμώμενον εὐθέως διεγείρει τὸν ἐπιληπτικόν (Theoph, cur. morb. 36 [I, 158 Bernard]).

738 Vgl. Puschmann I, 562 Anm. 2 mit Verweis auf AetAmid. VI, 16 (II, 157 Ol.), wo die Pflanze als Bestandteil in einer komplexen Arzneimischung gegen Anfallsleiden erwähnt wird, als deren Quelle wiederum Archigenes firmiert.

739 Vgl. Leven 1995, 23 mit dem Hinweis, dass Alexander hier als einziger der byzantinischen Ärzte σεληνιακός als Synonym zu ἐπιληπτικός verwendet. Vgl. ferner Guardasole 2006, 668 Anm. 164, wo sie auf den Zusammenhang zwischen Epilepsie und den Mondphasen bei Galen, De dieb. decret. III, 2 und Steph. Schol. in Hipp. progn. I, 4 (mit italien. Übers. der Textpassage) hinweist, aber ohne die zugrundeliegende altorientalisch-ägyptische Motivik zu erwähnen.

Einen großen Raum nehmen bei Alexander diverse Arzneimischungen ein, deren Zusammensetzung eine Synthese aus konventioneller und iatromagischer *materia medica* darstellt.[740] Die im Zusammenhang mit Anfallsleiden prominenten Motive, wie beispielsweise das der Ziege, taucht auch hier wieder auf, indem eine aus konventionellen Ingredienzien bereitete Kräutermischung durch die Aufbereitung eines Bestandteiles in einer Ziegen- oder Schafsblase mit den entsprechenden iatromagisch wirksamen Vitalkräften angereichert wird:

AlexTrall. I, 15
(I, 563 Pu.; Guardasole 2006, 668 f.)

Ἐκ τοῦ νη΄ Θεοδώρου Μοσχίωνος πρὸς ἐπιληπτικούς. Σταφίδος ἀγρίας δραχ. η΄, καστορίου δραχ. δ΄, ὀποῦ πευκεδάνου δραχ. β΄, πυρέθρου δραχ. β΄. τὴν σταφίδα κόψον καὶ εἰς κύστιν προβατείαν ἢ αἰγείαν τοῦ οὔρου ἔτι ἐνόντος καθεὶς ποίησον ὑποξηρανθῆναι, εἶτα κόψας καὶ σήσας τοῖς ἄλλοις πρόσμισγε καὶ δίδου μετὰ μελικράτου πρὸς δύναμιν.

Im 58. Buche des Theodorus Moschion wird den Epileptikern folgendes Mittel empfohlen: Man nehme Läusekraut (Delphinium Staphisagria L.?) 8 Drachmen, Bibergeil (Castoreum) 4 Drachmen, Haarstrang (Peucedanum officinale L.)-Saft 2 Drachmen, Bertram (Anthemis Pyrethrum L.?)-Saft 2 Drachmen. Das Läusekraut wird zerstossen und in eine Schafs- oder Ziegenblase geschüttet, in welcher sich noch Urin befindet. Dann lasse man es trocknen, zerstosse es nochmals und werfe es durch ein Sieb, füge hierauf die übrigen Mittel hinzu und verordne es mit Honigmeth dem Kräftezustande des Kranken entsprechend.
[Übers.: Puschmann I, 562]

Ein weiterer Bestandteil der Arzneimischung, Bertram, wird ebenfalls als Prognosemittel für die Heilbarkeit von Anfallsleiden eingesetzt. Die Identität des als Referenz für dieses Rezept erwähnten Theodoros Moschion ist nicht eindeutig; Alessia Guardasole stimmt hier mit Theodor Puschmann überein, der wiederum auf Reinesius' Vermutung, bei dem Zusatz »Moschion« könne es sich um eine spätere Interpolation handeln, verweist.[741]

Ein Arzt namens Moschion (Μοσχίων) wird bei Galen mehrfach als Verfasser medizinischer Werke genannt und könnte vielleicht mit dem gleichnamigen Nachfolger des Asklepiades von Bithynien, der auch als »Korrektor« (διορθωτής) bezeichnet wird (ca. 1. Jh. n.Chr.), identisch sein.[742] Auch Soran (Gynaec. II, 29) und Aetios von Amida

740 Vgl. P. Bouras-Vallianatos, Clinical Experience in Late Antiquity: Alexander of Tralles and the Therapy of Epilepsy, Med. Hist. 58/3 (2014) 344–348.

741 Puschmann I, 562 Anm. 3 und Guardasole 2006, 669 Anm. 165.

742 Galen, comp. med. sec. loc. I, 1 (XII, 416 Kühn); IV, 7 (als Referenz für ein Rezept, wobei Moschion als γνώριμος tituliert wird: XII, 745 Kühn); VII, 2 (XIII, 30 Kühn); Galen, comp. med. per gen. II, 14 (XIII, 528 Kühn, ebenfalls als γνώριμος); II, 17 (XIII, 537, 541 Kühn); III, 9 (XIII, 646 Kühn); V, 14 (XIII,

(XV, 14 ed. Zervos) erwähnen einen Moschion als Referenz für Rezeptmischungen,[743] doch ebenfalls ohne weiteren Namenszusatz. Die Verbindung Theodoros Moschion ist ausschließlich bei Alexander von Tralleis belegt und zwar nur als Referenz dieses Rezeptes; eine zweite Erwähnung des Moschion erscheint auch bei Alexander ohne weiteren Namenszusatz (AlexTrall., Ther. I, 15 [I, 571 Pu.; Guardasole 2006, 674 f.]), weshalb Reinesius' Interpolationstheorie durchaus plausibel erscheint. Vor diesem Hintergrund stellt sich die Frage, ob das obenstehende Rezept tatsächlich auf Moschion zurückgeht oder vielmehr dem Theodoros Priskianos zuzuschreiben ist?

Laut Plutarch (de Isid. et Osir., 383 E–F[744]) beruht das »Sonnenkyphi«, das als Räuchermittel ebenso wie als Arzneitrank verwendet werden kann, auf einem Rezept der ägyptischen Isispriesterschaft, eine Genese, die auch Dioskurides (I, 25: κῦφι θυμιάματός ἐστι σκευασία κεχαρισμένη θεοῖς· χρῶνται δὲ αὐτῷ κατακόρως οἱ ἐν Αἰγύπτῳ ἱερεῖς) und Galen, de antid. II, 2: Αἰγύπτιοι δὲ τοῦτο τῶν θεῶν τισιν ἐπιθυμιῶσι σκευάσαντες [...] (XIV, 117 f. Kühn) ausdrücklich bestätigen. Seine Zusammensetzung ist komplex und zahlreiche Ingredienzien sind erforderlich, laut Paulos von Aigina (PaulAeg. VII, 22 [II, 393 f. Heib.]) 36 an der Zahl, was das »Sonnenkyphi« in die Nähe des ebenso komplex aufgebauten Allheilmittels, dem Theriak, rückt.[745]

Die von Alexander beschriebene Wirkung bei Anfallsleiden basiert nicht allein auf dem Arzneimittel selbst, sondern in hohem Maße auch auf der Einnahmeverordnung »bei abnehmendem Mond« (ληγούσης σελήνης), womit der bereits ägyptisch belegte lunare Aspekt der Anfallsleiden wiederaufgegriffen und die Krankheit in diesem Falle sogar mit einer ursprünglich ägyptischen Arznei, die zudem noch aus dem sakralen Bereich stammt und damit eine gewisse exorzistische Komponente beinhaltet, geheilt wird:

853 Kühn); Galen, differ. puls. IV, 16 (VIII, 758 Kühn) als Nachfolger des Asklepiades. Generell erscheint bei Galen ausschließlich die Namensform Μοσχίων, niemals in Kombination mit Theodoros. Zu den möglichen Quellen für Alexanders φυσικά vgl. auch die Übersicht bei P. Bouras-Vallianatos, Clinical Experience in Late Antiquity: Alexander of Tralles and the Therapy of Epilepsy, Med. Hist. 58/3 (2014) 350.

743 Vgl. auch Plinius, NH 19, 26, wo Moschion als Verfasser einer Monographie über den Rettich bezeichnet wird.

744 Vgl. Guardasole 2006, 585 Anm. 21 mit Hinweis auf Plutarch (ebenso Puschmann I, 474 Anm. 2) und weiteren Verweisstellen: Damocrate in Galeno, De ant. II, 2; ferner vgl. J. Scarborough, Early Byzantine Pharmacology, DOP 38 (1984) 213–232. Zur Herstellung vgl. auch Aetios von Amida XIII, 116.

745 Vgl. Guardasole 2006, 677 Anm. 187 mit Bezugnahme auf Paulos von Aigina (ebenso bereits Puschmann I, 572 Anm. 1) und dem Hinweis auf Oreib., Syn. III, 220 (121 Raeder) mit einer einfacheren Variante aus weniger Ingredienzien. Bei dieser ›Variante‹ handelt es sich allerdings nicht um das »Sonnenkyphi« (ἡλιακὸν κῦφι), sondern um seine lunare (!) Entsprechung, das »Mondkyphi« (κῦφι τὸ σεληνιακον), das auch Aetios von Amida XIII, 117 erwähnt.

AlexTrall. I, 15
(I, 573 Pu.; Guardasole 2006, 676 f.)

δραστηρίως δὲ ποιοῦν πρὸς τοῖς εἰρημένοις καὶ τὸ ἡλιακὸν εὗρον κῦφι πινόμενον μάλιστα μετὰ κάθαρσιν. δεῖ δὲ καὶ ποτίζειν ἅπαξ ληγούσης σελήνης καὶ τοῦτο ποιεῖν ἄχρι τελείας ἀπαλλαγῆς, οὐδὲν δὲ ἧττον, ὅτε καὶ θεραπευθῇ, προφυλακῆς χάριν ἐπιδιδόναι αὐτό, μέχρις ἂν ἀσφαλῆ καὶ βεβαίαν ἴδῃς ἀπαλλαγὴν τῆς νόσου καὶ μηδὲν αὐτῆς λείψανον ὑπολειπόμενον φαίνεσθαι. οὐδὲν δὲ ἧττον προφυλαττέσθω καθολικῶς, ὥστε μηδεμίαν ὑπόμνησιν παρασχεῖν τῷ πάθει [...].

Eine kräftige Wirkung erzielte ich auch, wenn ich neben den erwähnten Mitteln Sonnen-Kyphi trinken liess, namentlich wenn der Kranke eben Stuhlgang gehabt hatte. Bei abnehmendem Monde lässt man es einmal trinken und dies fortsetzen bis zur völligen Genesung. Ebenso soll man es nach der Heilung vorsichtshalber geben, bis die Genesung sicher und zweifellos feststeht, und keine Spur der Krankheit zurückgeblieben zu sein scheint. Ueberhaupt muss man dafür sorgen, daß kein Rückfall der Krankheit eintritt.
[Übers.: Puschmann I, 572]

Ein weiteres ägyptisches Motiv, auf das konsequent in unterschiedlichen Zusammenhängen immer wieder Bezug genommen wird, ist das Eselsmotiv und seine dämonologische Verbindung zu dem ägyptischen Gott Seth (vgl. Kap. 2.3 u. 4.8). Auch im Kontext der Anfallsleiden, deren dämonische Konnotation trotz des Bemühens um konventionelle Erklärungs- und Heilversuche stets latent vorhanden geblieben war – und oftmals sogar ganz offenkundig geäußert wurde – besetzte das Eselsmotiv eine ganz zentrale Position, sowohl innerhalb der Therapeutik, wo unterschiedliche Eselsbestandteile als *materia medica* fungierten, wie auch bereits im Bereich der Prognostik, wenn Eselshaare als Räuchermittel die entsprechende Reaktion provozieren sollten:

AlexTrall. I, 15
(I, 571 Pu.; Guardasole 2006, 674 f.)

πεσεῖται δέ, ἐὰν τρίχας ὄνου καὶ μούλης ὑποθυμιάσῃς.

Derselbe stürzt zu Boden, wenn man ihn den Rauch von Esel- oder Maultierhaaren einathmen lässt.
[Übers.: Puschmann I, 570]

Motivgeschichtlich wohl sicherlich in diesen ägyptisch-sethischen Kontext gehört ein weiteres Rezept gegen Anfallsleiden, als dessen Provenienz Alexander von Tralleis die spanische Volksheilkunde[746] angibt:

746 Vgl. dazu M. Vallejo Girvés, Alejandro de Trales y un ›curioso‹ remedio hispano contra la epilepsia a mediados del siglo VI d. C., in: S. Crespo Ortiz de Zárate – A. Alonso Ávila (Hrsg.), Scripta Antiqua in Honorem A. Montenegro Duque et J.Mª Blázquez Martínez Magistris Optimis (Valladolid 2002) 815–826, jedoch ohne Bezugnahme auf eine mögliche Verbindung zu Ägypten. Zu spanischen volksheil-

AlexTrall., Ther. I, 15
(I, 565 f. Pu.; Guardasole 2006, 670–673)

Ἐν δ' Ἱσπανίᾳ πρὸς ἐπιληπτικοὺς τοῦτ' ἔμαθον. Κρανίον ὄνου ἐπιμελῶς καύσας κόψον καὶ σῆσον καὶ ἔχε ἐν πυξίδι. ἐπὶ δὲ τῆς χρείας δίδου δραχ. α' – ἐν ἄλλῳ εὗρον δραχ. β'– μεθ' ὕδατος ψυχροῦ κοτύλον α'. πρὶν δὲ δοῦναι τὸ φάρμακον, βράθυ τὴν βοτάνην λείωσον καὶ δίδου πιεῖν ἐξ αὐτῆς δραχ. γ' μεθ' ὕδατος κοτύλην α', ἐν ἄλλῳ κοχλιάριον ἕν, νήστει ἐφ' ἡμέρας β', ὁσάκις ὑπονέφελός ἐστιν ἡ ἡμέρα. καὶ ὀλίγως παραλιπὼν ἡμέρας δίδου τὸ ἐκ τοῦ κρανίου τοῦ ὄνου. πρὶν δέ τι τῶν προειρημένων δοῦναι, προκάθαρον τὴν κεφαλὴν τοῦ κάμνοντος ἐφ' ἡμέρας τρεῖς, ὡς ὑποτέτακται· σταφίδος ἀγρίας οὐγγ. δ', νάπυος οὐγγ. δ', πυρέθρου δραχ. α', ἁλὸς ἀμμωνιακοῦ δραχ. α' κόψας, σήσας ποίησον ξηρίον καὶ δὸς μασᾶσθαι μετὰ μίαν καὶ ἄφες χάσκειν αὐτὸν ὑποφλεγματίζοντα. ἔστι δὲ θαυμαστότατον.

In Spanien lernte ich folgendes Mittel gegen die Epilepsie kennen. Die Hirnschale eines Esels wird sorgfältig verbrannt, zerstossen, durchgesiebt und in einer Büchse aufbewahrt. Bei Bedarf verordne man eine Drachme (an einer anderen Stelle fand ich eine Dosis von zwei Drachmen angegeben), die mit einer Kotyle kalten Wassers gereicht wird. Bevor man aber das Medicament gibt, lasse man Sadebaum (Juniperus Sabina L.)-Kraut fein zerreiben und davon drei Drachmen mit einer Kotyle Wassers trinken. Nach einer anderen Vorschrift soll der Kranke nur einen Löffel und zwar nüchtern während zwei Tagen geniessen, wenn die Tage nebelig sind. Nach Verlauf weniger Tage reicht man dann das aus der Hirnschale des Esels gewonnen Pulver. Doch ehe man eines der erwähnten Mittel anwendet, muss man zunächst während drei Tagen nach unten stehender Vorschrift für die Reinigung des Kopfes sorgen. Man nehme: Läusekraut (Delphinium Staphisagria L.?) 4 Unzen, Senf (Sinapis L.) 4 Unzen, Bertram (Anthemis Pyrethrum L.?) 1 Drachme, Ammonisches Salz 1 Drachme, zerstosse diese Substanzen, siebe sie durch, mache ein Pulver daraus und gebe es dem Kranken einen Tag darauf zum Kauen, wobei er den Mund offen halten soll, damit der Schleim abfliessen kann. Es ist ein höchst merkwürdiges Mittel.
[Übers.: Puschmann I, 564 f.]

In diesem Rezept verbinden sich mehrere Motive: zum einen das des ägyptischen Gottes Seth und seiner Eselsinkarnation, zum anderen aber auch die innerhalb iatromagischer Traditionen bis in die frühe Neuzeit hinein tradierte Vorstellung von der wundersamen Heilkraft von Schädelpulver.[747]

kundlich-iatromagischen Traditionen vgl. I. Velázquez Soriano, Between Orthodox Belief and ›Superstition‹ in Visigothic Hispania, in: R.L. Gordon – F.M. Simón (Hrsg.) Magical Practice in the Latin West. Papers from the International Conference held at the University of Zaragoza 30 Sept. – 1 Oct. 2005 [Religions in the Graeco-Roman World 168] (Leiden/Boston 2010) 601–627.

747 Vgl. hierzu Guardasole 2006, 671 Anm. 173, mit Verweis auf F. Brunet, La médication organique avant Brown-Séquard, in: Archives cliniques de Bordeaux VII (1898) 51–92 (v.a. S. 61–68 zu Medikamenten gegen ›Epilepsie‹), doch ohne Bezugnahme auf die Verflechtung mit ägyptischen Motiven.

Dass eine Verbindung zu Seth gerade im Falle von Anfallsleiden große Wahrscheinlichkeit besitzt, bestätigt Joachim F. Quacks Analyse eines demotischen magischen Papyrus, worin mittels unterschiedlicher, um einen Eselsschädel zentrierter Rezitationen und Ritualhandlungen ein Schadenszauber veranstaltet wird, der bei seinem Empfänger vermutlich einen Schlaganfall, jedenfalls aber ein neurologisches Leiden, auslösen soll, das im schlimmsten Fall sogar letal enden wird:

> Ein Spruch, um Schlaganfall (?) zu bewirken, Worte zu sprechen. Du holst einen Eselsschädel und befestigst ihn zwischen deinen Beinen gegenüber der Sonne am Morgen, wenn sie zum Aufgang kommt, und ebenso ihr gegenüber am Abend, wenn sie sich daran macht, unterzugehen und du reibst deinen rechten Fuß mit syrischem Ocker ein, deinen linken Fuß mit Ton, die Kniescheiben (?) auch, und du setzt deinen rechten (Fuß) vor deinen linken, während der Schädel in ihrer Mitte ist, und du reibst deine Hände mit deinen beiden Handflächen mit Blut eines Esels ein, sowie die beiden Winkel (?) deines Mundes, und du rezitierst diese Schriften morgens und abends vor der Sonne für vier Tage, dann liegt er darnieder. Wenn du wünschst, ihn sterben zu lassen, rezitierst du es für sieben Tage. Du sollst seinen Schutzzauber machen, indem du eine Binde aus Palmfasern an deine Hand bindest, einen Fetzen Palmfasern an deinen Phallus und deinen Kopf. Es ist sehr gut. Seine Rezitation, die du rezitieren sollst im Angesicht der Sonne: ›Ich rufe dich an, der du im leeren Luftraum bist, den Mächtigen, Unsichtbaren, Allesbeherrschenden, Gott der Götter, den Verderbenbringenden und Verwüstungsschaffenden, der ein wohleingerichtetes Haus haßt, der aus Ägypten verbannt wurde, und außer Landes ruhelos umherlebt, der du alles niederwirfst und nicht besiegt werden kannst, ich rufe dich an, Typhon, Seth, deine Weissagungen fordere ich an, denn ich rufe rufe dich an mit deinen wahren Namen, mit (Worten), die du nicht überhören kannst: Iô Pakerbeth, Iô Bolchôsêth, Iô Patathnax, Iô Sôrô, Iô Neboutosoualêth, Aktiophi, Ereschigal, Nebouthosoualêth, Aberamnthôou Lerthexanax Ethrelyôth Nemareba Aemina – die ganze (Formel). Komm zu mir und tritt heran und wirf den NN oder die NN nieder mit Fieberschauer und Hitzewallung! Er selbst hat mir Unrecht getan und das Blut des Typhon vergossen in seinem – oder ihrem – Haus. Deshalb tue ich dieses – übliche (Wendungen).‹[748]

Hintergrund dieser Beschwörung ist der Esel als quasi ›heiliges Tier‹ des Gottes Seth, wobei der Ritualausübende und/oder Rezitator die Tatsache nutzt, dass er den Frevel gegen das Tier und damit im übertragenen Sinne gegen den Gott selbst der Zielperson des Schadenszaubers anlastet und damit ihre Bestrafung qua Verleumdungstechnik elaboriert.[749]

---

748 PMag. LL 23, 1–20; Übers. in J.F. Quack, Demotische magische und divinatorische Texte, in: B. Janowski – G. Wilhelm (Hrsg.), Texte aus der Umwelt des Alten Testaments, NF Band 4. Omina, Orakel, Rituale und Beschwörungen (Gütersloh 2008) 331–385, insbes. 349 f.; vgl. inhaltlich J. Dieleman, Priests, Tongues and Rites. The London-Leiden Magical Manuscripts and Translations in Egyptian Ritual (100–300 CE), RGRW 153 (Leiden/Boston 2005) 130–138.
749 Paraphrase nach Quack 2015, 115.

Auch in den gräkoägyptischen Papyri begegnet ein Eselsschädel im Zentrum einer Beschwörung, wobei hier die Agierende zusätzlich noch als »Dienerin des Apollonios von Tyana« (Ἀπολλωνίου Τυανέως ὑπηρέτις) ausgewiesen wird:

PGM II, 54 f.[750]

γραῦς Ἀπολλωνίου Τυανέως ὑπηρέτις· λαβὼν Τυφῶνος κρανίον κατάγραφε τοὺς χαρακτῆρας τούτους αἵματι κυνὸς μελάνος [...] ἡ πρᾶξις δεδοκίμασται.	Eine Alte als Dienerin von Apollonios von Tyana: man nehme einen Typhonsschädel [sc. Eselsschädel; Anm. d. Verf.] und beschrifte ihn mit folgenden *charakteres* mit dem Blut eines schwarzen Hundes [...] Die Praxis ist bezeugt. [Übers. d. Verf.; vgl. PGM II, 54 f.]

Der Eselsschädel dient hier ebenso wie in dem vorausgehend zitierten Schadenszauber als Medium und Zentrum der rituellen Handlung; seine Verbindung zu Seth-Typhon wird in beiden Malen explizit zum Ausdruck gebracht. Auch der schwarze Hund besitzt hier wiederum Symbolcharakter, indem er im konkreten Fall Anubis' Verbindung zu unterschiedlichen Dämonen illustriert.[751]

Im therapeutischen Kontext, als Heilmittel gegen Anfallsleiden, muss der Eselsschädel allerdings nicht immer zwangsläufig pulverisiert und oral dem Patienten zugeführt werden, sondern funktioniert ebenfalls als Amulett, indem er umgebunden wird, wofür Straton und wiederum Moschion (diesmal jedoch ohne »Theodoros«) Zeugnis ablegen:

AlexTrall. I, 15
(I, 571 Pu.; Guardasole 2006, 674 f.)

Ἕτερον πρὸς τὸ αὐτό, ὅπερ κεῖται ἐν τῷ Στράτωνος, λέγεται δὲ Μοσχίωνος. Ὄνου τὸ μετώπιον δέρματι περιαπτόμενον καὶ φορούμενον ἀπαλλάσσει.	Ein anderes Mittel gegen dasselbe Leiden, das sich bei Strato findet, wird dem Moschion zugeschrieben. Die Stirn eines Esels wird auf die Haut gebunden und getragen; sie führt die Heilung herbei. [Übers.: Puschmann I, 570]

Ein weiteres Eselsamulett besteht in einem korallenähnlichen Gebilde, das angeblich im Gehirn des Esels zu finden sei und dem Anfallsleidenden umgehängt werden soll:

750 Vgl. auch Jones, Phil. III, Nr. 42, S. 130.
751 Vgl. Kap. 2.4 u. 4.3, sowie Quack 2015, 116 mit einem diesbezüglichen Zitat aus pLouvre 3229, 4,15–30.

AlexTrall. I, 15
(I, 571 Pu.; Guardasole 2006, 676)

Ἄλλο· Κοράλλιον ἀπ' ἐγκεφάλου τοῦ ὄνου περίαπτε (1), γλυκυσίδης ῥίζης καὶ στρύχνου φθινούσης σελήνης δίδου κόκκον α´, δίδου παρὰ α´, εἶτα παρὰ β´, εἶτα παρὰ δ´, ἕως ἀναλώσῃς ιε´ πόσεις.

Oder man nehme eine Koralle (?) aus dem Gehirn eines Esels, hänge sie dem Kranken um und reiche ihm von der Päonien (Paeonia L.)- Wurzel und dem Nachtschatten (Solanum L.) bei abnehmendem Monde eine Pille und zwar zuerst eine, dann zwei, nachher vier, bis er fünfzehn Dosen verbraucht hat.
[Übers.: Puschmann I, 579]

Der Lesart κοράλλιον ἀπ' ἐγκεφάλου τοῦ ὄνου entspricht in der Handschrift Cod. Marc. gr. 295: κοράλλιον περίαπτε λίθον ἀπ' ἐγκεφάλου ὄνου, eine Variante, die recht eindeutig auf eine feste Struktur des Gebildes verweist (λίθον).[752]

Die Amulettwirksamkeit wird zudem durch die Kombination mit Päonienwurzel und Solanumarznei gesteigert, wobei die Verabreichung ebenfalls wieder bei abnehmendem Mond stattfinden muss. Die Päonienwurzel wird bereits bei Galen – so skeptisch er Amuletten und generell der Iatromagie sonst gegenübersteht – als durch

752 Vgl. Puschmann I, 571 Anm. 10 und Guardasole 2006, 676 Anm. 185. Die anatomische Betrachtung des Gehirnes bestätigt zwar das Vorhandensein von gyriformen Oberflächenstrukturen, die durchaus an sog. Hirnkorallen erinnern, doch existieren in der gesamten Gehirnsubstanz keine Strukturen, die so stabil sind, dass man sie ohne Weiteres als Amulette umhängen könnte. Für diese Erläuterung und die diesbezüglichen Informationen danke ich Andreas Nerlich sehr herzlich (Emailkorrespondenz vom 04.10.2016). Die Emailkorrespondenz mit Veronika Goebel und Martina Schwarzenberger (Institut für Paläoanatomie und Geschichte der Tiermedizin der LMU München) vom 19.05.2017 ergab folgende Ansätze zu dieser Fragestellung: 1) Im Schädelknochen von Equiden gibt es keine eindeutig korallenartige Struktur, am ehesten noch kämen die spiralig gewundenen Siebbeinknochen oder das Felsenbein in Frage (Joris Peters und Clemens Knospe); 2) bei Equiden häufig vorkommende Cholesteatome im vierten Ventrikel, die durch Liquorabflussstörungen dummkollerartige Symptome hervorrufen können (Clemens Knospe); 3) möglicherweise handelt es sich nicht um eine anatomische Angabe, sondern um eine Ortsangabe? In Italien existiert eine »Asinaria« benannte Insel, bei der Korallen zu finden sind, d.h. die Angabe im Text könnte einen toponomastischen Bezug haben (Lisa Sannicandro); 4) ferner könnte eine spezielle Korallenart gemeint sein, die nach ihrer Form auf Italienisch *corallo cervello* (»Gehirnkoralle«) heißt (Lisa Sannicandro). Vgl. auch F. Pax, Die Rohstoffe des Tierreichs, Berlin 1928 mit dem Hinweis, dass man aufgrund der großen Nachfrage nach Amuletten aus Edelkoralle und dem gesteigerten Verbrach zu medizinischen Zwecken im römischen Reich zunehmend auf Ersatzmaterialien auswich. Ich danke den Kolleginnen und Kollegen vom Institut für Paläoanatomie und Geschichte der Tiermedizin der LMU München sehr herzlich für ihr großes Interesse und Engagement für meine diesbezüglichen Fragestellungen.

Experiment erwiesenermaßen wirksam bezeichnet,[753] und auch Aetios von Amida bestätigt ihre Amulettwirksamkeit insbesondere bei anfallsleidenden Kindern:

AetAmid. I, 84 (I, 50,13–18 Ol.)

ὅλως δὲ ξηραντικὴ τὴν δύναμίν ἐστιν ἰσχυρῶς, ὥστε οὐκ ἂν ἀπελπίσαιμεν καὶ περιαπτομένην αὐτὴν εὐλόγως πεπιστεῦσθαι παιδῶν ἐπιληψίας ἰᾶσθαι· καί ποτε παιδίῳ ὀκταμηνιαίῳ ἐπιληψίᾳ ἁλισκομένῳ μέγα μέρος τῆς ῥίζης προσφάτου ἀπηρτήσαμεν τοῦ τραχήλου κελεύσαντες αὐτὸ διὰ παντὸς ἔχειν, κἀντεῦθεν ἤδη τοῦ λοιποῦ τελέως ὑγιὴς ὁ παῖς ἐγένετο καὶ οὐκέτι ἐπελήφθη ἢ ἐσπάσθη.

Insgesamt aber ist die austrocknende Kraft in Bezug auf ihre [sc. der Päonienwurzel γλυκυσίδης ἢ παιωνία; Anm. d. Verf.] Heilkraft stark, so dass wir die Hoffnung nicht aufgeben sollen. Als Amulett umgehängt glaubt man einleuchtend, dass sie die ›Epilepsie‹ bei Kindern heile. Wir haben einmal einem Kind, das acht Monate lang an ›Epilepsie‹ gelitten hatte, ein großes Stück der noch frischen Wurzel um den Hals gehängt und ihm befohlen, es dauernd zu tragen, worauf das Kind schon nach Kurzem gänzlich geheilt und nie wieder von einem Anfall heimgesucht wurde. [Übers. d. Verf.]

Aetios' Beschreibung der Heilwirkung der umgehängten frischen Wurzel ist vor dem Hintergrund von Galens diesbezüglichen Experimenten insofern interessant, als sie diese bestätigt, da auch hier offensichtlich die aromatherapeutische Eigenschaft der frisch geschnittenen Wurzel den erwünschten Effekt erzielt habe.

Ähnliche Wurzelamulette, die auf entsprechende Empfehlungen des legendären Ostanes zurückgehen sollen, vermittelt auch Alexander von Tralleis, wiederum unter Beachtung der lunaren Komponente.

AlexTrall., Ther. I, 15
(I, 567 Pu.; Guardasole 2006, 672 f.)

Ὀστάνης[754] δέ φησι κοράλλιον καὶ γλυκυσίδην καὶ στρόχνου ῥίζαν ἀνελόμενος σελήνης μειούσης ἐνδήσας εἰς ὀθόνιον ἐφίνεον περίαπτε.

Ferner schreibt Ostanes: man solle Korallen (Isis nobilis Pall.), Päonien (Paeonia L.)- und Nachtschatten (Solanum L.)- Wurzeln bei abnehmendem Monde sammeln, in ein Stück Leinwand einpacken und umhängen.
[Übers.: Puschmann I, 566]

753 Vgl. Jouanna 2011, 61 f. und Kap. 2.6. Galen führt, wie Jouanna ausführlich darlegt, die Wirksamkeit weniger auf die Amulettfunktion als vielmehr auf die aromatherapeutische Eigenschaft der Päonienwurzel zurück.

754 Vgl. Guardasole 2006, 672 Anm. 178. Ostanes war Theologe am Hofe des Perserkönigs Xerxes und gilt als Verfasser unterschiedlicher Werke, darunter auch einer Schrift *Περὶ λίθων* und einer *Φυσικά*. Seine Werke wurden gegen Ende des 4./Anfang des 3. Jh. v.Chr. in Alexandreia ins Griechische übersetzt; vgl. dazu J. Bidez – F. Cumont, Les mages hellénisés. Zoroastre, Ostanès et Hystaspe d'après la tradition grecque [Collection d'études anciennes 134, série grecque] (Paris 1938; repr. 2007) 167–212 und 267–356 (Fragmente).

In pulverisierter Form eignen sich beide Wurzeln, Päonie und Solanum, zudem als Arzneimittel gegen Anfallsleiden, wobei die Pflanzenhebung nach gräkoägyptischem Vorbild bei abnehmendem Mond stattfinden muss. Bei der außerdem erwähnten »Koralle« (κοράλλιον) handelt es sich diesmal tatsächlich um die Rote oder Blutkoralle (*Corallium rubrum*), die sich aufgrund ihrer Struktur für den Amulettgebrauch eignet; sie muss von der zuvor erwähnten »Korallenart« (κοράλλιον ἀπ' ἐγκεφάλου τοῦ ὄνου), deren Realiencharakter nicht mit Sicherheit bestätigt werden kann, unterschieden werden. Die in obenstehender Anweisung implizierte ägyptisch-lunare Komponente (σελήνης μειούσης) ist sicherlich auch der Hintergrund für das damit verbundene Geheimhaltungsmotiv (μυστηριῶδες):

AlexTrall., Ther. I, 15
(I, 565 Pu.; Guardasole 2006, 670 f.)

Ἐκ τῶν παρακειμένων ἐν τοῖς Στράτωνος[755] λέγει δ' Ὀρφέως εἶναι. Στρύχνου ῥίζαν[756] ἀνελόμενος φθινούσης σελήνης κόψον καὶ δίδου πιεῖν ἐξ αὐτῆς, τὴν μὲν πρώτην ἡμέραν μίαν δόσιν, εἶτα β', εἶτα γ', εἶτα δ', καὶ οὕτως ἐφεξῆς, μέχρις ἂν πεντεκαίδεκα ἀναλώσῃς δόσεις. μυστηριῶδες δέ ἐστι καὶ ὑπὸ πολλῶν θαυμάζεται.	In dem Nachtrag zu Straton's Büchern, welcher von Orpheus verfasst sein soll, heisst es: ›Man solle die Wurzel des Nachtschattens (Solanum L.) bei abnehmendem Monde herausreissen, zerstossen und im Getränk reichen, und zwar am ersten Tage eine Dosis, dann zwei, dann drei, nachher vier und so weiter bis zum Verbrauch von fünfzehn Gaben‹. Es ist ein Geheimmittel und wird von vielen verehrt. [Übers.: Puschmann I, 564]

Ein möglicher Hinweis auf die (gräko?)ägyptische Herkunft des Rezeptes könnte die Referenz auf einen Orpheus sein, wenn dieser mit dem von Galen im Kontext tödlicher Gifte neben einem Horus von Mendes erwähnten Ὀρφεὺς ὁ ἐπικληθεὶς θεόλογος identisch wäre, dessen Epitheton auf einen sakralen Kontext, vielleicht sogar auf eine Position innerhalb des ägyptischen Priestertums, hindeutet.[757]

Die bereits als Bestandteil des *Besasa*-Mittels in der Atemwegstherapie eingesetzte Asche weißer Hundeexkremente (vgl. Kap. 4.3.2) findet auch gegen Anfallsleiden Verwendung:

---

755 Zu Straton vgl. Guardasole 2006, 670 Anm. 170.

756 Vgl. Guardasole 2006, 671 Anm. 172: zu *Solanum nigrum* L. vgl. F. Capponi, Appunti sul De observantia ciborum (304–330; 369–458), Invigilata lucernis 18/19 (1996–1997) 87–89.

757 Galen, de ant. II, 7 (XIV, 144 Kühn); vgl. Puschmann I, 564 Anm. 3 und Guardasole 2006, 670 Anm. 171 f.

AlexTrall., Ther. I, 15
(I, 563 Pu.; Guardasole 2006, 666 f.)

Ἄλλο· Ἕτερον δ', ὅπερ κεῖται ἐν τῷ τρίτῳ Στράτωνος, τοῦτο· κύνα ἐφ' ἡμέρας ιδ' ἐγκλείσας ὀστᾶ μόνον παράβαλε αὐτῷ φαγεῖν. τῇ δὲ πεντεκαιδεκάτῃ ἡμέρᾳ ἐκ τῆς λευκῆς τοῦ κυνὸς ἀφόδου καύσας ἀνὰ κοχλιάρια δύο πότιζε ἐφ' ἡμέρας ε'.

Ferner will ich ein anderes Mittel erwähnen, das sich im dritten Buche des Strato findet: Man sperrt einen Hund vierzehn Tage ein und gibt ihm nur Knochen zu fressen; am fünfzehnten Tage werden dann die weissen Exkremente des Hundes verbrannt. Von der Asche soll der Kranke fünf Tage lang täglich zwei Löffel voll nehmen.
[Übers.: Puschmann I, 562]

Als Referenz wird hier zwar Straton[758] angegeben, die Herstellung jedoch folgt nahezu wortwörtlich Galens diesbezüglichen Vorgaben (Galen, simpl. med. XX, 20 [XII, 293–295 Kühn]). Tierische – und gelegentlich auch menschliche – Ausscheidungen und Körperflüssigkeiten spielen unter singularitätsmagischem Aspekt innerhalb der Iatromagie eine bedeutende Rolle, da die in ihnen konzentrierte Vitalenergie auf den Patienten übertragen und damit die Heilung seines Leidens bewirkt werden soll; eine ähnliche Funktion wird diversen Körperorganen zugeschrieben (vgl. Kap. 2.2).

Auch die drei folgenden Rezepte gegen Anfallsleiden, deren Quelle laut Alexander ethnopharmakologische Traditionen sind, vermitteln dieses Prinzip:

AlexTrall., Ther. I, 15
(I, 565 Pu.; Guardasole 2006, 668 f.)

Ἄλλο, ὅπερ ἔλαβον παρὰ Κερκυραίου ἀγροίκου. Οὖρα συάγρου ἐν καπνῷ ὑποξηράνας καὶ λειώσας δίδου ἐξ αὐτοῦ κυάμου τὸ μέγεθος ἐφ' ἡμέρας τριάκοντα μετ' ὀξυμέλιτος.

Ein anderes Mittel, welches ich von einem Landmann in Corcyra erfahren habe, besteht in dem Urin eines wilden Schweines, welcher im Rauch getrocknet und dann gepulvert wird. Man reicht davon die Quantität einer Bohne und lässt es 30 Tage hindurch mit Essigmeth nehmen.
[Übers.: Puschmann I, 564]

AlexTrall., Ther. I, 15
(I, 565 Pu.; Guardasole 2006, 668 f.)

Ἕτερον, ὅπερ ἔλαβον ἐν Γαλλίᾳ. Ἀλεκτρυόνος ὄρχεις ξηροὺς πότιζε μεθ' ὕδατος καὶ γάλακτος νῆστιν καὶ τοῦτο ποίει δι' ἡμερῶν ε'. φυλακτέον δ' ἀπ' οἴνου.

Ein anderes Mittel lernte ich in Gallien kennen. Man lässt den Kranken, wenn er nüchtern ist, die getrockneten Hoden eines Hahnes mit Wasser und Milch trinken und dies fünf Tage hindurch wiederholen, wobei er sich jedoch vor dem Weine in Acht nehmen muss.
[Übers.: Puschmann I, 564]

758 Puschmann I, 562 Anm. 1 und Guardasole 2006, 666 Anm. 162 beziehen die Referenz auf Straton von Berytos (Beirut).

AlexTrall., Ther. I, 15
(I, 561–563 Pu.; Guardasole 2006, 666 f.)

τοῖς δ' ἐπιληπτικοῖς ἁρμόδια καὶ ταῦτα· γαλῆς ἧπαρ[759] χωρὶς τῆς χολῆς μεθ' ὕδατος ἡμικοτυλίου πότιζε νῆστιν ἐφ' ἡμέρας γ΄. λέγουσι δέ τινες μέρος [κέπφου] τοῦ ὀρνέου κεκαυμένον ἐν ποτῷ διδόμενον ἀνασκευάζειν τ`ν νόσον. καὶ ταῦτα μὲν ἐκ τῶν 'Αρχιγένους.

Für Epileptische ist auch folgendes Mittel geeignet. Die Leber eines Wiesels (Mustela vulgaris Erxl.) wird, jedoch ohne die Galle, mit einer halben Kotyle Wasser vermischt, dem Kranken, wenn er nüchtern ist, drei Tage lang zu trinken gegeben. Manche behaupten, dass auch ein Stück des Blässhuhns, wenn es verbrannt und im Getränk gereicht wird, die Krankheit zu heilen vermöge. Es ist dies aus den Schriften des Archigenes entnommen.
[Übers.: Puschmann I, 560–562]

Das angeblich aus Korfu[760] stammende und der Volksheilkunde zugehörige Rezept unter Verwendung getrockneten und pulverisierten Wildschweinurins – Referenz ist ein dort ansässiger Landmann (παρὰ Κερκυραίου ἀγροίκου) – wurde nahezu wortwörtlich von Theophanes ›Nonnos‹ Chrysobalantes kopiert: ἕτερον, ὃ λαβὼν παρὰ κερκυραίου ἀγροίκου· οὐρὰν συάγρου ἐν καπνῷ ξηράνας, καὶ λειώσας, δίδου ἐξ αὐτοῦ καρύου τὸ μέγεθος ἐπὶ ἡμέρας τριάκοντα μετ' ὀξυμέλιτος. (Theoph., cur. morb. 36 [I, 158 Bernard]).

Bereits im *Corpus Hippocraticum* ist das Gemisch aus Essig und Honig, ὀξυμέλι[761], als Basis unterschiedlicher Arzneimischungen belegt, und es wird in byzantinischer Zeit zu einem regelrechten Merkmal der Xenonstherapeutik.[762]

Was die therapeutische Verwendung diverser tierischer Körperorgane betrifft, so besetzen hierbei die Geschlechtsorgane ebenso wie die Leber eine besondere Position: während erstere gleichsam als Symbol konzentrierter Vitalitäts- und Regenerationskräfte gelten, wird die Sonderstellung der Leber ebenso ihrer in der antiken Medizin vermuteten Funktion als blutbildendes Organ – und Blut stellt die Konzentrazentration sämtlicher Lebenskräfte schlechthin dar – geschuldet wie auch ihrem Platz innerhalb der platonischen Trichotomielehre, wonach sämtliche Körperfunktionen aus den drei Grundprinzipien Gehirn (λογιστικόν), Herz (θυμικόν) und Leber (ἐπιθυμητικόν) hervorgehen.[763] Eine knappe Zusammenfassung dieser Trichotomielehre und ihrer konkreten Bedeutung für Anatomie und wissenschaftliche Medizin

---

759 Speziell zu den Organen des Wiesels als Heilmittel vgl. Plinius, NH 30, 90 (ed. König, 29/30, 170).
760 Guardasole 2006, 669 Anm. 166.
761 Dazu vgl. auch Guardasole 2006, 589 Anm. 30 und 669 Anm. 167.
762 Miller 1997, 18.
763 Vgl. Platon, Pol. IV, 435–442 und Tim. 69–72. Zur Anwendung der Trichotomielehre auf die Medizin vgl. Galen, PHP III, 1 (de Lacy, 170,21–23) und PHP VI, 1 (de Lacy, 366–426); Galen, Quod an. mor. corp. temp. sequ. V (IV, 787 Kühn); Galen, UP IV, 13 (I, 227 f. Helmr.).

findet sich zu Beginn des 4. Buches der einem Theophilos (Protospatharios?) zugeschriebenen Abhandlung *Über den Aufbau des Menschen* (*Περὶ τῆς τοῦ ἀνθρώπου κατασκευῆς*):

Theophil., hom. fabr. IV, 1
(ed. Grimm-Stadelmann, 164)

Ὅτι μὲν οὖν τρεῖς ἀρχαί εἰσιν αἱ διοικοῦσαι τὸ τοῦ ζώου σῶμα, ἐγκέφαλος, καρδία, ἧπαρ, πᾶσιν ἀνωμολόγηται· ὅτι δὲ ὁ μὲν ἐγκέφαλος διὰ τῶν νεύρων χορηγεῖ παντὶ τῷ σώματι αἴσθησίν τε καὶ κίνησιν, ἡ δὲ καρδία διὰ τῶν ἀρτηριῶν ῥιπίζουσα τὸ πᾶν σῶμα ζωογονεῖ, τὸ δὲ ἧπαρ διὰ τῶν φλεβῶν, ὡς δι' ὀχετῶν τινων, ἄρδει τοῦ σώματος τὰ μόρια καὶ τρέφει καὶ αὔξει αὐτά, καὶ τοῦτο προσωμολόγηται.

Dass drei Prinzipien existieren, die den Körper des Menschen lenken, Gehirn, Herz und Leber, findet allgemeine Zustimmung; dass das Gehirn durch die Nerven den gesamten Körper mit Wahrnehmung und Bewegung versorgt, das Herz durch die Arterien dem gesamten Körper Kühlung und Lebenskraft spendet, die Leber durch die Venen, wie durch Kanäle, die Körperteile benetzt, ernährt und wachsen lässt, findet ebenfalls Zustimmung.
[Übers.: Grimm-Stadelmann, 317]

Nicht nur das angeblich blutbildende Körperorgan, die Leber, sondern auch das Blut selbst ist nicht erst seit Goethes Mephisto »ein ganz besonderer Saft« (*Faust* I, 2), sondern war das bereits seit jeher innerhalb iatromagischer Therapiekonzepte. Im Zusammenhang mit Anfallsleiden wurde der Bluttherapie besondere Bedeutung zugemessen, und zwar sowohl der Eigenbluttherapie wie auch, basierend auf archaischen Ritualen, der Opferbluttherapie. Beide Konzepte gehören von ihrer motivgeschichtlichen Herkunft in einen rituell-kultischen Rahmen, worin sich der bereits altorientalisch nachgewiesene dämonische Ursprung des Leidens nach wie vor aufrechterhalten hat. Die Eigenbluttherapie funktioniert im Prinzip wie ein Aderlass: dem Patienten wird an einer Körperstelle ein geringes Quantum Blut abgenommen, das ihm dann wiederum, entweder oral oder als Einreibung, zugeführt wird. Die beschriebene Platzierung der Einreibung, Stirn und Lippen, impliziert ebenfalls die Herkunft aus einem ursprünglich kultischen Kontext, da diese beiden Körperstellen bereits in der ägyptischen Heilkunde als sensible Punkte galten: der Kopf als bevorzugter Angriffspunkt für dämonische Attacken benötigte generell besonderen Schutz (vgl. Kap. 2.3 u. 4.1) und ebenso die Lippen, als Sitz des Sprachvermögens:[764]

AlexTrall. I, 15 (I, 559 Pu.)

καταξύσας δέ, ὃ θέλεις μέρος τοῦ σώματος αὐτοῦ τοῦ πάσχοντος, τῷ αἵματι στόμα χρῖε καὶ ἐγερθήσεται.

Wenn man ihm an einem beliebigen Theile seines Körpers eine leichte Verletzung beibringt und mit dem Blute seinen Mund benetzt, so wird er gewiss aufwachen.
[Übers.: Puschmann I, 558]

764 Vgl. R. Grieshammer, s.v. *Mundöffnungsritual*, LÄ IV, 223 f.

AlexTrall., Ther. I, 15
(I, 559–561 Pu.; Guardasole 2006, 664 f.)

Περὶ θεραπείας ἐκ τοῦ δευτέρου Θεοδώρου. Ἐπιληπτικοῦ δὲ καταπέσοντος ἀπὸ τῶν μεγάλων δακτύλων τῶν ποδῶν αὐτοῦ αἷμα ἀποξύσας χρῖσον αὐτοῦ τὰ χείλη καὶ τὸ μέτωπον καὶ παρ' αὐτὰ ἀναστήσεται. Ἀπολλώνιος[765] δέ φησι, διδόσθω καλῶς τὸ αἷμα αὐτῶν ἐν τῷ ποτῷ, οἴνου δ' ἀπεχέσθωσαν· τοῦτο παρὰ Ξενοκράτει[766].

Ueber die Heilung nach dem zweiten Buche Theodor's. Wenn der Epileptische zu Boden gestürzt ist, so nehme man ihm aus den grossen Zehen etwas Blut und bestreiche Lippen und Stirn damit; dann wird er bald aufstehen. Apollonius sagt, man möge ihr Blut unter das Getränk mischen; doch dürfen sie keinen Wein trinken, wie es bei Xenokrates heisst.
[Übers.: Puschmann I, 558–560]

Bei dem hier als Referenz genannten Theodoros dürfte es sich mit einiger Wahrscheinlichkeit um Theodoros Priskianos handeln;[767] die Erwähnung des Namens Theodoros hier ohne jeglichen weiteren Zusatz erhöht die Wahrscheinlichkeit der zuvor erörterten Interpolationstheorie im Falle von »Theodoros Moschion«. Auch Theophanes ›Nonnos‹ Chrysobalantes zitiert ebendiese Eigenbluttherapie als bewährtes Aufweckmittel bei Anfallsleiden; seine Quelle ist jedoch sehr wahrscheinlich die oben zitierte Textpassage aus Alexanders *Therapeutika* und nicht Theodoros' Original:

Theoph., cur. morb. 36 (I, 152–154 Bernard)

Διεγείρει δὲ αὐτούς, ἐὰν διέλῃ τὸν μέγαν δάκτυλον τοῦ ποδὸς ἐξ οἱουδήποτε μέρους καὶ τῷ ἀποῤῥέοντι αἵματι διαχρίσας τὰ χείλη αὐτοῦ τοῦ καταπέσοντος καὶ τὸ μέτωπον, εὐθέως διεγερθήσονται·

Es weckt sie [sc. die Anfallspatienten; Anm. d. Verf.] aber auf, wenn man den großen Zehen an einer beliebigen Stelle verletzt und mit dem herabrinnenden Blut die Lippen des Niedergestürzten sowie seine Stirn benetzt, dann werden sie sogleich aufwachen.
[Übers. d. Verf.]

An anderer Stelle überliefert Alexander einen Fallbericht zu einer etwas merkwürdigen Interpretation der Eigenbluttherapie als einer Art Universalheilmittel, wenn ein unter Phrenitis leidender Patient mit allen ihm zur Verfügung stehenden Kräften einen Aderlass zu verhindern versucht und während dessen Zwangsdurchführung bemüht ist, das ihm entströmende Blut zu trinken:

765 Sicherlich wiederum Apollonios von Kition; vgl. Guardasole 2006, 664, Anm. 156 und 665, Anm. 158.

766 Xenokrates aus Aphrodisias (2. Hälfte des 1. Jh. n.Chr.); vgl. Puschmann I, 560 Anm. 1 und Guardasole 2006, 665, Anm 159. Xenokrates gilt als Verfasser eines Traktats *Περὶ τῆς ἀπὸ τοῦ ἀνθρώπου καὶ τῶν ζῴων ὠφελείας*, der wahrscheinlich die Hauptquelle für die Bücher 28–30 von Plinius' *Naturalis historia* darstellt; vgl. M. Wellmann, Xenokrates aus Aphrodisias, Hermes 42 (1907) 614–629.

767 Puschmann I, 559 Anm. 4 und Guardasole 2006, 664 Anm. 157.

AlexTrall., Ther. I, 13 (I, 515 f. Pu.)

ἐγὼ γοῦν ἰασάμην τὸν πάνυ φρενιτικόν, καὶ εἰ μὴ πολλοὶ καὶ ἰσχυροὶ κατεῖχον οἰκέται καὶ περιέσφιγγον πανταχόθεν, οὐδαμῶς ἂν οὐδὲ τὴν ἐν μετώπῳ φλέβα ἠδυνήθην τεμεῖν. οὕτω ἀγρίως ἐκινεῖτο καὶ τὰ τῶν μαινομένων ἔπραττεν ἅπαντα, καὶ εἴ γε ξίφος ἦν αὐτῷ, ἔσφαξεν ἂν οὐκ ὀλίγους τῶν συνόντων αὐτῷ. ἐπεὶ δὲ δὶς ἀφελεῖν ἐφάνη δυσχερὲς τοῦ αἵματος, διὰ τοῦτο τοσοῦτον ἐξ ἀρχῆς ἐκένωσα μὲν, ὅσον (ἂν) ἔμελλεν ἀρκεῖν αὐτῷ, εἰ καὶ ἐκ δευτέρου πάλιν ἀφελόντες ἦμεν· ἦν δὲ θαυμάσαι τῆς κενώσεως γινομένης, ὅπως τοῦ καταρρέοντος ἐπιρροφᾶν ἐσπούδαζεν· ἅμα δὲ καὶ τοὺς παρεστῶτας ἀπερράντιζεν, ὥστε καὶ γέλωτα κινεῖσθαι δι' αὐτὸ τοῖς πολλοῖς. ἀλλ' οὗτος μὲν ἐθεραπεύθη ταχέως μετὰ καὶ τῆς ἄλλης προνοίας ἀκολούθως γενομένης εἰς αὐτόν.

Auf diese Weise habe ich einen Kranken geheilt, der an einer schweren Phrenitis darniederlag. Wäre derselbe nicht von mehreren kräftigen Leuten seines Hauses festgehalten und auf allen Seiten gefesselt worden, so hätte ich auch nicht einmal die Stirnader öffnen können: so furchtbar tobte er. Er geberdete sich ganz wie ein Wahnsinniger. Wenn er ein Schwert gehabt hätte, so würde er wohl die meisten der Umstehenden niedergestochen haben. Da demnach eine abermalige Blutentleerung schwierig erschien, so nahm ich gleich anfangs dem Kranken so viel Blut, dass ein zweiter Aderlass überflüssig wurde. Es sah sonderbar aus, wie der Kranke während der Blutentziehung sich bemühte, das herabströmende Blut einzuschlürfen; bei dieser Gelegenheit bespritzte er die Umstehenden, so dass er dadurch allgemeines Gelächter erregte. Dieser Kranke wurde rasch gesund; natürlich war auch die sonstige Behandlung zweckentsprechend.
[Übers.: Puschmann I, 514 f.]

Eine Verbindung zwischen Anfallsleiden und der hier geschilderten Phrenitis lässt sich aufgrund der mutmaßlichen Ursache im Gehirn, die für beide Krankheitsbilder angenommen wurde,[768] herstellen. Vor diesem Hintergrund und in Hinblick auf die bei Anfallsleiden übliche Eigenbluttherapie erscheinen die verzweifelten Bemühungen des Patienten, sein eigenes Blut zu trinken, weniger Ausdruck seines Wahnsinns, sondern vielmehr als eine fehlgeleitete – oder missverstandene? – Form der Selbsttherapie.

Wie Ferdinand P. Moog in seiner ausführlichen Untersuchung der nachfolgenden Textpassage plausibel dargelegt hat, beruht das bei Alexander einem Thraker (?) namens Marsinos[769] zugeschriebene Gladiatorenblut-Rezept auf einem archaisch-etruskischen Grabritual:[770]

768 Zu Träumen und Phantasien als Vorboten einer sich ankündigenden Phrenitis vgl. AlexTrall., Ther. I, 13 (I, 508–510 Pu.; Guardasole 2006, 616).

769 Puschmann I, 564 Anm. 1 und Guardasole 2006, 670 Anm. 168 ohne weitere Belege für Marsinus und ohne Bezugnahme auf Moog. Moog 2002, 173–178 argumentiert für eine Verschreibung des Namens und plädiert für den arianischen Bischof Marinos von Thrakien (4. Jh. n.Chr.) als Referenz des Rezeptes.

770 Moog 2002, 153–182, bes. 162–166. Vgl. auch Willer 2015, 285 und P. Bouras-Vallianatos, Clinical Experience in Late Antiquity: Alexander of Tralles and the Therapy of Epilepsy, Med. Hist. 58/3 (2014) 351, allerdings ohne Bezugnahme auf Moog.

AlexTrall., Ther. I, 15
(I, 565 Pu.; Guardasole 2006, 670 f.)

Ἕτερον ἐκ τοῦ Μαρσίνου τοῦ Θρᾳκός. Μονομάχου σφαγέντος ἢ ἑτέρου τινὸς καταδίκου ῥάκος ᾑμαγμένον λαβὼν καῦσον καὶ τῇ σποδῷ τοῦ ῥάκους μίσγε οἶνον καὶ ἐν δόσεσιν ἑπτὰ ἀπαλλάξεις· δέδωκε δὲ πεῖραν πολλάκις ἐξαίρετον.

Ein anderes Rezept, nach Marsinos von Thrakien: Nimm einen blutgetränkten Fetzen Stoff eines erschlagenen Gladiators oder eines nach rechtskräftiger Verurteilung Hingerichteten, verbrenne ihn, mische die Asche des Fetzens in Wein und mit sieben Gaben wirst du (von der Epilepsie) befreien. Die Verabreichung versucht zu haben, erwies sich oft als hervorragend.«
[Übers.: Moog 2002, 170; vgl. Puschmann I, 564]

Insbesondere in der lateinischen Tradition finden sich unterschiedliche Varianten des obenstehenden Rezeptes gegen Anfallsleiden, wie Ferdinand P. Moog anhand zahlreicher aussagekräftiger Textbeispiele deutlich macht.[771] Aulus Cornelius Celsus (fl. 1. Jh. n.Chr., reg. Tiberius, 14–37 n.Chr.) erwähnt in seinem Werk *De medicina* III, 23, 7 das Gladiatorenblut-Rezept neben der, ebenfalls von Alexander beschriebenen Eigenbluttherapie, welcher letzteren Celsus als der wissenschaftlichen Variante durchaus Anerkennung zollt, während er die Gladiatorenblut-Therapie als »betrüblich« abqualifiziert:

> Gewisse Leute haben sich durch Trinken des warmen Blutes eines erschlagenen Gladiators von der Fallsucht befreit; bei diesen hat ein betrübliches Hilfsmittel ein noch erbärmlicheres Übel erträglich gemacht. [...] Was hingegen den Arzt betrifft, so gilt es als letztes Mittel, neben dem Fußknöchel an beiden Unterschenkeln ein wenig Blut abzulassen, am Hinterhaupt blutig zu schröpfen sowie mit glühendem Eisen am Hinterhaupt und auch weiter unterhalb, wo der erste Wirbel sich dem Kopfe nähert, an zwei Stellen zu brennen, auf daß hierdurch die verderbenbringende Feuchtigkeit entweiche. Wenn auf diese Weise das Übel nicht beendigt wird, ist es naheliegend, daß es unheilbar ist. [Übers.: Moog 2002, 154 f.]

Den von Ferdinand P. Moog zusammengestellten Textzeugen, welche in der Grundtendenz ihrer Ablehnung dieses als ›barbarisch‹ und ›menschenunwürdig‹ empfundenen Brauchtums übereinstimmen und ihren Beschreibungen deshalb häufig stark nekrophil geprägte Züge verleihen,[772] lässt sich ein Beleg aus den gräkoägyptischen

771 Moog 2002, 153–161 mit entsprechenden Belegen aus Celsus (med. III, 23,7), Scribonius Largus (Comp. XVII), Plinius (NH 28,4), *Medicina Plinii* (III, 21,5; kompiliert wohl im 4. Jh. n.Chr.) und Caelius Aurelianus (Tard. Pass. I, 118) sowie Aretaios von Kappadokien (Lib. VII, 4,7 f.) und Tertullian (Apol. IX, 10). Vgl. auch Puschmann I, 564 Anm. 2; Scarborough 1995, 20, sowie Jouanna-Bouchet 2004, 50–52 und Guardasole 2006, 670 Anm. 169 ohne Erwähnung Moogs.

772 Vgl. Scribon. Larg., Comp. XVII: »Denn es gibt auch Leute, die Blut, das aus einer ihrer eigenen Venen abgezapft wurde, trinken oder von einem Totenschädel je drei Löffel über dreißig Tage hin zu sich nehmen; ebenfalls verzehren manche ein neunmal gereichtes Stückchen von der Leber eines erschlagenen Gladiators. Dinge dieser Art fallen nicht in die Zuständigkeit der Heilkunst, wenn sie auch anscheinend gewissen Leuten von Nutzen waren.« (zit. nach Moog 2002, 155).

Papyri hinzufügen, der zwar in einem anderen Zusammenhang (Liebeszauber) steht, doch ebenso von der singularitätsmagischen Wirksamkeit gewaltsam Erschlagener Gebrauch macht und deshalb motivgeschichtlich in denselben Kontext zu setzen ist:

PGM I, 118

Ἀγωγὴ ἐπὶ ἡρώων ἢ μονομάχων ἢ βιαίων. καταλιπὼν ἀπὸ τοῦ ἄρτου, οὗ ἐσθίεις, ὀλίγον καὶ κλάσας ποίησον εἰς ἑπτὰ ψωμοὺς καὶ ἐλθών, ὅπου ἥρωες ἐσφάγησαν καὶ μονομάχοι καὶ βίαιοι, λέγε τὸν λόγον εἰς τοὺς ψωμοὺς καὶ ῥῖπτε, καὶ ἄρας κόπρια ἀπὸ τοῦ τόπου, ὅπου πράσσεις, βάλε ἔσω παρ' αὐτήν, ἧς ποθεῖς, καὶ πορευθεὶς κοιμῶ.	Herbeiführender Liebeszauber mit Hilfe von toten Massenkämpfern (›Heroen‹) oder Gladiatoren oder sonst gewaltsam Getöteten. Laß von dem Brot, das du issest, ein weniges übrig, zerbrich es und mach es zu sieben Brocken, und geh dahin, wo Heroen erschlagen wurden, Gladiatoren und sonst gewaltsam Getötete, sprich das Gebet über die Brocken, wirf sie hin und heb Unrat auf von dem Orte, wo du agierst, und wirf ihn hinein zu der, die du begehrst; dann geh weg und leg dich schlafen. [Übers.: PGM I, 119]

Auch hier handelt es sich letztendlich um die Zunutzemachung von Menschenopfern (hier ihrer Aura) für magische, wenngleich auch nicht iatromagische Zwecke. Die Ambivalenz, die sich mit solchen Praktiken verbindet, lässt sich sehr deutlich aus dem Umgang der genannten Autoren mit der Gladiatorenblut-Therapie ersehen: die Verwendung menschlicher Körperflüssigkeiten und Organe zu medizinischen Zwecken ist zwar innerhalb gewisser Grenzen erlaubt, doch muss alles vermieden werden, was nach Kannibalismus aussieht, denn darin unterscheide sich der gebildete ›Wissenschafter‹ von dem ›Schwarzmagier‹ und Scharlatan.[773] Der Hinweis bei Alexander von Tralleis, dass anstelle von Gladiatorenblut (das zu seiner Zeit wohl nicht mehr so leicht zu beschaffen war), auch das Blut eines rechtskräftig Verurteilten und Hingerichteten (ἢ ἑτέρου τινὸς καταδίκου) dieselbe Heilwirkung besitze, steht laut Ferdinand P. Moog am Beginn einer Tradition, die sich bis in die frühe Neuzeit halten konnte, wie zahlreiche Quellen und nicht zuletzt Berichte über ›Bluttrophäen‹ während der Französischen Revolution bestätigen.[774]

Alternativ oder komplementär zu den vielfältigen Ausprägungen der iatromagisch aktivierten *materia medica* spielen selbstverständlich auch in der Therapie von Anfallsleiden diverse Amulette eine wesentliche Rolle. Belegt sind vornehmlich organische Amulette sowie lithotherapeutische und solche mit Symbolcharakter, wobei es auffällig ist, dass innerhalb der byzantinischen medizinischen Gebrauchsliteratur

773 Vgl. Janowitz 2013, 322 f., der unter diesem Aspekt Plinius' diesbezügliche Ausführungen analysiert hat.
774 Moog 2002, 172 f.

keinerlei Rezitationen, Exorzismen oder andere Schriftamulette[775] gegen Anfallsleiden überliefert sind.

Was die organischen Amulette betrifft, so steht an erster Stelle das auch in anderem Kontext (vgl. Kap. 4.1, 4.1.1 u. 4.2) wiederholt auftretende Motiv der »Schwalbensteine«, das sich nicht nur der Schwarz-Weiß-Symbolik (Licht-Dunkel, gut-böse etc.), sondern auch einer Form des (als sakrosankt geltenden) Erstgeburts-Privilegs bedient:

AlexTrall., Ther. I, 15
(I, 561 Pu.; Guardasole 2006, 664 f.)

Ἄλλο· Καὶ τοῦτο θαυμαστῶς ποιεῖ· ἐν τοῖς νεοττοῖς τῶν χελιδόνων ἀνατμηθεῖσιν εὑρίσκονται λιθάρια δύο, ὧν τὸ μὲν ἓν μέλαν, τὸ δ' ἕτερον λευκόν. τὸ μὲν οὖν λευκὸν καταπεσόντος τοῦ ἐπιληπτικοῦ ἐπιτίθει καὶ ἐγείρεις αὐτόν, τὸ μέλαν δὲ λαβὼν περίαπτε δέρματι. τὰ δὲ λιθάρια ταῦτα λέγεται διδόναι τὰς χελιδόνας τῷ πρώτῳ νεοττῷ, ἅπερ οὐ καλῶς εὑρίσκονται, εἰ μὴ διὰ τῆς ἀνατομῆς τῶν νεοττῶν ἁπάντων.	Auch folgendes Mittel übt eine wunderbare Wirkung aus. Wenn man junge Schwalben (Hirundo) aufschneidet, so findet man in ihrem Inneren zwei Steinchen, von denen das eine schwarz, das andere weiss ist. Legt man nun das weisse Steinchen auf, sobald ein Epileptiker darniedergestürzt ist, so kommt er wieder zu sich; das schwarze Steinchen nehme man und binde es dem Kranken auf die Haut. Man erzählt, die Schwalben gäben diese Steinchen nur ihrem ersten Jungen; man findet sie deshalb nicht leicht und nur dann, wenn man sämmtliche Junge öffnet. [Übers.: Puschmann I, 560]

Dieselbe Verordnung findet sich bereits bei Dioskurides, allerdings mit deutlich erweitertem therapeutischem Spektrum, nämlich als Heilmittel nicht nur bei Anfallsleiden, sondern ebenso auch zur Verbesserung des Sehvermögens und gegen Atemwegserkrankungen (insbesondere Halsentzündung und Angina):[776]

775 Im lateinischen Westen dagegen schon, vgl. W.H. York, Health and Wellness in Antiquity through the Middle Ages (Santa Barbara, California et al. 2012) 58: »Magico-religious elements appear frequently in certain circumstances in scholastic texts, such as when discussing treatments for conditions for which rational remedies seemed ineffective. For example, the physician Valesco de Tarenta (fl. 1382–1418) attested to his own successful use of certain religious charms to treat epilepsy, which he says should be recited three times into the patient's ear: ›Jesus of Nazareth, crucified king of the Jews‹ or ›Gaspar brings myrrh, Melchior frankincense, Balthazar gold.‹ Furthermore, he claims that the patient should have these phrases written on a clean sheet of paper and suspended from his or her neck to ward off future epileptic fits.«

776 Vgl. Puschmann I, 560 Anm. 2 mit Verweis auf die oben zitierte Textpassage aus Dioskurides' 2. Buch und auf eine entsprechende Parallele bei Plinius, NH 30, 27 und NH 11, 79; vgl. ebenso Guardasole 2006, 665 Anm. 160 nur mit den Pliniusstellen, ohne Hinweis auf Dioskurides. Vgl. außerdem Marcell. med. I, 68 (CML V, 70,12–16) zu einer entsprechenden Verwendung der »Schwalbensteine« im Rahmen der Kopfschmerztherapie (vgl. Kap. 4.1). Zur Verwendung von »Schwalbensteinen« im

Diosk., mat. med. II, 56

χελιδόνος· νεοσσοὺς τοὺς ἐκ τῆς πρώτης νεοσσοποιίας αὐξομένης τῆς σελήνης ἀνατεμὼν εὑρήσεις ἐν τῇ γαστρὶ λίθους, ἐξ ὧν δύο λαβών, ἕνα ποικίλον καὶ τὸν ἕτερον καθαρόν, πρὸ τοῦ ἐπιψαῦσαι τῆς γῆς ἐνδήσας εἰς δέρμα δαμάλεως ἢ ἐλάφου καὶ περιάψας βραχίονι ἢ τραχήλῳ ἐπιληπτικοὺς ὠφελήσεις· πολλάκις δὲ καὶ παντελῶς ἀποκαταστήσεις. βιβρωσκόμεναι δὲ ὥσπερ αἱ συκαλλίδες ὀξυωπίας εἰσὶ φάρμακον, καὶ ἡ ἀπ' αὐτῶν δὲ τέφρα καὶ ἡ τῶν μητέρων καεισῶν ἐν χύτρᾳ μετὰ μέλιτος χρισθεῖσα ὀξυδερκίαν ποιεῖ· ἁρμόζει δὲ καὶ ἐπὶ συναγχικῶν διαχριομένη καὶ πρὸς σταφυλῆς καὶ παρισθμίων φλεγμονάς. σκελετευθεῖσαι δὲ αὗται καὶ οἱ νεοττοὶ συναγχικοὺς ὠφελοῦσι πινόμεναι μεθ' ὕδατος πλῆθος δραχμῆς μιᾶς.

Wenn du junge Vögel der ersten Brut aufschneidest wirst du im Magen Steine finden; von denen nimm zwei, einen bunten und einen farblosen; bevor diese die Erde berührt haben, lege sie in die Haut eines Kalbes oder eines Hirsches und binde sie um Arm oder Nacken des Epileptikers – du wirst helfen, oft aber ganz von Leiden befreien. Verzehrt aber sind sie ein Medikament, das Scharfsichtigkeit wie die der Feigenpicker verleiht. Ihre Asche aber und die ihrer in einem Topf gebrannten Mütter machen durch Einschmieren mit Honig Scharfsichtigkeit. Sie eignen sich auch als Einreibung gegen Halsentzündung, sowie gegen Entzündung des Zäpfchens und der Mandeln. Ferner dienen sie, wie die Jungen, auch mit einer Drachme Wasser getrunken, als Mittel gegen Angina.
[Übers.: Aufmesser, 100 f.]

Alexanders Version der »Schwalbenstein«-Amuletttherapie wurde nahezu wortwörtlich von Theophanes ›Nonnos‹ Chrysobalantes übernommen:

> Ἐν τοῖς νεοσσοῖς τῶν χελιδόνων ἀνασχισθεῖσιν εὑρίσκονται λιθάρια δύο, ὧν τὸ μὲν κιῤῥόν ἐστι, τὸ δὲ λευκόν. τὸ μὲν οὖν λευκὸν καταπέσοντι τῷ ἐπιληπτικῷ ἐπιτίθει, καὶ ἐγείρεις αὐτόν· τὸ κιῤῥὸν δὲ λαβὼν περίαπτε δέρματι. Τὰ δὲ λιθάρια ταῦτα λέγεται διδόναι τὰς χελιδόνας τῷ πρώτῳ νεοττῷ, ὅπερ οὐκ ἄλλως εὑρίσκεται, εἰ μὴ διὰ τῆς ἀνατομῆς τῶν νεοττῶν ἁπάντων.[777]

Unter den Steinamuletten spielt insbesondere der Jaspis eine große Rolle, wobei ausdrücklich betont wird, dass er möglichst eine grünlich-blaue Färbung[778] haben solle:

Kontext der Augenheilkunde vgl. Longfellow, Evangeline, Pt. I, 1,119 mit Hinweis auf die Schwalbe, die mittels eines Wundersteines das Augenlicht ihrer Brut wiederherstellen würde, und T. Bright, Treatise on the Sufficiencie of English Medicines (London 1580) 37, wo »Schwalbensteine«, wie bei Alexander von Tralleis, als Heilmittel gegen die »Fallende Sucht« empfohlen werden.

777 Theoph., cur. morb. 36 (I, 156–158 Bernard); vgl. auch den Hinweis darauf bei Guardasole, 2004, 98 und Bennett 2000, 285 f.

778 Zu den unterschiedlichen Erscheinungsformen und Farbschattierungen des Jaspis vgl. Diosk., mat. med. V, 142; Hinweis darauf auch bei Puschmann I, 567 Anm. 5. Vgl. Guardasole 2006, 672 Anm. 177 mit Verweis auf *Orphei lithica kerygmata* 6, wo der Jaspis als Amulett speziell bei Anfallsleiden beschrieben wird: Λίθος ἴασπις [...]. Δύναται καὶ ἀποτρέπειν ἐπιληψίαν, καθὼς καὶ οἱ πολλοὶ μαρτυροῦσιν«; vgl. auch Plinius, NH 37, 37 und Theoph., cur. morb. 36 (I, 150 Bernard), wo der blassgrüne Jaspis neben der Päonienwurzel als Amulette gegen Anfallsleiden genannt sind: »περίαπται δὲ καὶ τῆς παιωνίας τὴν ῥίζαν τῷ τραχήλῳ καὶ τὴν χλωρὰν ἰάσπην, dazu vgl. Bennett 2000, 286. Auf die diversen Anwendungsformen und Einsatzgebiete des Jaspis verweist auch Aetios von Amida, indem

AlexTrall., Ther. I, 15
(I, 567 Pu.; Guardasole 2006, 672 f.)

Ζαλάχθης[779] δὲ τάδε φησίν Ἴασπις λίθος ὁ προσαγορευόμενος καπνίτης εἰς πάντα τὰ περὶ τὴν κεφαλὴν καὶ διάνοιαν συνιστάμενα περιάπτεται· καὶ παρατριβέντος δὲ τοῦ αὐτοῦ, ἐὰν συγχρίσηται τῷ ὑγρῷ, ταῦτα δράσειεν ἂν ἐναργῶς καὶ θαυμασίως. [...] Ἄλλο· Ἴασπις δὲ ὁ παρεοικὼς καλλαΐνῳ δακτυλίῳ ἐνδεθεὶς φορεῖται καὶ ἀπαλλάσσει· ἔστι δὲ πολυτίμητος.

Ebenso sagt Zalachthes, dass der Jaspis, welcher auch Rauchstein genannt wird, bei allen Uebeln, die sich auf den Kopf und den Verstand werfen, umgehängt wird; wird er gerieben und dabei nass gemacht, so zeigt sich deutlich seine wunderbare Wirkung. [...] Oder man trage einen gleich dem Türkis blaugrün schimmernden Jaspis am Finger, und man wird von der Krankheit geheilt werden. Derselbe hat grossen Werth.
[Übers.: Puschmann I, 566]

AlexTrall. I, 15
(I, 571 Pu.; Guardasole 2006, 676)

καὶ χρυσόλιθος καλῶς ποιεῖ καὶ ἴασπις ὁ ἀερίζων ἢ ὁ παρόμοιος καλλαΐνῳ δακτυλίῳ φορούμενος. ταῦτα μὲν εἴρηται τοῖς παλαιοῖς ὡς φυσικῶς δρᾶν δυνάμενα.

Heilsam ist auch der Chrysolith und der Jaspis, der blau wie die Luft oder grünblau wie ein Türkis glänzt, wenn er am Finger getragen wird. Diese Steine besitzen, wie unsere Vorfahren behaupten, eine natürliche Heilkraft.
[Übers.: Puschmann I, 579]

Nicht nur der hier mehrfach empfohlene grünlich[780] gefärbte Jaspis erweckt Assoziationen zu den u.a. von Galen beschriebenen, entsprechenden Verdauungsamuletten, deren Motivik und gelegentliche Chnoubis/Chnumis-Gravur auf gräkoägyptische Vorbilder schließen lassen (vgl. Kap. 4.4.3), sondern ebenso besitzt auch der Chrysolith eine Verbindung zu ägyptischen Motiven: Im Lapidarium des Damigeron und Evax, das Joachim F. Quack als frühestes astrologisches Lapidar vor dem Hintergrund der ägyptischen Dekangottheiten und deren sympathetisch-materieller Äußerung z.B. innerhalb von Mineralien eingehend untersucht hat, begegnet nämlich auch der

er explizit (und dafür ist sehr wahrscheinlich Galen, simpl. med. IX, 2,19–21 [XII, 207 f. Kühn] als Quelle zu benennen; vgl. Jouanna 2011, 63–65) darauf hinweist, dass der Jaspis sowohl mit wie auch ohne die von Nechepso empfohlene Gravur gleichermaßen seine Wirkung tut: AetAmid. II, 18 (I, 162,13–27 Ol.) und II, 36 (I, 167,26–168,3 Ol.).

779 Vgl. Puschmann I, 566 Anm. 2 ohne weitere Angaben und Guardasole 2006, 672 Anm. 176 mit dem Vorschlag, Zalachthes mit dem bei Plinius (NH 37,169) erwähnten Zachalias (1. Jh. n.Chr.?) »a proposito delle virtù magiche delle gemme« zu identifizieren; vgl. hierzu J. Bidez – F. Cumont, Les mages hellénisés. Zoroastre, Ostanès et Hystaspe d'après la tradition grecque [Collection d'études anciennes 134, série grecque] (Paris 1938; repr. 2007) 302.

780 Die grüne Färbung ist eventuell auch der Auslöser für eine entsprechende Heilwirkung, die dem Beryll zugeschrieben wird, vgl. Kyr. VI, 7, wo pulverisierter Beryll als Heilmittel gegen Epilepsie und Phrenitis empfohlen wird: Βήρυλλός ἐστι θαλασσόχρους ἐγκυανίζων. λίθος ἐστὶ μέγιστος. οὗτος λεῖος ποθεὶς ἐπιληπτικοὺς καὶ φρενιτικοὺς θεραπεύει.

Chrysolith, der, den Angaben des Lapidariums zufolge, mit einem Skarabäus graviert werden soll.[781] Vor dem Hintergrund des von Alexander beschriebenen Amuletts gegen Anfallsleiden bekommt diese Aussage besondere Bedeutung, wenn man den Skarabäus, als typisch solarem Symbol ägyptischer Mythologie, mit dem ebenfalls bereits ägyptisch verankerten lunar-dämonologischen Aspekt von Anfallsleiden in Korrelation setzt – eine derartige Amulettgemme würde dann einen Heileffekt nach dem Muster *contraria contraribus* erzielen.

Einen indirekten Bezug zu der ägyptischen Anfallstherapie mittels Exorzismus lässt der Anwendungsbereich einer in der 1. *Kyranis* beschriebenen Amulettgemme erkennen, da diese sowohl divinatorisch, wie auch exorzistisch und ›dämonozid‹ wirkt. Die sympathetische Verbindung der vier beteiligten Elemente kommt über den Anfangsbuchstaben ν zustande: die Pflanze νεκύα βοτανή (Königskerze, *Verbascum*), der Vogel νῆσσα πτηνόν (Ente, *Class. Anatidae*), der Stein νεμεσίτης λίθος (Nemesisstein)[782] sowie der Fisch ναυκράτης ἰχθύς (Pilotfisch?[783]) gehen in der Gemme eine iatromagisch wirksame Verbindung ein:[784]

Kyr. I, 13,16–29
(ed. Kaimakis, 73 f.; Ruelle, 31; Waegeman 1987, 103)

Νεμεσίτης ἐστὶ λίθος αἱρόμενος ἀπὸ βωμοῦ Νεμέσεως. Γλύφεται οὖν ἐπὶ τὸν λίθον Νέμεσις ἔχουσα τὸν πόδα ἐπὶ τροχοῦ ἑστῶτα. τὸ δὲ εἶδος αὐτῆς ὡσεὶ παρθένου, τῇ εὐωνύμῳ χειρὶ κρατοῦσα πῆχυν, τῇ δεξιᾷ δὲ ῥάβδον. ὑποκατακλείσεις δὲ τῷ λίθῳ ἀκρόπτερον νήσσης, καὶ βραχὺ τῆς βοτανῆς. Ἐὰν οὖν τὸν δακτύλιον τοῦτον προσενέγκῃς δαιμονιζομένῳ, πάραυτα ὁ δαίμων ἐξομολογησάμενος ἑαυτὸν φεύξεται. ἀφυγιάζει δὲ καὶ σεληνιαζομένους περὶ τὸν τράχηλον φορούμενος. ἀποτρέπει δὲ καὶ φαντασίας δαιμόνων ἐπὶ τῶν ἐνυπνίων, καὶ βρεφῶν ἐξαλλομένων καὶ νυκτερινῶν συναντημάτων. δέον οὖν τὸν φοροῦντα ἀπέχεσθαι ἀπὸ παντὸς μυσεροῦ πράγματος. Οὗτος οὖν ὁ δακτύλιος φορούμενος μηνύει τὴν ποσότητα τῶν ἐτῶν τοῦ

Der Nemesisstein ist ein Stein, der vom Altar der Nemesis genommen wurde. In den Stein also graviert man Nemesis ein, stehend, mit dem Fuß auf einem Rad. Ihr Aussehen entspricht einer Jungfrau, die in der linken Hand ein Ellenmaß hält, in der Rechten einen Zauberstab. Unter den Stein wirst du die Flügelfederspitze einer Ente einschließen und ein klein wenig von der Pflanze. Wenn du also diesen Ring einem Dämonenbesessenen aufzwingst, wird sich der Dämon sofort manifestieren und verschwinden. Er heilt auch Mondsüchtige, wenn er um den Hals getragen wird. Ferner wehrt er dämonische Traumphantasien ab, sowie die Ängstlichkeit und die Albträume kleiner Kinder. Der Träger muss sich von jedem üblen Ding enthalten. Dieser Stein

781 Quack 2001, 337–344, zum Chrysolith bes. 339.
782 Zu entsprechenden Gemmen mit dem Nemesismotiv vgl. Michel 2004, 315 f.
783 Vgl. Waegeman 1987, 103: »shipholder«, *Echeneis naucrates* L.; de Mély 54: ›Pilote, poisson‹.
784 Kyr. I, 13 (ed. Kaimakis, 73 f.); Kitāb Ğiranīs, 127–129; Ruelle, 30 f.; Delatte, 66–68; Waegeman 1987, 103–109. Vgl. ein ähnliches Amulett, das ebenfalls der Dämonenabwehr dient: Kyr. I, 17 (ed. Kaimakis, 83 f.); Kitāb Ğiranīs, 133 f.; Ruelle, 36; Delatte, 76 f.; Waegeman 1987, 135–140. Die grundlegenden Substanzen hierbei sind Fledermaus und Sanddorn, beides äußerst wirkmächtige, ›dämonozide‹ Apotropaika, die bereits in den gräkoägyptischen Papyri häufig erwähnt sind: PGM VII, 652–660; XII, 376–397 und IV, 2943–2948.

ζῆν χρόνου καὶ τὴν ποιότητα τοῦ θανάτου καὶ τὸν τόπον. δέον οὖν τὸν φοροῦντα ἀπέχεσθαι ἀπὸ παντὸς πονηροῦ πράγματος.

also enthüllt getragen auch die Quantität der [verbleibenden] Lebensjahre sowie auch Art und Ort des Todes. Der Träger muss sich allerdings von jeder schlechten Sache enthalten. [Übers. d. Verf.[785]]

Im Vordergrund dieses Amuletts steht ganz eindeutig das Motiv der Dämonenabwehr, ja sogar der Nekromantik, wofür sowohl der chthonische Charakter der Göttin Nemesis spricht, wie auch die entsprechende Verwendung der Königskerze als Apotropaikum gegen Nachtgespenster und Totendämonen[786] – also gegen all jene, welche auch in den ägyptischen Überlieferungen auf Geheiß einer (lunaren) Gottheit Anfallskrankheiten verursachen können.

Die einem weiteren, gleichermaßen im Verlauf der 1. *Kyranis* erwähnten sympathiebasierten Amulett zugeschriebene Wirkung u.a. auch gegen Anfallsleiden basiert vielleicht auf der den verwendeten Mineralien zugrundeliegenden phänotypischen Analogie: Der hier erwähnte Stein *Taites* wird zumeist, ebenso wie der zuvor als Amulett gegen Anfallsleiden genannte Jaspis, als »vielfarbig« (πάγχρους) bezeichnet, und auch der Pfau steht – aufgrund seines vielfarbig schillernden Gefieders – dazu in enger Beziehung:[787]

Kyr. I, 19,9–19
(ed. Kaimakis, 88; Ruelle, 38; Waegeman 1987, 151)

Γλύφεται οὖν ἐπὶ τοῦ λίθου ταὼς πατῶν[788] τρυγόνα θαλασσίαν, καὶ ὑπὸ τὸν λίθον ἡ φωνὴ τοῦ ταῶνος ὥς ἐστι αιω[789]. καὶ ῥίζιον τῆς βοτάνης ὑπόθες καὶ ὑποκατακλείσας φόρει. τοῦτό ἐστιν μέγα καὶ θαυμαστὸν φορούμενον ἐπί τε νίκης καὶ φιλίας καὶ συστάσεως πρὸς πάντας καὶ πάσας, ὥστε πάντας εὐηκόους ἔχειν. δηλοῖ δὲ καὶ καθ' ὕπνους περὶ οὗ ἄν τις βούλοιτο. ἐὰν γὰρ πρὸς τῇ κεφαλῇ ὑποθετῇ τοῦ ὑπνοῦντος πλὴν ἀγνοῦ ὄντος, ἐάν τις βούληταί τι κατὰ σοῦ ἢ ὑπὲρ σοῦ,

In den Stein also wird ein Pfau, auf einem Stachelrochen schreitend eingraviert, und unter den Stein [wird] der Schrei des Pfaus [geschrieben], der αιω lautet. Darunter lege auch ein Wurzelstückchen der Pflanze und trage es [sc. das Amulett] in einer Fassung. Das ist ein großes und wunderbares Amulett für Sieg, Zuneigung und Übereinstimmung mit jedermann, so dass alle bereitwillig zuhören. Im Schlaf offenbart es jegliche Information, die man möchte. Wenn du es

785 Zur Übers. vgl. Delatte, 67 f. (lat.); de Mély, 54 f. (frz.); Waegeman 1987, 104 (engl.); Kitāb Ǧiranīs, 65 und 128 (arab./deutsch).

786 Vgl. Waegeman 1987, 104–107. Ergänzend hinzu kommt noch der christliche Reinheitsaspekt, verkörpert durch eine ebenfalls dieser Pflanze implizite Marienanalogie, die noch heute in der Volksetymologie als »Mariendistel« bekannt ist.

787 Waegeman 1987, 152 f.

788 Zum »Schreitvorgang« vgl. D. Bain, ›Treading Birds‹. An unnoticed use of πατέω (Cyranides I.10.27, I.19.9), in: E.M. Craik (Hrsg.), ›Owls to Athens‹. Essays on Classical Subjects presented to Sir Kenneth Dover (Oxford 1990) 295–304, insbes. 300 f.

789 Vgl. Waegeman 1987, 153 mit Hinweis auf eine mögliche Interpretation von αιω als Anagramm des Gottesnamens ΙΑΩ.

γνώσῃ τοῦτο καθ' ὕπνους. ποιεῖ δὲ καὶ ἐπιληπτικοῖς ἄκρως, περιαπτόμενος ἑρπετίῳ βαμβακίνῳ εἰς τὸν τράχηλον, καί ἐστιν παραχρῆμα ὑγιὴς ὁ πάσχων. τοῦτον δὲ τὸν δακτύλιον μηδενὶ παραδώσεις ἑτέρῳ, ὅτι μέγιστος ὑπάρχει, καὶ ἄλλου τοιούτου οὐκ εὐμοιρήσεις.

beim Schlafen rein unter den Kopf legst, wirst du im Traum erfahren, wenn einer etwas gegen oder für dich unternehmen möchte. Aber auch gegen Epilepsie zeigt es effiziente Wirkung, und um den Hals gehängt wirkt es gegen Schlangengift und der Patient ist auf der Stelle gesund. Diesen Ring sollst du keinem anderen übergeben, weil er sehr mächtig ist, und du wirst nicht das Glück haben einen vergleichbaren anderen wiederzufinden.
[Übers. d. Verf.[790]]

Bei den hier mittels Sympathie verbundenen Elementen handelt es sich um die Pflanze τριφύλλιος βοτάνη (Klee, *Trifolium pratense* L.), den Vogel ταὼς ὄρνεον (Pfau, *Pavo cristatus*), den Stein ταΐτης λίθος εὐανθής (*Taites*), sowie den Fisch τρυγὼν θαλάσσια (Stachelrochen, *Trygon pastinaca*); die Synthese geschieht aufgrund des gemeinsamen Anfangsbuchstabens τ.[791]

Abgesehen von seinem vielfarbig schillernden Gefieder, das ihn in Analogie zu dem Jaspis-Motiv setzt, besitzt der Pfau eine Vielzahl diverser iatromagischer Qualitäten, darunter dienen seine Eier angeblich der Goldherstellung, sein Gehirn gilt als Aphrodisiakum, sein Herz schafft Gunst und Wohlgefallen, und sein Blut vertreibt Dämonen. Seine Ausscheidungen offenbaren Schadenszauber und jegliche Form der schwarzen Magie und machen diese damit zunichte, wirken gleichermaßen aber auch heilsam bei Dysenterie und Anfallsleiden.[792] Die dem Pfau zugeschriebene Eigenschaft, nach seinem Tode weder zu verwesen, noch üblen Geruch zu entwickeln (ἐὰν δὲ ἀποθάνῃ ὁ ταών, οὔτε σήπεται, οὔτε ὄζει δυσωδῶς, ἀλλὰ μένει ὡς ἐσμυρνισμένος) verbindet ihn mit dem ägyptischen Phönix-Motiv, eine Analogie, die in dem oben zitierten Amulett noch durch die ebenfalls (gräko-)ägyptische Symbolik des Stachelrochens[793] als sein Pendant zusätzlich unterstrichen wird: das Amulett beschreibt

790 Zur Übers. vgl. Delatte, 80 f. (lat.); de Mély, 60 (frz.); Waegeman 1987, 152 (engl.); Kitāb Ǧiranīs, 70 und 137 (arab./deutsch).

791 Kyr. I, 19 (ed. Kaimakis, 88); Kitāb Ǧiranīs, 137, das die Amulettwirkung rein auf Sieg und Allwissenheit beschränkt, unter Verzicht auf die Heilwirkung gegen Schlangengift und Anfallsleiden; Ruelle, 38; Delatte, 80 f.; Waegeman 1987, 151–159.

792 Kyr. III, 42 (ed. Kaimakis, 230,2–13); Waegeman 1987, 154: Ταὼν ὄρνεόν ἐστι ἱερώτατον, πάνυ ποικίλον, εὔμορφον, εἰς τὸν οὐρὰν ἔχον τὴν τέρψιν. τοῦτο ὅτε βιβάζεται, ἀναβοᾷ. καὶ μετὰ τὸ βιβάσαι, εἰς τὰ ὀπίσω ἀναχωρεῖ. τὸ ἔαρ δὲ μόνον βιβάζει. Τούτου τὰ ὠὰ εἰς χρυσοποιίαν ποιοῦσιν, ὥσπερ καὶ τὰ τοῦ χηνός. ἐὰν δὲ ἀποθάνῃ ὁ ταών, οὔτε σήπεται, οὔτε ὄζει δυσωδῶς, ἀλλὰ μένει ὡς ἐσμυρνισμένος. Τούτου ὁ ἐγκέφαλος φιλτροπόσιμός ἐστι. ἡ δὲ καρδία φορουμένη εὐείδειαν καὶ ἐπιτυχίαν παρέχει. τὸ δὲ αἷμα αὐτοῦ ποθὲν δαίμονας ἀποδιώκει. Τὰ δὲ ἐντὸς αὐτοῦ καὶ ἡ κόπρος θυμιώμενα πᾶν φαῦλον ἀποδιώκουσι καὶ μαγίαν. αὐτὸς δὲ ἐσθιόμενος δυσεντερικοὺς θεραπεύει. ἡ δὲ κόπρος πινομένη ἐπιληψίαν ἰᾶται.

793 Dieser symbolisiert nach Horapollon einen reumütigen Mörder: Horap. II, 112 (ed. Thissen, 78); Waegeman 1987, 155.

somit die Überwindung des finsteren und dämonischen Elements durch den solaren Vogel – speziell auf die Heilwirkung bei Anfallsleiden bezogen, illustriert die referierte Symbolik wiederum den Exorzismus der lunar-dämonischen Mächte durch ihr solares Pendant, also ebenfalls ein Therapiekonzept nach dem Muster *contraria contrariis.*

Vor dem Hintergrund eines dämonisch motivierten Krankheitsverständnisses in Bezug auf Anfallsleiden, das sich konsequent aufrechterhalten hatte[794], verwundert es nicht, dass gerade in der Anfallstherapie Amulette mit ritueller Symbolkraft großen Einfluss besitzen, da ihnen eine positiv gegen die dämonische Einwirkung agierende Antipathiekraft zugeschrieben wurde (*contraria contrariis*):

AlexTrall., Ther. I, 15
(I, 567 Pu.; Guardasole 2006, 672 f.)

Περίαπτα καὶ ἀντιπαθῆ πρὸς ἐπιληπτικοὺς ἐκ τῶν Ἀρχιγένους[795]. Περιάπτοις δὲ τούτοις χρηστέον πρὸς τὸ πάθος, ὡς Ἀσκληπιάδης ὁ φαρμακευστής[796]. ἧλον ἐσταυρωμένον τῷ βραχίονι τοὺ πάσχοντος περίαπτε καὶ ἀπαλλάξεις.

Amulete und Arzneien gegen die Epilepsie aus dem Werke des Archigenes. Amulete müssen gegen die Epilepsie angewendet werden, wie auch Asklepiades, der bekannte Arzneibereiter, behauptet. So wirkt z.B. der Nagel von einem Kreuze, wenn man ihn dem Kranken um den Arm hängt, wunderthätig und beseitigt die Krankheit. [Übers.: Puschmann I, 566]

Der Reliquiencharakter des Kreuzesnagels verweist sowohl auf die Passion Christi wie auch auf dessen Wunderheilungen und provoziert damit eine für den Patienten positive Analogiewirkung; zudem impliziert er das Motiv der mit den Namen der Kreuzesnägel verbundenen *Sator*-Formel (vgl. Kap. 2.7.5) und deren Kontext bereits in den gräkoägyptisch-koptischen Überlieferungen. Alternativ zu dem Kreuzesnagel kann auch ein Nagel aus einem »gescheiterten«, also vermutlich gekenterten Schiff

794 Zu dessen Rezeption bei Michael Psellos, der weniger die dämonologische wie vielmehr eine physikalische Erklärung des Zusammenhanges zwischen Anfallsleiden, Mondphasen und der Humoralpathologie versucht, vgl. ausführlich Makris 1995, 375–388.

795 Zu Archigenes vgl. Guardasole 2006, 672 Anm. 174.

796 Zu Asklepiades dem Pharmakologen vgl. Puschmann I, 566 Anm. 1 und Guardasole 2006, 672 Anm. 175: dieser datiert wohl ins 1. Jh. n.Chr. und ist zu unterscheiden von Asklepiades von Bithynien (2./1. Jh. v.Chr.); ferner führt er stets, wie auch hier, den Beinamen ὁ φαρμακίων, ὁ φαρμακευτής oder auch ὁ νεώτερος. Puschmann a.a.O. verweist außerdem auf dessen häufige Erwähnung bei Galen (z.B. Kühn XIII, 178, 441, 463 u.a.m.); ein entsprechender Hinweis fehlt bei Guardasole.

(ἐκ πλοίου ναυαγήσαντος) zu einer Armspange[797] verarbeitet werden und solchermaßen als Träger der Amulettwirkung fungieren:

AlexTrall. I, 15
(I, 571 Pu.; Guardasole 2006, 674 f.)

ἧλον ἐκ πλοίου ναυαγήσαντος ἐλάσας ποίησον βραχιόλιον πλατύ, ὥστε ἐνθεῖναι ὀστοῦν ἀπὸ καρδίας ἐλάφου, καὶ περίθες ἐν τῷ εὐωνύμῳ βραχίονι. ἐκκαρδιώσας δὲ τὴν ἔλαφον ζῶσαν καὶ ἀναπτύξας τὴν καρδίαν ἀνυπερθέτως παραχρῆμα καλάμῳ εὑρήσεις ὡς σάρκιον πεπηγὸς ὀστάριον, εἶτα ξήρανον καὶ βαλὼν ποίει, ὡς προείρηται, καὶ θαυμάσεις.

Oder man nehme einen Nagel aus einem gescheiterten Schiffe, verarbeite ihn zu einer breiten Armspange, in welche der Herzknochen eines Hirsches (Cervus L.) gefasst wird, und trage dies am linken Arm. Das Herz wird dem Hirsch, während er noch lebt, herausgeschnitten und ohne Verzug geöffnet; man findet dann mit einer Sonde sofort ein verknöchertes, verhärtetes Fleischstückchen, welches getrocknet wird. Hierauf wirft man das Andere weg und verfährt, wie oben angegeben worden ist. Vom Erfolg wird man überrascht sein.
[Übers.: Puschmann I, 570]

Das hier beschriebene Amulett ist ein komplexes, das zwei unterschiedliche Motivkreise in sich vereinigt: zum einen das in dem Nagel verkörperte Motiv einer rituell wirksamen Symbolik (der Nagel an sich impliziert die Passion Christi, seine spezielle Herkunft von einem gekenterten Schiff verstärkt die ihm implizite Antipathiewirkung), zum anderen das bereits aus anderem Kontext (vgl. Kap. 4.8) bekannte Motiv des Herzknochens eines Hirsches[798], das die Konzentration der im Herzen vereinigten animalischen Vitalkräfte auf den Träger des Amulettes transferieren soll. Wiederum hat Theophanes ›Nonnos‹ Chrysobalantes dieses Amulett nahezu wörtlich aus Alexander rezipiert:

> ἧλον ἐκ πλοίου ναυαγήσαντος ἐλάσας, ποίησον βραχιόνος πλατύ, ὥστε ἐνθεῖναι ὄστεον ἀπὸ καρδίας ἐλάφου, καὶ περίθες ἐν τῷ εὐωνύμῳ βραχίονι. ἐκκαρδιώσας δὲ τὴν ἔλαφον ζῶσαν, καὶ

797 Zu solchen iatromagisch wirksamen Armbändern und entsprechenden Objektfunden vgl. Vikan 1984, 75 f.

798 Vgl. Rothschuh 1978, 26: »Der Hirsch soll nach alter Überlieferung einen Knochen in seinem Herzen (Aorta) haben [...]« und Cod. Par. gr. 2316, Kap. 14 (Oikonomou-Agorastu 1982, 37 mit Komm. auf S. 111), wo τὸ ὀστέον τοῦ ἐλάφου als empfängnisförderndes Mittel empfohlen wird, wobei sich die Frage stellt, ob dem offensichtlichen Bedeutungswandel von der Anfallstherapie zur Empfängnisförderung eventuell eine Vertauschung der Lesarten ἐπιληψία und σύλληψις zugrunde liegt, oder ob es sich tatsächlich um eine rezeptionsgeschichtlich bedingte Motivverlagerung handelt, die in dieser Form außerhalb der spätbyzantinischen Iatrosophien nicht nachweisbar ist (vgl. ein weiteres Beispiel bei B. Skubaras, Μαγικὰ καὶ ἰατροσοφικὰ ἐρανίσματα ἐκ θεσσαλικοῦ κώδικος, Ἐπ. Λαογραφ. Ἀρχείου 18 (1965) 111).

ἀναπτύξας τὴν καρδίαν ἀνυπερθέτως παραχρῆμα καλάμῳ εὑρίσκεις ὡς σάρκιον πεπηγὸς ὀστάκιον. εἶτα ξήρανον καὶ βαλών, ποιεῖ ὡς προείρηται.[799]

Nicht nur der Nagel eines »gescheiterten« Schiffes, sondern auch dessen Segelleinwand kommt im Amulettkontext zum Tragen, verbunden mit einer siebentägigen (!) Ritualvorschrift:

AlexTrall. I, 15
(I, 571 Pu.; Guardasole 2006, 674 f.)

Ἄλλο· Ὀθόνιον ἐκ ναυαγήσαντος πλοίου ἤδη πεπλευκότος καὶ πεπαλαιωμένου δῆσον ἐπὶ τὸν δεξιὸν βραχίονα ἐφ' ἑπτὰ ἑβδομάδας, ἐν αἷς ἀλουτείτω καὶ ἀοινείτω, καὶ ἀπαλλαγήσεται ὁ κάμνων.

Ein anderes Mittel besteht darin, dass man ein Stück Leinwand aus einem gescheiterten Schiffe, welches viel herumgesegelt und alt gewesen sein muss, auf den rechten Arm bindet und sieben Wochen lang tragen lässt, während welcher der Kranke sich weder waschen noch Wein trinken darf; dadurch wird er gesund werden.
[Übers.: Puschmann I, 570]

Das Motiv des »gescheiterten« bzw. gekenterten Schiffes begegnet auch bereits in den gräkoägyptischen Papyri, allerdings nicht im medizinischen, sondern im divinatorischen Kontext: in diesem Falle sollen die Augen des Adepten mit »Wasser aus einem gescheiterten Fahrzeug« benetzt werden, um die »Autopsie«, d.h. in diesem Falle die Gottesschau, zu ermöglichen:

PGM V, 55–69 (PGM I, 182)

Αὔτοπτος λόγος· 'εειμ· το· ειμ· αλαληπ· βαρβαριαθ· μενεβρειο· Αρβαθιαωθ· Ἰουήλ· Ἰαήλ, ουηνηιε· μεσομμιας· ἐρχέσθω ὁ θεὸς ὁ χρηματίζω⟨ν⟩ μοι καὶ μὴ ἀπερχέσθω, ἄχρις ἂν ἀπολύσω αὐτόν. ουρναουρ· σουλ· ζασουλ· ουγοτ· νοουμβιαου· θαβρατ· βεριαου· αχθιρι· μαραϊ· ελφεων· ταβαωθ· κιρασινα· λαμψουρη· Ἰαβοε· αβλαμαθαναλβα· ακραμμαχαμαρει.' ἐν ποτηρίῳ χαλκῷ ἐπὶ ἐλαίου. ἔνχρισον δὲ τὸν δεξιὸν ὀφθαλμὸν μεθ' ὕδατος πλοίου νεναυαγηκότος καὶ τὸν εὐώνυμον στίμι Κοπτιτικὸν μετὰ τοῦ αὐτοῦ ὕδατος. ἐὰν δὲ μὴ εὕρῃς ὕδωρ ἀπὸ νεναυαγηκότος πλοίου, ἀπὸ πακτῶνος βεβαπτισμένου.

Gebet für Autopsie: ›(Zauberworte, darunter Arbathiaôth, Iouêl, Iaêl) Kommen soll der Gott, mir weissagend, und er entweiche nicht, bis ich ihn entlasse. (Zauberworte).‹ In bronzenem Gefäß über Öl. Bestreich das rechte Auge mit Wasser aus einem gescheiterten Fahrzeug und das linke mit koptischem Stimi und dem gleichen Wasser. Findest du aber kein Wasser aus einem gescheiterten Fahrzeug, dann nimm aus einem untergetauchten Nachen.
[Übers.: PGM I, 183]

799 Theoph., cur. morb. 36 (I, 158–162 Bernard).

Eine Sonderform der rituell-symbolischen Amulette gegen Anfallsleiden stellt ein von Alexander von Tralleis überlieferter diesbezüglicher Orakelspruch dar, wobei sich unterschiedliche Motive verbinden: zunächst stellt der Bericht über Einholung und Interpretation des Orakelspruches eine *historiola* dar, womit die Heilwirkung des solchermaßen empfohlenen Amuletts mythologisch (im konkret vorliegenden Fall auch noch theurgisch) bestätigt und eingebettet wird, vergleichbar den aus den altägyptischen, gräkoägyptischen und spätantik-koptischen Überlieferungen bekannten *historiolae*.

Das Interessante an dem vorliegenden Textbeispiel ist dabei nicht nur die motivgeschichtliche Synthese, sondern deren zusätzliche Projektion auch auf formaler Ebene, was meines Wissens eine singuläre Erscheinung innerhalb der byzantinischen Rezeption gräkoägyptisch-koptischer iatromagischer Motive darstellt. Das letztendlich organische Amulett wird durch den theurgisch-rituellen Kontext der *historiola* zusätzlich sanktioniert und der erwünschte Heileffekt damit konzentriert und verstärkt. Hinzu kommt das nicht nur aus dem *Corpus Hippocraticum* im Zusammenhang mit Anfallsleiden wohlbekannte Ziegenmotiv, das möglicherweise mit der ägyptischen Mythologie und entsprechenden Kultpraktiken in Verbindung gebracht werden kann, eine Korrelation, die – wie bereits dargelegt – in byzantinischer Zeit sogar etymologisch untermauert wurde.

Das von Alexander überlieferte Amulett besteht aus drei Teilen: 1) Einholung des Orakelspruches durch den Patienten selbst (*historiola*, Teil 1); 2) Erläuterung des Orakelspruches durch Theognostos, dessen Interpretation nicht nur aufgrund seines hohen Alters, sondern auch analog zur Bedeutung seines Namens als einem, der Einsicht in die göttlichen Ratschlüsse besaß, höchste Plausibilität zukam (*historiola*, Teil 2); 3) konkrete Herstellungsvorschrift zur Amulettfertigung:

AlexTrall., Ther. I, 15
(I, 569–571 Pu.; Guardasole 2006, 672–675)

Ἄλλο· Δημοκράτην[800] δὲ τὸν Ἀθηναῖον λέγεται νεανίσκον ὄντα καὶ ἐπιληπτιζόμενον παραγενέσθαι εἰς Δελφοὺς καὶ δεῖσθαι τοῦτον τοῦ

Es wird erzählt, daß Demokrates aus Athen als Jüngling, weil er an Epilepsie litt, nach Delphi

800 Zu Demokrates vgl. Puschmann I, 568 Anm. 1: »Galen citirt (XII, 257. 486) Recepte eines Arztes, Namens ›Damokrates‹, und erzählt (XII, 889), dass derselbe ein Werk verfasst habe, welches den Titel: Πυθικός trug. Vielleicht ist diesem Buche die obige Stelle entnommen? Wenn es derselbe ist, von dem Plinius (h. nat. XXIV, 28) erzählt, dass er die Tochter des Consul M. Servilius behandelt habe, so gehört er dem ersten Jahrh. n.Chr. an. Er zählte zu den hervorragendsten Aerzten Roms und soll eine Monographie der Pflanze Iberis (*Lepidium Iberis* L.?) geschrieben haben (Plin. XXV, 49). S. auch Aetius XIII, 111; Fabricius: Bibl. gr. T. XIII, pag. 135.« Vgl. auch Guardasole 2006, 672 f. Anm. 179, die den »Demokrates« des Textes auf Servilius Damocrates (z. Zt. Neros oder Vespasians) bezieht, unter Verweis auf M. Wellmann, s.v. *Damokrates 8*, in: RE IV^{2} (1901), col. 2069. Erwähnter Damokrates gilt als Autor einer medizinischen Schrift in jambischen Versen sowie des bei Puschmann erwähnten

δαίμονος πολλῶν αὐτῷ προσφερόντων περιάμματα ἀντιπαθῆ τῆς νόσου, ποίῳ χρήσεται αὐτῶν, καὶ τὴν Πυθίαν φάναι 'μεῖζον τὸ πρὶν ἐκ βοῆς κατακρύει. / τίκτει δὲ χιμαρὸς χυμοῖς κευθμῶντος ἐν ὑγροῦ / ἑρπηστὰν πολύπλαγκτον ἐϋρίνου ἀπὸ κόρσης.' ἢ καὶ οὕτω· 'μείζον' ἀμειράμενος κεφαλῆς ποιμνήιον εὐλὴν / μηκάδος ἐγρονόμοιο δέρας περικάμβαλε μήλου / ἑρπηστὰν πολύπλαγκτον ἐϋρίνου ἀπὸ κόρσης.' Ὁ Δημοκράτης ἀκούσας ταῦτα ἐνόησεν, ὅ τι τότε ὁ δαίμων ηὔδα, ἔπειτα δ' αὐτὸς ἐλθὼν παρεγένετο πρὸς Θεόγνωστον τὸν Δημοκρίτειον[801] ἤδη ἐνενηκοστὸν ὄγδοον ἔτος ἐλαύνοντα τούτῳ τὸν χρησμὸν ἀπαγγέλλει. ὁ δὲ σφόδρα θαυμάσας τοῦ δαίμονος τὴν σύνεσιν καὶ τῆς σοφῆς τὸ ἀσαφὲς καὶ σκολιὸν ῥητὸν εἶπε τὴν σαφήνειαν τοῦ χρησμοῦ. τῶν ἐν τοῖς ποιμνίοις αἰγῶν φυσικῶς φησιν ἔγκυος γίνεται ἡ κεφαλὴ κατὰ τοῦ ἐγκεφάλου βάσιν πολλῶν σκωλήκων. ἐπερχομένων γε πταρμῶν τῷ ζώῳ ἐξάλλονται πολλοὶ ἐκ τῶν ῥωθώνων τῆς αἰγὸς σκώληκες· χρὴ οὖν ὑποστορέσαντα ἱμάτιον διὰ τὸ μὴ ἅψασθαι τῆς γῆς τοὺς σκώληκας λαβεῖν α' ἢ γ' καὶ ἐνδήσαντα εἰς δέρμα μέλανος προβάτου ἐξάψαι ἀπαλῆς ἀπὸ δειρῆς· καί φησι τοῦτο ἀντιπαθὲς τῆς νόσου.

gezogen sei und die Gottheit gefragt habe, welches von den vielen ihm gegen die Epilepsie angerathenen Amuleten er gebrauchen solle. Da habe die Pythia geantwortet: ›Die Ziege erzeugt in den Säften der feuchten Höhlung / Den vielgewanderten Kriecher, der aus den Nüstern kommt.‹ Oder auch so: ›Nimm einen grossen Wurm aus dem Kopfe der meckernden Ziege, / Gleich von den Nüstern hinweg, den vielgewanderten Kriecher, / Hülle ihn sorgsam ein in das wollige Fell eines Schafes!‹ Als Demokrates dies vernommen hatte, dachte er über die Worte nach, die ihm die Gottheit verkündet. Er begab sich darauf zu Theognostus, der ein Anhänger des Demokritus war und im 98. Lebensjahre stand, und theilte Diesem den Orakelspruch mit. Derselbe bewunderte sehr die Weisheit der Gottheit und die dunkle, doppelsinnige Rede der Weissagerin und erläuterte dann den Orakelspruch folgendermassen: ›Bei den in Herden lebenden Ziegen ist bekanntlich der Kopf an der Gehirnbasis angefüllt mit Würmern. Kommt nun dem Thiere das Niesen an, so springen viele Würmer aus den Nüstern der Ziege heraus. Man soll also einen Mantel auf der Erde ausbreiten und, bevor die Würmer noch den Boden berühren, ein bis drei Stück fangen und sie in ein schwarzes Schaffell einpacken, welches um den schlanken Hals gelegt wird.‹ Dies soll, wie er sagt, gegen die Epilepsie helfen.
[Übers.: Puschmann I, 568–570]

Das solchermaßen hergestellte Amulett und die ihm zugeschriebene Heilwirkung gegen Anfallsleiden sind bei Alexander von Tralleis singulär; in verändertem Kontext, als Substanz eines Liebestrankes, begegnet es in dem *Iatrosophion* Cod. Taur. B.VII.18:

Πυθικός, hinsichtlich dessen Fuchs, Geschichte der Heilkunde bei den Griechen, in: M. Neuburger – J. Pagel (Hrsg.), Handbuch der Geschichte der Medizin I (Jena 1902; repr. Hildesheim 1971) 357 sich der Meinung Puschmanns anschließt, dass der Werktitel offensichtlich mit dem Besuch in dem Heiligtum von Delphi in Zusammenhang stehe, auf den Alexander von Tralleis in der zitierten Textpassage Bezug nimmt.

801 Guardasole 2006, 674 Anm. 182 bezieht die Lesart Δημοκρίτειον auf Demokrit von Abdera (ca. 460–370 v.Chr.).

Cod. Taur. B. VII.18 (ed. Valentino, 174)

Περὶ φίλτρου· Οἱ ἐντὸς τῶν κεράτων τῶν αἰγῶν σκώληκες εὑρισκόμενοι φιλτροπόσιμοι εἰσὶν ἀπαράβατοι καὶ οἱ ὄρχεις περιαπτόμενοι τὸ αὐτὸ ποιοῦσι.

Über einen Liebestrank. Die in den Ziegenhörnern gefundenen Würmer sind als Liebestrank unübertrefflich zu trinken, und wenn man die Hoden als Amulett trägt, machen sie dasselbe. [Übers.: Valentino 2016, 175]

Alexander beendet seine Ausführungen zu den diversen alternativ- und komplementärtherapeutischen Behandlungsmethoden von Anfallsleiden mit einer erneuten Rechtfertigung seines Eintretens für sämtliche Therapiekonzepte, und zwar nicht nur für die rein konventionellen. Die medizinethische Verantwortlichkeit des Arztes muss ihn, seiner Meinung zufolge, dazu veranlassen, sämtliche Therapiemöglichkeiten nicht nur in Erwägung zu ziehen, sondern diese auch in Absprache mit den jeweiligen Patienten, um deren Wohl es ja in erster Linie geht, umzusetzen, wobei die Fokussierung bzw. die Verteilung von konventionellen und alternativen Heilmethoden stets das Ergebnis der individuellen Arzt-Patienten-Kommunikation ist.

Er spricht sich jedoch ganz klar dafür aus, dass die von ihm empfohlenen φυσικά keineswegs als Ersatz für die konventionelle Therapeutik gedacht sind, sondern allenfalls als deren Komplementierung, denn sein Fokus liegt ganz eindeutig auf der Kombination von Diätetik und Medikation:

AlexTrall. I, 15
(I, 571–573 Pu.; Guardasole 2006, 676 f.)

ὅσα δ' ἡμεῖς ἐξεθέμεθα, κατὰ μέθοδος εἴρηται. καὶ δεῖ πανταχόθεν βοηθεῖν τὸν ἐπιστήμονα καὶ φυσικοῖς χρώμενον ἐπιστημονικῷ λόγῳ καὶ μεθόδῳ τεχνικῇ[802] καὶ τὸ λεγόμενον πάντα κινεῖν τὰ καλῶς σπεύδοντα μακρᾶς νόσου καὶ μοχθηρᾶς ἀπαλλάξαι τὸν κάμνοντα. ἐγὼ δὲ φιλῶ πᾶσι κεχρῆσθαι. διὰ δὲ τοὺς πολλοὺς τοὺς ἐν τῷ νῦν χρόνῳ ἀμαθεῖς ὄντας καταμέμφεσθαι τοῖς χρωμένοις τοῖς φυσικοῖς, ἔφυγον συνεχῶς χρῆσθαι τοῖς φύσει δρᾶν δυναμένοις καὶ ἔσπευσα τεχνικῇ μεθόδῳ περιγενέσθαι τῶν νοσημάτων[803].

[...] was wir hier gesagt haben, ist wissenschaftlich begründet worden. Der verständige Arzt darf kein Mittel unbeachtet lassen und muss ebenso mit der Naturheilkraft, als mit wissenschaftlichen Gründen und der kunstgerechten Methode Bescheid wissen. Er muss, wie man zu sagen pflegt, Alles in Bewegung setzen, was den Kranken von dem langwierigen und widerwärtigen Leiden vollständig zu befreien im Stande ist. Ich pflege alle Mittel anzuwenden; da jedoch die jetzt herrschende Zeitrichtung aus Unwissenheit

802 Vgl. Guardasole 2006, 676 Anm. 186 mit Verweis auf die chiastische Stellung ἐπιστημονικῷ λόγῳ καὶ μεθόδῳ τεχνικῇ, wodurch die zwei fundamentalen Bereiche der Medizin, ἐπιστήμη und τέχνη, herausgehoben werden; ebenso bereits Guardasole 2004, 81 f.

803 Zu περιγενέσθαι τῶν νοσημάτων und περιγενέσθαι τῆς ἐπιληψίας im Vergleich mit Kyr. IV, 65,19 ff. vgl. Bain 1995, 284: περιγίγνομαι findet sich als medizinischer Terminus nicht in LSJ verzeichnet, bei Stephanus hingegen schon. Der Terminus findet sich sehr häufig in den medizinischen Texten

καὶ οἶδα οὐ μόνον ἐπιληπτικὰς νόσους, ἀλλὰ καὶ ἄλλα νοσήματα πολλὰ διὰ διαίτης καὶ φαρμακείας ἰαθέντα. διὸ καὶ νῦν βουλεύω καὶ τὸν θέλοντα περιγενέσθαι τῆς ἐπιληψίας ταύτῃ μᾶλλον τῇ νῦν εἰρημένῃ κεχρῆσθαι διαίτῃ καὶ φαρμακείᾳ, καὶ οὐκ ἀποτεύξεται.

der natürlichen Heilkraft entgegentritt, so habe ich es vermieden, fortwährend solche Heilmittel zu verordnen, die durch ihre Naturkraft wirken, und mich bemüht, durch eine rationelle ärztliche Behandlung die Krankheiten zu beseitigen. Ich weiss auch, dass nicht nur die Epilepsie, sondern auch viele andere Krankheiten durch die Lebensweise und die Arzneien geheilt worden sind. Daher rathe ich jetzt Demjenigen, der von der Epilepsie befreit werden will, sich nach der vorher beschriebenen Lebensweise zu richten und die Heilmittel anzuwenden; dann wird die Heilung nicht misslingen.
[Übers.: Puschmann I, 570–572]

Zwei Kapitel später kommt Alexander erneut auf dieses Prinzip seiner ärztlichen Praxis zurück, indem er im Kontext einer Therapie gegen Melancholie dem behandelnden Arzt empfiehlt, erfinderisch zu sein und kein Mittel, das dem Patienten in irgendeiner Weise helfen könnte, außer Acht zu lassen:

AlexTrall., Ther. I, 17 (I, 607 Pu.)

οὕτως οὖν εἰ μὴ πολύν τινα χρόνον εἴη λυμαινόμενον τὸ πάθος, ἰᾶσθαι δεῖ τὰς τοιαύτας φαντασίας παντὶ τρόπῳ καὶ πάσῃ ἐπινοίᾳ χρώμενον, καὶ μάλιστ' εἰ ἀπό τινος φανερᾶς καὶ οἷον προκαταρκτικῆς αἰτίας εἴη τὴν ἀφορμὴν ἡ διάθεσις ἐσχηκυῖα.

In solcher Weise muss man derartige Wahn-Ideen heilen, wenn das Leiden noch nicht zu lange Zeit seinen schädlichen Einfluss ausübt. Man darf dabei kein Mittel versäumen und muss erfinderisch sein, namentlich wenn die Ursache der Krankheit klar ist und gleichsam auf früheren Verhältnissen beruht.
[Übers.: Puschmann I, 606]

In solchen Aussagen, die innerhalb von Alexanders *Therapeutika* mit einer gewissen Regelmäßigkeit wiederholt werden (vgl. auch Kap. 3.2), muss man sehr wahrscheinlich den Schlüssel zu seinem medizinethisch begründeten Konzept einer positiven psychologischen Einwirkung auf seine Patienten unter Zuhilfenahme sämtlicher ihm zur Verfügung stehender Methoden sehen, weshalb seine gelegentlichen Empfehlungen von Amuletten und sonstigen φυσικά als Teil eines ausgeklügelten, gesamtheitlichen Behandlungskonzeptes zu betrachten sind und keinesfalls als Aberglaube abqualifiziert werden dürfen – letzteres stünde in eklatantem Widerspruch zu Alexanders genereller Rationalität und Praxisbezogenheit.

---

und bezeichnet die Heilung, im Gegensatz zu ἀπόλλυσθαι (Bain 1995, 281 mit Verweis auf *Index Hippocraticus*); darauf basierend Bains Emendationsvorschlag zu Kyr. IV, 65,19 ff., parallel zur Verwendung von περιγενέσθαι bei Alexander von Tralleis.

Die Sonderstellung, welche Alexanders ›Epilepsie‹-Kapitel innerhalb seiner *Therapeutika* besitzt und welche auf der Hinzuziehung unkonventioneller Therapie-, aber auch Diagnose- und Prognosemethoden aus dem Bereich der Iatromagie und φυσικά beruht, steht in deutlichem Missverhältnis zur Rezeption seiner Ausführungen: Ausschließlich bei Theophanes ›Nonnos‹ Chrysobalantes werden gelegentlich solche Therapieergänzungen rezipiert,[804] doch nirgends sonst. Spätbyzantinische Quellen, wie die zitierten *Iatrosophia* Cod. Par. gr. 2316 und Cod. Taur. B.VII.18, nehmen gelegentlich Bezug auf iatromagische Motive, die bereits bei Alexander Erwähnung fanden, doch geben sie diese zumeist in verändertem Kontext wieder, so dass der unmittelbare Quellenbezug verloren ist.

804 Vgl. Guardasole 2004, 98 mit Verweis auf Theophanes ›Nonnos‹ Chrysobalantes und seine Rezeption von Alexanders *Therapeutika*, speziell in Hinblick auf Ther. I, 15 zu den Anfallsleiden; vgl. dazu auch Bennett 2000, 285 f.

5 Diskussion und Resumée

Die kultur- und motivgeschichtliche Kontextualisierung der byzantinischen Rezeption iatromagischer Motive zeigt einerseits einen interkulturell-übergreifenden, gesamtheitlichen Aspekt, andererseits die individuell fokussierte, textimmanente Manifestation diverser, ganz bewusst ausgewählter Einzelmotive. Die Synthese dieser beiden Komponenten führt innerhalb der byzantinischen medizinischen Gebrauchsliteratur zu einem komplementärtherapeutischen Konzept gesamtheitlicher Heilkunde, wobei Iatromagie im Sinne einer zweckgebundenen Rezeption iatromagischer Motive, Traditionen und Motivkombinationen verstanden werden muss. Die entsprechende Evaluation der byzantinischen Quellen erweist Iatromagie demnach als Vehikel eines rezeptionsgeschichtlichen Entwicklungsprozesses mit dem Ziel, praktisch-therapeutische und medizinethische Richtlinien neu zu überdenken sowie, nach Möglichkeit und vor dem Hintergrund eines individuellen Arzt-Patienten-Verhältnisses, zu komplementieren. Entscheidend hierbei ist, dass der Einbeziehung iatromagischer Überlieferungen in die medizinische Praxis keine religiöse Motivation zugrunde liegt, sondern eine rein praktische, weshalb auch der bislang verwendete Begriff des ›Aberglaubens‹ zumindest in Hinblick auf die byzantinische medizinische Gebrauchsliteratur zu modifizieren ist. Da das Verständnis der byzantinischen Iatromagieauffassung nur vor dem Hintergrund der kulturhistorischen Entwicklung dieses Phänomens und seiner Rezeptionsstufen gewährleistet ist, bietet der erste Teil (Kap. 2) vorliegender Untersuchung einen Überblick über die chronologische Entwicklung, epochenspezifische Fokussierung und terminologische (vgl. Kap. 2.7) Differenzierung der Synthese zwischen Medizin und ›Magie‹ im Sinne einer gesamtheitlichen, physische und psychische Erfordernisse gleichermaßen berücksichtigenden Heilkunde.

Dieser gesamtheitliche Ansatz prägte das Medizinverständnis bereits in der ägyptischen Heilkunde (vgl. Kap. 2.3), wo er einerseits in einer entsprechenden Aufteilung der Zuständigkeiten des ärztlichen Personals – rein physisch orientierte medizinische Praxis in Kombination mit psychologisch stimulierenden Ritualen und Rezitationen –, andererseits in einer dementsprechend fokussierten Mythologie, zentriert um Horus als den ›Musterpatienten‹ und seine Mutter Isis als ›allwissende‹ Heilerin und Alchemistin, seinen prägnanten Ausdruck fand. Diese Formen der Heilkunde mündeten in die theurgische Medizin, aus welcher sich schließlich die neuen, rational fundierten Denkmuster des *Corpus Hippocraticum* (vgl. Kap. 2.6) als entscheidende Wende innerhalb des medizinischen Denkens entwickelten. Eine wichtige Schnittstelle zwischen den alten, rituell-theurgisch geprägten Überlieferungen, und den jeweils epochenspezifisch hinzutretenden neuen philosophischen und religiösen Strömungen (vgl. Kap. 2.5 u. 2.6) verkörpert das hermetische Schrifttum und, in Abhängigkeit davon, die sich über sämtliche Lebensbereiche erstreckende interkulturelle Synthese, welche die gräkoägyptischen Papyri beispielhaft

https://doi.org/10.1515/9783110619041-005

wiederspiegeln (vgl. Kap. 2.4). Die hier aufgezeichneten »texts of ritual power« verstehen sich als universale Lebenshilfen, die, keineswegs auf das Gebiet der Heilkunde beschränkt, Ratschläge für eine Vielzahl von Situationen des alltäglichen, aktiven Lebens beinhalten, fokussiert auf deren praktische Umsetzbarkeit mittels genauer Vorschriften zur Durchführung traditioneller Rituale und Rezitationen sowie zur Herstellung universeller wie spezifischer Amulette. In diesem geistesgeschichtlichen Umfeld, dessen Zentrum das ägyptische Alexandreia als kultureller Schmelztiegel war, entwickelte sich während der Spätantike eine Form der Wissenssammlung, die Wert darauf legte, vorhandene Traditionen und Überlieferungen enzyklopädisch zu erfassen und in umfassenden Kompilationen der Nachwelt zu erhalten. Diese heute nur mehr in Auszügen und in sekundärer Überlieferung erhaltenen ›alexandrinischen Universalenzyklopädien‹ waren nicht auf das Gebiet der Heilkunde beschränkt, sondern bemühten sich um Vollständigkeit hinsichtlich sämtlicher Wissensgebiete.

Als umfassende Nachschlagewerke erlebten sie eine bedeutende Rezeption auch innerhalb des medizinischen Schrifttums bis in die byzantinische Zeit, wo Reminiszenzen an alexandrinische Gelehrte, wie z.B. an den bei Alexander von Tralleis erwähnten Alexandriner Didymos, den Quellenwert dieser alexandrinischen Enzyklopädien betonen und zudem erlauben, zumindest Passagen daraus zu rekonstruieren. Aus diesem alexandrinischen Gelehrtenmilieu erwuchsen nicht nur reale oder vielleicht auch nur fiktive, jedenfalls äußert charismatisch dargestellte Persönlichkeiten wie der ominöse Bolos von Mendes und der θεῖος ἀνήρ Apollonios von Tyana (vgl. Kap. 2.4.1), der als eine Art Hermes-Trismegistos-Figur und als paganes Pendant zu Jesus Christus eine Schlüsselposition innerhalb der pagan-christlichen Kontroverse einnahm, sondern es entstanden auch, basierend auf den alexandrinischen Enzyklopädien, weitere Textsammlungen mit universellem Anspruch, jedoch nun mit variierenden Fokussierungen. Ein zentrales Beispiel hierfür ist die unter dem Namen *Kyraniden* bis weit in die byzantinische Zeit verbreitete und rezipierte Kompilation in sechs Büchern (vgl. Kap. 2.4.6), welche auf vielfältigen, hauptsächlich gräkoägyptischen Quellen basiert und die angeblich auf Apollonios von Tyana zurückgehende στοιχείωσις-Lehre in einer universalen Sympathielehre formuliert, die vor dem Hintergrund der Mikrokosmos-Makrokosmosanalogie bis in die spätbyzantinische Zeit hinein vorwiegend, doch nicht ausschließlich innerhalb des medizinischen Schrifttums eine maßgebliche Quelle darstellte. Eine andere, ungefähr zeitgleich mit den *Kyraniden* entstandene Kompilation, deren Schwergewicht auf der auf ägyptischen Quellen basierenden Darstellung einer umfassenden und hierarchisch geordneten Dämonologie liegt, gewann unter dem Titel *Testamentum Salomonis* insbesondere auf dem Gebiet der Exorzismen und Dämonenbeschwörungen als verbindliche Basisquelle großen Einfluss (vgl. Kap. 2.4.5), insbesondere auf die nachfolgenden Dämonologien der byzantinischen Epoche.

Die byzantinische medizinische Gebrauchsliteratur, deren Rezeption iatromagischer Motive und Quellen Thema des zweiten Teiles vorliegender Untersuchung ist (vgl. Kap. 3), schafft die singuläre Verbindung zwischen einem zunehmend kritischer werdenden Galenismus (Kap. 3.1) und eben jenen gräkoägyptischen Traditionen. Vehikel für eine solche Synthese ist einerseits die wachsende Bedeutung der Ethnopharmakologie, andererseits die Fokussierung auf Empirik und praktische Erfahrung im Umgang mit den jeweiligen individuellen Patientenbedürfnissen, wodurch die rein theoretisch-rezeptive Medizinauffassung eine doch wesentliche Einschränkung erfährt. Vor diesem Hintergrund ist die bisherige Einschätzung der byzantinischen Medizin als reine Antikenrezeption ganz entschieden zu revidieren, da ihr insbesondere angesichts der Neugestaltung des Arzt-Patienten-Verhältnisses, der Entwicklung individueller Therapieformen sowie der Reflexion und Anwendung medizinethischer Prinzipien eine eigenständige und markante Position innerhalb der Entwicklung des medizinischen Denkens zukommt. Die Rezeption iatromagischer Motive und ihre komplementärtherapeutische Integration in die Behandlungskonzepte einzelner byzantinischer Ärzte steht in markanter Abhängigkeit zu deren individueller Quellenkenntnis und Praxiserfahrung; eine Abhängigkeit von epochenspezifischen Modeerscheinungen oder geistesgeschichtlichen Strömungen hat darauf nur sekundären Einfluss – so hatte zwar die Proklosrenaissance des 11./12. Jhs. deutliche Auswirkungen auf die humanistischen Interessen von Universalgelehrten wie Michael Psellos und Michael Italikos, deren Rezeption ›altorientalischer‹ bzw. ›chaldäischer‹ Quellen einen bedeutenden Stellenwert innerhalb ihres Schrifttums einnahm, weniger jedoch auf die zeitgenössische medizinische Literatur (vgl. Kap. 3.1.3).

Eine Sonderstellung im Bereich der byzantinischen medizinischen Gebrauchsliteratur nehmen die spät- und postbyzantinischen Rezeptsammlungen, die sogenannten *Iatrosophia* (vgl. Kap. 3.3), ein, die, aus unterschiedlichsten Quellen kompiliert, eine Art Leitfaden in Krisensituationen – vergleichbar den gräkoägyptisch-koptischen »texts of ritual power« – darstellen, wobei die von ihnen vermittelten Rezepte in erster Linie solche sind, die ohne großen Aufwand in Zubereitung und Ingredienzienbeschaffung umzusetzen und anzuwenden sind, vergleichbar mit den volkstümlichen ›Hausmitteln‹. Deren Motivation ist ebenfalls keine religiöse, sondern eine noch weitaus stärker praktisch orientierte als die der byzantinischen Praxishandbücher bzw. medizinischen Enzyklopädien; allerdings kann hier, innerhalb der *Iatrosophia*, die Religion durchaus eine Rolle spielen, jedoch nicht als Motivation, sondern vielmehr als Umsetzungsvehikel, in Kombination mit ethnopharmakologischen Realia und diversen traditionell verankerten Therapieanweisungen. Eine wesentliche Rolle spielt hierbei die traditionelle Verankerung, die Rückbesinnung auf eine Art ›Urweisheit‹, die häufig im ägyptischen Kulturkreis verankert und in ihrer spätantiken gräkoägyptischen Ausprägung rezipiert wird, vielfach jedoch über zahlreiche, überlieferungsgeschichtlich nicht immer genau nachvollziehbare Zwischenstufen, so dass manche ursprünglich ägyptischen Motive in den *Iatrosophia* eine – allerdings häufig missverstandene – vordergründig überraschende, in Kenntnis der im ersten Teil vorliegender Untersuchung geschilderten Rezeptionswege jedoch keineswegs unerwartete Renaissance erleben. Der speziellen Rolle der Iatromagie innerhalb der *Iatrosophia* lässt sich nur im Verbund mit den applizierten konventionellen Ratschlägen gerecht werden; sie lässt sich am ehesten als eine kombinierte ›Erste-Hilfe-Maßnahme‹ zur unmittelbaren, vorwiegend psychologischen Krisenbewältigung beschreiben.

Im Rahmen der praktischen Ausübung der Medizin entwickelt sich die Iatromagie im byzantinischen Zeitalter zu einer regulären Form der Komplementärtherapeutik, auf die zurückzugreifen im individuellen Ermessen der einzelnen Ärztepersönlichkeiten liegt. Vorbild ist auch hier wiederum Galen, der sein anfänglich ablehnendes Urteil über die Integration iatromagischer Konzepte aufgrund von Erfahrungswerten (διὰ πείρας) revidiert und die naturimmanente Wirksamkeit etlicher im iatromagischen Kontext verwendeter pflanzlicher, tierischer und mineralischer Substanzen aufgrund von eigenen Patientenexperimenten und den daraus resultierenden Erfahrungswerten bestätigt (vgl. Kap. 2.6.3). Diese zumindest teilweise Sanktionierung seitens Galen veranlasste etliche byzantinische Ärzte, die Möglichkeit einer Integration der iatromagischen ›Alternativheilkunde‹ oder zumindest einiger ihrer Bestandteile in ihre eigenen therapeutischen Konzepte in Betracht zu ziehen und, auf entsprechenden Patientenwunsch hin, versuchsweise auch anzuwenden.

Am ausgeprägtesten begegnet dieser Ansatz bei Alexander von Tralleis (6. Jh.), dessen praktischer Leitfaden, die *Therapeutika*, nicht nur seine persönliche Aufgeschlossenheit alternativen Heilkonzepten gegenüber veranschaulicht, sondern auch deren schriftliche Fixierung und Integration als komplementärtherapeutische Ergänzung der konventionellen Heilkunde (vgl. Kap. 3.2). Alexanders Vorgehensweise ist dabei rein rational motiviert; er beruft sich auf eine Vielzahl an Quellen und Spezialliteratur, wobei vielleicht auch die orale ethnopharmakologische Tradition eine nicht unwesentliche Rolle spielte, und legitimiert die für seine *Therapeutika* charakteristische Kombination aus konventionellen und iatromagischen Therapieanweisungen mit einer – an Galens Vorbild orientierten – individuell-praktischen Empirik, wissenschaftlich-rationalen Quellenkritik und medizinethischen Prinzipien im Umgang mit seiner Klientel. Die singuläre Position, die Alexanders Ansatz damit innerhalb des byzantinischen medizinischen Denkens einnimmt, ist sicherlich zu einem großen Teil seinen persönlichen Lebensumständen geschuldet: bereits während seines Studiums in Alexandreia kam er nicht nur in Kontakt mit der dort ansässigen Spezialliteratur, insbesondere den alexandrinischen Wissenssammlungen, sondern sehr wahrscheinlich auch mit genuin ägyptischen Körperkonzepten, wie beispielsweise seine genaue Kenntnis der als *wḫdw* bezeichneten »Schmerzstoffe«, die den Körper durchziehen und Krankheiten verursachen, verdeutlicht (vgl. Kap. 3.2). Die in den *Therapeutika* enthaltenen häufigen Verweise auf ägyptische Provenienzen zahlreicher Rezepte mit deutlicher Fokussierung auf den sakralen Bereich (»Propheten«, Hierogrammaten etc.) beruhen offensichtlich nur zu einem Teil auf entsprechenden Quellenexzerpten, partiell hingegen wohl auch auf autoptischen Betrachtungen vor Ort. Weiterhin stellte seine praktische Berufsausübung in Rom einen nicht unwesentlichen Faktor für Alexanders Rezeption iatromagischer Motive und Traditionen dar, indem er seine Kenntnis der griechischen und gräkoägyptischen Überlieferungen nun auch noch mit der diesbezüglichen lateinischen Literatur (v.a. Plinius, Scribonius Largus und Marcellus; vgl. Kap. 2.6.2) abgleichen und ergänzen konnte. Exemplarisch für Alexanders vergleichende Rezeption der komplementären griechischen und lateinischen Überlieferungen sind die beiden parallelen Rezepte für eine im Falle von Gelenkleiden anzuwendende Salbe auf der Basis von Zitterrochen (vgl. Kap. 4.6), deren Hauptunterschied in der verwendeten Terminologie liegt. Alexanders römische Patientenklientel, die sich offensichtlich primär aus der Oberschicht zusammensetzte und deshalb gewohnt war, ihren Willen durchzusetzen, leistete wohl auch einen wesentlichen Beitrag zu seiner Reflexion über das psychologische Moment im Umgang mit Patientenbefindlichkeiten und den korrespondierenden Willensäußerungen: letztere galt es zu respektieren, doch durfte die Therapie darunter nicht leiden, weshalb sich eine Komplementierung der oftmals als unbequem empfundenen konventionellen Maßnahmen mit Amuletten und ähnlichen psychologischen Stimulantien häufig als durchführbar und wirksam erwiesen hatte. Auch hier liegt die Motivation wiederum nicht auf der religiösen Ebene, sondern vielmehr im zwischenmenschlich-praktischen Bereich der Kommunikation zwischen dem Therapeuten und seinen Patienten.

Alexanders *Therapeutika* sind demnach wesentlich umfassender als nur ein Praxisleitfaden zur Diagnose und Behandlung innerer Krankheiten, da sie zusätzlich Ratschläge im Umgang mit den Patienten sowie die Möglichkeit der praktischen Umsetzung einer gezielten Kombination aus konventioneller ›Schulmedizin‹ und traditionell basierter ›Alternativheilkunde‹ im Sinne eines heilungsfördernden ganzheitlichen Therapiekonzepts vermitteln. Die Besonderheit sowie, dadurch bedingt, die auch innerhalb der byzantinischen medizinischen Gebrauchsliteratur singuläre Position von Alexanders *Therapeutika* besteht in der Rolle der Iatromagie, die sich in diesem Falle nicht als abergläubischer Kompromiss, sondern als rationalquellenbasierte Komplementierung konventioneller Therapiemaßnahmen darstellt, in gewisser Hinsicht vergleichbar mit der modernen Integration alternativmedizinischer Behandlungsformen in komplexe Therapiepläne. Ausgehend von Alexanders *Therapeutika* als maßgeblicher Quelle für die rezeptionsgeschichtliche Analyse (Kap. 4) lassen sich zwei grundlegende Motivgruppen iatromagischer Themen feststellen, welche wiederum auf die beiden fundamentalen gräkoägyptischen Sujets – die Dämonologie und die Sympathielehre – rekurrieren. Dabei handelt es sich zum einen um den Bereich der sprachlichen Emanation iatromagischer Motive in Rezitationen, Exorzismen, Gebeten sowie komplexen Ritualen, worin sich Sprache und Gestik zu einer Einheit verbinden, zum anderen um die Sektion der Amulette, Reliquien und, im weitesten Sinne, der ethnopharmakologisch orientierten *materia medica*. Der erste Teilbereich steht in unmittelbarer Verbindung zu dämonologischen Quellen, während die zu dem zweiten gehörigen Substanzen ihre iatromagische Aktivierung über die Sympathielehre erfahren. Beide Teilbereiche stehen über ein zentrales, ägyptisch basiertes Motiv in unmittelbarem Kontakt, nämlich über die Dekanmelothesie, die, hervorgegangen aus der altägyptischen *Gliedervergottung*, eine sympathetische Verbindung zwischen irdischer Materie, astrologischen Konstellationen und den im Laufe der Zeit zu dämonischen Wesen mutierten Dekangottheiten postuliert (vgl. Kap. 2.4.5 u. 4.1). Deren allgegenwärtige naturgegebene Immanenz kann sich die Heilkunde dahingehend zunutze machen, indem sie, wie in der 1. *Kyranis* exemplarisch vorgeführt, sympathiebasierte Relationen zwischen materiellen Substanzen in Amuletten oder Arzneimischungen konzentriert, weshalb sich die im byzantinischen medizinischen Schrifttum repräsentierte Sympathielehre als rationalisierte Dämonenkausalität erweist. Das solchermaßen konstituierte iatromagische Basismodell der byzantinischen Heilkunde regiert damit auch die gezielte Zuordnung der Einzelmotive zu ausgewählten Krankheitsbildern bzw. Symptomatiken, deren Lokalisation innerhalb des menschlichen Körpers mit dem dämonologisch-sympathetischen Konzept in Einklang steht, was konkret bedeutet, dass bestimmte Körperorgane in besonderem Maße dämonischen Attacken ausgesetzt sind; so beispielsweise der Kopf, welcher nach ägyptischer Vorstellung aufgrund seiner sieben Öffnungen das Primärziel dämonischer Angriffe darstellt (vgl. Kap. 4.1), oder auch die inneren Organe, in denen sich Dämonen festsetzen und, der platonischen Trichotomielehre entsprechend, Macht über den gesamten Körper erlangen können (vgl. Kap. 4.5). Anzeichen für eine dämonische Einwirkung manifestieren sich entweder über erschreckende Symptomatiken wie bei Anfallsleiden (Kap. 4.10) und manchen Erscheinungsformen von Fieber (Kap. 4.9), oder aber als deutlich sichtbare ›miasmatische‹ Veränderungen der Hautoberfläche (Kap. 4.7), welche gleichermaßen als Stigmatisierung empfunden wurden und soziale Ausgrenzung des Patienten nach sich zogen. Besondere Vorsicht ist zudem auch während Krisensituationen, insbesondere Schwangerschaft und Geburt (Kap. 4.8), geboten, da die zahlreichen Gefahrenmomente während dieser Lebensphase als stete Bedrohung durch omnipräsente dämonische Mächte interpretiert wurden; eine Einstellung, an der sich auch in christlicher Zeit nicht viel änderte, weshalb hier die Kontinuität iatromagischer Motive am prägnantesten nachvollziehbar ist.

Die byzantinische Rezeption der gräkoägyptischen Sympathielehre manifestiert sich auch in der Terminologie, indem sympathiebasierte Arzneimittel als φυσικά (»Naturheilmittel«), Amulette hingegen als φυσικὰ περίαπτα (»Naturheilmittel zum Umhängen«) bezeichnet werden (vgl. Kap. 2.7). Eine solche Terminologie inkludiert zugleich aber auch eine deutliche Fokussierung ihrer naturimmanenten, den sympathetischen Gesetzmäßigkeiten folgenden Heilkraft auf den therapeutischen Aspekt hin, und zwar ohne religiöse Anbindung, was wiederum den interkulturellen Rahmen derartiger Anwendungen, aber auch ihre Verankerung in einem ebenfalls geistesgeschichtlich-kulturell unabhängigen übergeordneten System illustriert. In Übereinstimmung mit dieser wesentlichen Einschätzung der φυσικά als reguläre

Arzneimittel erfolgt auch ihre Kategorisierung innerhalb des für die *materia medica* gültigen Ordnungssystems nach animalischen, pflanzlichen und mineralischen Substanzen; auch hinsichtlich ihrer Dosierung, Mischungsverhältnisse und Applikationsmodalitäten gelten gleichermaßen die für konventionelle Arzneimittel verbindlichen Richtlinien. Einzig die Gewinnungsmodalitäten der φυσικά, bzw. im Falle von zusammengesetzter *materia medica*, deren iatromagischer Komponente folgen nicht den rational-wissenschaftlichen Richtlinien, sondern orientieren sich an ›archaischen‹, bereits in den gräkoägyptischen Überlieferungen kanonisierten Normen, welche die obligatorischen Rezitationen mit astrologischen Vorschriften kombinieren.

Die innerhalb des byzantinischen medizinischen Schrifttums rezipierten iatromagischen Motive rekurrieren sowohl auf ägyptische Körper- bzw. Krankheitskonzepte wie auch auf mythologische Aspekte, die beide durch die übergeordnete dämonologische Vorstellung miteinander verbunden sind. Als ganzheitliches, dem humoralpathologischen vergleichbares Konzept fungiert in Ägypten das der *wḫdw*, womit krankheitsauslösende ›Schmerzstoffe‹ bezeichnet werden, die wohl aufgrund von unzuträglichen bzw. unverdaulichen Nahrungssubstanzen krankhafte Körperreaktionen auslösen. Die hauptsächliche Behandlungsmethode, um diesen *wḫdw* entgegenzuwirken, bestand in diversen Methoden der Abführung, um die Schadstoffe aus dem Körper auszuleiten und dessen natürliches inneres Gleichgewicht und damit den Zustand der Gesundheit wiederherzustellen. Alexander von Tralleis hat dieses Konzept sehr wahrscheinlich während seines Studiums in Alexandreia kennengelernt und nimmt auch explizit in seinen *Therapeutika* darauf Bezug (vgl. Kap. 3.2), indem er es in Relation zu dem für die byzantinische Medizin gültigen humoralpathologischen Konzept setzt, das ebenfalls mit abführenden Therapiemethoden arbeitet, allerdings zumeist gepaart mit diätetischen Maßnahmen, welche innerhalb der byzantinischen Medizin einen unvergleichlich hohen Stellenwert besitzen. Das ägyptische medizinische Denken kennt jedoch als Ursache für Krankheiten nicht ausschließlich diese ›natürliche‹, durch die *wḫdw* initiierte Kausalität, sondern vermutet außerdem hinter vielfältigen Symptomatiken dämonische Urheberschaft – eine Vorstellung, die sich im Bilde der ›Krankheitsdämonen‹ weit über die byzantinische Zeit hinaus bis in die frühe Neuzeit in wechselnden Ausformungen und Schattierungen erhalten hat. Ägyptischer Vorstellung zufolge haben solche Dämonen zweierlei Möglichkeiten, in den menschlichen Körper einzudringen und von diesem in wenig gesundheitsfördernder Weise Besitz zu ergreifen: zum einen über den Kopf, welcher aufgrund seiner sieben Öffnungen (Augen, Ohren, Nasenlöcher, Mund) geradezu prädestiniert für solche dämonische Attacken zu sein scheint (vgl. Kap. 4.1) und deshalb besonderen iatromagisch-exorzistischen Schutzes bedarf, zum anderen aber auch in Form von *Inkubi*, die den Körper des Patienten mittels ihres Giftsamens von innen heraus schädigen, was insbesondere eine Spezialität des negativen Gottes schlechthin, Seth, des Mörders des Osiris und Todfeindes des Horus (zum Horus-Mythos vgl. Kap. 2.3; zu Seth als *Inkubus* v.a. Kap. 4.8), zu sein schien. Kopfschmerzen beispielsweise gelten nach ägyptischer Ansicht als erste Anzeichen für einen dämonischen Angriff, weshalb Exorzismen und Amulette innerhalb der ägyptischen Kopfschmerztherapie eine große Rolle spielen (vgl. Kap. 4.1), anders als zumindest in den Quellen der früh- und mittelbyzantinischen Zeit, wo Kopfschmerzen in erster Linie konventionell mit Umschlägen oder aromatherapeutischen Maßnahmen behandelt werden. In den spät- und postbyzantinischen *Iatrosophia* allerdings begegnen dann wiederum Rezitationen und Amulette, die gegen Kopfschmerzen wirksam sein sollen, d.h. die ägyptische Motivik wird hier quasi wiederbelebt (vgl. Kap. 4.1). Ägyptischer Einfluss besteht auch hinsichtlich der Terminologie: bereits innerhalb der antiken Medizin unterschied man präzise zwischen diversen Erscheinungsformen von Kopfschmerz, u.a. wurde auch der ›halbseitige‹ Kopfschmerz, die Migräne, als ἡμικρανία beschrieben, eine Bezeichnung, die wohl direkt auf das altägyptische *gs-tp* zurückzuführen ist (Kap. 4.1).

Die byzantinische Sichtweise in Bezug auf Krankheitsdämonen fügt der ägyptischen Vorstellung noch ein weiteres Element hinzu, das auf der platonischen Trichotomielehre basiert (vgl. Kap. 3.1.4): demzufolge halten sich Dämonen keineswegs an beliebiger Stelle innerhalb des menschlichen Körpers auf, sondern bevorzugen zentrale Organe, wie Gehirn, Herz und Leber, welche als Sitz der drei zentralen, von der Seele gesteuerten Vitalkräfte (Denkvermögen, Lebensenergie und Reproduktionsfähigkeit) gelten, die der Dämon damit empfindlich zu schädigen versucht. Aus diesem Grunde besaßen sowohl Herz wie auch Leber als ausschlaggebende Speicherorgane der Vitalkräfte innerhalb der konventionellen wie auch der iatromagischen Heilkunde besondere Bedeutung, so dass die tierischen Pendants häufig als *materia medica* für Arzneimittel (z.B. der Verzehr des Herzens einer Lerche gegen Kolikleiden; vgl. Kap. 4.4), aber auch als Amulettsubstanz verwendet wurden. Herzamulette finden sich bereits häufig als Bestandteil des ägyptischen Kultgeschehens oder auch als persönliche Talismane; in byzantinischen Quellen besitzt der Herzknochen eines Hirsches große Bedeutung als Geburtsamulett (Kap. 4.8), aber ebenso auch als Amulett gegen Anfallsleiden (Kap. 4.10). Die Leber wiederum spielt eine große Rolle als Arzneimittel, und zwar sowohl roh wie auch gebraten und in unterschiedlichen Aggregatszuständen; diverse Anwendungsbereiche und Verabreichungen sind bis in die spätbyzantinische Zeit in unterschiedlichem Kontext zu beobachten (z.B. Kap. 4.2; 4.4). Wenn Michael Psellos die Fähigkeit des Bauchredens einem im Körperinneren befindlichen Dämon zuschreibt (Kap. 3.1.4), so rekurriert er einerseits auf die platonische Trichotomielehre, andererseits aber auch auf die ägyptische Vorstellung vom dämonischen *Inkubus*.

Als Konzentration der körperimmanenten Vitalkräfte gelten sämtliche Körperflüssigkeiten (Urin, Speichel, Schweiß) sowie die Exkremente, aber insbesondere das Blut, das schon Goethes Mephisto als ›ganz besonderen Saft‹ bezeichnet hat, da dieses nicht allein als körperinternes Transportmittel für Lebensenergie galt, sondern ebenso ein archaisch-rituelles Opfermotiv beinhaltet (z.B. zu Gladiatorenblut als Heilmittel vgl. Kap. 4.10). Was die Verwendung von Exkrementen als *materia medica* betrifft, so zeigt Galens ausführliche Abhandlung dieser Thematik (vgl. Kap. 4.3.1), dass dies bereits in der antiken Medizin eher Bestandteil einer konventionellen Therapie war und nicht mit Iatromagie oder ›Dreckapotheke‹ verbunden wurde – das zugrundeliegende Motiv ist allerdings wiederum ein ägyptisches, was aus den entsprechenden Quellen, welche die ›dämonozide‹ Wirkung von Exkrementen erörtern, deutlich hervorgeht (vgl. Kap. 4.4).

Gleichsam eine Synthese aus einer Vielzahl der erwähnten Einzelmotive stellt das Uterusmotiv dar (vgl. Kap. 4.8), welches als einziges von seiner ägyptischen Entstehung bis in die spätbyzantinische Zeit weitgehend unverändert tradiert wurde. Mit diesem Motiv verbindet sich die Vorstellung, der Uterus sei die Personifikation eines im Körper befindlichen dämonischen Wesens – hier liegt wiederum die ägyptische *Inkubus*-Vorstellung zugrunde –, das nicht an seinem zugewiesenen Platz bleibt, sondern umherwandert und dadurch Schmerzen und Krankheit verursacht. Ausgehend von seinem ägyptischen Ursprung findet sich dieses Motiv sowohl bei Platon, der die Wanderung des Uterus als Wunsch nach Schwangerschaft interpretiert, wie auch im *Corpus Hippocraticum* und bei Soran, welche zwar die Möglichkeit einer Uterusdislokation anerkennen, jedoch nicht den dahinterstehenden Mythos. In byzantinischer Zeit sind fast durchgehend Uterusamulette belegt, welche eine archaische Formel aufweisen, deren Besonderheit darin besteht, dass sich ihr Wortlaut bis in die spätbyzantinischen *Iatrosophia* hinein nahezu unverändert erhalten hat. Der Text dieser Formel (Kap. 4.8) rekurriert wiederum auf ägyptische Motive, und zwar einerseits auf die ›Horusstelen‹ und deren Symbolisierung des Sieges über gefährliche (dämonische) Tierarten (Kap. 2.3), andererseits, indem der zu exorzierende Uterus-Dämon als »schwarz« bezeichnet wird, auf die hieroglyphische Bezeichnung für Ägypten als *Kmt*, also »schwarzes«, d.h. fruchtbares Land (vgl. Kap. 2.4.6 u. 4.8) und nimmt somit Bezug auf den mit dem Uterus verbundenen Fruchtbarkeitsaspekt, und zum dritten – mit der Formulierung, der Uterus-Dämon möge Blut essen und sich im Blute wälzen – auf einen ägyptischen Mythos, worin die Vernichtung des Menschengeschlechts durch die blutrünstig-dämonische Göttin Hathor-Sachmet beschrieben wird und ebenso auch deren Befriedung mittels Trunkenheit durch übermäßigen Bierkonsum.

Der zweite übergeordnete Motivkomplex ist der ägyptischen Mythologie entlehnt, wobei zumeist nicht komplette Mythenkreise insgesamt tradiert wurden, sondern nur markante Episoden bzw. einzelne Ausschnitte, die zudem häufig mit christlichen Themen synkretistisch verschränkt wurden. Der wohl bekannteste ägyptische Mythos ist der Osirismythos, der über Osiris' Ermordung durch seinen Bruder und Widersacher Seth, über Isis' posthume Schwängerung sowie über Geburt und Heranwachsen des Horus als Rächer seines Vaters berichtet. Zahlreiche Elemente aus diesem Mythos finden sich als Einzelmotive, häufig auch in christlicher Uminterpretation – so beispielsweise die Analogie zwischen Horus und Christus als Erlöserfigur, aber auch zwischen Isis und der Muttergottes – in heilkundlichen Texten wieder, entweder als mythologische Präzedenzfälle, sog. *historiolae*, oder als Muster für Rezitationen und Exorzismen. Horus tritt dabei in vielen Fällen als ›Musterpatient‹ in Erscheinung, der von seiner heil- und zauberkundigen Mutter Isis, die häufig auch als Alchemistin charakterisiert wird, aus unzähligen misslichen Lagen und Krankheitssituationen gerettet werden kann. Die Vorstellung von dem Sieg des ›Guten‹ über das ›Böse‹ wird, ausgehend von Horus' Sieg über Seth, ebenso mit dem alttestamentlichen Salomonmotiv verbunden, der auf den Amuletten dann häufig in Gestalt des ›Heiligen Reiters‹ auftritt, der einen auf dem Boden liegenden weiblichen (Krankheits?-)Dämon speert (ausführlich dazu Kap. 2.4.5) – und dieses Salomonmotiv wird dann wiederum auf Sisinn(i)os übertragen und mündet schließlich in die Legende vom Hl. Georg. Die besiegte Dämonenfigur symbolisiert hierbei nicht ausschließlich, aber doch zu einem wesentlichen Teil, die personifizierte Krankheit schlechthin, die aufgrund der Erlöserfunktion des aktiven Protagonisten überwunden und bezwungen werden kann. Die therapeutische Wirksamkeit dieses Motivs beruht auf der Kenntnis der mythologischen Hintergründe, weshalb derartige Amulette auch häufig im Kontext ritueller Rezitationen oder exorzistischer Formeln in Erscheinung treten.

Wie insbesondere am Beispiel des Motivs des ›Heiligen Reiters‹ zu sehen ist, sind ägyptische Dämonenvorstellungen ihrem äußeren Erscheinungsbild nach äußerst wandlungs- und synthesefähig; das ihnen zugrundeliegende Basismotiv bleibt jedoch weitestgehend unverändert, wie beispielweise das Motiv der zum Jahreswechsel auftretenden Krankheitsdämonen im Gefolge der Göttin Sachmet, welche Seuchen und Pest bewirken können: diese finden sich nahezu unverändert in den fieberverursachenden ›Mittagsdämonen‹ wieder und nicht zuletzt in den Pestdämonen, von denen Prokop berichtet, welche während der ›Justinianischen Pest‹ die Straßen Konstantinopels durchstreifen und ihre Opfer durch Schläge infizieren (Kap. 4.9). Eine wichtige Rolle bei der Bekämpfung solcher Dämonen nehmen rituelle Handlungen ein, wobei bereits im Alten Ägypten Wert auf die Kombination von Sprache (Rezitation) und Gestik gelegt wurde: Rituale wurden stets von bestimmten, genau vorgeschriebenen Handlungen begleitet, die sich in manchen Motiven bis in die byzantinische Zeit erhalten haben, wenn beispielsweise innerhalb der Augenheilkunde die rituelle Blendung einer Eidechse als Medium der *transplantatio morbi* empfohlen wird (Kap. 4.2) oder diverse Lebewesen bis zu ihrer vollständigen Auflösung zerkocht und als Salbenbasis verwendet werden (Kap. 4.6). Das hier zugrundeliegende Motiv findet sich bereits in den gräkoägyptischen Papyri, wenn im Rahmen eines divinatorischen Rituals ein Skarabäus ›vergöttlicht‹ wird, um mit dessen Hilfe die Schwelle zwischen Diesseits und Jenseits zu überschreiten. Diese Idee liegt auch den gelegentlich in byzantinische Heilprozesse integrierten Ritualhandlungen zugrunde, indem der damit verbundene transitorische Aspekt als Vehikel für den erwünschten Heilerfolg fungiert.

Eine zentrale Rolle in ägyptischen Heilritualen nehmen auch sogenannte Mittlerfiguren – die Vorbilder der christlichen Heiligen als Fürbitter – ein, wobei es sich meist um angesehene Persönlichkeiten des öffentlichen Lebens, darunter auch

Ärzte, handelt, die nach ihrem Tode zwischen den beiden Welten vermitteln und irdische Gesuche an die entsprechende überirdische Instanz weiterleiten. Die konkrete rituelle Handlung vollzog sich dabei zumeist anhand von Statuen dieser Mittlerpersonen, die mit entsprechenden Texten beschriftet und im Verlauf des Rituals mit Wasser übergossen wurden, welches dann wieder in Auffanggefäßen gesammelt und den Patienten verabreicht wurde, mit dem Ziel, dass die rituellen, auf den Statuen niedergeschriebenen Worte in diesem Wasser subsumiert und komprimiert ihre Heilkraft entwickeln können. Das Motiv findet sich vereinzelt auch in byzantinischen Aufzeichnungen wieder, insbesondere in den spätbyzantinischen *Iatrosophien*, und wird zumeist mit der dem Weihwasser impliziten Heilwirkung gleichgesetzt. Jedwede Art von rituellen Handlungen unterliegt bestimmten Geboten, deren wichtigste die Geheimhaltung, das Schweigen und die (kultische) Reinheit darstellten. Aus diesem Grunde begegnet bis weit in die spät- und postbyzantinische Zeit wiederholt das Motiv der Geheimhaltung, des nicht-drüber-Sprechens, um die angestrebte Wirkung nicht zu gefährden, gleichzeitig aber auch das Motiv des unschuldigen Kindes oder der reinen Jungfrau, deren Urin bzw. Menstruationsblut Grundsubstanz zahlreicher Rezeptverordnungen sind. Das Ziel sämtlicher Rituale, Rezitationen und rituell-therapeutischer Maßnahmen ist der Heilerfolg, die, wenn möglich, nachhaltige Befreiung von Krankheit und, damit verbunden, von kultischer Stigmatisierung. Heilung bedeutete jedoch bereits in ägyptischer Zeit auch Regeneration, und damit eine ›Verjüngung‹ im Sinne einer körperlich gesunden ›Wiedergeburt‹. Diese Vorstellung symbolisiert die allnächtliche Fahrt des Sonnengottes durch die Unterwelt, die Überwindung zahlreicher, sich ihm dabei in den Weg stellender Gefahrenmomente, und schließlich sein regeneriertes Erscheinen am kommenden Morgen. In komprimierter Form findet sich dieselbe Vorstellung in dem hieroglyphischen Zeichen des Skarabäus versinnbildlicht, dessen Bedeutung »werden« oder auch »sein« ist. Das Motiv des Skarabäus als Regenerationssymbol verkörpern nicht nur die zahlreichen Skarabäusamulette, sondern ebenso sein Erscheinen in iatromagischen Empfehlungen in byzantinischer Zeit, wo seinem Regenerationsaspekt noch zusätzlich eine Christussymbolik beigefügt wurde, was die diesem Motiv implizite Heilwirkung noch steigern sollte.

Zum Amulettgebrauch wurden entweder lebendige Tiere (Skarabäen, Spinnen, Eidechsen etc.) eingefangen, in rote Tücher gewickelt und dem Patienten umgebunden, oder aber auch ihr Bildnis in bestimmte Halbedelsteine – deren Wirkweise wie in der modernen, alternativmedizinischen Edelsteintherapeutik auf sympathetische Eigenschaften rückgeführt wird (vgl. Kap. 2.4.6, insbesondere in Bezug auf die *Kyraniden*-Amulette) – graviert und diese dann entweder an roten Befestigungsbändern umgehängt oder in Ringfassungen integriert. Auch der roten Farbe und ihrer Bedeutung als wirkmächtiges Apotropaikum liegt eine doppelte, ägyptische und christliche Symbolik zugrunde, denn die ursprünglich negative Konnotation der Farbe in den ägyptischen Quellen wurde nach und nach zu einem starken Apotropaikon in christlicher Zeit, was sie nicht zuletzt ihrer Assoziation mit Christi

Purpurmantel verdankte. Was die Fassungen speziell für Amulettringe betrifft, so wird bevorzugt Gold verwendet, dessen Unvergänglichkeitssymbolik bereits in der ägyptischen Mythologie als »Fleisch der Götter« eine wesentliche Rolle spielt, die sich bis in die gräkoägyptischen Bestattungsgebräuche fortgesetzt hatte: das Gesicht des Verstorbenen wird *pars pro toto* mit einer goldenen Maske bedeckt, um den gesamten Körper damit vor Verwesung zu schützen; auch diesem Motiv eignet ein besonderer Regenerations- und damit Heilscharakter, der sich bis in die christlichen Reliquienfassungen unverändert tradiert hat.

Die Analyse der byzantinischen Quellen zu iatromagischen Traditionen hat gezeigt, dass wiederholt ganz bestimmte Tiere entweder im Ganzen oder partiell Verwendung finden, insbesondere Esel, diverse Stelzvögel, Caniden oder auch Ziegen. Auch diese Tierarten erscheinen in den Rezepten nicht zufällig, sondern basieren auf den ägyptischen Vorstellungen von bestimmten Göttern, welche sich teilweise in tierischen Inkarnationen zeigen, so Seth in Eselsgestalt, Thot als Ibis, Anubis als Hund bzw. Schakal, und Amun als Widder. Die zugrundeliegende Motivik manifestiert sich in der byzantinischen Rezeption mittels der Integration dieser Tierarten oder auch einzelner Bestandteile von ihnen in vielfältigen therapeutischen Verordnungen, aber auch in Amuletten: so finden beispielsweise Eselsorgane Einsatz gegen Anfallsleiden und diverse organische Erkrankungen (Kap. 4.4, 4.5 u. 4.10), Ibisfedern werden mit Vorliebe als Applikator für Salben verwendet (Kap. 4.7), und diverse Stelzvögel erscheinen auf Verdauungsamuletten (Kap. 4.4); Hunde gelten als bevorzugte Lieferanten für die in vielerlei Rezepturen benötigten Exkremente (Kap. 4.3.3 u. 4.4.1), doch auch als Medium der *transplantatio morbi*, während der mit Amun verbundene Widder hauptsächlich als Spender seiner ebenfalls in ganz unterschiedlichen Rezepten verwendeten Leber (Kap. 4.4.2 u. 4.5) fungiert. Eine besondere Rolle kommt der Ziege ferner in Zusammenhang mit Anfallsleiden zu (Kap. 4.10.1), da es ein unfehlbares Diagnosemittel sein soll, den mutmaßlichen Patienten in eine Ziegenhaut zu wickeln und ihn dann in Kontakt mit Wasser (hier der Ritualaspekt!) zu bringen; sein Leiden wird sich augenblicklich offenbaren. Gerade im Falle von Anfallsleiden und der damit verbundenen Stigmatisierung spielen ägyptische Mondgötter eine wesentliche Rolle, indem sie als übergeordnete Verursacher des Leidens gelten, weshalb dieses auch nur durch entsprechende lunare Riten oder Exorzismen mit lunarer Fokussierung geheilt werden kann – ein Motiv, das sich in der Bezeichnung »Mondsucht« nicht nur bis in die *Iatrosophia* hinein, sondern sogar bis in die frühe Neuzeit und den aktuellen (umgangssprachlichen) Sprachgebrauch erhalten hat.

Weiterhin konnten die Textanalysen des zweiten Teiles der vorliegenden Untersuchung zeigen, dass etliche Motive während ihrer Tradierung gewissen Veränderungen unterworfen wurden, so beispielsweise das der Schwalbensteine, die ursprünglich als Amulett gegen Kopfschmerzen verwendet wurden, später dann aber vornehmlich gegen Anfallsleiden empfohlen wurden. Gerade in dieser Verlagerung des ursprünglichen Zielaspektes wird wiederum das zugrundeliegende ägyptischdämonologische Motiv äußerst deutlich, da beide Leiden als Werk unterschiedlich angreifender Dämonen betrachtet wurden, sei es als über den Kopf eindringende, sei als *Inkubi* (Kap. 4.1 u. 4.10). Ein weiteres Beispiel für die Fokusverlagerung innerhalb von iatromagischen Motiven und ihrer Zielsetzung begegnet in einem Amulett, dessen Substanz in Würmern aus Ziegengehörn besteht und das zunächst gegen Anfallsleiden verwendet wurde, in manchen *Iatrosophien* jedoch als Bestandteil eines Liebestrankes erscheint (Kap. 4.10.2). Ebenfalls für einen Liebeszauber diente in den gräkoägyptischen Überlieferungen das Blut erschlagener Gladiatoren, das die byzantinischen Quellen wiederum als Heilmittel gegen Anfallsleiden kennen (Kap. 4.10.2). Besonders interessant ist in diesem Zusammenhang ein Schriftamulett, das Alexander von Tralleis in der komplementären Fiebertherapie einsetzt, wobei auf ein Olivenblatt die Buchstabenkombination κα, ροι, α geschrieben werden soll, welches Anlass zu der Vermutung gibt, dass es sich dabei eventuell um eine Interpretation der *alpha-leon*-Formel handeln könne. Ein derartiges Amulett ist bislang singulär innerhalb der byzantinischen Quellensituation, begegnet allerdings in einem neuzeitlichen *Iatrosophion* eines kretischen Heilers wieder.

Die Analyse der byzantinischen Quellen kann demnach deutlich zeigen, dass die von den byzantinischen Ärzten in Betracht gezogenen komplementärtherapeutischen Heilkonzepte zu einem großen Teil auf ägyptischen Motiven basieren, welche sich sämtlich in der spätantiken gräkoägyptischen dekanmelothetischen Sympathielehre konzentrieren und von dort aus Eingang in das einschlägige Schrifttum fanden. Die innerhalb der byzantinischen Medizin schrittweise vollzogene allmähliche Loslösung aus dem Galenismus *stricto sensu* führte zu einer Neuorientierung insbesondere im Bereich der Therapeutik, wobei praktische Erfahrung, ethische Prinzipien sowie ein von gegenseitigem Respekt geprägter Umgang mit den Patienten eine Erweiterung der therapeutischen Möglichkeiten und Alternativen unter Einbeziehung der unkonventionellen Methoden diverser ethnopharmakologischer und iatromagischer Traditionen implizierten. Die besondere Fokussierung hierbei auf ägyptische Motive stand in enger Verbindung zu einer Art Renaissance der spätantiken hermetischen Tradition im Kontext der *Kyraniden*-Überlieferung und deren Integration in den medizinischen Kontext in Gestalt der Sympathielehre und ihrer therapeutischen Anwendung. Wenn der Byzantiner Alexander von Tralleis als rational-wissenschaftlich denkender Arzt nun diese Sympathielehre mit Galens medizintheoretischem System und dem humoralpathologisch dominierten Krankheitskonzept kombiniert, so handelt es sich dabei keineswegs um Aberglauben, sondern um den Entwurf eines möglichst ganzheitlichen Therapiekonzepts, mit welchem nicht nur Heilerfolge zu optimieren seien, sondern das zugleich auch dem Therapeuten ermöglicht, den Vorwurf einer ethisch nicht vertretbaren Unterlassung jedweder möglichen ärztlichen Hilfeleistung von sich zu weisen. Ἀσέβεια, also Frevel, liege demzufolge eben gerade nicht in der Anwendung unkonventioneller Therapiekonzepte, sondern in der Missachtung und Arroganz gegenüber archaischen Traditionen, die sich vielfach, aufgrund ihres langen Bestehens, zwar nicht den konventionellen Methoden als ebenbürtig – davon ist Alexander überzeugt und betont diesen Aspekt auch immer wieder –, doch zumindest in psychologischer Hinsicht als wirksame Stimulantia erwiesen haben. Die Rezeption iatromagischer Motive durch die byzantinischen Ärzte stellt sich somit ganz eindeutig als eine praxisbezogen-zweckgebundene Aktion und reguläre komplementärtherapeutische Methode dar, und nicht, wie bislang mitunter behauptet, als irrational-abergläubische ›Notlösung‹, um einem Patientenwunsch zu genügen, oder als willkürliche Aneinanderreihung ethnopharmakologischer Trouvaillen.

Literaturverzeichnis

I. Quellen

Aetios von Amida/AetAmid.

Aetii Amideni Libri medicinales I–VIII, ed. A. Olivieri [CMG VIII, 1–2] Leipzig/Berlin 1935 (Bd. I) u. 1950 (Bd. 2).

AetAmid. XVI

R. Romano (Hrsg.), Aezio Amideno libro XVI, in: Medici Bizantini, 255–553.

Alexander von Tralleis/AlexTrall.

Alexander von Tralles. Original-Text und Übersetzung nebst einer einleitenden Abhandlung. Ein Beitrag zur Geschichte der Medicin von Dr. Theodor Puschmann. Zwei Bände, I (Wien 1878) – II (Wien 1879).

AlexTrall., Therap. I/Guardasole 2006

A. Guardasole (Hrsg.), Alessandro di Tralle. Dal libro I dei Therapeutika, in: Medici Bizantini, 557–679.

Aret.

Aretaeus, ed. C. Hude [CMG II] Leipzig/Berlin 1923.

Beltz 1983

W. Beltz, Die koptischen Zauberpapyri der Papyrus-Sammlung der Staatlichen Museen zu Berlin, Archiv für Papyrusforschung und verwandte Gebiete 29 (1983) 59–86.

ClemAlex. VI

Clément d'Alexandrie, Les Stromates. Stromate VI. Introduction, texte critique, traduction et notes par P. Descourtieux [Sources Chrétiennes 446] Paris 1999.

Clemente de Alejandría, Stromata VI–VIII. Vida intelectual y religiosa del cristiano. Introducción, traducción y notas de M. Merino Rodríguez. Madrid et al. 2005.

CMG

Corpus Medicorum Graecorum.

CML

Corpus Medicorum Latinorum.

Cod. Par. gr. 2316

I. Oikonomou-Agorastu (Hrsg.), Kritische Erstausgabe des Rezeptbuchs des Cod. Par. gr. 2316, f. 348v–374v. Thessalonike 1982.

Cod. Taur. B.VII.18

D. Valentino (Hrsg./Übers.), Das Iatrosophion des Cod. Taur. B.VII.18 [Münchner Arbeiten zur Byzantinistik 1] Neuried 2016.

Diosk., mat. med.

Pedanii Dioscuridis Anazarbei De materia medica libri quinque, ed. M. Wellmann I–III. Berlin 1906–1914 (repr. Berlin 1958).

Galen

Claudii Galeni opera omnia, ed. cur. C.G. Kühn I–XX. Leipzig 1821–1833.

GMP 1986

H.-D. Betz, The Greek Magical Papyri in Translation. Chicago/London 1986 (^{2}1992). [der angekündigte 2. Band mit ausführlichem Kommentar ist bisher nicht erschienen: Stand 2002]

Fischer-Elfert 2005

Altägyptische Zaubersprüche, eingeleitet, übers. und komm. von H.-W. Fischer-Elfert, mit Beiträgen von T.S. Richter. Stuttgart 2005.

https://doi.org/10.1515/9783110619041-006

Fischer-Elfert 2005a
H.-W. Fischer-Elfert, Abseits von Ma'at. Fallstudien zu Außenseitern im Alten Ägypten [Wahrnehmungen und Spuren Altägyptens. Kulturgeschichtliche Beiträge zur Ägyptologie 1] Würzburg 2005.
Heim 1892
R.L.M. Heim, Incantamenta magica graeca latina, Jahrbuch für Classische Philologie, Suppl. 19 (1892) 465–575.
Hipp.
Œvres complètes d'Hippocrate. Trad. nouv. avec le texte Grec en regard, ed. E. Littré I–X. Paris 1839–1861 (repr. Amsterdam 1973–1982).
Hipp., morb. sacr.
H. Grensemann (Hrsg./Übers.), Die hippokratische Schrift ›Über die heilige Krankheit‹ hrsg., übers. und erl. [Ars Medica II, 1] Berlin 1968.
Hopfner 1922
Th. Hopfner, Fontes Historiae Religionis Aegyptiacae. Pars I: Auctores ab Homero usque ad Diodorum continens [Fontes Historiae Religionum ex Auctoribus Graecis et Latinis collectos II/1] Bonn 1922.
Horapollon
H.J. Thissen (Hrsg./Übers.), Des Niloten Horapollon Hieroglyphenbuch. Band I: Text und Übersetzung [Archiv für Papyrusforschung und verwandte Gebiete 6] München/Leipzig 2001.
Ideler
I.L. Ideler, Physici et medici Graeci minores I–II. Leipzig 1841–1842 (repr. Amsterdam 1963).
Johannes Physicus
B. Zipser (Hrsg.), John the Physician's Therapeutics. A Medical Handbook in Vernacular Greek [Studies in Ancient Medicine 37] Leiden/Boston 2009.
Kitāb Ǧiranīs
I. Toral-Niehoff (Hrsg.), Kitāb Ǧiranīs. Die arabische Übersetzung der ersten Kyranis des Hermes Trismegistos und die griechischen Parallelen hrsgg., übers. und komm. [Quellen und Forschungen zur Antiken Welt 43] München 2004.
Kropp, KZT
A.M. Kropp, Ausgewählte koptische Zaubertexte I–III. Brüssel 1930–1931.
Kyraniden
D. Kaimakis, Die Kyraniden [Beiträge zur Klasssichen Philologie 76]. Meisenheim a. Glan 1976.
Kyr. Lat.
L. Delatte (Hrsg.), Textes Latins et vieux français relatifs aux Cyranides. La traduction latine du XIIe siècle, le compendium aureum, le de XV stellis d'hermes, le livre des secrez de nature [Bibliothèque de la Faculté de Philosophie et Lettres de l'Université de Liège, Fasc. 93] Paris 1942.
Kyr. Trad.
F. de Mély, Les Lapidaires de l'Antiquité et du Moyen Âge. Ouvrage publié sous les auspices du ministère de l'instruction publique et de l'académie des sciences. III, 1. fasc.: Les lapidaires grecs, Traduction. Paris 1902.
Leon, consp. med.
Leonis Philosophi conspectus medicinae, in: Anecdota medica graeca, e cod. mss. expr. F.Z. Ermerins (Leiden 1840; repr. Amsterdam 1963) 88–221.
Livré Sacré
C.E. Ruelle (Hrsg.), Hermès Trismégiste: Le Livré Sacré sur les Décans, Revue de philologie, de littérature et d'histoire anciennes 32 (1908) 247–277.

Marcell. med.
Marcelli de medicamentis liber/Marcellus, Über Heilmittel, hrsg. v. M. Niedermann. Zweite Auflage besorgt von E. Liechtenhan, übers. v. J. Kollesch und D. Nickel [CML V] Berlin ^{2}1968.

Mazaris
J.N. Barry et al. (Seminar Classics 609, State University of New York at Buffalo, Hrsg.), Mazaris' Journey to Hades or interviews with dead men about certain officials of the imperial court. Greek text with translation, notes, introduction and index [Arethusa Monographs 5] Buffalo 1975.

Medici Bizantini
A. Garzya et al (Hrsg.), Autori della tarda antichità e dell'età bizantina: Medici Bizantini (Oribasio di Pergamo, Aezio d'Amida, Alessandro di Tralle, Paolo d'Egina, Leone medico). Turin 2006.

Önnerfors 1988
A. Önnerfors, Zaubersprüche in Texten der römischen und frühmittelalterlichen Medizin, in: G. Sabbah (Hrsg.), Études de médécine romaine (St. Étienne 1988) 113–156.

Oreib., Coll. med.
Oribasii Collectionum medicarum reliquiae ed. J. Raeder I–IV [CMG VI/1,1–2 und VI/2,1–2] Leipzig/Berlin 1928–1931.

Oreib., Syn./Oreib., Eun.
Oribasii Synopsis ad Eustathium/Libri ad Eunapium ed. J. Raeder [CMG VI/3] Leipzig/Berlin 1926.

Oreibasios XXIV/XXV
R. de Luca (Hrsg.), Oribasio di Pergamo, Collezioni Medici lib. XXIV/XXV, in: Medici Bizantini, 21–251.

PaulAeg.
I.L. Heiberg (Hrsg.), Paulus Aegineta I–II [CMG IX, 1–2] Leipzig/Berlin 1921–1924.

PGM
K. Preisendanz, Papyri Graecae Magicae. Die griechischen Zauberpapyri. 2. erg. Auflage von A. Henrichs [Sammlung Wissenschaftlicher Kommentare] Stuttgart ^{2}1973–1974.

Philostr.
C.P. Jones (Hrsg./Übers.), Philostratus, The Life of Apollonius of Tyana. I (Books I–IV), II (Books V–VIII), III (Letters of Apollonius, Ancient Testimonia, Eusebius's reply to Hierocles) [Loeb Classical Library 16 (I), 17 (II), 458 (III)] Cambridge, MA/London 2005 (I/II) und 2006 (III).

Plinius, NH
C. Plinii Secundi Naturalis Historiae Libri I–XXXVII. Hrsgg. und übers. von R. König in Zusammenarbeit mit G. Winkler. München/Zürich 1983.

Ps.-Apul.
E. Howald – H.E. Sigerist, Antonii Musae De herba vettonica, Liber Pseudo-Apulei herbarius, Anonymi De taxone liber, Sexti Placiti Liber medicinae ex animalibus [CML IV] Leipzig 1927.

Ps.-Apul 2015
K. Brodersen, Apuleius, Heilkräuterbuch/Herbarius, lateinisch und deutsch. Wiesbaden 2015.

Psellos, Lith. Dyn.
P. Galigani, Il ›De Lapidum Virtutibus‹ di Michele Psello. Introduzione, testo critico, traduzione e commento [Quaderni dell'Istituto di Filologia Classica ›Giorgio Pasquali‹ dell'Universitá degli Studi di Firenze 7] Florenz 1980.

Rovati 2018
E. Rovati, Die »Iatromathematika« des Hermes Trismegistos: Einleitung, Text, Übersetzung, Technai: An International Journal for Ancient Science and Technology 9 (2018) 9–132.

Ruelle
F. de Mély, Les Lapidaires de l'Antiquité et du Moyen Âge. Ouvrage publié sous les auspices du ministère de l'instruction publique et de l'académie des sciences. II, 2. fasc.: Les lapidaires grecs, Texte. Avec la coll. de Ch.-Ém. Ruelle. Paris 1899.

Scribon. Larg., Comp.
S. Sconocchia (Hrsg.), Scribonii Largi Compositiones [Bibliotheca Scriptorum Graecorum et Romanorum Teubneriana] Leipzig 1983.

Scribon. Larg., Ricette
Scribonio Largo, Ricette mediche. Traduzione e commento a cura di L. Mantovanelli. Padua 2012.

Sym. Seth, Antirrhetikos
Συμεὼν Μαγίστρου τοῦ Σὴθ τοῦ Ἀντιοχέως, περὶ ὑγεινῆς πραγματείας διὰ τῆς τῶν ἐξ αἰτιῶν συμμετριῶν ἀντιῤῥητικὸς πρὸς Γαληνὸν Περὶ τροφῆς δυνάμεως κατὰ στοιχεῖον μετὰ τὸ προοίμιον. Συμεὼν μαγ. καὶ Φιλ. τοῦ Σῆθ ἀντιοχ. Ἀντιῤῥητικὸς πρὸς Γαληνόν, ed. Ch. Daremberg, Notices et extraits des manuscrits médicaux grecs, latins et français, des principales bibliothèques de l'Europe I (Paris 1853) 44–47.

Sym. Seth 2015
M. Cronier – A. Guardasole – C. Magdelaine – A. Pietrobelli, Galien en Procès à Byzance : L'Antirrhétique de Syméon Seth, Galenos 9 (2015) 71–121.

Suda
A. Adler (Hrsg.), Suidae Lexicon [Lexicographi Graeci 1] Stuttgart 1931 ff. (repr. München 1984).

Suppl. Magicum
R.W. Daniel – F. Maltomini, Supplementum Magicum I–II. Opladen 1990–1992.

Theodorakis
P.A. Clark (Hrsg./Übers.), A Cretan Healer's Handbook in the Byzantine Tradition. Text, Translation and Commentary. Farnham/Burlington 2011.

Theoph., cur. morb.
Theophanis Nonni Epitome de curatione morborum graece et latine. Ope cod. manuscr. rec. notasque adiecit J. S. Bernard I–II. Gotha/Amsterdam 1794 f.

Theophil., hom. fabr.
I. Grimm-Stadelmann (Hrsg./Übers.), Theophilos Protospatharios: Der Aufbau des Menschen in fünf Büchern. Kritische Edition des Textes mit Einleitung, Übersetzung und Kommentar. München 2008 (http://edoc.ub.uni-muenchen.de/9393/).

TestSal.
C.C. McCown, The testament of Solomon, ed. from manuscripts at Mount Athos, Bologna, Holkham Hall, Jerusalem, London, Milan, Paris and Vienna [Untersuchungen zum Neuen Testament 9] Leipzig 1922.

II. Sekundärliteratur

Adamson 2013
G. Adamson, Astrological Medicine in Gnostic Traditions, in: A.D. DeConick – G. Shaw – J.D. Turner (Hrsg.), Practicing Gnosis. Ritual, Magic, Theurgy and Liturgy in Nag Hammadi, Manichaean and Other Ancient Literature. Essays in Honor of Birger A. Pearson [Nag Hammadi and Manichaean Studies 85] (Leiden/Boston 2013) 333–358.

ANRW
W. Haase – H. Temporini (Hrsg.) Aufstieg und Niedergang der römischen Welt. I ff. (Berlin 1993 ff.).

Antike Medizin
K.-H. Leven (Hrsg.), Antike Medizin – Ein Lexikon. München 2005.

Antike Mythen
U. Dill – C. Walde (Hrsg.), Antike Mythen. Medien, Transformationen und Konstruktionen. Fs Fritz Graf zum 65. Geburtstag. Berlin/New York 2009.

Alpers 1984
K. Alpers, Untersuchungen zum griechischen Physiologus und den Kyraniden, in: H. Reinitzer (Hrsg.), All Geschöpf ist Zung' und Mund. Beiträge aus dem Grenzbereich von Naturkunde und Theologie. Vestigia Bibliae. Jahrbuch des deutschen Bibel-Archivs Hamburg 6 (1984) 13–87.

Altaner – Stuiber
B. Altaner – A. Stuiber, Patrologie. Freiburg 1978.

Assmann 1998
J. Assmann, Moses der Ägypter. Entzifferung einer Gedächtnisspur. München/Wien 1998.

Aufmesser 2002
M. Aufmesser (Übers.), Pedanius Dioscurides aus Anazarba: Fünf Bücher über die Heilkunde [Altertumswissenschaftliche Texte und Studien 37] Hildesheim u.a. 2002.

Bain 1990
D. Bain, ›Treading Birds‹. An unnoticed use of πατέω (Cyranides I.10.27, I.19.9), in: E.M. Craik (Hrsg.), ›Owls to Athens‹. Essays on Classical Subjects presented to Sir Kenneth Dover (Oxford 1990) 295–304.

Bain 1995
D. Bain, περιγίνεσθαι as a medical term and a conjecture in the *Cyranides*, in: D. Innes – H. Hine – Chr. Pelling (Hrsg.), Ethics and Rhetoric. Classical Essays for Donald Russell on his Seventy-Fifth Birthday (Oxford 1995) 281–286.

Bain 2003
D. Bain, Μελανῖτις γῆ in the *Cyranides* and related texts: new evidence for the origins and etymology of alchemy?, in: Magic in the Biblical World, 191–218.

Bakalude 2001
Α.Δ. Βακαλούδη, Η εξέλιξη της μαγείας από την αρχαιότητα έως τους πρώτους χριστιανικούς αιώνες. Athen 2001.

Bennett 2000
D. Bennett, Medical Practice and Manuscripts in Byzantium. The Society for the Social history of Medicine 13/2 (2000) 279–291.

Bennett 2017
D.C. Bennett, Medicine and Pharmacy in Byzantine Hospitals. A Study of the extant formularies [Medicine in the Medieval Mediterranean 7] Abington/New York 2017.

Berendes 1914
I. Berendes, Paulos' von Aegina des besten Arztes sieben Bücher uebers. und mit Erläuterungen versehen. Mit einem Geleitwort von R. Kobert nebst einem Anhang: Die römischen Bäder, die bei Paulos vorkommenden aelteren Aerzte, und zwei Tafeln. Leiden 1914.

BHM
Bulletin of the History of Medicine. Baltimore 1933 ff.

Boudon 2003
V. Boudon, Aux marges de la médecine rationelle: médecins et charlatans à Rome au temps de Galien (IIe s. de notre ère), REG 116 (2003/1) 109–131.

Bowie 1995
E. Bowie, Names and a Gem: Aspects of Allusion in Heliodorus' *Aethiopica*, in: D. Innes – H. Hine – Chr. Pelling (Hrsg.), Ethics and Rhetoric. Classical Essays for Donald Russell on his Seventy-Fifth Birthday (Oxford 1995) 269–280.

Brashear 1995
W. Brashear, The Greek Magical Papyri: An Introduction and Survey: Annotated Bibliography (1928–1994), in: ANRW II.18.5. (1995) 3380–3684.
Brill's Companion to the Reception of Galen 2019
P. Bouras-Vallianatos – B. Zipser (Hrsg.), Brill's Companion to the Reception of Galen, Brill's Companions to Classical Reception 17. Leiden 2019.
Brunet
F. Brunet, Médecine et Thérapeutique Byzantines. Œuvres Médicales d'Alexandre de Tralles, le dernier auteur classique des grands médecins grecs de l'antiquité I–IV. Paris 1933–1937.
Busch 2006
P. Busch, Das Testament Salomos, die älteste christliche Dämonologie, kommentiert und in deutscher Erstübersetzung [Texte und Untersuchungen zur Geschichte der altchristlichen Literatur 153] Berlin u.a. 2006.
Carrick 2001
P. Carrick, Medical Ethics in the Ancient World. Washington, D.C. 2001.
Collard – Samama 2004
F. Collard – E. Samama (Hrsg.), Mires, physiciens, barbiers et charlatans. Les marges de la médecine de l'Antiquité aux débuts de l'époque moderne [Hommes et textes en Champagne] Langres 2004.
Dasen – Spieser 2014
V. Dasen – J.-M. Spieser (Hrsg.), Les savoirs magiques et leur transmission de l'Antiquité à la Renaissance. Textes réunis et édités [Micrologus' Library 60] Florenz 2014.
Dickie 2001
M.W. Dickie, Magic and Magicians in the Greco-Roman World. London/New York 2001.
Dimitroukas 1997
I.Ch. Dimitroukas, Reisen und Verkehr im Byzantinischen Reich vom Anfang des 6. bis zur Mitte des 11. Jh.s I–II [Historical Monographs 18] Athen 1997.
DNP
H. Cancik – H. Schneider (Hrsg.), Der Neue Pauly. Enzyklopädie der Antike I–XVI. Stuttgart 1996–2003.
DOP
Dumbarton Oaks Papers. Cambridge, MA 1941 ff.
Duffy 1984
J. Duffy, Byzantine Medicine in the sixth and seventh centuries: aspects of teaching and practice, DOP 38 (1984) 21–27.
Duffy 1995
J. Duffy, Reactions of Two Byzantine Intellectuals to the Theory and Practice of Magic: Michael Psellos and Michael Italikos, in: Maguire 1995, 83–97.
Ebeling 2009
F. Ebeling, Das Geheimnis des Hermes Trismegistos. Geschichte des Hermetismus von der Antike bis zur Neuzeit. München [2]2009.
Écrire la magie
M. de Haro Sanchez (Hrsg.), Écrire la magie dans l'antiquité. Actes du colloque international (Liège, 13–15 octobre 2011) [Collection Papyrologica Leodiensia 5] Liège 2015.
van der Eijk 2010
Ph. van der Eijk, Principles and practices of compilation and abbreviation in the medical ›encyclopaedias‹of Late Antiquity, in: Horster – Reitz 2010, 519–554.
EM 2005
W.E. Gerabek et al. (Hrsg.), Enzyklopädie Medizingeschichte. Berlin/New York 2005.

Ewers 2009
M. Ewers, Marcellus Empiricus: De medicamentis. Christliche Abhandlung über Barmherzigkeit oder abergläubische Rezeptsammlung? [Bochumer Altertumswissenschaftliches Colloquium 83] Trier 2009.
Ferraces Rodríguez 2010
A. Ferraces Rodríguez, La restitución del texto de dos fórmulas mágicas del *Liber Medicinae ex Animalibus* de Sexto Plácido (Plac. *Med.* 17, 11 Rec. *β*; *Med.* 17, 19 Rec. *β*), in: I. Garofalo – S. Fortuna et al. (Hrsg.), Sulla Tradizione indiretta dei testi medici greci: Le traduzioni. Atti del III seminario internazionale di Siena. Certosa di Pontignano 18–19 settembre 2009. Pisa/Rom 2010.
Fischer-Elfert 2000
H.W. Fischer-Elfert, Fallsucht im Alten Ägypten. Ätiologie, Diagnose und ihre ›magiko-medizinische‹ Behandlung, Würzburger medizinhistorische Mitteilungen 19 (2000) 117–129.
Fischer-Elfert 2007
H.-W. Fischer-Elfert, Heilkunde im Alten Ägypten, in: Froschauer – Römer 2007, 43–54.
Fowden 1993
G. Fowden, The Egyptian Hermes. A historical approach to the Late Pagan Mind. Cambridge 1986 (repr. Princeton/New Jersey 1993; with corr. and a new preface).
Frankfurter 2002
D. Frankfurter, Dynamics of Ritual Expertise in Antiquity and Beyond: Towards a new Taxonomy of ›Magicians‹, in: Magic and Ritual, 159–178.
Froschauer – Römer 2007
H. Froschauer – C. Römer (Hrsg.), Zwischen Magie und Wissenschaft. Ärzte und Heilkunst in den Papyri aus Ägypten [Nilus. Studien zur Kultur Ägyptens und des Vorderen Orients 13] Wien 2007.
Gaillard-Seux 2015
P. Gaillard-Seux, Sur la distinction entre médecine et magie dans les textes médicaux antiques (Ier–VIe siècles), in: Écrire la magie, 201–223.
Garrison 1929
F.H. Garrison, An Introduction to the History of Medicine with medical chronology, suggestions for study and bibliographic data, 4. ed., rev. and enl. Philadelphia/London [4]1929.
Garzya 1981
A. Garzya, Testi letterari d'uso strumentale a Bisanzio, Vichiana 10 (1981) 118–143.
Garzya 1983
A. Garzya, Testi letterari d'uso strumentale a Bisanzio, in: A. Garzya, Il mandarino e il quotidiano. Saggi sulla letteratura tardoantica e bizantina (Neapel 1983) 35–71.
Garzya 1997
A. Garzya, Science et conscience dans la pratique médicale de l'Antiquité tardive et byzantine, in: H. Flashar – J. Jouanna (Hrsg.), Médecine et morale dans l'antiquité [Entretiens ›Hardt‹ sur l'Antiquité classique 43] (Vandoeuvres/Genf 1997) 337–363.
Garzya 2006
A. Garzya, Introduzione, in: Medici Bizantini, 9–18.
GdM I–IX
H. v. Deines – H. Grapow – W. Westendorf, Grundriß der Medizin der alten Ägypter. Berlin 1954–1973.
GdM III
H. Grapow, Kranker, Krankheiten und Arzt. Vom gesunden und kranken Ägypter, von den Krankheiten, vom Arzt und von der ärztlichen Tätigkeit [Grundriß der Medizin der Alten Ägypter III] Berlin 1956.

GdM IV/1
H. v. Deines – H. Grapow – W. Westendorf, Übersetzung der medizinischen Texte [Grundriß der Medizin der Alten Ägypter IV 1] Berlin 1958.
GdM IV/2
H. v. Deines – H. Grapow – W. Westendorf, Übersetzung der medizinischen Texte, Erläuterungen [Grundriß der Medizin der Alten Ägypter IV 2] Berlin 1958.
Geller 2005
M.J. Geller, Renal and Rectal Disease Texts [Die babylonisch-assyrische Medizin in Texten und Untersuchungen VII] Berlin/New York 2005.
Gordon 2014
R. Gordon, Charaktêres between Antiquity and Renaissance. Transmission and Reinvention, in: Dasen – Spieser 2014, 253–300.
Gordon – Marco Simón 2010
R. Gordon – F. Marco Simón, Introduction, in: R.L. Gordon – F. Marco Simón (Hrsg.) Magical Practice in the Latin West. Papers from the International Conference held at the University of Zaragoza 30 Sept. – 1 Oct. 2005 [Religions in the Graeco-Roman World 168] (Leiden/Boston 2010) 1–49.
Graf 2000
F. Graf, Une Histoire Magique, in: La Magie I, 41–60.
Graf 2002
F. Graf, Theories of Magic in Antiquity, in: Magic and Ritual, 93–104.
Greenfield 1988
R.P.H. Greenfield, Traditions of Belief in Late Byzantine Demonology. Amsterdam 1988.
Grimm 1988
A. Grimm, Ein altägyptisches Bronzeherz aus Tall Durdara, Mitteilungen der Deutschen Orient-Gesellschaft 120 (1988) 93–96.
Grimm – Grimm-Stadelmann 2010
A. Grimm – I. Grimm-Stadelmann, Zauberhaftes Alt Ägypten. Schwarze und weiße Magie an den Ufern des Nils, in: A. Grimm – S. Schoske (Hrsg.), Isisblut & Steinbockhorn. Amulett und Talisman in Altägypten und im Alpenraum [Schriften aus der Ägyptischen Sammlung 11] (München 2010) 34–75.
Grimm-Stadelmann 2014
I. Grimm-Stadelmann, Der Skarabäus als Therapeutikum. Zur Überlieferungsgeschichte altägyptischer Traditionen in den frühbyzantinischen medizinischen Handbüchern, in: G. Gafus – S. Wimmer (Hrsg.), »Vom Leben umfangen«. Ägypten, das Alte Testament und das Gespräch der Religionen. Gedenkschrift für Manfred Görg [Ägypten und Altes Testament 80] (München 2014) 225–234.
Grimm-Stadelmann – Grimm 2013
I. Grimm-Stadelmann – A. Grimm, Primadonna assoluta: Kleopatras Nachleben im Musiktheater, in: E. Bronfen – A. Lulinska (Hrsg.), Kleopatra. Die ewige Diva. Ausstellungskatalog Kunst- und Ausstellungshalle der Bundesrepublik Deutschland, Bonn, 28.06.–06.10.2013 (Bonn 2013) 105–115.
Grimm-Stadelmann – Locher 2012
I. Grimm-Stadelmann – W. Locher, Der Kosmas- und-Damian-Schrein St. Michael, München. Lindenberg i. Allgäu 2012.
Guardasole 2001
A. Guardasole, La médecine hellénistique et la pharmacologie: les remèdes ›mains des dieux‹, Lalies 21 (2001) 97–112.

Guardasole 2004
A. Guardasole, Alexandre de Tralles et les remèdes naturels, in: Collard – Samama 2004, 81–99.
Guardasole 2004a
A. Guardasole, Sur l'*editio princeps* d'Alexandre de Tralles, in: V. Boudon-Millot – G. Cobolet (Hrsg.), Lire les médecins grecs à la renaissance. Aux origines de l'édition médicale. Actes du colloque international de Paris, 19–20 septembre 2003 (Paris 2004) 323–337.
Guardasole 2004b
A. Guardasole, L'Héritage de Galien dans l'œuvre d'Alexandre de Tralles, in: J. Jouanna – J. Leclant (Hrsg.), Colloque ›La Médecine grecque antique‹. Actes [Cahiers de la Villa ›Kérylos‹ 15] (Paris 2004) 219–234.
Haas 2003
V. Haas, Materia Magica et Medica Hethitica. Ein Beitrag zur Heilkunde im Alten Orient. I–II. Unter Mitwirkung von D. Bawanypeck. Berlin/New York 2003.
Hannig 1995
R. Hannig, Die Sprache der Pharaonen. Großes Handwörterbuch Ägyptisch-Deutsch (2800–950 v. Chr.) [Kulturgeschichte der Alten Welt 64] Mainz 1995.
de Haro Sanchez 2010
M. de Haro Sanchez, Le vocabulaire de la pathologie et de la thérapeutique dans les papyrus iatromagiques grecs: fièvres, traumatismes et »épilepsie«. The Bulletin of the American Society of Papyrologists 47 (2010) 131–153.
Haussperger 2012
M. Haussperger, Die mesopotamische Medizin aus ärztlicher Sicht [DWV-Schriften zur Medizingeschichte 12, in: Fachprosaforschung – Grenzüberschreitungen, Beiheft 1] Baden-Baden 2012.
Holmén 2007
T. Holmén, Jesus and Magic: Theodicean Perspectives to the Issue, in: M. Labahn – B. J. Lietaert Peerbolte (Hrsg.), A Kind of Magic. Understanding Magic in the New Testament and its Religious Environment [European Studies on Christian Origins. Library of New Testament Studies 306] (London/New York 2007) 43–56.
Hopfner 1921
Th. Hopfner, Griechisch-Ägyptischer Offenbarungszauber I [Studien zur Palaeographie und Papyruskunde 21] Leipzig 1921.
Hopfner 1924
Th. Hopfner, Griechisch-Ägyptischer Offenbarungszauber II: Seine Methoden [Studien zur Palaeographie und Papyruskunde 23] Leipzig 1921.
van der Horst 2007
P. van der Horst, The great magical papyrus of Paris (PGM IV) and the Bible, in: M. Labahn – B. J. Lietaert Peerbolte (Hrsg.), A Kind of Magic. Understanding Magic in the New Testament and its Religious Environment [European Studies on Christian Origins. Library of New Testament Studies 306] (London/New York 2007) 173–183.
Horster – Reitz 2010
M. Horster – C. Reitz (Hrsg.), Condensing texts – condensed texts [Palingenesia. Schriftenreihe für Klassische Altertumswissenschaft 98] Stuttgart 2010.
Hunger 1978
H. Hunger, Die hochsprachliche profane Literatur der Byzantiner I–II [Byzantinisches Handbuch. Handbuch der Altertumswissenschaften V,1–2] München 1978.

Ieraci Bio 1982
A.M. Ieraci Bio, Testi medici di uso strumentale, in: Akten des XVI. Internationalen Byzantinistenkongresses, Wien 4.–9. Oktober 1981, II/3 [Jahrbuch der Österreichischen Byzantinistik 32/3] (Wien 1982) 33–43.

Ieraci Bio 2001
A.M. Ieraci Bio, La letteratura medica bizantina: tipologie di testi, Lalies 21 (2001) 113–130.

Jackson 1985
H.M. Jackson, The Lion Becomes Man. The Gnostic Leontomorphic Creator and the Platonic Tradition. Atlanta 1985.

Janowitz 2001
N. Janowitz, Magic in the Roman World. Pagans, Jews and Christians. London/New York 2001.

Janowitz 2013
N. Janowitz, Natural, Magical, Scientific or Religious? A Guide to Theories of Healing, in: A.D. DeConick – G. Shaw – J.D. Turner (Hrsg.), Practicing Gnosis. Ritual, Magic, Theurgy and Liturgy in Nag Hammadi, Manichaean and Other Ancient Literature. Essays in Honor of Birger A. Pearson [Nag Hammadi and Manichaean Studies 85] (Leiden/Boston 2013) 315–331.

Janowski – Schwemer 2010
B. Janowski – D. Schwemer (Hrsg.), Texte zur Heilkunde [Texte aus der Umwelt des Alten Testaments, Neue Folge, Band 5] Gütersloh 2010.

Joannou 1971
P.-P. Joannou, Démonologie populaire – démonologie critique au XI siècle. La vie inédite de S. Auxence par M. Psellos [Schriften zur Geistesgeschichte des östlichen Europa 5] Wiesbaden 1971.

Jördens 2015
A. Jördens (Hrsg.), Ägyptische Magie und ihre Umwelt [Philippika 80] Wiesbaden 2015.

Jouanna 2004
J. Jouanna, Médecine égyptienne et médecine grecque, in: J. Jouanna – J. Leclant (Hrsg.), Colloque ›La Médecine grecque antique‹. Actes [Cahiers de la Villa ›Kérylos‹ 15] (Paris 2004) 1–21.

Jouanna 2011
J. Jouanna, Médecine rationnelle et magie: le statut des amulettes et des incantations chez Galien, REG 124 (2011/1) 47–77.

Jouanna-Bouchet 2004
J. Jouanna-Bouchet, Médecins et guérisseurs chez Scribonius Largus ou comment faire la distinction entre le bon médecin et les autres thérapeutes, in: Collard – Samama 2004, 33–53.

Kákosy 1995
L. Kákosy, Probleme der Religion im römerzeitlichen Ägypten, in: ANRW II.18.5. (1995) 2894–3049.

Kaplony 2002
P. Kaplony, Pachom als Nachfolger der altägyptischen Weisen und Zauberer – eine Textrekonstruktion, in: H. Győry, Mélanges offerts à Edith Varga, Bulletin du Musée Hongrois des Beaux-Arts, Supplément 2001 (Budapest 2002) 335–348.

Karenberg – Leitz 2002
A. Karenberg – Ch. Leitz (Hrsg.), Heilkunde und Hochkultur II. ›Magie und Medizin‹ und ›Der alte Mensch‹ in den antiken Zivilisationen des Mittelmeerraumes [Naturwissenschaft – Philosophie – Geschichte 16] Münster u.a. 2002.

Klutz 2003
T.E. Klutz, Reinterpreting ›Magic‹ in the World of Jewish and Christian Scripture: An Introduction, in: Magic in the Biblical World, 1–9.

Klutz 2003a
T.E. Klutz, The Archer and the Cross: Chorographic Astrology and Literary Design in the *Testament of Solomon*, in: Magic in the Biblical World, 219–244.
Kotansky 2002
R. Kotansky, An Early Christian Gold *Lamella* for Headache, in: Magic and Ritual, 37–46.
LÄ
W. Helck u.a. (Hrsg.), Lexikon der Ägyptologie I–VII. Wiesbaden 1975–1992.
Lampe
G.W.H. Lampe, A Patristic Greek Lexicon. Oxford 1961–1968.
Langslow 2004
D.R. Langslow, Die lateinische Übersetzung der Therapeutika des Alexander von Tralles. Bemerkungen zur Textüberlieferung und zum Wortschatz, in: S. Sconocchia – F. Cavalli (Hrsg.), Testi medici latini antichi. Le parole della medicina: lessico e storia. Atti des VII Convegno Internationale, Trieste, ottobre 2001 (Bologna 2004) 177–192.
Langslow 2006
D.R. Langslow, The Latin Alexander Trallianus. The Text and Transmission of a Late Medical Book [Journal of Roman Studies Monograph 10] London 2006.
LBG
E. Trapp (Hrsg.) – W. Hörandner (Bearb.), Lexikon zur Byzantinischen Gräzität, besonders des 9.–12. Jahrhunderts. Wien 2001 ff.
Leitz 2002
C. Leitz, Rabenblut und Schildkrötengalle: Zum vermeintlichen Gegensatz zwischen magisch-religiöser und empirisch-rationaler Medizin, in: Karenberg – Leitz 2002, 49–73.
Lesses 2013
R. Lesses, Image and Word: Performative Ritual and Material Culture in the Aramaic Incantation Bowls, in: A.D. DeConick – G. Shaw – J.D. Turner (Hrsg.), Practicing Gnosis. Ritual, Magic, Theurgy and Liturgy in Nag Hammadi, Manichaean and Other Ancient Literature. Essays in Honor of Birger A. Pearson [Nag Hammadi and Manichaean Studies 85] (Leiden/Boston 2013) 377–408.
Leven 1995
K.-H. Leven, Die ›unheilige‹ Krankheit – *epilepsia*, Mondsucht und Besessenheit in Byzanz, Würzburger medizinhistorische Mitteilungen 13 (1995) 17–57.
Leven 2005
K.-H. Leven, Gelehrter Aberglauben, abergläubische Gelehrte? Michael Italikos, ein Amulett gegen die ›Pest‹ und die Medizin in Byzanz, in: Das Mittelalter. Perspektiven mediävistischer Forschung 10 (2005) 53–63.
LiDonnici 2002
L.R. LiDonnici, Beans, Fleawort, and the Blood of a Hamadryas Baboon: Recipe Ingredients in Greco-Roman Magical Materials, in: Magic and Ritual, 359–377.
LMA
R.-H. Bautier u.a. (Hrsg.), Lexikon des Mittelalters I–X. München 1980–1999 (repr. München 2002).
LSJ
H.G. Liddell – R. Scott (Hrsg.), A Greek-English lexicon with a revised supplement. Rev. and augm. throughout by H.S. Jones with the assistence of R. McKenzie and with the cooperation of many scholars. Oxford ^{9}1996.

Machold 2010
C.R. Machold, Scribonius Largus und die antike Iatromagie. Der Einfluß übernatürlicher Heilkonzepte auf die *Compositiones medicamentorum* [Beiträge zur Geschichte, Theorie und Ethik der Medizin 19] Hildesheim/Zürich/New York 2010.

Magdalino – Mavroudi
P. Magdalino – M. Mavroudi (Hrsg.), The Occult Sciences in Byzantium. Genf 2006.

Magic and Ritual
P. Mirecki – M. Meyer (Hrsg.), Magic and Ritual in the Ancient World [Religions in the Graeco-Roman World 141] Leiden/Boston/Köln 2002.

Magic in the Biblical World
T.E. Klutz (Hrsg.), Magic in the Biblical World. From the Rod of Aaron to the Ring of Solomon [Journal for the Study of the New Testament Supplement Series 245] London/New York 2003.

La Magie
A. Moreau – J.-C. Turpin, La Magie. Actes du Colloque International de Montpellier 25–27 mars 1999 (Montpellier 2000), I: Du Monde Babylonien au Monde Hellénistique; II: La Magie dans l'Antiquité grecque tardive – Les Mythes; III: Du Monde Latin au Monde Contemporain; IV: P. Brillet – A. Moreau, Bibliographie générale.

Maguire 1995
H. Maguire (Hrsg.), Byzantine Magic, Washington D.C. 1995 (repr. Washington D.C. 2008).

Maguire 1998
H. Maguire, VIII: Magic and Geometry in Early Christian Floor Mosaics and Textiles, in: H. Maguire, Rhetoric, Nature and Magic in Byzantine Art [Variorum Collected Studies Series CS 603] (Aldershot et al. 1998) 265–290.

Makris 1995
G. Makris, Zur Epilepsie in Byzanz, BZ 88 (1995) 363–404.

Marestaing 1913
P. Marestaing, Les Écritures Égyptiennes et l'Antiquité Classique. Paris 1913.

Martin 2014
M. Martin, L'envoûtement de l'antiquité à la renaissance. Une transmission entre continuités et innovations, in: Dasen – Spieser 2014, 5–24.

Mastrocinque 2005
A. Mastrocinque, From Jewish Magic to Gnosticism [Studien und Texte zu Antike und Christentum 24] Tübingen 2005.

Matthaios 2010
S. Matthaios, Lexikographen über die Schulter geschaut. Tradition und Traditionsbruch in der griechischen Lexikographie, in: Horster – Reitz 2010, 165–207.

Mercati 1917
G. Mercati, Un nuovo capitolo di Sorano e tre nuove ricette superstiziose in Aezio [Notizie varie di antica letteratura medica e di bibliografia. Studi e Testi 31] (Rom 1917) 42–46.

Meyer – Smith 1994
M. Meyer – R. Smith (Hrsg.), Ancient Christian Magic. Coptic Texts of Ritual Power. New York 1994.

Michel 2004
S. Michel, Die Magischen Gemmen. Zu Bildern und Zauberformeln auf geschnittenen Steinen der Antike und Neuzeit [Studien aus dem Warburg-Haus 7] Berlin 2004.

Miller 1997
T.S. Miller, The Birth of the Hospital in the Byzantine Empire. Baltimore/London ²1997.

Milwards 1734
E. Milwards, Trallianus reviviscens, or An Account of Alexander Trallian, One of the Greek Writers that Flourished after Galenus, Shewing that these Authors are far from Deserving the Imputation of Mere Compilers. London 1734.
Moog 2002
F.P. Moog, Gladiatorenblut bei Epilepsie als etruskische Therapie – und der Bischof Marinos von Thrakien, in: Heilkunde und Hochkultur II, 153–182.
Moore 2005
P. Moore, Iter Psellianum. A detailed listing of manuscript sources for all works attributed to Michael Psellos, including a comprehensive bibliography [Subsidia Mediaevalia 26] Toronto, Ontario 2005.
Moreau 2000
A. Moreau, Petit guide à l'usage des apprentis sorciers, in: La Magie I, 5–39.
Mülke 2010
M. Mülke, Die Epitome – Das bessere Original?, in: Horster – Reitz 2010, 69–89.
Mummies 2016
C. Price et al. (Hrsg.), Mummies, magic and medicine in ancient Egypt. Multidisciplinary essays for R. David. Manchester 2016.
Naveh – Shaked 1985
J. Naveh – S. Shaked, Amulets and Magic Bowls. Aramaic Incantations of Late Antiquity. Jerusalem 1985.
Nunn 1996
J.F. Nunn, Ancient Egyptian Medicine. London 1996.
Nutton 1984
V. Nutton, From Galen to Alexander, aspects of medicine and medical practice in late antiquity, DOP 38 (1984) 1–14.
Nutton 1991
V. Nutton, From Medical Certainty to Medical Amulets: Three Aspects of Ancient Therapeutics, Clio Medica 22 (1991) 13–22.
Nutton 1996
V. Nutton, s.v. *Alexander Trallianus*, DNP 1 (1996) 483 f.
Nutton 2007
V. Nutton, Greco-Roman Medicine and the Greek Papyri, in: H. Froschauer – C. Römer (Hrsg.), Zwischen Magie und Wissenschaft. Ärzte und Heilkunst in den Papyri aus Ägypten [Nilus. Studien zur Kultur Ägyptens und des Vorderen Orients 13] (Wien 2007) 5–12 (dt. Übers. von C.E. Römer, S. 13–21).
Nutton – Zipser 2010
V. Nutton – B. Zipser, MSL 14. A Wellcome Manuscript of a Medical Practioner, in: S.V. Boudon-Millot – A. Garzya et al. (Hrsg.), Storia della Tradizione e Edizione dei Medici Greci. Atti del VI Colloquio internazionale Paris 12–14 aprile 2008 [Collectanea 27] (Neapel 2010) 259–270.
Papathanassiou 1999
M. Papathanassiou, Iatromathematica (Medical Astrology) in Late Antiquity and the Byzantine Period, Medicina nei Secoli, Arte e Scienza 11/2 (1999) 357–376.
Pezzoli-Olgiati 2007
D. Pezzoli-Olgiati, From μαγεία to Magic: Envisaging a Problematic Concept in the Study of Religion, in: M. Labahn – B. J. Lietaert Peerbolte (Hrsg.), A Kind of Magic. Understanding Magic in the New Testament and its Religious Environment [European Studies on Christian Origins. Library of New Testament Studies 306] (London/New York 2007) 3–19.

Pinch 1994
G. Pinch, Magic in Ancient Egypt. Austin, TX 1994.
Pitarakis 2015
B. Pitarakis (Hrsg.), Hayat Kısa, Sanat Uzun. Bizants'ta Şifa Sanatı/Life Is Short, Art Long. The Art of Healing in Byzantium. Katalog zur Ausstellung »Life Is Short, Art Long: The Art of Healing in Byzantium«, 10.02.–26.04. 2015, Pera Museum. Istanbul 2015.
Pitarakis – Tanman 2018
B. Pitarakis – G. Tanman (Hrsg.), Life Is Short, Art Long. The Art of Healing in Byzantium, New Perspectives [Istanbul Research Institute Publications 38, Symposium Series 2] Istanbul 2018.
Pradel 1907
F. Pradel (Hrsg.), Griechische und süditalienische Gebete, Beschwörungen und Rezepte des Mittelalters (Religionsgeschichtliche Versuche und Vorabeiten 3, 3) Giessen 1907.
Prümm 1954
K. Prümm, Religionsgeschichtliches Handbuch für den Raum der altchristlichen Umwelt, Hellenistisch-römische Geistesströmungen und Kulte mit Beachtung des Eigenlebens der Provinzen. Rom 1954.
Quack 1995
J.F. Quack, Dekane und Gliedervergottung. Altägyptische Traditionen im Apokryphon Johannis, JAC 38 (1995) 97–122.
Quack 2001
J.F. Quack, Zum ersten astrologischen Lapidar im Steinbuch des Damigeron und Evax, Philologus 145.2 (2001) 337–344.
Quack 2002
J.F. Quack, Die Spur des Magiers Petese, CdÉ 77 (2002) 76–92.
Quack 2003
J.F. Quack, Methoden und Möglichkeiten der Erforschung der Medizin im Alten Ägypten, Medizinhistorisches Journal 38 (2003), 3–15.
Quack 2015
J.F. Quack, Dämonen und andere höhere Wesen in der Magie als Feinde und Helfer, in: Jördens 2015, 101–118.
Radestock 2015
S. Radestock, Prinzipien der ägyptischen Medizin. Medizinische Lehrtexte der Papyri Ebers und Smith. Eine wissenschaftstheoretische Annäherung [Wahrnehmungen und Spuren Altägyptens. Kulturgeschichtliche Beiträge zur Ägyptologie 4] Würzburg 2015.
Raven 2012
M.J. Raven, Egyptian Magic. The Quest for Thoth's Book of Secrets. Cairo 2012.
REG
Revue des études grecques. Paris 1888 ff.
Reiner 1987
E. Reiner, Magic Figurines, Amulets and Talismans, in: A.E. Farkas – P.O. Harper – E.B. Harrison (Hrsg.), Monsters and Demons in the Ancient and Medieval Worlds. Papers presented in honor of E. Porada (Mainz. a.Rh. 1987) 27–36.
Riddle 1993
J.M. Riddle, High Medicine and Low Medicine in the Roman Empire, in: ANRW II. 37.1 (1993), 102–120.
Riddle 2007
J.M. Riddle, Research Procedures in Evaluating Medieval Medicine, in: B. S. Bowers (Hrsg.), The Medieval Hospital and Medical Practice [Avista Studies in the History of Medical Technology, Science and Art 3] (Aldershot 2007) 3–17.

Ritner 1993
R.K. Ritner, The Mechanics of Ancient Egyptian Magical Practice [Studies in Ancient Oriental Civilization 54] Chicago, IL 1993.
Ritner 1995
R.K. Ritner, Egyptian Magical Practice under the Roman Empire: the Demotic Spells and their Religious Context, in: ANRW II.18.5 (1995) 3333–3379.
Ritner 2007
R.K. Ritner, Cultural Exchanges between Egyptian and Greek Medicine, in: P. Kousoulis – K. Magliveras (Hrsg.), Moving across Borders. Foreign Relations, Religion and Cultural Interactions in the Ancient Mediterranean [Orientalia Lovaniensia Analecta 159] (Leuven/Paris/Dudley, MA 2007) 208–221.
Ritual Healing
I. Csepregi – C. Burnett (Hrsg.), Ritual Healing. Magic, Ritual and Medical Therapy from Antiquity until the Early Modern Period [Micrologus' Library 48] Florenz 2012.
Rives 2010
J.B. Rives, *Magus* and its cognates in Classical Latin, in: R.L. Gordon – F.M. Simón (Hrsg.) Magical Practice in the Latin West. Papers from the International Conference held at the University of Zaragoza 30 Sept. – 1 Oct. 2005 [Religions in the Graeco-Roman World 168] (Leiden/Boston 2010) 53–77.
Rothschuh 1978
K.E. Rothschuh, Iatromagie. Begriff, Merkmale, Motive, Systematik [Rheinisch-Westfälische Akademie der Wissenschaften, Vorträge G 225] Opladen 1978.
Samama 2004
É. Samama, Médecin ou charlatan? Comment reconnaître un bon soignant dans le monde grec?, in: Collard – Samama 2004, 9–32.
Scarborough 1995
J. Scarborough, Roman Medicine to Galen, in: ANRW II.37.1 (1995) 3–48.
Schenke 2002
G. Schenke, Balsam für Körper und Seele: Krankheit und Heilung in koptischen Texten, in: Karenberg – Leitz 2002, 101–117.
Schlumberger 1892
G. Schlumberger, Amulettes byzantins anciens destinés a combattre les maléfices e les maladies. Paris 1892, REG 5 (1892) 73–93.
Spier 1993
J. Spier, Medieval Byzantine Magical Amulets and Their Tradition, Journal of the Warburg and Courtauld Institutes 56 (1993) 25–62.
Spier 2014
J. Spier, An antique magical book used for making sixth-century byzantine amulets?, in: Dasen – Spieser 2014, 43–66.
Spieser 2014
J.-M. Spieser, Christianisme et Magie du IIIe au VII siècle, in: Dasen – Spieser 2014, 333–351.
Sternberg-El Hotabi 1999
H. Sternberg-El Hotabi, Untersuchungen zur Überlieferungsgeschichte der Horusstelen. Ein Beitrag zur Religionsgeschichte Ägyptens im 1. Jahrtausend v. Chr. I (Textband) – II (Materialsammlung). Wiesbaden 1999.
Stifter 1841
A. Stifter, Die Mappe meines Urgroßvaters (1841), zit. nach: J. Jahn (Hrsg.), Adalbert Stifter, Studien. Erster Band. Leipzig 1968.

Temkin 1973
O. Temkin, Galenism. Rise and Decline of a Medical Philosophy. Ithaca/London 1973.
Temkin 1991
O. Temkin, Hippocrates in a World of Pagans and Christians. Baltimore/London 1991.
Thorndike 1923
L. Thorndike, A history of magic and experimental science during the first thirteen centuries of our era, vol. I. New York 1923.
Tigchelaar 2007
E. Tigchelaar, Catalogue of Spirits, Liturgical Manuscript with Angelological Content, Incantation? Reflections on the Character of a Fragment from Qumran (4Q230 1), with Appendix: Edition of the Fragments of IAA #114, in: M. Labahn – B. J. Lietaert Peerbolte (Hrsg.), A Kind of Magic. Understanding Magic in the New Testament and its Religious Environment [European Studies on Christian Origins. Library of New Testament Studies 306] (London/New York 2007) 133–146.
Till 1951
W.C. Till, Die Arzneikunde der Kopten. Berlin 1951.
Torijano 2013
P.A. Torijano, Solomon and Magic, in: J. Verheyden (Hrsg.), The Figure of Solomon in Jewish, Christian and Islamic Tradition. King, Sage and Architect [Themes in Biblical Narrative. Jewish and Christian Traditions 16] (Leiden/Boston 2013) 107–125.
Touwaide 2007
A. Touwaide, Byzantine Hospital Manuals (Iatrosophia) as a Source for the Study of Therapeutics, in: B. Bowers (Hrsg.), The Medieval Hospital and Medical Practice [AVISTA Studies in the History of Medieval Technology, Science and Art 3] (Aldershot/Brookfield 2007) 147–173.
Tusculum-Lexikon 1982
W. Buchwald – A. Hohlweg – O. Prinz, Tusculum-Lexikon griechischer und lateinischer Autoren des Altertums und des Mittelalters. 3., neu bearbeitete und erweiterte Auflage. München/Zürich 1982.
Twelftree 2007
G.H. Twelftree, Jesus the Exorcist and Ancient Magic, in: M. Labahn – B. J. Lietaert Peerbolte (Hrsg.), A Kind of Magic. Understanding Magic in the New Testament and its Religious Environment [European Studies on Christian Origins. Library of New Testament Studies 306] (London/New York 2007) 57–86.
Ullmann 1970
M. Ullmann, Die Medizin im Islam [Handbuch der Orientalistik 1. Abt. VI/1] Leiden/Köln 1970.
Ullmann 1972
M. Ullmann, Die Natur- und Geheimwissenschaften im Islam [Handbuch der Orientalistik 1. Abt. VI/2] Leiden/Köln 1972.
Vakaloudi 2000
A.D. Vakaloudi, Δεισιδαιμονία and the role of the apotropaic magic amulets in the early Byzantine empire, Byzantion 70 (2000) 182–210.
Vakaloudi 2003
A.D. Vakaloudi, Illnesses, curative methods and supernatural forces in the Early Byzantine Empire (4th–7th C.A.D.), Byzantion 73 (2003/1) 172–200.
Valiakos 2014
I.A. Valiakos, Η συμβολή του Νικολάου Μυρεψού στην προώθηση και την τεκμηρίωση της βοτανολογίας και της φαρμακευτικής κατά την ύστερη βυζαντινή εποχή I–II. Diss. Larisa 2014.

Vallejo Girvés 2008
M. Vallejo Girvés, Un viajero singular: Alejandro de Trales, médico, in: J. Rubio Tovar – M. Vallejo Girvés – Fco. J. Gómez Espelosín (Hrsg.), Viajes y Visiones del Mundo [Mediterranea 14] (Málaga 2008) 145–160.
Versnel 2002
H.S. Versnel, The Poetics of the Magical Charm. An Essay in the Power of Words, in: Magic and Ritual, 105–158.
Vikan 1984
G. Vikan, Art, Medicine, and Magic in Early Byzantium, DOP 38 (1984) 65–86.
Volk 1990
R. Volk, Der medizinische Inhalt der Schriften des Michael Psellos [MBM 32] München 1990.
Waegeman 1987
M. Waegeman, Amulet and Alphabet. Magical amulets in the first book of Cyranides. Amsterdam 1987.
Westendorf 1992
W. Westendorf, Erwachen der Heilkunst. Die Medizin im Alten Ägypten. Zürich 1992.
Westendorf 1999
W. Westendorf, Handbuch der altägyptischen Medizin [Handbuch der Orientalistik, 1. Abt., 36, I–II] Leiden et al. 1999.
Willer 2015
L. Willer, Iatromagie: Magie und Medizin im griechisch-römischen Ägypten, in: Jördens 2015, 281–301.
Worrell 1935
W.H. Worrell, Coptic Magical and Medical Texts, Orientalia 4 (1935) 1–37 und 184–194.
Zipser 2004
B. Zipser, Pseudo-Alexander Trallianus de oculis. Einleitung, Text, Übersetzung und Kommentar. Heidelberg Univ. Diss. 2004.
Zipser 2005
B. Zipser, Die Therapeutica des Alexander Trallianus – ein medizinisches Handbuch und seine Überlieferung, in: R.M. Piccione – M. Perkams (Hrsg.), Selecta colligere, II. Beiträge zur Technik des Sammelns und Kompilierens griechischer Texte von der Antike bis zum Humanismus [Hellenica. Testi e strumenti di letteratura greca antica, medievale e umanistica 18] (Alessandria 2005) 211–234.
Zipser 2007
B. Zipser, s.v. *Alexandros von Tralleis*, in: M. Landfester (Hrsg.), Geschichte der antiken Texte. Autoren- und Werklexikon, DNP Suppl. II (Stuttgart/Weimar 2007) 29 f.

Index

https://doi.org/10.1515/9783110619041-007

Kolibri 360 GmbH
Ferdinand-Jühlke-Straße 7
99095 Erfurt, Deutschland
produktsicherheit@kolibri360.de